Überreicht durch die Wissenschaftliche Abteilung der
Pharmazeutischen Werke J. Pfrimmer + Co. Erlangen

Indikation zur Operation

Herausgegeben von G. Heberer und G. Hegemann

Mit Beiträgen von K.-F. Albrecht K. Arnold G. Baumann H. Beck
H.-M. Becker R. Bedacht R. Berchtold H. Bethge R. Bötticher H. Bohmert
H.G. Borst H. v. Brehm H. Bross H. Brüchle E. Brug E. Buchborn
H. Bünte J. Busse S. Chlepas A.J. Coburg E.S. Crawford H. Dalichau
R. Decker H. Denneke H. Dittrich G. Dostal D. Dragojević H.H. Edel
F.W. Eigler J. Eigler H.-J. Eisenhardt R. Engelking J. von der Emde
G. Feifel U. Fiedel R. Flesch W.A. Fuchs F.P. Gall H. Gehl J. Geldmacher
O. Giersberg R. Giessler A. Grabiger W. Grill R. Gross B. Günther
J. Gusinde W. Haas R.W. Hacker F. Halter H. Hamelmann G. Hauer
P. Hermanek J. Hirschfeld K. Hoffmann J.F. Howell B. Husemann H. Imig
A. Jabour F. Jakob Th. Junginger A. Jussen H. Kämmerer A. Kallenberg
H.D. Kaufmann E. Kern W. Keyl H.D. Klein W. Klinner H. Kristen
H. Kutzim W. Lanksch A. Larena-Avellaneda E. Lechler H.H. Löhr
G.C. Loeschcke W. Lorenz F. Marguth J. Medrano H. Meisner N. Mestrovic
A. Meyer J. Mockwitz K.U. Mohr G.C. Morris Jr. E. Mühe J. Nitschke
R.R. Olbrisch H.-J. Peiper H. Pichlmaier R. Pichlmayr K. Reichel
W. Reichmann G.J. Reul O. Ribbat A. Rosenthal F.L. Rueff D. Sachweh
W. Sattel A. Schaudig F. Scherer F.W. Schildberg W. Schink F.-C. Schmidt
Th.H. Schmidt P. Schmidt-Habelmann E. Schmiedt K.P. Schmit-Neuerburg
H. Schneider G. Schramm K.Th. Schricker K.-M. Schrott K. Schwemmle
P.O. Schwille F. Sebening W. Seidel A. Sigel K. Standfuss W.-J. Stelter
W. Stich W. Stock F.-J. Stücker E. Struck H. Tscherne H.-J. Viereck
K. Viernstein W. Vogel K. Wiegrefe K. Wilhelm G.H. Willital G. Wintzer
C.-J. Wolf A. Zehle H. Zenker F. Zimmermann V. Zühlke V. Zumtobel

Mit 232 Abbildungen und 155 Tabellen

Springer-Verlag Berlin Heidelberg New York 1974

Professor Dr. G. Heberer
Chirurgische Universitätsklinik, 8000 München 2, Nußbaumstraße 20

Professor Dr. G. Hegemann
Chirurgische Klinik mit Poliklinik der Universität Erlangen-Nürnberg, 8520 Erlangen, Maximiliansplatz

ISBN 3-540-06551-2 Springer-Verlag Berlin Heidelberg New York
ISBN 0-387-06551-2 Springer-Verlag New York Heidelberg Berlin

Das Werk ist urheberrechtlich geschützt. Die dadurch begründeten Rechte, insbesondere die der Übersetzung, des Nachdruckes, der Entnahme von Abbildungen, der Funksendung, der Wiedergabe auf photomechanischem oder ähnlichem Wege und der Speicherung in Datenverarbeitungsanlagen bleiben, auch bei nur auszugsweiser Verwertung, vorbehalten.

Bei Vervielfältigung für gewerbliche Zwecke ist gemäß § 54 UrhG eine Vergütung an den Verlag zu zahlen, deren Höhe mit dem Verlag zu vereinbaren ist.

© by Springer-Verlag Berlin · Heidelberg 1974. Library of Congress Catalog Card Number 73-18892. Printed in Germany. Die Wiedergabe von Gebrauchsnamen, Handelsnamen, Warenbezeichnungen usw. in diesem Werk berechtigen auch ohne besondere Kennzeichnung nicht zu der Annahme, daß solche Namen im Sinne der Warenzeichen- und Markenschutz-Gesetzgebung als frei zu betrachten wären und daher von jedermann benutzt werden dürften.

Gesamtherstellung: Universitätsdruckerei H. Stürtz AG, Würzburg

Vorwort

Die Entscheidung zur Operation ist immer ein schwerwiegender Schritt. Fortschritte in der Behandlung des Patienten vor, während und nach der Operation, sowie Entwicklungen in der Operationstechnik führten zur Ausweitung der Operationsindikation etwa im Säuglings- und Greisenalter, bei Schwerverletzten oder bei Herz- und Gefäßkranken. Diese neuen Möglichkeiten bringen aber auch Gefahren mit sich; man darf nicht alles operieren, was man operieren kann.
Der Entschluß zu einem chirurgischen Eingriff ist immer einem kritischen Urteil zu unterwerfen. Wichtigste Grundlage für die Indikation ist die richtige Diagnose. Dieses Fundament seiner Therapie sollte der Chirurg vor jeder Operation sorgfältig prüfen. Daneben muß er den Krankheitsverlauf ohne operativen Eingriff überdenken, die Operationsgefahren im Einzelfall abwägen und den möglichen Gewinn für den Patienten durch die geplante Operation beachten. Die Beantwortung all dieser Fragen wird durch Irrtum und Zufall oft sehr erschwert. Hier ist die enge Zusammenarbeit des Chirurgen und des Internisten und aller an der Diagnose beteiligten Spezialisten zu empfehlen. Die gemeinsame Verantwortung für den Kranken verbindet alle Beteiligten in ihrem Bemühen um die richtige und rechtzeitige Entscheidung zur Operation.
Rudolf Zenker hat sich um die technische Entwicklung der Chirurgie in Deutschland große Verdienste erworben. Daneben war ihm stets die gründlich überlegte und sachgemäße Indikation zur Operation ein besonderes Anliegen. Schüler und Freunde widmen ihm dieses Buch zu seinem 70. Geburtstag in Verehrung und Dankbarkeit.
Wir danken allen Autoren für ihre gemeinsame Arbeit, insbesondere den Herren Dr. B. Günther und Dr. Th. Junginger für das Korrekturlesen und Herrn Priv.-Doz. Dr. E. Mühe für die Erstellung des Sachverzeichnisses.

Im März 1974

G. Heberer und G. Hegemann

Inhaltsverzeichnis

A. Allgemeiner Teil

Bluttransfusion (K.Th. Schricker) *2*
Blutungsübel als Indikationen und Kontraindikationen chirurgischer Eingriffe (R. Gross und E. Lechler) *6*
Operationsindikation und Intensivtherapie (E. Struck und H. Hamelmann) *12*
Nierentransplantation oder Dauerdialyse (H.H. Edel, J. Eigler und E. Buchborn) *19*
Postoperative Beatmung und Operationsindikation (K. Standfuss, H. Imig und H. Kämmerer) *22*
Tracheotomie und Langzeitintubation (G.C. Loeschcke und J. Busse) *25*
Postoperative Thromboseprophylaxe, Lungenembolie (E. Mühe) *30*
Tetanusprophylaxe bei Verletzten (F. Scherer) *34*
Gasgangrän (E. Brug) *36*
Periphere maligne Weichteiltumoren (R. Bötticher und P. Hermanek) *39*
Maligne Melanome (W. Sattel, W. Reichmann, J. Hirschfeld und U. Fiedel) *45*
Tumorbiopsie (P. Hermanek) *48*

B. Spezieller Teil

I. Neurochirurgie

Offene und geschlossene Schädelhirnverletzungen (F. Marguth und W. Lanksch) *56*

II. Thoraxchirurgie

1. Brustwand

Brustwandtumoren (F.-J. Stücker, O. Ribbat und C.-J. Wolf) *60*
Benigne und maligne Brustdrüsenerkrankungen (A. Schaudig) *62*
Prä- und postoperative Strahlenbehandlung des Mamma-Carcinoms (H.H. Löhr) *66*

2. Brusthöhle

Thoraxverletzungen (F.W. Schildberg und W. Vogel) *70*
Idiopathischer Spontanpneumothorax (D. Dragojević und H.G. Borst) *75*
Bronchiektasen und Cysten (H.-J. Viereck) *77*
Spezifische und unspezifische Entzündungen und Eiterungen der Lunge und der Pleurahöhle (H. Bethge) *82*
Benigne und semimaligne Tumoren des Bronchialsystems (A. Schaudig) *85*
Bronchialcarcinom (H. Dittrich) *89*
Lungenmetastasen (B. Husemann) *96*
Instrumentelle Oesophagusverletzungen, Oesophagusdivertikel, Achalasie (F. P. Gall) *97*
Refluxkrankheit der Speiseröhre (F.-J. Stücker) *103*
Oesophaguscarcinom (H. Pichlmaier) *108*
Mediastinaltumoren (F.-J. Stücker und G. Wintzer) *110*

III. Cardiovasculäre Chirurgie

1. Herz

Angeborene Herzfehler (W. Klinner) *115*
Eingriffe an der Mitralklappe (H.G. Borst und H. Dalichau) *118*

Aortenklappenfehler (F. Sebening und P. Schmidt-Habelmann) *121*
Coronarinsuffizienz (H. Dittrich) *124*
Dringliche Myokardrevascularisation (W.-J. Stelter, G.C. Morris, Jr., J.F. Howell, E.S. Crawford und G.J. Reul) *131*
Notoperationen in der Herzchirurgie (J. von der Emde) *133*
Herzwandaneurysmen (G. Schramm, F.W. Schildberg und W. Vogel) *138*
Schrittmacher-Implantation (H. Meisner und A. Schaudig) *141*
Präoperative Herzschrittmacherversorgung (W. Vogel und G. Schramm) *145*
Akute und chronische Perikarderkrankungen (R.W. Hacker) *147*

2. Gefäße

Arterielle Gefäßverletzungen (A. Larena-Avellaneda, F.W. Schildberg, W. Vogel und H.D. Kaufmann) *150*
Akute arterielle Verschlüsse (H. Kristen) *155*
Chronische arterielle Verschlußleiden der unteren Körperhälfte (H.-M. Becker und A. Jabour) *158*
Sympathektomie bei chronischer Durchblutungsstörung der Gliedmaßen (F.-C. Schmidt) *162*
Atypische Umleitungsverfahren in der rekonstruktiven Gefäßchirurgie (A. Zehle, F.-J. Stücker und H. Gehl) *166*
Cerebrovasculäre Insuffizienz (R. Giessler und H.-J. Eisenhardt) *174*
Akute und chronische Mesenterialarterieninsuffizienz (K. Hoffmann und G. Dostal) *179*
Sekundärer Hochdruck (F.W. Eigler, H. Denneke und V. Zumtobel) *185*
Thorakale Aortenaneurysmen (F.W. Schildberg und W. Vogel) *190*
Intraabdominelle Aneurysmen (D. Sachweh und H. Imig) *194*
Aneurysmen der peripheren Arterien (D. Sachweh und W. Stock) *199*
Varicenbehandlung (R. Flesch) *201*
Rekonstruktive Venen-Chirurgie bei akuter Thrombose oder postthrombotischem Syndrom (G. Baumann) *203*

IV. Bauchchirurgie

1. Allgemein

Abdominalverletzungen (E. Kern und H.D. Klein) *206*
Splenektomie (R. Bedacht und W. Stich) *212*
Portale Hypertension (H. Hamelmann und J. Nitschke) *217*
Primäre Retroperitoneal-Tumoren (P. Hermanek und R. Bötticher) *220*
Leisten- und Schenkelhernien (A. Rosenthal) *224*

2. Magen-Darm

Massive intestinale Blutung (R. Berchtold, W.A. Fuchs und F. Halter)
Blutungen aus peptischen Ulcerationen und streßbedingten gastroduodenalen Schleimhautläsionen (G. Feifel, W. Seidel und K. Reichel) *231*
Perforiertes Magen- oder Duodenalulcus (W. Seidel, G. Feifel und K. Reichel) *233*
Chronisches Magenulcus (K. Reichel, W. Seidel und G. Feifel) *235*
Chronisches Duodenalulcus (W. Seidel, K. Reichel, G. Feifel und W. Lorenz) *237*
Magencarcinom (K. Schwemmle) *240*
Frühkomplikationen nach Magenresektionen und Gastroenterostomien (H. Bross) *245*
Spätstörungen nach Magenresektion und Gastroenterostomie (A. Larena-Avellaneda, A. Kallenberg und F. Zimmermann) *248*
Divertikel des oberen Gastrointestinaltraktes (A. Larena-Avellaneda und W. Stock) *253*
Gutartige Tumoren des Magens und Dünndarms (V. Zumtobel, A. Zehle und R.R. Olbrisch) *257*
Carcinoide des Gastrointestinaltraktes (P. Hermanek und R. Decker) *262*
Y-Anastomose nach Roux (K. Schwemmle) *266*
Ileus (H. Bünte) *269*
Enteritis regionalis (Morbus Crohn) (K. Hoffmann und N. Mestrovic) *275*
Colitis ulcerosa (B. Husemann) *278*
Dickdarm-Diverticulitis (H. v. Brehm und J. Hirschfeld) *281*

Appendicitis (R. Pichlmayr, A.J. Coburg und K. Wiegrefe) *285*
Maligne Tumoren des Colon und Rectum (R. Pichlmayr und A.J. Coburg) *291*
Dickdarmpolypen (J. Gusinde) *301*
Hämorrhoiden, Rectumprolaps, Analfissur und Analfistel (K. Arnold) *303*

3. Galle — Leber — Pankreas

Gallensteinerkrankung (F.L. Rueff und H. Meisner) *306*
Gutartige Gallengangsstenosen (H.-J. Peiper und V. Zühlke) *309*
Hämobilie (F.W. Schildberg) *316*
Chronische Pankreatitis (W. Grill) *319*
Pankreastumoren (H.-J. Peiper) *323*
Leberchirurgie (R. Berchtold) *328*
Lebertransplantation (E. Struck und H. Hamelmann) *331*

V. Endokrine Chirurgie

Gutartige Schilddrüsenerkrankungen (V. Zumtobel, B. Günther, O. Giersberg und H. Kutzim) *335*
Struma maligna (Th. Junginger und H. Pichlmaier) *339*
Nebenschilddrüsen (P.O. Schwille) *344*
Erkrankungen der Nebenniere (A. Grabiger) *349*

VI. Uro-Genital-Chirurgie

Unfallverletzungen der Nieren und ableitenden Harnwege (R. Engelking) *352*
Tumor-Nephrektomie (E. Schmiedt) *356*
Konservative und operative Behandlung von Harnleitersteinen (K.-F. Albrecht) *361*
Operationsindikation bei der Doppelniere (A. Sigel und Th.H. Schmidt) *364*
Vesico-ureteraler Reflux (A. Sigel, S. Chlepas und K.-M. Schrott) *371*
Prostataoperationen (K.-F. Albrecht) *380*
Varicocele (T.H. Schmidt und K.-M. Schrott) *383*
Hodentumoren (R. Engelking) *385*

VII. Chirurgie des Bewegungsapparates

Frakturen langer Röhrenknochen (H. Tscherne und K.P. Schmit-Neuerburg) *388*
Frakturen der Gelenke und der gelenknahen Schaftanteile der oberen Extremitäten (E. Brug und H. Beck) *397*
Frakturen, Luxationen und Gelenkschäden der Hand (J. Geldmacher) *400*
Verletzungen des Schultergürtels, Wirbelsäulen- und Beckenverletzungen (J. Mockwitz und H. Beck) *403*
Frakturen der Hüftgelenkpfanne und des Schenkelhalses (H. Beck und E. Brug) *407*
Malleolar-, Tibiakopf- und distale, gelenknahe Femurfrakturen (A. Meyer und K.U. Mohr) *410*
Kniebinnenverletzungen (H. Zenker, W. Keyl und K. Viernstein) *414*
Frakturen des Fußes (E. Brug und H. Beck) *418*
Folgeeingriffe nach Osteosynthesen (W. Reichmann, A. Jussen und H. Schneider) *420*
Alloarthroplastik der Hüfte (H. Beck) *424*
Knochentumoren (W. Reichmann, A. Larena und F. Zimmermann) *428*
Spontanfrakturen (F. Jakob) *435*

VIII. Kinderchirurgie

Spezielle Operationsindikationen bei Säuglingen und Kindern (J. Medrano und F.W. Eigler) *439*
Oesophagusatresie (G.H. Willital) *446*
Aganglionose (Morbus Hirschsprung) (G.H. Willital) *448*
Analatresien (G.H. Willital) *452*

IX. Handchirurgie

Angeborene Fehlbildungen der Hand (K. Wilhelm und G. Hauer) *458*
Offene Handverletzungen (J. Geldmacher) *464*

Wiederherstellende Eingriffe im Bereich der Hand (W. Schink) *466*
Dupuytrensche Kontraktur (H. Brüchle) *470*
Tumoren der Hand (K. Wilhelm und G. Hauer) *473*

X. Plastische Chirurgie

Mammaplastik (H. Bohmert und W. Haas) *480*
Trichterbrust (G.H. Willital und K. Schwemmle) *483*
Chronisches Lymphödem (W. Haas und H. Bohmert) *487*

Sachverzeichnis *491*

Mitarbeiterverzeichnis

Professor Dr. K.-F. Albrecht
Urologische Klinik, 5600 Wuppertal 2, Heusnerstraße 40

Priv.-Doz. Dr. K. Arnold
Deutsche Klinik für Diagnostik, 6200 Wiesbaden, Aukamm-Allee 33

Priv.-Doz. Dr. G. Baumann
Chirurgische Universitätsklinik, 8000 München 2, Thalkirchner Straße 48

Professor Dr. H. Beck
Unfallchirurgische Abteilung, Chirurgische Universitätsklinik, 8520 Erlangen, Maximiliansplatz 1

Priv.-Doz. Dr. H.-M. Becker
Chirurgische Universitätsklinik, 8000 München 2, Thalkirchner Straße 48

Priv.-Doz. Dr. R. Bedacht
Chirurgische Universitätsklinik, 8000 München 2, Nußbaumstraße 20

Professor Dr. R. Berchtold
Universitätsklinik für viszerale Chirurgie, Inselspital, Freiburgstraße 18,
CH-3010 Bern

Dr. H. Bethge
Tuberkulose-Krankenhaus Sanatorium Sonnenblick der LVA Hessen,
3550 Marburg/Lahn

Dr. R. Bötticher
Chirurgische Universitätsklinik, 8520 Erlangen, Krankenhausstraße 10 – 12

Priv.-Doz. Dr. H. Bohmert
Abteilung für Plastische Chirurgie, Chirurgische Universitätsklinik, 8000 München 2,
Thalkirchner Straße 48

Professor Dr. H.-G. Borst
Klinik für Thorax-, Herz- und Gefäßchirurgie, Medizinische Hochschule,
3000 Hannover, Karl-Wiechert-Allee 9

Dr. H. v. Brehm
Chirurgische Abteilung, Kreiskrankenhaus 2360 Bad Segeberg

Dr. H. Bross
Chirurgische Abteilung des Marien-Hospitals, 4000 Düsseldorf,
Rochusstraße 2

Priv.-Doz. Dr. H. Brüchle
II. Lehrstuhl für Chirurgie, Städt. Krankenanstalt, 5000 Köln 91,
Ostmerheimer Straße 200

Dr. E. Brug
Chirurgische Universitätsklinik, 4400 Münster, Jungeblodtplatz 1

Professor Dr. E. Buchborn
II. Medizinische Universitätsklinik, 8000 München 2, Ziemssenstraße 1a

Professor Dr. H. Bünte
Chirurgische Universitätsklinik der Westf. Wilhelms-Universität,
4400 Münster, Jungeblodtplatz 1

Dr. J. Busse
Abteilung für Anaesthesiologie an der Medizinischen Fakultät der Universität,
5000 Köln 41, Joseph-Stelzmann-Straße 9

Dr. S. Chlepas
Urologische Abteilung der Universitätsklinik, 8520 Erlangen, Maximiliansplatz 1

Dr. A.J. Coburg
Abteilung für Abdominal- und Transplantationschirurgie, Medizinische Hochschule,
3000 Hannover, Karl-Wiechert-Allee 9

E.S. Crawford M.D., Professor of Surgery
Baylor College of Medicine, Houston/Texas 77025 USA

Priv.-Doz. Dr. H. Dalichau
Klinik für Thorax-, Herz- und Gefäßchirurgie, Medizinische Hochschule,
3000 Hannover, Karl-Wiechert-Allee 9

Dr. R. Decker
Chirurgische Universitätsklinik, 8520 Erlangen, Krankenhausstraße 10–12

Dr. H. Denneke
Chirurgische Universitätsklinik, 8000 München 2, Nußbaumstraße 20

Professor Dr. H. Dittrich
Chirurgische Universitätsklinik, 4400 Münster, Jungeblodtplatz 1

Dr. G. Dostal
Abteilung für Allgemeine Chirurgie der Chirurgischen Universitätsklinik und Poliklinik,
4300 Essen, Hufelandstraße

Dr. D. Dragojević
Klinik für Thorax-, Herz- und Gefäßchirurgie, Medizinische Hochschule,
3000 Hannover, Karl-Wiechert-Allee 9

Priv.-Doz. Dr. H.H. Edel
I. Medizinische Universitätsklinik, 8000 München 2, Ziemssenstraße 1a

Professor Dr. F.-W. Eigler
Abteilung für Allgemeine Chirurgie der Chirurgischen Universitätsklinik und Poliklinik,
4300 Essen, Hufelandstraße 55

Priv.-Doz. Dr. J. Eigler
II. Medizinische Universitätsklinik, 8000 München 2, Ziemssenstraße 1a

Dr. H.-J. Eisenhardt
Chirurgische Universitätsklinik, 5000 Köln 41, Joseph-Stelzmann-Straße 9

Professor Dr. R. Engelking
Urologische Universitätsklinik, 5000 Köln 41, Joseph-Stelzmann-Straße 9

Priv.-Doz. Dr. J. von der Emde
Chirurgische Universitätsklinik, 8520 Erlangen, Krankenhausstraße 10–12

Priv.-Doz. Dr. G. Feifel
Chirurgische Universitätsklinik, 8000 München 2, Nußbaumstraße 20

Dr. U. Fiedel
Chirurgische Universitätsklinik, 5000 Köln 41, Joseph-Stelzmann-Straße 9

Priv.-Doz. Dr. R. Flesch
Chirurgische Universitätsklinik, 8520 Erlangen, Krankenhausstraße 10–12

Professor Dr. W.A. Fuchs
Zentrales Strahleninstitut der Universität, Inselspital, Freiburgstraße 18,
CH-3010 Bern

Professor Dr. F.P. Gall
Chirurgische Klinik, Städt. Krankenanstalten, 8510 Fürth/Bay.

Professor Dr. H. Gehl
Kreiskrankenhaus Göppingen, 7320 Göppingen

Professor Dr. J. Geldmacher
Chirurgische Universitätsklinik, 8520 Erlangen, Krankenhausstraße 10–12

Dr. O. Giersberg
Karolinenhospital, 5760 Neheim-Hüsten

Dr. R. Giessler
Chirurgische Abteilung an der Aggertalklinik, Spezialklinik für Gefäßerkrankungen der LVA, 5250 Engelskirchen b. Köln

Priv.-Doz. Dr. A. Grabiger
Chirurgische Universitätsklinik, 8000 München 2, Nußbaumstraße 20

Professor Dr. W. Grill
Kreiskrankenhaus, 8130 Starnberg/See, Waldschmidstraße 1

Professor Dr. R. Gross
Medizinische Universitätsklinik, 5000 Köln 41, Joseph-Stelzmann-Straße 9

Dr. B. Günther
Chirurgische Universitätsklinik, 8000 München 2, Nußbaumstraße 20

Dr. J. Gusinde
Chirurgische Universitätsklinik, 8520 Erlangen, Krankenhausstraße 10−12

Dr. W. Haas
Chirurgische Universitätsklinik, 8000 München 2, Nußbaumstraße 20

Dr. R.W. Hacker
Chirurgische Universitätsklinik, 8520 Erlangen, Maximiliansplatz 1

Priv.-Doz. Dr. F. Halter
Gastroenterologische Abteilung, Medizinische Universitätsklinik, Inselspital, Freiburgstraße 18, CH-3010 Bern

Professor Dr. H. Hamelmann
Chirurgische Universitätsklinik, 3550 Marburg, Robert-Koch-Straße 8

Dr. G. Hauer
Chirurgische Universitätsklinik, 8000 München, Nußbaumstraße 20

Professor Dr. P. Hermanek
Abteilung für Klinische Pathologie, Chirurgische Universitätsklinik, 8520 Erlangen, Krankenhausstraße 10−12

Dr. J. Hirschfeld
Chirurgische Universitätsklinik, 5000 Köln 41, Joseph-Stelzmann-Straße 9

Dr. K. Hoffmann
Chirurgische Universitätsklinik, 8000 München 2, Nußbaumstraße 20

J.F. Howell M.D., Professor of Surgery
Baylor College of Medicine, Houston/Texas 77025 USA

Dr. B. Husemann
Chirurgische Universitätsklinik, 8520 Erlangen, Krankenhausstraße 10−12

Dr. H. Imig
Chirurgische Universitätsklinik, 5000 Köln 41, Joseph-Stelzmann-Straße 9

Dr. A. Jabour
Chirurgische Universitätsklinik, 8000 München 2, Nußbaumstraße 20

Dr. F. Jakob
Chirurgische Universitätsklinik, 8000 München 2, Nußbaumstraße 20

Dr. Th. Junginger
Chirurgische Universitätsklinik, 8000 München 2, Nußbaumstraße 20

Dr. A. Jussen
Chirurgische Universitätsklinik, 5000 Köln 41, Joseph-Stelzmann-Straße 9

Dr. H. Kämmerer
Abteilung für Anaesthesiologie der Medizinischen Fakultät, 5000 Köln 41, Joseph-Stelzmann-Straße 9

Dr. A. Kallenberg
Röntgenabteilung der Chirurgischen Universitätsklinik, 5000 Köln 41, Joseph-Stelzmann-Straße 9

H.D. Kaufmann
5040 Brühl, Gartenstraße 23

Professor Dr. E. Kern
Chirurgische Universitätsklinik, 8700 Würzburg

Dr. W. Keyl
Orthopädische Universitätsklinik, 8000 München 90, Harlachingerstraße 51

Dr. H.-D. Klein
Chirurgische Universitätsklinik, 8700 Würzburg

Professor Dr. W. Klinner
Abteilung für Herzchirurgie, Universität München, 8000 München 2, Nußbaumstraße 20

Dr. H. Kristen
5000 Köln 1, Alter Markt 28—32

Professor Dr. H. Kutzim
Institut für klinische und experimentelle Nuklearmedizin der Universität Köln,
5000 Köln 41, Joseph-Stelzmann-Straße 9

Dr. W. Lanksch
Neurochirurgische Universitätsklinik, 8000 München 2, Beethovenplatz 2—3

Priv.-Doz. Dr. A. Larena-Avellaneda
Chirurgische Universitätsklinik, 5000 Köln 41, Joseph-Stelzmann-Straße 9

Dr. E. Lechler
Medizinische Universitätsklinik, 5000 Köln 41, Joseph-Stelzmann-Straße 9

Professor Dr. H.H. Löhr
Radiologische Universitätsklinik, 2000 Hamburg-Eppendorf, Martinistraße 52

Priv.-Doz. Dr. G. Loeschcke
Abteilung für Anaesthesiologie der Medizinischen Fakultät,
5000 Köln 41, Joseph-Stelzmann-Straße 9

Professor Dr. W. Lorenz
Experimentelle Abteilung an der Chirurgischen Universitätsklinik, 3550 Marburg,
Robert-Koch-Straße 8

Professor Dr. F. Marguth
Neurochirurgische Universitätsklinik, 8000 München 2, Beethovenplatz 2—3

Dr. J. Medrano
Abteilung für Allgemeine Chirurgie der Chirurgischen Universitätsklinik und Poliklinik,
4300 Essen, Hufelandstraße 55

Priv.-Doz. Dr. H. Meisner
Deutsches Herzzentrum, 8000 München, Lazarettstraße

Dr. N. Mestrovic
Chirurgische Universitätsklinik, 5000 Köln 41, Joseph-Stelzmann-Straße 9

Professor Dr. A. Meyer
Chirurgische Universitätsklinik, 8000 München 2, Nußbaumstraße 20

Dr. J. Mockwitz
Berufsgenossenschaftliche Unfallklinik, 6000 Frankfurt 60, Friedberger Landstraße 430

Dr. K.U. Mohr
Chirurgische Universitätsklinik, 8000 München 2, Nußbaumstraße 20

G.C. Morris Jr., M.D., Professor of Surgery
Baylor College of Medicine, Houston/Texas 77025 USA

Priv.-Doz. Dr. E. Mühe
Chirurgische Universitätsklinik, 8520 Erlangen, Krankenhausstraße 10—12

Dr. J. Nitschke
Chirurgische Universitätsklinik, 3550 Marburg, Robert-Koch-Straße 8

Dr. R.R. Olbrisch
Chirurgische Universitätsklinik, 5000 Köln 41, Joseph-Stelzmann-Straße 9

Professor Dr. H.-J. Peiper
Universitätsklinik für Allgemeinchirurgie, 3400 Göttingen, Goßlerstraße 10

Professor Dr. H. Pichlmaier
Chirurgische Universitätsklinik, 8000 München 2, Nußbaumstraße 20

Professor Dr. R. Pichlmayr
Abteilung für Abdominal- und Transplantationschirurgie, Medizinische Hochschule, 3000 Hannover, Karl-Wiechert-Allee 9

Priv.-Doz. Dr. K. Reichel
Abteilung für Abdominal- und Transplantationschirurgie, Medizinische Hochschule, 3000 Hannover, Karl-Wiechert-Allee 9

Professor Dr. W. Reichmann
Chirurgische Universitätsklinik, 5000 Köln 41, Joseph-Stelzmann-Straße 9

G.J. Reul M.D.
Baylor College of Medicine, Houston/Texas 77025 USA

Dr. O. Ribbat
Chirurgische Universitätsklinik, 5000 Köln 41, Joseph-Stelzmann-Straße 9

Professor Dr. A. Rosenthal
St. Josef-Hospital, 4630 Bochum, Krankenhaus am Stadtpark

Professor Dr. F.L. Rueff
Chirurgische Universitätsklinik, 8000 München 2, Nußbaumstraße 20

Priv.-Doz. Dr. D. Sachweh
Chirurgische Abteilung, Jung-Stilling-Krankenhaus, 5900 Siegen

Dr. W. Sattel
Universitätsklinik für Allgemeinchirurgie, 3400 Göttingen, Goßlerstraße 10

Professor Dr. A. Schaudig
Chirurgische Universitätsklinik, 8000 München 2, Nußbaumstraße 20

Professor Dr. F. Scherer
Knappschaftskrankenhaus, 4600 Dortmund-Brackel, Wieckesweg 27

Priv.-Doz. Dr. W. Schildberg
Chirurgische Universitätsklinik, 8000 München 2, Nußbaumstraße 20

Professor Dr. W. Schink
II. Lehrstuhl für Chirurgie an der Universität, Städt. Krankenanstalt,
5000 Köln 91, Ostmerheimer Straße 200

Priv.-Doz. Dr. F.-C. Schmidt
Chirurgische Abteilung des Städt. Krankenhauses, 6630 Saarlouis

Dr. Th.H. Schmidt
Urologische Abteilung der Universitätsklinik, 8520 Erlangen, Maximiliansplatz 1

Priv.-Doz. Dr. P. Schmidt-Habelmann
Deutsches Herzzentrum, 8000 München 2, Lothstraße 11

Professor Dr. E. Schmiedt
Urologische Universitätsklinik, 8000 München 2, Thalkirchner Straße 48

Priv.-Doz. Dr. K.P. Schmit-Neuerburg
Unfallchirurgische Klinik, Medizinische Hochschule, 3000 Hannover, Karl-Wiechert-Allee 9

Dr. H. Schneider
Abteilung für Allgemeine Chirurgie der Chirurgischen Universitätsklinik und Poliklinik,
4300 Essen, Hufelandstraße 55

Dr. G. Schramm
Chirurgische Universitätsklinik, 5000 Köln 41, Joseph-Stelzmann-Straße 9

Priv.-Doz. Dr. K.Th. Schricker
Abteilung für Transfusionsmedizin, Chirurgische Universitätsklinik,
8520 Erlangen, Krankenhausstraße 10–12

Dr. K.-M. Schrott
Urologische Abteilung der Universitätsklinik, 8520 Erlangen, Maximiliansplatz 1

Priv.-Doz. Dr. K. Schwemmle
Chirurgische Universitätsklinik, 8520 Erlangen, Krankenhausstraße 10—12

Priv.-Doz. Dr. Dr. P.O. Schwille
Urologische Abteilung der Universitätsklinik, 8520 Erlangen, Maximiliansplatz 1

Professor Dr. F. Sebening
Deutsches Herzzentrum, 8000 München 2, Lothstraße 11

Professor Dr. W. Seidel
Chirurgische Universitätsklinik, 3550 Marburg, Robert-Koch-Straße 8

Professor Dr. A. Sigel
Urologische Abteilung der Universitätsklinik, 8520 Erlangen, Maximiliansplatz 1

Priv.-Doz. Dr. K. Standfuss
Abteilung für Anaesthesiologie der Medizinischen Fakultät, Universitätskiniken,
5000 Köln 41, Joseph-Stelzmann-Straße 9

Dr. W.-J. Stelter
Chirurgische Universitätsklinik, 8000 München 2, Nußbaumstraße 20

Professor Dr. W. Stich
8000 München 2, Sandstraße 37

Dr. W. Stock
Chirurgische Universitätsklinik, 5000 Köln 41, Joseph-Stelzmann-Straße 9

Professor Dr. F.-J. Stücker
Chirurgische Universitätsklinik, 5000 Köln 41, Joseph-Stelzmann-Straße 9

Professor Dr. E. Struck
Chirurgische Universitätsklinik, 355 Marburg, Robert-Koch-Straße 8

Professor Dr. H. Tscherne
Unfallchirurgische Klinik, Medizinische Hochschule, 3000 Hannover, Karl-Wiechert-Allee 9

Professor Dr. H.J. Viereck
Lungenchirurgische Abteilung der Chirurgischen Universitätsklinik, 8700 Würzburg

Professor Dr. K. Viernstein
Orthopädische Universitätsklinik, 8000 München 90, Harlachingerstraße 51

Dr. W. Vogel
Chirurgische Universitätsklinik, 5000 Köln 41, Joseph-Stelzmann-Straße 9

Dr. K. Wiegrefe
Abteilung für Abdominal- und Transplantationschirurgie, Medizinische Hochschule,
3000 Hannover, Karl-Wiechert-Allee 9

Priv.-Doz. Dr. K. Wilhelm
Chirurgische Universitätsklinik, 8000 München 2, Nußbaumstraße 20

Dr. G.H. Willital
Chirurgische Universitätsklinik, 8520 Erlangen, Krankenhausstraße 10—12

Dr. G. Wintzer
Chirurgische Universitätsklinik, 5000 Köln 41, Joseph-Stelzmann-Straße 9

Dr. C.-J. Wolf
Chirurgische Universitätsklinik, 5000 Köln 41, Joseph-Stelzmann-Straße 9

Dr. A. Zehle
Chirurgische Universitätsklinik, 5000 Köln 41, Joseph-Stelzmann-Straße 9

Dr. H. Zenker
Orthopädische Universitätsklinik, 8000 München 90, Harlachingerstraße 51

Dr. F. Zimmermann
Kreiskrankenhaus, 7320 Göppingen

Priv.-Doz. Dr. V. Zühlke
Universitätsklinik für Allgemeinchirurgie, 3400 Göttingen, Goßlerstraße 10

Dr. V. Zumtobel
Chirurgische Universitätsklinik, 8000 München 2, Nußbaumstraße 20

A. Allgemeiner Teil

Allgemeiner Teil

Bluttransfusion

K. TH. SCHRICKER

Die Bluttransfusion ist eine hochwirksame, aber oft mit Nebenwirkungen sowie Spätkomplikationen belastete Therapieform. Sie ist nicht als indifferente Infusion, sondern als Transplantation flüssigen Gewebes zu betrachten. Es ist deshalb ärztlich unstatthaft Bluttransfusionen zur allgemeinen Roborierung bei Rekonvaleszenten, zur Umstimmungstherapie oder prophylaktisch zu verabreichen. Die Mortalität nach Bluttransfusionen wird mit 0,1 bis 1,0 $^0/_{00}$ angegeben [1]. Die Zahl der Transfusionsreaktionen schwankt von Institut zu Institut von 0,2 bis 2,0% [15].

Überblickt man die Konservenzahlen von 1955 bis 1971 der Universität Erlangen, so ist der Blutbedarf seit 1955 auf das Zehnfache angestiegen und die Konservenzahl hat sich seit 1965 verdreifacht (Abb. 1). Moderne Herz- und Gefäßchirurgie, größere therapeutische Eingriffe, steigende Operationszahlen und kürzere Verweildauer der Patienten in der Klinik erklären zwangsläufig den höheren Blutbedarf. Dennoch erhebt sich die Frage, waren diese Blutmengen nötig und bestand für die Bluttransfusion immer eine entsprechende Indikation.

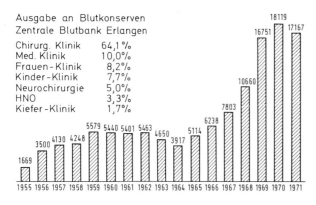

Abb. 1

Nach dem Grundsatz, daß eine verlorene Flüssigkeit durch die gleiche zu ersetzen sei, wird Blut vielerorts auch bei kleinen Blutverlusten verabreicht. Die Gabe von Blut im hämorrhagischen Schock ist oft eine lebensrettende therapeutische Maßnahme.

In den letzten Jahren sind jedoch immer mehr Stimmen laut geworden, die vor unnötigen Transfusionen warnen [5, 8]. Vor allem soll bei kleinen Blutverlusten kein Blut gegeben werden. Die Nachteile und Gefahren erfordern eine strikte Indikationsstellung. Aber nicht nur die Komplikationen durch Bluttransfusionen, sondern auch das schwer zu beschaffende, hochwertige Biomedikament verpflichtet jeden Arzt zur kritischen Prüfung, ob die Gabe von Blut nötig ist. Indikationsstellungen folgenden Wortlauts: ,,Bei dieser völlig infausten Prognose wird nichts mehr gemacht, sondern nur noch Blut gegeben" oder ,,Eine Flasche Blut kann nicht schaden" bzw. ,,Der Patient sieht blaß aus", sind kritiklos und unverantwortlich und sprechen dafür, daß Wert und Gefahren des Blutes noch nicht erkannt wurden.

Aufgrund retrospektiver Untersuchungen wird angenommen [4, 5, 6], daß die Zahl der unnötigen Bluttransfusionen 35 bis 50% beträgt und daß nur ca. 1% aller Transfusionen aus einer echten vitalen Indikation gegeben werden [3]. Dies sollte Anlaß sein, die Indikation zur Bluttransfusion neu zu überdenken und ihren Anwendungsbereich auf ein sinnvolles Maß zu begrenzen.

Akute Blutung

Indikation zur Infusions- und Transfusionstherapie in Abhängigkeit vom Blutverlust

Die Frage, nach welchem Blutverlust, wieviel und was transfundiert werden soll, war schon immer ein Streitgespräch zwischen Chirurgen, Internisten, Anaesthesisten und Serologen. Auch im Schrifttum herrscht keine einheitliche Meinung. Meistens liegt es daran, daß man Gesunde (z.B. Blutspender) und Kranke, Kinder und Erwachsene, Tiere und Menschen sowie chronische und akute Blutungen vergleicht.

Die Schätzung der verlorengegangenen Blutmenge ist schwierig. Eine exakte Methode stellt die Blutvolumenbestimmung mit Hilfe des Volemetrons [14] vor und nach eingetretenem Blutverlust dar. Diese Methode ist jedoch nur bei geplanten Operationen, nicht aber bei Unfallpatienten anwendbar. Die Abschätzung eines intraoperativen Blutverlustes durch Wiegen der blutgetränkten Tücher und Tupfer ist nur eine grobe Schätzung. Man muß sich deshalb mit der Feststellung drohender Schocksymptome begnügen: Zunahme der Pulsfrequenz, Blutdruckabfall, Verzögerung der Recapillarisation, Abfall des Hämatokrits und Einschränkung der Urinausscheidung. Rückschlüsse auf die Kreislaufsituation lassen sich aus dem Schockindex (Quotient aus Pulsfrequenz und Blutdruck), der normalerweise um 0,5 liegt, ziehen. Werte zwischen 1,0 und 1,5 deuten auf einen drohenden Schock hin und Werte über 1,5 findet man beim ausgeprägten Schock.

Ursache akuter Blutungen sind Unfälle, operative Eingriffe, internistische Erkrankungen (Ulcera des Magen-Darm-Trakts, Nieren- und Oesophagusblutungen, Hämoptoe usw.) und Gerinnungsdefekte. Ziel einer erfolgreichen Therapie muß sein, die Blutungsquelle möglichst schnell zu diagnostizieren und zu beseitigen.

Die von Spielmann und Seidl [11] aufgestellten Kriterien für die Indikation zur Infusions- und Transfusionstherapie in Abhängigkeit vom Blutverlust halten wir für richtig:

Höhe des Blutverlustes	Indikation für Infusionen zellfreier Flüssigkeiten	Indikation für für Transfusion von Vollblut oder Erythrocytenkonzentrat
> 2000 ml	+ (höchstens 20% des zugeführten Volumens)	+ + +
1500—2000 ml	+ + (ca. 50% des zugeführten Volumens)	+ +
1000—1500 ml	+ +	+
< 1000 ml	+	$\emptyset$

Das zirkulierende Blutvolumen beträgt beim Erwachsenen etwa 5 Liter. Ein *Blutverlust von 10%, das sind 500 ml*, rechtfertigt im allgemeinen keine Bluttransfusion. Die von Strumia [13] vertretene Auffassung, die Transfusion nur einer Blutkonserve sei zu verurteilen, denn ein Patient, dessen Bedarf an Blut durch eine Konserve gedeckt werden könne, brauche Blut nicht nötiger als der Spender selbst, hat auch heute noch Gültigkeit.

Selbst ein *Blutverlust von 1000 ml* wird im Regelfall, wenn nicht bereits vorher eine Anämie besteht, gut toleriert, so daß auf Grund des Blutverlustes keine Zufuhr von Vollblut, sondern zellfreie Lösungen (Pasteurisierte Plasmaprotein-Lösung-PPL-, Albumin oder Plasmavolumenersatzmittel-Dextran, Gelatine und Polyoxygelatine) zur raschen Kreislaufauffüllung erforderlich sind.

Bei einem *Blutverlust zwischen 1000 und 1500 ml* sind die Meinungen geteilt. So verzichten unter einer optimalen Infusionstherapie einige Ärzte grundsätzlich auf die Zufuhr von Vollblut, während andere bei derartigen Blutverlusten schon eine relative Indikation für die Bluttransfusion sehen.

Blutverluste über 1500 ml stellen eine Indikation für die Bluttransfusion dar. Die anfängliche Volumensubstitution durch zellfreie Infusionslösungen verhindern zwar den hämorrhagischen Schock, der nachfolgende Hämoglobinabfall macht jedoch Blutübertragungen zu einem späteren Zeitpunkt erforderlich.

Ein *Blutverlust von über 2 Litern*, d. h. wenn ca. 40% des zirkulierenden Blutvolumens verlorengegangen sind, wird als absolute Indikation für Vollblut oder Erythrocytenkonzentrat angesehen. Ob bei extremen Blutverlusten nur Vollblut gegeben werden soll oder ob es besser ist, im akuten Stadium immer eine kleine Menge (10—20%) an Elektrolytlösungen zu verabreichen, wird unterschiedlich beurteilt.

Bei *mittleren Blutverlusten (1000—2000 ml)* werden meist Blut und zellfreie Lösungen kombiniert infundiert, wobei man zunächst mit Albumin oder PPL, Plasmaersatzmittel oder Elektrolytlösungen beginnt und nach Abschluß der serologischen Voruntersuchungen (Blutgruppenbestimmung, Kreuzprobe) auf Blut übergeht. Nach Spielmann [11] sollen Blut und Elektrolytlösungen bzw. Plasmavolumenersatzmittel über ein gemeinsames Schlauchsystem transfundiert werden. Durch die Verdünnung des Vollblutes wird die Ausprägung des Sludge-Phänomens vermindert und es treten intravasal weniger Erythrocytenaggregate auf, so daß die rheologische Eigenschaft des Blutes günstig beeinflußt wird.

Gezielte Hämotherapie

Bei der Indikationsstellung zur Bluttransfusion fordert man heute eine gezielte Hämotherapie [7, 9, 12]. Es soll in der Transfusionspraxis immer der Blutbestandteil ersetzt werden, der fehlt. Diese gezielte Therapie mit Blutbestandteilen ist nicht nur aus ökonomischen Gründen zweckmäßig, da mit einer Blutkonserve oft mehreren Patienten geholfen werden kann, sondern ist auch für den Patienten schonender und führt oft zu einem besseren Therapieerfolg.

Chronische Blutung

Therapie: Beseitigung der Blutungsquelle, Erythrocytenkonzentrat und Eisen.

Bei chronischen Blutungen ist das Volumen in der Gefäßbahn durch den ständigen Flüssigkeitseinstrom aus dem umgebenden Gewebe nicht vermindert. Hier geben Erythrocytenzahl und Hämoglobinwert ein zuverlässiges Maß für die Stärke des Blutverlustes. Im allgemeinen kommt man bei chronischen Blutungen ohne Bluttransfusion aus, da bei nicht gestörter Erythropoese der Patient das verlorene Blut selbst nachbilden kann. Unterstützend wirkt die Therapie mit Eisenpräparaten und eiweißreicher Nahrung. Eine relative Transfusionsindikation besteht erst bei einem Absinken des Hämoglobinwertes unter 8,0 g-% bzw. der Erythrocytenzahl auf 2,5 Mill./mm^3, eine absolute Transfusionsindikation bei Werten unter 5,0 g-% Hämoglobin bzw. 1,5 Mill. Ery./mm^3.

Anämien

Die Indikation für eine Bluttransfusion bei den verschiedenen Anämieformen ist von der Genese und dem Schweregrad der Krankheit abhängig.

Eisenmangelanämie, perniziöse Anämie, Infektanämie

Therapie: Erythrocytenkonzentrat. Je nach Anämieform Eisen, Vitamin B$_{12}$, Infektsanierung.

Bei Eisenmangelanämie, perniziöser Anämie und Infektanämie besteht bei Erythrocytenwerten über 1,5 Mill./mm^3 keine absolute, bei Werten über 2,5 Mill./mm^3 überhaupt keine Transfusionsindikation.

Angeborene corpusculäre hämolytische Anämien (kongenitaler hämolytischer Ikterus, Elliptocytenanämie, Sichelzellanämie und Thalassämie)

Therapie: Erythrocytenkonzentrat.

Diese Anämieformen erfordern häufig Bluttransfusionen. Dacie [2] weist darauf hin, daß durch Transfusionen während der akuten hämolytischen Krise auch die transfundierten Erythrocyten destruiert werden können. Man sollte deshalb zu diesem Zeitpunkt keine Transfusionen geben.

Erworbene serogene hämolytische Anämien mit Autoantikörper
Therapie: Gewaschene Erythrocyten.

Da die Autoantikörper sich gegen alle, auch gegen die transfundierten Erythrocyten richten, muß bei solchen Patienten häufig mit Transfusionsreaktionen gerechnet werden. Man sollte deshalb mit Bluttransfusionen sehr zurückhaltend sein, zumal Patienten mit erworbenen hämolytischen Anämien relativ leicht durch Bluttransfusionen sensibilisiert werden. Matthes und Orth [7] empfehlen gewaschene Erythrocyten.

Besitzen die Autoantikörper eine bestimmte Blutgruppenspezifität (meist des Rh-Systems, z.B. Anti-e), wobei der Patient selbst Träger dieses Antigens ist, muß für die Blutübertragung ein Blut ausgewählt werden, das den Faktor, gegen den die Antikörper gerichtet sind, nicht enthält.

Hämolytische Anämien mit Kälteantikörper
Therapie: Erwärmung des Erythrocytenkonzentrats.

Zu schweren Anämien, die Bluttransfusionen erforderlich machen, kommt es nur dann, wenn die Wärmeamplitude der Antikörper bis zur Körpertemperatur reicht.

Chronische hämolytische Anämie mit paroxysmaler nächtlicher Hämoglobinurie (Marchiafava)
Therapie: Gewaschene Erythrocyten.

Da die Hämolyse durch Komplement bzw. durch Verschiebung des Kationen-Anionen-Verhältnisses bei dieser Erkrankung begünstigt wird, wird die hämolytische Krise durch Übertragung von Spenderplasma verstärkt. Aus diesem Grunde muß das Blut vor der Transfusion plasmafrei gewaschen werden.

Gewaschene Erythrocytenkonzentrate sind außerdem indiziert bei Unverträglichkeitsreaktionen infolge Isoimmunisierung gegen Leukocyten oder Thrombocyten durch vorausgegangene Bluttransfusionen, bei nephrogenen Anämien, bei denen jede Kaliumzufuhr schädlich ist, und bei Eiweißunverträglichkeit.

Aplastische Anämien
Therapie: Erythrocytenkonzentrat.

Aplastische Anämien erfordern fast immer Bluttransfusionen. Erythrocytenkonzentrat ist vorzuziehen, um eine unnötige Kreislaufbelastung zu vermeiden.

Panmyelopathie
Therapie: Möglichst frisches Vollblut.
Sind nicht nur das erythropoetische, sondern alle Systeme der Hämatopoese betroffen, so ist die Transfusion von Frischblut indiziert.

Leukopenie

Therapie: Leukocytenkonzentrate.

Eine *Indikation für Leukocytenkonzentrate* ist immer dann gegeben, wenn speziell die Leukocyten ersetzt werden müssen. Zu einer Leukocytendepression kann es kommen nach Cytostaticatherapie, nach Bestrahlung, nach Infektionskrankheiten und bei immunhämatologischen Erkrankungen. Leukocytenkonzentrate werden bisher nur in Sonderfällen zur Verfügung gestellt. Eine routinemäßige Aufbereitung und Anwendung steht noch aus. Über experimentelle Ergebnisse bei der Anwendung von Leukocytenkonzentraten, die mit dem IBM Blood Cell Separator gewonnen wurden, berichteten Bruckner, Eisel und Perry [12]. Sicher spielen bei der Leukocytentransfusion neben der Gewinnung großer Leukocytenmengen auch immunhämatologische Probleme eine nicht zu unterschätzende Rolle.

Thrombopenie

Therapie: Thrombocytenkonzentrat aus 4 Frischblutkonserven oder plättchenreiches Plasma.

Indikation: Hämorrhagische Diathesen bei medikamentös-toxischen, infektiös oder Cytostatica induzierten Thrombopenien, sekundäre Thrombopenien bei Leukämien, Aplasien und Strahlenschäden, postoperativ zur Prophylaxe von Blutungskomplikationen bei einer cortisonrefraktären idiopathischen thrombopenischen Purpura (M. Werlhof). Eine Thrombopenie allein stellt noch keine Indikation für eine Substitutionstherapie dar, da viele Patienten auch bei extrem niedrigen Thrombocytenzahlen keine erkennbare Blutungstendenz zeigen. Entscheidend ist die Thrombocytenfunktion. Bei einer immunologisch-thrombopenischen Purpura ist eine Thrombocytentransfusion wirkungslos, weil die Autoantikörper sich nicht nur gegen die eigenen, sondern auch gegen die übertragenen Thrombocyten richten, so daß sie innerhalb weniger Stunden aus dem Kreislauf eliminiert werden. Zur Anhebung der Thrombocytenzahl um $50000/mm^3$ im Empfängerorganismus sind nach Bosch [12] Thrombocytenmengen von $0,5$ mal 10^{12} Thrombocyten aus 8 ACD-Blutkonserven notwendig. Bei einem Plasma-pH von 6,5 kann nach Aster [12] die Ausbeute der übertragenen Thrombocyten verdoppelt werden. Die Thrombocytenkonzentrate müssen möglichst frisch übertragen werden. Die Indikation zur Thrombocytentransfusion muß äußerst streng gestellt werden, da die Fremdthrombocyten sehr stark eine Antikörperbildung beim Patienten anregen, so daß die Überlebenszeit der Thrombocyten von Transfusion zu Transfusion stark zurückgeht. Zusammen mit den noch ungelösten immunologischen Fragen schränken diese Nachteile die praktische Anwendung der Thrombocytentransfusion beträchtlich ein. Wir sind der Auffassung, daß man eine allgemeine Anwendung der Thrombocytentransfusion noch nicht empfehlen kann.

Plasmatische Gerinnungsstörungen

Bei allen Gerinnungsstörungen soll eine gezielte Transfusionstherapie angestrebt werden. Es sollen nur die fehlenden Gerinnungsfaktoren substituiert werden. Die hämostaseologische Hämotherapie kann in diesem Beitrag nur gestreift werden. Übersichtsarbeiten über die gezielte Hämotherapie mit Fibrinogen und Cohn-Fraktion I findet man bei Egli [12] und Krebs [12].

Hämophilie A (Faktor VIII-Mangel)

Therapie: Faktor VIII-Präparate (Antihämophiles Globulin, Kryopräcipitate, Cohn-Fraktion I).

Die Erniedrigung des Faktor VIII-Spiegels gibt einen annähernden Hinweis auf die Blutungstendenz. Vor operativen Eingriffen muß der Faktor VIII durch Substitutionsbehandlung auf Werte zwischen 40% und 50% angehoben werden. Ist eine Blutung eingetreten, so muß die Therapie solange fortgesetzt werden, bis die Blutung steht.

Stehen die oben aufgeführten Präparate nicht zur Verfügung, so kann in Ausnahmefällen Frischplasma oder Frischblut versucht werden. Frisch gewonnenes Plasma kann eingefroren und bei −20°C gelagert werden (fresh frozen plasma oder antihämophiles Plasma-AHP). Bei großen Blutverlusten ist die zusätzliche Gabe von Erythrocytenkonzentrat angezeigt.

Hämophilie B (Faktor IX-Mangel, christmas-disease)

Therapie: Prothrombinkonzentrat (Faktor II, VII, IX und X), partieller Prothrombin-Komplex (Faktor II, IX und X), oder PPSB (Prothrombin, Prokonvertin, Stuart Power und Hämophiliefaktor B).

Fehlen derartige Präparate, so kann frisches Serum oder Plasma verwendet werden.

*Parahämophilie
(Faktor V-Mangel, Hypoproaccerinämie)*

Therapie: Frischblut oder Frischplasma, ACC 76.

Fibrinogenmangel

Therapie: Human-Fibrinogen, Cohn-Fraktion I (Fibrinogen + Faktor VIII).

Eine *Indikation für Fibrinogen* ist bei bestimmten Blutungssituationen des angeborenen und erworbenen Fibrinogenmangels gegeben. Bei den seltenen kongenitalen Afibrinogenämien infundiert man Fibrinogen intravenös, wobei 4 g Fibrinogen die Plasmakonzentration um etwa 100 mg-% erhöhen.

Bei erworbener isolierter Hyperfibrinolyse bei metastasierenden Carcinomen (Prostata, Pankreas, Magen), bei operativen Eingriffen an Prostata, Uterus und Lunge, bei vorzeitiger Placentalösung, bei akuten Leukämien und Leberparenchymschäden ist neben der Fibrinogensubstitution eine antifibrinolytische Therapie mit Amcha, Pamba, Ugurol, ε-Aminocapronsäure oder Trasylol angezeigt. Bei isolierter Verbrauchscoagulopathie, wie sie bei septischen Erkrankungen, Fettembolie und Schock vorkommen kann, muß eine kombinierte Anwendung von Fibrinogen, Cohn-Fraktion I und Heparin durchgeführt werden. Bei kombinierten Formen ist die Gabe von Fibrinogen bzw. Cohn-Fraktion I mit Fibrinolyseinhibitoren und Heparin angezeigt.

Prothrombinmangel

Therapie: Prothrombinkonzentrat, Vitamin K.

Indikation bei Marcumarüberdosierung oder schwerem Leberschaden. Bei ausgedehnten Blutungen können Bluttransfusionen notwendig werden. Da Prothrombin weitgehend stabil ist, können Blutkonserven mit normaler Laufzeit verwendet werden.

Hypovolämische Zustände und Hypalbuminämie

Therapie: Serumkonserve (Seretin, Biseko), pasteurisierte Plasmaprotein-Lösung (PPL) und Albumin-Lösung 5 bzw. 20%. Diese Präparate gelten als hepatitissicher.

Die 5%ige Albumin-Lösung ist annähernd isoviscös mit dem Gesamtplasma, hat aber dessen 4fache onkotische Wirksamkeit. Sie wird deshalb bei Blutverlusten und hypovolämischen Zuständen bevorzugt angewendet. Auch bei Verbrennungen, bei denen im akuten Stadium vorwiegend Plasma aus dem Kreislauf verlorengeht (Bluteindickung, hoher Hämatokritwert), sind Eiweißlösungen das Mittel der Wahl. Bei Verbrennungen von 10% der Körperoberfläche ist die Zufuhr von etwa 1 Liter Albumin notwendig. Bei Ileuspatienten, nach schweren operativen Eingriffen, bei ausgedehnten Entzündungen und bei älteren Patienten ist wegen des erheblichen Eiweißverlustes und der erhöhten Schockgefahr stets eine Eiweißsubstitution empfehlenswert. Zum schnellen Ausgleich von Eiweißmangelerscheinungen und zur Aufrechterhaltung einer positiven Stickstoffbilanz bei Behinderung der oralen Nahrungsaufnahme hat die parenterale Eiweißzufuhr eine große Bedeutung und hilft entscheidend mit zum Gelingen größerer Operationen.

In der inneren Medizin werden bei nephrogenen (ödematöses Stadium des nephrotischen Syndroms) und hepatogenen (Lebercirrhose) Hypalbuminämien die 20%igen Lösungen bevorzugt. Auch bei Mangelernährung, bei Resorptionsstörungen (Malabsorptionssyndrom), bei Störungen der Albuminsynthese (chronische Hepatopathie), bei starken Albuminverlusten (Nephropathien) und bei Proteindiarrhoen kann eine Eiweißsubstitution notwendig werden.

Gammaglobulinmangel

Therapie: Gammaglobulin zur intravenösen und intramuskulären Anwendung.

Indikation [11, 12]: Zur Substitution von Agammaglobulinämien oder starker ausgeprägter sekundärer Hypogammaglobulinämie mit Antikörpermangelsyndrom nach ausgedehnten operativen Eingriffen, zur Prophylaxe und Behandlung bestimmter Virusinfektionen (Mumps, Masern, Hepatitis, Röteln, Varicellen, Viruspneumonie, Virusencephalitis, Poliomyelitis, Mononucleosis infectiosa, Herpes zoster) und zur unterstützenden Therapie bakterieller Infektionen mit relativem Antikörpermangel und dadurch bedingter verminderter Infektresistenz (toxische Infektionen, septische Erkrankungen, Peritonitiden, Wundinfektionen bei Verbrennungen, Abscesse, Empyeme, Pneumonien, Osteomyelitis usw.). Im Gegensatz zur reichlichen Anwendung der Antibiotica und Chemotherapeutica werden die Immunglobuline viel zu wenig eingesetzt.

Auf die Austauschtransfusion bzw. die intrauterine Transfusion bei Morbus haemolyticus neonatorum, auf die Austauschtransfusion zur Entgiftung bei Leberkoma, Schlafmittel- oder Kohlenmonoxydvergiftung, bei schweren Hämolysen durch Seifenintoxikation, nach Methämoglobinbildung durch Nitrite, Nitro- oder Anilinderivate, auf Operationen mit der Herz-Lungen-Maschine, auf die Behandlung chronischer Nierenkranker mit der extrakorporalen Dialyse und auf die Knochenmarkstransfusion kann im Rahmen dieses Kapitels nicht eingegangen werden.

Kontraindikationen zur Bluttransfusion

Jede nicht indizierte Bluttransfusion ist kontraindiziert [1]. Als absolute Kontraindikation gelten ausgedehnte Pneumonien, frische und rezidivierende Embolien, drohendes Hirnödem, akute Linksinsuffizienz mit Lungenödem und der Herzinfarkt. Relative Kontraindikationen sind chronische Herzinsuffizienz, Thrombosen, schwere Infektionen und Graviditäten.

Gefahren der Bluttransfusion

Die Bluttransfusion ist mit erheblichen Gefahren belastet. Besonders hervorzuheben sind die Transfusionshepatitis [10], die nach eigenen prospektiven Studien 6,7% beträgt und eine Letalität von 12% hat, und die Sensibilisierungen mit Bildung von Immunantikörpern durch Erythrocyten-, Leukocyten- und Thrombocytenantigene. Man sollte deshalb immer kritisch prüfen, nützt man dem Patienten mit der Verabreichung von Blut oder fügt man ihm mehr Schaden zu. Auch ist stets die Frage zu überdenken, ob nicht durch Blutkomponenten ein besserer therapeutischer Effekt erzielt wird, der den Patienten weniger belastet. Beachtet man diese Grundsätze, so kommt man zwangsläufig zu einer exakten Indikationsstellung und zur gezielten Hämotherapie nach Maß.

Literatur

1. Buchborn, E., Schulz, E., Zach, J.: Indikation und Kontraindikation zur Bluttransfusion in der Inneren Medizin. Internist (Berl.) **10**, 60 (1969).
2. Dacie, J. V.: The hemolytic anaemias, congenital and accquired. London: J. A. Churchill 1954.
3. Davidsohn, I., Stern, K.: Blood transfusion reactions: Their causes and identification. Med. Clin. N. Amer. **44**, 281 (1960).
4. Gibbs, C. E., Misenhimer, H. R.: The use of blood transfusion in obstetrics. Amer. J. Obstet. Gynec. **93**, 25 (1965).
5. Gruber, U. F.: Blutersatz. Berlin-Heidelberg-New York: Springer 1968.
6. Hoxworth, P. I., Haesler, jr., W. E., Smith, jr., H.: The risk of hepatitis from whole blood and stored plasma. Surg. Gynec. Obstet. **109**, 38 (1959).
7. Matthes, M.: Blutgruppen und Bluttransfusion. In: Heilmeyer, L., Begemann, H.: Handbuch d. inn. Medizin, Bd. II/1: Blut und Blutkrankheiten. Berlin-Heidelberg-New York: Springer 1968.
8. Mollison, P. L.: Blood Transfusion in Clinical Medicine. Oxford: Blackwell 1967.
9. Schricker, K. Th.: Die Bluttransfusion in der inneren Medizin und therapeutische Anwendung einzelner Fraktionen. Ther. d. Gegenw. **100**, 351 (1961).
10. Schricker, K. Th., Ryba, W.: Ikterische und anikterische Transfusionshepatitis. Häufigkeit und Verlauf, eine prospektive Studie an 561 Patienten. Fortschr. Med. **88**, 1371 (1970).
11. Spielmann, W., Seidl, S.: Einführung in die Immunhämatologie und Transfusionskunde. Weinheim: Verlag Chemie 1972.
12. Stich, W.: Gezielte Hämotherapie. Internist (Berl.) **10**, 52 (1969).
13. Strumia, M. M.: General principles of blood transfusion. Philadelphia and Montreal 1963.
14. Williams, J., Fine, J.: Measurement of blood volume with a new apparatus. New Engl. J. Med **264**, 842 (1961).
15. Zöckler, H.: Das Bluttransfusionswesen heute. Z. prakt. Anästh. Wiederbeleb. **5**, 225 (1970).

Blutungsübel als Indikationen und Kontraindikationen chirurgischer Eingriffe

R. GROSS und E. LECHLER

Übersicht

Spontan-Blutungen haben in der inneren Medizin rd. 40% aller stationär aufgenommenen Patienten. Rund 6% sind ausschließlich oder überwiegend durch hämorrhagische Diathesen bedingt. Postoperativ und posttraumatisch muß man — je nach der Definition einer Blutung — mit wesentlich mehr Blutungen und zugleich einem wesentlich geringeren Anteil von Blutungsübeln rechnen. Zwischen rein *lokalen Ursachen* von Blutungen und *allgemeinen Blutungsübeln* besteht aber keine scharfe Trennung. Relativ häufig sind „*gemischte Ursachen*", bei denen lokale Veränderungen die Blutung auslösen, aber zugleich allgemeine Störungen die Blutstillung erschweren oder verhindern. Wenige Beispiele mögen diese kombinierten Störungen deutlich machen: Blutungen aus einem geplatzten Varixknoten des Oesophagus oder aus einem Ulcus bei gleichzeitiger Lebercirrhose — Blutungen aus einem Ulcus oder Carcinom des Magen-Darm-Kanals unter Behandlung mit Anticoagulantien — Blutungen in einem postoperativen oder posttraumatischen Schock bei gleichzeitiger Verbrauchscoagulopathie. Hier wird deutlich, daß es sich bei den Verbindungen von lokalen und allgemeinen Blutungsursachen immer um *erworbene Störungen* handelt, die ihrerseits (im Unterschied zu der Mehrzahl *hereditärer Defekte*) meist kombinierte Störungen der Grundelemente der Hämostase darstellen: Gefäße — Thrombocyten — Plasmafaktoren (letztere jeweils mit Aktivatoren und Inhibitoren der Blutgerinnung bzw. der Fibrinolyse.)

Den Chirurgen interessieren besonders folgende *typische Situationen*:

Bei einer relativ kleinen Zahl von Blutungsübeln ist eine *gezielte Operation zur Blutstillung* auszuführen. Dazu gehören Unterbindung oder andere Eingriffe bei Blutungen in Hohlorgane mit oder ohne Abfluß nach außen, die durch konservative Maßnahmen nicht zum Stehen zu bringen sind. In Verbindung mit hämorrhagischen Diathesen sind solche Eingriffe relativ selten indiziert. Dabei steht die Uterusexstirpation bei schweren, hormonal nicht zu beherrschenden Metro- und Menorrhagien nach unseren Erfahrungen an der Spitze.

Wesentlich häufiger ist ein „systemischer Eingriff", die *Splenektomie*, bei primärer oder sekundärer Thrombocytopenie (s. Thrombocytäre Störungen). In diesen Fällen kommt es neben sorgfältiger lokaler Blutstillung auf eine prä- und postoperative Substitution mit Blutplättchen an, um das Risiko des Eingriffes möglichst gering zu halten.

Bei den *hereditären Blutungsübeln* durch isolierte, seltener kombinierte Defekte von gerinnungsaktiven Plasmaproteinen (Hämophilie A und B sowie sog. Hämophiloide durch Defekte anderer Aktivatoren der Blutgerinnung) sowie Thrombocytopathien (besonders von Willebrand-Jürgens-Syndrom = Angiohämophilie, mit oder ohne zusätzliche thrombocytäre Störungen) können *Operationen anderer Indikation als die der Blutungsbereitschaft* erforderlich werden: Die Versorgung von Traumen, Eingriffe im HNO- und Zahnbereich, die Appendektomie (hier wichtigste Differentialdiagnose der vermuteten Appendicitis: das rechtsseitige Psoas-Hämatom), Eingriffe im Zusammenhang mit Gallen- oder Nierensteinen, Arthrodesen oder Osteotomien bei (Teil)-Versteifungen der Gelenke (besonders im Bereich der Knie- und Hüftgelenke) kennzeichnen in absteigender Häufigkeit die Indikationen chirurgischer Eingriffe bei Blutern. Bei diesen Blutern kommt es darauf an, durch ausreichende Substitution nicht nur den eigentlichen Eingriff gefahrlos zu machen, sondern auch bis zur Heilung der Operationswunde die für diese Blutungsübel besonders charakteristischen Nachblutungen zu verhindern. Dabei können frühere Substitutionen oder Erkrankungen des reticulo-histiocytären Systems zur Bildung von zirkulierenden Antikörpern bzw. von Hemmstoffen der Blutgerinnung führen und die biologische Halbwertszeit der substituierten Plasmaproteine oder Blutplättchen so stark verkürzen, daß mit den üblichen Verfahren und Mengen keine ausreichende Hämostase erreicht werden kann („Hemmkörperhämophilie").

Postoperativ, posttraumatisch, postinfektiös — ausgelöst vor allem durch Schock und ihrerseits wiederum schockbegünstigend — können *intravasale Gerinnungsprozesse* („disseminierte intravasculäre Gerinnung") einen bedrohlichen, blutungsgefährdenden Mehrverbrauch an Blutplättchen und Plasmaproteinen herbeiführen *(„Verbrauchscoagulopathie")*. Diese komplexen Zustände erfordern auch komplexe Maßnahmen, wegen der ganz verschiedenen therapeutischen Konsequenzen, aber vor allem die Differenzierung von primären Hyperfibrinolysen, während die sekundären Formen häufig einer intravasalen Teilgerinnung folgen und darin einen biologisch durchaus erwünschten „Abräumvorgang" darstellen.

Thrombocytäre Störungen

Einteilung

Bei der *Thrombocytopenie* sind neuerdings die Indikationen der *Splenektomie* erweitert worden. Gerade deshalb empfehlen wir eine möglichst saubere Trennung der beiden Hauptursachen der Bilanzstörung Thrombocytopenie in

1. *Aplastische oder amegakariocytäre Mangelzustände*, d. h. unzureichender Nachschub aus dem Knochenmark bei normaler (oder auch verkürzter) Lebensdauer der Plättchen im Blut;
2. *Thrombocytoclastische oder megakariocytäre Mangelzustände* durch verkürzte Lebensdauer im Blut (normal: 8—10 Tage) bei ungestörtem, ja sogar gesteigertem Nachschub aus dem Knochenmark.

Die therapeutisch und prognostisch wichtige Trennung wird durch folgende Untersuchungen ermöglicht: Untersuchung des Knochenmarks; Untersuchung des Serums auf Plättchenantikörper; scheinbare Halbwertszeit mit ^{51}Cr-Natriumchromat oder ^{32}P-Diisopropylfluorophosphat markierten Thrombocyten, verbunden mit Milz- und Leberszintigraphie; Funktionsprüfungen der Aggregation und Adhäsion mit zahlenunabhängigen Methoden zur Differenzierung überwiegend junger oder überalterter Plättchen.

Indikationen

Die *amegakariocytären Formen* beruhen meist auf Systemerkrankungen (Leukosen, Retikulosen, Myelopathien) und stellen keine Indikation einer Splenektomie dar. Die Behandlung der Thrombocytopenie ist die des Grundleidens. Neuerdings gibt es jedoch zwei *Ausnahmen* von dieser Regel:

1. Bei Leukosen, Retikulosen, malignen Lymphomen usw. kann die dann stets tastbar vergrößerte Milz „dominant" werden. Es entwickelt sich ein sekundärer Hypersplenismus mit verkürzter Lebensdauer der Erythrocyten und/oder Granulocyten und/oder Thrombocyten.

Diese Komplikation stellt eine Art „zweiter Krankheit" dar, die zunächst das weitere Vorgehen bestimmt, d.h. zu einer immunsuppressiven Behandlung und — bei deren häufigem Mißerfolg — zur Splenektomie führt [4, 6, 14].

2. Bei *aplastischen Syndromen* (mit singulärer, Bi- oder Pancytopenie) haben wir mit anderen Autoren im Rahmen eines gestuften Therapieplanes die Splenektomie empfohlen [5]. Verständlicherweise müssen bei dieser Indikation seltenere Remissionen und ein höheres Risiko der Operation in Kauf genommen werden als z.B. bei M. Werlhof (s.u.); genügend große Vergleichskollektive liegen noch nicht vor.

Die *thrombocytoclastischen* oder *megakariocytären* Formen sind zur klassischen Indikation dieses Eingriffes geworden. Die häufigste und differentialdiagnostisch wichtigste Erkrankung dieser Gruppe ist die primäre oder idiopathische Form, der *M. Werlhof*, eine chronisch = rezidivierende Thrombocytopenie überwiegend des jüngeren und mittleren Lebensalters. Als Intervalloperation, bei sorgfältiger Indikation und mit guter Vorbereitung durchgeführt, führt die Splenektomie bei rd. 60% der Kranken vor dem 45. Lebensjahr zur Vollremission ohne Medikamente, bei rd. 20% zu einer Teilremission, während sie bei rd. 20% erfolglos bleibt. Bei älteren Menschen sind die Ergebnisse schlechter [4, 6, 7]. Eine Ursache etwaiger Mißerfolge ist oft das Belassen einer sog. Nebenmilz, nach der präoperativ-szintigraphisch und intraoperativ gesucht werden muß. Auch fehlende Jolly-Körperchen nach der Splenektomie sind auf eine verbliebene Nebenmilz verdächtig.

Wichtig ist die Trennung des M. Werlhof von arzneimittelallergischen und infektbedingten Thrombocytopenien, die keine Indikation einer Splenektomie sind (Virusinfekte mit der Bildung von Autoantikörpern). *Arzneimittel-Thrombocytopenien* verschwinden bald nach Abstellung der Exposition; der Nachweis in vitro hat wegen einer Anzahl technischer Probleme nur im positiven Fall Gewicht und ist selbst dann mit Vorsicht zu beurteilen. *Infektbedingte Thrombocytopenien* können Monate, sogar 1—2 Jahre anhalten. Differentialdiagnostische Schwierigkeiten machen ferner Thrombocytopenien im Rahmen eines *Lupus erythematodes disseminatus*.

Da der M. Werlhof als die klassische Indikation der Splenektomie ein chronisch-rezidivierendes Leiden ist, da die Differentialdiagnose zu den beiden oben genannten wichtigen akuten Formen manchmal nicht sichergestellt werden kann, sollte nicht bei der ersten Blutung operiert werden. Dies gilt besonders für Kinder. Andererseits darf man bei sicherem oder wahrscheinlichem M. Werlhof nicht zu lange warten. Abwarten ohne Behandlung bedeutet das Risiko einer Hirnblutung bei neuerlichem Schub [6].

Entgegen einer verbreiteten Meinung ist der vorzugsweise hepatische Abbau der Thrombocyten nach den szintigraphischen Befunden *keine* Kontraindikation der Splenektomie [4, 15]. Patienten mit überwiegend lienalem Abbau haben zwar als Kollektiv die besseren Chancen. Wir verfügen aber über Beobachtungen von Vollremissionen bei vorzugsweise hepatischem Abbau und umgekehrt.

Kranke, die keine Antikörper im Serum haben oder solche, die nicht auf Corticosteroide ansprechen, haben eine geringere Remissionsquote durch die Splenektomie (50% oder weniger [6]).

Operationsvorbereitung

Während die Splenektomie beim M. Werlhof unter optimalen Bedingungen als *Intervalloperation* eine Letalität von 1—2% aufweist, werden für die *Notoperation* bei frischem Schub immer noch 5—10% Letalität veranschlagt [4, 6, 14]. Diese Erfahrungen und die manchmal schwierige Differentialdiagnose haben fast allgemein dazu geführt, bei der Erstmanifestation oder im frischen Schub zunächst einmal Corticosteroide zu geben. Dabei wurde häufig unterdosiert. 1—2 mg Prednisolon/kg Körpergewicht oder äquivalente Mengen anderer Corticosteroide sind als Startdosis angezeigt. Diese Mengen führen gewöhnlich zur (zeitweiligen) Remission. Gerade die Tatsache, daß zur Erhaltung der Remission, also in der Dauerbehandlung, bei den meisten Kranken Prednisolondosen weit über der sog. Cushingschwelle (rd. 8—12 mg Prednisolon tägl.) erforderlich sind, ist eines der wichtigsten Argumente für die Splenektomie. Auch wenn es nicht zu einer vollen Remission kommt, wird doch der Bedarf an Corticosteroiden (oder einer anderen immunsuppressiven Behandlung) herabgesetzt.

Die Operation soll im Intervall bei möglichst hoher Plättchenzahl und ohne frische Blutungen durchgeführt werden. Die Prednisolondosis wird *präoperativ* auf 30—50 mg (am besten als Einzeldosis morgens i.v.) erhöht, wenn absteigend schon niedrigere Tagesdosen erreicht worden waren.

Die *postoperative Behandlung* erfordert eine tägliche Zählung der Blutplättchen und möglichst mehrfach Funktionsprüfungen. Als Faustregel kann gelten: Bis 200000/mm^3 Fortführung der Behandlung mit Corticosteroiden, ab 400000/mm^3 prophylaktische Gabe von Antithrombotica (Acetylsalicylsäure, Tagesdosis 1 500 mg, oder Cumarine unter Kontrolle der Thromboplastinzeit). Voraussetzung einer antithrombotischen Behandlung ist, daß bei den erhöhten Plättchenzahlen auch eine ausreichende Funktion ermittelt wurde. Beide Behandlungen sollen — außer in Notsituationen oder (für Corticosteroide) bei rasch steigenden Plättchenzahlen — „ausschleichend" abgesetzt werden.

War die Splenektomie aus anderen Gründen als denen einer Thrombocytopenie indiziert, so kommt es gewöhnlich zu stärkeren postoperativen Thrombocytosen (z.B. über 1 Mill./mm^3) mit hochgradigem Thromboembolie-Risiko.

Substitution

Das Blutungsrisiko der Splenektomie beim M. Werlhof ist überraschend gering. Wie schon ausgeführt, handelt es sich bei diesem Modellfall einer thrombocytoclastischen Thrombocytopenie bei den erniedrigten Plättchen überwiegend um junge Elemente mit besonders guter Funktion. Auch lassen sich schon Stunden nach Entfernung des Organs verbesserte funktionelle Kriterien nachweisen, noch bevor ein zahlenmässiger Anstieg erfaßt werden kann. Als wirksame Substitution bei Thrombocytopenien gibt es z. Z. nur ein sicher wirksames Mittel: vitale Plättchen, am besten in Form von Plättchenkonzentration („Plättchenkonserven"), wie sie heute alle größeren Blutbanken herstellen.

Die möglichst weitgehende immunologische Übereinstimmung mit dem Empfänger, auch in den Untergruppen, ist besonders wichtig.

Bei einer Splenektomie wegen M. Werlhof sind — neben den üblichen, möglichst frisch hergestellten Blutkonserven — 4—6 Beutel Plättchenkonzentrat bereitzustellen: einer wird unmittelbar präoperativ, 1—2 intraoperativ (zusätzlich zu Vollblut) gegeben, der Rest dient als Reserve für intra- oder frühe postoperative Blutungen.

Die genannten aplastischen Syndrome und andere amegakariocytären Formen mit der besonderen Indikation einer Splenektomie beinhalten ein viel größeres Blutungsrisiko und erfordern sehr viel mehr Blutplättchen (evtl. Substitution mit Hilfe eines Blutzellseparators).

Plasmatische Störungen

Einteilung

Von jedem plasmatischen Gerinnungsfaktor ist ein angeborener Mangelzustand bekannt (Tabelle 1). Im Regelfall ist nur ein Gerinnungsfaktor betroffen. In der überwiegenden Anzahl der Fälle liegen schwere Defekte vor mit weniger als 1% der normalen Aktivität des entsprechenden Gerinnungsfaktors. Es ist aber wichtig zu wissen, daß eine Restaktivität von wenigen Prozent genügt, um ausgeprägte Blutungssymptome zu verhindern. Solche Patienten können klinisch gesund erscheinen und haben unter Umständen, insbesonders wenn sie keinen schweren Traumen oder Operationen ausgesetzt waren, keine Kenntnis von ihrer Blutungsneigung bzw. Gerinnungsstörung, die sich dann erst z. B. bei einem operativen Eingriff oder einer routinemäßig durchgeführten Laboruntersuchung zeigt. Dies hat dazu geführt, z. B. die Hämophilie (A oder B) in Stadien einzuteilen [1]:

Schwere Hämophilie:	0—1% Faktor VIII oder IX,
Mittelschwere Hämophilie:	1—5% Faktor VIII oder IX,
Leichte Hämophilie:	5—15% Faktor VIII oder IX,
Subhämophilie:	15—35% Faktor VIII oder IX.

Die Begriffe „leichte Hämophilie" und „Subhämophilie" dürfen aber nicht dazu verleiten, diese Hämophilieformen „leicht" zu nehmen. Es ist damit lediglich ausgedrückt, daß diese Patienten üblicherweise nicht spontan und nicht bei leichten Traumen bluten und auch meist nicht an den für die schwere Hämophilie typischen Gelenksblutungen leiden. Sie können aber bei operativen Eingriffen stark bluten.

Die Hämophilie ist von den in Tabelle 1 angeführten Plasmadefekten mit Abstand am häufigsten. Die *Frequenz*

Tabelle 1. Angeborene plasmatische Gerinnungsdefekte

Faktor I:	A- oder Hypofibrinogenämie
Faktor II:	Hypoprothrombinämie
Faktor V:	Parahämophilie
Faktor VII:	A- oder Hypoproconvertinämie
Faktor VIII:	Hämophilie A
Faktor IX:	Hämophilie B
Faktor X:	Stuart-Prower-Faktor-Mangel
Faktor XI:	PTA-Mangel
Faktor XII:	Hageman-Faktor-Mangel
Faktor XIII:	Fibrinstab.-Faktor-Mangel
Komb. Störung:	von Willebrand-Jürgens-Syndrom
Erworbene Störung:	Hemmkörperhämophilie

des Auftretens wird mit 1:10000 angegeben; in der Bundesrepublik kann also mit 6000 Hämophiliekranken gerechnet werden [8]. Ca. $^1/_7$ dieser Patienten leidet an einer Hämophilie B, die übrigen an einer Hämophilie A. In der Häufigkeit folgt nach der Hämophilie das von Willebrand-Jürgens-Syndrom. Alle anderen angeborenen plasmatischen Gerinnungsdefekte sind selten; von einigen sind weniger als 100 Fälle in der Literatur beschrieben.

Mit Ausnahme des Hageman-Faktor-Mangels weisen alle Plasmacoagulopathien eine hämorrhagische Diathese auf. Die höchste Blutungsfrequenz und die schwersten Blutungen treten bei den Hämophiliepatienten auf. Bei ihnen sind neben den typischen Gelenksblutungen der Retroperitonealraum (M. ileopsoas), die ableitenden Harnwege, die Extremitätenmuskulatur, der Zungen-Mundbodenbereich, der Intestinaltrakt und das Zentralnervensystem wesentliche Blutungslokalisationen. Grundsätzlich können — vom Faktor XII-Mangel abgesehen — bei allen Coagulopathien lebensbedrohliche Blutungen auftreten.

In der *Diagnostik* der plasmatischen Coagulopathien ist die Anamnese nach wie vor von zentraler Bedeutung. Mit Ausnahme des fibrinstabilisierenden Faktors werden alle Gerinnungsfaktoren mit zwei einfachen Laboruntersuchungen erfaßt: Thromboplastinzeit (Quick-Test) und partielle Thromboplastinzeit (PTT). Den fibrinstabilisierenden Faktor prüft man (qualitativ) im Harnstofflysetest.

Anhand der Ergebnisse des Quickwertes und der PTT kann bei plasmatischen Gerinnungsstörungen bereits eine gruppenmäßige Zuordnung des Defektes erfolgen; eine genaue Charakterisierung erfordert Spezialuntersuchungen. Mit dem Quickwert und der PTT werden mit einer gewissen Unterschiedlichkeit für die einzelnen Faktoren Störungen mit Verminderung eines Faktors unter 30% regelmäßig entdeckt. Pathologische Werte und Grenzwerte machen eine Einzelfaktorenanalyse erforderlich. Die Thrombocyten sollten grundsätzlich vor jeder Operation gezählt werden. Die Blutungszeit braucht nur bei Verdacht auf ein von Willebrand-Jürgens-Syndrom oder eine Thrombocytopathie geprüft zu werden.

Allgemeiner Teil

Indikationen und Kontraindikationen

Operative Eingriffe, mit dem Ziel, die hämorrhagische Diathese günstig zu beeinflussen oder zum Verschwinden zu bringen, sind bei den angeborenen plasmatischen Gerinnungsstörungen nicht möglich. Indikationen und Kontraindikationen chirurgischer Eingriffe sind dank der modernen Substitutionstherapie mit Gerinnungsfaktor-Konzentraten nicht grundsätzlich anders zu stellen als bei Patienten ohne Gerinnungsstörung. Ein leistungsfähiges Gerinnungslabor, ausreichende Substitutionsmittel und genaue Kenntnis der Pathophysiologie dieser Erkrankungen sind allerdings wichtige Voraussetzungen. Der prä- und postoperative Aufwand und die Komplikationsmöglichkeiten bei der u.U. über Wochen durchzuführenden Substitutionstherapie (Hepatitis, allergische Reaktionen, Sepsis und Antikörperbildung) sind Grund genug, nur zwingend erforderliche Operationen vorzunehmen.

Auf einige wenige *Indikationen,* die charakteristisch, wenn auch nicht spezifisch sind, sei hingewiesen: *Hämophile Pseudotumoren* haben die Tendenz, unaufhaltsam zu wachsen und sind konservativ mit Substitutionstherapie kaum zu beeinflussen. Blutungen im *Zungen-Mundbodenbereich* können rasch zur Erstickung führen. Bei ausgedehnten Blutungen ist auch nach Einleitung der Substitutionstherapie die Tracheotomie zu erwägen. *Subdurale Blutungen* müssen durch Trepanation entlastet werden.

Als wesentlichste *Kontraindikation* für nicht vital erforderliche Eingriffe ist die Hemmkörperhämophilie anzusehen. Bei diesen Patienten wird durch einen Antikörper der substituierte Gerinnungsfaktor neutralisiert. Bei niedrigem Antikörpertiter kann eine Austauschtransfusion und Substitution mit großen Konzentratmengen kurzfristig erfolgreich sein [11]. Bei der Hämophilie A können tierische Konzentrate einen letzten Ausweg darstellen. Das Ausbleiben des erwarteten Substitutionserfolges sollte immer Anlaß sein, nach einem Antikörper zu suchen.

Operationsvorbereitung

Präoperative Maßnahmen sind: Definition des Gerinnungsdefektes, Ausschluß von Antikörpern (evtl. Probeinfusion), Bereitstellung von ausreichenden Mengen an Substitutionsmaterial, Aufstellen eines Substitutionsplanes, Beginn der Substitution am Operationstag so zeitgerecht, daß mit Beginn der Operation eine gute Hämostase gewährleistet ist.

Substitution

Mit bedingter Ausnahme des Hageman-Faktor-Mangels müssen alle plasmatischen Gerinnungsstörungen prä- und postoperativ substituiert werden. Die Prinzipien der Substitutionstherapie sind für alle gleich. Folgende Voraussetzungen sind für eine sachgerechte Substitutionstherapie gegeben:
1. Kenntnis der biologischen Halbwertszeit (HWZ) des betreffenden Gerinnungsfaktors (Tabelle 2);

Tabelle 2. Biologische Halbwertszeit der plasmatischen Gerinnungsfaktoren

Fibrinogen (F. I)	4— 5 Tage
Prothrombin (F. II)	48—72 Std
Accelerator-Globulin (F. V)	12—(—36) Std
Proconvertin (F. VII)	3— 5 Std
Antihämophiles Globulin (F. VIII)	11—14 Std
Christmas-Faktor (F. IX)	24 Std
Stuart-Prower-Faktor (F. X)	36 Std
Plasma Thromboplastin Antecedent (F. XI)	60 Std
Hageman-Faktor (F. XII)	60 Std
Fibrinstabilisierender Faktor (F. XIII)	3— 9 Tage

2. Kenntnis des Verteilungsraumes der Gerinnungsfaktoren: das Zwei- bis Dreifache des Plasmavolumens;
3. Kenntnis der Substitutionsmittel:
   a) Plasma: Enthält als Frischplasma alle Faktoren;
   b) Cohn-Fraktion I: Fibrinogen und Faktor VIII;
   c) Kryopräcipitate: Faktor VIII und Fibrinogen;
   d) AHF Hyland: Faktor VIII;
   e) Prothrombinkomplexpräparate: Faktor II, VII, IX und X.

Nach Möglichkeit sollten solche Präparationen zur Substitution verwandt werden, deren Gehalt an Gerinnungsfaktoren in Einheiten angegeben ist (1 E = Aktivität in 1 ml Normalplasma). Bei Frischplasma kann unterstellt werden, daß die Gerinnungsfaktoren in physiologischer Konzentration vorliegen. Die Faktoren I, II, VII, IX, X, XI, XII und XIII sind lagerungsstabil und auch in 14 Tage altem Blut oder Plasma (4° C) noch vorhanden.

Die Substitutionsmenge sollte so gewählt werden, daß bei kleinen bis mittelschweren Eingriffen ein Wert von 15—30% des zu substituierenden Faktors nicht unterschritten wird. Bei großen Eingriffen sollte für mindestens 1 Woche ein Wert von 40—50% nicht unterschritten werden. Die Dauer der Behandlung beträgt bei großen Eingriffen 14 Tage bis 3 Wochen.

Am Beispiel einer Hämophilie A soll die Anwendung der skizzierten Prinzipien kurz dargelegt werden [10]: Wir nehmen an, ein Faktor VIII-Wert von 20% (0,2 E/ml) soll während der Substitutionstherapie nicht unterschritten werden. Der Verteilerraum des Faktors VIII ist das Zweifache des Plasmavolumens, die HWZ 12 Std.

Gewicht des Patienten: 80 kg,
Plasmavolumen (80 × 45): 3600 ml,
Faktor VIII-Verteilungsraum (3600 × 2): 7200 ml.

Ist vorgesehen, die Substitution im Abstand von 12 Std durchzuführen, so ergibt sich folgende Initialdosis:

Initialdosis: 7200 (Verteilungsraum) × 0,2 (E) × 2 = 2880 E. Unmittelbar nach Infusion der Initialdosis, also vor dem Ausgleich mit dem Verteilungsraum, kann (theoretisch) ein Wert von 2880 E/3600 ml = 0,8 E/ml = 80% im Plasma des Patienten bestimmt werden. Nach Ausgleich mit dem Verteilungsraum und Ablauf von 12 Std (HWZ) ist der Faktor VIII-Wert auf 20% abgefallen, bzw. die Hälfte der Initialdosis ist „verbraucht". Damit nun zu keiner Zeit ein Wert von 20% unterschritten wird, muß alle

12 Std die Hälfte der Initialdosis zugeführt werden. Mit Hilfe der Umsatzrate läßt sich berechnen, daß bei Verkürzung der Substitutionsintervalle auf 6 Std alle 6 Std $^1/_5$ der Initialdosis zu verabreichen ist. Unter Dauerinfusion mit konstanter Einhaltung eines Wertes von 20% könnte die Substitutionsmenge auf $^1/_6$ der Initialdosis pro 6 Std reduziert werden. Die intermittierende Behandlung im Abstand von 6 Std hat sich am besten bewährt, da die über 20% liegenden Werte nach der jeweiligen Substitution eine zusätzliche Sicherheit bieten.

Kombinierte Störungen

Lebercirrhose. Eine Indikation zur Operation ergibt sich bei der dekompensierten Lebercirrhose durch die Blutungsgefahr aus Varicen des Oesophagus. Die Blutungsgefahr ist eine Folge einerseits des erhöhten Druckes in den erweiterten Venen sowie lokaler Arrosion, andererseits der gestörten Hämostase durch verminderte Synthese von Gerinnungsfaktoren, der splenogenen Thrombocytopenie, der gesteigerten Fibrinolyse und evtl. einer Verbrauchscoagulopathie. Schwere Gerinnungsstörungen, z.B. ein Quickwert von 30—40% und weniger, sind eine relative Kontraindikation für eine Operation. Erlauben andere Parameter (Bromthaleintest, Serumeiweiß) die Durchführung einer Operation, so kann eine Substitution die Hämostase weitgehend bessern, wenn auch die Komplexität der Störung viele Probleme aufwirft. Bei Problemfällen sollte präoperativ eine umfassende Gerinnungsanalyse erfolgen, um präzise Vorstellungen für die Substitution zu gewinnen. Folgende Therapeutica können unter Umständen zur Anwendung gelangen: Prothrombinkomplexpräparate, Frischplasma, Cohn-Fraktion I, Plättchenkonzentrate, Heparin (niedrig dosiert und nur wenn ein Verbrauch sicher nachgewiesen ist) und Antifibrinolytica (Zurückhaltung wegen Thrombosierungsgefahr). Feste Regeln der Behandlung sind hier schwerlich zu geben; deshalb ist die Zusammenarbeit mit dem Gerinnungsspezialisten angezeigt.

Verschlußikterus. Hier ist die Operationsindikation — sofern chirurgisch möglich — klar gegeben. Nach präoperativer parenteraler Zufuhr von Vitamin K$_1$ (Konakion) ist eine Normalisierung des Quickwertes, die innerhalb weniger Tage eintritt, abzuwarten.

Urämie. Trotz Bestehens einer hämorrhagischen Diathese sind die Plasmagerinnungswerte und die Thrombocytenzahlen meist nur gering verändert oder sogar normal. Durch Dialyse ist die Blutungsneigung günstig zu beeinflussen.

Polycythämie. Diese Patienten neigen zu Thrombosen als auch zu Blutungen. Sind operative Eingriffe nicht zu umgehen, so ist nach Möglichkeit präoperativ eine Normalisierung der Blutzusammensetzung anzustreben. Akut erfolgt dies durch wiederholte Aderlässe und langfristig mit Cytostatica oder Radiophosphor. Die Thrombose- und Blutungsfrequenz wird so vermindert.

Paraproteinämie. Die Paraproteine des multiplen Myelom und des M. Waldenström (Makroglobulinämie) können — neben einer Thrombocytopenie — eine hämorrhagische Diathese bedingen. Die Beeinflussung der Hämostase durch Paraproteine ist komplexer Art: Adsorption von Gerinnungsfaktoren, Adsorption an Thrombocyten (Thrombocytopathie) und Hemmung der Fibrinpolymerisierung. Vor Operationen ist eine Verminderung der Paraproteine durch cytostatische Behandlung oder Plasmaaustausch anzustreben.

Anticoagulantientherapie. Bestimmte Blutungskomplikationen wie ein subdurales oder spinales Hämatom sind dringende Indikationen zur Operation. An lokale Ursachen einer Blutung unter Anticoagulantientherapie sollte immer gedacht werden (z.B. Nierensteine oder Nierentumor, Magengeschwür oder Magentumor). Sofern unmittelbar operiert werden muß, wird der Gerinnungsdefekt mit Prothrombinkomplexpräparaten teilweise oder vollständig ausgeglichen. Diese Substitution wird unter Quickwertkontrolle fortgeführt. Zusätzlich wird Vitamin K$_1$ verabreicht. Bei mehrfacher Verabreichung von Vitamin K$_1$ in kurzen Abständen, kann bereits nach 2—6 Std allein durch Vitamin K$_1$ eine Verkürzung der Thromboplastinzeit (Anstieg des Quick-Wertes) erzielt werden.

Fibrinolytische Therapie. Falls unter dieser Behandlung Blutungen mit Operationsindikation auftreten oder andersartige Operationsindikationen erkannt werden, muß die Therapie mit Trasylol oder anderen Antifibrinolytica wie EACS und AMCA unterbrochen werden. Unter der fibrinolytischen Therapie können Fibrinogen, Faktor V und Faktor VIII vermindert sein. Eine Substitution ist nur bei sehr niedrigem Fibrinogen erforderlich. An der Blutungsneigung unter fibrinolytischer Therapie sind wesentlich die Fibrin- und Fibrinogenspaltprodukte beteiligt. Der spontane Abfall dieser Spaltprodukte sollte nach Möglichkeit vor Operationen abgewartet werden.

Verbrauchscoagulopathie. Die Verbrauchscoagulopathie [9, 12] ist ein dynamischer Vorgang, der durch intravasculär generalisiert ablaufende Gerinnungsvorgänge zu einer Störung des hämostatischen Potentials führt. Einer initialen Phase vermehrter Gerinnungsfähigkeit des Blutes folgt durch einen nicht mehr kompensierten Verbrauch an Gerinnungsfaktoren und Thrombocyten eine mehr oder weniger stark ausgeprägte hämorrhagische Diathese, die in extremer Ausprägung bis zur Ungerinnbarkeit des Blutes gesteigert sein kann. Reaktiv zu diesem Geschehen wird das körpereigene fibrinolytische System aktiviert. Der Auslösung einer Verbrauchscoagulopathie liegt kein einheitlicher und eindeutig definierbarer Pathomechanismus zugrunde. Die *Ursachen* sind so vielfältig wie die Ursachen des Schocks, mit dem die Verbrauchscoagulopathie häufig vergesellschaftet ist und in funktioneller Wechselbeziehung steht. Ein Schockzustand mit verminderter peripherer Zirkulation, Gewebshypoxie, Acidose und einer gestörten Abräumfunktion des reticuloendothelialen Systems begünstigt die Ausbildung einer Verbrauchscoagulopathie, die ihrerseits über Fibrinpräcipitation die periphere Durchblutungsstörung fördert und den Schock verlängert. Schockprophylaxe ist also gleichzeitig Prophylaxe gegen das Auftreten einer Verbrauchscoagulopathie. Eine Verbrauchscoagulopathie wird ausgelöst durch die Einschwemmung oder die Freisetzung gerinnungsinduzierender Substanzen, wobei körpereigene, thromboplastisch wirkende Substanzen wie auch körperfremde Produkte (z. B. bakterielle Endotoxine) in Frage kommen. Werden die gerinnungsauslösenden Substanzen in großer Menge angeschwemmt, oder ist der Patient in einer abwehrgeschwächten Situation (Schock), so werden die gegenregulativen Mechanismen überfordert: Es kommt zur generalisierten intravasculären Gerinnung. Einige Beispiele seien genannt: Fruchtwasserembolie, retroplacentares Hämatom, febriler Abort, Sepsis (insbesondere Meningokokkensepsis), Endotoxin- und hämorrhagischer Schock.

Akute Verläufe einer Verbrauchscoagulopathie sind relativ einfach und sicher mit Gerinnungsuntersuchungen zu erkennen. Besonders die Anteile des Gerinnungssystems, die unter der Einwirkung von Thrombin verbraucht werden, sind erniedrigt: Fibrinogen, Faktoren V, VIII, XIII und die Thrombocyten. Besonders wichtig ist dabei eine zuverlässige Zählung der Blutplättchen. Die Blutplättchenzahlen sind bei primären Hyperfibrinolysen (Indikation für Trasylol, AMCA, EACS usw.) normal, bei Verbrauchscoagulopathien (keine Indikation für die genannten Fibrinolysehemmer!) immer und oft besonders lange erniedrigt. Protrahierte Verläufe werden unter Umständen erst aus mehrfach durchgeführten Kontrolluntersuchungen erkennbar, wobei sich neben den üblichen gerinnungsanalytischen Methoden der Alkoholgelationstest [3] zum Nachweis von Fibrinmonomeren und der Nachweis von Fibrin- bzw. Fibrinogenspaltprodukten bewährt hat.

Primäre Hyperfibrinolysen sind selten; meist ist die gesteigerte Fibrinolyse Folge einer Verbrauchscoagulopathie und hat eine reparative Funktion. Eine antifibrinolytische Therapie sollte nur dann angewandt werden, wenn die Behandlung des ursächlichen Verbrauchs nicht zur Besserung führt. In der Behandlung der Verbrauchscoagulopathie ist einerseits eine Normalisierung der Kreislaufverhältnisse anzustreben und andererseits mit Heparin die Verbrauchsreaktion zu unterbrechen. Dabei sind meist 15000 bis 20000 E Heparin pro Tag ausreichend. Sie werden am besten im Dauertropf verabreicht. (Wegen der stark sauren Reaktion des Heparins Vorsicht bei Mischung mit anderen Medikamenten in „Infusionscocktails"!)

Literatur

1. Brinkhous, K. M., Graham, J. B.: Hemophilia and the hemophilioid states. Blood **9**, 254 (1954).
2. Duckert, F.: Hereditärer Mangel an Faktor-XIII-Aktivität — Synthese eines funktionslosen Proteins. Schweiz. med. Wschr. **100**, 328 (1970).
3. Godal, H. C., Abildgaard, U.: Gelation of soluble fibrin in plasma by ethanol. Scand. J. Haematol. **3**, 342 (1966).
4. Gross, R.: Therapie thrombozyt. Erkrankungen. In: Marx, R. (Hrsg.): Der Thrombozyt. München: Lehmann 1969.
5. Gross, R., Hellriegel, K. P., Zach, J.: Die Behandlung der aplastischen Syndrome. Internist (Berl.) **12**, 186 (1971).
6. Harrington, W.: Idiopathic Thrombozytopenia. In: Gross, R. (Hrsg.): Immunhaematologie. Stuttgart: Schattauer 1970.
7. Jarecki, R.: Splenektomie und thrombozytopenische Purpura. Diss. Heidelberg, 1958.
8. Landbeck, G.: Häufigkeit und Schweregrade der Hämophilie. Entwicklung der Blutungssymptomatik. Thrombos. Diathes. haemorrh., Suppl. **37**, 27 (1969).
9. Lasch, H. G., Heene, D. L., Huth, K., Sandritter, W.: Pathophysiology, clinical manifestations and therapy of consumption-coagulopathy („Verbrauchskoagulopathie"). Amer. J. Cardiol. **20**, 381 (1967).
10. Lechler, E.: Transfusion zur Therapie von Blutungsübeln. In: Bube, F. W., Sehrbundt, M.: Transfusionsmedizin. Stuttgart: Schattauer 1972.
11. Lechner, K.: Hemmkörperhämophilie. Thrombos. Diathes. haemorrh., Suppl. **37**, 79 (1969).
12. McKay, D. G.: Disseminated intravascular Coagulation. New York: Hoeber 1965.
13. McMillan, C. W., Webster, W. P., Roberts, H. R., Blythe, W. B.: Continuous intravenous infusion of factor VIII in classic haemophilia. Brit. J. Haemat. **18**, 659 (1970).
14. Mialaret, P., Caen, J., Larrieu, M. J., Chomé, J., Julien, M.: Traitment chirurgical des Purpuras thrombopéniques et des Thrombocytopénies. Ann. Clin. Radiodiag. **16**, 1331 (1962).
15. Najean, Y.: L'exploration isotopique des purpuras thrombopéniques. Rev. belg. Path. **31**, 102 (1965).

Operationsindikation und Intensivtherapie

E. STRUCK und H. HAMELMANN

Quantitative Maßstäbe

Als Mindestanteil der Intensivbehandlungsbetten an der Gesamtbettenzahl chirurgischer Einheiten [8] ist ein Satz von 5—10% heute zu fordern. Dieser Anteil muß entsprechend höher sein, je spezialisierter die chirurgische Abteilung für spezielle risikoreiche Operationen ist, wie etwa kardiochirurgische, neurochirurgische oder Transplantationsabteilungen. Entsprechend schwankt das Verhältnis Pflegeperson/Patient zwischen 1/2 und 4/1, bei der ärztlichen Versorgung pro Patient zwischen 1/3 und 1/1,5. Der Raumbedarf muß derzeit mit 15—40 m^2 pro Intensivbehandlungsbett angegeben werden.

Qualitative Maßstäbe

Hygienische Gesichtspunkte

Hohe Ansprüche sind im Rahmen der chirurgischen Intensivpflege an den hygienischen Standard der Behandlungseinheit zu stellen, da in der Intensivtherapie durch sehr häufiges Wechseln des Personals und der Geräte zwischen den einzelnen Behandlungsbetten ein hohes Risiko von Kreuzinfektionen gegeben ist [3, 9]. Infizierte und nichtinfizierte Patienten sollten in getrennten Einheiten gepflegt werden. Eine exakte Reinigungsverpflichtung für Personal und Geräte sollte aufrechterhalten werden und außerdem die Klimatisierungs- und Belüftungsbedingungen so eingerichtet sein, daß eine Keimwanderung in die Behandlungsräume hinein verhindert wird. Davon ausgehend, daß das Personal als Keimüberträger [8] anzusehen ist und die Beatmungs- bzw. Inhalationsgeräte bevorzugt hochkonzentrierte Keimkolonien enthalten, stellt sich die Anforderung an die intensivtherapeutische Abteilung, sich regelmäßigen Keimkontrollen zu unterziehen. Nur dadurch ist die Frequenz der Kreuzinfektionen wirksam zu reduzieren. Räumlich ist eine dezentrale Lage der Intensiveinheit innerhalb der gesamten Funktionseinheit und ihre Nähe zu den Operationssälen zu empfehlen. Die Einrichtung von Schleusen für Umkleidung und Duschen des Pflegepersonals ist auf allgemeinchirurgischen Intensiveinheiten umstritten, jedoch für die Nachbehandlung nach Organtransplantationen unerläßlich [15].

Apparative Ausrüstung und personelle Besetzung

In erhöhtem Maße ist die Indikationsstellung zur Operation bei geplanten Eingriffen abhängig von der apparativen Ausrüstung der Intensivbehandlungsstation [3, 5, 8] und der personellen Besetzung. Kleinere chirurgische Häuser müssen die Indikation zur Operation an dem Grad ihrer intensivtherapeutischen Möglichkeiten abmessen, was besonders dann schwierig erscheint, wenn die Durchführung von Noteingriffen erforderlich ist. Die Abwägung des Risikos ist bestimmend für eventuelle prä- oder postoperative Verlegung des Kranken in ein Schwerpunktkrankenhaus. Heute ist in Deutschland dafür nur selten ein Transport von mehr als 50 km notwendig. Außer für Erkrankungen, die in den Bereich von Spezialdisziplinen einzuordnen sind, wie Neurochirurgie, Kieferchirurgie, Otolaryngologie und kardiovasculäre Chirurgie, sollte eine entsprechende Verlegung der Kranken in Erwägung gezogen werden bei thoraxchirurgischen Eingriffen, Operationen in sehr hohem Lebensalter, chirurgischen Erkrankungen mit gleichzeitig schweren Stoffwechselentgleisungen, beginnenden Herzdekompensationen, gleichzeitigen schweren Lungenaffektionen, renaler Insuffizienz und primär reduzierter Abwehrlage. Eine allen Anforderungen der allgemeinen Chirurgie entsprechende intensivtherapeutische Einheit bedarf der „Rund-um-die-Uhr"-Besetzung durch eigens hierfür ausgebildetes ärztliches Personal, speziell geschultes Pflegepersonal und med.-chem.-techn. Assistenten, womit die dauernde Überwachung der Kranken und die Möglichkeit, jederzeit diagnostische Maßnahmen durchzuführen, gegeben sind. Es sei besonders neben der diagnostischen Überwachung des Kreislaufes auf die Lungenfunktionskontrolle [9], röntgenologische Untersuchungen und endoskopische Eingriffe hingewiesen. Eine vorrangige Bedeutung für die chirurgische Intensivpflege hat auch die systematisch in die Therapie integrierte Krankengymnastik (Tabelle 1).

Tabelle 1. Notwendige Ausrüstung der chirurgischen Intensivpflegestation in einem Schwerpunktkrankenhaus. Die Zuordnung der Geräte zu den Organsystemen soll annäherungsweise verstanden werden

Organsystem	Physikalische und biochemische Diagnostik	Therapeutische Maßnahmen
Herz/Kreislauf	EKG-Puls-Monitor	Defibrillator
	(Elektro)-Manometer	Schrittmacher
	Blutgasanalysator	Venae-Sectio-Set
	Röntgengerät	Subclavia-Punktions-Set
		Infusionsdosierpumpe
Lunge	Röntgengerät	Zentrale O_2-Versorgung
	Volumeter	Zentrales Vakuum
	Spirometer	Beatmungsgeräte
	Uras-Gerät	Inhalations-Verdampfer
	Bronchoskop	O_2-Zelt
	Blutgasanalysator	Pneu-Gerät
		Tussomat
		Intubations-Set
		Tracheotomie-Set
		Pleurapunktions-Set
Niere	Röntgengerät	Infusionsdosierpumpe
	Osmometer	Dialysegerät
	Bettwaage	Peritonealdialyse-Set
	Mikroskop	
Leber/Pankreas Stoffwechsel	Photometer	Infusionsdosierpumpe
	Röntgengerät	
	Osmometer	
	Coagulometer	
	(Laparoskop)	
Magen/Darm	Röntgengerät	Saugpumpen
	Gastroskop	Lichtbügel
	Rectoskop	
Zentrales Nervensystem	Echo-Gerät	
	EEG-Gerät	
	Ophthalmoskop	
	Lumbalpunktions-Set	

Tag- und- Nacht-Besetzung von klinisch-chemischem Labor und Röntgenabteilung, Möglichkeit zur Angiographie (intrakranielle Blutung, intraabdominale Blutung, periphere Gefäßverschlüsse).

Entwicklungstendenzen

In der Entwicklung begriffene diagnostische Methoden [3] lassen erwarten, daß für die Ventilation- und Blutflußmessung auch szintigraphische Methoden in der Intensivpflege Einzug halten. Diese werden unter Umständen auch fiberglasoptische Kathetermessungen, Herzzeitvolumenmessungen, Blutvolumenmessungen, Leberfunktionsteste und blutchemische Untersuchungen in neuer Form zulassen. Der Einsatz von Computern ist in vermehrtem Maße für die Intensivbehandlung von Bedeutung.

Allgemeiner Teil

Spezielle Gesichtspunkte der allgemein-chirurgischen Intensivtherapie

Wegen der besonderen praktischen Bedeutung soll hier auf einige spezielle Gesichtspunkte der Intensivpflege eingegangen werden. Das sind allgemeine metabolische Veränderungen im Zusammenhang mit dem chirurgischen Eingriff, die Bedeutung der Hypokaliämie für den chirurgisch behandelten Patienten, die Wichtigkeit der Erfassung des zentralvenösen Druckes für die Volumen- und Flüssigkeitstherapie im postoperativen Verlauf, die Wahl von Volumenersatzmitteln beim chirurgisch zu behandelnden Kranken sowie die Verfeinerung der Diagnostik in der Intensivtherapie nach Operationen der ableitenden Gallenwege.

Aspekte der postoperativen calorischen Ernährung

Aus dem oben Gesagten und der geforderten diagnostischen Ausrüstung einer Intensivstation geht hervor, daß der chirurgisch behandelte Patient einer genauen metabolischen Kontrolle bedarf. Dies betrifft im wesentlichen die schwerkranken Patienten mit akuter oder subakuter Pankreatitis, ungeklärter Peritonitis, Dünndarmfistel, ausgedehnter Wundsepsis, größeren Verbrennungen, mehrfachen Frakturen usw. Es muß bei der Beurteilung des postoperativen Stoffwechsels davon ausgegangen werden, daß der Patient einem akuten Anstieg des Energieverbrauchs bei gleichzeitig vermindertem Calorienangebot unterliegt.

Da die Kohlenhydratreserven des Körpers sehr schnell aufgebraucht sind, muß ein erhöhter Proteinabbau, sichtbar an der vermehrten Stickstoffausscheidung im Urin, bei gleichzeitig vermehrter Lipolyse einkalkuliert werden. Das Ausmaß des Katabolismus ist von Patient zu Patient unterschiedlich und kann in extremen Fällen die Ursache für einen tödlichen Krankheitsverlauf sein, wenn nämlich [4, 10] mehr als 50% des Skeletmuskelproteins aufgebraucht werden — und das kann innerhalb von 2 Wochen geschehen —, entsprechend einer Stickstoffausscheidung von 30 g pro die im Urin. Da die prognostische Beurteilung des postoperativen Behandlungsverlaufs im Einzelfall nicht möglich ist, muß auch bei kleinen chirurgischen Eingriffen der postoperative Stoffwechsel so günstig wie möglich beeinflußt werden.

Auf die Wichtigkeit der Kontrolle des frühen postoperativen Verlaufs zur Verhinderung späterer Komplikationen soll hier gezielt hingewiesen werden. Versäumnisse in dieser Phase der Nachsorge können unter Umständen nicht wieder aufgeholt werden. Wie von uns durchgeführte Stoffwechseluntersuchungen nach kleineren chirurgischen Eingriffen wie Strumaresektionen und Cholecystektomien zeigten, sind direkt postoperativ die Verschiebungen einiger Parameter auffällig, wie Abfall des pH-Wertes, Verminderung der Pufferkapazität, Anstieg des Lactates und der Glucosekonzentration (Abb. 1). Der Stoffwechsel erfährt unter der Applikation von Aminosäuren und Fettsäuren in dieser Phase keine Verschlechterung, sondern eher

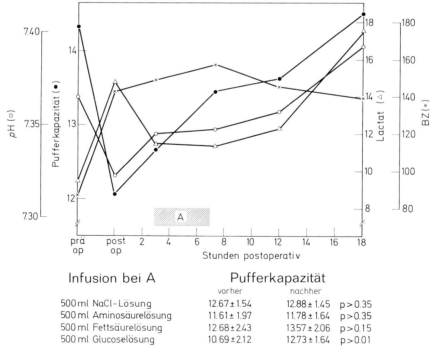

Abb. 1. Biochemische Werte im Blut (pH, Pufferkapazität, Lactatkonzentration und Glucosekonzentration [BZ]) vor und in der frühen postoperativen Phase nach komplikationslosen Strumaresektionen und Cholecystektomien. Die Kurven repräsentieren Mittelwerte von 10 Patienten. Während des Zeitraumes A wurden in Kollektiven von je 10 Patienten 0,9%ige Kochsalzlösung, 8%ige Aminosäurelösung, 10%ige Fettsäurelösung oder 5%ige Glucoselösung infundiert. Die Pufferkapazität bei anaerober Titration bis zum pH-Wert 7,0 ist in mval/l vorher und nachher erfaßt. P drückt die Irrtumswahrscheinlichkeit aus

eine schnellere Erholung. Das kommt der aufgezeigten Forderung entgegen, eine hochcalorische parenterale Ernährung nach jedem größeren chirurgischen Eingriff bereits direkt postoperativ zu beginnen, wobei auf die mögliche Osmometrie [2] zur Vermeidung von Hyperalimentation hingewiesen werden soll. 35—50 Kcal und 0,1—0,2 g Stickstoff pro kg Körpergewicht in 24 Std werden als notwendig für den schwerkranken Patienten angesehen [10]. Dem Stickstoffverlust kann nur erfolgreich begegnet werden, wenn zusammen mit den Aminosäuren hochcalorische Infusionslösungen angeboten werden. Im anderen Fall werden die zugeführten Aminosäuren sofort im Energiestoffwechsel aufgebraucht. Die schnelle Mobilisation des Patienten und seine frühestmögliche Umstellung auf vollcalorische orale Ernährung vermindern zusätzlich die negative Stickstoffbilanz und führen damit zu einer schnelleren Rekonvaleszenz des Kranken.

Postoperativer Elektrolytstoffwechsel

Die Elektrolyt- und Wasserzufuhr hat nach bekannten Bilanzierungsvorstellungen im postoperativen Verlauf zu erfolgen. Speziell für Kalium muß neben der vermehrten Ausscheidung im Urin im Rahmen eines sekundären Hyperaldosteronismus die durch die Operation bedingte vorübergehende Acidose und der Anstieg des immunreaktiven Insulins für die extracelluläre Verminderung der Konzentration dieses Elektrolyts berücksichtigt werden [12]. Die Tendenz zur Verminderung des extracellulären Kaliums ist besonders in den ersten postoperativen Stunden sehr groß und daher für hier mögliche neuromuskuläre Überleitungsstörungen, Darmmotilitätsstörungen, Herzrhythmusstörungen und Beeinträchtigung des Zellstoffwechsels verantwortlich zu machen [1]. Die nach herzchirurgischen Eingriffen beobachtete Verminderung des Serum-Kaliumspiegels haben wir ebenfalls nach abdominalchirurgischen Eingriffen in der frühen postoperativen Phase gefunden. Der frühe Substitutionsbeginn von mehr als 100 mval Kalium pro m² Körperoberfläche in den ersten 24 Std nach dem chirurgischen Eingriff am besten zusammen mit Magnesium als Aspartat verhindert stärkere Verschiebungen des extracellulären Kaliums (Abb. 2) und vermeidet dadurch eine wesentliche Verschiebung des Quotienten Kalium-intracellulär zu Kalium-extracellulär bei Aufrechterhaltung des Membranpotentials.

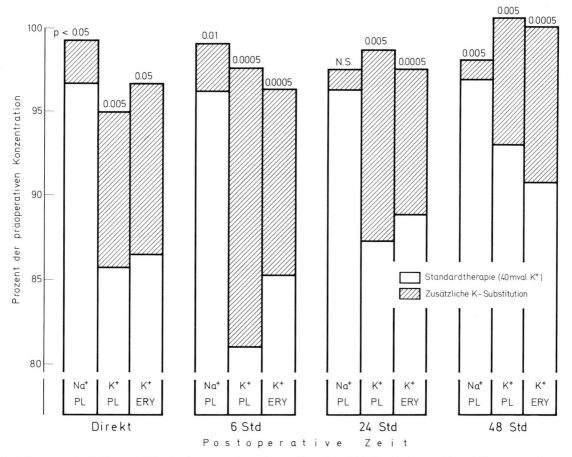

Abb. 2. Postoperative Kalium- und Natriumkonzentrationen im Blut dargestellt in Prozent der präoperativen Werte. Pl = Plasma, ERY = Erythrocyten, P = Irrtumswahrscheinlichkeit. Es werden bei je 10 Patienten eine Standardtherapie unter Gabe von 40 mval in 24 Std mit einer gezielten frühpostoperativen vermehrten Kaliumsubstitution (in Form von Kalium-Magnesium-Aspartat [Inzolen]) verglichen. Durch die Säulenhöhe sind die Mittelwerte markiert

Allgemeiner Teil

Postoperativer Schock

Durch mehrere Faktoren ist der Patient im Rahmen der chirurgischen Behandlung der Gefahr eines Schocks ausgesetzt. In erster Linie sind Blutverluste, Plasmaaustritt sowie Wassersequestrierung für Hypotensionen verantwortlich. Aber auch myokardiale Insuffizienz und septische Prozesse können bei der Ausbildung von Hypotension, Gefäßtonusveränderungen mit Umverteilung des zirkulierenden Blutvolumens sowie von Acidose als Ausdruck verminderter Gewebsperfusion von entscheidender Bedeutung sein. Eine Schocksituation im postoperativen Verlauf zu vermeiden, ist Aufgabe der Intensivtherapie. Der arterielle Druck und die Herzfrequenz allein sind keine ausreichenden Parameter, den Schock in der frühen Phase zu identifizieren und zu differenzieren. Hilfe bietet die Erfassung von Veränderungen des zentralvenösen Druckes [7, 14] bei allen durch Begleiterkrankung oder Ausdehnung des chirurgischen Eingriffs gefährdeten Patienten. Die frühzeitige Aufdeckung eines Volumenmangels oder einer Herzinsuffizienz erfordert die kontinuierliche Messung des zentralvenösen Druckes bei allen Risikopatienten. Es muß bei diesen Kranken bereits präoperativ ein Venenkatheter mit der Spitze in den Bereich der thorakalen V. cava oder des rechten Vorhofes eingelegt sein. Eine speziell für die postoperative Behandlung entwickelte Infusionspumpe (Abb. 3) erlaubt die kontinuierliche Anzeige des zentralvenösen Druckes [11] bei gleichzeitiger Flüssigkeits- oder Volumentherapie. Stoßweise und rhythmische Infusionen sowie 2 Richtungsventile, wie sie in der Abb. 3 dargestellt sind, ermöglichen in den Infusionspausen das Ablesen der Druckwerte im Cava-Bereich. Nicht der absolute Wert des Venendruckes allein muß ausschlaggebend für die Qualität der Kreislauffüllung sein, sondern seine Änderungswerte von Situation zu Situation. Die Beeinflußbarkeit des Venendruckes durch Veränderungen im Lungengefäßbett, unterschiedliche Beatmungssituationen und andere Faktoren müssen beachtet werden [14].

Blutvolumenersatz

Bei beginnendem Volumenmangelschock ist entsprechend dem Abfall des zentralvenösen Druckes die Gabe von Blutvolumenexpandern indiziert, wenn keine zwingende Indikation zur Gabe von Blut besteht und wenn bei größeren Blutverlusten zunächst noch kein Blut zur Verfügung steht. Wegen der mit jeder Blutkonserve zunehmenden Gefahr der Serumhepatitisübertragung ist die Transfusion von

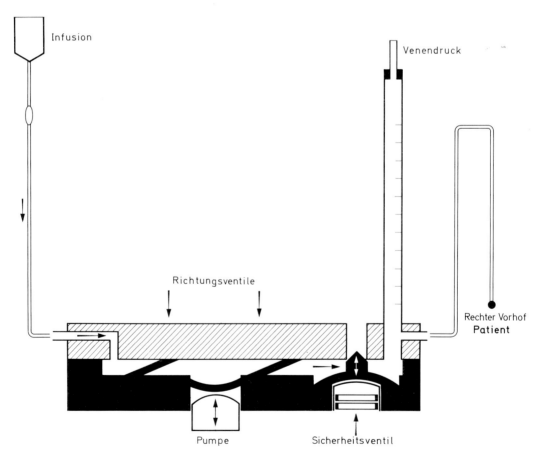

Abb. 3. Halbschematische Darstellung der Funktionselemente einer Infusionspumpe (Metec IVP 1000), die unter stoßweiser Infusion intermittierende Anzeigen des Venendruckes gestattet. Ein Sicherheitsventil verhindert die Entstehung von Paravasaten

Blut möglichst zu vermeiden. Als Volumenersatzlösung ohne dieses Risiko stehen im wesentlichen pasteurisiertes Humanalbumin, Dextranlösungen und Gelatinepräparate zur Verfügung [7]. Ihre Anwendung ist wegen definierter Nachteile der einzelnen Lösungen zu differenzieren. Während Humanalbuminlösungen den Nachteil eines hohen Kostenaufwandes haben und die Gefahr allergischer Reaktionen in sich bergen, trifft für Gelatinelösung ein relativ geringer Volumeneffekt zu. Dextranlösungen blockieren in zu hoher Dosierung das reticuloendotheliale System und haben eine negative Wirkung auf die Blutgerinnung. Für Gelatine und Dextran wird gleichermaßen die Freisetzung gefäßaktiver Stoffe mit depressiver Kreislaufwirkung diskutiert. Daraus ergeben sich für verschiedene Ursachen des Blutvolumenmangels unterschiedliche Empfehlungen zur Behandlung [6]. Die Nachteile der Übertragung einer Serumhepatitis überwiegen bei weitem die Nachteile der Blutersatzlösungen. Die Blutverdünnung mit erythrocytenfreien Medien bei normaler Lungenfunktion und endgültig ausreichender Kreislauffüllung kann bis zu einem HK von 30% gefahrlos für die Sauerstoffversorgung der Gewebe durchgeführt werden. Das bedeutet für einen erwachsenen Patienten den Blutersatz von etwa 1000—1500 ml. Jeder speziellen klinischen Situation ist jedoch entsprechend der Tabelle 2 bei Blutvolumenmangel eine individuelle Behandlung zuzuordnen.

Tabelle 2. Spezifische Anwendung von Volumenersatzmitteln bei der Schocktherapie [6]

Art des Volumenmangels	Blut	Human-Albumin	Dextran	Gelatine	Kristalline Lösungen
Blutverlust, akut; Trauma, intra- und postop.	+++[1]	(++)	++[2]	+++	+
Besonderheiten:					
Verlust < 20% des Blutvol. Hkt. > 30%; Alter < 50 Jahre	—	(+)	++	++	++
Hirntrauma, Hirnoperation	++[3]	+++[4]	++[4]	+	—
Schock, Zentralisation, Op. Beckenorgane und Gefäße; Verbrauchscoagulopathie	++	++	++	++	+
unkontrollierte Blutung, parenchymat. Blutungsgefahr, große Quetschwunden, Prostataoperationen	+++	++	+	+++	—
am Unfallort	—	—	++[2]	+	—
Plasmaverlust und/oder *Verteilungsstörungen*					
Verbrennung	+	+++	++	+	+++
sept. Schock, Fieber, Peritonitis	—	++	++	+	+++
anaphylakt. Schock, Tourniquet-Syndrom	—	++	++	+	+
kardiogener Schock	—	—	—	(+)	(+)
Besonderheiten:					
Ödeme, Hirnschäden	—	+++[4]	+[4]	—	—
Hypercoagulabilität (mit Acidose), Mikrozirkulationsstörung	—	—	++[5]	+[5]	—
Mangel an Gerinnungsfaktoren, Thrombopenie	+	+++	+[5]	+[5]	—
Oligurie	—	—	+[6]	+	+
Anurie	—	—	—	—	(+)
Wasser- und Elektrolytverlust					
Ileus	—	++	+	+	+++
Dehydration: Erbrechen, Diarrhoe	—	(+)	—	+	+++
Polyurie, diabet. Koma	—	—	—	(+)	+++
Operationsvorbereitung					
bei Kachexie	(+)	++	—	++	—
bei Exsiccose	—	(+)	—	++	+++
Präfusion (> 55 Jahre, Hypertoniker)	—	—	+	++	+
Operationsnachbehandlung					
bei Thrombosegefahr	—	—	+[7]	—	—

+++ = besonders zweckmäßig
++ = gut zu verwenden
+ = zu verwenden
— = nicht zu empfehlen
( ) = nur bei besonderer Indikation
1 = bei definierter Notwendigkeit z. B. Blutverlust über 20%
2 = erst nach mechanischer Blutstillung bzw. maximal 1500 ml in 24 Std wegen Gefahr diffuser Blutung entsprechend einer Maximaldosierung von 1,1—1,5 g pro kg Körpergewicht
3 = bei Hämatokrit unter 30%
4 = hyperonkotische Lösung; bei Eiweiß 20%ige Lösung
5 = im Rahmen einer Verbrauchscoagulopathie zusätzlich 10000 E Heparin in 8 Std
6 = kein Rheomakrodex
7 = 500 ml in 24 Std

Allgemeiner Teil

Postoperative Cholangiomanometrie

Im allgemeinchirurgischen Krankengut stellen Eingriffe an den ableitenden Gallenwegen einen hohen Prozentsatz dar. Sehr häufig ist nach Choledochusrevisionen für den postoperativen Verlauf die Ableitung der Galle nach außen notwendig. Aufgabe der Intensivtherapie muß es sein, den optimalen Zeitpunkt für die Entfernung des T-Schlauches zu eruieren. Eine zu lang dauernde Ableitung der Galle nach außen kann mit Infektionsgefahr, Wasser- und Elektrolythaushaltsstörungen, Ausbildung von Paravasaten und späterer Gallengangsstriktur verbunden sein. Andererseits müssen sich die Druckverhältnisse im Choledochus soweit normalisiert haben, daß die Entfernung des T-Drains nicht zu Gallenstauung und konsekutiver Leberschädigung Anlaß gibt. Die Vermeidung dieser klinischen Situationen erfordert die tägliche Erfassung des Druckes im Choledochus. Wir wenden daher auch in der postoperativen Intensivpflege die bei der intraoperativen Messung verwendete elektromagnetische Apparatur (Abb. 4) zur exakten Bestimmung des Gallendruckes [13] an. Die Höhe des Nullpunktes wird intraoperativ durch Projektion der Papillenhöhe auf die äußere Bauchhaut bestimmt und anschließend entsprechend markiert. Unter Röntgenkontrolle kann die Verfälschung der Druckwerte durch ein Paravasat ausgeschlossen werden. Postoperative Messungen des Druckes im Choledochus haben ergeben, daß nach intraoperativer Traumatisierung des Papillenbereiches zum Teil ein erheblicher Druckanstieg im Choledochus über mehrere Tage anhält. Der erhöhte Druck, der teils funktionell und teils durch ödematöse Gewebsveränderungen hervorgerufen ist, sinkt erst zwischen dem 3. und 7. postoperativen Tag ab. Der Druckabfall kann sich in Einzelfällen durch Fibrinanreicherungen im Choledochus jedoch noch weiter hinausschieben. In einigen Fällen hat sich bei dieser Situation die Entfernung des T-Drains als bester therapeutischer Weg erwiesen. Die schnelle Aufdeckung zurückgelassener Konkremente gilt als weiterer Vorteil der postoperativen radioelektrocholangiomanometrischen Kontrollen.

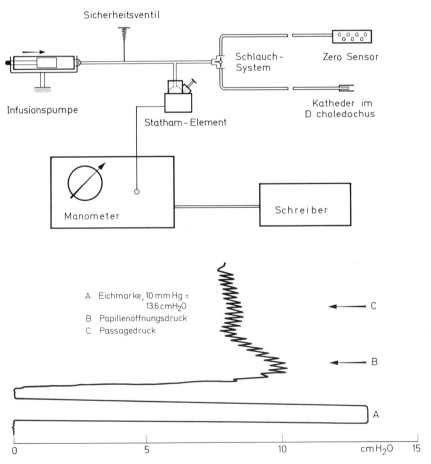

Abb. 4. Meßaufbau einer elektromanometrischen Methode zur Erfassung des Druckes im Choledochus [13] und Kurvenbeispiel eines normalen Druckverlaufes unter diesen Bedingungen

Literatur

1. Bolte, H.D., Lüderitz, B., Riecker, G.: Der allgemeine Kaliummangel, Elektrolytgradienten und Membranpermeabilität an Herz- und Skelettmuskelzellen. Klin. Wschr. **49**, 306 (1971).
2. Boyd, D.R., Addis, H.M., Chilimindris, C., Lowe, R.J., Folk, F.A., Baker, R.J.: Utilization of Osmometry in Critically Ill Surgical Patients. Arch. Surg. **102**, 363 (1971).
3. Collins, J.A., Ballinger, W.F.: The Surgical Intensive Care Unit. Surgery **66**, 614 (1969).
4. Drucker, W.R.: Shock and Metabolism. Surg. Gynec. Obstet. **132**, 234 (1971).
5. Fairchild, R.A., Allen, H.N.: Monitoring Systems for Intensive Care. Med. Clin. N. Amer. **55**, 1107 (1971).
6. Hamelmann, H., Seidel, W., Struck, E.: Arbeitstagung über therapeutische Richtlinien zur Anwendung von Blutersatzlösungen. Marburg, 16.1.1971.
7. Lasch, H.G., Riecker, G.: Intensivtherapie beim Schock. Internist (Berl.) **10**, 234 (1969).
8. Opderbecke, H.W.: Planung, Organisation und Einrichtung von Intensivbehandlungseinheiten am Krankenhaus. Berlin-Heidelberg-New York: Springer 1969.
9. Petty, T.L., Dulfano, M.J., Singer, M., Webb, W.R.: Essentials of An Intensive Respiratory Care Unit. Chest **59**, 554 (1971).
10. Randall, H.T.: Nutrition in Surgical Patients. Amer. J. Surg. **119**, 530 (1970).
11. Struck, E.: Die Anwendung einer neuen pulsatilen Pumpe zur intravenösen Infusion mit intermittierender Anzeige des zentralen Venendruckes. Res. exp. Med. **157**, 184 (1972).
12. Struck, E., Bottermann, P., Sebening, F.: The Metabolic Response to Perfusion with Isotonic Glucose in Open-Heart-Surgery. Brit. J. Surg. **56**, 631 (1969).
13. Struck, E., Welter, F., Oehmig, H. Seidel, W., Hamelmann,H.: Electromanometric Evaluation of the Papilla Tonus and the Intravasal Bile Pressure in Animal Experiments, a Method with Zero Adjustment by „Zero-Sensor". Europ. Surg. Res. **3**, 280 (1971).
14. Wilson, R.F., Sarver, E., Birks, R.: Central Venous Pressure and Blood Volume Determinations in Clinical Shock. Surgery **132**, 631 (1971).
15. Woodruff, M.F.A., Nolan, B., Bowie, J.H., Gould, J.C.: The Nuffield Transplantation Surgery Unit. Lancet **1968**, 905.

Nierentransplantation oder Dauerdialyse

H. H. Edel, J. Eigler und E. Buchborn

Die Behandlung von Patienten mit terminaler chronischer Niereninsuffizienz durch intermittierende Langzeitdialyse oder Nierentransplantation wurde in den vergangenen Jahren zu einem praktikablen und allgemein akzeptierten therapeutischen Verfahren entwickelt [6]. Trotzdem kommt — wohl infolge des vergleichsweise großen personellen und apparativen Aufwandes — diese Therapie bisher nur einem kleinen Teil der Patienten zugute: Im Dezember 1971 gab es in Europa nahezu 8000 Patienten in Dialysebehandlung (6148 in Klinikdialyse, 1200 in Heimdialyse) und 2000 Patienten mit funktionierendem Nierentransplantat [2]. Als prinzipiell behandlungsbedürftig gelten jedoch 40 Patienten pro 1 Million Einwohner und Jahr. Das sind allein in der Bundesrepublik ca. 2400 Patienten pro Jahr. (Zum Vergleich: bei ca. 1 Million Lebendgeborenen per annum in der BRD ist etwa bei 800 Neugeborenen mit congenitalen Herzfehlern zu rechnen). Derartige Zahlen verdeutlichen die Notwendigkeit breiterer Anwendung von Langzeitdialyse und Nierentransplantation bei terminal Niereninsuffizienten.

Einen Überblick über die durchschnittlich erreichten Behandlungsergebnisse vermitteln die jährlichen Sammelstatistiken des Renal-Transplant Registry und des EDTA-Registers, getrennt nach Organtransplantation von lebenden, verwandten Spendern und von toten, nicht verwandten Spendern [1, 2]. Nach diesen statistisch errechneten Daten bietet die Heimdialyse derzeit dem Nierenkranken die längste Lebenserwartung, fast 80% nach 5 Jahren. Nahezu gleichwertige Überlebensraten erreicht die Transplantation bei lebenden Spendern, nahezu 70% nach 5 Jahren, während die Leichennierentransplantation mit ca. 62% 2-Jahres- und ca. 44% 5-Jahres-Überlebenszeit am ungünstigsten abschneidet (Abb. 1).

Die statistischen Analysen zeigen weiterhin, daß die Erfolgsquoten für die Nierentansplantation seit dem Jahre 1967 gleichgeblieben sind, d.h. die jährlichen prozentualen Überlebensraten sich in den letzten 4 Jahren nicht mehr voneinander unterscheiden (Tabelle 1). Auch wenn man

Tabelle 1. Prozentualer Anteil funktionierender Transplantate nach 1 und 2 Jahren bei Leichennierentransplantation. Die Unterschiede zwischen den einzelnen Jahren sind statistisch nicht signifikant [1]

	1 Jahr	2 Jahre
1967	45,3	38,3
1968	45,0	36,9
1969	54,0	46,6
1970	52,5	

ACS/NIH (1972)

berücksichtigt, daß in diese Sammelstatistiken sowohl die Ergebnisse von Arbeitsgruppen mit geringer Spezialerfahrung als auch die von Kliniken eingehen, die aufgrund umfangreicher Erfahrungen auch Patienten mit hohem Risiko operieren, bleibt festzustellen, daß in der Entwicklung der Organtransplantation offenbar ein Stand erreicht ist, der durch Fortschritte in technischen Details nicht mehr verbessert werden kann.

Das operative Vorgehen ist weitgehend standardisiert. Auch die Methoden zur Organkonservierung bei der Transplantation von Leichennieren wurden entscheidend verbessert. Unzureichend und in erster Linie für die Mißfolge bei der Transplantation verantwortlich sind die der-

Allgemeiner Teil

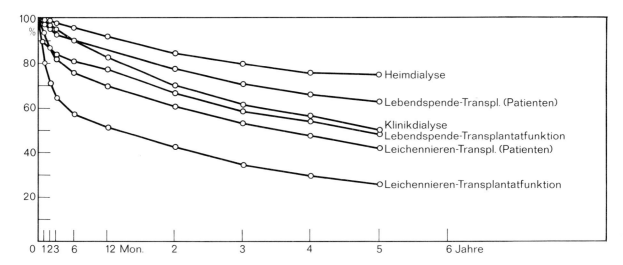

Abb. 1. Kumulative Überlebensraten bei den verschiedenen Behandlungsverfahren. Für die Transplantationen wurde zwischen der Überlebenszeit des Empfängers und der Überlebenszeit eines funktionierenden Transplantats unterschieden [1]

zeit verfügbaren Methoden der Immunsuppression: Alle heute gebräuchlichen Immunsuppressiva wirken unselektiv. Ihre Nebenwirkungen sind häufig nicht zu vermeiden, und da klinisch brauchbare Parameter für die Beurteilung der immunologischen Reaktionslage des Empfängers fehlen, gibt es bisher keine zuverlässigen Kriterien für ihre richtige Dosierung. So steht bei der Ursachenanalyse des Transplantatverlustes von Transplantationen zwischen genetisch differenten Individuen die immunologisch bedingte Abstoßungsreaktion an erster Stelle und deckt damit die ungenügende Wirksamkeit oder die Unterdosierung der immunsuppressiven Therapie auf. Die klinischen Möglichkeiten zur Immunsuppression hinsichtlich Selektivität, Wirksamkeit und unerwünschter Nebenwirkungen sind also weiterhin unbefriedigend, und man muß bezweifeln, ob auf dem Wege der medikamentösen Immunsuppression überhaupt je mit einem entscheidenden Durchbruch gerechnet werden kann [4].

Dies gilt auch für die klinische Anwendung von Antilymphocytenglobulin, das die großen Hoffnungen, die aufgrund tierexperimenteller Befunde berechtigt schienen, in der Klinik nicht erfüllt hat. Heute stimmen die meisten Kliniker darin überein, daß durch die Anwendung von Antilymphocytenglobulin zwar die Häufigkeit akuter, cellulär vermittelter Abstoßungsreaktionen verringert werden kann, ein günstiger Einfluß auf die Langzeitergebnisse dagegen bisher nicht nachweisbar ist.

Diese Begrenzung unserer therapeutischen Möglichkeiten bei der Nierentransplantation führt zu der Frage nach dem Verhältnis von Langzeitdialyse und Transplantation zueinander und nach dem Stellenwert, den die Nierentransplantation z. Zt. innerhalb unserer Behandlung einnimmt. Sehr scharf formuliert: Ist die Transplantation von Leichennieren überhaupt gerechtfertigt, wenn die Langzeitdialyse eine größere Lebenserwartung garantiert?

Der Versuch einer Antwort darf nicht nur die statistischen Überlebensraten und die soziale Rehabilitationsquote berücksichtigen, sondern muß auch die Frage nach der Qualität der Lebensverlängerung und der Realisierbarkeit der Behandlungsverfahren einschließen. Für den jungen Menschen beispielsweise, der erst mitten in seiner Persönlichkeitsentwicklung steht und zur eigenverantwortlichen Verwirklichung seines Lebens drängt, bedeutet die dauernde Bindung an die Dialysebehandlung in der Regel eine schwere Beeinträchtigung und setzt eine hohe Frustrationstoleranz voraus. Für ihn kann die Transplantation die bessere Lösung bedeuten, auch wenn ihr Erfolg zeitlich begrenzt sein sollte. Hier steht die Qualität der so gewonnenen Lebensjahre der Quantität statistisch ermittelter Lebensverlängerung gegenüber. Umgekehrt wird vielleicht ein älterer Mensch, dem die Realisation seines Lebenswerkes bereits zum guten Teil gelungen ist, das Erreichte in der ihm noch verbleibenden Zeit bewahren wollen und unter den Bedingungen der Langzeitdialyse ein befriedigendes Leben führen können. Jedem, der über längere Zeit mit den hier in Rede stehenden Patienten zu tun hat, sind derartige Schicksale geläufig, und wer sich die Vielfalt menschlicher Daseinsformen vor Augen hält, wird hier bald den schwierigsten Teil bei der Entscheidung zwischen Dialyse und Transplantation entdecken. Die Hilfe eines mit der Gesamtproblematik vertrauten Psychotherapeuten kann dabei dann von Nutzen sein.

Indikationen

Unabhängig von dieser besonderen Problematik gibt es jedoch medizinische Kriterien, die eindeutig für oder gegen die Durchführung einer Transplantation sprechen. Patienten, bei denen aufgrund der vorgegebenen sozialen oder geographischen Möglichkeiten weder eine Heim- noch eine Zentrumdialyse auf Dauer in Betracht kommt, wird man nur durch eine Nierentransplantation am Leben erhalten können. Das gleiche gilt für einen Kranken, bei dem alle Möglichkeiten eines Gefäßzuganges zur Dialyse erschöpft sind. Die bisherigen Erfahrungen sprechen dafür, daß generell der jugendliche Erwachsene am besten für die Transplantation geeignet ist. Auch aus medizinisch-biologischen Gründen wird man daher das Lebensalter berücksichtigen.

Als Kontraindikationen gelten dagegen Patienten mit einer floriden Tuberkulose, mit Malignomerkrankungen und mit schwerem Diabetes mellitus (vgl. Tabelle 2).

Tabelle 2. Kontraindikationen für Langzeitdialyse und Nierentransplantationen [3]

Langzeitdialyse	Nierentransplantation
fehlende psychologische Eignung	chronische Infektionen
unbeeinflußbare Neuropathie	Anomalien der unteren Harnwege
shunt-Probleme	zirkulierende cytotoxische Antikörper
	maligne Tumoren
	schwerer Diabetes mell.

Hat man sich zur Nierentransplantation entschlossen, so müssen einige Voraussetzungen hinsichtlich immunologischer Verträglichkeit zwischen Spender und Empfänger erfüllt sein, um die Transplantatfunktion auf die Dauer zu gewährleisten. Die Bedeutung der Gewebstestung für die Auswahl von Spender und Empfänger ist aus theoretischen Gründen unbestreitbar. Es ist daher notwendig, das medikamentös bisher nicht lösbare Problem der Immunabwehr durch möglichst gute Auswahl der Spender-Empfänger-Kombination nach den Kriterien der geweblichen Kompatibilität zu überwinden.

Das für die Transplantationsimmunologie entscheidende Chromosomensystem ist das sog. HL-A-System (human leucocyte A), ein uniloculäres, multialleles System, welches das Gewebsantigenmuster eines jeden Menschen genetisch festlegt.

Ähnlich wie in anderen Transplantationszentren gelten an den Münchner Kliniken z.Zt. folgende Regeln: Zwischen dem Grad der HL-A-Kompatibilität und dem klinischen Transplantationsergebnis besteht dann eine signifikante Korrelation, wenn beim Empfänger Antikörper gegen Lymphocyten nachweisbar sind. Bei Empfängern mit positivem Antikörpernachweis und bei Zweittransplantationen wird deshalb eine weitgehende Übereinstimmung im HL-A-Antigenmuster gefordert, denn es muß prinzipiell mit einem ungünstigeren Ergebnis der Transplantation gerechnet werden, wenn beim Empfänger Antikörper gegen Lymphocyten nachweisbar sind. Offenbar ist hier mit vermehrten Abstoßungsreaktionen auch deshalb zu rechnen, weil Patienten mit nachgewiesener Antikörperbildung generell immunologisch stärker reagieren.

Bei Patienten ohne nachweisbare Antikörper ist die prognostische Relevanz der HL-A-Typisierung für das Transplantationsergebnis nach wie vor umstritten, zumindest besteht nur eine schwache positive Korrelation. Bei diesen Patienten, und es ist die Mehrzahl, wird deshalb auch eine geringere Testkompatibilität akzeptiert.

Bei Patienten mit hoher Dringlichkeitsstufe (z.B. wenn alle Möglichkeiten des Gefäßzuganges zur Dialyse erschöpft sind) wird der Grad der HL-A-Kompatibilität nicht berücksichtigt.

Bei der Transplantation zwischen Geschwistern ist nicht nur HL-A-Identität, sondern auch fehlende Stimulierung in der gemischten Lymphocytenkultur unbedingt zu fordern.

Die gemischte Lymphocytenkultur (Mixed Lymphocyte Culture, MLC) beruht auf der Beobachtung, daß Lymphocyten verschiedener Individuen sich in einem Kulturmedium gegenseitig stimulieren und sich in lymphoblastenähnliche Zellen verwandeln.

Schließlich gilt für alle Transplantationen die Berücksichtigung des AB0-Systems und ein negativer cross-match als unabdingbare Voraussetzung.

Die serologischen Untersuchungen auf Histokompatibilität können jedoch erst dann mit vollem Erfolg angewandt werden, wenn der Geeignetste aus einer möglichst großen Zahl von potentiellen Empfängern ausgewählt werden kann. Dies hat zur Einrichtung überregionaler Organaustauschorganisationen geführt (z.B. Euro-Transplant, Swiss-Transplant, Scandi-Transplant).

Die Aufzählung der speziellen Voraussetzungen für die Durchführung einer Nierentransplantation macht jedoch auch deutlich, welche Schwierigkeiten im Einzelfall möglicherweise zu überwinden sind, bis die Realisation eines solchen therapeutischen Angriffs gelingt. Daraus wiederum resultiert die Forderung nach einer möglichst engen Kooperation zwischen Kliniken mit Dialysemöglichkeit und denen, die auch die operativen Voraussetzungen zur Transplantation erfüllen. Die vielfältige Problematik sollte darüber hinaus dem behandelnden Hausarzt verständlich machen, warum eine dem Patienten oder seinen Angehörigen mitgeteilte Vorabentscheidung vermieden werden sollte, um in dem Kranken nicht die Hoffnung auf eine vielleicht nicht realisierbare Behandlungsmöglichkeit zu wecken.

Ist jedoch die Transplantation gelungen, so hat der Träger eines funktionierenden Transplantats gegenüber dem Dauerdialysepatienten einen unvergleichlich höheren Rehabilitationsgrad erreicht, er ist im optimalen Fall einem Gesunden gleichzusetzen und unterliegt dann in seiner Lebensweise keinen Einschränkungen. Diese echte Heilungschance, wenn auch in vielen Fällen nur für einen limitierten Zeitabschnitt, ist eines der stärksten Argumente für die Durchführung der Transplantation. Als Kronzeuge für eine solche Auffassung kann man den Begründer der Langzeitdialyse zitieren, der sicher nicht im Verdacht steht, ein unkritischer Befürworter der Transplantation zu sein [5]. Scribner hat vor kurzem erklärt: „Ich bin nunmehr überzeugt, daß die Leichennierentransplantation für die meisten Patienten mit terminaler Niereninsuffizienz die Behandlung der Wahl werden wird." Diese Überzeugung drückt sich in der Tabelle der Differentialindikationen (Abb. 2) aus, die der Transplantation für die größte Patien-

Allgemeiner Teil

	Dialyse	Transplantation	
		verwandte Spender (HL-A identisch)	Leichennieren
Kinder	±	++	±
Jugendliche	+	++++	+++
Erwachsene	++	++++	+++
" > 50 Jahre	+++	+++	++
bei präformierten Antikörpern	++++	−	−

Abb. 2. Differentialindikation der Langzeitdialyse und Transplantation (Scribner, 1971)

tengruppe, nämlich den Jugendlichen und jüngeren Erwachsenen, den Vorrang einräumt.

Eine Realisierung dieser Vorstellung wäre auf folgendem Wege denkbar: Aus der großen Zahl der behandlungsbedürftigen Patienten werden diejenigen einer elektiven Transplantation zugeführt, für die ein HL-A-identischer verwandter Spender verfügbar ist.

Für die Mehrzahl der Kranken sind dann Langzeitdialyse und Transplantation Ergänzung und Alternative zugleich. Die Dauerdialyse in der Klinik kann wegen ihres hohen Aufwandes, wegen der allerorts unzureichenden Kapazität und wegen der vergleichsweise schlechten Rehabilitationsergebnisse nur eine Zwischenlösung sein: entweder zur Vorbereitung auf die Transplantation und zur Überbrückung von Komplikationen oder zum Erlernen der Heimdialyse. In der Heimdialyse kann auch die u.U. sehr lange Wartezeit auf ein kompatibles Transplantat überbrückt werden. Außerdem hat der Patient die sichere Gewähr, daß beim Scheitern des Transplantationsversuches jederzeit für ihn „sein" Dialyseplatz vorhanden ist. Die ohne Schwierigkeiten mögliche Rückkehr in die Selbstdialyse erleichtert zudem den Entschluß, bei unbeeinflußbaren progredienten Abstoßungsreaktionen nach Transplantation die Immunsuppression frühzeitig zu beenden und nicht um jeden Preis, nämlich den der cytotoxischen Nebenwirkungen und der Gefahr von Sepsis, Knochenmark- und Leberschädigungen, die Transplantatfunktion erhalten zu wollen. Auf diese Weise wird die durch immunsuppressive Maßnahmen bedingte Morbidität und Mortalität, die bisher die Transplantationsergebnisse belastet, entscheidend gesenkt. Andererseits werden zweifellos auch die Ergebnisse der Langzeitdialyse verbessert, wenn durch die Kombination beider Behandlungsverfahren eine Auswahl der Patienten nach medizinischen, psychologischen und soziöökonomischen Eignungskriterien durchführbar wird, und nur diejenigen Kranken in ein Dialyseprogramm aufgenommen werden, die für diese Methode optimal geeignet sind.

Ferdinand Sauerbruch wird der Ausspruch zugeschrieben, eine interne Krankheit werde erst dann heilbar, wenn es gelänge, sie in eine chirurgische zu überführen. Läßt man das Problem der Immuntoleranz außer Betracht, beweist die Nierentransplantation seine Richtigkeit.

Literatur

1. Advisory committee to the renal transplant registry (National Institute of Health Organ Transplant Registry, Chicago): The tenth report of the human renal trannsplant registry. J. Amer. med. Ass. **221**, 1495 (1972).
2. Brunner, F. P., Gurland, H. J., Härlen, H., Schärer, K., Parsons, F. M.: Combined report on regular dialysis and transplantation in Europe, II, 1971. Proc. Europ. Dial. Transpl. Assoc. **9**, 3 (1972).
3. Edel, H. H.: Langzeitdialyse und Nierentransplantation. Actuelle Urologie **II**, 99 (1971).
4. Largiadèr, F. (Hrsg.): Organtransplantation, II. Aufl. Stuttgart: Thieme 1970.
5. Scribner, B. H.: Emerging interrelationship between kidney transplantation and regular dialysis. Transplant. Proc. **3**, 1395 (1971).
6. Zenker, R., Pichlmaier, H.: Ergebnisse und Probleme der Organtransplantation. Med. Welt (Stuttg.) **21**, 523 (1970).

Postoperative Beatmung und Operationsindikation

K. STANDFUSS, H. IMIG UND H. KÄMMERER

Für die moderne Chirurgie ist es eine Selbstverständlichkeit, daß die Indikationsstellung zu einer Operation nicht nur von den prä- und intraoperativen Gegebenheiten, sondern auch von den postoperativen therapeutischen Möglichkeiten abhängt. Im Rahmen dieser Möglichkeiten kommt der langfristigen Beatmung eine wachsende Bedeutung zu. Wir wollen deshalb im folgenden am eigenen Krankenkollektiv zeigen, welche Hinweise sich dafür finden lassen, daß die postoperative Beatmung die Operationsindikation beeinflußt. Unsere Analyse stützt sich auf ca. 1000 eigene Beobachtungen. In die Statistik aufgenommen wurden alle Patienten, die in den letzten 8 Jahren länger als 24 Stunden beatmet wurden. Mehr als 95% von ihnen wurden mit Bird M 8-Respiratoren meist assistierend und vorwiegend über nasotracheale Tuben mit intermittierendem Überdruck ventiliert.

Tabelle 1. Langfristige Respiratortherapie 1964—1972, Intensivstation (Chirurgische Universitäts-Klinik Köln-Lindenthal). Aufgliederung der Gruppen A und B in Lokalisation und Art des Eingriffs oder der Erkrankung, Anzahl der Patienten und Behandlungserfolge. Erläuterungen s. Text

Gruppe	Eingriff, Erkrankung	Beatmete Patienten			Überlebende Patienten	
		N	N/488	N/966	n	%
A	1. intra-extra-retroperitoneal inkl. Gefäße	142	29%	15%	64	45
	2. Hals und Thorax (ohne 3)	53	11%·	5%	30	56
	3. Herz und intrathorakale Gefäße	293	60%	31%	230	78
		488	100%	51%	324	M̄ 66
		N	N/478	N/966		
B	4. Kombinationsverletzungen (Laparotomien, Thorakotomien)	290	60%	30%	159	55
	5. Noteingriffe (intest. Blutung, rupt. Aneurys. u. a.)	111	24%	11%	35	32
	6. Respir. Insuffizienz anderer Genese (Tetanus, Verbrennung u. a.)	77	16%	8%	25	32
		478	100%	49%	219	M̄ 46
A und B	1—6	966		100%	543	M̄ 56

Wir haben das Gesamtkollektiv in zwei Gruppen unterteilt: Gruppe A enthält alle Patienten, die nach chirurgischen Eingriffen beatmet wurden, Gruppe B umfaßt alle übrigen beatmeten Patienten (Tabelle 1).

Die Patientenzahl der Gruppe A (schraffierte Säulen) und der Gruppe B (weiße Säulen) und damit die Gesamtzahl der beatmeten Patienten (Punkte) stieg in den Jahren 1964—1972 deutlich an. Dabei hat die Anzahl der Patienten der Gruppe A innerhalb des Beobachtungszeitraumes stärker zugenommen als die der Gruppe B (Abb. 1).

In Tabelle 1 ist die Anzahl der Beatmeten und der Überlebenden der Gruppen A und B aufgeschlüsselt nach Art und Lokalisation des Eingriffs oder der Erkrankung. Gruppe A enthält mit 488 Patienten die Hälfte (51%) aller beatmeten Kranken. Der Prozentsatz der Überlebenden ist mit 66% höher als in Gruppe B (46%). Auffallend und von unserem Gesichtspunkt aus bedeutungsvoll ist die unterschiedliche Überlebensrate innerhalb der Untergruppen 1—3. Hier stehen den 78% Überlebenden aller nach schweren Herz- und intrathorakalen Gefäßoperationen beatmeten Patienten 45% Überlebende der nach Laparotomien Beatmeten gegenüber. Von den Kranken, die nach anderen großen Operationen langfristig beatmet werden mußten, überlebten 56%.

Vergleicht man die Anzahl der Beatmeten und Überlebenden der Gruppe A und B der letzten Jahre mit denen früherer Jahre, so findet man eine deutliche Zunahme der Frequenz ausgedehnter Eingriffe von ungefähr 8% auf 20% innerhalb der 8 Jahre (Tabelle 2). Gleichzeitig steigen Anzahl und Überlebensrate der Patienten in Gruppe A, während sie in Gruppe B relativ konstant bleiben. Setzt man die Langzeitbeatmung ins Verhältnis zu den Operationen, so zeigt sich, daß 1965/66 1%, 1971/72 4% aller in der Chirurgischen Klinik operierten Kranken beatmet wurden.

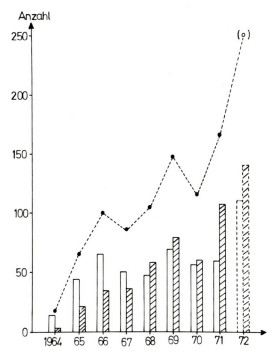

Abb. 1. Langfristige Respiratortherapie 1964—1972, Intensivbehandlungsstation in der Chirurgischen Universitätsklinik Köln-Lindenthal. Abscisse: Jahreszahl; Ordinate: Anzahl der über 24 Std beatmeten Patienten. Kurve: Gesamtzahl; weiße Säulen: Patienten der Gruppe B; getönte Säulen: Patienten der Gruppe A, vgl. Tabelle 1. Die Daten für 1972 sind von Juli bis zum Dezember extrapoliert

Allgemeiner Teil

Tabelle 2. Langfristige Respiratortherapie Mai 1964 bis Juli 1972, Intensivstation (Chirurgische Universitäts-Klinik Köln-Lindenthal). Gegenüberstellung von Operationsfrequenz und -dauer sowie Zahl und Überlebensrate der Patienten in Gruppe A und B während der Jahre 1965—1972. Erläuterungen s. Text

Jahre	Operationen	Davon Eingriffe von >4 Std Dauer		Gruppe A		Gruppe B		nA/N
	N	z	z/N	nA	Überlebensrate	nB	Überlebensrate	
65/66	5647	466	8,2%	55	53%	111	45%	1,0%
67/68	5622	725	12,9%	94	61%	98	45%	1,7%
69/70	6132	955	15,6%	139	63%	126	45%	2,3%
71/72[a]	4838[a]	942[a]	19,5%	196[a]	76%	130[a]	48%	4,0%

[a] bis Juli 1972.

Tabelle 3. Klinische Kriterien zur Einschätzung der Gefahr einer postoperativen Ateminsuffizienz nach planmäßigen Operationen

Präoperativ	Bewertung	Operativ	Bewertung	Postoperativ	Bewertung
Immobilisierung (>1 Woche)	1	Thorakotomie pro 1 Std	1	kardiogener Schock	6
Alter, pro 5 Jahre über 60	0,5	Kardiotomie	1	septischer Schock	6
Adipositas	1 (−2)	Lungenresektion	1	frischer Myokardinfarkt	2
Kachexie	1	obere/große Laparotomie pro 1½ Std	1	isolierte Linksherzinsuffizienz	2 (−6)
Hypertonie	1	retroperitoneale Operationen pro 2 Std	1	Anämie <9 g-% Hgb, pro g-%	1
alter Myokardinfarkt	1	andere Operationen pro 3 Std	1	akute pulmonale Infiltration	2 (−6)
pulmonale Hypertonie	2	ersetzter Blutverlust pro Liter und 70 kg	0,5	akute renale Insuffizienz	1
restr. Ventilationsstörg.	1 (−6)			Bewußtseinstrübung	1
obstr. Ventilationsstörg.	1 (−6)			Hypothermie <37°, pro °C	1
Laparotomie vor <4 Tagen	2			Hyperthermie >37°, pro °C	1
Thorakotomie vor < 4 Tagen	3			neuromuskuläre Störungen	2 (−6)
ersetzter Blutverlust vor <12 Std, pro Liter	0,5				

Daraus lassen sich zusammenfassend folgende Fakten entnehmen:
1. Die Gesamtzahl der Beatmungspatienten wächst (Abb.1).
2. Ihre Zunahme beruht in den letzten Jahren im wesentlichen auf einer Zunahme der in Gruppe A aufgeführten planmäßig Operierten (Abb. 1 und Tabelle 2).
3. Für diese läßt sich — im Gegensatz zu den anderen Patienten — eine ständige Verbesserung der Überlebensquote nachweisen (Tabelle 2).
4. Diese Verbesserung wird erzielt trotz einer Häufung langdauernder (Tabelle 2) und komplizierter (Tabelle 1) Eingriffe.

Unseres Erachtens lassen diese Beobachtungen den Schluß zu, daß die *postoperative Langzeitbeatmung die Operationsindikation für planmäßige Eingriffe de facto erweitert hat*. Dieser Schluß scheint uns berechtigt, da wir annehmen dürfen, daß fast alle von ihrer respiratorischen Insuffizienz geheilten Patienten ohne Beatmung gestorben wären. Diese Annahme beruht auf einer 8jährigen klinischen Erfahrung in Indikation und Durchführung der Respiratortherapie, die stets durch häufige Messung aller wichtigen, den Gasaustausch beeinflussenden Faktoren unterstützt und kontrolliert wurde.

Anhaltspunkte für unsere Indikationsstellung zur langfristigen Beatmung bei Patienten in der postoperativen Phase lassen sich der Tabelle 3 entnehmen. Diese enthält verschiedene prä-, intra- und postoperative klinische Variable, die sich störend auf den Gasaustausch auswirken. Diese Variablen sind mit Punkten bewertet, deren Summe ein Maß für das bestehende oder zu erwartende Risiko einer respiratorischen Insuffizienz ist. Oberhalb von 5—7 Punkten muß mit einem Versagen der Atmung gerechnet werden. Als Beispiel sei der Fall eines 70jährigen (1 Punkt), adipösen (1 Punkt) Hypertonikers (1 Punkt) mit einer leichten obstruktiven Ventilationsstörung (1 Punkt) aufgeführt, der einer voraussichtlich 2 Std währenden (2 Punkte) Choledochusrevision unterzogen werden soll. Ein solcher Kranker würde mit einer Gesamtpunktzahl von 6 zu den respiratorisch stark gefährdeten Patienten gehören. Jede tiefere Sedierung oder ein stärkerer Temperaturanstieg sind bei ihm zu vermeiden. Eine Relaparotomie würde mit Sicherheit zur respiratorischen Insuffizienz führen, die, rechtzeitig vorausgesehen, mit einer 2- bis 3tägigen intermittierenden Überdruckbeatmung kompensiert werden könnte.

Die Tabelle 3 stellt aber nicht nur eine Orientierungshilfe für den Fall dar, daß es darum geht, die Gefahr einer postoperativen Ateminsuffizienz frühzeitig zu erkennen, sondern sie weist prä-, intra- und postoperativ einfache Wege, gefährliche Situationen zu vermeiden oder zu beseitigen. Im Zusammenhang mit der Operationsindikation sehen wir den besonderen Sinn einer solchen Checkliste darin, daß es mit ihrer Hilfe möglich ist, präoperativ abzuschätzen, wie groß die Wahrscheinlichkeit des Auftretens einer postoperativen Ateminsuffizienz ist. Unter anderem könnte dadurch erreicht werden, Operationsprogramme rechtzeitig auf die Kapazität der Intensivbehandlungseinheit abzustimmen, bzw. gefährdete Patienten einer Institution mit Beatmungsstation zur Operation zu überweisen.

Wenn erkannt wird, daß die postoperative maschinelle Langzeitbeatmung nicht mehr ultima ratio bei fortgeschrittener respiratorischer Insuffizienz sein darf, sondern die voraussehbare oder sogar geplante Fortsetzung intraoperativer Beatmung sein kann, wird man sie als Bestandteil des gesamten operativen Behandlungsplanes mit Erfolg berücksichtigen. Denn sie eröffnet zahlreichen Kranken, die bisher wegen der Schwere ihrer Allgemeinerkrankung und der Art oder der Ausdehnung des notwendigen Eingriffs noch nicht oder nicht mehr operiert werden konnten, Überlebens- und Heilungschancen.

Tracheotomie und Langzeitintubation

G. C. LOESCHCKE und J. BUSSE

Zu den wenigen Eingriffen, die einen augenblicklichen und dramatischen Wandel einer lebensbedrohlichen Situation herbeiführen, gehört die Tracheotomie beim Vorliegen einer Obstruktion der oberen Luftwege. Diese ihre ursprüngliche Indikation wurde in den vergangenen zwei Jahrzehnten beträchtlich erweitert, indem immer häufiger auch respiratorische Insuffizienzen anderer Art mit Hilfe eines künstlichen Luftwegs behandelt wurden. Bestand früher die Notwendigkeit einen, wenn auch nur zeitweisen, so doch über die Bedürfnisse eines operativen Eingriffs hinausgehenden künstlichen Zugang zur Trachea zu schaffen, so wurde in nahezu allen Fällen tracheotomiert. In den letzten Jahren hat sich als Alternative zur Tracheotomie in zunehmendem Maße die Langzeitintubation durchgesetzt.

Die sachgemäße Behandlung von tracheotomierten oder intubierten Patienten bedarf einer Reihe von Voraussetzungen, die nicht überall gegeben sind, sowohl in personeller und räumlicher Hinsicht wie auch bezüglich der Ausstattung mit entsprechenden Geräten. Dies sollte jedoch nicht davon abhalten, bei Patienten, bei denen offensichtlich eine vitale Indikation besteht, unverzüglich die Intubation bzw. Tracheotomie vorzunehmen. Anschließend kann immer noch entschieden werden, ob die Verlegung in eine Klinik mit Spezialabteilung erforderlich ist, oder ob der künstliche Luftweg nach kurzer Zeit wieder entfernt werden kann.

Allgemeine Indikationen zur Herstellung eines künstlichen Luftwegs

Obstruktion der oberen Luftwege

Die klassische Indikation bei Verlegung der oberen Luftwege ist im wesentlichen unverändert. Eine der häufigsten Indikationen ist durch die ständige Zunahme schwerer Verkehrs- und Berufsunfälle mit ausgedehnten Trümmerfrakturen und Weichteilverletzungen im Gesichts- und Halsbereich gegeben. Zur operativen Versorgung dieser Verletzungen ist die Herstellung eines künstlichen Luftwegs wegen der Gefahr der Atemwegsobstruktion durch Hämatome oder Ödeme in den meisten Fällen unumgänglich. Eine weitere wichtige Indikation stellen Stenosen im Larynxbereich bei schwersten Laryngotracheobronchitiden und Epiglottitiden im Kindesalter dar. Einengung und Verlagerung der Trachea durch große, vor allem maligne Strumen, besonders in Verbindung mit Tracheomalacien, ergaben früher mit Abstand die häufigste Indikation zur Tracheotomie [5], eine Anzeigestellung, der auch heute noch, ebenso wie derjenigen bei fortgeschrittenen Tumoren im Rachen-, Larynx- oder Tracheabereich große Bedeutung zukommt. Beim Neugeborenen bilden Stenosen im Larynx- und Tracheabereich aufgrund von Mißbildungen eine Indikation zur Herstellung eines künstlichen Luftwegs.

Respiratorische Insuffizienz ohne Obstruktion der oberen Luftwege

Die klinische Symptomatik einer akuten Obstruktion der oberen Luftwege ist so eindeutig, daß sich für den behandelnden Arzt keine Zweifel an der Indikationsstellung ergeben sollten. Nicht einfach zu entscheiden sind derartige Probleme dagegen häufig bei Kranken, bei denen eine Ventilationsstörung durch pulmonale oder zentrale Störungen oder aber durch Beeinträchtigung der Atemmechanik bedingt ist. Diese Störungen verlaufen vielfach schleichend.

Das *klinische Erscheinungsbild* derartiger Zustände ist außerordentlich vielgestaltig (Tabelle 1). So fällt häufig eine Tachypnoe kombiniert mit motorischer Unruhe auf, was nicht selten Anlaß zu einer starken Sedierung dieser Kranken ist. Hierdurch kann es zur Zunahme der respira-

Tabelle 1. Klinische Symptomatik der respiratorischen Insuffizienz

Atmung	Dyspnoe, Tachypnoe
Kardiovasculäres System	Tachykardie, Blutdrucksteigerung, Herzrhythmusstörungen
Haut- und Schleimhäute	Blässe, Cyanose
Niere	Oligurie
ZNS	Motorische Unruhe, Bewußtseinsstörung (Spätsymptom)

torischen Insuffizienz und gleichzeitig zur Verschleierung der klinischen Symptome kommen, so daß die Durchführung therapeutischer Maßnahmen verzögert wird. Recht charakteristisch ist ein Anstieg von Blutdruck und Herzfrequenz, unter Umständen können sehr frühzeitig auch Rhythmusstörungen in Erscheinung treten. Auch eine Abnahme der Urinproduktion kann Ausdruck einer respiratorischen Insuffizienz sein. Blasse Haut ist ein häufiges, aber keineswegs obligates Symptom. Im weiteren Verlauf kommt es vielfach zu mehr oder weniger ausgeprägten Bewußtseinsstörungen. Eine Cyanose aufgrund einer zu geringen arteriellen Sauerstoffsättigung ist zwar ein Leitsymptom der respiratorischen Insuffizienz, muß aber gegen eine herabgesetzte Perfusion der Peripherie mit verstärkter Ausschöpfung des Sauerstoffgehaltes im Capillarblut abgegrenzt werden. Der diagnostische Wert des Symptoms Cyanose wird weiter eingeschränkt dadurch, daß eine Cyanose bei stark anämischen Patienten auch bei ausgeprägter Hypoxämie bekanntlich nicht oder nur angedeutet in Erscheinung tritt.

Schon das klinische Bild einer ausgeprägten respiratorischen Insuffizienz genügt, um die Indikation zur Herstellung eines künstlichen Luftweges zu stellen. Sofern keine Möglichkeit zur *Messung der Blutgase* besteht, sollte man nicht mit einer Entscheidung zögern, sondern sofort handeln. Stehen jedoch entsprechende Geräte zur Verfügung, so läßt sich in kürzester Zeit eine exakte Diagnose stellen. Man findet bei Luftatmung regelmäßig eine Verminderung der arteriellen Sauerstoffsättigung bzw. des Sauerstoffpartialdrucks, während der arterielle Kohlensäuredruck — abhängig vom Ausmaß der alveolären Ventilation — erhöht, unverändert oder auch erniedrigt sein kann.

Respiratorische Störungen in der *postoperativen Phase* sind außerordentlich häufig und belasten die Operationsletalität nach chirurgischen Eingriffen verschiedenster Art. Dies trifft in besonderem Maße auf thorakale und große abdominelle Operationen, durchaus aber auch auf Eingriffe im kleinen Becken oder im Retroperitonealraum zu. Besonders gefährdet sind Patienten in hohem Lebensalter oder schlechtem Allgemeinzustand, bei denen es selbst nach Eingriffen an den Extremitäten zur postoperativen Ateminsuffizienz kommen kann. Infolge reduzierter Atemexkursionen und mangelhaften Abhustens, bedingt durch Wundschmerzen oder durch allgemeine Kraftlosigkeit, kommt es zur Sekretretention in den Atemwegen, wodurch die Entstehung von Atelektasen und Infektionen begünstigt wird. Nach intrakraniellen Eingriffen ist dagegen eine längerdauernde Bewußtlosigkeit mit abgeschwächten Schutzreflexen, oft kombiniert mit zentralen Atemstörungen, die Ursache für die postoperativ überaus häufig auftretende respiratorische Insuffizienz.

Eine weitere Gruppe von Patienten, bei denen Lungenkomplikationen den Krankheitsverlauf ganz entscheidend beeinflussen, sind Verletzte mit schweren *Thoraxtraumen*. Bei Lungenkontusionen oder bei Verlust der Thoraxstabilität und paradoxer Atmung infolge Rippenserien- und Sternumfrakturen stellt die Beatmung über einen künstlichen Luftweg heute eine klare Indikation dar.

Schwere, insbesondere multiple Verletzungen, bei denen über längere Zeit eine Kreislaufinsuffizienz bestanden hat, führen, ebenso wie *Schockzustände* anderer Genese, nicht selten zum Bild der sog. Schocklunge. Die Ursache dieser Veränderung scheint in einer sich vor allem in der Lungenstrombahn manifestierenden disseminierten intravasculären Koagulation mit Bildung von Mikrothromben [8] zu liegen. Bei diesen Kranken ist, ebenso wie bei denjenigen mit schweren Fettembolien, für die Therapie der Ateminsuffizienz die Herstellung eines künstlichen Luftwegs im allgemeinen unerläßlich. Auch bei Schädel-Hirntraumen, bei denen Atemstörungen sowohl durch zentrale Depression wie auch durch Sekretretention infolge mangelhafter Reflexe die Regel sind, soll mit der Intubation oder der Tracheotomie keinesfalls gezögert werden.

In den letzten Jahren wurde die Behandlung von Patienten mit Hilfe eines künstlichen Luftwegs zu Beatmungszwecken, zur Sauerstoffzufuhr oder zur besseren Sekretentfernung zunehmend auch auf internistischen, neurologischen und pädiatrischen Stationen eingesetzt. Hier erstreckt sich ein weiter Indikationsbereich von *primär pulmonalen Erkrankungen* (z. B. schwere Pneumonien, besonders im Säuglings- und Kindesalter mit Störung der Sauerstoffaufnahme und Kohlensäureretention, akute Exacerbationen chronischer Emphysembronchitiden, toxische Lungenödeme usw.) über respiratorische Störungen bei akuter *Herzinsuffizienz* oder *Herzinfarkt* bis zu den Störungen der zentralen Atemregulation und der Bewußtseinslage bei renalem, hepatischem oder diabetischem *Koma*. Auch die Behandlung vieler Erkrankungen des *zentralen* oder *peripheren Nervensystems*, wie z. B. Encephalitis, schwere Polyneuritis, Bulbärparalyse oder apoplektischer Insult, von *neuromuskulären* Erkrankungen sowie von schweren Barbiturat- und anderen *Vergiftungen*, ist heute ohne die Möglichkeit zur Herstellung eines künstlichen Luftwegs nicht mehr denkbar.

Verhinderung einer Aspiration

Schließlich ist eine absolute Indikation zur Herstellung eines künstlichen Luftwegs bei allen Kranken gegeben, bei denen die Gefahr der Aspiration besteht, sowohl postoperativ als auch bei Bewußtlosen, Schwerverletzten, Vergifteten usw., und zwar unabhängig davon, ob sie respiratorisch insuffizient sind oder nicht. Die Aspirationspneumonie gehört zu den gefürchtetsten Komplikationen und ist prognostisch äußerst ungünstig. Es kann in diesem Zusammenhang nicht genug betont werden, daß aspirationsgefährdete Patienten keinesfalls transportiert werden dürfen, wenn irgend die Möglichkeit besteht, sie vorher mit einem künstlichen Luftweg zu versorgen.

Vor- und Nachteile der Tracheotomie bzw. der Langzeitintubation

Bei gegebener Indikation muß zunächst geklärt werden, ob für den jeweiligen Fall die Tracheotomie oder die Intubation das geeignetere Verfahren darstellt. Um diese Entscheidung treffen zu können, muß man sich die mit jedem Verfahren verbundenen Vor- und Nachteile vor Augen führen. Die wesentlichen Komplikationsmöglichkeiten sind in Tabelle 2 zusammengestellt.

Während die *Intubation* mit einem endotrachealen Tubus in aller Regel keine oder nur geringe Schwierigkeiten bietet, ist die *Tracheotomieoperation* mit einer Reihe von z.T. folgenschweren Komplikationen belastet.

Während der *Zeitspanne, in der der Tubus liegt*, gibt es eine Reihe von beiden Verfahren gemeinsamen Komplikationsmöglichkeiten wie Tubusverschluß durch Sekret, Dislokation oder spontane Extubation. Letztere allerdings ist bei einer frischen Tracheotomie weitaus bedrohlicher als bei einer Intubation, da nicht selten die Trachealkanüle nicht ohne weiteres wieder in die Trachea eingeführt werden kann. Eine andere, beiden Verfahren gemeinsame Komplikation stellt die Infektion der Atemwege mit Entwicklung von Bronchopneumonien dar. Dabei ist häufig nicht eindeutig zu klären, ob die Infektion durch die Grundkrankheit oder durch den künstlichen Luftweg (Umgehung der physiologischen Bakteriensperre, Infektion seitens des Beatmungs- bzw. Befeuchtungsgerätes) hervorgerufen wurde [13]. Im Gegensatz zur Intubation führen Tracheotomien regelmäßig zu einer lokalen, z.T. tiefgreifenden nekrotisierenden Entzündung [7], gelegentlich mit Ausbreitung auf das Mediastinum oder das Sternum bei vorausgegangener Sternotomie [4]. Zu den gefürchteten Folgen einer Tracheotomie gehören durch Drucknekrosen hervorgerufene tracheooesophageale Fisteln [14] und postoperative Blutungen, entweder aus dem Tracheostoma (4,5% bei [13]) oder als profuse Blutung durch Arrosion größerer Gefäße, z.B. des Truncus brachiocephalicus (2,5% bei [13]). Schwere Arrosionsblutungen sind meist tödlich, bei langdauernden Intubationen ist bemerkenswerterweise diese Komplikation unseres Wissens bisher nicht beschrieben worden. Während die Extubation bei gutem Zustand des Patienten gewöhnlich keine größeren Probleme bietet, ergeben sich bei der Dekanülierung, besonders im Kindesalter, häufig selbst dann Schwierigkeiten, wenn keine Verlegung der Luftwege vorliegt, was auf den

Tabelle 2. Komplikationsmöglichkeiten bei Langzeitintubationen und Tracheotomien

	Komplikationen der Langzeitintubation	Komplikationen der Tracheotomie
Bei der Durchführung	Technische Schwierigkeiten bei der Intubation Schleimhautverletzungen Via falsa	Verletzungen des Cricoid und des ersten Trachealringes Perforation der Trachealhinterwand und des Oesophagus Recurrensverletzungen Blutaspiration Luftembolie Pneumothorax und Mediastinalemphysem Technische Schwierigkeiten bei der Einführung der Kanüle

Während der Intubations- bzw. Tracheotomiezeit	Tubusverschluß durch Sekret
	Borkenbildung
	Spontane Extubation
	Dislokation des Tubus
	Zu tiefe Tubuslage mit Verlegung von Stamm- und Hauptbronchus
	Ödeme, Ulcerationen, Granulome:
	  im Nasen-Rachenraum
	  im Glottisbereich
	  subglottisch
	  im Manschettenbereich
	
	Tracheobronchiale und pulmonale Infektionen
	Extubationsschwierigkeiten
		Tubusverschluß durch Sekret
		Borkenbildung
		Spontane Dekanülierung
		Dislokation der Kanüle
		Blutung aus dem Orificium
		
		Ulcera und Granulome:
		  subglottisch (bei zu hoch angelegter Tracheotomie)
		  im Bereich der Kanülenkonvexität
		  im Manschettenbereich
		  im Bereich der Kanülenspitze
		Tracheooesophageale Fisteln
		Mediastinitis, Sternumostitis
		Tracheobronchiale und pulmonale Infektionen
		Dekanülierungsschwierigkeiten

Spätkomplikationen	Granulom- und Narbenbildungen mit Stenosen:
	  in der Nase
	  im Glottisbereich
	  subglottisch
	  im Manschettenbereich
		Granulom- und Narbenbildungen mit Stenosen:
		  subglottisch (bei zu hoch angelegter Tracheotomie)
		  im Bereich des Orificiums
		  im Bereich der Kanülenkonvexität
		  im Manschettenbereich
		  im Bereich der Kanülenspitze

Allgemeiner Teil

plötzlich erhöhten Atemwiderstand durch die Glottis zurückgeführt wird.

Von größter Bedeutung sind die *Spätkomplikationen*, denen zweifellos noch zu wenig Beachtung geschenkt wird. Es handelt sich um Granulombildungen und Narbenstenosen im Larynx, speziell im subglottischen Bereich nach Intubationen, im Bereich des Tracheostomas, der Kanülenkonvexität und der Kanülenspitze nach Tracheotomien sowie im Bereich der Abdichtungsmanschette bei beiden Verfahren. Die Angaben in der Literatur über die Häufigkeit der Stenosen sind uneinheitlich. Ausgeprägte Verengungen nach Tracheotomien finden sich in etwa 5% der Fälle [7], bei Kindern werden Stenosen nach Intubationen von einzelnen Autoren gegenüber Erwachsenen gehäuft beobachtet. Kinder mit Tendenz zur Keloidbildung scheinen besonders zur Ausbildung von Narbenstenosen zu neigen [6]. Die Behandlung dieser Stenosen ist oft äußerst langwierig, u. U. kann es zu vollständiger Verlegung der Atemwege kommen, wodurch die Patienten, wenn es nicht durch plastische Operationen gelingt, einen freien Luftweg wiederherzustellen, zum lebenslangen Tragen einer Trachealkanüle verurteilt sein können.

Spezielle Indikationsstellung

Der größte Teil der in der Tabelle 2 aufgeführten Komplikationen läßt sich auch bei Beachtung aller Vorsichtsmaßnahmen und trotz aufmerksamster Beobachtung des Kranken nicht immer vermeiden. Ein exakter Vergleich der beiden Verfahren ist mangels zuverlässiger Zahlen über die Häufigkeit der Komplikationen unter definierten Bedingungen zwar nicht möglich, doch bietet die Langzeitintubation nach dem oben Ausgeführten offensichtlich eine Reihe von Vorteilen. Deshalb sind wir, entsprechend dem Vorgehen an vielen anderen in- und ausländischen Kliniken, dazu übergegangen, grundsätzlich alle Patienten, die einen künstlichen Luftweg benötigen, zunächst zu intubieren, es sei denn, daß das klinische Bild eindeutig zu den in der Tabelle 3 aufgeführten Indikationen für eine *primäre*

Tabelle 3. Indikationen zur Tracheotomie

I. Indikationen zur primären Tracheotomie
  Ausgedehnte Gesichtsverletzungen, Trümmerfrakturen im Nasen- und Kieferbereich
  Schwere Gesichtsverbrennungen, besonders mit Beteiligung der Schleimhäute des oberen Respirationstraktes
  Kehlkopfverletzungen
  Hochgradige Glottis- und subglottische Stenosen, bei denen eine Intubation nicht gelingt
  Tumoren im Hals- und Larynxbereich, Pharynx und Zungengrund mit Verlegung der Luftwege
  Mißbildungen des Larynx und der Trachea bei Neugeborenen

II. Indikationen zur sekundären Tracheotomie
  Künstlicher Luftweg länger als 10—12 Tage erforderlich (über optimale Zeitdauer noch keine Aussage möglich)
  Schwere entzündliche Veränderungen im Larynxbereich

Tracheotomie gehört. Wenn irgend möglich, führen wir die Tracheotomie in Intubationsnarkose durch; Nottracheotomien in Lokalanaesthesie ohne präliminare Intubation sollten, wie heute allgemein akzeptiert, wegen der weitaus höheren Komplikationsrate möglichst vermieden werden.

Alle übrigen Kranken, die einen künstlichen Luftweg benötigen, werden *nasal intubiert*. Eine Übersicht über die Krankheitszustände, die eine Indikation zur Langzeitintubation ergeben können, zeigt die Tabelle 4. Ein nasotrachealer Tubus wird vom Patienten weitaus besser toleriert als ein orotrachealer Luftweg und erleichtert die Mund- und Rachenpflege, die bei diesen meist schwerkranken Patienten keineswegs vernachlässigt werden sollte. Das Material der heute für die Langzeitintubation verwendeten Tuben besteht aus biologisch ausgezeichnet verträglichem PVC, das die Schleimhäute weit weniger irritiert als die früher verwendeten Gummituben und auch bei starker Krümmung kaum zur Knickbildung neigt. Die Frage, ob und wie häufig ein nasaler Tubus gewechselt werden soll, wird zur Zeit noch nicht einheitlich beantwortet. Einzelne Arbeitsgruppen wechseln den Tubus alle 48 Std, andere verzichten überhaupt auf einen Austausch des Tubus, es sei denn, daß eine Stenose durch Sekretverlegung eine sofortige Umintubation erfordert. Nach unseren eigenen Erfahrungen scheint das Unterlassen des Tubuswechsels keine erhöhte Komplikationsrate bei diesen langzeitintubierten Patienten zu bedingen.

Tabelle 4. Indikationen zur nasotrachealen Intubation

I. Verlegung der oberen Luftwege
  (sofern keine Indikation zur primären Tracheotomie)

II. Drohende oder manifeste respiratorische Insuffizienz
  postoperativ
  posttraumatisch
  bei Schockzuständen unterschiedlicher Genese
  bei primär pulmonalen oder kardialen Erkrankungen
  bei schweren Stoffwechselentgleisungen
  bei Erkrankungen des Zentralnervensystems
  bei neuromuskulären Erkrankungen
  bei Vergiftungen

III. Aspirationsgefahr

Über die zulässige Dauer einer nasalen Intubation liegen im Schrifttum die unterschiedlichsten Angaben vor: Sie reichen von 24 Std bis zu mehreren Wochen [3, 10, 11, 1]. In neuerer Zeit mehren sich die Berichte über erfolgreiche Dauerintubationen über mehr als 4 Wochen [1, 15]. Kinder scheinen eine Intubation im allgemeinen länger als Erwachsene komplikationslos zu vertragen.

Die meisten Autoren empfehlen heute eine Intubationsdauer von 5—7 Tagen, bevor die *sekundäre Tracheotomie* durchgeführt werden sollte [12, 15, 2]. Wir selbst gehen erst nach einer Intubationsdauer von maximal 10—12 Tagen auf die sekundäre Tracheotomie (Tabelle 3) über, sofern der Patient weiterhin einen künstlichen Luftweg benötigt, es sei denn, daß schon vorher schwere entzündliche Veränderungen im Bereich des Larynx auftreten. Ob diese Zeitspanne wieder verkürzt werden muß oder aber im Gegenteil noch verlängert werden kann, läßt sich nach unseren derzeitigen Erfahrungen noch nicht eindeutig beurteilen.

Eigene klinische Erfahrungen

An der Chirurgischen Universitäts-Klinik Köln-Lindenthal hat, wie Abb. 1 zeigt, in den letzten 9 Jahren (zweites Halbjahr 1963 bis erstes Halbjahr 1972) die Anzahl der Patienten, die mit Hilfe eines künstlichen Luftwegs behandelt wurden, ständig zugenommen, trotz nahezu unveränderter Operationsfrequenz. Dieser Anstieg dürfte nicht nur auf die zunehmende Anzahl schwerer Eingriffe, sondern auch auf die Erweiterung der chirurgischen Indikationsstellung im Zusammenhang mit einer intensiveren anaesthesiologischen Betreuung der Patienten mit drohenden oder manifesten respiratorischen Störungen zurückzuführen sein (vgl. Beitrag Postoperative Beatmung und Operationsindikation, S. 22). Während bis Ende 1966 noch eine starke Zunahme der Tracheotomien zu verzeichnen ist, beobachten wir seit 1967 einen ständigen Anstieg der Häufigkeit der Intubationen auf der Intensivpflegestation, die im Halbjahr 1972 fast 7%, bezogen auf die Zahl der operativen Eingriffe, erreicht. Gleichzeitig nimmt die Tracheotomiehäufigkeit stark ab; bei der verbleibenden Zahl handelt es sich vorwiegend um sekundäre Tracheotomien als Fortführung der Langzeitintubation. Eine primäre Tracheotomie mußte in den letzten Jahren nur noch vereinzelt durchgeführt werden. Eine ähnliche Entwicklung mit starker Zunahme der Langzeitintubation und Abnahme der Tracheotomie wurde auch an anderen Zentren beobachtet.

Obwohl in den letzten Jahren die Häufigkeit der Langzeitintubation in den entsprechenden Behandlungszentren fast überall zugenommen hat, ist die Diskussion, unter welchen Bedingungen bei Patienten, die mit Hilfe eines künstlichen Luftwegs behandelt werden müssen, die Intubation oder die Tracheotomie vorzuziehen ist, noch keineswegs abgeschlossen. Am wenigsten geklärt erscheint noch die zulässige Dauer der Langzeitintubation. Gerade diese Frage sollte im Hinblick auf die nicht seltenen und oft schwerwiegenden Komplikationen weiter untersucht werden, wozu es wegen der Vielfalt der einflußnehmenden Faktoren zweifellos ausgiebiger Langzeituntersuchungen an einem sehr großen Krankengut bedarf. Dennoch läßt sich schon heute aussagen, daß die Langzeitintubation wegen der Einfachheit in der Durchführung und wegen der im Vergleich zur Tracheotomie insgesamt geringeren Gefahren und Komplikationen einen festen Platz in der Therapie Schwerstkranker einnehmen wird.

Literatur

1. Allen, T. H., Steven, J. M.: Prolonged nasotracheal intubation in infants and children. Brit. J. Anaesth. **44**, 835 (1972).
2. Deane, R. S., Mills, E. L.: Prolonged nasotracheal intubation in adults: A successor and adjunct to Tracheostomy. Anesth. Analg. Curr. Res. **49**, 89 (1970).
3. Dixon, T. C., Sando, M. J. W., Bolton, J. M., Gilligan, J. E.: A report of 343 cases of prolonged endotracheal intubation. Med. J. Aust. **55 II**, 529 (1968).
4. Holmdahl, M. H., Westerholm, C. J.: Postoperative respirator treatment. Symposium Anaesthesiologiae Internationale Praha, 1965.
5. Hutschenreuter, K.: Anaesthesiologische und chirurgische Gesichtspunkte zur Tracheotomie. Brun's Beitr. klin. Chir. **196**, 213 (1958).
6. Kleinsasser, O.: Narbenstenosen des Kehlkopfes und der Trachea. H.N.O. (Berl.) **19**, 294 (1971).
7. Kucher, R., Lechner, G., Pokieser, H., Steinbreithner, K.: Spätschäden der Trachea nach Tracheotomie. Anaesthesist **13**, 157 (1967).

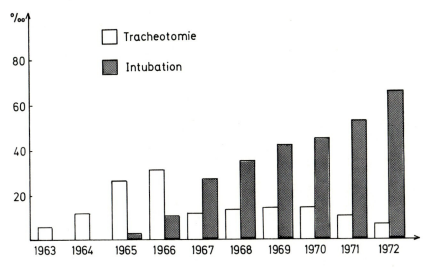

Abb. 1. Häufigkeit der Tracheotomien und Intubationen nach Operationen oder Trauma, bezogen auf die Anzahl der operativen Eingriffe an der Chirurgischen Universitätsklinik Köln-Lindenthal (1963—1972)

8. Lasch, H.G., Huth, K., Neuhof, H.: Blutgerinnung-Kreislauf-Stoffwechsel. Stuttgart-New York: Schattauer (1971).
9. Lindholm, C.E.: Prolonged endotracheal intubation, a valuable alternative to tracheostomy. Bronches **18**, 398 (1968).
10. Mantel, K., Westhues, G.: Tracheotomie oder Langzeitintubation bei der akuten Ateminsuffizienz. Langenbecks Arch. Chir. **327**, 906 (1970).
11. Markham, W.G., Blackwood, M.J.A., Conn, A.W.: Prolonged nasotracheal intubation in infants and children. Canad. Anaesth. Soc. J. **14**, 11 (1967).
12. Messingschlager, W.: Trachealstenosen nach Langzeitintubation. Arch. Ohrenheilk. **196**, 337 (1970).
13. Neumann, W.H., Ibe, K., Münzel, M., Schmid-Stein, L.: Komplikationen der Tracheotomie bei unterschiedlichen Erkrankungen. Z. Laryng. Rhinol. **49**, 154 (1970).
14. Rügheimer, E.: Die Tracheotomie, eine nützliche aber gefährliche Methode. Chir. Praxis **8**, 227 (1964).
15. Schneeweiß, H.: Die prolongierte Intubation im Kindesalter aus der Sicht des HNO-Arztes. Mschr. Ohrenheilk. **105**, 373 (1971).

Postoperative Thromboseprophylaxe, Lungenembolie

E. MÜHE

1971 verstarben in der Bundesrepublik 20000 Menschen an einer Lungenembolie, ohne Berücksichtigung einer sehr großen Dunkelziffer [7]. Das entspricht der Anzahl der Verkehrstoten. Bei 30—50% aller Sektionen kann man Thromben in Bein- oder Beckenvenen nachweisen. Von hier nehmen ca. 95% der Lungenembolien ihren Ausgang. Tödliche Lungenembolien findet man in 10—15% des Sektionsgutes. Die Embolie trifft chirurgische, internistische und gynäkologische Patienten etwa gleich häufig.

Prophylaxe der Lungenembolie

Die Hauptursache postoperativer Thrombosen ist die verlangsamte venöse Blutströmung im Bein und Becken bei Bettlägerigen. Veränderungen der Blutgerinnung (Hypercoagulabilität) und Gefäßintimaläsion treten in ihrer Bedeutung dagegen zurück. Das ist leicht zu beweisen. Der Operierte bekommt bei operationsbedingten Veränderungen des Blutes, der Gerinnungsfaktoren, des Stoffwechsels usw. den Thrombus nicht an den sklerosierten Arterienwänden und auch nicht in den frei bewegten Armen, sondern in den glattwandigen Bein- und Beckenvenen.

Die Prophylaxe der Lungenembolie besteht in einer Verhütung von Bein- und Beckenvenenthrombosen. Dies wird am ehesten erreicht durch eine *Erhöhung der venösen Rückstromgeschwindigkeit*.

Das überall zur Erhöhung der venösen Zirkulation geübte *Frühaufstehen* ist wertvoll, es erbringt nach eigenen Untersuchungen mit ^{133}Xenon nach 5 min Gehdauer eine Zunahme der Strömungsgeschwindigkeiten von durchschnittlich 20% im Bein und 13% im Becken gegenüber den Ausgangswerten in flacher Rückenlage. Eine oberflächliche Thrombophlebitis mit lokalen Symptomen (Schwellung, Rötung) sollte dazu veranlassen, den Patienten mit gut gewickelten Beinen herumgehen zu lassen.

Die höchsten Rückstromgeschwindigkeiten konnten wir bei Kombination von hydrostatischem Gefälle und Muskelpumpe durch *Treten von Bettpedalen*[1] bei um 20° elevierten Beinen erzielen. Die venösen Strömungsgeschwindigkeiten steigen beim Treten gegen geringen Widerstand nach 5 min durchschnittlich auf 440% der Ausgangswerte im Bein — und auf 470% im Beckenbereich (Abb. 1).

Pedaltreten fällt Kranken in der frühen postoperativen Phase wesentlich leichter als Aufstehen. Saugungen, EKG-Elektroden, Infusionen und schmerzende Wunden an den Bauchdecken und selbst Intubation behindern nicht. Zwischen den Tretübungen empfehlen wir, Zehen- und Fußgelenke für die Dauer von 2 min häufig bewegen zu lassen. Im Liegen verdoppelt sich hierdurch die Rückstromgeschwindigkeit im Beinbereich, im Becken ist sie um 50% höher als in Ruhe. Alle kreislaufwirksamen Übungen wie Gehen, Treten usw. haben jedoch keinen Einfluß auf die Rückstromgeschwindigkeiten wenige Minuten nach Beendigung dieser Maßnahmen.

Die empfindlichste Methode, entstehende Thromben zu erkennen, ist der Nachweis von präoperativ in die Zirkulation gegebenem ^{125}Jod-Humanfibrinogen, welches in den Thromben als ^{125}Jod-Fibrin angereichert wird. Mit dieser Methode konnten wir beweisen, daß bei Treten von Pedalen mit angehobenen Beinen für nur 3× täglich 5 min

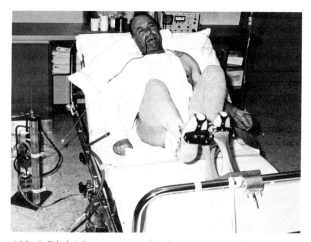

Abb. 1. Die höchsten venösen Rückstromgeschwindigkeiten lassen sich durch Treten von Pedalen (Muskelpumpe) bei angehobenen Beinen (hydrostatisches Gefälle plus Verkleinerung des venösen Gesamtquerschnittes) erzielen

---
1 Lieferbar durch Firma Orthopädia Kiel

postoperative Thromben in den unteren Extremitäten 6 × seltener entstehen als beim alleinigen Frühaufstehen. Wir raten deshalb zu derartigen Tretübungen.

Neben den Bewegungsübungen empfehlen wir *elastische Kompressions-Verbände* von den Zehengrundgelenken bis zur Leiste. Sie erhöhen die Rückstromgeschwindigkeiten des Venenblutes auch in Ruhe. Die Geschwindigkeitserhöhung im Bein beträgt durchschnittlich 75% der Werte ohne Kompression. Binden dürfen nicht zu fest angewickelt werden, um Schäden durch Sauerstoffmangel an der Venenintima zu vermeiden.

Bei bewußtlosen oder gelähmten Patienten ist es vorteilhaft, neben der Elastokompression die Beine häufig nach proximal *auszustreichen*. Hierbei verdoppeln sich die venösen Rückstromgeschwindigkeiten. Noch wirksamer ist das *Hochheben* der Beine durch Beugen im Hüftgelenk um 90°. Während dieser Übung verdreifachen sich die Strömungsgeschwindigkeiten.

Eine Thromboseprophylaxe durch routinemäßige Applikation von *Antikoagulantien* wird von uns in der Regel nicht vorgenommen. Ein Vorteil der Antikoagulantienprophylaxe nach Operationen ist nicht überzeugend bewiesen und wegen der großen Dunkelziffer in der Diagnose der Thromboembolie nur sehr schwer nachweisbar [14]. Bei nicht sehr sorgfältiger Überwachung überwiegen wahrscheinlich die Blutungskomplikationen die emblieverhütende Wirkung [11]. Eine gezielte Antikoagulantienprophylaxe bei besonders thrombosegefährdeten Patienten, wie bei hohem Lebensalter, arterieller Hypertonie, fortgeschrittener Cerebralsklerose oder unmittelbar nach ausgedehnten operativen Eingriffen, ist ohnedies kontraindiziert.

Differentialdiagnose der Lungenembolie

Eine frische Lungenembolie ist aufgrund der klinischen Symptomatik allein meist nicht sicher zu diagnostizieren. In 30—60% aller Autopsien findet der Pathologe als Nebenbefund kleinere Gerinnsel in der Lungenstrombahn, ohne daß sie klinisch in Erscheinung traten [3]. Auch tödliche Embolien werden oft nicht erkannt. Wir haben 9182 Sektionsprotokolle am Pathologischen Institut der Universität Erlangen-Nürnberg durchgesehen. Der Pathologe diagnostizierte 1102 tödliche Lungenembolien. Der Kliniker äußerte jedoch nur in 242 Fällen (22%) den Verdacht auf eine Embolie. Am häufigsten wurde in der Chirurgischen und Frauenklinik in je 35% und in der Medizinischen Klinik in 20% der Fälle an eine Embolie gedacht. Die Symptome einer tödlichen Lungenembolie werden allgemein nur in 5—59% aller Fälle richtig gedeutet [9].

Die üblichen Fehldiagnosen sind Herzinfarkt, Nachblutung, Bronchopneumonie, Ateminsuffizienz, Herzinsuffizienz, Kreislaufversagen, apoplektischer Insult, Fettembolie und Herzbeuteltamponade. Die eigenen Fehldeutungen haben uns dazu gebracht, bei jedem Patienten mit Kollapsneigung ohne Volumenmangel schon bei Auftreten von einem der Symptome wie Dyspnoe, Cyanose, Tachykardie, Stechen beim Atmen, Pleuraerguß, Bluthusten und Ausbruch von kaltem Schweiß an eine Lungenembolie zu denken.

Deshalb empfehlen wir bei Auftreten eines oder mehrerer dieser Symptome zu diagnostischen Sicherungen die *Thoraxröntgenaufnahme*, ein EKG und eine Lungenperfusionsszintigraphie. Kann man mit Hilfe der Szintigraphie die Lungenembolie nicht sicher ausschließen, folgt eine *Pulmonalisangiographie*.

Thorax-Röntgenuntersuchung

Auf der Thoraxaufnahme kann man unter günstigen Umständen bei der frischen Embolie eine erhöhte Strahlentransparenz (Westmark-Zeichen) im Gebiet der verschlossenen und gegenüber der Umgebung mit weniger Blut angefüllten Lungenanteile erkennen [11]. Bei optimalen Bedingungen ist eine Vergrößerung des Querschnittes von Pulmonalgefäßen im Vergleich zu früheren Aufnahmen nachweisbar.

Die „klassischen" Zeichen des Lungeninfarktes sind Abhusten von hellem Blut bei röntgenologisch nachweisbarer keilförmiger peripherer Verschattung. Einen Lungeninfarkt beobachtet man jedoch im Röntgenbild nur bei 5—10% aller Lungenembolien bzw. bei der Hälfte aller tödlichen Embolien. Denn bei der Lungenembolie entsteht lediglich ein Teilverschluß des funktionellen arteriellen Kreislaufes, nicht aber des nutritiven Systems über die Aa. bronchiales. Vom Lungeninfarkt abzugrenzen ist der Lungenabszeß. Dieser entsteht durch Embolisation eines infizierten Thrombus oder durch Sekundärinfektion eines Infarktes. Ein selektiver Zwerchfellhochstand mit verminderter Atembeweglichkeit wird bei der Lungenembolie in 35—50% angetroffen [11].

EKG

Elektrokardiographisch sichere Zeichen einer Lungenembolie gibt es auch bei massiver Embolisation nicht. Ein frischer Rechtsschenkelblock bei akutem Cor pulmonale (P pulmonale) spricht für eine Embolie. Hierbei müssen jedoch, bei sonst gesunder Lunge, mehr als 1—2 Lappenarterien akut verschlossen sein, wie durch die Lungenchirurgie hinreichend bekannt ist. Verwechslungen mit einem posteroinferioren Myokardinfarkt sind möglich. Bei Patienten mit klinischem Verdacht auf eine Lungenembolie liegt die Treffsicherheit der EKG-Untersuchung zwischen 10% und 60% [10].

Lungenperfusionsszintigraphie

Bei einem szintigraphisch normalen Perfusionsbild ist die Diagnose Embolie mit Sicherheit auszuschließen. Finden sich Perfusionsausfälle im Szintigramm, kann es sich um eine Lungenembolie handeln. Perfusionsausfälle entstehen aber auch bei Atelektase, Bronchopneumonie, Fettembolie, Erguß, Emphysem, Ödem, mediastinalen und peripheren Tumoren und sind nicht von denen bei Embolie zu unterscheiden (Abb. 2).

Allgemeiner Teil

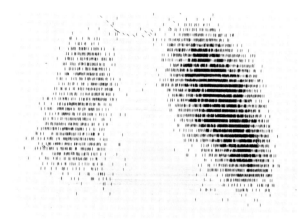

Abb. 2. Subtotaler Perfusionsausfall der rechten Lunge, links normale Durchblutung

Pulmonalisangiographie

Der sichere Nachweis einer Lungenembolie ist nur durch die Angiographie möglich (Abb. 3). Wir führen über eine Venaesectio, meist einer linksseitigen Ellenbeugenvene, einen leichtgängigen, mit mehreren seitlichen Öffnungen versehenen und an der Spitze gekrümmten Spezialkatheter unter Bildwandlerkontrolle bis in den Ramus dexter oder sinister der Pulmonalarterie ein. In der rechten Herzkammer und im Truncus pulmonalis kann man Druckmessungen durchführen, wir verzichten jedoch meistens darauf. Durch zu starre und zu dick gewählte Katheter haben

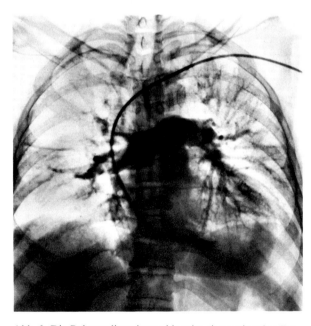

Abb. 3. Die Pulmonalisangiographie zeigt einen reitenden Embolus, der mit seinen Schenkeln in die Ober- und Unterlappenarterie rechts hineinragt. (Gleicher Patient wie Abb. 2)

wir bei den ersten 30 Pulmonalis-Katheterisationen bei 2 Patienten das Myokard perforiert. Das ist leicht möglich, wenn Herztrabekel und Sehnenfäden die Katheterspitze beim Vorschieben gegen die Herzinnenwand lenken. Man erkennt den Fehler im Röntgenbild durch die subperikardiale Ansammlung von wenig Kontrastmittel, das manuell zur Lagekontrolle des Katheters injiziert wird. Bei einem der beiden Patienten kam es durch den Kontrastmittelreiz zu einem seriösen Perikarderguß, der punktiert werden mußte. Seit der Einführung von neuen, weichen Kathetern[2] oder von Schwemmkathetern zur Angiographie[3], bei denen die Spitze durch den Schleppballon geschützt ist, haben wir keine Komplikationen mehr beobachtet.

Nach der Katheterisierung erfolgt die maschinelle Injektion von 60—80 ml Kontrastmittel mit einer Durchströmung von 25 ml/sec, während mit einem automatischen Kasettenwechsler in Abständen von $1/2$ sec 12 Bilder angefertigt werden. Während der Passage des Katheters durch das Herz und bei der Kontrastmittelinjektion wird das EKG fortlaufend aufgezeichnet. Es besteht Intubationsbereitschaft. Ein Defibrillator sowie das Reanimationsbesteck liegen griffbereit. Außer gelegentlichen Herzrhythmusstörungen, die stets reversibel waren, traten keine Zwischenfälle auf.

Therapie der Lungenembolie

Die *klinische Symptomatik* zusammen mit dem angiographisch gesicherten Befund des *Ausmaßes* einer Thromboembolie, die *Anzahl* der Emboli in beiden Lungen und der *Zeitpunkt* der vorausgegangenen Operationen entscheiden über das therapeutische Vorgehen.

Bei stabilem peripheren Blutdruck und nur einer kleineren Embolie empfehlen wir:

Thrombolyse mit Streptokinase nach den Angaben der Hersteller Behring oder Kabi unter Beachtung der üblichen Kontaindikationen. Eine Unterdosierung provoziert Blutungen. Die Dosierungsvorschriften müssen deshalb genau eingehalten werden. Anschließend Heparin als Dauertropfinfusion in einer Dosierung von 20000 I.E./die, bis mit Dicumarol der Quick-Wert genügend gesenkt ist. Dauermedikation für 6—8 Monate zur Rezidivprophylaxe.

Bei stabilem peripheren Blutdruck und wiederholten Embolien in der Lunge, oder eines Embolus bei zusätzlicher tiefer Bein- oder Beckenvenenthrombose:

Partielle Cava-Okklusion zum Rezidivschutz, da in rd. 20% solcher Fälle ein tödliches Rezidiv droht. Rotter konnte in seinem Sektionsgut bei 70% der tödlichen Lungenembolien ältere, vorangegangene nicht tödliche Embo-

---

[2] USCJ, U.S. Catheter and Instrument Corp. P.O. Box 787 Glens Falls, New York 12801; zu beziehen: A. Uebel, 8523 Baiersdorf.
[3] Swan-Ganz 7F, Edwards Lab. 17221 Red Hill Avenue, Santa Ana, California 72705; zu beziehen: A.D. Krauth, 2 Hamburg 70.

lien nachweisen [15]. Etwa 10 Tage nach der Cava-Teilokklusion beginnt die Lysebehandlung mit Streptokinase. Blutungskomplikationen bei Streptokinase werden durch sofortige Gabe von 1 Million E Trasylol oder 50 ml ε-Aminocapronsäure und bei Fibrinogenverbrauch durch zusätzliche Injektion von Humanfibrinogen behandelt.

Die Thrombolyse mit Streptokinase empfehlen wir zur Therapie der Lungenembolie und um ein postthrombotisches Syndrom an den Beinen zu verhüten. Bei klinisch manifesten und auch blanden Thromben bleibt trotz zentraler Rekanalisierung häufig die Klappenfunktion zerstört. Diese Klappeninsuffizienz führt zum postthrombotischen Syndrom an den Beinen, mit dem 5% der Bevölkerung behaftet sind [14].

Der periphere arterielle Druck verringert sich trotz genügendem Kreislaufvolumen und erfordert steigende Mengen von Sympathicomimetica (irreversibler Schock):

Pulmonalisembolektomie mit Hilfe der extrakorporalen Zirkulation und dann erst (Hämodynamik!) Rezidivschutz durch partiellen Cavaverschluß. 10 Tage später Lysebehandlung.

Bei dramatischer Verschlechterung kann man die Femoralgefäße kanülieren und das rechte Herz durch einen fahrbaren Pumpenoxygenator entlasten. Unter dem Schutz dieses femoro-femoralen partiellen Herz-Lungen-Bypasses können Diagnostik und Operationsvorbereitung zur Embolektomie beendet werden [3].

Von überstürzten Notoperationen an Moribunden ist abzuraten! Meist ist die Diagnose auch nicht genügend gesichert. Nach Hamman handelt es sich bei plötzlichen Todesfällen in 40% um einen Myokardinfarkt und nur in 5% um eine Lungenembolie [8].

Zur Technik der Cava-Okklusion

Die Rezidivembolie ist durch die Cava-Okklusion vermeidbar (Abb. 4). Die früher häufig durchgeführte Cavaligatur wurde wegen des Blindsackes unterhalb der Nierenvenen, in dem sich Thromben bildeten, die ihrerseits embolisieren könnten, von der Cavadurchtrennung abgelöst. Die Cavadurchtrennung hat jedoch eine 4mal höhere Operationssterblichkeit als die partielle Cava-Okklusion durch Clip oder Filter. Das hat mehrere Gründe: Bei einer Lungenembolie fließt über die teilweise verschlossene Pulmonalgefäßstrombahn vermindert Blut in das linke Herz, was den peripheren Blutdruckabfall verursacht. Im Augenblick der Cava-Durchtrennung wird über die noch nicht erweiterten Kollateralkreisläufe dem rechten Herzen vermindert Blut zugeführt, so daß der Druck auch in der Peripherie weiter abfällt. Dieser „unblutige Aderlaß" führt nicht selten zum Exitus in tabula. Daneben kommen tödliche Nachblutungen aus der ligierten Cava vor (2 eigene Fälle). Schließlich erweitern sich nach Totalblockade der Vena cava einzelne Kollateralen, wie Vv. ovaricae, spermaticae, Lumbalvenen und V. mesenterica inf. bis Fingerdicke. Über diese Wege gelangen Rezidivembolien in die Lunge (bis zu 20% der Fälle) [6], bzw. es sind in die Pfortader über die V. mesenterica inf. Embolisierungen möglich. Letztlich wird bei der totalen Okklusion das postthrombotische Syndrom begünstigt. Persistierende Beinödeme treten bei rund 58% der Patienten auf [13], bei der partiellen Okklusion nur zu 9%. Wir führen deshalb die Durchtrennung seit 2 Jahren nicht mehr aus. Wir legen den Cava-Clip im Hinblick auf die Lysetherapie und die damit in den ersten postoperativen Tagen verbundene Nachblutungsgefahr über einen lateralen Längsschnitt von der rechten Spina ilica anterior superior bis zum lateralen Rippenbogen von retroperitoneal an. Nach Abschieben des Peritonealsackes wird der Clip[4] unmittelbar unterhalb der Einmündung der Nierenvenen angelegt. Der Operateur muß die Vena cava inf. von der Bifurkation bis zur Einmündung der Nierenvenen kontrollieren, damit er die Sperre nicht cranial einer tief einmündenden Nierenvene legt.

Bei Patienten, denen eine Narkose nicht zugemutet werden darf, oder bei infizierten Bauchdecken empfehlen wir die partielle Cava-Okklusion mit dem Cavafilter nach Mobin-Uddin[5] [12]. Hierbei wird ein mehrfach perforierter Schirm über die rechte V. jugularis int. in Lokalanaesthesie transvenös mit einem Katheter unter der Einmündung der Nierenvenen (Übergang LWK3—LWK 4) plaziert (Abb. 4).

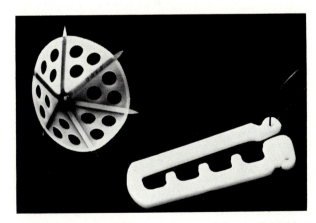

Abb. 4. Links im Bild: Transvenöser cava-Filter nach Mobin-Uddin; rechts: Cava-Clip nach Adams und DeWeese

Literatur

1. Antlitz, A.M., Valle, N.G., Kosai, M.F.: The effect of prophylactic anticoagulant therapy on the incidence of postoperative pulmonary infarction. Sth. med. J. (Bgham, Ala.) **61**, 307 (1968).
2. Barker, N.W., Nygaard, K.K., Walters, W., Priestley, J.T.: Statistical study of postoperative venous thrombosis and pulmonary embolism; time of occurrence during postoperative period. Proc. Mayo Clin. **16**, 17 (1941).

---

[4] Clipp nach Adams und DeWeese, Hersteller: Jobst, Box 653, Toledo, Ohio, 43601, USA.
[5] Filter nach Mobin-Uddin, Hersteller: Edwards Lab. 17221 Red Hill, Avenue, Santa Ana, California 72705. Beide Artikel sind zu beziehen: A.D. Krauth, 2 Hamburg 70.

3. Beall, A.C., Cooley, D.A., De Bakey, M.E.: Surgical management of pulmonary embolism. Dis. Chest. **47**, 382 (1965).
4. Becker, H.M., Schmidt, K.: Zum Problem der chirurgischen Thromboseprophylaxe. Münch. Med. Wschr. **108**, 431 (1966).
5. Freiman, D.G.: Pathologic observations on experimental and human thromboembolism. In: Pulmonary embolic disease (Sasahora, A.A., Stein, M., Eds.). New York: Grune and Stratton 1965.
6. Gurewich, V., Duncan, P.T., Keith, R.R.: Pulmonary embolism after ligation of the inferior vena cava. New Engl. J. Med. **274**, 1350 (1960).
7. Haid-Fischer, F., Haid, H.: Interview. Med. Trib. med. News (N.Y.) **6**, 22 Nr. 37, 10. September 1971.
8. Hamman, L.: Sudden death. Bull. Johns Hopk. Hosp. **55**, 387 (1934).
9. Hegemann, G., in: Allg. u. spez. chir. Operationslehre (Kirschner, M., Begr.), 2. Aufl., Band 1, 2. Teil. Berlin-Göttingen-Heidelberg: Springer 1958.
10. Littmann, D.: Observations on the electro-cardiographic changes in pulmonary embolism. In: Pulmonary embolic disease (Sasahara, A.A., Stein, M., Eds.). New York: Grune and Stratton 1965.
11. Marshall, R.: Pulmonary embolism. Mechanism and management. Springfield/Ill. C.C. Thomas, (1965).
12. Mobin-Uddin, K., McLean, B.C., Juder, J.R.: A new catheter technique of interruption of inferior vena cava for prevention of pulmonary embolism. Amer. Surg. **35**, 889 (1969).
13. Mozes, M., Bogokowsky, H., Antebi, E., Tzur, N., Renchas, S.: Inferior vena cava ligation for pulmonary embolism. Review of 118 cases. Surgery **60**, 790 (1966).
14. Ritter, A.: Thrombose und Embolie. Berlin: W. DeGruyter & Co. 1955.
15. Rotter, W.: 3. Podiumsgespräch „Lungenembolie". 1. Jahrestagung der Dtsch. Ges. f. Angiologie, 7. Okt. 1967, Bad Nauheim.

Tetanusprophylaxe bei Verletzten

F. Scherer

Vor einigen Jahren wurde in den USA die Ansicht geäußert, im Jahre 1980 habe die Tetanuserkrankung nur noch historische Bedeutung [7]. In der Bundesrepublik sterben jährlich fast 200 Verletzte an Wundstarrkrampf, trotz des großen Fortschrittes, den das Tetanus-Immunglobulin (TIG) für die Prophylaxe beim Frischverletzten gebracht hat. Für Optimismus ist bei uns kein Grund, da der größte Teil der Bevölkerung nicht aktiv immunisiert ist, und die notwendige Prophylaxe erst im Augenblick der Gefahr eingeleitet werden kann. Der Entscheidung des Arztes, ob und welche prophylaktischen Maßnahmen bei einer Verletzung notwendig sind, kommt daher eine um so größere Bedeutung zu.

Folgendes sollte er dabei berücksichtigen:

Die Tetanusgefahr ist universell. Eine zuverlässige Schätzung des Tetanusrisikos ist nicht möglich. Auch die kleinste Wunde und Epithelverletzung kann zu einem Tetanus führen. Die Einteilung der Wunden nach dem Grad der Tetanusgefährdung hat nur begrenzten Wert [2]. Mit der Zunahme von Tetanuserkrankungen nach banalen Verletzungen im Gegensatz zu denen nach schweren [6, 12] ist keinesfalls bewiesen, daß es besonders tetanusgefährdete Wunden gibt. Jedoch entstehen bei anatomisch unübersichtlichen, perforierenden Wunden, bei Verletzungen mit landwirtschaftlichen Geräten, beim Zurückbleiben von Fremdkörpern (Holzsplitter) anaerobe Bedingungen, die eine Tetanuserkrankung begünstigen. 80% der Erkrankungen gehen von unbeachteten und unbehandelten Bagatellverletzungen aus.

Nicht die Infektion der Wunde mit dem Clostridium tetani verursacht die Erkrankung, sondern die Toxinproduktion seiner vegetativen Formen. Über die unterschiedliche Intensität und das Tempo dieser Produktion bei den einzelnen Stämmen wissen wir wenig. Wichtig ist die außerordentliche Giftigkeit des Toxins bei nur schwacher antigener Wirkung.

In 80% der Fälle beträgt die Inkubationszeit 15 Tage [1]. Sie beginnt theoretisch mit der Umwandlung der Sporen in die vegetative Form. Da dieser Zeitpunkt aber nicht zu erfassen ist, muß man sich in praxi an den Verletzungstermin halten.

Weder die spezifische Infektion noch die persönliche Immunitätslage des Verletzten ist erkennbar. Da die immunologischen Vorgänge individuell verschieden ablaufen, kann es auch kein für alle Verletzten einheitlich optimales Impfschema geben, wie bei der aktiven Schutzimpfung.

Richtlinien für die Prophylaxe sind [4, 5, 10]:

Wundversorgung

Die lege artis durchgeführte Wundversorgung ist durch nichts zu ersetzen und sollte auch 6–12 Std nach einer Verletzung noch durchgeführt werden. Anatomische und kosmetische Erwägungen können ihr Ausmaß einschränken. Jedoch dürfen weder nekrotisches Gewebe, Fremdkörper noch Wundtaschen bleiben [3]. Bei Biß-, Stich- und Schußwunden verbietet sich ein primärer Wundverschluß.

Immunisierungsverfahren

Sie verleihen zusammen mit der Wundtoilette den besten Schutz vor einer Tetanuserkrankung. Das Vorgehen richtet sich danach, ob der Verletzte früher einmal a) mit mindestens 2 Gaben von Tetanus-Adsorbatimpfstoff im Rahmen einer aktiven Schutzimpfung zum Zeitpunkt der Wahl oder einer Simultanimpfung aktiv immunisiert worden ist und dies belegen kann, oder b) ob er dies nicht belegen kann, nicht oder nur unvollständig aktiv immunisiert ist (keine oder nur eine Injektion eines Tetanus-Adsorbatimpfstoffes erhalten hat).

Vorgehen beim aktiv Immunisierten

Bei ihm ist eine potentielle Immunität anzunehmen, die im Verletzungsfalle durch das Stimulans einer Auffrischungsimpfung in kurzer Zeit in eine aktuelle überführt wird. Dieser Vorgang kann aber um so langsamer ablaufen, je länger die aktive Immunisierung bzw. die letzte Auffrischungsimpfung zurückliegt. Im ungünstigsten Falle, d.h. bei kurzer Inkubationszeit des Tetanus, kann die Produktion des Antitoxins einmal der des Toxins nachhinken. Wie lange eine boosterungsfähige Grundimmunität anhält, ist nicht geklärt. Es wird eine Zeit bis zu 30 Jahren angenommen. Die Situation ist grundsätzlich einfacher, wenn der Verletzte nach der Grundimmunisierung im Abstand von wenigstens 10 Jahren eine Auffrischungsimpfung erhalten hat. Im allgemeinen genügt beim Nachweis einer Grundimmunisierung die Gabe von 0,5 ml Tetanus-Adsorbatimpfstoff. Diese kann entfallen, wenn die Grundimmunisierung mit mindestens 3 Impfstoffinjektionen vor weniger als 12 Monaten abgeschlossen wurde oder die letzte Auffrischungsimpfung nicht länger als 6 Monate zurückliegt. Sie ist ein integrierender Bestandteil der aktiven Immunisierung. Bei Personen mit Unfallberufen darf sie aber zur Vermeidung einer schädlichen Hyperimmunisierung nicht zu häufig angewendet werden.

Eine zusätzliche Gabe von 250 I.E. Tetanusimmunglobulin (TIG) kann angezeigt sein:

Wenn die Grundimmunisierung 10 Jahre und länger zurückliegt und in der Zwischenzeit nicht aufgefrischt wurde.

Bei Wunden, die länger als 2 Tage unversorgt geblieben sind und bei denen eine ausreichende Excision nicht möglich ist.

Bei Verletzten mit einer Agammaglobulinämie oder nach hochdosierter Behandlung mit ionisierenden Strahlen, Antibiotica und Immunsuppressiva. Bei solchen Kranken stellt das TIG in einer Dosis von 500 I.E. den wichtigsten Teil der Prophylaxe dar, da kein ausreichender Schutz durch die Auffrischungsimpfung zu erwarten ist.

Vorgehen beim nicht oder unvollständig Immunisierten

Neben der chirurgischen Wundversorgung ist die Simultanimpfung das Verfahren der Wahl. Sie besteht in der Injektion von 250 I.E. TIG und einer s.c. oder besser i.m. Injektion von 0,5 ml eines Tetanus-Adsorbatimpfstoffes in verschiedene Körperregionen. Die zweite Impfung mit der gleichen Dosis erfolgt nach etwa 4 Wochen. Dieses Intervall kann auf 14 Tage verkürzt werden, wenn der Verletzte früher aus der ärztlichen Behandlung entlassen wird. Die dritte Dosis ist am wirkungsvollsten, wenn sie nach einem Jahr verabreicht wird. Da erfahrungsgemäß zu diesem Termin viele der Patienten nicht wieder zu erreichen sind, geben viele Ärzte die dritte Dosis 4—6 Wochen nach der zweiten Impfung, zumal die gesetzliche Krankenversicherung die Kosten für die dritte Dosis nur übernimmt, wenn sie in direktem Zusammenhang mit der Behandlung der Verletzung verabreicht wird.

Bei großflächigen Verbrennungen ist eine Erhöhung der TIG-Dosis auf 500 I.E. und nach 24—36 Std die Gabe von weiteren 250 I.E. zweckmäßig. Die Injektion von 500 I.E. ist auch bei vernachlässigten und chirurgisch schlecht zugänglichen Wunden angezeigt.

Das bei der Simultanimpfung injizierte TIG ist für den nicht aktiv Immunisierten die wirksamste Prophylaxe in den ersten 10—14 Tagen.

Das TIG schließt die bekannten Nachteile und Gefahren des heterologen Serums aus. Es ist ihm auch immunologisch in jeder Hinsicht überlegen. Tierisches Serum darf nur in extremen Notfällen und unter Beachtung der bekannten Vorsichtsmaßnahmen verwendet werden. Dieses Problem wird allerdings in nächster Zukunft entfallen, da in Deutschland solche Seren für die Tetanusprophylaxe beim Menschen nicht mehr hergestellt werden.

Die Simultanimpfung vereinigt die Vorteile der passiven und aktiven Immunisierung. Sie verleiht dem Verletzten für die Dauer der akuten Gefährdung den notwendigen passiven und während dessen Verschwinden einen aktiven Schutz. Aufgrund der langen Halbwertzeit des TIG ist ein nahtloser Übergang von der passiven in die aktive Immunität ohne schutzloses Intervall für die ganze Inkubationszeit des Tetanus zu erwarten. Die durch die Simultanimpfung erzeugte Immunität steht biologisch und immunologisch der aktiven Immunisierung nicht nach [9, 11].

Unvollständig Geimpfte und die, die eine Grundimmunisierung nicht sicher belegen können, gelten im Verletzungsfalle als Nichtgeimpfte und werden wie diese behandelt. Wer wegen der Art der Verletzung und ihrer Geringfügigkeit glaubt, auf die Simultanimpfung verzichten zu können, weil er keine Tetanusgefährdung annimmt, sollte wenigstens die früher einmal mit einer einzigen Impfstoffinjektion begonnene aktive Schutzimpfung vollenden oder die Gelegenheit benutzen, sie zu beginnen und in den empfohlenen Intervallen durchzuführen.

Eine einmalige Gabe von 0,5 ml eines Tetanus-Adsorbatimpfstoffes kann die aktive Immunisierung nur einleiten. Als einzige prophylaktische Maßnahme ist sie ungeeignet.

Die sog. Schnellimmunisierung nach Haas und Thommsen, die aus 4—5maligen Gaben von 0,5 ml Tetanus-Adsorbatimpfstoff im Abstand von 48 Std mit Verdoppelung der Dosis bei der 1. Injektion besteht, hat im Verletzungsfalle aus immunologischen Gründen eine sehr begrenzte Indikation: Wenn homologes Serum nicht verfügbar ist oder seine Injektion verweigert wird.

Man kann mit ihr im Vergleich zur klassischen aktiven Schutzimpfung den Immunisierungsprozeß um etwa 14 Tage vorverlegen [8]. Vor dem 20. Tage ist aber ein ausreichend hoher Antitoxintiter nicht zu erwarten. Wer die Schnellimmunisierung in Sonderfällen noch anwendet, möge bedenken, daß nur 15—20% aller Tetanuserkrankungen eine Inkubationszeit von mehr als 20 Tagen haben. Die Schnellimmunisierung in Kombination mit TIG ist nicht empfehlenswert.

Allgemeiner Teil

Prophylaxe mit Antibiotica

Sie spielt nur eine untergeordnete Rolle. Antibiotica können möglichst bald nach der Verletzung in ausreichend hoher Dosis und über genügend lange Zeit gegeben, das Wachstum der vegetativen Formen des Tetanusbazillus hemmen [13]. Als zusätzliche Prophylaxe können sie zur Bekämpfung einer Mischinfektion vorteilhaft sein, da O_2-Entzug, Nekrosen- und Eiterbildung günstige Bedingungen für eine Tetanuserkrankung schaffen.

Der Tetanus kann eine weitgehend vermeidbare Krankheit werden, da uns wirkungsvolle prophylaktische Möglichkeiten zur Verfügung stehen. Eine gesetzliche Impfpflicht ist zur Zeit nicht zu erwarten. Daher sollte die aktive Schutzimpfung auf freiwilliger Basis in Kindergärten, Schulen, Betrieben und Verbänden propagiert werden. Zusammen mit der Kombinationsimpfung des Kindes zwischen dem 3. und 6. Lebensmonat, der Pflichtimpfung bei der Bundeswehr und der konsequent durchgeführten Simultanimpfung würde ein immer größerer Teil der Bevölkerung aktiv geimpft, was die besten Aussichten für eine wirksame Tetanusprophylaxe bietet.

Nach der derzeitigen Auffassung werden drei Impfungen im bekannten Abstand für notwendig gehalten. Auffrischungsimpfungen sind nach den internationalen Richtlinien im Abstand von 10—15 Jahren zu empfehlen.

Literatur

1. Bianchi, R.: Zur Serumprophylaxe des Tetanus. Helv. med. Acta **29**, 38, 56, 101 (1962).
2. v. Brandis, H. J.: Die Tetanusprophylaxe. Ärztl. Mitt. (Köln) **65**, 1094 (1971).
3. Bürkle de la Camp, H.: Probleme der Tetanusprophylaxe. Langenb. Arch. Chir. **301**, 427 (1962).
4. Collected Recommendations of the Public Health Advisory Committee on Immunisation Practices. M.M.W.R **21**, 25 (1972).
5. Committee on Trauma of the American College of Surgeons: A guide to prophylaxis against Tetanus in wound management (June 1971).
6. Erikson, E., Ullberg-Olssen, K.: When is a wound tetanus prone? Principles on Tetanus. Bern: Huber 1967.
7. Furste, W.: Tetanus prohylaxis for nonimmunized patient. J. Amer. med. Ass. **206**, 2749 (1968).
8. Haas, R., Thommssen, R.: Was leistet die beschleunigte Tetanusprophylaxe? Mschr. Unfallheilk. **70**, 361 (1967).
9. Kingreen, R., Scherer, F., Körner, L.: Untersuchungen zur Tetanus-Simultanimpfung. Chirurg **38**, 366 (1967).
10. Merkblatt der Kassenärztlichen Bundesvereinigung (1972): Tetanus-Immun-Prophylaxe bei Verletzten.
11. Scherer, F., Dickgiesser, F., Albrecht, K.F.: Zur Tetanus-Simultanimpfung. Ein experimenteller Beitrag. Chirurg **30**, 251 (1959).
12. Stirnemann, H.: Die Simultanimpfung des Tetanuskranken mit homologen Antikörpern. Chirurg **41**, 228 (1970).
13. Veronesi, R.: Antibiotics versus antitetanic serum in the prevention of human tetanus. Principles on tetanus, Bern: Huber, 1967.

Gasgangrän

E. BRUG

Anaerobe Infektionserreger, zumeist das Clostridium perfringens Welch-Fraenckel (Tabelle), die ubiquitär auftreten und sicher sehr oft in Gelegenheitswunden eindringen, führen in seltenen Fällen zu einer gashaltigen Wundinfektion, die als besonders gefährliche Gasgangrän („Clostridienmyonekrose" [5, 6]) oder als weniger bedrohliche gashaltige Phlegmone („anaerobe Cellulitis" [2, 6, 9]) in Erscheinung treten kann.

Nekrosen (z. B. durch intramuskuläre Injektion gewebereizender Medikamente), Zirkulationsstörungen (durch zirkuläre strangulierende Gipsverbände oder durch Druckischämie am Gesäß bei Patienten in schlechtem Allgemeinzustand), Hämatome und anaerobe Verhältnisse (Hautnaht ohne operative Säuberung taschenreicher Wunden, z.B. Schußwunden) begünstigen derartige Infektionen [1, 4, 13].

Die rasante Invasionskraft eines ausgebrochenen Gasbrandes zwingt dazu, die Indikation zur lebensrettenden Therapie a) Operation, b) Infusionsbehandlung und Chemotherapie und c) hyperbare Sauerstoffbehandlung allein aufgrund klinischer Beobachtungen innerhalb weniger Stunden zu stellen und keineswegs längere Zeit Verlaufsbeobachtungen anzustellen oder auf bakteriologische Befunde zu warten [1, 4, 6, 9, 13].

Beim echten Gasbrand läuft aus den offenen Muskelinterstitien ein wäßriges Ödem mit Gasbläschen ab. Größere Eitermengen fehlen, selten zeigen sich fibrinös-eitrige Beläge. Es findet sich immer ein invasives Fortschreiten des Prozesses in die angrenzende gesunde Muskulatur.

Wo apyogene Muskelnekrosen fehlen, liegen klinisch gutartigere, oft unter Mitbeteiligung von typischen Gasbranderregern hervorgerufene Infektionsprozesse vor: gashaltige Phlegmonen, putride Gangrän, Gasabscesse und anderes (Tabelle 1). Auch bei einer vorwiegend epifascialen Ausbreitung von Gas und Ödem sind beim echten Gasbrand Muskelnekrosen in der Tiefe der Kern der Erkrankung. Der Operateur muß diese Muskelnekrosen suchen. Das befallene Muskelgewebe erscheint beim Einschnitt brüchig, trocken, unstrukturiert, graurot, wie gekochtes Rindfleisch oder geräucherter Lachs, gelegentlich schokoladenartig zerfließend oder schaumig aufgetrieben [1, 3, 4, 11, 13].

Operation

Läßt sich bei der operativen Revision die Grenze zum Gesunden klar feststellen, dann genügt eine regionär radikale Ausräumung und Eröffnung des Krankheitsherdes

Tabelle 1. Differentialdiagnose und Indikation bei gasbildenden Prozessen in der Muskulatur

	Erreger	Pathologische Anatomie	Klinisches Bild	Röntgenbild[a]	Indikation
Gasgangrän (Clostridienmyonekrose)	Welch-Fraenkel, Novy oedematiens, Septicus = Pararauschbrand u.a. Erdanaerobier. Meist als komplizierte Mischinfektion. Dazu noch gelegentlich Aerobier.	In lebender Muskulatur akut und fortschreitend nekrotisierender Prozeß ohne Eiterung, mit Ödem- und Gasbildung einhergehend. Muskulatur trockenzundrig oder schmierig breiig zerfallen.	Lokal: meist an Extremitäten oder am Gesäß in den ersten 4 Tagen sich entwickelnde Schwellung, Schmerzen, Gassymptome, wäßrig, fade riechende Wundsekretion, kein Eiter, keine Rötung, keine Lymphangitis oder Lymphadenitis. Akutes schweres Intoxikationsbild. Anämie. Puls eilt der Temperatur voraus. Niedriger Blutdruck, große Atmung.	Feingefiederte Gasausbreitung im Muskel selbst, die in Stunden zunimmt (Spätsymptom).	Meist Amputation, selten genügt radikale Excision aller befallenen Muskeln bis ins Gesunde. Penicillin-G, Ampicillin, Cloxacillin, Erythromycin, Cephalosporine.
Gashaltige Phlegmone (anaerobe Cellulitis)	Monoinfektion oder Mischinfektion von Coli, anaeroben gramnegativen (Bacteroides), Streptokokken, Staphylokokken, in anderen Fällen Mischinfektion von Gasödemclostridien und pyogenen fäulniserregenden Aerobiern und Anaerobiern.	Nekrotisierende Ödeme und gasbildende Zellgewebsentzündungen, epifascial oder retroperitoneal, seltener im Muskel selbst. Ausnahmsweise vorkommende Muskelnekrosen sind im Gegensatz zum Gasbrand faulig-feucht.	Lokal: oft von subfascialen Hämatomen ausgehend. Schnell progrediente Schwellung, Gassymptome, eitrige oder braunwäßrige Wundsekretion. Rötung und Hitze. Keine Toxämie und Anämie, wenig Schmerzen. Puls entspricht Temperatur.	Ganz unregelmäßig lagen- und fleckenförmig, meist epifascial, dehnt sich oft schnell und weit aus.	Radikale operative Öffnung durch multiple 5—15 cm lange, im Abstand von 4—5 cm angelegte tiefe Incisionen, keine Amputation.
Putride Gangrän	Mischinfektion von Fäulnis- und Eitererregern, oft auch Gasbrandclostridien.	Faulig-eitriger gasbildender Prozeß, der meist von primär nekrotischem Gewebe (Arteriosklerose, Diabetes, Erfrierung, Gefäßverletzung, Thrombose) ausgeht, gelegentlich ohne primäre Nekrose bei sehr schlechtem Allgemeinzustand vorkommt und übergehen kann in echten Gasbrand.	Lokal: faulig stinkendes, eitriges Wundsekret, Rötung und Hitze. Langsam sich entwickelnde septische Allgemeinsymptome.	Streifig in den Muskel hineinragende Gasbildung, oft schwammartig und gröber als beim Gasbrand, mehr auf Wundgegend beschränkt.	Öfter Amputation notwendig.
Gasabsceß	Mischinfektion von Fäulnis- und Eitererregern, gelegentlich aus Gasbrandclostridien.	Gashaltige Eiterhöhle.	Lokal: Rötung, Hitze, Schwellung, Schmerzen. Allgemein: wie jeder nicht gasbildende Prozeß.	Einzelne begrenzte rundliche Gasaufhellungen, oft um Fremdkörper, Absceßspiegel, nicht progredient.	Operative Öffnung. Beseitigung von Fremdkörpern, Drainage.
Gasansammlung im Gewebe ohne Infektionserreger	Nicht infektiöse Ursachen. Mechanische: komplizierte Frakturen, Verwundungen des Respirationstractus oder der Nasennebenhöhlen. Chemische: Leuchtgeschoßwunden, Benzin-, Petroleum-, H_2O_2- oder Magnesiumpuder-Einsprengungen.	Meist reizlos. Bei chemischen Reizstoffen pyogene Entzündung.	Geringe oder überhaupt keine lokalen Entzündungszeichen. Keine Allgemeinreaktion.	Gas verschwindet in mehreren Tagen.	Nur bei chemischen Reizstoffen, die zu Phlegmonen führen, Incision.

[a] Bei Unsicherheit in der Diagnose in 3stündlichen Abständen wiederholen.

Allgemeiner Teil

ohne Amputation. Gangränöse Wundränder und Hautpartien werden excidiert, Haut und Fascie mit mehreren longitudinalen, parallel geführten Schnitten durchtrennt. Diese Incisionen sollten doppelt so lang sein, wie der Operateur das nach dem klinischen Bild zunächst für nötig hält. Alle befallenen Muskelanteile sind, wenn nötig, vom Muskelursprung bis zum Ansatz zu opfern. Es darf nur gesund aussehende, beim Einschnitt blutende und sich bei Quetschungen mit der Klemme kontrahierende Muskulatur zurückbleiben.

Die Amputation ist angezeigt, wenn der Gasbrand den ganzen Gliedquerschnitt befallen hat oder wenn die notwendige radikale Exstirpation der erkrankten Muskulatur zusammen mit den Verletzungsschäden (Nervendurchtrennung, Trümmerbrüche, Gelenkeröffnung) den späteren Gebrauch der erhaltenen Extremitäten doch verhindern würde. Die Amputation ist immer indiziert, wenn Hauptgefäße einer Extremität zerrissen sind [8] oder wenn eine vorher durchgeführte lokale Excision mit Eröffnung des Krankheitsherdes den Infektionsprozeß nicht innerhalb von 24 Std klar beherrscht. Bei einem in 50 % aller Fälle [4, 10, 12] zum Tode führenden Infektionsprozeß ist daran zu denken, lieber die Extremität zu opfern als den Patienten zu verlieren.

Wenn größere Teile des Unterschenkels vom Gasbrand befallen sind, ist die Absetzung in der Mitte des Oberschenkels indiziert. Ein Oberschenkelgasbrand zwingt auch beim schwerkranken Patienten zur gefährlichen hohen Oberschenkelamputation. Für Notverhältnisse kommt immer der Zirkelschnitt nach Celsus in Betracht (Durchtrennung des Knochens erst nach Zurückziehen der Weichteile). Unter günstigen äußeren Bedingungen ist eine vordere und hintere Lappenbildung zu empfehlen.

Ob nun lokal radikal excidiert oder amputiert wurde, die Wunde bleibt immer weit offen [9]. Jede Naht ist verboten. Die Wunde wird locker mit Kochsalzkompressen verbunden und die Extremität sorgfältig auf einer gut gepolsterten Schiene (nicht im zirkulären Gipsverband) ruhiggestellt.

Bei jeder Gasbrandoperation sollte der Operateur aus der Wunde selbst und abseits davon — an der Grenze zwischen krankem und gesundem Gewebe — ein Gewebsstück entnehmen und einem in der Anaerobierdiagnostik besonders erfahrenen Bakteriologen und Pathologen zusenden. Die bakteriologische Kultur und das histologische Schnittpräparat haben ihren Wert für das epikritische Urteil, um nach dem Eingriff eine unsicher gebliebene Gasbranddiagnose zu klären [4, 8, 9, 10, 12, 13].

Infusionsbehandlung und Chemotherapie

Der durch den Plasmaaustritt am Infektionsherd und durch Toxinresorption hervorgerufene Schockzustand erfordert ähnliche therapeutische Maßnahmen wie bei der schweren Verbrennung (Plasma- und Blutinfusion). Bei der meist bestehenden Hämoglobinurie ist frühzeitig eine alkalisierende Therapie mit Natriumbicarbonat zu empfehlen, dessen Dosierung sich nach dem aktuellen Plasmabicarbonat bzw. dem aktuellen Basendefizit richtet. (Basendefizit × $^1/_3$ Körpergewicht [kg] = zu substituierendes Natriumbicarbonat [mval].)

Außerdem erhält der Patient hochdosiert Chemotherapeutica (Ampicillin, Penicillin G, Cloxacillin oder in Fällen von Penicillinallergie Erythromycin oder Cephalosporine) [5, 6, 8, 9, 11, 12, 13].

Die Operation ist das unentbehrliche Kernstück jeder Gasbrandtherapie. Bei ungenügender operativer Behandlung sind Schockbekämpfung und chemotherapeutische Mittel nutzlos.

Hyperbare Sauerstoffbehandlung

Die 1960 von Boerema und Brummelkamp eingeführte Behandlung mit hyperbarem Sauerstoff bietet eine wichtige Ergänzung der klassischen Gasbrandtherapie, die zur Senkung der Gasbrandletalität geführt hat und vielleicht ermöglicht, seltener zur Amputation gezwungen zu sein [2, 5, 6, 7, 8, 11, 12].

Das Prinzip dieser Behandlung beruht auf der Tatsache, daß reiner Sauerstoff — unter Überdruck von 3 ata (2 atü) appliziert — das Wachstum der Anaerobier hemmt und die Produktion des letalen α-Toxins unterdrückt. Der O_2-Partialdruck in den Alveolen der Lunge beträgt bei reiner O_2-Atmung 670 Torr und erhöht sich direkt proportional bei Anwendung von Überdruck; bei 3 ata also auf rund 2000 Torr. Unter diesem erhöhten Partialdruck nimmt der normalerweise zu weniger als 0,3 Vol-% und bei reiner O_2-Atmung bei 1 ata zu ca. 2 Vol-% physikalisch gelöste O_2 um 2,3 Vol-% je 1 atü zu. Das bedeutet einen Zuwachs bis zu ca. 6,6 Vol-% zur normalen Sättigung von 20 Vol-% des chemisch an das Hb gebundenen O_2 bei Atmung von hyperbarem O_2 von 3 ata. Durch den damit wesentlich höheren Anteil physikalisch gelösten Sauerstoffs, der durch Diffusion ins Gewebe gelangt, wird verständlich, daß auch weniger durchblutete Gewebspartien damit angereichert werden [5, 8, 11].

Die praktische Durchführung dieses Therapieprinzips erfolgt in der Überdruckkammer. Zur Anwendung kommen röhrenförmige Einmannkammern und begehbare große Kammern mit zusätzlichem Platz für Pflegepersonal. Die Amsterdamer Arbeitsgruppe schlägt 7 Sitzungen im Verlauf von 3 Tagen vor (1. Tag 3 × 2 Std, 2. und 3. Tag 2 × 2 Std). Nach Kompression der Luft in der Kammer auf einen Druck von 3 ata innerhalb von 10 min atmet der Patient 1 $^1/_2$ Std über eine Maske 8—10 Liter reinen Sauerstoff pro min. Die Depression erfolgt nach einem bestimmten Schema innerhalb von 35 min.

Solche Druckkammern stehen in der Bundesrepublik zur Verfügung in den Chirurgischen Universitätskliniken Düsseldorf, Hamburg und Würzburg sowie im Schiffahrtsmedizinischen Institut der Marine in Kiel und im Flugmedizinischen Institut der Luftwaffe in Fürstenfeldbruck.

Schon bei Gasbrandverdacht muß Verbindung mit einem dieser Zentren aufgenommen werden. Ein Arzt sollte den Patienten auf dem Transport begleiten. Für Transporte über weitere Entfernungen ist als Transportmittel der Hubschrauber vorzuziehen, sofern dies die äußeren Umstände (Tageszeit, Wetter etc.) erlauben [11]. Die Möglichkeiten hierfür sind rechtzeitig beim nächsten Bundeswehrstandort zu erfragen.

Literatur

1. Altemeier, W. A., Furste, W. L.: Gas gangrene. Surg. Gynec. Obstet. **84**, 507 (1947).
2. Brummelkamp, W. H.: Considerations on hyperbaric oxygen therapy at three atmospheres absolute for clostridial infections type welchii. Ann. N. Y. Acad. Sci. **117**, 688 (1965).
3. Coenen, H.: Der Gasbrand. Erg. Chir. Orthop. **11**, 235 (1971).
4. Coenen, H.: Der Gasbrand. Med. Klin. **799**, 829 (1940).
5. Colwill, M. R., Maudsley, R. H.: The management of gas gangrene with hyperbaric oxygen therapy. J. Bone Jt. Surg. **50 B**, 732 (1968).
6. Eraklis, A. J., Filler, R. M., Pappas, A. M., Bernhard, W. F.: Evaluation of hyperbaric oxygen as adjunct in the treatment of anaerobic infections. Amer. J. Surg. **117**, 485 (1969).
7. Irvin, T. T., Moir, E. R. S., Smith, G.: Treatment of clostridium welchii infection with hyperbaric oxygen. Surg. Gynec. Obstet. **127**, 1058 (1968).
8. Podlesch, I., Ney, R., Heitmann, H., Otten, M., Skowronek, P. P.: Neue Gesichtspunkte zur Behandlung des Gasödems (Clostridium perfringens). Zbl. Chir. **21**, 631 (1970).
9. Pulaski, E. J.: Surgical infections. Springfield/Ill.: C. C. Thomas, 1959.
10. Sachs, M. D.: Gas gangrene. Surg. Gynec. Obstetr. **80**, 411 (1945).
11. Schott, H., Hockerts, Th.: Das Gasödem und seine Behandlung. Chirurg **7**, 302 (1971).
12. Tarbiat, S.: Ergebnisse der kombinierten chirurgisch-antibiotischen und hyperbaren Sauerstoffbehandlung beim Gasödem. Chirurg **11**, 506 (1970).
13. Zeissler, J., Krauspe, C., Rassfeld-Sternberg, L.: Die Gasödeme des Menschen. Darmstadt: Steinkopff 1958 u. 1960.

Periphere maligne Weichteiltumoren

R. Bötticher und P. Hermanek

Definition

Als *Weichteiltumoren* werden Geschwülste der Stützgewebe und der peripheren Nerven bezeichnet, soweit sie nicht vom Skelet (Knochen einschließlich Periost und Knochenmark, Gelenksinnenraum), vom lymphoretikulären Gewebe und von speziellen Organen (Schilddrüse, Mamma, Intestinaltrakt usw.) ausgehen.

Topographisch ist zwischen *peripheren, äußeren* und *zentralen, inneren Weichteiltumoren* zu unterscheiden. Die letzteren umfassen Tumoren des Mediastinum, des Retroperitoneum und Mesenterium und der Orbita. Die peripheren Weichteiltumoren liegen in den das Knochengerüst nach außen zu bedeckenden Weichteilen einschließlich der nicht knöchernen Bauchwand. Sie sind somit Geschwülste von Haut, Unterhaut, Fascien, Aponeurosen, Skeletmuskulatur, Sehnen, Schleimbeuteln, periartikulärem Gewebe und peripheren Nerven.

Pathologisch-anatomische Grundlagen

Im Schrifttum begegnen wir noch vielen widersprüchlichen Angaben über Weichteiltumoren. Dies ist vor allem dadurch bedingt, daß diese Geschwülste eine weite morphologische Spielbreite zeigen und relativ selten sind und daß bis vor kurzem eine verbindliche histologische Klassifikation fehlte.

Überdies zeigen die Weichteiltumoren einige *histologisch-biologische Besonderheiten,* die Schwierigkeiten bereiten:

1. Die malignen Weichteiltumoren (Sarkome) weisen starke Unterschiede im biologischen Verhalten auf, speziell in Häufigkeit und Zeitpunkt der Metastasierung: Neben Sarkomen, die nur selten und dann spät metastasieren, gibt es Sarkome, die fast stets und früh metastasieren. Weichteilsarkome sind biologisch sehr different. Sarkom und Sarkom bedeutet biologisch, therapeutisch und prognostisch nicht das gleiche (Abb. 1)!
2. Der Grad der histologischen Differenzierung ist nicht *immer* ein Kennzeichen für das biologische Verhalten. Es gibt Metastasierung trotz hohem Differenzierungsgrad und relativ wenig malignes Verhalten trotz sehr geringer histologischer Differenzierung (besonders bei kindlichen Tumoren) [4].
3. Viele Weichteiltumoren zeigen örtlich stark wechselnde histologische Bilder. Nur eine möglichst ausgiebige und viele Stellen des Tumors umfassende histologische Untersuchung erlaubt daher eine exakte Klassifizierung.
4. Das klassische Kriterium infiltrierenden Wachstums als Zeichen von Malignität ist bei Weichteiltumoren unverläßlich. Auch viele benigne Weichteilveränderungen zeigen infiltratives Wachstum. Andererseits sehen wir bei vielen eindeutig malignen Geschwülsten makroskopisch eine Abkapselung. Diese ist allerdings nur eine Pseudokapsel, d. h. histologisch enthält sie Tumorgewebe.
5. In den Weichteilen sind *sog. pseudomaligne Tumoren* relativ häufig. Wir verstehen darunter Tumoren und tumorähnliche Läsionen, die histologisch Zeichen der Malignität zeigen, biologisch aber sich wie benigne Läsionen verhalten, z. B. Fasciitis nodularis, aggressive Fibromatose, atypisches Fibroxanthom, Myositis ossificans [12].

Diese 5 Besonderheiten zwingen zu entsprechenden diagnostischen Folgerungen, beleuchten die Schwierigkeiten der Diagnostik und unterstreichen die essentielle Bedeutung einer exakten *detaillierten histologischen Klassifikation.* Die im mitteleuropäischen Raum noch viel verwen-

Allgemeiner Teil

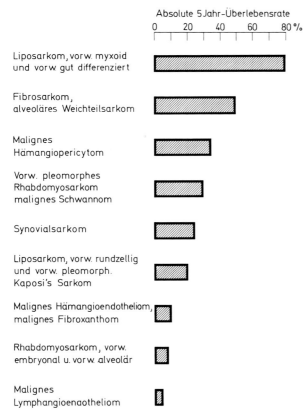

Abb. 1. Absolute 5-Jahres-Überlebensraten (operierte und nicht resezierbare zusammen) bei den häufigeren peripheren Weichteilsarkomen. Die Angaben beruhen vorwiegend auf dem Krankengut des Memorial Hospital New York, der Mayo Clinic und des Armed Forces Institute of Pathology. Die 5-Jahres-Überlebensraten bei Kindern liegen — abgesehen vom embryonalen und alveolären Rhabdomyosarkom — jeweils um 10—20% höher

dete Unterteilung in spindel-, rund- und polymorphzellige Sarkome ist ohne klinische Relevanz. Wesentlich ist nur der histogenetische Typus, zusätzlich oft auch innerhalb eines histogenetischen Typs die Unterteilung in biologisch unterschiedliche Subtypen. Daher ist aus klinischen Gründen die Diagnose Liposarkom völlig unzureichend, es müssen stets die Untertypen mit angegeben werden, um klinisch relevante Aussagen zu geben. Die Diagnose Myxosarkom sollte vermieden werden [10]. Tatsächlich handelt es sich hierbei meist um myxoide Liposarkome, seltener auch um Rhabdomyosarkome, maligne Mesenchymome oder Fibrosarkome, bei denen in größeren Arealen sekundäre myxomatöse Veränderungen vorliegen.

1969 wurde von der WHO eine internationale histologische Klassifikation der Weichteiltumoren veröffentlicht [4], die die klinischen, therapeutischen wie prognostischen Gesichtspunkte berücksichtigt. Heute sollten Weichteiltumoren allein nach dieser Klassifikation beurteilt werden (Tabelle 1).

Die histologische Diagnostik von Weichteilsarkomen erfordert beträchtliche Erfahrung des Untersuchers. Da nur an wenigen Institutionen ein hinreichend großes Krankengut beobachtet wird, sollte man öfter von der Möglichkeit der Beurteilung durch mehrere Pathologen Gebrauch machen. Nach unseren Erfahrungen besteht vor allem die Gefahr der Fehldeutung pseudomaligner Veränderungen als Sarkome. Richtige histologische Befunde sind nur zu erwarten, wenn der Pathologe nicht nur über Alter und Geschlecht, sondern über die Anamnese (Dauer, Wachstumsgeschwindigkeit) und die *genaue* Lokalisation (Subcutis, Fascie, Muskel, Beziehung zu Sehnenscheiden, Schleimbeuteln, Gelenken, Knochen, Nerven) orientiert wird. Auch unter Mitberücksichtigung dieser Umstände kann aber der erfahrenste Pathologe etwa 10% der Weichteilsarkome nicht eindeutig klassifizieren.

Diagnostik

Allgemeine Gesichtspunkte

Die große Vielfalt von Weichteiltumoren mit unterschiedlichem biologischem Verhalten und die Unmöglichkeit, den Typ einer Weichteilläsion klinisch mit Sicherheit festzustellen, zwingen zum Postulat: Voraussetzung jeder rationalen und adäquaten Therapie von Weichteiltumoren ist die exakte histologische Klassifikation!

Dabei sollte folgendes beachtet werden:

Jeder Weichteiltumor ist so lange als suspekt anzusehen, bis nicht durch histologische Untersuchung eine eindeutige Klärung erfolgt. Auch hinter dem klinischen Bild eines scheinbar völlig abgekapselten Tumors kann sich ein Malignom verbergen. Längeres Bestehen ohne nennenswerte Wachstumstendenz schließt ein Malignom nicht aus [2].

Trotz Säuglings- und Kindesalter kann ein Malignom vorliegen: 5—15% aller Weichteilsarkome treten vor dem 16. Lebensjahr auf, gelegentlich findet man sie schon bei Geburt oder im 1. Lebensjahre.

Jeder Tumor, der im Gesunden entfernt wurde, muß histologisch untersucht werden.

Die Ausschälung oder Enucleation eines Weichteiltumors ist verboten. Der minimale therapeutische Eingriff ist die Entfernung des Tumors mit schmalem Saum umgebenden Gewebes.

Vorbestrahlung vor histologischer Diagnose ist abzulehnen, da sie bei Benignität unnütz, bei Malignität ohne gesicherten Wert ist, andererseits aber eine exakte histologische Diagnose oft erschwert, bisweilen unmöglich macht.

Praktisches diagnostisches Vorgehen

Das praktische Vorgehen richtet sich nach Größe und Lage der Veränderung. Die *Exstirpation* mit schmalem Saum umgebenden Normalgewebes ist das Verfahren der Wahl, wenn die Tumoren relativ klein (2—4 cm Durchmesser) sind und entfernt werden können, ohne wesentliche funktionelle Schäden zu setzen und ohne daß plastische Deckung des Defektes nötig wäre. Dabei ist der Schnitt so

Tabelle 1. WHO-Klassifikation peripherer maligner Weichteiltumoren (nach Enzinger u. Mitarb., 1969), Häufigkeit regionärer Lymphknotenmetastasen

Histogenese	Tumortypen, Subtypen	Häufigkeit regionärer Lymphknotenmetastasen
Fibröses Gewebe	Fibrosarkom	5—10%
Fettgewebe	Liposarkom a) vorwiegend gut differenziert b) vorwiegend myxoid c) vorwiegend rundzellig d) vorwiegend pleomorph	~0% 5%
Muskulatur	[Leiomyosarkom] Rhabdomyosarkom a) vorwiegend embryonal b) vorwiegend alveolär c) vorwiegend pleomorph	 35—40% 10%
Blutgefäße	Malignes Hämangioendotheliom (Angiosarkom) Malignes Hämangiopericytom	5—10% 5%
Lymphgefäße	Malignes Lymphangioendotheliom (Lymphangiosarkom)	~0%
Synoviales Gewebe	Synovialsarkom (malignes Synoviom)	15—20%
Periphere Nerven	Malignes Schwannom (neurogenes Sarkom, Neurofibrosarkom) [Periphere Tumoren des primitiven Neuroektoderms]	~0%
Pluripotentes Mesenchym	[Malignes Mesenchymom]	
Umstrittene oder unklare Histogenese	Alveoläres Weichteilsarkom (malignes organoides Granularzell-„Myoblastom") Malignes Fibroxanthom (malignes Histiocytom) Kaposi's Sarkom [Maligner Granularzelltumor] (malignes nichtorganoides Granularzell-„Myoblastom") [Chondrosarkom der Weichteile] [Osteosarkom der Weichteile] [Maligner Riesenzelltumor der Weichteile] [Klarzellsarkom der Sehnen und Aponeurosen]	5—10% 35—40% ~0%

Anmerkungen zu Tabelle 1:
1. *Sehr seltene Tumoren* sind in eckige Klammern gesetzt. Die nur geringen Erfahrungen hierbei erlauben keine verläßlichen Aussagen über die Häufigkeit der Lymphknotenmetastasierung.
2. Das *Dermatofibrosarcoma protuberans* wird von namhaften Autoren unter den gutartigen, von anderen unter den malignen Tumoren geführt. Die Klassifikation der WHO weist ihm eine Sonderstellung zu. Die große Rezidivneigung nach einfacher Excision zwingt zu radikaler weiter lokaler Excision wie bei Weichteilsarkomen, Metastasierung ist jedoch extrem selten.

zu legen, daß bei etwa erforderlicher Nachexcision die Schnittstellen restlos mitentfernt werden können.

Wenn die Probeexstirpation nicht möglich ist und der Tumor nicht die Haut exulceriert hat, empfiehlt sich als erster Schritt die *Stanzbiopsie* (Nadelbiopsie zur Gewinnung histologischen Materials). Die Einstichstelle ist wiederum so zu legen, daß bei der späteren chirurgischen Therapie der Stichkanal mitentfernt werden kann. Die Stanzbiopsie bringt nur in einem Teil der Fälle exakte und verwertbare Diagnosen. Bei kleineren Tumoren besteht die Möglichkeit, daß der Tumor bei der Biopsie „ausweicht" und dann nur Normalgewebe entfernt wird. Das bei der Stanzbiopsie gewonnene Tumorgewebe stellt einen nur sehr kleinen Teil der Geschwulst dar, wir betreiben hier „pars pro toto"-Diagnostik mit allen Einschränkungen. Daher reicht die Stanzbiopsie zur Diagnostik nur aus, wenn wir die Diagnose eines spezifischen benignen oder malignen Tumors erhalten. Dabei muß uns der Pathologe sagen, ob die gesehenen Strukturen charakteristisch für einen bestimmten Tumor sind oder bei mehreren Tumoren vorkommen können.

Beispiel. Finden wir in einer Stanzbiopsie offenkundig fibrosarkomatöse Areale, so erlaubt dies nur die Aussage maligner Tumor, aber keine spezifische Diagnose. Denn auch andere biologisch unterschiedliche maligne Weichteiltumoren, z. B. Liposarkome, Synovialsarkome oder maligne Schwannome können abschnittsweise fibrosarkomatöse Areale aufweisen.

Die *Feinnadelpunktion* (Nadel- oder Aspirationsbiopsie zur Gewinnung von Material zur *cytologischen*, nicht histologischen Untersuchung) halten wir zur Diagnose der Weichteiltumoren für ungeeignet. Zum ersten ist cytologisch eine exakte Klassifikation der malignen Weichteiltumoren kaum möglich. Zum anderen ist auch die Aussage „benigne" oder „maligne" infolge der relativ häufigen pseudomalignen Läsionen mit der zu hohen Gefahr falsch positiver Befunde belastet. Der pseudomaligene Tumor ergibt einen falsch-positiven cytologischen Befund! Die Feinnadelpunktion ist daher für Weichteilveränderungen nur bei Verdacht auf maligne Lymphome oder Carcinommetastasen empfehlenswert.

Gelangen wir mit der Stanzbiopsie nicht zu einer spezifischen Diagnose, folgt als nächster Schritt die *Incisionsbiopsie*. Sehr empfehlenswert ist, vor ihr eine Angiographie durchzuführen. Diese zeigt uns exakt die Ausdehnung der Geschwulst und erlaubt so jene Stellen zu wählen, die am besten zugänglich sind. Überdies erkennen wir die vitalen, nicht nekrotischen Tumorteile, und damit können wir Biopsien vermeiden, bei denen der Pathologe dann nur nekrotisches Gewebe findet. Bei der Vornahme der Incisionsbiopsie soll nicht nur Tumorgewebe, sondern auch ein Teil des angrenzenden Normalgewebes mitentfernt werden, denn gerade das Verhalten des Tumors an seinem Rand ist oft diagnostisch sehr entscheidend. Zusammenhängende, nicht zu kleine Scheiben von Gewebe und nicht isolierte Bröckel sollen entnommen werden; das Gewebe soll nicht gequetscht werden. Die Entnahme mit dem Messer ist der Diathermie vorzuziehen. Die Incisionsbiopsie soll immer so geplant werden, daß bei der späteren definitiven chirurgischen Therapie das Gebiet der Incision mitentfernt werden kann. Besteht die Möglichkeit der *Schnellschnittdiagnose*, wird die Incisionsbiopsie nach Anlage eines Tourniquet vorgenommen, bei eindeutigem Schnellschnittbefund erfolgt die definitive Therapie in gleicher Sitzung. Muß die Paraffinschnittdiagnose abgewartet werden, wird die endgültige Therapie nach einigen Tagen durchgeführt (kein zu langes Intervall!).

Behandlung und Verarbeitung des bioptischen Materials

Probeexstirpationen sollen nach topographischer Markierung, wenn immer möglich, nativ dem Pathologen übersandt werden. Dieser soll im Schnellschnitt überprüfen, ob die Exstirpation tatsächlich im Gesunden durchgeführt wurde, und sich über die Tumorart orientieren, um gegebenenfalls morphologische Sondermethoden wie Histochemie, Elektronenmikroskopie oder Gewebskulturen mit der hierzu notwendigen Spezialbehandlung des Gewebes durchführen zu können. *Stanzbiopsien* sollen sofort in Formalin fixiert werden, ihre Untersuchung im Schnellschnittverfahren ist nicht zu empfehlen. Bei *Incisionsbiopsien* soll die Untersuchung im Schnellschnittverfahren vorgenommen werden, um sicherzustellen, daß für die Diagnose ausreichendes Material gewonnen wurde, und um gegebenenfalls bei eindeutiger Diagnose die definitive Therapie in gleicher Sitzung anzuschließen. Ansonsten sollen Incisionsbiopsien ebenfalls sofort in Formalin fixiert werden.

Sonstige diagnostische Verfahren

Die *Röntgenübersichtsaufnahme* zeigt uns, ob der Tumor den darunterliegenden Knochen destruiert. Man entdeckt hierbei gelegentlich auch, daß sich hinter dem klinisch imponierenden Weichteiltumor tatsächlich ein Knochentumor verbirgt (Ewing-Sarkom!). Die Ausdehnung in den Weichteilen ist durch *Angiographie* zu bestimmen. Laboruntersuchungen besitzen bei peripheren Weichteiltumoren keine wesentliche Aussagekraft.

Vor der definitiven Therapie ist nach *Fernmetastasen* zu fahnden. In der überwiegenden Zahl der Fälle handelt es sich hierbei um Lungenmetastasen; wir müssen also die Lungen in Übersichtsaufnahmen und Tomographie untersuchen. Eine Suche nach *Lymphknotenmetastasen* mittels Lymphographie wird nur bei jenen Weichteiltumoren indiziert sein, bei denen in einer höheren Quote mit Lymphknotenmetastasen zu rechnen ist, also bei malignem Fibroxanthom, Rhabdomyosarkom, Synovialsarkom, alveolärem Weichteilsarkom und Fibrosarkom.

Erstbehandlung kurabler Patienten

Die klassische chirurgische Basistherapie

Daß bei malignen Weichteiltumoren die chirurgische Entfernung im Gesunden das Verfahren der Wahl ist, steht seit langem fest. Die hohe Quote von Lokalrezidiven in früheren Zeiten haben Pack und Ariel in den 50er Jahren dazu geführt, die Situation neu zu überdenken und sozusagen klassische Regeln für die chirurgische Therapie aufzustellen.

Die Planung des chirurgischen Eingriffes hat keineswegs nur den histologischen Typus des Tumors zu berücksichtigen. Daher kann auch der Pathologe allein aufgrund der Histologie nicht das therapeutische Vorgehen empfehlen. Neben der Histologie sind der Patient selber (Alter, Allgemeinzustand) und vor allem Lokalisation und lokale Ausbreitung des Tumors von ausschlaggebender Bedeutung.

Bei *Lokalisation an den Extremitäten* stehen an chirurgischen Möglichkeiten zur Auswahl:
a) die weite lokale Excision,
b) die Amputation.

Auch wenn nach den präoperativen Befunden eine weite lokale Excision geplant wird, sollte die Zustimmung des Patienten zur Amputation vorliegen, denn manchmal wird erst nach operativer Freilegung des Tumors die Notwendigkeit der Amputation klar [6, 7].

Die *weite lokale Excision* muß das über dem Tumor liegende Hautareal (auch wenn es nicht infiltriert ist), auch die Wunde bzw. Narbe nach Biopsie mitentfernen. Die Excision muß dreidimensional gestaltet werden [6], d.h. auch in der Tiefe eine entsprechende Sicherheitsgrenze besitzen. In der *Flächenausdehnung* sollen jeweils mindestens 4 cm makroskopisch normalen Gewebes miterfaßt werden. Dies erfordert bei größeren Tumoren plastische Deckung des Hautdefektes. *Nach der Tiefe zu* ist bei Sitz in der Subcutis jedenfalls die oberflächliche Fascie, gegebenenfalls auch die darunterliegende Muskulatur mitzuentfernen. Bei Sitz an einer Fascie oder in der Muskulatur ist die befallene Muskelgruppe vom Ansatz bis zum Ursprung zu entfernen. Besonders Fibrosarkome und intramuskuläre Liposarkome breiten sich vorwiegend entlang der Muskeln und Fascien aus, bei Rhabdomyosarkomen finden sich oft neben dem tastbaren Tumor im Muskel weitere kleine, nicht palpable, multizentrische Tumorareale. Trotz Entfernung großer Muskelgruppen sind erstaunliche funktionelle Leistungen an den Extremitäten möglich. Bei an Sehnen lokalisierten Synovialsarkomen muß die ganze Sehne entfernt werden. Maligne Schwannome neigen zur Ausbreitung in Längsrichtung des Nerven; nach der Resektion müssen die Nervenresektionsstellen immer im Schnellschnitt auf Tumorfreiheit untersucht werden. Bestehen bei malignen Schwannomen noch zusätzliche Läsionen, wie plexiforme Neurilemome bei Neurofibromatose, ist die Amputation zu empfehlen, da die verbliebenen Nerven zur Bildung neuerlicher maligner Tumoren neigen [6, 7].

Bei tiefem Sitz wird man in manchen Fällen auch größere Gefäße und größere Nerven mitentfernen und rekonstruieren müssen. Bei Lokalisation des Sarkoms nahe dem Fascien- oder Muskelansatz am Knochen ist auch die Mitentfernung des Periostes und der oberflächlichen Corticalis nötig, um entsprechende Sicherheitsgrenzen zu erhalten.

Die weite lokale Excision ist immer dann als optimal anzusehen, wenn bei der Operation der Tumor nicht sichtbar wird [6] und auch gegen die Tiefe ein Sicherheitsabstand von 2 cm besteht [10]. Immer sollte bei oberhalb des Tumors liegendem Tourniquet und von proximal aus nach distal zu operiert werden [6].

Die weite lokale Excision ist an *Hand und Fuß* vor allem wegen der Nachbarschaft von Knochen und Gelenken nur selten möglich. Beschränkte Amputationen sind dann nötig.

Bei Lokalisation an den übrigen Teilen der Extremitäten wird vor allem der Mitbefall oder die unmittelbare Nachbarschaft von Gelenken, Knochen, größeren Gefäßen oder Nerven *Amputationen* nötig machen. Dabei gilt die Regel, daß oberhalb des Ursprunges bzw. Ansatzes der befallenen Muskelgruppe amputiert werden muß. Bei Sitz an den proximalen Teilen des Oberschenkels ist daher die Hemipelvektomie, bei Sitz an den proximalen Teilen des Oberarmes die interscapulothorakale Amputation notwendig. In Grenzfällen, bei denen sowohl die weite lokale Excision als auch ablative Chirurgie zur Diskussion stehen, ist der histologische Typ des Tumors mit zu berücksichtigen. Abb. 1 zeigt die biologischen Unterschiedlichkeiten der verschiedenen Weichteilsarkome und gibt diesbezügliche Richtlinien.

Bei *Tumoren des Gesäßes* ist bei oberflächlichem Sitz die totale Entfernung des Musculus glutaeus maximus, bei tieferem Sitz auch die Mitentfernung des Musculus piriformis und glutaeus medius nötig [1]. Bei Infiltration von Periost, Knochen oder Nervus ischiadicus sowie bei Ausdehnung in den Beckenraum wird die Hemipelvektomie notwendig.

Bei *Lokalisation am Stamm* muß die weite lokale Excision die Thorax- bzw. Bauchwand mit allen ihren Schichten umfassen (vgl. Kapitel „Brustwandtumoren"). In der Bauchwand soll immer auch das Peritoneum parietale mitreseziert werden, gegebenenfalls werden Bauchwandplastiken nötig.

Am *Kopf und Hals* ist aus topographischen Gründen am seltensten eine radikale lokale Excision möglich.

Bei Patienten, bei denen eine nur insuffiziente umschriebene lokale Excision vorgenommen wurde, sollte möglichst rasch immer nach den oben gegebenen Regeln eine *entsprechend weite Nachexcision* bzw. eine Amputation durchgeführt werden. Dies ist auch dann erforderlich, wenn man einen Resttumor nicht mit Sicherheit tasten kann.

Bei manchen malignen Fibroxanthomen und pleomorphen Liposarkomen kann man schwere Allgemeinreaktionen beobachten. Auch daß die Patienten akut schwerkrank erscheinen, soll nicht von der operativen und nachfolgenden radiologischen Therapie abhalten [8].

Die in Houston geübte Basistherapie

In Houston wurde seit 1962 in den meisten Fällen die Amputation abgelehnt [8]. Man beschränkte sich auf die Entfernung des Tumors soweit möglich, auch bewußt unradikal, und eine anschließende intensive Strahlentherapie. Die bisherigen sicher noch nicht statistisch eindeutig beweisenden Erfolge zeigen aber, daß hiermit im wesentlichen gleiche Resultate erzielt werden können wie mit der Amputation. Wir meinen, daß bei der Frage Amputation oder konservative Chirurgie auch der Tumortyp mitberücksichtigt werden sollte. Bei hochmalignen Tumoren, wie z. B. Rhabdomyosarkomen, malignen Fibroxanthomen, malignen Hämangioendotheliomen, pleomorphen und rundzelligen Liposarkomen oder Synovialsarkomen von Erwachsenen sollte man doch die Amputation eher erwägen, sofern die lokale weite Excision radikal nicht möglich ist.

Postoperative Nachbestrahlung

Ob *nach weiter lokaler Excision im Gesunden* eine postoperative Nachbestrahlung des Operationsgebietes notwendig ist, ist noch umstritten. Die meisten Zentren haben bisher nicht routinemäßig nachbestrahlt, obwohl auch nach lege artis und radikal durchgeführter weiter lokaler Excision nicht selten Lokalrezidive auftreten [2, 6, 7]. Durch die Einführung der modernen Hochvoltbestrahlung hat sich unseres Erachtens die Situation geändert (s. u.). Wir halten daher heute die prinzipielle Nachbestrahlung auch nach radikaler Entfernung kleiner Sarkome für indiziert [8]. Die postoperative Nachbestrahlung ist natürlich immer *nach fraglich radikalen Excisionen* (Kopf und Hals!) und *nach allen unradikalen lokalen Excisionen* (Vorgehen in Houston) integrierender Bestandteil des therapeutischen Vorgehens.

Die Nachbestrahlung darf nicht vor kompletter Abheilung der Operationswunde beginnen, aber auch nicht später. Sie soll mit moderner Hochvolttherapie und hohen Dosen durchgeführt werden [8].

Allgemeine Bemerkungen zur Strahlentherapie von Weichteilmalignomen. Alle älteren Angaben über die verschiedenen Grade der Radiosensibilität bzw. Radioresistenz sind überholt, sofern man nicht die konventionelle Bestrahlungstechnik verwendet, sondern mit Hochvolttherapie und entsprechend hohen Dosen arbeitet. Bei dieser Technik sind *alle* histologischen Typen der Strahlentherapie zugänglich, unerwünschte Strahlenfolgen an Haut und Knochen werden wesentlich seltener beobachtet, die Gesamtverträglichkeit ist bedeutend besser. Aus der Geschwin-

Allgemeiner Teil

digkeit, mit der ein palpabler Tumor sich zurückbildet, darf *kein* Schluß auf den therapeutischen Erfolg gezogen werden. Auch bei tatsächlich hoher Radiosensibilität bilden sich tastbare Tumoren oft erst nach vielen Monaten, ja erst nach einem Jahr zurück. Der weiterbestehende palpable Tumor kann aber, wie histologische Untersuchungen zeigten, nur aus Nekrose, cystischer Regression und reaktivem Bindegewebe bestehen und keine lebenden Geschwulstzellen enthalten [8].

Prophylaktische Lymphknotenentfernung

Die prophylaktische Lymphonodulektomie wird von Pack und Ariel [6, 7] bei den häufiger lymphogen metastasierenden Tumoren (Tabelle 1) immer dann durchgeführt, wenn der Tumor nahe der Lymphknotenstation gelegen ist. Bei Sitz am Oberschenkel wird daher zusammen mit der weiten lokalen Excision in Kontinuität auch die Leistendissektion vorgenommen, bei Sitz am Oberarm die Axilladissektion (Monobloc-Verfahren).

Prophylaktische Bestrahlung regionärer Lymphknoten

Bei embryonalem und alveolärem Rhabdomyosarkom wird in Houston [8] und an der Mayo Clinic [9] eine prophylaktische Bestrahlung der regionären Lymphknotengebiete durchgeführt.

Chemotherapie

Eine prophylaktische Chemotherapie empfiehlt sich in erster Linie für embryonale und alveoläre Rhabdomyosarkome, wobei die Kombination von Vincristin, Cyclophosphamid und Actinomycin D am günstigsten scheint [5, 11]. Bei den anderen Tumoren sollte man sich vom Ausmaß der histologischen Entdifferenzierung leiten lassen. Es muß aber festgehalten werden, daß überzeugende Ergebnisse durch prophylaktische Chemotherapie bislang kaum vorliegen.

Vorgehen bei Metastasierung in regionäre Lymphknoten

Finden sich bei Weichteilsarkomen regionäre Lymphknotenmetastasen (Häufigkeit s. Tabelle 1), so ist die Lymphknotendissektion indiziert. Wenn der Primärtumor in Nähe der Lymphknoten liegt (Oberschenkel, Oberarm), wird eine Monobloc-Dissektion in Kontinuität durchgeführt. Ist der Tumor von der Lymphknotenstation weit entfernt (distale Teile der Extremitäten), so stehen 2 Verfahren zur Wahl:

a) Weite lokale Excision des Tumors und gleichzeitig diskontinuierliche Lymphknotenentfernung.

b) Ablative Chirurgie mit gleichzeitiger Lymphknotenentfernung, und zwar an der unteren Extremität als Hüftdisartikulation und Dissektion der Leisten- und iliacalen Lymphknoten, an der oberen Extremität als interscapulothorakale Amputation. Das letztere Verfahren wird von Pack und Ariel [6, 7] als sicherer bevorzugt. Dabei besteht nicht die Gefahr, daß sich aus Tumorzellen, die zwischen dem Gebiet der lokalen Excision und der befallenen Lymphknotenstation liegenbleiben, Rezidive an der Extremität entwickeln. Wiederum meinen wir, daß bei der diesbezüglichen Entscheidung auch der Typ des Tumors mitberücksichtigt werden sollte (Abb. 1).

Primäre Bestrahlung und sekundäre chirurgische Therapie

Wenn ein Weichteilmalignom aus lokalen Gründen inoperabel ist, soll nach Sicherung der Diagnose eine Strahlentherapie durchgeführt werden, und zwar unabhängig vom histologischen Typ. Dabei soll — abweichend von der postoperativen Bestrahlung — die Dosierung niedriger gehalten werden [8]. 4—6 Wochen nach Abschluß kann dann oft der Tumor doch operativ radikal beseitigt werden [6, 8].

Therapie des Kaposi-Sarkoms

Das Kaposi-Sarkom nimmt therapeutisch innerhalb der Weichteilsarkome eine Sonderstellung ein. Hier ist chirurgische Therapie nur selten indiziert, und zwar nur bei umschriebenen Läsionen, besonders wenn die Veränderung nicht an den Extremitäten gelegen ist. In allen anderen Fällen empfiehlt sich die alleinige Strahlentherapie, bei oberflächlicher Lage mit konventioneller Technik, bei tiefer Lage auch mit Hochvolttechnik [3, 7].

Therapie des malignen Lymphangioendothelioms

Dieser Tumor entwickelt sich ausschließlich in Extremitäten mit chronischer Lymphstauung, überwiegend in der oberen Extremität nach Mammaamputation. Vielfach wird die Diagnose spät gestellt, da in der chronisch ödematösen Haut das Auftreten kleiner Knötchen schwer bemerkt wird. Zum Zeitpunkt der Diagnose hat sich der Tumor vielfach bereits auf die Thoraxwand ausgebreitet. Aber auch wenn dies nicht der Fall ist, liefert alleinige Strahlentherapie praktisch gleiche Resultate wie die chirurgische ablative Therapie. Wir erachten daher die Strahlentherapie als Verfahren der Wahl. Die Resultate sind aber in jedem Fall schlecht (7% 5-Jahres-Überlebensrate).

Behandlung des Rezidivs bei kurablen Patienten

Auch für das Rezidiv gelten, sofern nicht schon Generalisation besteht, die gleichen Grundsätze für die chirurgische Behandlung wie beim Ersttumor. Eine lokale Excision ist beim Rezidiv technisch schwieriger und auch wesentlich seltener radikal ausführbar. Nach den klassischen Richtlinien wird man daher viel häufiger die Indikation zur Amputation stellen müssen. In Houston begnügt man sich auch beim Rezidiv mit der unradikalen lokalen Excision und anschließender intensiver Strahlentherapie. Bei der Frage, lokale Excision oder Amputation, sollte berücksichtigt werden, daß Rezidive gegenüber den Primärtumoren histologisch meist Entdifferenzierung zeigen. Mit jedem Lokalrezidiv steigt die Gefahr der Fernmetastasierung. Einmütigkeit besteht darüber, daß jeder lokalen Excision eines Rezidivs, auch solcher im Gesunden, grundsätzlich eine intensive Nachbestrahlung folgen muß.

Operative Behandlung von Metastasen

Treten nach weiter lokaler Excision von Weichteilsarkomen oder nach Amputationen später Metastasen in den regionären Lymphknoten auf, so ist die Lymphknotenentfernung indiziert. Bei solitären Lungenmetastasen ist die operative Entfernung angezeigt, die Ergebnisse sind ähnlich wie bei Resektion primärer Lungengeschwülste.

Palliativtherapie

Die Anzeige zur chirurgischen Palliativtherapie stellt sich bei inkurablen Patienten, wenn die Tumoren schwere, konservativ nicht zu beherrschende Lokalsymptome verursachen. Wenn Extremitätensarkome exulceriert und infiziert sind, zur nicht kontrollierbaren Sepsis Anlaß geben, schwerste Schmerzen verursachen oder massive Blutungen bestehen, wird auch die palliative Amputation notwendig. Strahlentherapie kann palliative Effekte sowohl auf den Primärtumor, als auch auf das Lokalrezidiv, als auch auf Lungenmetastasen haben. Auch psychologische Effekte werden dabei gegebenenfalls zu berücksichtigen sein. Wesentliche Erfolge der Chemotherapie sind nicht zu erwarten.

Literatur

1. Bowden, L., Booher, R.J.: Sarcoma of the buttock. In: Pack, G.T., Ariel, I.M.: Tumors of the soft somatic tissues. London, Toronto, Melbourne, Sydney, Wellington: Cassell 1958.
2. Clark, R.L., Martin, R.G.: Treatment of fibrosarcoma. In: Treatment of cancer and allied diseases (Pack, G.T., Ariel, I.M., Eds.), 2nd ed., Vol. VIII: Tumors of the soft somatic tissues and bone. New York, Evanston, London: Hoeber, Harper & Row 1964.
3. Cohen, L., Palmer, P.E., Nickson, J.J.: Treatment of Kaposi's sarcoma by radiation. Acta Un. int. Cancr. **18**, 502 (1962).
4. Enzinger, F.M., Lattes, R., Torloni, H.: Histological typing of soft tissue tumors. International Histological Classification of tumours. Geneva: WHO 1969.
5. Martin, R.G.: Malignant tumors of bone and soft tissue. In: Oncology 1970, Proceedings of the 10th International Cancer Congress (Clark, R.L., Cumley, R.W., McCay, J.E., Coppeland, M.M., Eds.), Vol.IV, p.350. Chicago: Year Book Med. Publ. 1971.
6. Pack, G.T., Ariel, I.M.: Tumors of the soft somatic tissues. London, Toronto, Melbourne, Sydney, Wellington: Cassell 1958.
7. Pack, G.T., Ariel, I.M.: Principles of treatment of tumors of the soft somatic tissues. In: Treatment of cancer and allied diseases (Pack, G.I., Ariel, I.M., Eds.), 2nd ed., Vol. VIII: Tumors of the soft somatic tissues and bone. New York, Evanston, London: Hoeber, Harper & Row 1964.
8. Russell, W.O., Suit, H.D.: Cancer management for pathologists. Soft tissue sarcomas treated with high voltage irradiation. International Academy of Pathology, 9th International Congress, Helsinki, September 8, 1972.
9. Soule, E.H., Geitz, M., Henderson, E.D.: Embryonal rhabdomyosarcoma of the limbs and limb-girdles. Cancer (Philad.) **23**, 1336 (1969).
10. Stout, A.P., Lattes, R.: Tumors of the soft tissues. Atlas of tumor pathology. 2nd Series. Fasc. 1. Armed Forces Institute of Pathology, Washington 1967.
11. Sutow, W.W.: Rhabdomyosarcoma in children. In: Oncology 1970, Proceedings of the 10th International Cancer Congress (Clark, R.L., Cumley, R.W., McCay, J.E., Copeland, M.M., Eds.), Vol. IV, p. 381. Chicago: Year Book Med. Publ. 1971.
12. Zollinger, H.U.: Pathologische Anatomie. Bd. I. Allgemeine Pathologie. 2. Aufl. Stuttgart: Thieme 1969.

Maligne Melanome

W. Sattel, W. Reichmann, J. Hirschfeld und U. Fiedel

Das maligne Melanom ist einer der unberechenbarsten und bösartigsten Tumoren.

Die *Lokalisation* des malignen Melanoms im Hautorgan ist, soweit es sich um eigene Beobachtungen handelt, aus der Abb. 1 zu ersehen. Diese Zahlen stimmen mit geringen Abweichungen mit denen aus der Literatur überein [11]. Außer in der Haut kommt das maligne Melanom vor: in der Aderhaut des Auges, im Mund- und Kieferbereich, im Vestibulum nasi, in den Nasennebenhöhlen, im Larynx und Oesophagus. Es sind auch Fälle von Primärtumoren in der Lunge, im Magen, Dünndarm sowie in der Gallenblase beschrieben. Der Analbereich und das Rectum können ebenfalls Primärsitz eines malignen Melanoms sein, das in solchen Fällen aber nicht verwechselt werden darf mit der sog. Melanosis coli. Auch die Lokalisation am äußeren Genitale der Frau, an der Portio vaginalis uteri und den Ovarien ist mitgeteilt worden. Sehr selten sind Beobachtungen eines malignen Melanoms der Harnblase.

Fast alle Fachdisziplinen werden also mit diesem schwer zu beurteilenden Tumor konfrontiert.

Es ist üblich, die malignen Melanome in *drei Stadien* einzuteilen:

Stadium I: Klinisch keine erfaßbaren Metastasen in Lymphknoten oder anderen Körperstellen.

Stadium II: Klinisch nachweisbare regionale Lymphknotenmetastasen.

Stadium III: Generalisierte Metastasierung.

Die Frühdiagnose des malignen Melanoms hat für die Prognose eine eminent wichtige Bedeutung. Die Unberechenbarkeit dieses Tumors ist durch frühzeitige hämatogene und lymphogene Metastasierung bedingt, wobei jedoch die lymphogene Ausbreitung im Vordergrund steht. Leider sehen wir in der Chirurgischen Klinik größtenteils die Patienten erst, wenn ihr malignes Melanom bereits dem Stadium II angehört. Zur besseren Absicherung der präoperativen Stadieneinteilung sollte man heute auf die

Allgemeiner Teil

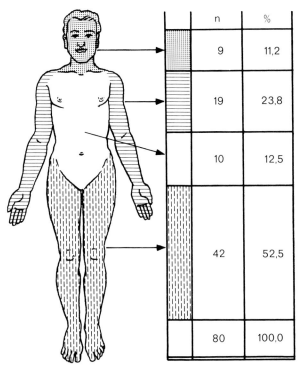

Abb. 1. Lokalisation des Primärtumors bei 80 operierten Melanom-Patienten der Chirurgischen Universitätsklinik Köln-Lindenthal von Mai 1963 bis August 1972

Tabelle 2. 5-Jahres-Überlebenszeit beim malignen Melanom nach lokaler Excision und im Gegensatz dazu bei lokaler Excision mit gleichzeitiger prophylaktischer Lymphknotendissektion

		Lokale Excision in %	Lokale Excision und prophylaktische Lymphknotendissektion
Daland, E. M.	1959	45	72 (+27)
Gumport, St. L., et al.	1959	27	51 (+24)
Pack, G. T.	1959	34	40 (+ 6)
Block, G. E., et al.	1961	38	50 (+12)
Charalambidis, P. H., et al.	1962	34,7	52 (+17,3)
Price, W. E., et al.	1963	22	43 (+21)
McSwain, B., et al.	1964	29	42 (+13)

Tabelle 2 gibt einen Hinweis auf die erzielte 5-Jahres-Überlebenszeit nach lokaler Excision und im Gegensatz dazu bei lokaler Excision mit gleichzeitiger prophylaktischer Lymphknotenexstirpation [4]. Das maligne Melanom metastasiert schon früh in das zugehörige Lymphsystem, weshalb die sog. verzögerte Lymphknotenexstirpation, d. h. die therapeutische Excision erst eindeutig befallener Lymphknoten, nicht konsequent erscheint und daher von uns abgelehnt wird.

Unser Vorgehen beim malignen Melanom seit 1963 wird in den Abb. 2—5 kurz skizziert. Vor Beginn des Eingriffs wird distal des Tumors maximal 1 ml Patentblue in die Haut injiziert, um die größeren, das Tumorgebiet drainierenden Lymphgefäße durch Anfärbung sichtbar zu machen. Außer an Kopf und Rumpf gelingt dies relativ leicht. Die Operation beginnt mit der Exstirpation des Tumors mit einer Freigrenze von fünf Zentimetern gesunder Haut einschließlich Unterhaut und Fascie. Während der histologischen Untersuchung (Schnellschnitt) des Präparates Freigung und Exstirpation der regionalen Lymphknoten (am Hals, in der Axilla oder in der Leiste), die ebenfalls intraoperativ histologisch untersucht werden. Exstirpation des superfiziellen Lymphstranges mitsamt darüberliegendem Hautstreifen und meist auch zusammen mit der begleitenden Vene (V. jugularis externa, V. cephalica, V. basilica, V. saphena magna). Bei bereits vorher gesicherter Histologie (z. B. beim Rezidiv) erfolgt der gesamte Eingriff im en-bloc-Verfahren. Sind Lymphknotenmetastasen nachgewiesen, so wird die Lymphknotenausräumung fortgesetzt,

Lymphangiographie nicht mehr verzichten. Sie kann uns Aufschluß geben über das Melanomstadium und anhand einer intraoperativ gewonnenen Röntgenaufnahme über die Vollständigkeit der Lymphknotenexstirpation. Die noch Monate andauernde Speicherphase erlaubt eine postoperative Kontrolle bezüglich einer eventuell fortschreitenden Metastasierung [9].

In der *Behandlung* des histologisch gesicherten malignen Melanoms deckt sich unser Standpunkt mit dem der überwiegenden Anzahl der Autoren und besteht in der Empfehlung, den Tumor so früh und so radikal wie möglich elektrochirurgisch zu entfernen.

Tabelle 1. Vergleich des lymphographischen und histologischen Befundes bei 48 in der Chirurgischen Universitätsklinik Köln-Lindenthal operierten Melanom-Patienten

Ergebnisse		Anzahl	
Lymphographie Histologie	positiv positiv	13	Übereinstimmung: 24 Fälle
Lymphographie Histologie	negativ negativ	11	
Lymphographie Histologie	positiv negativ	21	keine Übereinstimmung: 24 Fälle
Lymphographie Histologie	negativ positiv	3	

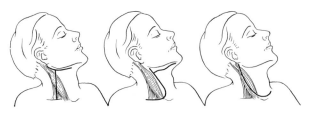

Abb. 2. Schnittführung am Hals (Neck-dissection)

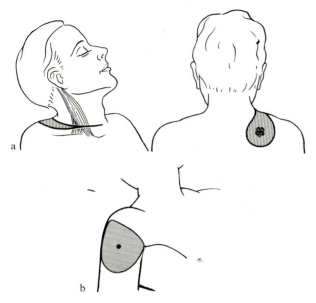

Abb. 3a und b. Beispiel einer en-bloc-Exstirpation am Hals-Schulterbereich. Tumorsitz: a im Schultergebiet, b in der Nähe der Axilla vorn

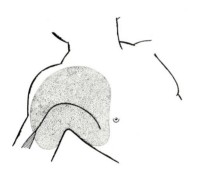

Abb. 4. Bei Tumorsitz an Arm und Hand: Schnittführung zur axillären Lymphknotenausräumung und en-bloc-Exstirpation (mit Hautstreifen)

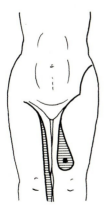

Abb. 5. Rechte Seite: Unsere Schnittführung heute bei inguinaler, suprainguinaler und iliacaler Lymphknotenausräumung (Verlängerung der Schnitte zur en-bloc-Exstirpation). Linke Seite oben: früher geübte Schnittführung in der Leiste und am Bauchrand; unten: en-bloc-Exstirpation am Oberschenkel vorn

während eine zweite Operationsgruppe in der Peripherie den Nahtverschluß bzw. in der Regel die Versorgung des Hautdefektes durch freie Hauttransplantation vornimmt [2, 13].

Seit 1963 wurden an der Chirurgischen Univ.-Klinik Köln-Lindenthal 80 Patienten operiert, davon 44 bis zum August 1967, so daß wir jetzt aufgrund von Nachuntersuchungen die 5-Jahres-Ergebnisse dieser Gruppe überblicken (Tabelle 3).

Tabelle 3. 5-Jahres-Überlebenszeit der von Mai 1963 bis August 1967 in der Chirurgischen Universitätsklinik Köln-Lindenthal operierten Patienten mit malignem Melanom (postoperative Stadieneinteilung)

Stadium	I	II	III	?	Gesamt	%
Verstorbene	8	16	3	2	29	65,9
Überlebende	9	4	—	2	15	34,1
					44	100,0

In der Frage, welche Bedeutung einer *Zusatztherapie mit Röntgenstrahlen* zukommt, ist die Diskussion noch nicht abgeschlossen. Zenker [15] hat den chirurgischen Standpunkt dahingehend formuliert, daß zumindest eine Vorbestrahlung gefährlich sei, da die malignen Melanome durch Reizung eine Propagation erfahren könnten. Er verspricht sich eine Verbesserung der bisher schlechten Therapieergebnisse am ehesten durch eine enge Zusammenarbeit des Chirurgen mit Dermatologen und Röntgenologen, wenn in dieser Arbeitsgemeinschaft der Chirurg dominiert.

Literatur

1. Buchanan, R.N., jr.: A clinical study of malignant melanoma. Arch. klin. exp. Derm. **83**, 447 (1961).
2. Dichtl, K.: Das Melanomproblem aus chirurgischer Sicht. Wien. med. Wschr. **117**, 677 (1967).
3. Edwards, J.M., Kinmonth, J.B.: Endolymphatic therapy for malignant Melanoma. Brit. med. J. **1968 I**, 18.
4. Gall, F.: Die chirurgische Therapie bei regionären Lymphknotenmetastasen. Chirurg **39**, 115 (1968).
5. Gartmann, H.: Persönl. Mitteilungen.
6. Gartmann, H., Tritsch, H.: Bedeutung feingeweblicher Befunde für die Prognose des malignen Melanoms. Dtsch. med. Wschr. **97**, 857 (1972).
7. Petersen, N.C., Bodenham, D.C., Lloyd, O.C.: Malignant Melanomas of the Skin. Brit. J. plast. Surg. **15**, 49 (1962).
8. Poppe, H.: Klinik und Therapie der Melanome unter besonderer Berücksichtigung der fortgeschrittenen Stadien. Derm. Wschr. **148**, 326 (1963).
9. Sattel, W., Reichmann, W., Hemmati, A.: Die Wertigkeit der Lymphographie bei der chirurgischen Behandlung des malignen Melanoms. Langenbecks Arch. Chir. **327**, 122 (1970).
10. Stehlin, J.S., Clark, R.L.: Melanoma of the extremities. Experiences with conventional treatment and perfusion in 339 cases. Amer. J. Surg. **110**, 366 (1965).
11. Storck, H.: Zur Therapie der Melanomalignome. Studie anhand von 141 nachkontrollierten determinierten Melanomen des Stadiums I. Schweiz. med. Wschr. **98**, 1552 (1968).

12. Tritsch, H.: Beobachtungen beim Versuch einer zusätzlichen Immuntherapie des malignen Melanoms. Rhein-Ärzteblatt Heft **9**, 268 (1969).
13. Volkstädt, H.: Das chirurgische Vorgehen beim malignen Melanom des Hautorgans. Chir. Praxis **9**, 469 (1965).
14. Weese, K.: Grundsätzliches zur Frage der chirurgischen Behandlung des Melanomalignoms. Dtsch. Gesundh.-Wes. **XXIII**, 492 (1968).
15 Zenker, R.: Diskussionsbemerkung. Langenbecks Arch. Chir. **308**, 547 (1964).

Tumorbiopsie

P. HERMANEK

Jede nur klinische Diagnose ist mit höherer Unsicherheit behaftet als eine morphologische mikroskopische Diagnose. Aufgrund klinischer Befunde vorgenommene Mammaamputationen, bei denen auch die sorgfältige Aufarbeitung dann nur benigne Prozesse, etwa ein lipophages Granulom, ergibt, sind warnende Beispiele. Schwerwiegende Strahlenschäden oder unter Umständen lebensbedrohliche Nebenwirkungen einer Cytostaticatherapie lehren uns, daß auch die nichtoperative Behandlung nur klinisch diagnostizierter vermeintlicher Malignome den Patienten bedrohen kann. Für eine adäquate Tumortherapie ist daher die *mikroskopische Diagnose als rationale Grundlage unseres Handelns unabdingbar*. Dazu kann fallweise die cytologische Untersuchung von Körperflüssigkeiten und Körperoberflächen (äußeren wie inneren) herangezogen werden, überwiegend aber wird eine Biopsie notwendig sein.

Damit ist die *Indikation zur Biopsie bei Verdacht auf Neoplasmen* umrissen: Die *bioptische Verifizierung des Krankheitsprozesses* ist *grundsätzlich notwendig!* Auf sie kann *nur in 3 Situationen verzichtet* werden:
1. Wenn ein verläßlicher cytologisch positiver Befund an Exfoliativmaterial vorliegt (siehe unten).
2. Wenn für einen fraglichen Krankheitsprozeß, unbeschadet ob gut- oder bösartig, das gleiche operative Vorgehen die Methode der Wahl ist (Beispiel: auf das Antrum venticuli beschränkter ulceröser Prozeß — aborale $^2/_3$-Resektion des Magens).
3. Wenn für das operative Handeln wegen allgemeiner Risikofaktoren (interne Erkrankungen, Alter, Allgemeinzustand) keine Alternativen bestehen (Beispiel: eitrig zerfallender Lungenprozeß — nur Lobektomie zumutbar).

Außer der Klärung der Diagnose dient die Biopsie bei Tumorpatienten *fallweise auch der Beantwortung dreier anderer Fragen: 1. Operabilität* (z.B. Untersuchung peripherer Fernlymphknoten oder metastasenverdächtiger Hautknötchen, Mediastinoskopie bei Lungenkrebsen). *2. Operationsplanung* (z.B. bei Magenkrebsen auch Biopsien aus Kardia und distalem Oesophagus, Bestimmung des Malignitätsgrades bei höher sitzenden Rectumcarcinomen). *3. Therapiewahl* (z.B. ist die histologische Klassifikation eines Oesophaguscarcinoms — Epidermoid- oder Adenocarcinom — mitbestimmend dafür, ob eine operative oder eine Strahlentherapie durchgeführt werden soll).

Auch der *offenkundig inoperable Tumor* bedarf der feingeweblichen Verifikation. Die Kenntnis des Tumortyps ist für die Indikation zur Strahlen- und Cytostaticatherapie wesentlich [2]; immer wieder erleben wir auch Überraschungen, etwa wenn sich ein „metastasiertes Knochensarkom" als multilokuläres eosinophiles Granulom des Knochens erweist.

Während also die Frage nach der Indikation zur Biopsie bei neoplastischen Erkrankungen bzw. Verdacht auf solche einfach beantwortet ist, ist das Problem, *welche Art der Biopsie* und *welche Möglichkeit morphologisch-mikroskopischer Diagnostik* jeweils anzuwenden ist, wesentlich vielschichtiger.

Möglichkeiten der morphologisch-mikroskopischen Diagnostik

Abb. 1 zeigt die Möglichkeiten, zu einer morphologisch-mikroskopischen Diagnostik zu gelangen.

Wir unterscheiden zwischen *Stanzbiopsie* und *Feinnadelbiopsie*. Bei letzterer wird mit so dünner Nadel aspiriert, daß das gewonnene Material nur cytologisch, nicht aber histologisch untersucht werden kann. Im Schrifttum werden oft für beide Arten die Ausdrücke Nadel-, Aspirations- oder Punktionsbiopsie verwendet.

Die Indikationen zu den einzelnen Verfahren ergeben sich aus der Abwägung der Vor- und Nachteile im Einzelfall, insbesondere im Hinblick auf die Lokalisation des Tumors (Abb. 2).

Wesentlich ist die *Reihenfolge im diagnostischen Vorgehen*. Die Biopsie soll stets am Schluß stehen, vor ihr sind radiologische, hämatologische, klinisch-chemische, gegebenenfalls cytologische Untersuchungen von Körperober-

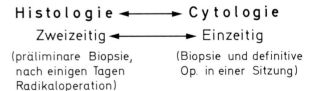

Abb. 1. Möglichkeiten der morphologisch-mikroskopischen Diagnostik

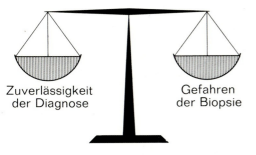

Zuverlässigkeit der Diagnose	Gefahren der Biopsie
Histologie > Cytologie	Cytologie < Histologie
Normal- (Langsam-) Verfahren > Schnellschn. verf.	Biopsie aus Metastase < Biopsie aus Primärtumor
zweizeitig > einzeitig	einzeitig < zweizeitig
↑ Probeexstirpation Untersuchung von Metastasen	Untersuchung von Metastasen Probeexstirpation
Incisionsbiopsie	Feinnadelbiopsie
Zangenbiopsie	Stanzbiopsie
Stanzbiopsie	Zangenbiopsie
Feinnadelbiopsie	Incisionsbiopsie ↓

Abb. 2. Vor- und Nachteile der verschiedenen diagnostischen Verfahren

Tabelle 1. Gefahren der Biopsie

1. Anaesthesie-Zwischenfälle
   a) Lokalanaesthesie
   b) Allgemeinnarkose
2. Lokale Komplikationen
   a) Blutung
   b) Perforation von Hohlorganen
   c) Verletzung von Nachbarorganen
   d) Infektion
3. Tumorpropagation
   a) Implantationsmetastasen
   b) Fernmetastasierung

flächen und Körperflüssigkeiten vorzunehmen. Die Biopsie ist nicht nur die risikoreichste Untersuchung, ihre diagnostische Aussagekraft ist bei Vorliegen der übrigen Befunde auch größer! Zum Beispiel ist die Diagnose aus Knochenbiopsien unter Mitberücksichtigung blutchemischer Werte (Calcium, Phosphor, alkalische und saure Phosphatase) und bei Kenntnis des Röntgenbildes nicht nur des eigentlichen Krankheitsherdes, sondern auch des übrigen Skeletsystems und der Angiographie wesentlich zuverlässiger.

Auch die *mikroskopische Diagnose ist nicht 100%ig zuverlässig*. Aber die Fehlerquote vor allem der histologischen Untersuchung im Einbettungsverfahren ist in der Hand des Pathologen so gering, daß man dieses Verfahren als das zuverlässigste in unserem diagnostischen Repertoire bezeichnen kann. Die Maxime: „Vor die Therapie haben die Götter die Diagnose gesetzt", kann daher präzisiert werden: „Vor die Therapie haben die Götter die *histologische* Diagnose gesetzt."

Gefahren der Biopsie

Eine Übersicht über die möglichen Risiken der Biopsie zeigt Tabelle 1. Die Möglichkeit von Anaesthesie-Zwischenfällen und lokalen Komplikationen mahnt dazu, Biopsien möglichst nur an Institutionen vorzunehmen, an denen bei Eintritt solcher Zwischenfälle alle modernen Möglichkeiten ihrer Behandlung sofort gegeben sind [2].

Die *Blutung* droht vor allem dann, wenn Tumoren sehr gefäßreich sind, was oft vor der Gewebsentnahme nicht voraussehbar ist (z.B. von intakter Schleimhaut überkleideter Carcinoidtumor der Bronchien), zum anderen dann, wenn Tumoren in enger Nachbarschaft größerer Gefäße liegen. Allgemeine Blutungsübel stellen Kontraindikationen für Biopsien dar.

Perforationen von Hohlorganen sind durch die heute zur Verfügung stehenden vollflexiblen Endoskopiegeräte (Glasfiberinstrumente) weitaus seltener geworden. Vor allem anatomische Besonderheiten mahnen zur Vorsicht, z.B. sollen bei Kyphoskoliosen schwereren Grades Oesophagoskopien und Gastrobiopsien nur ausnahmsweise vorgenommen werden.

Die *Infektion* nach Biopsien ist heute fast durchwegs durch moderne Chemotherapie beherrschbar.

Bei der *Tumorpropagation* durch die Biopsie muß zwischen der Möglichkeit von Implantationsmetastasen und der Möglichkeit einer Provokation von Fernmetastasen unterschieden werden. Mit *Implantationsmetastasen* ist praktisch nur bei Incisionsbiopsien zu rechnen [1]. Bei Stanz- und Feinnadelbiopsien sind Tumorimplantationen excessive Seltenheiten und praktisch zu vernachlässigen, insbesondere dann, wenn der Biopsiekanal bei der Radikaloperation mitentfernt wird, was prinzipiell angestrebt werden soll.

Das Risiko der *Provokation von Fernmetastasierung* durch die Biopsie wird sicherlich im allgemeinen überschätzt. Es wird am besten durch Probeexstirpation der Geschwulst im Gesunden und einzeitiges Vorgehen verhindert [3].

Histologie oder Cytologie

Die Hauptdomäne cytologischer Untersuchungen ist die Entdeckung makroskopisch und endoskopisch nicht sichtbarer Vor- und Frühstadien von Krebsen bei klinisch mehr oder minder symptomlosen Patienten. Diese Anwendung ist also ein Screening-Verfahren bzw. eine Vorsorgeuntersuchung zur Krebsfrühdiagnostik. Derartige cytologische Untersuchungen haben vor allem in der Gynäkologie breiten Raum gewonnen, spielen aber auch in der inneren Medizin eine zunehmende Rolle.

Cytologische Untersuchungen können auch zur morphologischen Diagnose manifester tumorverdächtiger Läsionen eingesetzt werden, und dies ist vornehmlich in der Chirurgie der Fall.

Allgemeiner Teil

Tabelle 2. Vor- und Nachteile der histologischen und cytologischen Methodik für die Diagnostik

	Cytologie	Histologie
Materialgewinnung	einfacher	vielfach schwieriger
ambulatorisch durchführbar	meist möglich	nur teilweise möglich
Belästigung für Patienten	meist gering	größer
Gefahren	sehr gering	größer
Wiederholbarkeit	meist problemlos	nicht problemlos
Anaesthesie	vielfach nicht nötig, evtl. Lokalanaesthesie	meist nötig, bisweilen Allgemeinnarkose
Diagnostische Aussagekraft	geringer	größer
Grundlagen der Diagnose	Einzelzelle und kleine Zellverbände + quantitative Zusammensetzung der Zellpopulation	Einzelzelle + Gewebsstruktur
Differenzierung zwischen In-situ-Carcinom, infiltrativem Mikrocarcinom und vorgeschrittenem Carcinom	nicht möglich	möglich
falsch positive Befunde	bei sog. pseudomalignen Tumoren gegeben	extrem selten
Klassifikation und Malignitätsgradbestimmung von Malignomen	unzuverlässiger	verläßlich
Häufigkeit nicht eindeutiger Befunde	relativ groß	wesentlich geringer
Erfahrene Untersucher	heute nur selten verfügbar	wesentlich häufiger verfügbar
Zeitaufwand pro Untersuchung	größer	geringer

Aus den Vor- und Nachteilen der beiden Methoden, Cytologie und Histologie (Tabelle 2), ergeben sich die Regeln zur Bewertung cytologischer Befunde bei diagnostischen Untersuchungen wegen Tumorverdachtes. Während selbstverständlich negative und fragliche (suspekte) cytologische Befunde nichts besagen und weitere diagnostische Maßnahmen verlangen, besitzt der cytologisch positive Befund auch praktisch-klinische Bedeutung, allerdings nicht im gleichen Maße wie ein histologisch positiver Befund (Abb. 3).

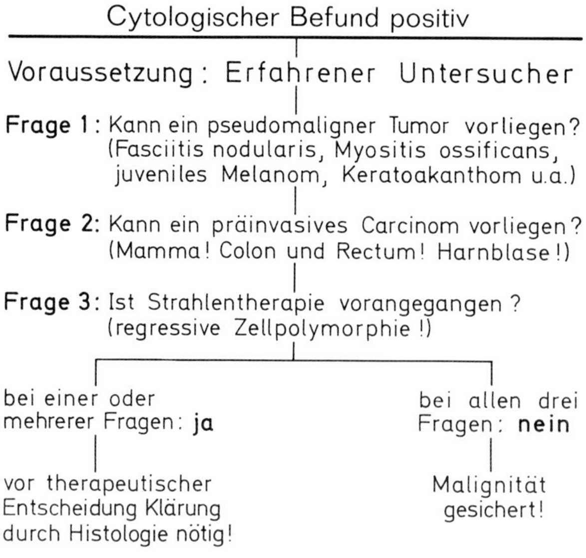

Cytologischer Befund positiv

Voraussetzung: Erfahrener Untersucher

Frage 1: Kann ein pseudomaligner Tumor vorliegen? (Fasciitis nodularis, Myositis ossificans, juveniles Melanom, Keratoakanthom u.a.)

Frage 2: Kann ein präinvasives Carcinom vorliegen? (Mamma! Colon und Rectum! Harnblase!)

Frage 3: Ist Strahlentherapie vorangegangen? (regressive Zellpolymorphie!)

bei einer oder mehrerer Fragen: **ja** → vor therapeutischer Entscheidung Klärung durch Histologie nötig!

bei allen drei Fragen: **nein** → Malignität gesichert!

Abb. 3. Praktische Bedeutung cytologisch positiver Befunde (nach [6])

Zweizeitiges oder einzeitiges Vorgehen

Einzeitige definitive chirurgische Therapie — also bioptische Sicherung der Diagnose *und* Radikaloperation in einer Sitzung — ist das „*ersehnte Ziel jeder Krebschirurgie*" [5].

Voraussetzung des einzeitigen Vorgehens ist die Möglichkeit einer leistungsfähigen Schnellschnittdiagnostik. Dazu bedarf es neben einem nicht unbedeutenden apparativen Aufwand vor allem eines in diesem histologischen Spezialgebiet erfahrenen Pathologen und eines in nächster Nähe der Operationssäle gelegenen Labors [7]. Denn nur dann dauert die Schnellschnittuntersuchung maximal 5 min, und nur dann hat sie eine hinreichende diagnostische Sicherheit.

Der *Vorzug des einzeitigen Vorgehens* gründet sich in der Erwägung, daß Krebschirurgie an sich dringliche Chirurgie ist. Der entscheidende Übergang vom noch kurablen Stadium in das inkurable Stadium der Fernmetastasierung kann gerade im Intervall zwischen präliminarer Biopsie und Radikaloperation erfolgen. Es ist freilich zuzugeben, daß methodisch einwandfreie statistische Aussagen an hinreichend großem Material, die den Vorteil des einzeitigen Vorgehens klar beweisen, kaum vorliegen. In Einzelfällen hat einzeitiges Vorgehen auch wesentliche operationstechnische Vorteile. So kann etwa eine „neck dissection" einige Zeit nach Strumaresektion wegen der Verödung der fascialen Spalträume nur wesentlich schwieriger und auch weniger vollständig vorgenommen werden. Nicht zuletzt empfielt sich einzeitiges Vorgehen auch aus organisatorischen und psychologischen Gründen (Verkürzung der Hospitalisationsdauer, Wegfall der den Patienten psychisch belastenden Zeit des Wartens auf das Ergebnis der histologischen Untersuchung im Langsamverfahren) [7].

Einzeitiges Vorgehen ist auch bei optimaler Schnellschnittdiagnostik nicht immer zu realisieren. Dies ist in erster Linie deshalb nicht möglich, weil die Schnellschnittdiagnostik auch in Händen des erfahrensten Untersuchers aus methodischen Gründen mit einer Quote falsch negativer und unklarer histologischer Befunde behaftet ist, die etwa 3—6% beträgt [7]. Vor allem bei Knochenbiopsien liegt diese Quote, z.T. aus zumindest bis jetzt noch bestehenden methodischen Schwierigkeiten der Bearbeitung kalkhaltigen Materials, noch höher, ebenso bei Verdacht auf malignes Melanom (rund 15% der malignen Melanome sind im Schnellschnitt nicht mit Sicherheit zu diagnostizieren). Es sind jene Situationen, bei denen der Schnellschnittbefund keine eindeutige Malignomdiagnose bringt. Erst der endgültige histologische Befund an Paraffinschnitten sichert die Malignität, einige Tage nach der Biopsie kann dann in einem Zweiteingriff die endgültige chirurgische Therapie erfolgen.

Grundregel jeder Schnellschnittdiagnostik von Probeexstirpationen und Biopsien mit der Frage nach Bösartigkeit ist: Es muß ein *falsch positiver Befund der Malignität unbedingt vermieden* werden! Nur wenn der Chirurg weiß, daß falsch positive Befunde des Pathologen zu den excessiven Ausnahmen gehören, kann einzeitiges Vorgehen realisiert werden.

Zielführende Schnellschnittdiagnostik ist aus den dargelegten Gründen nicht in jedem peripheren Krankenhaus möglich. Dem stehen in erster Linie personelle Gründe entgegen. Jedes Schwerpunktkrankenhaus, jede Universitätsklinik muß aber die organisatorischen Maßnahmen treffen, die eine wirksame Schnellschnittdiagnostik gewährleisten. Wo Schnellschnittdiagnostik aus äußeren Gründen nicht möglich ist, können manche Operationen wegen Malignomverdachtes nicht durchgeführt werden. Dies gilt in erster Linie für alle Malignome, die einer präoperativen bioptischen Diagnostik kaum oder nicht zugänglich sind (Pankreascarcinom, Retroperitonealtumoren), und für alle malignomverdächtigen Läsionen, bei denen die präoperativen Biopsien negative Befunde erbrachten. Gastrektomien etwa sollten bei negativem gastrobioptischem Befund nur dort geplant werden, wo durch Schnellschnittuntersuchung die Diagnose intraoperativ geklärt werden kann.

Wahl der verschiedenen Biopsiemethoden

Aus der Abwägung von diagnostischer Aussagekraft und Gefahren der einzelnen Biopsiemethoden (Abb. 2) ergeben sich eine Reihe von allgemeinen Regeln für die *Wahl der Biopsieverfahren*:
1. Jeder auffindbare vergrößerte periphere Lymphknoten und jedes metastasenverdächtige Hautknötchen sollen als erste Maßnahme histologisch untersucht werden. So wird nicht nur gegebenenfalls der Verdacht auf einen Tumor innerer Organe bestätigt, sondern zugleich auch Inoperabilität festgestellt.
2. Die *Stanzbiopsie* soll immer dann zunächst versucht werden, wenn mit großer Wahrscheinlichkeit Malignomen entsprechende äußerlich tastbare Veränderungen vorliegen („klinisch sichere" Malignome von Mamma, Schilddrüse, Speicheldrüsen, Weichteilen, Knochen), weiterhin bei sonst schwer erreichbaren Organen (Prostata).
3. Wegen der höchsten diagnostischen Aussagekraft und der zugleich geringsten Gefahr der Tumorpropagation ist — wo möglich — die *Probeexstirpation* allen anderen Methoden vorzuziehen [2, 3]. Insbesondere dann, wenn in einem Organ zwischen unterschiedlich zu behandelndem Carcinoma in situ, Mikrocarcinom und fortgeschrittenem infiltrativem Carcinom differenziert werden muß (Mamma, Mundhöhle, polypöse Bildungen des Darmes, Harnblase), kann die diesbezügliche Entscheidung nur duch Probeexstirpation gefällt werden. Negative Befunde schließen Malignität nur aus, wenn sie an Probeexstirpationen gestellt werden, negative Befunde an allen anderen Biopsien beweisen nichts!

Indikationen zur morphologischen Diagnostik bei den einzelnen Organtumoren

1. Periphere Krankheitsprozesse

Verdacht auf malignes Melanom: Methode der Wahl: breite Exstirpation bis zur Fascie, Schnellschnittuntersuchung. Bei positivem Befund in gleicher Sitzung Lymphonodulektomie.

Sonstige Hauttumoren: Je nach Größe Probeexstirpation oder Incisionsbiopsie, bei ulcerösen Tumoren Incisionsbiopsien vom Grund *und* Rand.

Weichteiltumoren: a) Stanzbiopsie, b) je nach Größe Probeexstirpation mit Saum normaler Umgebung oder Incisionsbiopsie. Keine sog. Enucleation!

Periphere Lymphknoten: a) Feinnadelbiopsie, b) Stanzbiopsie, c) Probeexstirpation. Incisionsbiopsien nur dann, wenn Lymphknoten nicht von Gefäßen oder Nerven zu trennen sind.

Mamma, „klinisch sichereres" inoperables Carcinom: a) Feinnadelbiopsie, b) Stanzbiopsie.

Mamma, „klinisch sicheres" operables Carcinom: a) Stanzbiopsie, b) Probeexstirpation mit Schnellschnittuntersuchung.

Mamma, verdächtiger Tastbefund: Probeexstirpation und Schnellschnittuntersuchung.

Mamma, kein Tastbefund: Probeexstirpation unter Berücksichtigung des mammographischen bzw. galaktographischen Befundes, endgültige Diagnose in der Regel erst nach sorgfältiger Paraffinschnittuntersuchung möglich.

2. Tumoren des Kopf- und Halsbereiches

Große Speicheldrüsen, „klinisch sicherer" inoperabler Tumor: a) Feinnadelbiopsie, b) Stanzbiopsie.

Große Speicheldrüsen, operable Tumoren: Probeexstirpation und Schnellschnittuntersuchung. An Parotis als Lobektomie, an Submandibularis als Ektomie der Drüse.

Mundhöhlen- und Lippentumoren: Probeexstirpation, bei sehr großen Tumoren Incisionsbiopsie.

Allgemeiner Teil

Schilddrüse, inoperable Tumoren: a) Feinnadelbiopsie, b) Stanzbiopsie.

Schilddrüse, operable Tumoren: Probeexstirpation, meist als Resektion und Schnellschnittuntersuchung.

3. Skelet-(Knochen-)tumoren

a) Feinnadelbiopsie, b) Stanzbiopsie, c) Incisionsbiopsie und Schnellschnittuntersuchung. Lokalisation der Biopsie durch Vergleich mit Röntgenbefund (wenig verkalkte Teile!) und Angiogramm (vitale Tumorareale!).

4. Thoraxchirurgie

Bronchoskopisch erreichbare Lungentumoren: a) bronchoskopische Zangenbiopsie, vorher Bronchialabsaugung zur cytologischen Untersuchung in gleicher Sitzung, b) Mediastinoskopie (zur Beurteilung der Operabilität).

Bronchoskopisch nicht erreichbare Lungentumoren: a) Bronchialabsaugung und -spülung, eventuell transbronchiale Feinnadelbiopsie, b) Mediastinoskopie, c) eventuell transthorakale Feinnadel- und/oder Stanzbiopsie, d) eventuell *dreimalige* cytologische Sputumuntersuchung.

Mediastinaltumoren: a) Mediastinoskopie, b) eventuell transbronchiale oder transoesophageale Feinnadelbiopsie.

Pleuratumoren: a) Pleurapunktion zur cytologischen Untersuchung, b) thorakoskopische Zangenbiopsie, eventuell thorakoskopische Stanzbiopsie.

Grundsatz für alle Thoraxtumoren: Bei negativem Befund an Biopsien frühe Probethorakotomie und Klärung durch Schnellschnittuntersuchung. Verlaufskontrolle und probatorische Röntgenbestrahlung verboten!

Oesophaguscarcinom: Oesophagoskopische Zangenbiopsie.

5. Abdominalchirurgie

Verdacht auf Magencarcinom, beschränkt auf Antrum: Gastrobiopsie nur nötig, wenn bei Benignität nichtresezierende Verfahren geplant werden (z.B. Ulcusexcision mit Vagotomie, Antrektomie o.ä.).

Verdacht auf Magencarcinom in oraler Hälfte: a) gezielte Gastrobiopsie, b) Oesophagobiopsie (Mitbefall der Kardia und des aboralen Oesophagus?).

Duodenaltumor, Papillencarcinom: Duodenoskopische Zangenbiopsie.

Pancreascarcinom: Eventuell Duodenoskopie mit Pankreasstanzbiopsie, eventuell Laparoskopie mit Feinnadel- oder Stanzbiopsie des Pankreas. Erfolgsquote dieser bioptischen Verfahren gering!

Lebertumor, Lebermetastasen: Gezielte laparoskopische Stanzbiopsie (bei blinder Leberstanzbiopsie nur geringe Erfolgsquote).

Milztumor: Eventuell laparoskopische Feinnadelbiopsie.

Retroperitonealtumor: Eventuell laparaskopische Feinnadel- oder Stanzbiopsie (geringe Erfolgsquote!).

Peritonealtumoren (einschließlich Carcinosis peritonei): a) Ascitespunktion zur cytologischen Untersuchung, b) eventuell laparoskopische Zangenbiopsie.

Colontumor: Eventuell coloskopische Zangenbiopsie (bei ulcerösem Tumor) oder coloskopische Polypektomie.

Rectum, ulceröser Tumor: Rectoskopische Zangenbiopsie.

Rectum, Polyp: Rectoskopische Probeexstirpation (Polypektomie) mit Stiel bzw. Basis.

Rectum, villöser Tumor, der wegen Größe nicht zur Gänze rectoskopisch entfernbar ist: Rectoskopische Zangenbiopsie nur indiziert, wenn im villösen Tumor umschriebene derbere oder ulcerierte Anteile erreichbar sind.

6. Urologie

Harnblase, papillärer Tumor: a) cystoskopische Zangenbiopsie (auch basale Teile!), b) transurethrale Elektroresektion.

Harnblase, ulceröser Tumor: Cystoskopische Zangenbiopsie (Grund *und* Rand!).

Prostatacarcinom: a) Feinnadelbiopsie, b) Stanzbiopsie (transrectal, eventuell transperineal), c) bei weit vorgeschrittenen Tumoren transurethrale Elektroresektion.

Verdacht auf Nierentumor: Keine percutane Nierenbiopsie! Nierenfreilegung, bei zweifelhaftem Befund tiefe Incisionsbiopsie und Schnellschnittuntersuchung.

Verdacht auf Hodentumor: Keine präliminare Hodenbiopsie. Bei jüngeren Patienten inguinale Hodenfreilegung, Incisionsbiopsie und Schnellschnittuntersuchung.

Schlußbemerkungen

Der alte Grundsatz ärztlichen Handelns „Primum non nocere" gilt auch und gerade bei Verdacht auf Malignome. Angesichts des lebensbedrohenden Charakters jedes Malignoms liegt die größte Gefahr diagnostischer Maßnahmen in der Verschleppung der Diagnose und damit der Verschleppung der Radikaloperation. Überflüssige Biopsieverfahren mit nur geringen Chancen, eine Diagnose zu erhalten, sollen daher unterbleiben. Die andere Seite des „Primum non nocere", angewandt bei Tumorverdacht, heißt: sich nicht vor zielführenden Biopsien scheuen! Denn die rasch und sachgemäß durchgeführte Biopsie und damit die baldige sichere Diagnose, bietet wesentlich weniger Gefahren als die Verzögerung von Diagnose und Behandlungsbeginn [4].

Wegen der geringen Gefahren, mit denen Biopsien eventuell verbunden sind, Diagnose und Radikaloperation zu verschleppen, ist ebenso verboten wie umgekehrt auf Biopsie zu verzichten und unter der vermeintlichen Annahme eines Malignoms große verstümmelnde Eingriffe vorzunehmen.

Die größte Gefahr der Biopsie ist: sie *nicht* vorzunehmen und deshalb entweder nichts, zu wenig oder zu viel zu tun! Dort aber, wo aus lokalisatorischen Gründen eine präoperative morphologische Sicherung der Diagnose nicht möglich ist, und dann, wenn die vorgenommenen Biopsien negative Ergebnisse zeigen, darf bei stehendem klinischen Verdacht nicht gezögert werden. Jede „Verlaufskontrolle" bei Verdacht auf Malignom ist verboten, ebenso jede Diagnose ex juvantibus. Rasche Freilegung und Klärung der Diagnose durch intraoperative Schnellschnittuntersuchung sind dann Methode der Wahl.

Literatur

1. Ackerman, L.V., Wheat, M.W.: The implantation of cancer—an avoidable surgical risk? Surgery **37**, 341 (1955).
2. Alnor, P.C., Wanke, R.: Die Probeentnahme von Geweben. In: Bartelheimer, H., Maurer, H.-J. (Hrsg.): Diagnostik der Geschwulstkrankheiten. Stuttgart: Thieme 1962.
3. Hegemann, G.: Metastasenprobleme in der Chirurgie. Wien. med. Wschr. **117**, 175 (1967).
4. Hellner, H.: Die Biopsie. Notwendigkeit, Fehler, Grenzen. B. Spezieller Teil (Fortsetzung). Chirurg **34**, 540 (1963).
5. Hellwig, C.A.: Die Probeexcision. Klin. Wschr. **8**, 1521 (1929).
6. Hermanek, P.: Chirurgische klinische Pathologie. In: Zenker, R., Deucher, F., Schink, W. (Hrsg.): Chirurgie der Gegenwart, Band 1, Allgemeine Chirurgie. München-Berlin-Wien: Urban & Schwarzenberg 1973.
7. Hermanek, P., Bünte, H.: Die intraoperative Schnellschnittuntersuchung. Methoden und Konsequenzen. München-Berlin-Wien: Urban & Schwarzenberg 1972.

B. Spezieller Teil

I. Neurochirurgie

Offene und geschlossene Schädelhirnverletzungen

F. Marguth und W. Lanksch

Die Beseitigung potentieller Infektionsquellen, die Ausräumung intrakranieller Blutungen und die Wiederherstellung hämodynamischer Störungen sind Grundprinzipien der operativen Versorgung von Schädelhirnverletzungen.

Die Indikation zur Operation offener Schädelhirnverletzungen basiert auf dem Grundsatz, die offene Schädelhirnverletzung in eine geschlossene zu verwandeln. Darüber hinaus muß die offene Hirnwunde grundsätzlich hochdosiert antibiotisch behandelt werden. Kontrastmitteluntersuchungen sind nur dann erforderlich, wenn klinische Symptomatik und das Echoencephalogramm auf eine raumfordernde Komplikation hinweisen. Die Versorgung der offenen Verletzung zwingt in der Regel nicht zu einem sofortigen operativen Vorgehen, so daß abgewartet werden kann, bis optimale Operationsbedingungen gegeben sind. Erst nach Stabilisierung von Kreislauf und Atmung, mit sog. „aufgeschobener Dringlichkeit" soll die operative Versorgung vorgenommen werden. Liegen profuse Blutungen vor, z. B. aus einem Sinus, dann allerdings ist die Sofortoperation unumgänglich. Eine sorgfältige Wundrevision erfordert unter Umständen eine großzügige osteoklastische oder osteoplastische Erweiterung des Knochendefektes, damit die Verletzungen der Dura, des Hirngewebes und vor allen Dingen größerer Gefäße ausreichend übersehen und versorgt werden können. Fremdkörper, Knochensplitter, Blutkoagel und Hirndetritus müssen radikal entfernt werden. Subdurale Blutfilme werden abgesaugt, da sie einen hervorragenden Nährboden für Bakterien darstellen. Traumatisch zerstörtes Hirngewebe wird schonend und unter exakter Blutstillung entfernt.

Die sicherste Barriere gegen das Eindringen pathogener Keime ist die intakte Dura. Infolgedessen muß ein „wasserdichter" Verschluß der Dura angestrebt werden. Nicht zu adaptierende Verletzungen werden mit freien Transplantaten lyophilisierter Dura gedeckt. In den Kalottendefekt werden noch vorhandene Knochenfragmente unter gegenseitiger Verkeilung wieder eingefügt. Wenn die Frakturfragmente nicht ausreichen oder nicht mehr vorhanden sind, kann der gesamte Kalottendefekt mit einer Palacosplastik überbrückt werden. Besteht oder entwickelt sich während des Eingriffs ein massives Hirnödem, dann wird zur intrakraniellen Druckentlastung auf den Kalottenverschluß verzichtet. Nach Abklingen der akuten Phase kann der herausgenommene Knochendeckel wieder eingefügt oder durch eine Kunststoffplastik ersetzt werden.

Nasale Liquorfisteln werden nach Duraverletzungen über der Hinterwand der Stirnhöhlen und der Siebbeinplatte nach fronto-basalen Frakturen beobachtet. Die Absonderung von wäßrigem Sekret aus einem oder beiden Nasengängen oder in den Nasen-Rachen-Raum sind dringende Hinweise auf eine derartige Verletzung. Bei bettlägerigen und somnolenten Patienten kann das häufige Schlukken infolge des Liquorabflusses gelegentlich übersehen werden. Bestehen Zweifel an dem Abfluß von Liquor, dann kann durch Kopfhängelage oder Kompression der Vv. jugulares unter Umständen eine Liquorrhoe provoziert werden. Bewußtlose Patienten mit Liquorabfluß in den Nasen-Rachen-Raum sollten tracheotomiert werden, um die Gefahr einer Aspiration zu beseitigen. Durch Röntgenaufnahmen des Schädels in drei Ebenen oder mit Hilfe von Tomogrammen der vorderen Schädelbasis können die entsprechenden Frakturen — allerdings nicht immer — nachgewiesen werden. Mit der Liquorraumszintigraphie gelingt es Impulsanreicherungen im Bereich der Fistelgänge nachzuweisen [4].

Nasale Liquorfisteln müssen auch bei sistierender Liquorrhoe operativ gedeckt werden, da die Erfahrung gezeigt hat, daß noch Jahre nach der Verletzung Rezidive bzw. Meningitiden ohne Liquorrhoe auftreten können [3]. Nur durch den sicheren Verschluß der Fistel wird der Patient vor ascendierenden Infektionen geschützt. Das Risiko des operativen Eingriffs steht in keinem Verhältnis zur Gefahr einer Meningoencephalitis oder sogar eines Hirnabscesses. Rezidivierende Meningitiden, die zunächst nicht im Zusammenhang mit einem vorausgegangenen Schädel- oder Schädelhirntrauma gesehen werden, lenken den Verdacht auf eine Liquorfistel, wenn als Erreger Pneumokokken im Liquor gefunden werden.

Als Methode der Wahl bietet sich die breite Abdeckung der Duraverletzung mit lyophilisierter Dura nach einer frontalen oder bifrontalen Trepanation an. Von seiten der HNO-Fachärzte wird gleichzeitig oder durch einen zweiten Eingriff die Ausräumung der miteröffneten Nasennebenhöhlen empfohlen [6].

Otogene Liquorfisteln schließen sich in der Regel spontan. Versiegt der Liquorabfluß jedoch nicht oder entleert sich Hirnbrei durch den Gehörgang, dann muß die Durazerreißung über der latero-basalen Fraktur operativ versorgt werden.

Impressionsfrakturen können im Rahmen einer offenen Schädelhirnverletzung, aber auch nach gedeckten Schädel- oder Schädelhirnverletzungen vorliegen. Röntgenaufnahmen, insbesondere Tangentialaufnahmen des Schädels sichern die klinische Diagnose. Die operative Versorgung einer Impressionsfraktur ist nur indiziert, wenn das Imprimat um mehr als Kalottenbreite nach intrakraniell verlagert ist, wenn neurologische Herdzeichen — häufig cerebrale Krampfanfälle — vorliegen oder lokalisierte Veränderungen im EEG nachweisbar sind. Türflügelartig imprimierte Kalottenanteile oder in toto nach intrakraniell verlagerte Fragmente können häufig von einem einzigen Bohrloch aus, das am Rand der Impression angelegt wird, gehoben werden. Bei stark verkeilter Impression wird es notwendig werden, das Bohrloch osteoklastisch zu erweitern oder mit Hilfe einer osteoplastischen Trepanation die Imprimate zu mobilisieren und zu heben.

Impressionsfrakturen, die zur Verletzung des Sinus sagittalis superior oder des Sinus transversus geführt haben, sind außerordentlich vorsichtig zu versorgen, da es zu massiven Blutungen aus dem verletzten Sinus kommen kann, wenn durch die Elevation des Imprimates die Tamponade des aufgerissenen Blutleiters beseitigt wird. Durch direkte Naht der Gefäßverletzung oder durch Aufsteppen von Muskel- oder Durastückchen oder Gelita-Tampons kann der blutende Defekt geschlossen werden. Eine vollständige Unterbrechung des Sinus sagittalis superior bleibt nur folgenlos, wenn die Umstechung im vorderen Drittel erfolgt. Eine Unterbrechung des Sinus in den anschließenden Zweidritteln seiner Verlaufsstrecke verursacht in der Regel schwere neurologische und psychische Ausfälle. Die dadurch hervorgerufene hochgradige Hirnschwellung kann den tödlichen Ausgang zur Folge haben.

Schußverletzungen können zu umschriebenen Impressions- oder Expressionsfrakturen mit penetrierender Hirnverletzung führen. Sie sind grundsätzlich als offene Schädelhirnverletzungen zu behandeln. Die Indikation zur operativen Versorgung hängt vom Allgemeinzustand des Patienten und den mutmaßlichen intrakraniellen Verletzungen ab. Eine unverzügliche Revision des Schußkanals ist indiziert, wenn die Verletzung zu einem raumfordernden intrakraniellen Hämatom geführt hat. Schußverletzungen durch Tierschußapparate oder Steckbolzenschußgeräte haben eine äußerst ungünstige Prognose [8], da die Verletzung intracerebraler Strukturen weit in die Tiefe reichen kann und bei Eindringen des Bolzens von der Stirnpartie her lebenswichtige Zentren zerstört werden können.

Die intrakraniellen Blutungen nach gedeckten Schädelhirnverletzungen erfordern als raumfordernde Prozesse ein rasches operatives Eingreifen. Nur dann sind schwere und unter Umständen irreversible Hirnschädigungen vermeidbar. Im Gegensatz zum Vorgehen bei der Versorgung offener Schädelhirnverletzungen ohne profuse Blutungen müssen in diesen Fällen gleichzeitig mit der Behandlung von Atem- und Kreislaufstörungen alle diagnostischen Maßnahmen und die Vorbereitung zur Operation getroffen werden. Die Indikation zur Echoencephalographie und zur Kontrastmitteluntersuchung sollte großzügig gestellt werden. Primär anhaltende oder sekundär wieder einsetzende Bewußtseinsstörungen und neurologische Herdzeichen, besonders die einseitige Pupillenerweiterung müssen den Verdacht auf ein intrakranielles Hämatom lenken und erfordern unverzüglich diagnostische Maßnahmen zum Ausschluß oder zum Nachweis und der Lokalisation der Blutung. Bleiben Verletzte nach einem gedeckten Schädelhirntrauma anhaltend bewußtseinsgestört oder bewußtlos, dann muß, auch wenn keine herdneurologischen Symptome vorliegen, mit Hilfe der Echoencephalographie und der neuroradiologischen Untersuchungsverfahren innerhalb der ersten Stunden geklärt werden, ob eine raumfordernde Blutung vorliegt. Keinesfalls sollte mit diesen Untersuchungen gewartet werden, bis hämatomverdächtige Herdsymptome vorhanden sind. Erst nach angiographischer Darstellung des Hämatoms wird eine gezielte Trepanation möglich sein. Wenn nach einem freien Intervall in schneller Reihenfolge hämatomverdächtige Symptome auftreten — die rasch zunehmende Bewußtseinseintrübung, die Mydriasis auf der Seite der Fraktur, welche die A. meningica media kreuzt, und kontralaterale Gliedmaßenparesen — und aufgrund der progredienten Schädelinnendrucksteigerung eine Einklemmung des Mittelhirns im Tentoriumschlitz oder der Medulla oblongata im Foramen magnum zu befürchten oder manifest ist, dann ist ein entlastender Soforteingriff indiziert. Mit Hilfe der Mittelechobestimmung kann die Seitenlokalisation des raumfordernden Prozesses in wenigen Minuten festgelegt werden. Seitenverkehrt angelegte Probebohrlöcher lassen sich dadurch vermeiden.

Die primär prognostisch so günstigen *epiduralen Hämatome*, die häufig einen foudroyanten Verlauf erkennen lassen, sollten daher sofort entlastet und nicht erst in eine Spezialklinik transferiert werden. Bereitet die Blutstillung Schwierigkeiten, was bei Blutungen der durch Schervorgänge an der Schädelbasis rupturierten A. meningica media der Fall sein kann, dann genügt als erste Maßnahme der entlastende Eingriff mit Tamponade der Blutung. Blutstillung und Wundverschluß können dann in der Spezialklinik erfolgen. Gelingt es nicht, Blutungen aus den Ästen oder dem Hauptstamm der A. meningica media mittels Elektrokoagulation zu stillen, dann muß das Foramen spinosum mit Knochenwachs (oder sogar einem vorgetriebenen Holzkeil) verschlossen werden. Das osteoklastisch erweiterte Bohrloch ist nur für diese foudroyant verlaufenden epiduralen Blutungen gutzuheißen.

In der Regel werden die intrakraniellen Blutungen über eine großzügige osteoklastische Trepanation angegangen. Sie allein gewährt die Möglichkeit, ausgedehnte Hämatome auszuräumen, multiple Blutungsquellen aufzufinden und Hirngewebsverletzungen zu versorgen [12].

Nach der Ausräumung von epiduralen Hämatomen wird die intakte Dura nicht eröffnet, es sei denn, daß der Inspektions- und Palpationsbefund den Verdacht zusätzlicher Komplikationen im Sinne einer Kontusionsblutung mit subduralem Erguß aufkommen läßt. Bei verletzter Dura können intradurale Blutungen bis in den Epiduralraum durchbrechen.

Die Blutungsquellen der *subduralen Blutungen* sind entweder abgerissene Brückenvenen oder Gefäßverletzungen aus dem Bereich der Hirnkontusion. Bei der Ausräumung intracerebraler Blutkoagel muß kontusionell geschädigtes, erweichtes Hirngewebe reseziert werden. Der operative Eingriff bei Verletzungen im Bereich der dominanten Hemisphäre, vor allem in der Schläfen- und Scheitelbeinregion, muß zur Erhaltung möglicherweise noch funktionstüchtiger Zentren zurückhaltend und sparsam durchgeführt werden. Tritt noch während des operativen Eingriffs eine Hirnschwellungsreaktion auf, was besonders häufig bei den akuten subduralen Hämatomen beobachtet wird, dann sollte der Knochendeckel nicht wieder eingefügt und durch Einsteppen lyophilisierter Dura in die normale harte Hirnhaut eine Entlastung geschaffen werden. Mit diesen Maßnahmen kann der progredienten Volumenexpansion des ödematösen Hirngewebes Raum gegeben und damit unter Umständen eine lebensbedrohliche intrakranielle Drucksteigerung vermieden werden.

Intracerebrale Blutungen erfordern prinzipiell kein anderes Operationsverfahren. Aus dem Bereich massiver Rindenkontusionen können sich Blutungen über den Subduralraum bis in den Epiduralraum entwickeln, andererseits können daraus auch intracerebrale Wühlblutungen entstehen. Von den Kontusionsblutungen zu unterscheiden sind die tief im Marklager entstehenden Blutungen. Derartige Hämatome werden von einer Hirnrindenincision aus unter stumpfem Vorgehen mit Hirnspateln aufgesucht, demarkiert und entfernt. Bei Einbruch in den Ventrikel kann das Hirnkammersystem teilweise oder komplett austamponiert sein. Ein völliger Ausguß des Ventrikelsystems mit Blutkoageln ist operativ nicht zu beseitigen, nur die partiellen Einbrüche von Blutkoageln können ausgeräumt werden. Die Prognose bei akuten subduralen- oder Kontusionsblutungen ist aufgrund der in der Regel schweren und ausgeprägten lokalen sowie auch allgemeinen Hirnschädigung ungünstiger als bei den übrigen Schädelhirnverletzungen.

Raumfordernde Blutungen in der hinteren Schädelgrube sind selten. Nackensteifheit, Atemantriebsstörungen, Bewußtseinsstörungen unterschiedlichen Grades und gelegentlich auch ein Priapismus werden bei Blutungen dieser Lokalisation beobachtet. Fast ausnahmslos finden sich Frakturen im Bereich der Hinterhauptsschuppe, die in das Foramen occipitale magnum ziehen. Diese Frakturen lassen sich jedoch nur mit Spezialaufnahmen nach Towne sicher nachweisen. Fehlen Zeichen der Massenverschiebung, findet sich jedoch eine Ventrikelerweiterung im Echoencephalogramm, dann ist die absolute Indikation zur einer Exploration der hinteren Schädelgrube gegeben.

Carotis-Sinus cavernosus-Fisteln treten nach Schädelbasisfrakturen oder direkten Stich- oder Schußverletzungen der A. carotis interna im Sinus cavernosus auf. Lästige pulssynchrone Geräusche in der Schläfen- oder Orbitalregion, ein zunehmender pulsierender Exophthalmus sowie Sehstörungen führen den Patienten zum Arzt. Allein die Carotisangiographie gibt Aufschluß über die Lokalisation und die Größe der Fistelbildung zwischen der verletzten A. carotis int. und dem sie umgebenden venösen Sinus cavernosus. Durch die arterio-venöse Shunt-Bildung, bei der das arterielle Blut in das regionale Venensystem einströmt, wird die cerebrale Durchblutung herabgesetzt, der intraorbitale Druck erhöht, die Zirkulation im Netzhautbereich gestört. Zur Verhinderung oder Beseitigung dieser hämodynamischen Störungen muß die Fistel ausgeschaltet werden.

Als Operationsverfahren bevorzugen wir folgendes Vorgehen: In der ersten Sitzung wird die A. carotis comm. am Hals unterbunden, sofern ein suffizienter Kollateralkreislauf über den Circulus Willisi nachgewiesen ist. Treten innerhalb von 8—10 Tagen danach keine hämodynamischen Insuffizienzerscheinungen auf, wird die A. carotis int. am Hals unterbunden. Da die Fistel auch danach noch aus dem gegenseitigen Hirnkreislauf oder rückläufig über die A. ophthalmica gespeist werden kann, müssen in einer weiteren Sitzung intrakraniell die A. carotis int. und die A. ophthalmica ligiert werden. Von diesem dreizeitigen Vorgehen sind wir abgekommen, weil sich gezeigt hat, daß nach Unterbindung der A. carotis int. am Hals ein Entzugssyndrom der Hirnhemisphäre auf der Seite der Fistel zustande kommen kann, wenn der kollaterale Blutstrom über den Sinus cavernosus der Fistel kurzgeschlossen wird. Um diese Komplikation, die nur angiographisch abgeklärt werden kann, von vornherein zu vermeiden, nehmen wir die Unterbindung der A. carotis int. am Hals und den intrakraniellen Eingriff in einer Sitzung vor.

Posttraumatische Sehstörungen werden, abgesehen von kontusionellen oder perforierenden Bulbusverletzungen, nach direkter oder indirekter Läsion des N. opticus, der Sehnervenkreuzung, der Sehstrahlung oder der Sehrinde beobachtet. Die traumatische Schädigung des N. opticus hat eine Visusminderung oder Amaurose vom Moment der Gewalteinwirkung an zur Folge. Außer der Abscherung oder Zerreißung des Sehnerven außerhalb des Canalis opticus kommen folgende Ursachen für die Läsion des N. opticus in seinem intracaniculären Abschnitt in Betracht: dislocierte Knochensplitter nach Frakturen im Bereich des Canalis opticus, die zur partiellen oder kompletten Durchtrennung oder Kompression des Nerven führen, komprimierende Sehnervenscheidenhämatome und Ödeme sowie die Zerreißung von nutritiven Gefäßen. Röntgenologisch kann die Ursache der Opticusläsion nicht immer geklärt werden. Die Indikation zur Dekompression des N. opticus ist gegeben, wenn eine beidseitige Amaurose oder die Erblindung des letzten Auges [2] vorliegt oder wenn sich eine traumatische Visusminderung sekundär verschlechtert. Da die Operationsergebnisse nicht so überzeugend sind, daß sie zu aktivem Vorgehen zwingen, andererseits auch Spontanheilungen (bis zu 50% der Fälle) beobachtet wurden, wird die Indikation zur Dekompression des Opticuskanals unterschiedlich beurteilt. Unter den obengenannten Voraussetzungen halten wir die Indikation innerhalb der 6—8-Stundengrenze für gegeben, da der Eingriff nicht belastend ist und möglicherweise die Chance zur Erholung des Sehnerven erhöht.

Als Ursachen des posttraumatischen Hydrocephalus kommen in Betracht:
1. Der posttraumatische Hydrocephalus occlusus als Folge von Verletzungen und raumfordernden Blutungen im Bereich der hinteren Schädelgrube mit Liquorpassagebehinderung.
2. Der posttraumatische Hydrocephalus e vacuo als Folge eines postkontusionellen hirnatrophischen Prozesses.
3. Der posttraumatische kommunizierende Hydrocephalus arresorptivus.

Subarachnoidale Blutungen können infolge einer permanenten oder vorübergehenden Blockierung der Subarachnoidalräume zu einer Resorptionsstörung führen. Die Liquorresorption wird unter diesen Bedingungen vom Ependym der sich erweiternden Seitenventrikel teilweise mitübernommen. Bei entsprechender Ventrikelerweiterung kann ein Ausgleichszustand zwischen Liquorproduktion und Resorption erreicht werden, so daß ein normotoner Hydrocephalus resultiert. Der Nachweis eines Hydrocephalus arresorptivus gelingt mit der RIHSA-Cisternographie. Lumbal oder suboccipital intrathecal injizierte Radioisotope folgen einem pathologischen cisterno-ventriculären Reflux. In Intervallen abgeleitete Hirnszintigramme zeigen dann eine Anreicherung der Isotope im Ventrikelsystem, jedoch nicht in den subarachnoidalen Räumen [1, 9]. Für die operative Behandlung kommen Patienten mit einem Hydrocephalus occlusus oder arresorptivus in Frage. Die Anlage eines Ventils empfiehlt sich, um eine irreversible Ventrikelerweiterung mit konsekutiver Markatrophie zu verhindern. In diesen Fällen wird ein Kunststoffkatheter zwischen Seitenventrikel und rechtem Herzvorhof angelegt. Über einen Ventilmechanismus kann der Liquor aus dem Schädelinnenraum in das Herzkreislaufsystem abgeleitet werden. Vor der Anlage eines Ventils können mit Hilfe einer über Stunden oder Tage dauernden Messung des intrakraniellen Druckes Informationen über den bestehenden Ventrikel-Mitteldruck eingeholt werden. Für die Auswahl des Ventils (Unter-, Mittel- oder Hochdruckventil) ist die Kenntnis des Liquordruckwertes von Wichtigkeit, da ein Liquorunterdruck die Entwicklung subduraler Ergüsse verursachen kann, wenn die Ventilöffnung bei zu niedrigen Drucken erfolgt.

Die Indikation zur operativen Versorgung von offenen und geschlossenen Schädelhirnverletzungen ist nicht mehr gegeben, wenn der Verletzte völlig reaktionslos und der Atemantrieb erloschen ist. Verlaufsbeobachtungen haben gezeigt, daß Schädelhirnverletzte nicht überleben, wenn die Spontanatmung nicht innerhalb von 30 min zurückkehrt [5] und/oder wenn maximal weite und reaktionslose Pupillen länger als 40 min bestanden [7]. Der intrakranielle Zirkulationsstillstand und auch die hochgradige intrakranielle Zirkulationsverlangsamung [10] müssen prognostisch als absolut infaust gewertet werden.

Literatur

1. Alker, J.G., JR-Leslie, E.V.: Isotope Cisternography and Ventrikulography. Acta radiol. (Stockh.) **9**, 589 (1969).
2. Comberg, H., Goder, G.: Beobachtungen zur Frage der Opticus- und Chiasmaläsionen bei Schädelhirntraumen. Klin. Mbl. Augenheilk. **153**, 35 (1968).
3. Dietz, H.: Die frontobasale Schädelhirnverletzung. Monographien aus dem Gebiet der Neurologie und Psychiatrie, 130. Heft. Berlin-Heidelberg-New York: Springer 1970.
4. Frigeni, G., Gaini, S.M., Paoletti, P., Villani, R.: Isotope Cisternography. Acta neurochir. (Wien) **25**, 10 (1971).
5. Frohwein, R.A., Karimi-Nejad, A., Euler, K.H.: Hefte zur Unfallheilk. **87**, 172 (1966).
6. Kley, W.: Die Unfallchirurgie der Schädelbasis und der pneumatischen Räume. Archiv Ohr.-, Nas.- u. Kehlk.-Heilk. **191**, 1 (1968).
7. Lanksch, W.: Klinische Symptome im Vorfeld des Hirntodes. Vortrag mit F. Marguth, Kongreß über „Die Bestimmung des Todeszeitpunktes", Wien 4.—6. Mai 1972, im Druck.
8. Lausberg, G.: Über offene Hirnverletzungen durch Schußapparatbolzen. Chirurg **34**, 151 (1963).
9. Martini, T., Oberson, R.: Cisternographie Radio-Isotopique chez les Hydrocéphales posttraumatiques. Acta radiol. (Stockh.) **9**, 635 (1969).
10. Penin, H., Käufer, Ch.: Der Hirntod. Stuttgart: Thieme 1969.
11. Schiefer, W., Kazner, E.: Klinische Echoencephalographie. Berlin-Heidelberg-New York: Springer 1967.
12. Schürmann, K.: Operative Hämatombehandlung bei Schädelhirnverletzungen. Langenbecks Arch. Chir. **319**, 576 (1967).

II. Thoraxchirurgie

1. Brustwand

Brustwandtumoren

F.-J. STÜCKER, O. RIBBAT und C.-J. WOLF

Die Thoraxwand vereint eine außerordentliche Vielzahl geweblicher Elemente, die jeweils zum Träger von Neubildungen werden können [1, 11, 12]. Der Begriff umfaßt das Skeletsystem (Rippen, Sternum, Schultergürtel) und den umgebenden Weichteilmantel, einschließlich der Pleura parietalis, ohne Berücksichtigung der Erkrankungen der Brustdrüse. Aus diagnostischen und therapeutischen Gesichtspunkten ist eine Unterteilung der Brustwandtumoren in *primäre Tumoren des Thoraxskelets, primäre Tumoren des thorakalen Weichteilmantels* und *sekundäre Tumoren der Brustwand* berechtigt, wobei die primären Geschwülste in benigne und maligne zu gliedern sind [11].

Die Mehrzahl der Tumoren des Thoraxskelets sind Metastasen [10]. Können ein Bronchialcarcinom, ein Hypernephrom oder ein Mamma-Carcinom als Primärtumor ausgeschlossen werden, folgen der Häufigkeit nach das Chondrosarkom und das Myelom [10, 13]. Letzteres kann sowohl solitär als auch als Systemerkrankung im Thoraxskelet u. a. O. lokalisiert sein. Unter den gutartigen Tumoren des Thoraxskeletes ist das Chondrom an erster Stelle zu nennen, gefolgt von der semimalignen Riesenzellgeschwulst.

Bei den Tumoren des thorakalen Weichteilmantels folgen der Häufigkeit nach Lipome, Fibrome sowie Hämangiome als gutartige Geschwülste, differenzierte Sarkome und unreife Sarkome als bösartige Neubildungen [5, 11, 13].

Zu den *sekundären* Tumoren der Brustwand gehören Geschwülste, deren Metastasencharakter klinisch offenbar ist, oder die erst bei histologischer Untersuchung als Absiedlung nicht diagnostizierter primärer Tumoren erkennbar werden, sowie Tumoren, die die Brustwand per continuitatem infolge expansiven Wachstums durchdringen und klinisch als primäre Brustwandtumoren imponieren (Ausbrechertumoren, Pancoasttumoren).

Die Tumoren der Brustwand sind im Vergleich zu den Geschwülsten anderer Lokalisation selten [4, 5, 9, 11, 13, 15]. Entsprechend den Häufigkeitsangaben in der Literatur

Tabelle 1. Primäre Tumoren des Thoraxskelets und des thorakalen Weichteilmantels (Krankengut der Chirurgischen Universitätsklinik Köln-Lindenthal von 1956—1972)

	Gutartig	n	Lokalisation	Bösartig	n	Lokalisation
Thoraxskelet	a) Osteogene Tumoren					
	Osteochondrom	4	Rippe			
	Enchondrom	4	Rippe			
		n = 8				
	b) Myelogene und reticuloendotheliale Tumoren					
	eosinophiles Granulom	1	Rippe	Myelom	1	Rippe
				Reticulumzellsarkom	1	Scapula
				Fibro-Myxo-Chondro-Sarkom	1	Regio sternoclavicularis
		n = 1			n = 3	
Thorakaler Weichteilmantel	Fibrom, Lipom	8		Melanom	6	
	Hämangiom	15		Fibrosarkom	1	
	Neurofibrom	3		Neurilemmom	1	
				Pleuramesotheliom	2'	
		n = 26			n = 10	

Tabelle 2. Sekundäre Tumoren der Thoraxwand (Krankengut der Chirurgischen Universitätsklinik Köln-Lindenthal von 1956—1972)

a) Klinisch metastatischer Natur

Hypernephrom	2
Bronchialcarcinom	1
Seminom	1
Lymphoblastisches Sarkom	1
Melanosarkom	1
	n = 6

b) Histologisch metastatischer Natur

Entdifferenziertes Carcinom	3
Follikuläres Carcinom	1
Adenoides Carcinom	1
Hypernephrom	1
Kleinzelliges Carcinom	1
	n = 7

c) Pancoasttumoren   n = 6

wurden an der Chirurgischen Universitätsklinik Köln-Lindenthal — von 1956 bis 1972 — 67 echte Geschwülste und 7 tumorsimulierende Krankheitsbilder operativ behandelt (s. Tabelle 1 und Tabelle 2).

Zur Diagnose

Da die Artdiagnose einer Brustwandgeschwulst ohne histologische Untersuchung nicht möglich ist, andererseits die Gutartigkeit des Prozesses bewiesen werden muß, ist in allen Fällen ein chirurgisches Vorgehen aus *diagnostischer und therapeutischer Sicht* erforderlich. Zur Absicherung dieser Maßnahmen sind genaue anamnestische Angaben, Laboruntersuchungen, spezielle Untersuchungsverfahren und eine eingehende Röntgenuntersuchung zu fordern.

Die *anamnestischen Leitsymptome* der Brustwandtumoren sind der Schmerz und die Schwellung, die in 86% bei primär malignen, in 73% bei benignen und in 59% bei metastatischen Tumoren im Thoraxwandbereich festzustellen sind [10]. Bei den osteogenen Tumoren tritt der Schmerz gegenüber der Schwellung zurück, während die Knochenmarkstumoren ein umgekehrtes Verhalten zeigen. Die durchschnittliche Dauer der Symptomatik beträgt bei gutartigen Tumoren einige Jahre, bei primär bösartigen Tumoren über 1 Jahr und bei metastatischen Prozessen wenige Monate. Die Tumoren des thorakalen Weichteilmantels lassen keine Vorhersage über die Dignität zu.

Im Rahmen der Routineuntersuchung kommt einigen Laborwerten besondere Bedeutung zu: BSG, Blutbild (Polyglobulie in ca. 4% der Hypernephrome), Elektrophorese (u. U. entscheidend beim Myelom), alkalische und saure Phosphatase (Prostata-Carcinom), Calcium und Phosphor im Serum (Hyperparathyreoidismus), Knochenmarksbiopsie (Systemerkrankungen).

In speziellen Fällen lassen sich durch den diagnostischen *Pneumothorax*, die *Cytodiagnostik des Pleurapunktates* sowie durch die *Bronchographie*, die *Mediastinoskopie* und die *Direktpunktion* weitere Aufschlüsse gewinnen. Der Wert der letztgenannten Verfahren ist im Vergleich zur Exstirpation der Geschwulst weit im Gesunden in Kombination mit intraoperativer Schnellschnittdiagnostik begrenzt. Bei der Nadelbiopsie ist die Gefahr einer Fistelbildung und von Implantationsmetastasen zu berücksichtigen. Der diagnostische Pneumothorax hat heute gegenüber der Thorakotomie an Bedeutung verloren.

Zur Abklärung sekundärer Brustwandtumoren ist eine Untersuchung der Mamma mit *Mammographie* sowie des Urogenitalsystems einschließlich Infusionsurogramm und evtl. Arteriographie unerläßlich (Knochenmetastasen bei Frauen in ca. 70% durch Mamma-Carcinome, beim Mann in ca. 60% durch Prostata-Carcinome und in 10—25% durch Bronchial-Carcinome). Bei Metastasen kann u. U. eine *nuclearmedizinische Diagnostik* ein Schilddrüsen-Carcinom aufdecken. Der Wert dieses Verfahrens ist auch bei primären Skelet-Tumoren über den Nachweis lokalisiert betonter Osteogenese bekannt [3].

Besondere Bedeutung für die Diagnose und präoperative Beurteilung von Brustwandtumoren hat die Routineröntgenuntersuchung. *Thoraxübersichtsaufnahmen in p.-a. und seitlichem Strahlengang* lassen unter Zuhilfenahme von *Schicht-* und *Hartstrahlaufnahmen* im allgemeinen eine Tumorlokalisation zu. Eine verbindliche Aussage über die Dignität einer Brustwandgeschwulst aufgrund röntgenologischer Kriterien ist nicht möglich.

Als weitere radiologische Zusatzuntersuchungen können die *intraossäre Phlebographie* [7], die *Angiographie* zur Identifizierung von Angiomen und Aneurysmen und die *Lymphographie* herangezogen werden.

Differentialdiagnose

Bei der Differentialdiagnose von Brustwandtumoren sind Fehleinschätzungen durch Rundherde der Lunge [8], Mediastinaltumoren und Pleuramesotheliome, die als Tumoren im Interlobärspalt oder mit Scheinverbindung zum Lungenparenchym imponieren, möglich.

Von den echten Neubildungen sind tumorähnliche Prozesse an der Brustwand abzugrenzen, deren Identifizierung oft erhebliche differentialdiagnostische Schwierigkeiten bereitet. Hierzu gehören Ossifikationszentren, hypertrophierende Rippenknorpel, Frakturfolgezustände sowie Osteomyelitiden, Ernährungsstörungen und unklare Krankheitsbilder, wie das Tietze-Syndrom. Im Bereich der Weichteile können alte organisierte Hämatome, Brustwandhernien, Verschattungen durch Aneurysmen der großen Gefäße, spezifische Infektionen, Empyeme sowie parasitäre Erkrankungen den Eindruck eines Tumors hervorrufen [4, 5].

Indikation zur operativen Behandlung

Die Indikation zur operativen Behandlung der Brustwandtumoren muß der malignen Potenz und der Tatsache, daß nur in ca. $^2/_3$ der Fälle präoperativ über die primäre oder sekundäre Natur derartiger Geschwülste entschieden werden kann, Rechnung tragen. Dank der Entwicklung thoraxchirurgischer Operationsmethoden sowie moderner Anaesthesie- und Beatmungsverfahren sind das operative technische Vorgehen und die Probleme der Nachbehandlung von sekundärer Bedeutung.

Als Therapie der Wahl ist bei Brustwandtumoren die *radikale Exstirpation anzustreben*. Dies gilt für bösartige wie primär gutartige Neubildungen, da einige Tumorformen eine ausgesprochene Rezidivneigung oder eine Tendenz zur malignen Entartung, beispielsweise die Chondrome oder Neurofibrome, aufweisen. Unter Berücksichtigung des intramedullären und intraperiostalen Wachstums empfiehlt es sich bei Chondromen der Rippe, diese unter Mitnahme des Periosts weit im Gesunden, d. h. einschließlich der angrenzenden oberen und unteren „gesunden" Rippe, zu entfernen.

Die Resektion der tumortragenden Strukturen erstreckt sich zuweilen auf die Mitnahme benachbarter Rippen, Muskeln, der parietalen Pleura sowie des Zwerchfells, des Perikards und von Teilen der Lunge [14]. In vielen Fällen scheitert eine radikale Operation der Brustwandtumoren aus Furcht vor größeren, schwer schließbaren Wanddefekten. Dem Operateur stellt sich dann die Aufgabe, nicht nur ausreichend Gewebe zur Deckung zu mobilisieren, sondern darüber hinaus durch ausreichende Stabilität der Thoraxwand einer paradoxen Atembeweglichkeit vorzubeugen und die Atemmechanik zu sichern [5, 6].

Bei der Defektüberbrückung finden Verwendung:
1. Prothesen aus Draht oder synthetische Netze (Nachteil: Gefahr der Infektion und Sequestrierung).
2. Heterologe und homologe Gewebe (Nachteil: Gefahr der Abstoßung).
3. Autologe Gewebe, z. B. Fascia lata, Corium oder Muskelverschiebelappen.

Bei den letztgenannten Verfahren ist die Forderung nach stabilen Thoraxwandverhältnissen nicht erfüllt. Die notwendige Stabilität kann durch Rippenspaltteile oder ein Flechtwerk aus üblichem synthetischem Nahtmaterial, das an den Rippen verankert wird, erreicht werden [6]. Andererseits ist postoperativ die Indikation zur Langzeitbeatmung zu stellen.

Das Ausmaß der Exstirpation soll den Grad der Bösartigkeit berücksichtigen, sofern er wie etwa für die Sarkome geschätzt werden kann. In Fällen fortgeschrittenen Tumorwachstums kann die Ausweitung des Eingriffes problematisch sein. Es muß dem Einzelfall vorbehalten bleiben, ob nicht eine cytostatische oder strahlentherapeutische Behandlung alternativ oder in Verbindung mit dem operativen Vorgehen in Frage kommt [2]. Als strahlensensibel gelten gutartige Riesenzellgeschwülste, das Reticulosarkom, das Myelom, der Ewing-Tumor, das Hämangiom oder das eosinophile Granulom.

Bei multiplen Metastasen, ausgehend von der Mamma oder der Prostata ist die Indikation zum operativen Vorgehen zugunsten einer hormonellen Behandlung zurückzustellen.

Literatur

1. Calinog, T.E., Mehta, V.S., Cushing, W., Merkow, L.P., Kent, E., Magovern, G.J.: Rhabdomyosarcoma of the sternum. J. Thoracic. cardiovasc. Surg. **61**, 811 (1971).
2. Copeland, M.M.: Modern treatment of bone sarcomas, indications and results. In: Saegesser, F., a. J.: Surgical Oncology. Bern, Stuttgart, Wien: H. Huber 1970.
3. Delaloye, B.: Recent acquisitions in nuclear medicine for the detection of tumors. In: Saegesser, F., Pettavel, J.: Surgical Oncology. Bern, Stuttgart, Wien: H. Huber 1970.
4. Gottschalk, E., Stoltze, D.: Zur Systematik und Klinik von Thoraxwandprozessen. Brun's Beitr. klin. Chir. **217**, 577 (1969).
5. Jagdschian, V., Herink, M., Linder, F.: Diagnose und operative Therapie der Brustwandtumoren. Chirurg. **32**, 170 (1961).
6. Leininger, B.J., Barker, W.L., Langston, H.: A simplified method of chestwall reconstruction. Ann. Thorac. surg. **13**, 259 (1972).
7. Lessmann, F.P., Schobinger von Schowinger, R.S., Lasser, F.C.: Intraoss. venography in skeletal and soft tissue abnormalities. Acta radiol. (Stockh.) **44**, 397 (1955).
8. Linder, F., Jagdschian, V.: Rundherde der Lunge. Langenbecks Arch. Chir. **292**, 371 (1959).
9. Mülly, K.: Geschwülste der Pleura u.d. Brustwand. In: Handbuch der inneren Medizin, Bd. IV, 1. Teil. Berlin-Göttingen-Heidelberg: Springer 1956.
10. Ochsner, A., Jr., Lucas, G.L., McFarland, G.: Tumors of the thoracic skeleton. J. Thoracic cardiovasc. Surg. **52**, 311 (1966).
11. Ochsner, A., Jr., Ochsner, A.: Tumors of the chest wall. Surg. Clin. N. Amer. **46**, 1447 (1966).
12. O'Neal, L.W., Ackerman, L.V.: Cartilaginous tumors of rib and sternum. J. thorac. Surg. **21**, 71 (1951).
13. Sadrolaschrafi, T.: Zur Pathologie, Diagnostik und Therapie der Brustwandtumoren. Diss. Berlin, 1958.
14. Salzer, G.: Die diffusen Pleuratumoren als chirurgisches Problem. Thoraxchirurgie **7**, 377 (1959).
15. Schmidt, F.E., Trummer, M.J.: Primary tumors of ribs. Ann. Thorac. Surg. **13**, 251 (1972).

Benigne und maligne Brustdrüsenerkrankungen

A. SCHAUDIG

Das Mammacarcinom ist die häufigste Krebserkrankung der Frau. 1,4% der weiblichen Bevölkerung erkranken im Laufe des Lebens an einer bösartigen Brustdrüsenveränderung. Die malignen Mammatumoren haben an der Gesamtzahl der Brustgeschwülste einen Anteil von 30—50%.

Im folgenden soll nicht auf akut entzündliche und spezifische Erkrankungen der Brustdrüse eingegangen werden. Weiterhin bleiben Entwicklungsanomalien, Hypo- und Hyperplasien unberücksichtigt. Nicht einbezogen werden ferner die Indikationen zu sekundären Eingriffen bei lokalen oder systemischen Rezidiven sowie zu ablativen chirurgischen Eingriffen beim metastasierenden Mammacarcinom (Ovarektomie, s. Beitrag Jakob).

Diagnostische Eingriffe

Auch heute noch gilt es als Regel, daß bei allen Knotenbildungen in der Brust eine Probebiopsie erfolgen muß, wenn aufgrund der Befunde die Gutartigkeit der Veränderungen nicht eindeutig geklärt werden kann. Zwar haben sich durch Mammographie, Punktionscytologie und Gewebsstanzzylinder die nichtchirurgischen diagnostischen Möglichkeiten erweitert, die Sicherheit der Biopsiediagnostik ist jedoch noch nicht erreicht worden [1]. Mit einem negativen Cytologieergebnis bei Mammapunktion darf man sich nur im Falle einer Cystenaspiration begnügen, wenn keine Flüssigkeit nachläuft und kein Knoten mehr auftritt.

Mit anderen Worten: Wird bei einem Knoten in der Mamma die Indikation zur Feinnadel- oder Stanzzylinderpunktion gestellt, so ergibt sich aus einem negativen Cytologie- oder Histologieresultat allermeist die Indikation zur operativen Biopsie.

Bei der Probebiopsie ist immer die sofortige elektrochirurgische Exstirpation des gesamten verdächtigen Gewebsbereiches anzustreben, es sei denn, die Ursache der Veränderung kann mit Sicherheit auf ein Trauma oder eine Entzündung zurückgeführt werden. Bei den meisten gutartigen Mammaerkrankungen führt die Indikation zur Probebiopsie daher zugleich zur endgültigen chirurgischen Therapie. Bei malignen Veränderungen schließt sich hingegen dem diagnostischen Vorgehen fast immer ein zweiter oder ein erweiterter chirurgischer Eingriff an.

Die Wahl der Schnittführung bei Probebiopsie darf sich nur dann nach kosmetischen Gesichtspunkten richten, wenn die in toto-Exstirpation des verdächtigen Gewebsbezirkes nicht in Frage gestellt wird.

Unter dieser Voraussetzung sollte möglichst häufig vom Mamillenrandschnitt Gebrauch gemacht werden, der ein hervorragendes kosmetisches Resultat ergibt und der oft bei beweglichen Knoten, die etwas peripherer liegen, noch gut verwendet werden kann. Vor allem eignet sich der Mamillenrandschnitt für die Veränderungen, welche aufgrund der Voruntersuchung eher als gutartig gedeutet werden. Sprechen die Befunde mehr für eine bösartige Erkrankung, so wird das Eingehen direkt über dem betroffenen Bezirk in jedem Fall besser sein, wobei die radiäre Schnittführung der zirkulären hinsichtlich des kosmetischen Resultates nicht überlegen, sondern unterlegen ist.

Wann immer es die Möglichkeiten erlauben, sollte eine histologische Schnellschnittuntersuchung des Biopsiematerials noch während des operativen Eingriffs erfolgen, um der Kranken eine zweite Operation zu ersparen. Ist eine sofortige feingewebliche Diagnostik nicht möglich, ist eine evtl. notwendige Mammaamputation innerhalb von 5 Tagen durchzuführen. Verzögert sich der endgültige Eingriff nicht länger, so wird Überlebenszeit und Metastasenbildung durch dieses Intervall zwischen Biopsie und Operation nicht beeinflußt.

Therapeutische Eingriffe

Gutartige Brustdrüsenerkrankungen

Bei eindeutiger Diagnose ist — wie schon ausgeführt — nur ein begrenzter chirurgischer Eingriff notwendig, der in den meisten Fällen in der diagnostischen Probeexstirpation besteht. Da einige gutartige Mammaerkrankungen makroskopisch malignen Veränderungen sehr ähnlich sind, *darf keine Ablatio mammae ohne histologische Sicherung der Diagnose* erfolgen.

Mastopathia fibrosa cystica: Zwei Drittel aller Frauen zwischen dem 40. und 60. Lebensjahr erkranken an dieser Dysplasie der Brustdrüse. Bei der Mastopathie I. Grades bestehen keine Epithelproliferationen in den Drüsengängen, bei der *II. Grades* sind Epithelproliferationen ohne Atypien vorhanden. Die Mastopathie *III. Grades* ist gekennzeichnet durch atypische canaliculäre oder lobuläre Zellwucherungen. Man sollte hier zwischen einem *Typ III a* (intracanaliculäre Epithelproliferationen mit *mäßiger Atypie*) und *Typ III b* (Atypien eindeutig bösartig determiniert) unterscheiden. Während die Mastopathie I. und II. Grades keine Risikokrankheit bezüglich der Entstehung eines Mammacarcinoms darstellt, ist die Mastopathie III. Grades mit einem Entartungsrisiko von 30% behaftet [10, 11]. Sie kommt bei etwa 10% der Frauen mit Mastopathie vor. Heute bestehen in der Nomenklatur fließende Übergänge zwischen Mastopathie Grad III b und den lobulären und ductalen präinvasiven Carcinomen, die auch als Carcinoma in situ bezeichnet werden. Hier sind auch die präinvasiven Formen der Milchgangspapillome, vor allem der Papillomatose zu erwähnen [4, 10, 11, 12]. Die Veränderungen der Mastopathie Grad III b stellen dabei eine Indikation zur Ablatio mammae simplex dar. Hier kann evtl. eine selektive Entfernung des Drüsenkörpers und kosmetischer Ersatz desselben durch Silikonprothese erwogen werden. Im amerikanischen Schrifttum wird wegen des zehnfach höheren Risikos des doppelseitigen Auftretens eines lobulären oder ductalen präinvasiven Carcinoms auch die Exstirpation des äußeren oberen Quadranten der zunächst nichtbiopsierten Brust empfohlen [12, 4].

Eine Sonderform der Mastopathie stellt die sklerosierende Adenose [5, 11] der Mamma dar, bei der sich zusätzlich zu den Epithelwucherungen eine starke hyaline Sklerose und Bindegewebsproliferation findet. Sie ist zwar gutartig, kann aber makroskopisch oft nicht von einem Mammacarcinom unterschieden werden, da die Veränderungen unscharf begrenzt und derb sind. Sie laufen strahlig in unverändertes Gewebe aus und können zur Hauteinziehung führen. Diese Eigenschaften bedingen manchmal eine mammographische Verwechslung mit malignen Prozessen.

Echte gutartige Neubildungen (Fibrome, Adenome, Fibroadenome, Lipome, Neurofibrome, Myxome) sind seltener als die Mastopathie. Durch ihre gute Abgrenzbarkeit sind sie meist schon klinisch und röntgenologisch sicher zu erkennen. Es besteht keine Indikation zur Brustdrüsenentfernung. Eine Sonderform stellt das Cystosarcoma phylloides dar, auch als Fibroadenoma intracanaliculare bezeichnet [11]. Diese blättrig-lappig gebauten Tumoren mit intakter Bindegewebskapsel können zu mehr als kilogrammschweren Geschwülsten heranwachsen, die nach örtlicher Entfernung zu Rezidiven, in Einzelfällen zu sarkomatöser Entartung neigen. Bei sehr großen Tumoren muß manchmal aus technischen Gründen die Indikation zur Ablatio mammae gestellt werden. Bei lokal sicher ausschälbarem, nicht zu großem Tumor besteht zunächst keine Indikation zur Mastektomie. Wir haben bei einer Patientin — die eine Mammaamputation ablehnte — 3mal ein lokales Rezidiv exstirpiert und dann eine bisher 3jährige Rezidivfreiheit erreichen können.

Galaktorrhoe, „blutende Mamma" [11, 12]: Einer sezernierenden Mamma liegt meist kein Milchgangscarcinom zugrunde, im größeren Prozentsatz handelt es sich um gutartige Proliferationen in den Milchgängen oder Cysten (Mastopathie) sowie Folgen von endokrinen Dysfunktionen. Das gleiche gilt für blutige Absonderungen, die meist durch intracanaliculäre oder intracystische Papillome verursacht werden. Wie bei der Mastopathie schon ausgeführt, können diese Gewebswucherungen, insbesondere aber die Papillomatose, in einem Teil der Fälle mit Epithelatypien einhergehen; sie sind daher radikal zu entfernen. Die Galaktographie stellt die optimale diagnostische Maßnahme zur exakten Lokalisation dar. Bei umschriebener Papillombildung in einem Gangabschnitt stellt sich die Indikation zur Exstirpation des betreffenden Brustdrüsensegmentes, bei diffuser Papillomatose muß die Ablatio mammae durchgeführt werden [12].

Lipophages Granulom: Ursache für diese resorptive Granulationsgewebsbildung ist eine traumatische Fettgewebsnekrose im Mammakörper [11]. Da dabei axilläre Lymphknotenvergrößerungen auftreten können und die Geschwulst derb, mit der Haut verbacken sein und makroskopisch Tumorgewebe vortäuschen kann, ist die Unterscheidung von einem Mammacarcinom klinisch oft nicht möglich. Diese Veränderung tritt sehr selten auf, im Gegensatz zu den häufig von Patientinnen aus Kausalitätsbedürfnis angegebenen Traumata bei Mammaknoten anderer Genese.

Plasmazell- oder Comedomastitis: Die Ursache dieser seltenen Erkrankung stellt eine Verlegung der Drüsenausführungsgänge mit Sekretstauung dar, die zu intra- und periductaler steriler Entzündung führt. Es treten Lipogranulome auf, die regionären Lymphknoten können beteiligt sein [11]. Lokale Exstirpation der Veränderungen ist indiziert.

Gynäkomastie [11]: Eine Vergrößerung oder Knotenbildung der männlichen Brustdrüse treten gehäuft in der Entwicklungszeit auf. Ist sie vorübergehend, weich, schmerzfrei und klinisch unauffällig, so besteht keine Indikation zur Operation. Knotenbildung der männlichen Brust beim Erwachsenen stellen immer eine Indikation zur operativen Revision dar, vor allem wenn sie einseitig, progredient und mit Beschwerden einhergehend sind. Es sei daran erinnert, daß bei und nach Lebererkrankungen, bei Gabe von Nebennierenrindenhormonen, Digitalis und anderen Medikamenten eine Gynäkomastie auch einseitig auftreten kann [11]. Wegen der Neigung des männlichen Brustkrebses zur raschen lokalen Infiltration und lymphogenen Ausbreitung ist bei Gynäkomastie die Indikation zur Probebiopsie, die praktisch immer einer Drüsenexstirpation gleichkommt, weit zu stellen. Die Mamille sollte möglichst erhalten werden.

Bösartige Brustdrüsenerkrankungen

Die Operationsindikation hängt nicht vom histologischen Geschwulsttyp, sondern ausschließlich von der Tumorausdehnung ab. Dasselbe gilt für die Wahl des operativen Verfahrens und die Indikation zur Strahlentherapie. In den letzten Jahren wird in verstärktem Maße versucht, die verschiedenen Carcinomtypen hinsichtlich ihrer Bösartigkeit in ein Bewertungsschema einzureihen. Diese Bemühungen sind bis jetzt widersprüchlich und erlauben noch keine sichere prognostische Aussage [13]. Für die Operationsindikation ist das histologische „Grading" ohne Bedeutung. Im folgenden wird daher nicht weiter auf die verschiedenen Erscheinungsformen der carcinomatösen und sarkomatösen Brustdrüsengeschwülste eingegangen, mit Ausnahme des Erysipelas carcinomatosum, des Morbus Paget und des intraductalen Carcinoms. Die Indikationen werden anhand der Tumorausdehnung besprochen. Diese sind nach einem modifizierten Steinthal-Schema eingeteilt:

Stadium I = lokalisierter Tumor ohne Metastasen
Stadium II = lokalisierter Tumor mit regionalen Metastasen
Stadium III = ausgedehnter Tumor mit Metastasen, Fixation des Tumors und/oder der Metastasen
Stadium IV = wie III mit Fernmetastasen

Indikation zur radikalen Mastektomie: Es war das Verdienst Halsteds [3], durch ausgefeilte Operationstechnik mit Entfernung der Mamma samt beiden Brustmuskeln und Fett- und Lymphgewebe der Axilla die Zahl der lokalen Tumorrezidive von 60—80% auf unter 5% gesenkt zu haben. Dieses Operationsverfahren wird auch heute noch von der Mehrzahl der Chirurgen angewendet [3, 14]. Gleich gute Erfolge werden heute aber auch bei sog. begrenzten Operationsverfahren berichtet, vor allem dann, wenn die Axilla ausgeräumt wird, die beiden Pectoralmuskeln aber erhalten bleiben [3, 8, 14]. Dieses als „modifizierte radikale Mastektomie" bezeichnete Verfahren führt zu einem besseren kosmetischen Ergebnis, vor allem in Verbindung mit einer quer-ovalären Umschneidung der Mamma nach Stewart [7]. Die Belassung der Brustmuskeln soll zugleich auch die Entstehung eines postoperativen Armödems verhindern helfen.

Brustkrebse des *Stadiums I, II und III* stellen die *Indikation zur radikalen bzw. modifizierten radikalen Mastektomie* dar, wenn auch beim Stadium I immer häufiger die einfache Mastektomie, höchstens in Verbindung mit Probebiopsie einiger basaler axillärer Lymphknoten empfohlen wird [2, 3, 14].

Beim *männlichen Brustdrüsenkrebs* sollte wegen der frühzeitigen Einbeziehung der Pectoralisfascie in den Tumor und Infiltration der Lymphabflußwege *immer die radikale Mastektomie* erfolgen.

Bei axillärem Lymphknotenbefall kann zusätzlich eine Nachbestrahlung durchgeführt werden, sie ist aber nicht mehr als obligat anzusehen; ihr Wert ist heute umstritten [2, 3, 8, 14]. Teilweise werden sogar negative Auswirkungen auf die Lebenszeit der Kranken angenommen [2].

Die Vorbestrahlung wird heute allgemein nicht mehr durchgeführt, zwei Indikationen bestehen aber weiter:
1. Beim *Erysipelas carcinomatosum* sollte die Operationsindikation erst nach einer kurzen, hochintensiven Strahlentherapie, 3000—4000 r in wenigen Tagen, gestellt werden, um lokale Operabilität durch Rückgang der ausgedehnten entzündlich-tumorösen Infiltration zu erreichen.
2. Bei *zu großen Tumoren* oder axillären Metastasen zur Erreichung der lokalen Operabilität.

Superradikale Operationsmethoden sind heute abzulehnen, da hiermit die Ergebnisse sicher nicht verbessert werden können [3].

Indikationen zur Ablatio mammae: Die Entfernung der krebsig erkrankten Brust ohne Achselhöhlenausräumung wurde zunächst von McWhirter in Verbindung mit Nachbestrahlung empfohlen. Kaae hat mit dieser Methode gleich gute Ergebnisse wie bei radikaler Mastektomie erzielen können [3]. Diese überraschenden Befunde werden mit der Erhaltung der systemischen Immunabwehr in den verbleibenden, nicht röntgengeschädigten regionären Lymphknoten erklärt [2, 3]. Zu diesen Einzelergebnissen liegen keine alternierenden Untersuchungsgruppen vor. Man sollte daher zunächst bewährte Therapieformen nicht verlassen, ehe gesicherte Ergebnisse vorliegen.

Die Indikation zur Ablatio simplex ist beim Mammacarcinom sehr eingeschränkt. Man sollte sie nur bei alten Kranken mit langsam wachsendem Tumor sowie beim Stadium IV dann stellen, wenn eine palliative Primärtumorentfernung (z.B. zur Vermeidung einer Exulceration) sinnvoll oder notwendig erscheint. Ansonsten sollte im späten Stadium III oder Stadium IV die radiologische Therapie an die Stelle der Operation treten.

Zwei Sonderformen des Mammacarcinoms stellen eine weitere Indikation zur einfachen Mammaamputation dar, nämlich

a) das Milchgangs- oder Comedo-Carcinom [11] ohne Lymphknotenbeteiligung,
b) die cutane Form des Morbus Paget, die noch nicht zu intramammärer Tumorknotenbildung geführt hat [9].

Indikation zur lokalen Tumorexstirpation: Obwohl einige Autoren [2, 13] über sehr gute Dauererfolge bei nur lokaler Tumorexstirpation — teilweise in Verbindung mit Bestrahlung — berichten, stellt dieses Vorgehen keine anerkannte und sicher bewährte chirurgische Therapie dar. Die Indikation hierzu muß im Interesse der Kranken auf *die Sonderfälle* begrenzt bleiben, bei denen aus Alters- oder Krankheitsgründen der kleinste Eingriff durchgeführt werden muß oder bei welchen die Ablatio mammae verweigert wird.

Keine Operationsindikation: Der Verlauf bei Mammacarcinomen des Stadiums IV kann mit Ausnahme des oben Gesagten operativ nicht mehr günstig beeinflußt werden. Es drohen örtliches Rezidiv und Wundheilungsstörungen mit Exulceration. Strahlentherapeutisch können jedoch im Einzelfall sehr gute Ergebnisse mit völligem örtlichen Rückgang oder Abheilung des Tumors erreicht werden, wie besonders die Ergebnisse von Guttmann zeigen [3].

Literatur

1. Barth, V., Kraus, B., Deininger, H. K.: Zur Diagnostik von Mammatumoren mit Hilfe von Gewebsstanzzylindern. Dtsch. med. Wschr. **96**, 2005 (1971).
2. Crile, G., jr.: Low incidence and morbidity of local recurrence after conservative operations for cancer of the breast. Ann. Surg. **175**, 249 (1972).
3. Fisher, B.: The surgical dilemma in the primary therapy of invasive breast cancer: A critical appraisal. In: Current problems in surgery. Chicago: Year Book Medical Publ. 1970.
4. Hamperl, H.: Das lobuläre Carcinoma in situ der Mamma. Histogenese, Wachstum, Übergang in infiltrierendes Karzinom. Dtsch. med. Wschr. **96**, 1585 (1971).
5. Küchemann, K., Haage, H.: Die sklerosierende Adenose der Mamma. Ein differentialdiagnostisches Problem für Kliniker, Röntgenologen und Pathologen. Med. Welt (Stuttg.) **22**, 875 (1971)
6. Lau, H.: Frühdiagnose von Mammatumoren. Med. Klin. **65**, 1765 (1970).
7. Madden, J.L.: Atlas of technics in surgery, 2.ed., Vol. 1, p. 145. New York: Appleton Century Crofts 1964.
8. Madden, J.L., Kandalaft, S., Bourque, R.A.: Modified radical mastectomy. Ann. Surg. **175**, 624 (1972).
9. Nance, F.C., DeLoach, D.H., Welsh, R.A., Becker, W.F.: Paget's disease of the breast. Ann. Surg. **171**, 864 (1970).
10. Prechtel, K.: Beziehungen der Mastopathie zum Mammakarzinom. Fortschr. Med. **90**, 43 (1972).
11. Selberg, W.: Gutartige Geschwülste und entzündliche Krankheitsprozesse der Brustdrüse. Pathologisch-anatomischer Teil. Chirurg. **42**, 385 (1971).
12. Shorey, W.D.: Carcinoma in situ of the breast. Surg. Clin. N. Amer. **51**, 175 (1971).
13. Silverberg, St.G., Va, R., Chitale, A.R., Levitt, S.H.: Prognostic significance of tumor margins in mammary carcinoma. Arch. Surg. **102**, 450 (1971).
14. Zenker, R., Pichlmayr, R.: Die Behandlung des Mammacarcinoms. Z. Geront. **1**, 102 (1968).

Prä- und postoperative Strahlenbehandlung des Mamma-Carcinoms

H. H. LÖHR

Die enge Zusammenarbeit mit dem Radiologen, nicht nur in der Diagnostik, sondern auch in der Chirurgie und Strahlenbehandlung der Geschwulstkrankheiten, war immer ein besonderes Anliegen der Zenkerschen Schule, das heute nach wie vor Gültigkeit hat. Daß diese chirurgisch-radiologische Kombinationsbehandlung hervorragende Spätergebnisse aufzuweisen hat, läßt sich am Modell des Mamma-Carcinoms zeigen.

Das Krankengut der Radiologischen Universitätsklinik Marburg/L., das zu einem großen Teil von Zenker operiert wurde, reicht bis in das Jahr 1939 zurück. Die Statistik umfaßt heute mehr als 2000 mindestens 5 Jahre nachbeobachtete Patientinnen. Die Ergebnisse zeigen, daß langfristig nur dann optimale Ergebnisse zu erzielen sind, wenn die Strahlenbehandlung nicht erst bei Auftreten von Metastasen, sondern sofort vor oder nach der Operation mit voller Tumordosis durchgeführt wird.

Die Spätergebnisse bei diesem Krankengut im Rahmen der Ergebnisse größerer Behandlungszentren zeigt Abb. 1. *Zwischen der Überlebenskurve des operativen Stadium I und der Überlebenskurve unbehandelter Kranker liegen die therapeutischen Möglichkeiten der Operation und Strahlenbehandlung.* Abb. 2 stellt die Spätergebnisse (bis 15 Jahre nach kombinierter chirurgisch-radiologischer Behandlung), in klinische Stadien entsprechend dem TNM-System unterteilt, dar: Im Stadium I haben 82% aller Frauen 5 Jahre, 61% aller Kranken 10 Jahre und 48% aller Kranken 15 Jahre überlebt. Diese Kurve liegt nur knapp unter der Lebenserwartung einer über 40 Jahre alten Durchschnittsbevölkerung. Man kann grob vereinfachend sagen: *Wenn es gelänge, bei allen Frauen schon im Stadium I eine kombinierte chirurgisch-radiologische Behandlung durchzuführen, so läge die Lebenserwartung dieser Frauen nur knapp unter ihrer natürlichen Lebenserwartung.* Im Stadium II liegen die Zahlen für eine Überlebenszeit von 5, 10 und 15 Jahren bei 50%, 32% und 25%, im Stadium III bei 15%, 7% und 1% (N=1096). Ein Drittel des gesamten Krankengutes gehörte dabei den prognostisch ungünstigen Stadien III und IV an. Alle unsere Bemühungen sollten deshalb auf die Förderung der Frühdiagnose zielen, um den Anteil der prognostisch ungünstigen Stadien noch weiter zu verringern.

Korrigiert man die aufgrund der klinischen Erstuntersuchung erhobenen Befunde, den gleichen Kriterien des TNM-Systems entsprechend, nach der Operation aufgrund der histologischen Befunde, so zeigt es sich, daß die selbst von erfahrenen Klinikern bei der Erstuntersuchung festgelegte klinische Stadieneinteilung im Einzelfall nicht immer verbindlich ist (Abb. 3): 20% der als klinisches Stadium I klassifizierten Tumoren mußten nach der Operation dem Stadium II zugeordnet werden. Fast $1/3$ aller als klinisches Stadium II beurteilten Tumoren mußten p. op. in das operative Stadium I oder III eingeordnet werden. 11% der Fälle des klinischen Stadium III waren bei der Erstuntersuchung falsch beurteilt worden. *Diese Beobachtungen sollten*

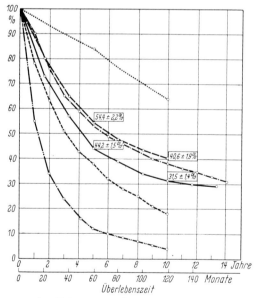

Abb. 1. Ergebnisse der operativ-radiologischen Kombinationsbehandlung, Marburg a.d. Lahn (1941—1952) im Rahmen größerer Statistiken

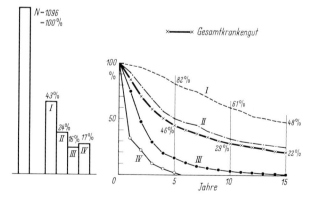

Abb. 2. Ergebnisse der operativ-radiologischen Kombinationsbehandlung, Marburg a.d. Lahn (1939—1952), aufgeteilt nach klinischen Stadien

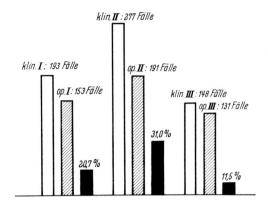

Abb. 3. Irrtumsmöglichkeiten bei der klinischen Stadieneinteilung. Weiße Säulen: Bei der klinischen Untersuchung festgelegte Stadien. Schraffierte Säulen: Nach der Operation festgelegte Stadien. Schwarze Säulen: Fehlergröße bei der klinischen Stadieneinteilung

davor warnen, im Stadium I auf eine Strahlenbehandlung zu verzichten, da sonst in jedem fünften Falle ein sehr wirksamer Faktor des Behandlungsplanes zuungunsten der Kranken entfiele.

Noch wichtiger erscheint uns die Tatsache, *daß die Todesursache aller verstorbenen Kranken in mindestens 80% der Fälle, wenn auch nach mitunter jahrzehntelangem Verlauf, das Mamma-Carcinom selbst war* (Abb. 4). Unter 2026 Kranken des Beobachtungszeitraums (1939—1962) starben 1518 Kranke = 75%. 1200 Kranke starben *nachweisbar* (Nachfragen bei den Hausärzten und Standesämtern, Krankenhausberichte, Sektionsprotokolle) an den Folgen des Mamma-Carcinoms. Gliedert man die Gruppe der verstorbenen Patientinnen nach klinischen Stadien bei der Erstuntersuchung auf, so ergibt sich, daß der Anteil der nachweisbar an Mamma-Carcinom Verstorbenen in den einzelnen Stadien ansteigt. Selbst im Stadium I war der Anteil der nachweisbar an Carcinom Verstorbenen verhältnismäßig hoch: *Von 378 verstorbenen Frauen, die ursprünglich dem Stadium I zugeordnet wurden, war die Todesursache in 73% eine Metastasierung, d.h. bei* $^3/_4$ *dieser Kranken konnte das Leiden mit einer chirurgisch-radiologischen Kombinationsbehandlung auf die Dauer nicht beherrscht werden.* Schon zum Zeitpunkt der Operation hatte eine Streuung von Tumorzellen stattgefunden, obwohl klinisch keine Anzeichen dafür zu finden waren. Dies bedeutet, daß im Stadium I zwar ausgezeichnete Spätergebnisse zu erreichen sind, die nahe an die Lebensaussichten der normalen Durchschnittsbevölkerung heranreichen, daß ein großer Anteil der 10 und 15 Jahre nach Operation und Strahlenbehandlung sterbenden Frauen aber nicht wie normalerweise durch Erkrankungen des vorgeschrittenen Lebensalters, sondern durch Metastasen zugrunde geht.

Weitere Gesichtspunkte für die Diskussion um die Behandlung des Mamma-Carcinoms ergeben sich aus dem Verhalten der Lokalrezidive und Fernmetastasen, aus der Spätprognose der Doppeltumoren und aus katamnestischen Untersuchungen über die Dauer der Anamnese und der Verzögerungszeiten bis zum Einsetzen einer wirksamen Therapie. *Die Häufigkeit des Lokalrezidivs betrug in unserem Krankengut 16%. Die durchschnittliche Lebenserwartung nach dem Auftreten des Lokalrezidivs ist um so größer, je später das erste Rezidiv nach Operation und Strahlenbehandlung auftritt.*

Bei 312 Kranken ist das genaue Datum des Auftretens des ersten Lokalrezidivs bekannt. 120 Frauen (=38,4%) bemerkten das Lokalrezidiv im ersten Jahr nach Behandlungsbeginn, 153 Frauen (=50%) 2—5 Jahre nach Operation und Strahlenbehandlung, 39 Frauen (=12,5%) sogar erst nach mehr als 10 Jahren.

Jedes Lokalrezidiv soll operativ entfernt und sofort mit schnellen Elektronen nachbestrahlt werden.

Bei 696 Patientinnen ist der genaue Zeitpunkt des Auftretens der ersten **Fernmetastasen** bekannt. 245 Frauen (=35%) hatten die ersten Zeichen im ersten Jahr nach der Behandlung, 99 Frauen (=14%) nach 5 Jahren und länger, bei 27 Frauen (=4%) betrug das symptomfreie Intervall sogar mehr als 10 Jahre.

Die Hauptgefahr des Auftretens eines Lokalrezidivs bzw. einer Fernmetastasierung besteht also 1—2 Jahre nach der Behandlung. Die Gefährdungskurve sinkt dann ab, aber selbst 5 Jahre nach der Erstbehandlung ist die Gefahr noch relativ groß. Langjährige, sorgfältige klinische Kontrollen in genügend kurzen Abständen sind deshalb unbedingt erforderlich.

Die Einführung der **Hochvolttherapie** in Form einer „Betatronaufsättigungstherapie" (zusätzlich zur Behandlung mit klassischer Tiefentherapie erhielten die Kranken 2000/R/O mit schnellen Elektronen oder Gammastrahlen) führte zu einer Senkung der Lokalrezidivquote auf 7%. Die Zahl der 5-Jahres-Überlebenden liegt etwa um 10% höher als bei den p.op. allein mit klassischer Tiefentherapie behandelten Frauen.

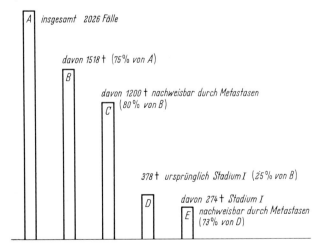

Abb. 4. Todesursachen

Thoraxchirurgie

Tabelle 1. Spätprognose der Doppeltumoren

Nr.	Name	Mamma-Ca		Doppeltumor		Überlebenszeit in Monaten	
		Stadium	Jahr	Art	Jahr		
1	L.B.	I	1948	Corpus-Ca	1957	107	lebt
2	M.J.	I	1953	Corpus-Ca	1954	52	lebt
3	L.B.	I	1950	Corpus-Ca	1948	56	†
4	L.T.		1948	Corpus-Ca	1952	46	†
5	B.M.	II	1947	Ovarial-Ca	1952	76	†
6	B.D.	II	1948	Ovarial-Ca	1949	22,5	†
7	E.H.	III	1953	Ovarial-Ca	1953	19,5	†
8	I.M.	II	1957	Ovarial-Ca	1947	12	†
9	E.R.	I	1956	Collum-Ca	1951	66	†
10	M.B.	II	1947	Portio-Ca	1949	67	†
11	A.P.	II	1950	Portio-Ca	1958	98	lebt
12	E.D.	I	1948	Gallengang-Ca	1954	77	†
13	F.M.		1942	Haut-Ca	1945	89	†
14	W.S.	III	1951	Haut-Ca	1952	11	†
15	K.P.		1942	Kleinhirntumor	1948	73	†
16	E.R.	IV	1945	Rectum-Ca	1945	1,5	†
17	M.B.	I	1954	Tonsillen-Ca	1954	6,5	†
18	A.W.		1950	Knochensarkom	1955	78	†
19	M.H.	I	1949	Knochensarkom	1950	26	†
20	E.L.	III	1946	Lymphogranulom	1947	70	†
21	F.N.	I	1952	Leukämie	1952	2,5	†

In unserem Krankengut beobachteten wir 21 Fälle von histologisch gesicherten, echten **Doppeltumoren** (Tabelle 1). In etwa der Hälfte der Fälle fand sich bei diesen Frauen in der Beobachtungszeit neben dem Mamma-Carcinom ein gynäkologisches Carcinom, ein Hinweis für die engen endokrinologischen Beziehungen zwischen Mamma-Carcinom und Genitaltumoren. Selbst Frauen mit Doppeltumoren können, wie Tabelle 1 zeigt, mit relativ langen Überlebenszeiten rechnen, *vorausgesetzt, daß auch der Zweittumor relativ früh erkannt und lege artis operiert und nachbestrahlt wird*: 10 Patientinnen überlebten die 5-Jahresgrenze.

Untersucht man die **Anamnese** hinsichtlich der Zeit, die von der Entdeckung des ersten Symptoms bis zur ersten Konsultation mit einem Arzt vergeht (Verzögerungszeit: Pat.), die Zeit, die der Arzt zur Stellung der Diagnose benötigt (Verzögerungszeit: Arzt), und die Zeit, die zwischen Diagnosestellung und Einleitung einer Therapie (Operation, Strahlenbehandlung) vergeht (Verzögerungszeit: Therapie), so ergibt sich folgendes (Abb. 5):

a) Etwa 50% der Patientinnen suchten innerhalb eines Monats nach Auftreten der ersten Symptome den Arzt auf. 30% kamen innerhalb der nächsten 6 Monate zum Arzt; rund 20% der Patientinnen ließen mehr als $^{1}/_{2}$ Jahr vergehen, davon 11% mehr als 1 Jahr. Mittlere Verzögerungszeit: Pat. = 5,8 Monate.

b) Rund 80% der Ärzte stellten innerhalb des ersten Monats nach der ersten Konsultation die Diagnose, weitere 5% im zweiten Monat. Etwa 15% der Ärzte benötigten mehr als zwei Monate, davon 5% länger als 1 Jahr. Mittlere Verzögerungszeit: Arzt = 2,2 Monate.

c) Nur bei 60% der Patientinnen konnte die Therapie innerhalb des ersten Monats nach der Stellung der Diagnose begonnen werden, bei 20% dauerte diese Zeit

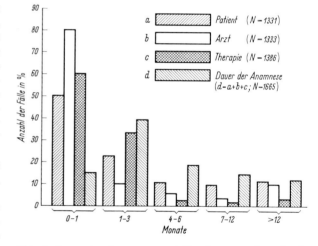

Abb. 5. Dauer der Anamnese und Verzögerungszeiten durch Patient, Arzt und Therapie

zwei Monate und länger. Mittlere Verzögerungszeit: Therapie = 0,8 Monate.

Bei der Berücksichtigung der gesamten Anamnesedauer ergibt sich, *daß die Behandlung nur bei 15% der Patientinnen innerhalb des ersten Monats nach dem Bemerken der ersten Symptome begonnen werden konnte. 50% aller Patientinnen konnten innerhalb der folgenden 5 Monate behandelt werden. Bei 19% dauerte dieser Zeitraum 1 Jahr und länger. Die durchschnittliche Anamnesedauer betrug etwa 9 Monate. Diese Verhältnisse haben sich, wie die durchschnittliche Dauer der Anamnese in den einzelnen Behandlungsjahrgän-*

gen ergibt, während der letzten 20 Jahre nicht entscheidend geändert.

Diskussion

Unser fast ausnahmslos chirurgisch-radiologisch behandeltes Krankengut wurde näher analysiert, um die relativ günstigen Spätergebnisse (bis 15 Jahre nach der Stellung der Diagnose) einer möglichst engen operativ-strahlentherapeutischen Kombinationsbehandlung darzulegen. In neuerer Zeit sprechen sich verschiedene Autoren [1, 5, 7, 11, 15 u.a.] aufgrund alternierender Reihen dafür aus, auf die Strahlenbehandlung entweder ganz zu verzichten oder erst dann auf sie zurückzugreifen, wenn das Auftreten von Metastasen dazu zwingt. Ihnen gegenüber steht eine große Gruppe von Autoren [2, 3, 6, 8, 9, 10, 12, 13, 14 u.a.], die nach wie vor für die Ergänzung der Operation durch eine Strahlenbehandlung in möglichst engem zeitlichen Zusammenhang mit dem Eingriff eintreten. Die Indikationsstellung zur Strahlenbehandlung beim Mamma-Carcinom wird überall auf der Welt lebhaft diskutiert. Krokowski (1964) und Oeser (1965) haben aufgrund ihrer Untersuchungen über die Dynamik des Geschwulstwachstums den Begriff der **„Heilchance"** geprägt. Sie verstehen darunter *die maximale, für einen Kranken in einem bestimmten Stadium der Geschwulstausbreitung im Augenblick der Diagnosestellung unter optimaler Behandlung noch erreichbare Heilungsaussicht.* Sie sind überzeugt, daß man die dem Kranken in einem bestimmten Stadium seines Leidens „zustehende Heilchance" am besten mit einer chirurgisch-radiologischen Kombinationsbehandlung garantieren kann. Dieser Ansicht schließen wir uns aufgrund der günstigen Spätergebnisse unseres Krankengutes an. Der Abb. 6 von Krokowski und Oeser liegen 2800 Mamma-Carcinome aus großen Sektions- und Operationsstatistiken zugrunde. Sie zeigt den hypothetischen Beginn mit einer Krebszelle, die sich in konstantem Rhythmus verdoppelt, lange bevor das Krebswachstum klinisch zu diagnostizieren ist. *Bei einer Zellzahl von etwa 4000 Zellen und einer Tumorgröße von $^1/_2$ cm Durchmesser beginnt bereits die Möglichkeit der Metastasierung.* Schon zum Zeitpunkt der frühest möglichen klinischen Erkennbarkeit des Tumors (etwa 1,0 cm Durchmesser, 17 Millionen Tumorzellen) muß man damit rechnen, daß in 25% der Fälle Fernmetastasen vorliegen, die aber klinisch nicht erkennbar sind. Die Wahrscheinlichkeit der Metastasierung steigt exponentiell an. Bei einer Tumorgröße von 4 cm Durchmesser beträgt die Wahrscheinlichkeit des Auftretens von Fernmetastasen schon 65%. „Gelänge es, die Grenze des diagnostischen Nachweises von Tumorzellen auf 0,5 cm Durchmesser vorzuverlegen, so hätten nur 10% aller Patientinnen Fernmetastasen und 90% könnten geheilt werden" [10]. Damit in Übereinstimmung stehen die Ergebnisse unserer Todesursachenstatistik. Von allen Frauen mit einem behandelten Mamma-Carcinom starben im Laufe von 15 Jahren 75%, davon wiederum 80% an Metastasen (Abb. 4). *75% aller Frauen, die im Stadium I operiert und nachbestrahlt worden waren, starben an Metastasen. Diese Frauen müssen also bei der ersten klinischen Untersuchung schon Fernmetastasen gehabt haben, ohne daß dies erkennbar war.* Wie aus Abb. 2 hervorgeht, haben aber Frauen mit Mamma-Carcinomen im Stadium I und II nach chirurgisch-radiologischer Kombinationsbehandlung relativ lange Überlebenszeiten, im Stadium I sogar so lange Überlebenszeiten, daß die Lebenserwartung der Bevölkerung erreicht wird. *Diese Ergebnisse lassen es dringend geboten erscheinen, den Umfang der operativen wie der radiologischen Behandlung unter keinen Umständen weiter einzuschränken, da die „den Kranken zustehende Heilchance" sonst nicht erreicht werden kann.*

Für die Ergänzung der Operation durch eine prä- oder postoperative Strahlenbehandlung sprechen u. E. noch folgende Momente:

Die Radikaloperation nach Rotter und Halstedt läßt die supraclaviculären und retrosternalen Lymphknotengruppen unberührt, man kann also von einer radikalen Tumoroperation im strengen Sinne nicht sprechen. Wirklich radikale Operationsverfahren (Urban, Wangensteen u.a.), die große Teile der Brustwand, die retrosternalen und supraclaviculären Lymphknotengruppen en bloc mit der Mamma entfernen und damit die den Kranken zustehende Heilchance erfüllen würden, konnten sich aber wegen ihres relativ hohen Risikos bisher nicht durchsetzen. Die von der üblichen Operation nach Rotter und Halstedt unberührt gelassenen Lymphknotengruppen müssen deshalb durch eine ergänzende Strahlenbehandlung mit voller Tumordosis erfaßt werden. Wie Tabelle 1 zeigt, haben selbst Kranke mit Doppeltumoren nach chirurgisch-radiologischer Kombinationsbehandlung beachtliche Überlebenszeiten zu erwarten.

Die Wirksamkeit der Strahlenbehandlung als zusätzliche Maßnahme bei der Bekämpfung des Mama-Carcinoms ist aus vielen strahlenbiologischen und klinischen Arbeiten bekannt. 1963 zeigte Gutman, daß man auch mit der Hochvolttherapie allein gute 5-Jahres-Ergebnisse erzielen kann. *Die Einführung der Hochvolttherapie hat in unserem Kran-*

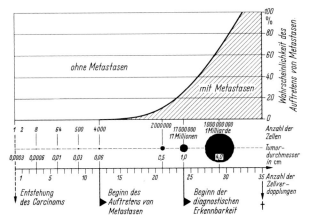

Abb. 6. Lokales Tumorwachstum (Mitte) und Metastasenhäufigkeit (oben) in Abhängigkeit von der Anzahl der Zellverdopplungen [8, 10]

kengut die Zahl der Lokalrezidive von 16% auf 7% gesenkt, die durchschnittliche Überlebenszeit um 10% erhöht. In diesem Zusammenhang sei auch auf die hervorragenden Ergebnisse von Lissner hingewiesen: Kranke im Stadium I hatten „im Verlauf von 6 Jahren die gleiche durchschnittliche Lebenserwartung wie 54jährige gesunde Frauen in Bayern".

Wir sollten unser therapeutisches Rüstzeug nicht zersplittern, sondern planmäßig und koordiniert einsetzen. Unsere Bemühungen sollten sich vor allem *auf die Förderung der Frühdiagnose konzentrieren*, wie sie in zunehmendem Maße durch Kombination der Mammographie mit der klinischen Vorsorgeuntersuchung angestrebt wird. *Der Zeitpunkt der Frühdiagnose überragt an Bedeutung bei weitem alle anderen, für die Spätprognose bedeutsamen Faktoren.* Wie unsere katamnestischen Untersuchungen gezeigt haben, ist durch die Verkürzung der durchschnittlichen Dauer der Anamnese noch ein erhebliches Reservoir an Verbesserungsmöglichkeiten der Spätprognose zu eröffnen.

Literatur

1. Cole, M.P.: The place of radiotherapy in the management of early breast cancer. Brit. J. Surg. **51**, 216 (1964).
2. Denoix, P., Rouquette, C.: Symposium on the Prognosis of Malignant Tumours of the Breast. Basel: Karger 1963; Berlin-Heidelberg-New York: Springer 1970.
3. Du Mesnil de Rochemont, R.: Lehrbuch der Strahlenheilkunde. Stuttgart: Enke 1958.
4. Eichhorn, H.J., Lessel, A.: Der Aussagewert klinischer Forschungsmethoden für die Auseinandersetzung um die beste Behandlung des Mammakarzinoms. Med. Klinik **59**, 1902—1906 (1964).
5. Fisher, B.: The Surgical Dilemma of the Primary Therapy of Invasive Breast Cancer. Current Problems in Surgery 1970.
6. Kaae, S.: Radiotherapy in Cancer of the Breast. Acta radiol. (Stockh.) Suppl. 98, 1952.
7. Kaae, S., Johansen, H.: Breast cancer. Five year results: Two random series of simple mastectomy with postoperative irradiation versus extended radical mastectomy. Am. J. Roentgenol. **87**, 82 (1962).
8. Krokowski, E.: Betrachtungen zur Dynamik des Geschwulstwachstums. In: Krebsforschung und Krebsbekämpfung, Band 5, S. 189. München, Berlin: Urban & Schwarzenberg 1964.
9. Löhr, H., Heß, F., Karnahl, H.M., Wurche, K.D.: Postoperative Strahlenbehandlung des Mammacarcinoms, ja oder nein? Chirurg **43**, 119—126 (1972).
10. Oeser, H., Albrecht: Operation und/oder Bestrahlung zur Behandlung des Mammacarcinoms. Fortschr. Röntgenstr. **101**, 410 (1964); Langenbecks Arch. Chir. **311**, 1 (1965).
11. Paterson, R., Russell, M.H.: Clinical trials in malignant disease-III: Breast cancer; evaluation of postoperative radiotherapie. J. Fac. Radiol. (Lond.) **10**, 175 (1959).
12. Rissanen, P.M.: Cancer of the breast in Woman. A respective clinical study of 2416 cases. Strahlentherapie **137**, 393 (1969).
13. Scherer, E.: Strahlentherapie. Stuttgart: Thieme 1973.
14. Vieten, H.: Die Strahlenbehandlung des Mammakarzinoms. Dtsch. med. Wschr. **83**, 545—549 (1958).
15. Widow, W.: Derzeitiger Stand der Diagnostik und Therapie des Mammakarzinoms. Zbl. Chir. **97**, 633—640 (1972).

2. Brusthöhle

Thoraxverletzungen

F.W. Schildberg und W. Vogel

Die Verletzungen des Thorax nehmen in der Unfallchirurgie eine Sonderstellung ein. Einmal ist zur Schädigung der durch ein knöchernes Skeletsystem meist gut geschützten thorakalen Organe eine große Gewalteinwirkung notwendig, die auch zur Mitschädigung von Organen des Abdomens und des Skeletsystems führen kann, zum anderen ist der Organismus mehr als bei den Abdominalorganen von der ungestörten Funktion der Thoraxorgane abhängig. Die Zunahme von Thoraxverletzungen im klinischen Krankengut ist sicherlich nicht nur Folge der ständigen Zunahme von schweren Verletzungen, sondern auch Ausdruck einer besseren Primärversorgung durch einen Unfallarzt, wie auch der kürzeren Transportzeit (Hubschrauber, Notarztwagen) von der Unfallstelle zum Krankenhaus.

Trotz verbesserter Untersuchungsmethoden und Behandlungsmöglichkeiten sind die Ergebnisse thorakaler Verletzungen im eigenen Krankengut in den letzten 13 Jahren schlechter geworden. So ergab die Auswertung von 487 stationär behandelten Thoraxverletzten an den Chirurgischen Universitätskliniken Köln-Merheim vom 1.5.1959 bis zum 30.4.1963 und Köln-Lindenthal vom 1.5.1963 bis zum 30.4.1972 eine Letalität in den ersten Jahren von 23,5%, die in den letzten 5 Jahren bis auf 31,5% angestiegen ist. Gründe hierfür waren neben der zunehmenden Schwere von Thoraxverletzungen besonders das gehäufte Auftreten von Kombinationsverletzungen (Abb. 1): Während die Letalität beim isolierten Brustkorbtrauma 6% betrug, lag sie bei den Kombinationsverletzun-

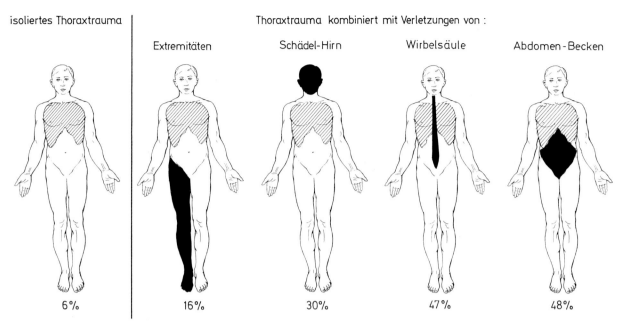

Abb. 1. Letalität bei 145 isolierten Thoraxtraumen und 342 Thorax-Kombinationstraumen (Chirurgische Universitätskliniken Köln vom 1.5.1959 bis 30.4.1972)

gen zwischen 16% und 48%. Vitale Funktionen wie Atmung und Kreislauf können durch das Thoraxtrauma auf das schwerste gefährdet werden, wenn sich ein Hämothorax, ein Pneumothorax oder eine Herzbeuteltamponade entwickeln.

Pneumothorax und Hämothorax

Ursache eines Pneumothorax, der bei 22% unserer Thoraxverletzten bestand, ist das Eindringen von Luft aus dem Tracheobronchialsystem oder den Lungen, bei Mitverletzung der Pleura mediastinalis auch aus dem Oesophagus in die Pleurahöhle. Ebenfalls können penetrierende Verletzungen der Thoraxwand zum Druckausgleich zwischen Pleuraraum und Atmosphäre führen. Die Lunge kollabiert, wenn nicht durch vorausgegangene Erkrankungen der Pleuraspalt obliteriert ist. Der *offene Pneumothorax* gestattet wegen der Beweglichkeit des Mediastinums eine Verschiebung der Mediastinalorgane während der Inspiration zur unverletzten Seite und bezieht diese durch die damit verbundene Minderbelüftung in die traumatisch bedingte Funktionsstörung ein. Ziel jeder Behandlung muß die rasche Wiederherstellung der respiratorischen Funktion sein. Das gelingt bei kleineren, penetrierenden Verletzungen häufig durch luftdichten Verschluß der Wunde mit einem Verband, größere Wunden und Thoraxwanddefekte sind durch Naht oder — sehr selten — durch plastische Eingriffe zu schließen. Die Pleurahöhle sollte dann durch eine getrennt eingelegte Drainage entlastet werden.

Bei *geschlossenem Pneumothorax* ist vor allen weiteren diagnostischen Maßnahmen die möglichst rasche Entlastung des Pneumothorax durch Einlegen einer Drainage im zweiten Intercostalraum der ventralen Thoraxwand wichtig [4]. Dies gilt besonders dann, wenn klinisch durch schwere Dyspnoe und Cyanose, röntgenologisch durch einen Lungenkollaps und Verdrängung des Mediastinums zur gesunden Seite ein *Spannungspneumothorax* nachgewiesen werden kann. Auf eine Saugung wird anfänglich verzichtet, erst wenn das Fortbestehen des Pneumothorax durch klinische Untersuchung oder evtl. auch röntgenologisch nachgewiesen wird, soll die Entfaltung der Lunge durch Sog von anfänglich 10—15 cm Wassersäule gefördert werden. Unter dieser Behandlung legt sich die Lunge an die Thoraxwand an, die Lungenverletzung schließt sich durch lokale Obliteration der Pleurahöhle.

Zahlreiche Kranke mit thorakalen Verletzungen zeigen bei ihrer Krankenhausaufnahme röntgenologisch die Verschattung einer Thoraxhälfte als Ausdruck eines *Hämothorax*. Die Ursachen dieser intrapleuralen Blutansammlung sind meist Blutungen aus frakturierten Rippen oder Verletzungen der Intercostalgefäße, seltener sind Verletzungen intrathorakaler Organe, der A. mammaria interna oder der Aorta. Unabhängig von der Blutungsursache soll jeder zunehmende Hämothorax möglichst rasch durch eine Bülau-Drainage entlastet werden, da nur so das genaue Ausmaß der intrathorakalen Blutung abgeschätzt werden kann. Unterbleibt die frühzeitige Drainage, so muß mit der späteren Entwicklung eines Fibrothorax gerechnet werden, der wegen seiner negativen Folgen für die Atmung zur Decortication zwingt. Für die primäre Entleerung des Hämothorax oder eines Hämo-Pneumothorax bevorzugen wir in den meisten Fällen die Drainage, da sie neben der Größe des initialen Blutverlustes bis zur Behandlung auch das Ausmaß einer evtl. fortbestehenden Blutung zu erkennen gestattet. Die Punktionsbehandlung möchten wir dagegen auf kleinere intrapleurale Blutansammlungen beschränkt wissen. Die Röntgenuntersuchung kann hier für die Indikation zur Drainage hilfreich sein. Die Drainage als alleinige Behandlung hat sich in unserem Krankengut von 144 Verletzten mit Hämothorax in 58% als ausreichend erwiesen, da meist die Blutung sehr rasch nachläßt und nach 24—48 Std zum Stillstand kommt. Größere Blutverluste müssen als Hinweis auf eine Mitverletzung größerer Gefäße von Thoraxwand und Thoraxorganen gewertet werden. Bei einem Blutverlust von mehr als 800 ml in der ersten Stunde sollte immer die Thorakotomie zur operativen Exploration des Thorax und zur evtl. Behandlung der Verletzungsfolgen angestrebt werden, was in unserem Krankengut in 23% der Fälle durchgeführt wurde.

Thoraxwand

Thoraxwand und Lungen bilden für die Aufgaben der Atmung eine funktionelle Einheit, deren Tätigkeit durch eine traumatisch bedingte Instabilität der Thoraxwand erheblich beeinträchtigt wird. Die früher häufig durchgeführte operative Stabilisierung der Thoraxwand durch Eingriffe an den Rippen und am Sternum ist heute weitgehend zugunsten der konservativen Methode der inneren pneumatischen Stabilisierung durch Überdruckbeatmung verlassen worden. Über damit verbundene Fragen der Tracheotomie informiert ein eigenes Kapitel. Bei isolierten Sternumfrakturen kann die äußere Stabilisierung durch Kirschnerdrähte oder Platten vorteilhaft sein [11]. Penetrierende Verletzungen der Thoraxwand mit offenem Pneumothorax müssen, wie oben erwähnt, in der Regel operativ verschlossen werden.

Lungen

Im eigenen Krankengut fand sich bei 487 Thoraxtraumen 107mal ein Pneumothorax. Häufig läßt sich diese Verletzung konservativ behandeln, da es sich oft um kleinere Einrisse am Lungenparenchym handelt. Die Indikation zur Thorakotomie ergibt sich nur bei Lungenverletzungen größeren Ausmaßes [9, 10]. Kriterien für den operativen Eingriff sind Blutverlust von mehr als 800 ml/Std und die Unmöglichkeit, trotz Saug-Drainage eine ausreichende Expansion der verletzten Lunge zu erreichen. Die Cyanose ist vor allen Dingen bei jugendlichen Verletzten kein obligates Zeichen, da sie sich oft erst sehr spät entwickelt. Wichtige Hinweise für größere Lungenverletzungen sind Hämoptysen oder bei intubierten Kranken das kontinuierliche Absaugen von frischem oder älterem Blut. Ein Hautemphysem ist in den ersten Stunden der Verlaufsbeobachtung nicht obligat. Verletzungen der Rippen sind kein Gradmesser für die Parenchymverletzung und sollten bei der Indikationsstellung keine Rolle spielen. Die Fraktur von nur einer Rippe kann bei Anspießung der Lunge sehr ausgedehnte Schäden verursachen. Eine gewisse Charakteristik weist bei großen Lungenverletzungen das Röntgenbild des Thorax auf. Einmal erkennt man einen Pneumothorax mit Retraktion der Lunge, gleichzeitig besteht oft ein Hämothorax, darüber hinaus eine Verschattung der Lunge als Hinweis auf ein ausgedehntes intrapulmonales Hämatom. Die Indikation zum operativen Eingriff sollte auch hier nicht unmittelbar nach dem Unfall gestellt werden. Es gilt zunächst, den konservativen Weg einzuschlagen und erst bei fortbestehender Blutung oder therapieresistentem Pneumothorax die Indikation zur Thorakotomie zu stellen. Im eigenen Krankengut wurde die Indikation zur Thorakotomie wegen Lungenparenchymverletzungen nur 15 mal gestellt. Der Eingriff läßt sich meist auf den Verschluß des Lungenparenchyms durch eine direkte Naht beschränken. Bei weitgehender Zerstörung eines Lungenlappens durch Einriß oder intrapulmonale Blutungen empfiehlt sich die Lobektomie. Die Prognose dieser ausgedehnten Lungenverletzungen ist nicht günstig. Die Lebenserwartung wird bestimmt durch das Ausmaß der kontusionellen Schädigung des übrigen Lungenparenchyms und durch evtl. bestehende zusätzliche Herzverletzungen.

Trachea und Bronchien

Bei den Trachealverletzungen muß zwischen den Verletzungen der cervicalen und der thorakalen Trachea unterschieden werden. Meist entstehen *cervicale Verletzungen* durch penetrierende Gewalteinwirkungen. Sie bedürfen wegen ihrer anatomischen Lage einer sofortigen Revision. Eine konservative Behandlung wäre leichtfertig, zumal Mitverletzungen von A. carotis, V. anonyma und Oesophagus nicht hinreichend ausgeschlossen werden können. Darüber hinaus verlangt die Infektionsgefahr das Einlegen einer Drainage [1].

Die Verletzungen der *thorakalen Trachea* werden selten durch Stich oder Schuß verursacht. Sie entstehen meist durch stumpfe Traumen. Die komplette Ruptur der thorakalen Trachea ist extrem selten. So wurden von 585 tödlich verunglückten Verkehrsteilnehmern in New Orleans thorakale Trachealverletzungen bei nur 5 Patienten beobachtet [1]. Die Überlebenschancen sind bei dieser Verletzung im allgemeinen gering. Patienten jüngeren Alters haben eine günstigere Prognose, da sie eine Hypoxie besser tolerieren. Das führende Symptom der Trachealverletzungen oder auch die der Hauptbronchien kurz distal der Carina ist die massive Cyanose verbunden mit Dyspnoe, Haut- und Mediastinalemphysem und die nie fehlende Hämoptoe. Ein Spannungspneumothorax entwickelt sich rasch bei Abriß des Hauptbronchus [14]. Auch bei diesem schweren Verletzungsbild hat primär die konservative Behandlung den Vorrang. So verlangt der akute lebensbedrohliche Zustand eine sofortige Intubation und Anlegen einer Thoraxdrainage. Bei zunehmendem Mediastinalemphysen empfiehlt sich die collare Mediastinotomie. Die definitive Diagnose wird anschließend bronchoskopisch bzw. bronchographisch gestellt, wobei Lokalisation und Ausmaß der Verletzung festgestellt werden können. Bei inkompletter Bronchusruptur oder alleinigen Trachealschleimhauteinrissen empfiehlt sich zunächst die Fortsetzung der konservativen Therapie. Erst beim Vorliegen einer kompletten Durchtrennung oder eines Bronchialabrisses ist die Indikation zur Thorakotomie gegeben. Durch direkte Naht lassen sich Trachea nach ausreichender Mobilisierung wie auch Hauptbronchien End-zu-End vereinigen. Oft kommt es erst nach 10—12 Tagen oder zu einem späteren Zeitpunkt zu einer Atelektasenbildung der Lunge bedingt durch granulierende Heilungsvorgänge an der Verletzungs- oder Nahtstelle [3]. Nach Bronchoskopie sollte in diesen Fällen die Indikation zur Thorakotomie nur bei Stenosen gestellt werden, die das Lumen um mehr als $1/3$ einengen [2], wenn nicht die bronchoskopische Entfernung der Granulationen schon zum Erfolg führt. Dies gilt in gleicher Weise für Spätatelektasen infolge inkompletter Bronchusruptur. Obwohl in akuten Fällen bei Trachealabriß oder Bronchusabriß die Thorakotomie die Methode der Wahl ist, sollte die Indikation vor allem bei Vorliegen von Nebenverletzungen von der Schwere dieser Begleitverletzung abhängig gemacht werden.

Oesophagus

Die Verletzungen der Speiseröhre sind wegen der geschützten Lage dieses Organs selten Folgen stumpfer Gewalteinwirkungen; in der Ätiologie führend sind heute die iatrogenen Verletzungen. Unabhängig von der Art des Traumas betreffen sie meist den unteren Oesophagusabschnitt. Klinisch manifestieren sie sich unter dem Bild der Mediastinitis, nicht selten in Verbindung mit einem Mediastinalemphysem, bei Mitverletzung oder sekundärem Einriß der Pleura mediastinalis auch als Pleuraempyem, bei dem Speisebeimengungen oft einen entscheidenden diagnostischen Hinweis geben. Der klinische Verdacht wird durch die Röntgendarstellung des Oesophagus mit wasserlöslichem Kontrastmittel bestätigt. Als Behandlungsmethode steht heute ausschließlich der operative Verschluß des Defektes zur Verfügung, der um so bessere Ergebnisse aufweist, je früher er durchgeführt wird. Erfolge sind jedoch auch noch nach Ablauf von 14 Tagen beschrieben [6]. Nur selten ist bei schlechten örtlichen Verhältnissen die Oesophagusresektion mit späterer plastischer Wiederherstellung notwendig. Der cervicale Zugang bietet bei Verletzungen oberhalb des 3.—4. Brustwirbelkörpers die beste Übersicht; tiefer liegende Läsionen werden durch Thorakotomie, die nur bei juxtakardialen Verletzungen linksseitig durchgeführt werden sollte, chirurgisch angegangen. Wegen der Neigung zur Dehiscenz empfiehlt es sich, die Nahtreihe mit einem gestielten Pleuralappen zu decken oder, bei tiefem Sitz, den Eingriff mit einer Fundoplicatio zu beenden. Wenn bei schlechtem Allgemeinzustand oder bei Vorliegen eines septischen Schocks ein operativer Eingriff zu risikoreich erscheint, kann der Versuch einer konservativen Behandlung mit Drainage des Mediastinums und Ernährung des Kranken über eine Gastrostomie oder auch parenteral gerechtfertigt sein.

Die *tracheo-oesophagealen Fisteln* nach stumpfem Thoraxtrauma entstehen nur in weniger als 10% unmittelbar nach dem Unfall, in annähernd 60% benötigen sie zu ihrer Entwicklung 3—5 Tage, da es sich meist nicht um Rupturen, sondern um sekundäre Fisteln nach vorausgegangener Quetschung von Oesophagus und Trachea handelt. Leitsymptom ist hier anhaltender Husten, der nach dem Essen oder Trinken anfallsartigen Charakter annehmen kann und teilweise mit Expectoration von Nahrung oder Speichel einhergeht. Der Nachweis der Fistel ist häufig schwierig, bronchoskopische oder oesophagoskopische Untersuchungen bleiben oft ohne positives Ergebnis. Bei der Röntgenuntersuchung muß differentialdiagnostisch der Kontrastmittelübertritt durch eine Schlucklähmung ausgeschlossen werden, was am besten gelingt, wenn der Kontrastbrei nicht vom Patienten getrunken, sondern über eine in den cranialen Teil des Oesophagus eingelegte Sonde injiziert wird [5]. Konservative Behandlungsmaßnahmen führen in der Regel nicht zum Erfolg, die operative Therapie mit Durchtrennung der Fistel und Nahtverschluß von Oesophagus und Trachea hat dagegen in über 90% der Fälle ein positives Ergebnis. Auch hier ist die Deckung der oesophagealen Nahtreihe mit einem gestielten Pleuralappen wegen der Gefahr einer Nahtdehiszenz mit sekundärer Perforation in die Trachea empfehlenswert.

Herzbeutel und Herz

Rupturen des Herzbeutels entziehen sich in der Regel dem klinischen Nachweis und heilen durch Verklebungen mit oder ohne Obliteration des Herzbeutels rasch aus. Eine chirurgische Intervention wird nur erforderlich, wenn durch anhaltende Blutung aus perikardialen Gefäßen oder durch die Luxation des Herzens mit Einschränkung der diastolischen Entfaltung und Abknickung der großen Gefäße das Leben der Kranken akut gefährdet ist. Die klinische Symptomatik dieser ernsten und oft tödlich verlaufenden Komplikation ist vieldeutig und kann, besonders bei schweren Kombinationsverletzungen, als hämorrhagischer Schock oder traumatisch bedingte akute Herzinsuffizienz fehlgedeutet werden. Verlagerungen des Herzens im Röntgenbild und lageabhängige EKG-Veränderungen im Sinne von Störungen der Erregungsausbreitung sollten an die Möglichkeit einer Luxatio cordis denken lassen. Die Therapie der Herzbeutelruptur mit Luxatio cordis besteht in der sofortigen operativen Rückverlagerung des Herzens mit adaptativem Verschluß des Herzbeutels. Die Operationsindikation ist dringend, da ein akutes Herzversagen durch Überlastung, mangelnde diastolische Entfaltung oder coronare Mangeldurchblutung eintreten kann.

Über Vorkommen und Lokalisation *penetrierender Herzverletzungen* in unserem Kölner Krankengut informiert Tabelle 1. Bei penetrierenden Herzverletzungen halten wir prinzipiell die sofortige Thorakotomie zur chirurgischen Versorgung des Myokards für angezeigt. Zweifellos kann unter konservativer Behandlung bei entlastetem Herzbeutel durch thrombotischen Verschluß eine Selbstheilung der Herzverletzung eintreten, doch sind diese Patienten durch die Möglichkeit einer erneuten Blutung ge-

Thoraxchirurgie

Tabelle 1. Lokalisation und Ursache von 9 perforierenden Herzverletzungen (Chirurgische Univ.-Kliniken Köln, 1.5.1959 bis 30.4.1972)

Lokalisation	Verletzte	Stichverletzungen	Schußverletzungen
Rechter Ventrikel	4	4	0
Linker Ventrikel	3	1	2
Rechter Vorhof	2	0	2
Linker Vorhof	0	0	0
	9	5	4

fährdet. Der Wert der Herzbeutelpunktion liegt wesentlich im diagnostischen Bereich, therapeutisch verwenden wir sie in Form eines eingelegten Katheters allenfalls zur temporären Entlastung einer Herzbeuteltamponade bis zur endgültigen chirurgischen Versorgung. Die penetrierenden Verletzungen der Vorhof- und Kammerwand werden durch Naht versorgt, wobei im Ventrikelbereich die fortlaufende überwendliche Naht durch zusätzliche U-Nähte verstärkt wird [13]. Mitverletzungen der Septen oder des Klappenapparates erfordern den Eingriff am offenen Herzen unter Einsatz der Herz-Lungenmaschine, wobei im letzteren Fall den rekonstruierenden Eingriffen nach Möglichkeit der Vorzug vor dem prothetischen Klappenersatz zu geben ist.

Bei *geschlossenen Herzverletzungen* im Sinne der Contusio cordis, wie sie als häufigste Verletzungsfolge in unserem Krankengut bekannt ist, stellt sich wohl nur ausnahmsweise die Frage der operativen Behandlung; z.B. wenn bradykarde Rhythmusstörungen die Implantation eines Schrittmachers erforderlich machen oder bei rezidivierendem Hämoperikard die Gefahr der Herzbeuteltamponade besteht. Allerdings kann im Bereich eines kontusionell vorgeschädigten Herzmuskelareals später eine Ruptur eintreten, die eine sofortige operative Behandlung erforderlich macht.

Primäre traumatische *Herzwandrupturen* verlangen zu ihrer Diagnose die Berücksichtigung verschiedener klinischer Verlaufsformen, je nach Art und Größe der Mitbeteiligung des Herzbeutels [7]: Bei kombinierter Ruptur von Herzwand und Perikard tritt infolge Blutung in die Pleurahöhle meist innerhalb von 30 min der Tod ein. Bei unversehrtem Herzbeutel entwickelt sich ein Hämoperikard mit Herzbeuteltamponade. Neben diesen beiden, durch rasche Verschlechterung der Kreislaufsituation gekennzeichneten Formen sind Herzverletzungen bekannt, die sich erst nach Tagen oder Wochen klinisch manifestieren. In allen Fällen kann nur die sofortige Operation mit chirurgischer Versorgung der Ruptur den raschen Tod verhindern.

Rupturen der Vorhof- und Kammerscheidewand stellen wegen ihrer funktionellen Besonderheiten eine eigene Gruppe traumatischer Herzverletzungen dar [12]. Dabei ist der Vorhofseptumdefekt weniger bedeutungsvoll, da er selten und fast ausschließlich im Rahmen schwerster, das ganze Herz zerstörender Verletzungen angetroffen wird. Der Ventrikelseptumdefekt ist wegen seiner akut auftretenden Kurzschlußverbindung zwischen Hoch- und Niederdrucksystem des Kreislaufs eine ernste Unfallfolge. Zunehmende Herzinsuffizienz in Verbindung mit dem typischen systolischen Geräusch lenken den Verdacht auch dann auf eine Schädigung des Ventrikelseptums, wenn sie erst einige Tage nach dem Unfall in Erscheinung treten. Die Verdachtsdiagnose wird durch den Ausfall der Farbstoffverdünnungskurve und den intrakardialen Druck- und Sauerstoffdruckmessungen bestätigt. Die Prognose des traumatischen Ventrikelseptumdefekts ist abhängig von der Größe des Defekts und dem Ausmaß der kontusionsbedingten Herzschädigung. Unbehandelt beträgt die Letalität ca. 66%, von 18 operativ behandelten Verletzten starb dagegen nur 1 Patient [12]. Angesichts dieser Ergebnisse wird man mit der Operationsindikation auch dann großzügig sein, wenn der Links-Rechts-Shunt weniger als 40% des Großkreislaufvolumens ausmacht. Der Operationszeitpunkt ist nach Möglichkeit ca. 6 Wochen nach dem Trauma hinauszuschieben, weil dann der Verschluß durch direkte Naht oder mit einem Dacronstreifen im narbig umgewandelten Defektrand leichter gelingt. Eine zunehmende, therapierefraktäre Herzinsuffizienz verbietet allerdings die Aufschiebung des Eingriffs und zwingt zum sofortigen, operativen Defektverschluß.

Traumatische Schäden der *Herzklappen* manifestieren sich überwiegend als Klappeninsuffizienz. Stenosierende Veränderungen sind an der Mitralklappe beschrieben; sie beanspruchen jedoch wegen ihrer Seltenheit ebenso wie Pulmonalklappenverletzungen wenig klinisches Interesse. Verletzungen der Tricuspidalklappe sind bekannt in Form der Papillarmuskel- oder Sehnenfädenruptur bzw. des Ein- oder Abrisses eines oder mehrerer Klappensegel. Der klinische Verlauf ist gutartig und wird deswegen meist übersehen, bis nach Monaten oder Jahren die klinischen Zeichen der Tricuspidalinsuffizienz so in den Vordergrund treten, daß die operative Behandlung meist in Form des prothetischen Klappenersatzes nicht mehr aufgeschoben werden kann. Möglicherweise kann hier die Frühdiagnose den Klappenersatz zugunsten rekonstruktiver Maßnahmen am Klappenapparat in den Hintergrund treten lassen.

Der traumatisch bedingten Mitralklappeninsuffizienz liegen ähnliche anatomische Verhältnisse wie bei den Tricusspidalklappenveränderungen zugrunde; doch ist der klinische Verlauf dieses Krankheitsbildes wesentlich dramatischer und das Leben des Kranken endet häufig innerhalb von Stunden oder Tagen. Eine akut einsetzende Herzinsuffizienz unmittelbar oder einige Tage nach dem Unfall sollte immer den Verdacht auch auf eine traumatisch bedingte Mitralklappeninsuffizienz aufkommen lassen, besonders wenn zusätzlich ein Systolicum auskultierbar wird. Die akute, therapieresistente Herzinsuffizienz kann die operative Behandlung als Noteingriff angezeigt erscheinen lassen. Den plastischen Operationsverfahren wird dabei nach Möglichkeit der Vorzug vor dem prothetischen Klappenersatz gegeben. Von den 5 uns bekannt gewordenen Operationen wurden viermal rekonstruktive Maßnahmen und einmal der Klappenersatz mit gutem Erfolg durchgeführt [3, 12].

Anscheinend günstiger ist der klinische Verlauf bei Verletzungen der Aortenklappe, da der Verletzte offenbar häufiger die akute Phase der Herzinsuffizienz überstehen kann. Auch hierbei machen sich aber sehr bald die negativen Auswirkungen der andauernden Volumenbelastung bemerkbar. Diagnostisch ist als Leitsymptom die große Blutdruckamplitude von Bedeutung; die differentialdiagnostische Abgrenzung gegenüber dem bei jugendlichen Mehrfachverletzten nicht seltenen hyperkinetischen Herzsyndrom gelingt durch den angiographischen Nachweis eines Kontrastmittelrückflusses in den linken Ventrikel. Die Indikation zur operativen Behandlung ist auch hier abhängig vom Allgemeinzustand und dem Grad der Herzinsuffizienz. Der Eingriff ist nach Möglichkeit erst nach Ausheilung anderer Unfallfolgen durchzuführen. Die Indikation sollte sich nicht auf die Insuffizienzstadien III und IV beschränken, sondern bereits im Stadium II gestellt werden.

Traumatische *Herzwandaneurysmen* entwickeln sich im Bereich kontusionell geschädigter Myokardbezirke. Ihre Entwicklungszeit beträgt meist nicht länger als Wochen oder wenige Monate. Häufig handelt es sich dabei um falsche Aneurysmen, die besonders zur Ruptur neigen. Abweichend vom postinfarktionellen Herzwandaneurysma halten wir deshalb die Operationsindikation auch im Stadium 0 unserer Einteilung, d.h. auch bei kleinen Aneurysmen ohne hämodynamische Auswirkung, für gegeben [8]. Der Eingriff in extrakorporaler Zirkulation beschränkt sich auf die Resektion des aneurysmatisch veränderten Bezirks mit anschließendem Nahtverschluß des linken Ventrikels, wodurch die Rupturgefahr beseitigt und die Ventrikelgröße normalisiert werden kann.

Literatur

1. Eastridge, C. E., Hughes, F. A., Pate, J. W., Cole, F., Richardson, R.: Tracheobronchial injury caused by blunt trauma. Amerc. Rev. resp. Dis. **101**, 230 (1970).
2. Ecker, R. E., Libertini, R. V., Rea, W. J., Sugg, W. C., Webb, W. R.: Injuries of the trachea and bronchi. Ann. thorac. Surg. **11**, 289 (1971).
3. Gall, F.: Pers. Mitteilung, 1971.
4. Heberer, G., v. Brehm, H., Hoffmann, K., Vogel, W.: Beurteilung und Behandlung von Verletzungen des Brustkorbes und der Brustorgane im Rahmen von Mehrfachverletzungen. Langenbecks Arch. Chir. **322**, 268 (1968).
5. Heberer, G., Castrup, H. J.: Die Oesophago-Trachealfistel nach stumpfem Thoraxtrauma. Thoraxchirurgie **12**, 384 (1965).
6. Heberer, G., Lauschke, H., Hau, T.: Pathogenese, Klinik und Therapie der Oesophagusrupturen. Chirurg **37**, 433 (1966).
7. Heberer, G., Schildberg, F. W.: Verletzungen des Herzens mit spät einsetzender Symptomatik. Thoraxchirurgie und Vasc. Chir. **17**, 22 (1969).
8. Heberer, G., Schramm, G., Schildberg, F. W.: Chirurgische Behandlung des Herzwandaneurysmas. Chirurg **42**, 181 (1971).
9. Johnson, R. S., Reynolds, D. F., Grande, R. A.: Pulmonary laceration complicating closed chest injury. Brit. J. Dis. Chest **61**, 205 (1967).
10. Moghissi, K.: Laceration of the lung following blunt trauma. Thorax **26**, 223 (1971).
11. Rehn, J., Hierholzer, G., Kayser, W.: Die Verletzungen der Brustwand und der Lunge. Mschr. Unfallheilk. **73**, 307 (1970).
12. Schildberg, F. W.: Geschlossene Herzverletzungen aus chirurgischer Sicht. Langenbecks Arch. Chir. **329**, 174 (1971).
13. Schildberg, F. W., Vogel, W.: Geschlossene und penetrierende Verletzungen des Herzens. Münch. med. Wschr. **113**, 719 (1971).
14. Weber, H.: Traumatische Bronchusruptur. Bruns' Beitr. klin. Chir. **219**, 106 (1971).

Idiopathischer Spontanpneumothorax

D. Dragojević und H. G. Borst

Die Bezeichnung „Spontanpneumothorax" bezieht sich auf alle Fälle, bei denen ohne vorausgegangenes Trauma oder iatrogene Einwirkung ein Luftleck aus den Atemwegen in den Pleuraraum hinein entsteht. Vom „symptomatischen", ein bekanntes Lungenleiden komplizierenden Spontanpneumothorax wäre die „idiopathische" Form zu unterscheiden, die den Kranken bei nicht bekannter oder unerkannter Lungenerkrankung, d. h. aus scheinbar voller Gesundheit heraus, befällt. Der idiopathische Pneumothorax ist Gegenstand dieser Betrachtungen.

Ätiologie

Der idiopathische Spontanpneumothorax beruht überwiegend auf einer Perforation meist apicaler Emphysemblasen unterschiedlicher Größe, bei sonst normaler Lunge. Die Ursachen einer solchen Blasenbildung sind in Tabelle 1 dargestelllt. Während Spitzennarbenblasen früher als tuberkulöses Substrat gedeutet wurden, neigt man heute eher zu der Ansicht einer unspezifisch entzündlichen Genese [4]. Das histologische Substrat solcher apicaler Veränderungen beschrieben Masshoff und Huzly im Sinne einer subpleuralen postentzündlichen Spitzenfibrose mit Elastica-Degeneration und Abhebung der Pleuradeckzellenschicht, die sich zu einer endothel besetzten „Neomembran" aufbläht und schließlich perforiert [10]. Ferner kommen für die Entstehung von Blasen angeborene Fehlbildungen als Solitärcysten oder im Rahmen des „weak lung syndrome" ebenso in Betracht. Geringe Ventilation und Perfusion sowie der stärkere negative intrapleurale Druck im Spitzenbereich sollen zum Entstehen der Blasen und ihrer Perforation beitragen [9, 14].

Tabelle 1. Ursachen des symptomatischen und idiopathischen Pneumothorax

A. Symptomatischer Pneumothorax
1. Asthma bronchiale
2. Lungenemphysem
3. Emphysemblasen bei Keuchhusten
4. Perforation tuberkulöser Herde
5. Pneumonie
6. Lungengangrän
7. Lungenabsceß
8. Pleuraemphysem
9. Bronchiektasen
10. Echinococcuscysten
11. Malignome
12. Pneumokoniosen

B. Idiopathischer Pneumothorax
1. Spitzennarbenblasen
2. Perforation der „Neomembran" nach Mashoff
3. Angeborene Fehlbildungen (weak lung)

Symptomatologie und Diagnose

Die Diagnose „idiopathischer Spontanpneumothorax" ist nicht schwer zu stellen, da die Patienten eine typische Symptomatologie bieten. Sie besteht in 95% der Fälle aus einem plötzlich auftretenden stechenden Schmerz im betroffenen Hemithorax, der in Schulter, Arm und Hals ausstrahlen kann und aus z. T. quälendem Hustenreiz. Ein tympanitischer Perkussionsbefund, abgeschwächtes Atemgeräusch und gelegentlich Cyanose bestätigen die Diagnose, die durch Thorax-Röntgenaufnahme in zwei Ebenen nach Ausmaß und Lokalisation des Lungenkollapses erhärtet werden muß. Das Auftreten von Dyspnoe und Cyanose ist wie bei jedem einfachen Pneumothorax eine Frage der kardiorespiratorischen Reserve des Kranken. Hochgradige Atemnot und Hypoxie sind typisch für den seltenen Spontan-Spannungspneumothorax oder den bilateralen Pneumothorax, die beide eine lebensbedrohliche Situation darstellen. Ebenfalls selten kann sich ein Sero-, Hämato- oder Pyopneumothorax einstellen.

Therapie

Ziel jeder Behandlung eines idiopathischen Spontanpneumothorax ist die vollständige und dauerhafte Wiederausdehnung der kollabierten Lunge. Dieses Ziel kann erreicht werden durch:
1. Ein *konservativ* exspektatives Vorgehen unter Bettruhe, Verabreichung von Antibiotica, Sedativa und Antitussiva in der Hoffnung auf eine spontane Verklebung des Lungenlecks und damit eine selbständige Wiederausdehnung der Lunge, die durch wiederholte Pleurapunktionen gefördert werden kann.

Die Befürworter einer konservativen Therapie stützen sich auf verhältnismäßig gute Erfolge, vor allem beim partiellen Lungenkollaps [6]. Wir halten ein solches Vorgehen im Hinblick auf die meist lange Hospitalisationszeit (bis zu 6 Wochen), die Gefahr der Ausbildung pleuraler Bänder und Schwarten mit nachfolgender notwendiger Dekortikation und die Erfolgsunsicherheit für überholt, um so mehr als rascher und zuverlässiger wirkende Methoden zur Verfügung stehen.

2. Die geschlossene intercostale Dauerabsaugung.

Dieses Verfahren stellt die Methode der Wahl für die Erstbehandlung des idiopathischen Spontanpneumothorax dar, denn es beseitigt sofort die im Pleuraraum vorhandene Luft und erreicht damit eine völlige Ausdehnung der Lunge, fördert ein Anlegen der Perforationsstelle an die parietale Pleura und gewährleistet in den meisten Fällen eine Verklebung des Lecks. Ein weitlumiges Thoraxdrain wird an typischer Stelle im 2. oder 3. I. C. R. in der Medioclavicularlinie in die Thoraxkuppel eingebracht. Handelt es sich um einen inkompletten, nicht apicalen Pneumothorax, so empfiehlt es sich, daß Drainagerohr unter fluoroskopischer Sicht direkt in den betreffenden Luftraum einzuführen. Eine gleichzeitige Flüssigkeits- oder Blutansammlung in den basalen Partien wird durch ein tiefliegendes Drainagerohr abgeleitet. Im Regelfalle leiten wir die Drainage einfach unter Wasser ab. Nur bei Vorliegen eines beträchtlicheren Luftlecks wird eine aktive Saugung mit 15—20 cm Wassersäule in Abhängigkeit von der Größe des Lecks angelegt. Der Grad der Luftentleerung kann schon unmittelbar nach Wirksamwerden des Sogs radiologisch kontrolliert werden. Die Saugdrainage verbleibt bis zum zehnten Tag, wird dann für 12 Std abgeklemmt, wonach eine Thorax-Rö.-Kontrolle über den Entfaltungszustand der Lunge informiert. Bleibt nach dieser Zeit die Lunge voll ausgedehnt, so kann der Drainageschlauch entfernt und der Patient aus der stationären Behandlung entlassen werden [2, 3, 5, 6, 12].

Folgende Fehlerquellen können bei der Drainagebehandlung auftreten:

Falsche Lokalisation des Schlauches, Undichtigkeit an der Thoraxwand oder an den Anschlußstücken, technische Mängel des Saugsystems, Verstopfung des Drains sowie seine zu kurze Verweildauer.

3. Indirekte Erzeugung von Verklebungen zwischen Leckbereich und parietaler Pleura.

Diesem Zweck dienen die Instillation von pleurareizenden Flüssigkeiten oder Pudern sowie die thorakoskopische Verödung von Emphysemblasen.

Während das erstgenannte Verfahren wegen seiner Unzuverlässigkeit heute verlassen ist, hat sich die Verödung von Emphysemblasen mit dem Thorakoskop in geübten Händen als brauchbar erwiesen und sollte zumindest dann versucht werden, wenn der Zustand des Patienten eine Thorakotomie ausschließt [7, 8].

4. Das sicherste Verfahren zur dauerhaften Beseitigung eines Spontanpneumothorax ist der direkte Verschluß des Lungenlecks und die gleichzeitige parietale Pleurektomie.

Das *operative Vorgehen* umfaßt die Übernähung der Emphysemblasen, die Raffung derselben und in besonders ungünstig gelagerten Fällen die Lungenresektion von der Keilexcision bis hin zur Lobektomie. Bei lokalisierten Emphysemblasen vermeiden wir eine Naht des Lungengewebes und versuchen, wenn immer möglich, den Leckbezirk durch einfache Ligatur zu verschließen. Eine Frühdekortikation kommt bei verschleppten Fällen mit ausgedehnter Schwartenbildung oder Empyem in Betracht.

Indikation zur Thorakotomie

1. *Erfolglose, länger als zehn Tage dauernde Saugdrainage.* Eine länger dauernde Drainagebehandlung sollte im Hinblick auf die bei schwer ausdehnbarer Lunge deutlich geringeren Erfolgschancen, die höhere Rezidivquote, die Infektionsgefahr und die lange Hospitalisationszeit in der Regel unterbleiben. Sehr große Lungenlecks (Messung des Zeitvolumens mit einer in den Drainageschlauch eingeschalteten Gasuhr!) machen den Erfolg einer Absaugbehandlung sehr unwahrscheinlich.
2. *Rezidivierender Spontanpneumothorax.* Nach Literaturangaben treten in 10—40% der Fälle bei der Behandlung mit der Dauersaugdrainage Rezidive auf, wobei ein großer Teil der Rückfälle allerdings auf eine zu kurze Drainagezeit zurückgeführt werden dürfte [2]. Die Frage, ob man bereits nach dem ersten Rezidiv thorakotomiert, wie wir es tun, ist offen und hängt in erster Linie vom Gesamtzustand des Patienten ab. Durch ein operatives Vorgehen kann ein Rezidiv mit großer Sicherheit vermieden werden, wenn das Lungenleck sicher verschlossen und die gleichzeitige parietale Pleurektomie gezielt durchgeführt worden ist [11].
3. Spontanpneumothorax bei Piloten und Tauchern sowie ein nach Lungenentfaltung gesichertes bullöses Emphysem.

Literatur

1. Becker, H., Ungeheuer, E.: Zur Behandlung des Spontanpneumothorax. Fortschr. Med. **89**, 413 (1971).
2. Cadalbert, M., Schamaun, M.: Indikationen und Technik der Behandlung des Spontanpneumothorax. Schweiz. med. Wschr. **98**, 1159 (1968).
3. Doerfel, G.: Der Spontanpneumothorax. Z. Erkg. d. Atemorgane **131**, 239 (1970).
4. Eckel, H.: Zur Klinik und Differentialdiagnose des Spontanpneumothorax. Med. Klin. **56**, 1909 (1961).
5. Engel, J.: Zur Klinik und Behandlung des Spontanpneumothorax. Münch. med. Wschr. **43**, 2140 (1966).
6. Fuchs, H.S.: Der idiopathische Spontanpneumothorax. Fortsch. Med. **87**, 248 (1969).
7. Greschuchna, D.: Spontanpneumothorax — Richtlinien der konservativen Behandlung. Thoraxchirurgie **20**, 298 (1972).
8. Hessler, O.: Der idiopathische Spontanpneumothorax und seine Behandlung. Chirurg **31**, 201 (1960).
9. Huzly, A.: Der Spontanpneumothorax. Therapiewoche **19**, 387 (1968).
10. Masshoff, W., Höfer, W.: W.: Zur Pathomorphologie des sogenannten idiopathischen Spontanpneumothorax. Berl. Med. **19**, 257 (1968).
11. Paneth, M.: Die Behandlung des rezidivierenden oder persistierenden Spontanpneumothorax. Thoraxchirurgie **20**, 308 (1972).
12. Rohner, R.C.: Zur Behandlung des Spontan- und Spannungspneumothorax mittels Plastikvenenkatheters und Saugdrainage. Schweiz. med. Wschr. **98**, 54 (1968).
13. Smith, W.G., Rothwell, P.P.G.: Treatment of spontaneous pneumothorax. Thorax **17**, 342 (1962).
14. Trendelenburg, F., Reinert, M.: Ätiologie und Diagnostik des Spontanpneumothorax. Thoraxchirurgie **20**, 293 (1972).
15. Unholtz, K.: Richtlinien der chirurgischen Therapie des Spontanpneumothorax. Thoraxchirurgie **20**, 303 (1972).

Bronchiektasen und Cysten

H.-J. VIERECK

Die Operationsindikation entzündlicher Lungenerkrankungen hat seit Einführung der Lungenresektion erheblich zugenommen. Frühere Operationsverfahren wie Drainagen, Pneumotomien, Plombierungen und Thorakoplastiken haben keine Bedeutung mehr. Das Hauptkontingent der chirurgisch zu behandelnden unspezifischen Erkrankungen stellen jugendliche Patienten mit Bronchiektasen dar. Zur erfolgreichen operativen Behandlung gehört außer einer schonenden Operationstechnik eine genaue prä- und postoperative Diagnostik sowie eine differenzierte Vor- und Nachbehandlung. Unter Einsatz aller heute zur Verfügung stehenden Hilfen ist die Resektion lokalisierter Bronchiektasen eine sichere Methode geworden. Die Letalität aller Formen beträgt etwa 5%, bei günstiger Indikation nur 1% [11].

Ätiologie und Pathogenese

Unter Bronchiektasen versteht man eine definitiv nicht mehr rückbildungsfähige Erweiterung der Bronchien, wobei in der Regel akute und chronisch entzündliche Veränderungen der Bronchialwand und des umgebenden Lungengewebes vorliegen [5]. Es gibt zylindrische, spindelige und sackförmige Bronchiektasen, von denen sich nur zylindrische gelegentlich zurückbilden können (Abb. 1).

Die Weite wird durch die Elastizität der Bronchialwand und des umgebenden Lungengewebes und durch den elastischen Zug der Gesamtlunge bestimmt. Histologisch zeigt die Bronchialschleimhaut häufig noch erhaltenes Flimmerepithel. Nur bei schweren chronischen Entzündungen beobachtet man Plattenepithelmetaplasien. Ausgedehnte entzündliche Veränderungen liegen in den tieferen Wandschichten, speziell in der Muskulatur und der elastischen Faserschicht vor. Das peribronchiale Gewebe zeigt ebenfalls eine schwere Entzündung mit Angitis der begleitenden Gefäße [5].

Bronchiektasen betreffen besonders häufig die basalen Segmente der Unterlappen. Bilaterale Bronchiektasen sind bei 30% der Erkrankten festzustellen. Die Ausbreitung der Entzündung bleibt lange an die Segmentgrenzen gebunden.

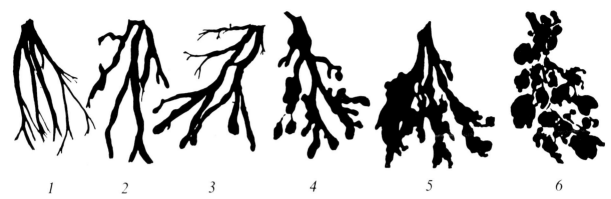

Abb. 1. Schematische Darstellung typischer Bronchogramme. *1* normal; *2* cylindrisch; *3* spindelförmig; *4* stärker spindelförmig, wenig sackförmig; *5* spindelsackförmig; *6* sackförmig kongenital. (Nach Roles und Top)

Beim Fortschreiten der Erkrankung kommt es zu einer Mitbeteiligung der Lingula und des Mittellappens, wobei häufig das 6er-Segment frei bleibt [12]; dazu entwickelt sich eine Begleitbronchitis des gesamten Bronchialsystems. Als weitere Begleiterkrankungen beobachtet man allergische Reaktionen der Schleimhäute mit gleichzeitiger Sinusitis.

Die häufigsten Ursachen sind pulmonale Infektionen im Kleinkindesalter, z.B. die Pneumonie nach Keuchhusten, Masern und Scharlach oder eine Bronchialdrüsentuberkulose. Der Grund ist in der geringen Widerstandsfähigkeit und der Anfälligkeit der Bronchialwand im Kindesalter zu suchen. Durch die antibiotische Behandlung der Pneumonien hat diese Entstehungsform der Bronchiektasen in der Gesamtzahl der Erkrankungen abgenommen. Statt dessen sind heute Bronchiektasen bei Mucoviscidose infolge der Substitutionstherapie der zugrundeliegenden Stoffwechseldefekte in etwa 30% zu operieren. Die Prognose der Mucoviscidose hat sich damit wesentlich verbessert.

10% der Bronchiektasen sind Folgen angeborener Mißbildungen, wie anatomische Lungenanomalien, Lungengefäßmißbildungen, Kartagener-Syndrom und Agammaglobulinämie. In weiteren 10% sind die Ursachen in Fremdkörperaspirationen zu suchen [11]. Einige für die Klinik besonders wichtige Krankheitsbilder werden im folgenden gesondert dargestellt.

Das Mittellappensyndrom

Seine häufigste Ursache ist eine Bronchialobstruktion infolge Lymphknotenvergrößerung am Bronchusabgang mit nachfolgender Mittellappenatelektase und sekundären Bronchiektasen. Die zugrundeliegende Lymphadenitis kann spezifisch oder unspezifisch sein. Der Mittellappenbronchus ist bei Kindern infolge seiner dünnen Wand und dem spitzwinkeligen Abgang für eine Verlegung durch Kompression oder narbige Veränderungen besonders anfällig [13]. Jeder neue Infektschub verschlechtert das Krankheitsbild infolge Zunahme der Kompression des Bronchialabganges durch Lymphknotenvergrößerung. In jedem Fall muß ein gut- oder bösartiger Tumor am Mittellappenabgang durch bronchoskopische Untersuchung ausgeschlossen werden [6].

Die Mucoviscidose

Diese Erkrankung besteht aus einer Kombination von Bronchiektasen mit einer cystischen Pankreasfibrose. Histochemisch läßt sich ein Defekt in der Schleimbildung der Bronchialdrüsen nachweisen. Durch das Fehlen von NaCl wird der Bronchialschleim zähflüssig und führt zur Bronchusobstruktion. Die Erkrankung betrifft besonders die Oberlappen, da diese beim liegenden Kleinkind am schlechtesten ventiliert werden. Durch Fermentsubstitution, mucolytische und antibiotische Behandlung überstehen die Kinder die ersten Lebensmonate und können später operiert werden [11].

Das Kartagener-Syndrom

Darunter verstehen wir die Kombination von Situs inversus, Sinusitis und Bronchiektasen. Häufig findet sich gleichzeitig eine Hypogammaglobulinämie [11]. In 20% von Situs inversus muß mit Bronchiektasen gerechnet werden, die meist doppelseitig angelegt sind.

Die Hypo- und Agammaglobulinämie

Bei dem geschlechtsgebundenen X-chromosomal vererblichen Antikörpermangelsyndrom, dem Morbus Bruton, bestehen rezidivierende bakterielle Lungeninfektionen, als deren Folge sich häufig Bronchiektasen ausbilden. Bei den Patienten — es handelt sich immer um männliche Jugendliche — besteht ein ausgeprägter IgG-Mangel, während die celluläre Infektabwehr intakt ist.

Die Hypogammaglobulinämie ist bei Bronchiektasen häufig. So beobachteten wir eine Patientin mit Bronchiektasen und späterem Rezidiv nach Unterlappenresektion, bei der die Schwester und die Mutter ebenfalls einen Immunglobulinmangel aufwiesen. Eine Substitutionsbehandlung ist unter Kontrolle des Immunglobulinspiegels in jedem Fall notwendig und gestattet heute die erfolgreiche operative Behandlung [11].

Sekundäre Bronchiektasen nach Aspiration

Die Fremdkörperaspiration betrifft infolge der Winkelstellung des Bronchialsystems häufiger den rechten Unterlappen. Wenn es sich dabei um Pflanzenteile oder Kunststoffgegenstände handelt, ist die röntgenologische Diagnostik schwierig. Bronchologisch ist der Fremdkörper, wenn die Aspiration mehrere Monate zurückliegt, infolge der schweren Schleimhautveränderungen nicht immer zu erkennen. Durch die Obstruktion führt er, ebenso wie alle anderen Bronchialverlegungen, zu sekundären Bronchiektasen. Die Schwere der Erkrankung hängt von der begleitenden Infektion ab. Typisch sind Blutbeimengung im Sputum, bedingt durch das gefäßreiche Granulationsgewebe in der Umgebung des Fremdkörpers.

Allgemeine Symptomatik der Bronchiektasen

Das wichtigste Symptom ist der Husten. Besteht dabei keine Sekretion, spricht man von sog. „trockenen" Bronchiektasen. Sie sind typisch bei gleichzeitiger Pankreasfibrose. Der Hustenreiz wird dabei besonders durch Temperaturwechsel ausgelöst. Bei „feuchten" Bronchiektasen wird eitriges Sputum abgehustet, dabei spielt die gemessene Menge und das Aussehen des Sputums für die klinische Beurteilung eine Rolle. Auf möglichst vollständiges Abhusten zur Vermeidung von Retentionen sollte durch täglich zweimalige Hängelagerung geachtet werden. Typisch sind Rezidive der Entzündung in mehrmonatigen Abständen. Bestehen Blutbeimengungen, muß eine Aspiration ausgeschlossen werden. Die beim Husten auftretende Kurzatmigkeit muß nicht unbedingt mit der Ausdehnung der Erkrankung in Zusammenhang stehen. Es kann sich auch um bronchospastische Reaktionen, die durch den rezidivierenden Infekt ausgelöst werden, handeln.

Diagnose

In der Vorgeschichte ist häufig eine schwere Lungenaffektion im frühen Kindesalter zu finden. Der klinische Allgemeinzustand läßt keine Rückschlüsse auf die Ausdehnung der Erkrankung zu. Die Röntgenuntersuchung ist die wichtigste diagnostische Maßnahme. Die Technik ist besonders durch die Einführung gut verträglicher, resorbierbarer Kontrastmittel zur Bronchographie verbessert worden. Zur Untersuchung gehören unbedingt eine im posterior-anterioren Strahlengang sowie eine im frontalem Strahlengang angefertigte Aufnahme. In 60% der Erkrankungen ist der linke Unterlappen beteiligt [2]. Dies entgeht bei posterior-anteriorer Untersuchung leicht der Diagnostik infolge Überdeckung des Unterlappens durch den Herzschatten. Bilaterale Bronchiektasen sind in 30% der Erkrankungen zu finden [8]. Eine Mitbeteiligung der Lingula und des Mittellappens ist bei Fortschreiten der Erkrankung häufig [12]. In der diagnostischen Aussage ist die Bronchologie der Röntgen-Tomographie überlegen.

Die Zunahme bronchovasculärer Zeichnung, in caudaler und lateraler Richtung ziehend, sind genauso wie streifenförmige oder lappenbegrenzte Atelektasen ein Hinweis auf das Vorliegen von Bronchiektasen. Bei einem solchen Verdacht sichert jedoch erst die bronchologische Untersuchung die Diagnose. Bei der Durchuntersuchung der Kranken müssen typische Bronchiektasen-Folgeerkrankungen beachtet werden, wie die Amyloidose, metastatische Abscesse und Osteopathien.

Bronchoskopie und -graphie

Bei Kindern unter 12 Jahren ist der Eingriff in Allgemeinnarkose vorzuziehen. Bei der Bronchoskopie ist auf die Lokalisation der Sekretion und auf evtl. spezifische Bronchialschleimhautveränderungen zu achten. Eine Bronchographie sollte erst nach gründlichem Absaugen des Sekretes unter Sicht erfolgen, um Fehlbeurteilungen zu vermeiden [5]. Dieses Vorgehen führt in der Kombination von Bronchoskopie mit der Bronchographie in einer Sitzung zu den sichersten Ergebnissen. Zur bakteriologischen Testung sind gezielte Bronchialabstriche zu entnehmen. Besteht eine starke Bronchialschleimhaut-Irritation mit Ödem und Blutungsneigung, sollte die Bronchographie nach bronchoskopischer Kontrolle erst nach Abklingen der entzündlichen Erscheinungen erfolgen. Dabei muß eine alveoläre Füllung vermieden werden. Am besten eignet sich zur Beurteilung ein Beschlagbronchogramm mit Darstellung der Bronchialwand einer Lungenseite. Je geringer die benötigte Kontrastmittelmenge, um so besser ist die Beurteilungsmöglichkeit. Wir führen die Untersuchung in einer Drehmulde durch, die auch in Vollnarkose seitliche Aufnahmen gestattet. Ist eine funktionelle Beurteilung des Bronchialbaums erwünscht, können Spätaufnahmen und Durchleuchtungen, 2 bis 6 Std nach der Bronchographie, einen guten Aufschluß über Motilität und evtl. Sekretstauungen geben, wenn langsam resorbierbare Kontrastmittel wie Dionosil oder Hydrast zur Anwendung kommen. Mit der Resektion sollte nach der Bronchographie mindestens 3 Tage bis zur Normalisierung der Atemfunktion gewartet werden. Ohne gut auswertbare Bronchogramme sollte keine Operationsindikation gestellt werden.

Bakteriologie

Typisch sind häufig wechselnde bakteriologische Befunde. Zur bakteriologischen Untersuchung eignen sich am besten bronchoskopische Abstriche. Bei der Sputumgewinnung zur Untersuchung sollte eine vorhergehende Mundspülung mit einem Antisepticum vorgenommen und das Sputum dann in Kopftieflagerung mit Klopfmassage gewonnen werden. Auf jeden Fall ist auch vom Operationspräparat steril ein Abstrich zu entnehmen, um postoperativ eine gezielte Antibioticabehandlung durchführen zu können.

Therapie

Vor jeder Bronchiektasen-Behandlung sollte eine Sanierung der oberen Luftwege erfolgen [1]. Jeder Patient bedarf deshalb einer HNO-ärztlichen Untersuchung. Alle Infektionsherde und Anomalien müssen soweit als möglich beseitigt werden (Sinusitis, Tonsillitis, Polyposis, Septumdeviation). Nur die freie Nasenatmung ohne neuerliche Infektion über die oberen Luftwege verhindert ein Rezidiv. Allergische Schleimhautreaktionen verschwinden oft nach dieser Behandlung. Bleiben sie bestehen und sind sie Ursache einer spastischen Bronchitis, muß die Allergieursache festgestellt und vor der Operation behandelt werden. Die konservative Behandlung führt nur bei frischen zylindrischen Bronchialwandveränderungen zur Heilung. Bei ausgedehnten Bronchiektasen führt sie nur zu vorübergehender Besserung. Die antibiotische Behandlung muß auf frische pneumonische Schübe begrenzt werden. Die Gefahr ist die Allergisierung, die Resistenzentwicklung und bei Langzeitbehandlung die Pilzbesiedlung. Fremdkörper müssen vor Entwicklung von Bronchiektasen endoskopisch oder durch Bronchotomie entfernt werden, sonst ist eine Resektion nicht zu umgehen. Eine endgültige Sanierung durch Operation ist im jugendlichen Alter anzustreben, da durch bessere Anpassung der Restlunge die Dauerergebnisse wesentlich besser sind [3].

Präoperative Behandlung

Die Hängelagerung zur vollständigen Entleerung der Bronchiektasen mit gleichzeitiger Klopfmassage sollte, wenn möglich, dreimal täglich vor den Mahlzeiten für 15 min ausgeführt werden. Gleichzeitig ist eine gezielte antibiotische Behandlung notwendig. Erst bei weitgehender Rückbildung der stets zu messenden Sputummenge ist eine gefahrlose operative Behandlung möglich. Liegt ein dickeitriges Sputum vor, sind Mucolytica-Inhalationen angezeigt. Bei „trockenen" Bronchiektasen ist die Inhalation von Netzmittel notwendig. Zur präoperativen Behandlung gehört die Atemgymnastik zur Stärkung der Atemmuskulatur. Liegt eine schwere Begleitbronchitis vor, so hat sich ein Heilverfahren, z.B. in Bad Reichenhall, bewährt [10]. Die Operation muß aber direkt im Anschluß danach vorgenommen werden, da die erreichten Besserungen oft nur kurze Zeit anhalten. Bei der Mucoviscidose sind außer der Inhalation Bronchialspülungen, am besten über eine Tracheotomie, angezeigt.

Operationsindikation

Zur Beurteilung der Prognose und um den Vergleich von Behandlungsergebnissen zu ermöglichen, ist eine Gliederung der Operationsindikationen nötig. Dabei sind folgende Schweregrade der Indikation zu unterscheiden:

Absolute Indikation: Einseitige Erkrankung mit Lappen- oder Segmentbegrenzung bei einem Alter des Patienten zum Operationszeitpunkt unter 25 Jahren. Erfolgreich abgeschlossene Behandlung evtl. von Infekten der oberen Luftwege. Bei diesen Patienten handelt es sich um Idealfälle. Es kann in 95% durch Resektion eine endgültige Heilung erreicht werden.

Relative Indikation: Außer der lokalisierten Erkrankung besteht noch eine Begleitbronchitis und eine Nebenhöhlenerkrankung, die nur gebessert werden konnte. Alter der Patienten zum Operationszeitpunkt über 25 Jahre. Doppelseitige Bronchiektasen und begleitende Asthmabronchitis belasten den Operationserfolg. Beschwerdefreiheit ist auch bei doppelseitiger Resektion nur noch bei 60% der Patienten zu erreichen.

Vitale Indikation: Bei Patienten, die aus dieser Indikation operiert werden müssen, sinkt die Erfolgsquote auf 30% ab. Zu diesen Risikofällen gehört der Zustand nach metastatischem Hirnabsceß, gleichzeitig vorliegendes Empyem sowie die Resektion von mehr als 10 Lungensegmenten.

Gegenindikation: Sie ist gegeben, wenn durch Ausdehnung der Erkrankung bereits ein Cor pulmonale vorliegt oder eine Amyloidose entstanden ist. Liegt eine doppelseitige, schwere deformierende Begleitbronchitis zum Zeitpunkt der Operation vor, entsteht nach einer Resektion immer eine Verschlechterung des Krankheitsbildes.

Das *optimale Alter zur Operation* liegt zwischen dem 5. und 25. Lebensjahr. Nach dem 25. Lebensjahr ist eine doppelseitige Resektion in den meisten Fällen nicht mehr tragbar. Nach dem 40. Lebensjahr sollte, wenn möglich, keine operative Behandlung mehr durchgeführt werden, da wegen des langen Verlaufes immer mit einer Begleitbronchitis und deshalb mit einer großen Rezidivgefahr zu rechnen ist. Bis zum 10. Lebensjahr ist immer eine Lobektomie angezeigt, danach, wenn möglich, eine Segmentresektion. Bis zum 10. Lebensjahr kann die Resektion einer Seite bis auf 3 Segmente ausgedehnt werden. Diese reichen aus, die Pleurahöhle auszufüllen [13]. Je jünger der Patient, desto besser ist die Anpassung an den Verlust von Lungengewebe möglich [4]. Bei beidseitigen Resektionen sollten nie mehr als 11 Segmente entfernt werden. Ist eine doppelseitige Resektion nicht möglich, kann in manchen Fällen durch Operation der schwerer erkrankten Seite noch eine Besserung erzielt werden [2].

Ergebnisse

Der Operationserfolg ist direkt abhängig von Schweregrad und Ausdehnung der Begleitbronchitis der Restlunge; diese ist wiederum abhängig von dem Erfolg der Vorbehandlung. Komplikationen drohen vor allem, wenn Restbronchiektasen bei großer Ausdehnung der Erkrankung belassen werden müssen. Die Frühphase der postoperativen Behandlung entscheidet über den Dauererfolg.

Unter dem Einsatz aller heute zur Verfügung stehenden therapeutischen Möglichkeiten ist bei günstiger Indikation die Letalität nicht höher als 1%, bei allen Formen zusammengenommen beträgt sie um 5%. Die Spätergebnisse sind von Lebensalter und Operationszeitpunkt abhängig. Sie sind vor dem 20. Lebensjahr deutlich besser als danach. Bei jeglicher Behandlung muß daran gedacht werden, daß die durchschnittliche Lebenserwartung jugendlicher Bronchiektasenträger ohne Operation 40 Jahre [1] beträgt.

Lungencysten

Die Ätiologie von cystischen Lungenveränderungen ist in den meisten Fällen nur durch die histologische Untersuchung zu bestimmen. Erworbene Cysten treten nach Staphylokokkenpneumonien im Kindesalter auf. Angeborene Cysten zeichnen sich durch abnormale Gefäß- und Bronchialversorgung aus, deshalb ist die Unterscheidung beider Formen für die chirurgische Behandlung von Bedeutung.

Unter den angeborenen Formen sind die *bronchogenen Cysten* und die *kongenitalen Cysten* mit und ohne Pankreasfibrose zu unterscheiden. Eine Sonderform stellen die *akzessorischen Lungenlappenfehlbildungen* dar.

Die *bronchogene Cyste* ist rund, dickwandig und mit cilientragendem Epithel ausgekleidet. Sie ist in der Nähe des Mediastinums oder im Bereich der großen Bronchien lokalisert, ohne daß eine Bronchusverbindung besteht.

Kongenitale Lungencysten sind mit Zylinderepithel ausgekleidet. Im Gegensatz zu den bronchogenen Cysten kommunizieren diese mit dem Bronchialbaum und stellen sich bei der Bronchographie als Höhlenbildung dar. Über die Verbindung zum Bronchialbaum kann ein Infekt in der Cyste auftreten [7].

Akzessorische Lungenlappenfehlbildungen oder Nebenlungen stellen eine Sonderform angeborener cystischer Veränderungen dar. Sie liegen im normalen Lungengewebe, meistens im Bereich des Lungenrandes oder zwischen der Lunge und dem Zwerchfell. Je nach Lokalisation werden sie als intralobäre oder extralobäre Sequestration bezeichnet [2]. Eine Verbindung zum Bronchialbaum und zum Lungengefäßsystem ist nicht nachweisbar. Histologisch können alle Lungengewebsanteile nachweisbar sein. Eine Luftfüllung besteht nicht, so daß röntgenologisch die Verschattung als Tumor gedeutet wird. Für die Operation ist von besonderer Wichtigkeit, daß bei diesen Fehlbildungen eine aberrierende Gefäßversorgung von der Lungenperipherie zur Aorta besteht [13]. Liegt der Abgang im Bereich der abdominalen Aorta, können durch Gefäßabbrüche Verblutungen in den Bauchraum erfolgen. Diese Gefäßanomalien können aus einem oder mehreren Gefäßen bestehen. Die normale Blutversorgung am Lungenhilus ist rudimentär, die anomalen Gefäßverläufe betreffen das arterielle System, während der venöse Abfluß zu den normalen Lungenvenen erfolgt. Deshalb sollte in jedem Falle einer angeborenen Mißbildung das Ligamentum pulmonale sorgfältig präpariert werden, um evtl. aberrierende Gefäße nicht zu übersehen. Diese Gefäße können sowohl von dem abdominellen Teil als auch von der thorakalen Aorta ausgehen. Sie liegen immer im hinteren Mediastinum. Ein präoperatives Aortogramm ist zur Aufdeckung von vermuteten Gefäßanomalien ein wertvolles Hilfsmittel für die operative Präparation.

Differentialdiagnose

Die Abgrenzung zu einem Lungenabsceß oder einem abgekapselten Empyem ist oft schwierig. Im Gegensatz zum Empyem verkleinert sich eine drainierte Cyste nicht. Besteht ein Ventilmechanismus, kann es zu mehr oder weniger großen Spannungscysten kommen. Durch Verdrängung des gesunden Lungenparenchyms bei lebensbedrohlichem Zustand ist eine vorübergehende Drainage nicht zu umgehen [12]. Die Erkrankung tritt einseitig auf. Bei doppelseitigen Cysten bestehen häufig gleichzeitig Pankreasfibrosen.

Operationsindikation und -verfahren

Bei Einzelcysten ist die isolierte Ausschälung möglich, dies insbesondere, wenn es sich um überblähte Cysten mit Ventilmechanismus handelt. Ist eine Resektion erforderlich, sollte man sie auf die befallenen Segmente begrenzen. Bei multiplen Cysten, die einen ganzen Lappen oder eine Lungenseite durchsetzen (Wabenlunge), ist immer eine Resektion erforderlich. Die Operation im Frühstadium ergibt bessere Ergebnisse als in einer Notindikation, z.B. bei plötzlicher respiratorischer Insuffizienz [7]. Die Operation kann auch in den ersten Lebenstagen notwendig sein. Drainagen sollten, wenn möglich, nicht erfolgen, da sie durch Pleurakomplikationen die später notwendige Operation erschweren. Im Gegensatz zu postpneumonisch erworbenen Cysten ist die plötzliche Überdehnung angeborener Cysten selten. Erfolgt die Operation bis zum 5. Lebensjahr, ist eine Neubildung von Alveolen möglich [4]. Danach wird der durch Operation bedingte Gewebsverlust immer durch Überdehnung der Alveolen ausgeglichen. Diese Überdehnungen treten im Oberlappenbereich häufiger als im Unterlappen auf. Für die Indikation ist eine angeborene oder erworbene Cystenbildung ohne Bedeutung, wichtig ist die Symptomatik, die Beachtung evtl. Gefäßmißbildungen und die rechtzeitige Operation, so daß Notindikationen vermieden werden. Die Operation von Cysten ist in jedem Fall, auch in den ersten Lebenstagen, möglich.

Literatur

1. Brügger, H.: Klinik und Behandlung von Bronchiektasien bei Kindern. Tuberk.-Arzt **16**, 170 (1962).
2. Brunner, A.: Chirurgie der Lungen und des Brustfelles. In: Medizinische Praxis, Bd. 26, S. 112, 2. Aufl. Darmstadt: Steinkopff 1964.
3. Czakó, Z., Schnitzler, J., Nagy, M.: Resektionsergebnisse bei primärer Bronchiektasie. Z. Tuberk. **129**, 154 (1968).
4. Engel, St.: Die Lunge des Kindes. Stuttgart: Thieme 1950.
5. Kartagener, M.: Die Bronchiektasen. In: Handbuch der inneren Medizin, 4. Bd., 2. Teil, S. 364. Berlin-Göttingen-Heidelberg: Springer 1956.
6. Peiper, H.J.: Die Klinik des Mittellappensyndroms. Langenbecks Arch. Chir. **290**, 231 (1959).
7. Ravitch, M.M.: Congenital Cystic Disease of the Lung. In: Pediatric Surgery, Vol. 1, Sec. Edit., S. 452. Chicago: Year Book Medical Publishers 1969.
8. Spath, F., Finsterbusch, W.: Zur Behandlung der fortgeschrittenen Bronchiektasie. Dtsch. med. J. **8**, 167.
9. Viereck, H.-J.: Die operative Behandlung unspezifischer entzündlicher Lungenerkrankungen. Chirurgie **41**, 301 (1970).
10. Viereck, H.-J.: Die chirurgische Behandlung des sinu-pulmonalen Syndroms: Obere Luftwege und Lunge als funktionelle und klinische Einheit, S. 62. Stuttgart: Thieme 1970.
11. Welch, K.J.: Bronchiectasis. In: Pediatric Surgery, Vol. 1, Sec. Edit. Chicago: Year Book Medical Publishers 1969.
12. Zenker, R., Grill, W., Kraemer, H.: Sonderformen der Lungeneiterungen und ihre Behandlung. Langenbecks Arch. Chir. **296**, 271 (1960).
13. Zenker, R., Heberer, G., Löhr, H.H.: Die Lungenresektionen. Berlin-Göttingen-Heidelberg: Springer 1954.

Thoraxchirurgie

Spezifische und unspezifische Entzündungen und Eiterungen der Lunge und der Pleurahöhle

H. BETHGE

Die medikamentöse Therapie steht heute ganz im Vordergrund jeder Tuberkulose-Behandlung, seitdem vor etwa 25 Jahren mit der Entdeckung der ersten Tuberkulostatica ein entscheidender Wandel in der Tuberkulose-Therapie eingeleitet wurde. Mit zunehmenden Erfolgen der Chemotherapie wurde die Anwendung der *Kollapsverfahren* (intra- und extrapleuraler Pneumothorax, Pneumoperitoneum, Phrenicusparese, Thorakoplastik) immer mehr eingeschränkt. Sie haben heute kein Indikationsgebiet mehr [3]. Eine Ausnahme bilden konservativ nicht zu beherrschende Pleuraempyeme, die nur durch eine Thorakoplastik beseitigt werden können, wenn eine Dekortikation nicht möglich ist.

An die Stelle der kollapstherapeutischen Eingriffe traten in den 50er Jahren die *Lungenresektionen*, die unter dem Schutz der Tuberkulostatica und Antibiotica breitere Anwendung fanden [12]. Sie waren bis gegen Ende der 60er Jahre bei ansteckungsfähigen cavernösen Lungentuberkulosen, die konservativ-medikamentös allein nicht zu beeinflussen waren, die Methode der Wahl. Mit der Entwicklung weiterer hochwirksamer Tuberkuloseheilmittel wurde jedoch in den letzten Jahren die Notwendigkeit lungenchirurgischer Eingriffe zugunsten der konservativen Behandlung weiter zunehmend eingeschränkt [2, 5].

Die **Indikation zu einer Lungenresektion** kann nur noch in Ausnahmefällen gestellt werden und erstreckt sich auf die nachfolgenden Befunde.

Solitäre Rundherde ab 1,5 bis 2 cm Durchmesser sind operativ zu entfernen. Die Operation ist bei gesicherter Annahme eines Tuberkuloms (Tuberkelbakterien-Nachweis im Sputum oder Magensaft) angezeigt, da diese Herde auf die tuberkulostatische Therapie nicht ansprechen. Sie muß auch bei bakteriologisch negativen Befunden empfohlen werden, weil es nicht möglich ist, ein Tuberkulom röntgenologisch gegenüber einem malignen Tumor abzugrenzen.

Bei persistierendem cavernösen Zerfall mit Erregernachsich um die seltenere Form der käsigen *Bronchus-Tuberkulose* und um narbige Stenosen mit Ventilationsstörungen und poststenotischen Komplikationen. Die Resektion ist aber nur bei umschriebenen und einseitig lokalisierten Befunden vertretbar.

Bei persistierendem cavernösen Zerfall mit Erregernachweis muß zunächst versucht werden, die Ursachen eines Mißerfolges der Chemotherapie zu klären. In den meisten Fällen handelt es sich dabei um Rezidiverkrankungen mit inzwischen eingetretener Resistenz der Erreger gegenüber den wirksamsten Tuberkulostatica. Die operative Sanierung solcher Erkrankungen ist mit einer erhöhten Komplikationsquote belastet.

Das Bild der *zerstörten Lunge* kommt immer seltener zur Beobachtung. Bei tragfähiger Gegenseite stellte sie bisher die klassische Indikation zur Pneumonektomie dar. Bei voller Sensibilität der Keime und optimaler tuberkulostatischer Therapie werden heute bei solchen Befunden nicht selten noch gute Behandlungserfolge erzielt, so daß der ursprünglich in Erwägung gezogene große Eingriff (Pneumonektomie) ganz entfällt oder aber nur noch eine Teilresektion erforderlich ist. Über die Notwendigkeit einer chirurgischen Behandlung bei sogenannter *offener Kavernenheilung* (persistierende Hohlraumbildung bei negativen bakteriologischen Befunden) bestehen noch keine einheitlichen Auffassungen [4, 6, 10].

Folgende **Grundsätze der tuberkulostatischen Behandlung** werden als Voraussetzung für eine erfolgreiche Therapie zur Beachtung empfohlen:

Jede Tuberkulose-Behandlung muß eine *gezielte,* das heißt testgerechte Chemotherapie sein. Es gilt als Fehler, wenn die Chemotherapie ohne Überprüfung der Sensibilität der Keime gegenüber den zu verabreichenden Tuberkulostatica durchgeführt wird.

Jede Chemotherapie der Tuberkulose muß eine *Kombinationsbehandlung* sein, da eine Monotherapie sehr schnell zur Resistenzentwicklung der Krankheitserreger führt. Zu Beginn der Behandlung sind deshalb stets drei Medikamente zu verabreichen, in der Stabilisierungsphase genügen zwei Medikamente. Erst in der Sicherungsphase ist es vertretbar, nur ein Medikament zu verordnen.

Jede Tuberkulose-Behandlung muß eine *Langzeitbehandlung* sein, die unter stationären Bedingungen eingeleitet und anschließend ambulant noch über einen längeren Zeitraum fortgesetzt werden sollte.

Als optimal ist eine etwa $1^1/_2$—2jährige tuberkulostatische Therapie anzustreben, wobei sich die Dauer des stationären Aufenthaltes nach dem Ausgangsbefund der Erkrankung richtet [3].

Bei Ersterkrankungen wird man davon ausgehen können, daß die Krankheitserreger gegenüber allen Tuberkulostatica sensibel sind. Die Behandlung kann deshalb sofort eingeleitet werden. Es wäre nicht vertretbar, Kulturergebnisse und gegebenenfalls den Resistenztest abzuwarten, was einen Therapieaufschub von etwa 10 Wochen bedeuten würde. Es sollte aber nie versäumt werden, vor Beginn der Chemotherapie Kulturuntersuchungen mit Resistenzbestimmungen einzuleiten, um später — bei eventuellem Therapieversagen — die Behandlung umstellen zu können.

Bei Rezidiv-Erkrankungen richtet sich die Medikamentenwahl nach dem Resistenztest. Bei fehlendem Erregernachweis, bzw. bei der Notwendigkeit, eine Behandlung sofort einleiten zu müssen, sollte die Medikamenten-Kombination nach der Chemotherapie-Anamnese erfolgen.

Für die Erstbehandlung haben sich folgende *Medikamenten-Kombinationen* bewährt:

Tabelle 1. Tuberkulostatica, ihre Handelsnamen und ihre Dosierung

Medikament	Handelsname	Dosierung
Isoniazid (INH)	Neoteben, Rimifon, Isozid, Tebesium, Gluronazid u. a.	5—10 mg/kg Gewicht
Streptomycin, (SM)	Streptomycinsulfat, Streptothenat u. a.	15 mg/kg Gewicht
Rifampicin (RMP)	Rimactan, Rifa	10—12 mg/kg Gewicht
Ethambutol (EMB)	Myambutol	25 mg/kg Gewicht
Prothionamid (PTH)	Ektebin, Peteha	15 mg/kg Gewicht
Capreomycin (CM)	Ogostal	15 mg/kg Gewicht
Paraaminosalicylsäure (PAS)	Aminox, PAS, Pasalon, PAS-Kalium, PAS-Natrium u. a.	200 mg/kg Gewicht = 12 g freie Säure
Cycloserin (CS)	Cycloserin, D-Cycloserin	15 mg/kg Gewicht

1. INH — Streptomycin — PAS[1],
2. INH — Streptomycin — Ethambutol,
3. INH — Ethambutol — Rifampicin.

Die letztgenannte Kombination gilt zur Zeit als am wirksamsten und genießt auch wegen der Einfachheit ihrer Applikation den Vorzug [4]. Alle drei Präparate können oral verabreicht werden, wobei sich als Applikationsform die einmalige Gabe der vollen Tagesdosis morgens nach dem Frühstück durchgesetzt hat.

Einzelheiten über die Kombination der übrigen Tuberkulostatica (14 verschiedene Substanzen unterschiedlicher Wirksamkeit sind in klinischer Anwendung), ihrer Dosierungs- und Darreichungsform sowie der möglichen Nebenwirkungen sind den entsprechenden Publikationen zu entnehmen. Eine Kombination der Tuberkulostatica mit Corticosteroiden ist bei der Pleuritis exsudativa zur rascheren Resorption des Exsudates und zur Vermeidung von Schwielenbildungen und bei der Meningitis tuberculosa zur Vermeidung von Verklebungen im Liquorraum zu empfehlen [3].

Die wichtigsten Tuberkulostatica mit Angabe der Handelspräparate und der empfohlenen optimalen Tagesdosis sind in Tabelle 1 zusammengefaßt.

Bei therapieresistenten Lungen-Tuberkulosen sind polyresistente Keime meist die Ursache für den ausbleibenden Behandlungserfolg. Es muß aber auch an das Vorliegen einer **Lungenmykose** gedacht werden, die einer Tuberkulose röntgenologisch oft sehr ähnlich sein kann. Dabei handelt es sich vorwiegend um Erkrankungen durch *Candida*- und *Aspergillus*-Arten. Während Candida-Mykosen auf eine kombinierte medikamentöse Behandlung gut ansprechen, ist beim Aspergillus-Mycetom die Resektion des befallenen Lungenlappens die einzige bis heute erfolgreiche Behandlung [1, 8].

Die spezifische Erkrankung der Pleurahöhle — unter dem klinischen Bild der *Pleuritis exsudativa* — wird nach den angegebenen Grundsätzen für die Chemotherapie der Lungen-Tuberkulose behandelt, weil es sich dabei ja um die Manifestation einer Tuberkulose des hämatogenen Formenkreises handelt, bzw. als Frühsyndrom einer hämatogenen Tuberkulose aufzufassen ist [12]. Es zählt zu den neueren Erkenntnissen, daß spätere pulmonale und extrapulmonale Organtuberkulosen seltener werden, wenn bei einer Pleuritis exsudativa eine ausreichend lange tuberkulostatische Behandlung durchgeführt wird [7]. Nach diagnostischer Probepunktion oder nach Entlastung der Pleurahöhle bei größeren Exsudatmengen wird eine Chemotherapie in Dreifachkombination eingeleitet. Um die Resorption eines verbliebenen Restergusses zu beschleunigen und um eine Schwielenbildung möglichst zu verhindern, können gleichzeitig Corticosteroide gegeben werden, und zwar in absteigender Dosierung, bei 40 mg/Tag beginnend.

Das spezifische Pleuraempyem als sekundäre Folge einer ausgedehnten Lungentuberkulose oder als Komplikation einer vorausgegangenen Operation ist nur selten durch konservative Behandlung zu beherrschen (Punktionen und Instillationen). Es erfordert meist die Anlage einer *Bülau-Drainage*. Der kontinuierliche Abfluß des Eiters wirkt sich günstig auf den Allgemeinzustand aus. Außerdem besteht damit die Möglichkeit, eine Verschwartung der visceralen Pleura zu verhindern, weil sonst mit einer Wiederentfaltung der Lunge nicht gerechnet werden kann. Durch die eingelegte Drainage kann außerdem zusätzlich eine Lokalbehandlung der Empyemhöhle erfolgen (Wahl der Medikamente ebenfalls nach dem Resistenztest).

Wird auf diese Weise eine Obliteration der Empyemhöhle nicht erreicht, sind *chirurgische Maßnahmen* angezeigt. Der Eingriff (Dekortikation oder Thorakoplastik) richtet sich nach dem Alter des Empyems sowie nach der Ausdehnung des Parenchymbefundes. Hat das Empyem nicht zu lange bestanden und liegen nur wenig ausgedehnte narbige Veränderungen im Lungengewebe vor, so wird eine *Dekortikation* erfolgreich sein. Bei älteren Restempyemen mit ausgedehnten Schwartenbildungen kann vor der Operation durch eine Lungenangiographie geklärt werden, ob nach einer Entschwartung mit der völligen Ausdehnung der Lunge zu rechnen ist [10]. Läßt das Gefäßbild aber darauf schließen, daß sich die Lunge postoperativ nicht wieder entfalten wird, ist die *Thorakoplastik* mit Mobilisierung der parietalen Schwarte angezeigt. Eine Dekortikation ist kontraindiziert, wenn eine ältere ausgedehnte spezifische Parenchymerkrankung vorliegt und aus diesem Grund eine Wiederentfaltung der Lunge unerwünscht ist. In diesem Fall wird man primär eine Thorakoplastik zur Beseitigung der Empyemhöhle durchführen.

---

1 Für PAS nur noch eingeschränkt gültig.

Bei Pleuraempyemen mit broncho-pleuraler Fistel ist ein längerer konservativer Behandlungsversuch nicht vertretbar. Hier ist die baldige *Resektion* des fisteltragenden Lungenanteiles angezeigt — wenn möglich — mit Dekortikation der Restlunge oder plastische Einengung der Pleurahöhle.

Das unspezifische Pleuraempyem kann heute in der Mehrzahl der Fälle durch die Behandlung mit Breitbandantibiotica (oral, parenteral und lokal) ausgeheilt werden. Bei gekammerten Empyemen oder bei Komplikationen, z. B. durch broncho-pleurale Fisteln, sind nur chirurgische Maßnahmen erfolgversprechend [11]. Es gelten die Empfehlungen wie bei der chirurgischen Behandlung des spezifischen Pleuraempyem.

Der Lungenabsceß, in den meisten Fällen eine Komplikation anderer Lungenerkrankungen (Bronchopneumonien, septische Infarkte), kann heute mit einer hohen Erfolgsquote durch eine antibiotische Behandlung ausgeheilt werden. Heilungsziffern werden zwischen 70—90% angegeben [6]. Die Wahl der Antibiotica ist nach einer Resistenzprüfung der nachgewiesenen Krankheitserreger zu treffen. Durch die Lagerungsdrainage ist für die Entleerung der Abszeßhöhle zu sorgen, was gleichzeitig zur Vorbehandlung evtl. später noch notwendiger operativer Maßnahmen nützlich ist [6, 13]. Wird mit konservativ-medikamentösen Behandlungsmaßnahmen innerhalb von etwa 3—4 Wochen keine wesentliche Besserung erreicht, ist die Resektion des erkrankten Lungenlappens angezeigt. In Ausnahmefällen kann auch noch länger konservativ behandelt werden, wenn klinisch und röntgenologisch nur eine langsame, aber kontinuierliche Rückbildung erfolgt [6].

Chronische Abscesse erfordern oft primär ein chirurgisches Vorgehen. Dabei verschlechtern sich die Behandlungsergebnisse, wenn zusätzliche Komplikationen von seiten der Lunge oder der Pleura vorliegen.

Kommt es nach Aspiration — vorwiegend durch Fremdkörper — zu einer Abszeßbildung, ist eine konservative Behandlung nur vertretbar, wenn der Fremdkörper bronchoskopisch entfernt werden kann und durch die antibiotische Therapie eine Rückbildung des Abscesses erreicht wird. In jedem anderen Fall ist die Resektion vorzunehmen [13]. Das Anlegen einer Saugdrainage mit oder ohne Pneumotomie ist nur bei ventral und pleuranahe gelegenen Abszeßhöhlen indiziert, wenn bei älteren Patienten oder bei sehr schlechtem Allgemeinzustand ein größerer Eingriff nicht möglich ist [6].

Bronchiektasen erfordern in erster Linie eine intensive antibiotische Behandlung nach dem Resistenztest, da die chronische Eiterung mit großen Auswurfmengen (dreischichtiges Sputum) im Vordergrund des klinischen Bildes steht. Die Expektoration kann durch Verordnung sekretverflüssigender Medikamente erleichtert und durch die Hängelage nach Quincke sowie durch eine krankengymnastische Behandlung sinnvoll ergänzt werden. Durch eine Bronchographie *aller* Lungenabschnitte (mit Aufnahmen in beiden Ebenen) ist das Ausmaß der Zerstörungen am Bronchialsystem festzustellen. Es sind am häufigsten die Unterlappen befallen. Bronchiektatische Veränderungen als Folge cirrhotischer spezifischer Lungenerkrankungen sind dagegen bevorzugt in den Oberlappen zu finden. Nur bei lokalisierten Bronchiektasen ist die Resektion angezeigt, und die Lobektomie als Methode der Wahl zu empfehlen. In ausgewählten Fällen kann auch die Entfernung beider Unterlappen vertretbar sein, wenn eingehende Voruntersuchungen keine Kontraindikation ergeben haben und wenn postoperativ mit einer noch ausreichenden Lungenfunktion gerechnet werden kann [11].

Literatur

1. Bassermann, R.: Das Aspergillus-Myzetom der Lunge. Prax. Pneumol. **26**, 82 (1972).
2. Baudrexl, A., Neef, W., Sieler, R.: Zur Frage der Operationsindikation bei Lungen-Tuberkulose (retrograde Beurteilung an Hand des Bakteriennachweises im Resektionspräparat). Z. Erkr. Atmungsorg. **136**, 129 (1972).
3. Bethge, H.: Fortschritte und Grundsätze der tuberkulostatischen Behandlung. Internist (Berl.) **12**, 328 (1971).
4. Freerksen, E.: Fortschritte in der Tuberkulose-Behandlung. Dtsch. med. Wschr. **95**, 139 (1970).
5. Huzly, A.: Chirurgische Behandlung der Lungentuberkulose. Med. Klin. **65**, 1558 (1970).
6. Krummhaar, D., Vogt-Moykopf, I., Zeidler, D.: Chirurgische Gesichtspunkte bei der Behandlung des Lungenabszesses. Dtsch. med. Wschr. **95**, 317 (1970).
7. Lukas, W.: Die exsudative Pleuritis und ihre Nachbeobachtung. Prax. Pneumol. **26**, 458 (1972).
8. Wegmann, T.: Therapie der Lungenmykosen. Dtsch. med. Wschr. **94**, 1992 (1969).
9. Wolfart, W.: Der heutige Stand der chirurgischen Behandlung der Lungentuberkulose. Chirurg **40**, 529 (1969).
10. Löhr, H. H., Grill, W., Scholtze, H., Schölmerich, P.: Beiträge zur Angiographie chirurgischer Lungenerkrankungen. Berlin-Göttingen-Heidelberg-New York: Springer 1964.
11. Moeschlin, S.: Therapie-Fibel. Stuttgart: Thieme 1969.
12. Uehlinger, E.: Handbuch der Tuberkulose. Stuttgart: Thieme 1964.
13. Zenker, R., Heberer, G., Löhr, H. H.: Die Lungenresektionen. Berlin-Göttingen-Heidelberg: Springer 1954.

Benigne und semimaligne Tumoren des Bronchialsystems

A. SCHAUDIG

Alle endobronchialen Geschwülste führen zu einer Beeinträchtigung der Atem- und Lungenfunktionen unabhängig davon, ob sie maligne, semimaligne oder benigne sind. Die operative Resektion ist daher stets indiziert.

Häufigkeit, Genese, Klinik und Einteilung der benignen und semimalignen Bronchialgeschwülste

Nur ein kleiner Teil der Bronchialtumoren ist gutartig oder semimaligne, der Prozentsatz liegt bei 5—10% aller Geschwülste des Bronchialbaums. Die größte Untergruppe stellen mit 75% die Bronchialadenome dar, die als semimaligne betrachtet werden müssen [5, 6, 7, 8, 10].

Primär gutartig sind etwa 2,5% der Bronchialtumoren und auch das nur bezüglich der Proliferationseigenschaften. Denn die akute Verlegung der Atemwege durch einen gutartigen Bronchialpolypen, oder eine starke Blutung aus einem Adenom stellen lebensbedrohliche Komplikationen dar, die nur durch sofortiges ärztliches Eingreifen überwunden werden können.

Die nicht bösartigen Bronchialgeschwülste werden in der Reihenfolge gutartig — vorwiegend gutartig — semimaligne besprochen.

Auch diese Systematik läßt sich nicht exakt durchführen, da bei den sog. gutartigen Bronchialgeschwülsten eine Entartung erfolgen kann, so z.B. bei Hamartomen, Neurofibromen und Papillomen.

Dieses teilweise ambivalente Verhalten der nicht primär malignen Bronchialgeschwülste läßt sich auch aus einer Zusammenstellung von Bürger und Hermanek 1972 entnehmen (Tabelle 1). In ihr sind — im Gegensatz zu unserer Systematik — auch die gutartigen und semimalignen Lungengeschwülste aufgeführt.

Gutartige Bronchialgeschwülste

Mesenchymale Tumoren. Fibrome: Sie sind sehr selten und gehen von den Bindegewebszellen der Bronchialwand aus. Häufiger werden Frauen betroffen, das Manifestationsalter liegt bei 40 Jahren. Die Häufigkeit endobronchialer Fibrome wird bis zu 9% der gutartigen Bronchialgeschwülste angegeben [5, 11, 13]. Als Angiofibrome bezeichnet man stark vascularisierte Varianten.

Lipome: Ausgehend von den in den Bronchialwandschichten enthaltenen Fettgewebszellen kommen sie gehäuft bei Männern zwischen 50 und 60 Jahren vor. In Aus-

Tabelle 1. Benigne und „semimaligne" Lungentumoren (Bezeichnungen der WHO — [9] — kursiv) (L. Bürger und P. Hermanek [4])

Kategorie	Empfohlene Bezeichnung	Synonyme	Biologische Dignität	Relative Häufigkeit
Epithelial	*Carcinoidtumor*	Carcinoid, Bronchusadenom vom Carcinoidtyp	„semimaligne" (Tumor fraglicher Dignität, Carcinom geringen Malignitätsgrades)	+ +
	Cylindrom	Bronchusadenom vom Cylindromtyp, Adenocarcinom von cylindromatösem Typ, adenoid-cystisches Carcinom		+
				+
	Mucoepidermoidtumor	Mucoepidermoidcarcinom, Bronchusadenom vom mucoepidermoiden Typ		
	Bronchialdrüsentumor	Schleimdrüsentumor		(+)
	epidermoider papillärer Tumor des Oberflächenepithels	Papillom, papilläres Epidermoidcarcinom	benigne oder maligne	(+)
Mischtumoren	*Mischtumor*	Hamartom, Chondrom, Chondroadenom, Hamartochondrom, Bronchiom	benigne	+ + +
Mesenchymal	Angiom, *sklerosierendes Angiom*, Fibrom, Lipom, Leiomyom, Neurinom, Neurofibrom, Granularzelltumor, Glomustumor		benigne	(+)
Tumorähnlich	*Pseudolymphom*	Lymphocytom, benignes Lymphom, Lymphoreticulom, Reticulocytom, Histiocytom, Xanthogranulom	benigne	(+)
	plasmacelluläres Granulom eosinophiles Granulom Amyloidtumor Endometriose	isoliertes Plasmocytom		

sehen und Symptomatologie sowie Klinik haben sie viele Gemeinsamkeiten mit den Bronchialadenomen: Häufig sind sie gestielt und treten meist in den Haupt- und Stammbronchien auf. Sie führen relativ oft zur Verlegung des Bronchiallumens. Auch kann manchmal bei geringem endobronchialem Wachstum eine ausgedehnte peribronchiale Ausbreitung, der sog. „Eisbergtyp", vorliegen. Es ist bisher keine maligne Entartung berichtet worden [5, 10].

Leiomyome: Matrix ist die glatte Muskulatur der Bronchien. Die Leiomyome sind sehr selten [7, 11, 14] und immer gutartig, können aber — da sie manchmal gestielt sind — zu akuten Notsituationen durch Bronchusobstruktion führen.

Mischtumoren (Hamartome). Diese geschwulstartigen Fehlbildungen enthalten die normalen Bauelemente der Matrixorgane in atypischer Mischung. Von Albrecht wurden dysontogenetische Blastome verschiedener Organe als Hamartome bezeichnet, heute werden nur noch Mischgeschwülste der Lungen und Luftwege so benannt. Die Mischgeschwülste finden sich meist intrapulmonal, in 20% kommen sie endobronchial vor. Sie bevorzugen dann die großen Bronchien und durchwachsen sehr selten die Bronchialwand. Das Manifestationsalter liegt um das 50. Lebensjahr, Männer werden 2—3mal häufiger befallen als Frauen. Eine maligne Entartung ist sehr selten, Rezidive wurden bisher nicht mitgeteilt.

Neurogene Tumoren. Endobronchiale Neurinome, (Neurilemmome oder Schwannome) und Neurofibrome sind äußerst selten. Sie leiten sich von Zellen der Schwannschen Scheide ab und entstammen den vegetativen Nervenfasern in der Umgebung der Blutgefäße (5, 11). An der Chirurgischen Universitätsklinik München wurde innerhalb von 15 Jahren nur 1 endobronchiales Neurofibrom diagnostiziert. Eine maligne Entartung ist beschrieben.

Fibroepitheliale Polypen und Papillome. Die Muttersubstanz dieser vor allem in den oberen Abschnitten der Luftwege auftretenden Gewebsneubildungen stellt Bindegewebe mit zahlreichen capillaren Gefäßen dar. Das diese Septen bekleidende Epithel stammt vom Bronchialepithel und von Drüsenausführungsgängen. Außer Zylinderepithel wird auch Plattenepithel beschrieben [5, 11]. Carcinomatöse Entartung ist sehr selten. Die im Gegensatz zur glatten Oberfläche der Polypen gelappten Papillome treten sehr selten einzeln auf, häufiger ist multiples Wachstum [10]. Als Ursache werden Entzündungsreize und vor allem eine Virus-Genese angenommen, die auch den teilweise ausgedehnten Befall des Respirationstraktes erklären würde. Trotz histologisch fehlender Malignitätszeichen kann die insgesamt seltene Papillomatose einen sehr progredienten, tödlichen Verlauf nehmen.

Sonstige gutartige Bronchialgeschwülste. Hier seien solche Neubildungen des Bronchialbaumes zusammengefaßt, deren biologische Wertigkeit nicht eindeutig ist, oder die sich im vorgegebenen Schema nicht anders einordnen lassen.

Granularzelltumor. Die von Abrisokoff 1926 beschriebenen „Myoblastenmyome", in der angelsächsischen Literatur als „granular cell myoblastoma" bezeichnet [5, 11/12], treten gelegentlich auch im Tracheobronchialbaum auf. Als Muttergewebe werden quergestreifte Muskulatur, Fibroblasten, peri- oder endoneurale Bindegewebszellen und Nervengewebe angenommen. Die Histogenese ist bis heute unklar. Bis 1965 wurden 37 Fälle trachealer und 44 Fälle endobronchialer Lokalisation beschrieben [12]. Diese bis 6 cm großen Knoten besitzen keine Kapsel und wachsen infiltrierend. Endobronchial sind bisher keine Metastasen, aber örtliche Rezidive beschrieben worden. 30% dieser Geschwülste infiltrieren in oder durch die Bronchialwand. Das Manifestationsalter liegt bei 35—45 Jahren.

Versprengte Organanlagen und Teratome [11]. Sehr selten können Organzellnester in den endobronchialen Bereich versprengt werden. So wurde über die Verlegung des rechten Oberlappenbronchus durch einen gestielten Knoten aus Schilddrüsengewebe berichtet. Ebenso selten sind endobronchiale Teratome. Bis 1968 wurden 2 solche „Geschwülste" beschrieben.

Semimaligne Geschwülste

Die epithelialen, nicht bösartigen Geschwülste des Bronchialbaums müssen fast durchwegs als semimaligne bezeichnet werden, eine Ausnahme bilden die eindeutig gutartigen, schleimbildenden, cystischen Bronchialadenome. 10—30% der anderen Formen entarten maligne.

Bronchialadenome vom Carcinoid- und vom Cylindromtyp. Beide Formen leiten sich vom Helle-Zellen-Organ (Feyrter) der Bronchialdrüsen ab, wobei das Cylindrom eine „schleimige Verquellung des Interstitiums mit Entwicklung zylindrischer Formen" zeigt [6]. Die Bronchialadenome stellen 60—80% aller benignen und semimalignen Bronchial- und Lungengeschwülste dar, im Verhältnis zum Bronchialcarcinom dürften sie etwa 5% betragen. An unserer Klinik betrug zwischen 1955 und 1968 das Verhältnis der diagnostizierten Bronchialcarcinome zu den operierten Bronchialadenomen 1667:19, d.h. es fanden sich insgesamt 1,1% Bronchialadenome [11].

In etwa 90% der Fälle muß mit einer intra- bzw. transmuralen Ausbreitung der teils gestielten, teils breitbasig aufsitzenden Adenome gerechnet werden. Bei erbs- bis kirschgroßem endobronchialen Anteil kann ein bis zu faustgroßer, extrabronchialer Tumor vorhanden sein, der meist sehr spät symptomatisch wird. Dieser „Eisbergtyp" oder „Kragenknopf-Typ" ist manchmal Ursache für die Resektion größerer Lungenabschnitte oder für Inoperabilität.

Das Verhältnis Carcinoide:Cylindrome beträgt etwa 90:10. 10—15% aller Carcinoide entarten maligne, bei den Cylindromen liegt der Prozentsatz mit 30% wesentlich höher [5, 6, 7, 8, 11].

Schleimbildendes cystisches Bronchialadenom. Diese sehr seltenen Adenome [5, 15] gehen aus dem Drüsenschlauch einer Schleimdrüse hervor, sind voll ausdifferenziert und immer gutartig. Sie werden jedoch wegen ihrer histogenetischen Zugehörigkeit hier aufgeführt.

Mucoepidermoidtumoren. Diese Geschwülste sollen von den Becherzellen des Bronchialepithels, den exokrinen

Bronchialwandzellen und dem Helle-Zellen-Organ entspringen [5, 6, 7]. Neben einem gutartigen bis semimalignen Typ, der zu Rezidiven neigt, wird auch eine absolut bösartige Variante beschrieben, die regionäre und Fernmetastasen bildet. Wenn auch nach Eck die Mucoepidermoidtumoren in 75% als gutartig betrachtet werden können, müssen sie im Einzelfall dennoch „stets als potentiell bösartig gelten, auch bei langer Vorgeschichte". Das mucipare Adenom nach Feyrter ist mit dem Mucoepidermoidtumor identisch.

Diagnostik und therapeutische Möglichkeiten

Diagnostik. Die Symptome der bronchialen Irritation und der Lumenverkleinerung — Hustenreiz, Auswurf (evtl. blutig tingiert), Bronchitis, rezidivierenden Pneumonien, evtl. Stridor — lassen den Patienten den Arzt aufsuchen. Physikalischer Befund, Röntgen-Thoraxaufnahmen a.p. und seitlich, sowie Tomogramme führen zur Seitenlokalisation der Läsion. Die Bronchoskopie zeigt meist nicht nur den Ort der Neubildung, sondern sichert durch die Probebiopsie auch die Diagnose. *Vorsicht ist bei Biopsie der gefäßreichen Bronchialadenome geboten.* Es werden immer wieder unstillbare Blutungen beschrieben, die eine sofortige Thorakotomie notwendig machten. Es muß daher bei endoskopischen Biopsien stets die Möglichkeit zum thoraxchirurgischen Eingriff gegeben sein.

Therapeutische Möglichkeiten. Auch bei gutartigen Bronchialgeschwülsten ist praktisch immer die Exstirpation erforderlich, um folgende *Gefahren* und *Komplikationen* auszuschalten: Akute Luftwegsobstruktion, akute Blutung sowie chronischer oder intermittierender, partieller Bronchusverschluß mit Entwicklung entzündlich-eitriger Bronchial- und Lungenkomplikationen (Bronchiektasen, chronische Pneumonien, Atelektasen, Abscesse).

Zur Entfernung der endobronchialen Neubildungen stehen die bronchoskopische instrumentelle Exstirpation und die transthorakale Excision zur Verfügung.

Bronchoskopische Abtragung. Dieser relativ einfache, heute meist in Allgemeinnarkose durchgeführte Eingriff bleibt nur den wenigen gutartigen endobronchialen Neubildungen vorbehalten, deren Basis nicht in oder durch die Bronchialwand infiltrierend wächst. Auch müssen die Geschwülste zentral, d. h. in den Haupt- oder Stammbronchien liegen, um der instrumentellen Abtragung zugänglich zu sein.

Transthorakale Exstirpation. Die transthorakale Freilegung des betroffenen Bronchialbereiches gestattet die Entfernung des tumortragenden Bronchusabschnittes, die Exstirpation sekundär veränderter Lungenabschnitte und extrabronchialer Tumoranteile und evtl. auch die Entfernung lokaler Metastasen.

Lange Zeit ist die Lobektomie, häufig die Pneumonektomie das Vorgehen der Wahl auch bei nur lokal infiltrierendem Wachstum gewesen. Vor 1968 wurde in unserem Krankengut in 41% eine Pneumonektomie bei Bronchialadenomen ausgeführt.

Kontinuitätsresektionen an den Bronchien erlauben jedoch heute, den tumortragenden Bronchialwandabschnitt selektiv zu entfernen („Manschettenresektion" oder „Sleeve-resection"), und die Bronchusstümpfe wieder End-zu-End zu vereinigen [16]. Diese lungenparenchymerhaltenden bronchoplastischen Eingriffe können bei fast allen im Carina-, Stamm- und Hauptbronchusbereich gelegenen gutartigen und semimalignen Bronchialtumoren ausgeführt werden (Abb. 1 u. 2).

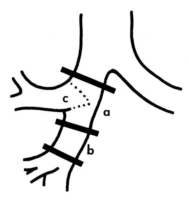

Abb. 1. Schematische Darstellung bronchoplastischer Eingriffe im Hauptbronchus-Stammbronchusbereich rechts. a Manschettenresektion des Hauptbronchus mit Oberlappenentfernung und End-zu-End-Anastomose zwischen Hauptbronchus- und Stammbronchusstumpf. b Stammbronchus-Manschettenresektion. c Keilexcision des Oberlappenbronchus aus dem Hauptbronchus

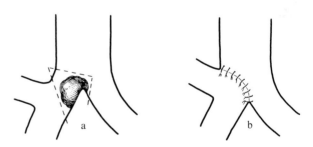

Abb. 2a und b. a Schematische Darstellung einer partiellen Carinaresektion rechts wegen Mukoepidermoid-Tumor b Schematische Darstellung nach radikaler Tumorexstirpation durch Carinateilentfernung und Hauptbronchusresektion rechts mit Erhaltung der ganzen rechten Lunge

Operationsindikationen

Absolute Indikation. Sie ist immer gegeben bei unklarer histologischer Diagnose. Die Hauptkriterien für die Operation sind:

Geschwulsttypen mit Neigung zum *örtlichen Rezidiv, zur Infiltration in und durch die Bronchuswand* und mit *Möglichkeit der malignen Entartung*. Sie sind im folgenden von

semimaligne bis gutartig zusammengefaßt (Einzelheiten s. S. 86):
Mucoepidermoidtumoren,
Carcinoide,
Cylindrome,
Granularzelltumoren,
Neurinome, Neurofibrome.

Bronchusobstruktion, Blutung aus dem Tumor, sekundäre Lungenveränderungen (Bronchiektasen, chronische Pneumonie, Atelektase usw.).

Unmöglichkeit der bronchoskopischen Entfernung gutartiger Tumoren aufgrund ihrer Größe oder wegen multiplen Auftretens (Polypen, Lipome, Hamartome, Papillome).

Rezidive gutartiger Geschwülste nach bronchoskopischer Abtragung.

Der optimale operative Eingriff bei absoluter Indikation ist immer die oben beschriebene parenchymerhaltende Bronchusresektion. Bei ausgedehnter extrabronchialer Tumorausbreitung, bei sekundären Lungenveränderungen und bei Papillomatose *einer* Bronchialbaumseite, können aber Lungenlappen- und auch Lungenflügelresektionen notwendig werden.

Relative Indikation. Primär konservativ vorgehen kann man bei den gutartigen Geschwulsttypen der Lipome, Fibrome, Leiomyome, Hamartome, fibroepithelialen Polypen, Teratome und versprengten Organanlagen.

Entscheidende Voraussetzungen hierfür sind:
a) geringe Größe (keine vollständige Bronchusobstruktion),
b) eindeutig gutartige Histologie,
c) vollständig gelungene bronchoskopische Abtragung und
d) gesicherte langfristige Beobachtungsmöglichkeit des Kranken.

Stellt sich ein Rezidiv ein, so sollte kein erneuter instrumenteller Abtragungsversuch unternommen, sondern die transthorakale Resektion des betroffenen Bronchusabschnittes angestrebt werden. Ein Rezidiv kann stets das erste Anzeichen dafür sein, daß eine gutartige Neubildung in eine semimaligne oder maligne Geschwulstform umschlägt.

Kontraindikation. Die Zahl der absoluten Kontraindikationen ist aufgrund der verbesserten Operationsmethoden mit weitgehender Erhaltung der Lungenfunktion auf einige wenige Befunde zurückgegangen:

Beidseitiger endobronchialer Geschwulstbefall. Er ist äußerst selten (z.B. Papillomatose).

Allgemeine Inoperabilität, hohes Alter (über 70—75 Jahre), *ausgedehnte Metastasierung.* Man wird in diesen Fällen durch endobronchiale Tumorabtragung versuchen, die Obstruktionssymptomatik zu lindern oder auszuschalten.

Auch bei gutartigen und semimalignen Bronchialtumoren ist die vollständige Entfernung der Geschwulst oberstes Gebot chirurgischen Handelns. Hierzu zwingen nicht nur die möglichen Gefahren und Komplikationen des Bronchialverschlusses, sondern auch die jeder Geschwulst inhärenten Möglichkeiten zu expansivem, infiltrativem und rezidivierendem Wachstum. Daher besteht in fast monotoner Weise bei allen gutartigen Bronchialgeschwülsten eine absolute oder relative Operationsindikation. Die in den letzten Jahren in vermehrtem Maße durchgeführten Kontinuitätsresektionen nicht nur im Tracheal-, sondern auch im Bronchialbereich haben die Operationsindikationen erleichtert und erweitert. Gegenüber den früher häufiger durchgeführten Lappen- oder Lungenflügelresektionen auch bei gutartigen Bronchialtumoren, kann heute vielfach eine Bronchialmanschettenresektion durchgeführt und das gesamte Lungenparenchym erhalten werden. Nur bei ausgedehntem, infiltrierendem extrabronchialem Tumorwachstum oder bei sekundären irreparablen Lungenveränderungen sind noch Lungenteilresektionen angezeigt.

Daher sollte man sich heute nurmehr in den Fällen mit der bronchoskopischen Abtragung gutartiger Bronchialtumoren begnügen, in denen ein kleiner, mit Sicherheit gutartiger Tumor vollständig abgetragen werden kann, oder aber in Fällen von Inoperabilität aus verschiedensten Ursachen.

Literatur

1. Abrisokoff, A.: Über Myome ausgehend von der quergestreiften willkürlichen Muskulatur. Virchows Arch. path. Anat. **260**, 215 (1926).
2. Albrecht, E.: Über Hamartome. Verh. dtsch. Ges. Path. **7**, 153 (1904).
3. Büngeler, W.: Das Problem der gutartigen Geschwülste. Münch. med. Wschr. **105**, 121 (1963).
4. Bürger, L., Hermanek, P.: Benigne und semimaligne Tumoren der Lunge. Im Druck.
5. Eck, H., Haupt, R., Rothe, G.: Die gut- und bösartigen Lungengeschwülste. Berlin-Heidelberg-New York: Springer 1969.
6. Feyrter, F.: Über das enterale und das bronchiale Carcinoid. Langenbecks Arch. Chir. **296**, 549 (1961).
7. Gläser, A., Grohmann, W.: Zur Pathologie und Klinik der Bronchialadenome. Bruns' Beitr. klin. Chir. **212**, 47 (1966).
8. Kähler, H.J.: Das Karzinoid. Experimentelle Medizin, Pathologie und Klinik, Bd. 19. Berlin-Heidelberg-New York: Springer 1967.
9. Kreyberg, L.: Histological typing of lung tumours. Geneva: World Health Organization, 1967.
10. Le Roux, B.T., Williams, M.A., Kallidurum, S.: Squamous papillomatosis of the trachea and bronchi. Thorax **24**, 673 (1969).
11. Schaudig, A.: Gutartige Bronchial- und Lungengeschwülste. Chirurg **41**, 294 (1970).
12. Symbas, P.N., Logan, W.D., Vakil, H.C.: Granular cell myoblastoma of the bronchus. Ann. Thorac. Surg. **91**, 137 (1970).
13. Vogt-Moykopf, J.: Gutartige Tumoren der Lunge. Thoraxchir. Vasc. Chir. **15**, 510 (1967).
14. Van Way, Ch.W., McCracken, R.L., Carlisle, B.B.: Leiomyoma of the lower respiratory tract. Ann. Thorac. Surg. **6**, 273 (1968).
15. Wiklund, Th.: Benign tumours of the lung. In: Derra, E.: Handbuch der Thoraxchirurgie, Bd. 2., S. 529. Berlin-Göttingen-Heidelberg: Springer 1958.
16. Zenker, R., Schaudig, A., Pichlmaier, H.: Gegenwärtiger Stand der Resektion von Trachea und Bronchien. Münch. med. Wschr. **114**, 1090 (1972).

Bronchialcarcinom

H. DITTRICH

Das Bronchialcarcinom ist eine tödliche Erkrankung der Atemwege. Jeder 5. Mensch stirbt an einem Carcinom, 16% davon oder 32,7⁰/₀₀ der Gsamtbevölkerung am Bronchialcarcinom. Während das Magencarcinom an Häufigkeit zurückgeht, nimmt das Bronchialcarcinom bei Mann und Frau zu. In den letzten 15 Jahren verdoppelte sich die Zahl der Bronchialcarcinome. In der Bundesrepublik verstarben 1971 rund 10000 Menschen mehr am Bronchialcarcinom als im Vergleich zum Vorjahr 1970. Fast die Hälfte (44%) (E) aller Patienten erkranken zwischen dem 50. und 59. Lebensjahr. 80—85% der Tumorträger weisen zum Zeitpunkt der Diagnostik ein fortgeschrittenes Carcinomwachstum auf, 38—50% sind primär, 20—25% nach explorativer Thorakotomie inoperabel. Nur 30—35% sind nach der Diagnostik und nach der Beurteilung während des chirurgischen Eingriffes am offenen Thorax operabel. Die *5-Jahres-Überlebenszeit* beträgt bei den Operierten durchschnittlich 17—25%. Die absolute Heilziffer dagegen nur 3,2—8,5%.

Diese Fakten veranlassen uns immer wieder aufs neue, unsere diagnostischen Maßnahmen zu überprüfen, um noch früher und zielsicherer die therapeutische Indikation zu stellen. Bei der vorliegenden Zusammenstellung stützen wir uns auf Literaturmitteilungen und auf unsere eigenen Erfahrungen während der letzten 15 Jahre bei der Diagnostik und Behandlung von annähernd 1000 Patienten mit Bronchialcarcinom. [Unsere Erlanger Zahlen werden im Text immer mit (E) gekennzeichnet.]

Diagnostik zur operativen Indikation beim Bronchialcarcinom

Klinische Hinweise zur Indikation

Die *5 häufigsten Symptome* sind Husten [71,5% (E)], Auswurf [57% (E)], Thoraxschmerz [36,4% (E)], Atemnot [31% (E)] und Blutbeimengungen im Auswurf [28% (E)]. Halten diese Symptome länger als 3 Wochen, dann ist eine gezielte Diagnostik zum Ausschluß eines Bronchialcarcinoms einzuleiten. Werden ein Gewichtsverlust [in 38,2% (E)] und drei der häufigsten Symptome angegeben, ist unverzüglich nach einem Bronchialcarcinom zu suchen. Bestanden bei der Diagnosestellung schon ein Gewichtsverlust von 6 kg oder mehr, überlebte kein Patient länger als 2 Jahre, gleichgültig, welche operative Behandlung durchgeführt wurde.

Thorax-Röntgenuntersuchung zur operativen Indikation

Diese Untersuchung ist für die Entdeckung des Bronchialcarcinoms die wichtigste Suchmethode bei disponierten und exponierten Bevölkerungsgruppen und bei Personen über dem 40. Lebensjahr. Die Resektionsquote und Heilaussicht röntgenologisch erfaßter asymptomatischer Bronchialcarcinomträger ist doppelt so groß im Vergleich zur herkömmlichen Überweisungstechnik symptomatischer Patienten. Alle röntgenologisch festgestellten Lungenbefunde sind carcinomverdächtig. Jeder dritte Rundherd ist ein Carcinom [11]. Über dem 55. Lebensjahr (E) sind sogar von 3 Rundherden 2 maligne und nur einer kein Carcinom. In einem anderen chirurgischen Krankengut [8] sind 75,7% (918 Patienten) von allen überwiesenen Rundherden (1212 Patienten) Carcinome. Deshalb ist es für jeden Arzt, der Röntgendiagnosen stellt, verpflichtend, bei solchen Lungenveränderungen durch weitere Diagnostik das Carcinom zu beweisen oder auszuschließen und nicht durch Abwarten und Beobachtung die Indikation für eine aussichtsreiche Resektionsbehandlung zu verhindern. Das gleiche gilt auch für andere, nicht beweiskräftige röntgenologische Zusatzuntersuchungen wie Schichtaufnahmen oder Zonographien.

Allgemeinzustand, Alter, Lungenfunktion, Gasanalyse und kardialer Zustand zur Indikation beim Bronchialcarcinom

Progrediente Gewichtsabnahme (über 2 kg pro Woche über 2 Monate), Tumorkachexie (Verminderung des Soll-Körpergewichtes um 15—20%) und hohes Alter über 70 Jahre stellen Kontraindikationen zur operativen Behandlung des Bronchialcarcinoms dar. Um minimale Leistungsvorgänge bei einem Grundumsatz von 1103 Calorien zu erfüllen (Zimmermann) müssen energetisch O_2-Aufnahme und CO_2-Abgabe von mindestens 2230 Calorien pro Tag garantiert sein. Soll die operative Indikation gestellt werden, muß deshalb eine Leistungsfähigkeit von 2 Calorien/min überschritten werden oder eine mittelschwere Belastung von 100 Watt für 5—8 min (relatives steady stade) z.B. auf einem Fahrradergometer möglich sein.

Die Lungenfunktion muß Minimalforderungen erfüllen, um die operative Indikation stellen zu können. Folgende Werte dürfen nicht unterschritten werden: Die statische Lungenfunktion (Vitalkapazität) 30—45%, die dynamische Lungenfunktion 30—45% des Solls, die Sekundenkapazität (Tiffenau) 1200—2000 ml und der Atemgrenzwert 45—75 l/min. Unter dem 55. Lebensjahr und für geplante Lobektomien gelten die unteren Grenzwerte und über dem 55. Lebensjahr die oberen Grenzwerte. Bei kombinierten Einschränkungen der Lungenfunktion gelten die oberen Werte als Grenze (Abb. 1). Das Residualvolumen darf den Sollwert nicht mehr als 50% überschreiten. Die Werte der *Gasanalyse* bleiben in Ruhe lange kompensiert. Deshalb stellen Dekompensationen von respiratorischer oder metabolischer Acidose absolute Kontraindikationen für die operative Indikation dar. Sie bedeuten akute Lebensgefahr mit Transmineralisation (cellulärer Kaliumverlust), Depolarisation der Zelle, Verlust von energiereichen Phosphaten, Verminderung der kardialen Kontraktionen, Hypotonie, verminderte Desaminierung mit Rest-N-Anstieg und Oligurie. Beachtenswert ist das normale Absinken des PO_2 im Alter und die damit verbundene geringere Kompensationsbreite bei den Gasanalysenwerten. Es gilt für den altersabhängigen PO_2 (mmHg)-Wert die Formel: $102,66 - (0,1374 \times \text{Alter in Jahren}) = PO_2 \pm 10,1$ mmHg; z.B. für einen 30jährigen: $102,66 - (01374 \times 30) = 91,26$ $PO_2 \pm 10,1$, für einen 65jährigen 78,36 $PO_2 \pm 10,1$ mmHg.

Im noch kompensierten Zustand liegt nach Cournand die untere Grenze des PO_2 für einen lungenchirurgischen Eingriff bei 65 mmHg = 92% O_2-Sättigung und die obere Grenze der Hyperkapnie bei 50 mmHg.

Thoraxchirurgie

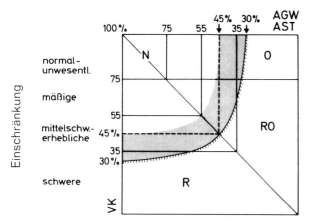

Abb. 1. Grenzwerte der Lungenfunktionsmessungen (schraffiertes Feld) für lungenchirurgische Eingriffe. *N* Feld der Normalwerte. *R* restriktive Ventilationsstörungen. *O* obstruktive Ventilationsstörungen. *RO* kombinierte Ventilationsstörungen. *AGW* Atemgrenzwert, *AS* Atemstoßtest (Tiffeneau), *VK* Vitalkapazität

Bei einer manifesten *kardialen Insuffizenz* (Infarkt, Klappenfehler, Myokardiopathie, schwere Rhythmusstörung) mit Dyspnoe, Cyanose, Stauungszeichen und Ödemen besteht eine absolute Kontraindikation für jeden lungenchirurgischen Eingriff. Die Grenzwerte können an zwei globalen Maßen geprüft werden und sind dann erreicht, wenn eine ergometrische Belastung von 100 Watt in 5—8 min nicht mehr möglich ist und der Cardiac Index 2 l/min/m² Minutenvolumen unterschritten wird. Vorhofflimmern ohne Mitralfehler ist häufig ein Zeichen für eine carcinomatöse Perikardinfiltration.

Sputumcytologie

Von geübten Cytologen gelingt der Tumorzellennachweis im Sputum von Bronchialcarcinomkranken mit hoher *Treffsicherheit von 77% bis über 90%* bei 2—4,5% falsch positiven Ergebnissen [4]. Voraussetzung dafür ist die richtige Gewinnung und Zubereitung des Sputums. Bei uns bewährte sich folgendes Vorgehen [1]: Unter Anleitung hustet der nüchterne Patient morgens erste Sputumportionen in Petrischalen aus. Dann wird durch Aerosol-Inhalation provoziertes Sputum gesammelt. Von beiden Portionen wird innerhalb einer Stunde der Nativausstrich untersucht. Das weitere Material wird im Ausstrich fixiert und gefärbt und eine andere Portion im Blockschnittverfahren weiterverarbeitet. Der Wert dieser wenig aufwendigen Untersuchung wird immer höher, besonders auch als *Suchmethode* (Amerikanische Krebsgesellschaft) eingeschätzt.

Bronchoskopie mit Absaugung, instrumentelle und Katheterbiopsie und transbronchiale Punktionsbiopsie

Die Bronchoskopie besitzt entscheidende Bedeutung zur therapeutischen Indikation beim Bronchialcarcinom.
1. Dem Operateur muß die *proximale Grenze des endobronchialen Tumorwachstums* exakt bekannt werden: Der Ostiumverschluß eines Segmentbronchus erfordert immer eine Lobektomie, der eines Lappenbronchus bzw. des rechten Intermediärbronchus immer eine Pneumonektomie, und der Carina-Befall bedeutet Inoperabilität. Der bronchoskopische Befund wird in der Regel hinsichtlich der Tumorausbreitung unterschätzt. Deshalb befolgt der Erfahrene diese Resektionsregel. Eine prognostisch begründete palliative Tumorresektion gibt es beim Bronchialcarcinom praktisch nicht.
2. Das andere Ziel der Bronchoskopie ist, eine *histologische Diagnose* zu erhalten. Jeder verdächtige Epithelbefund wird mit der *Zange excidiert* und Bronchuskompressionen oder bifurcale Spreizungen *transbronchial punktiert* (diagnostische Treffsicherheit nach Pichlmaier 98%!). Bei peripheren Herden wird das betroffene Segment bzw. Subsegment ausgesaugt oder es wird eine *Saugbiopsie* vorgenommen. Periphere segmentalbegrenzte Carcinome jeder histologischen Klassifikation haben in der Regel eine gute Prognose. Lediglich beim Alveolarzellcarcinom ist häufiger eine Pneumonektomie wegen der schwierigen (makroskopisch unmöglichen) Abgrenzung zum Gesunden angezeigt [5].

Das kleinzellige zentrale Carcinom ist meist wegen der stärkeren Infiltrationsneigung inoperabel. Radikal entfernt besitzt es aber die gleich gute Prognose wie jedes andere Carcinom [3]. Eine gespreizte Carina im Bronchoskopiebild rechtfertigt allein nicht, die Resektion zu unterlassen. Differentialdiagnostisch kommt dieses Phänomen außer beim Carcinom noch bei Schrumpfung oder atelektatischen Oberlappen, Phrenicuslähmung und Dilatation des linken Vorhofes bei Herzklappenfehlern vor.

Die Mediastinoskopie

Die Mediastinoskopie (E. Carlens 1959) dient der Differentialdiagnose mediastinaler Tumoren, der Diagnose pulmonaler Erkrankung mit lymphogener mediastinaler Beteiligung und der operativen Indikation beim Bronchialcarcinom.

Rund 1 200 Mediastinoskopien erbrachten bei Bronchialcarcinomen *in 34% mediastinale Lymphknotenmetastasen. In 28%* lagen *bi- oder kontralaterale Metastasen* vor. Bei dieser Gruppe besteht wegen der fortgeschrittenen Metastasierung keine Indikation mehr zur Resektionsbehandlung [9]. Das Bronchialcarcinom des linken Unterlappens zeigt mit 33% die häufigste und das Bronchialcarcinom des rechten Unterlappens mit 5% die geringste kontralaterale mediastinale Metastasierung (die Prozentanteile beziehen sich auf die mediastinal bioptisch positiven Fälle) (Abb. 2). Bei den restlichen 6% mit mediastinoskopisch nachweisbaren ipsilateralen Metastasen in die tracheo-

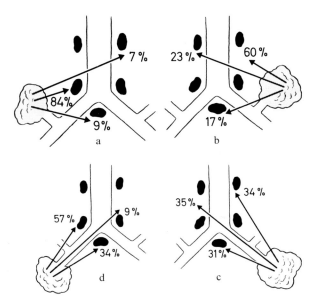

Abb. 2a–d. Lymphogene Metastasenwege beim Bronchialcarcinom. (Nach Maaßen)

bronchialen Lymphknoten ist die Entscheidung für eine radikale Resektion schwierig. Nach einigen Beobachtungen und Mitteilungen aus dem Schrifttum ist nur dann noch eine *Operationsindikation* gegeben, wenn in einem kaum vergrößerten, mit der Umgebung nicht verbackenen tracheobronchialen Lymphknoten histologisch eine Carcinommetastase, die noch nicht die Kapsel durchbrochen hat und en bloc mit resiziert werden kann, gefunden wird. Die Prognose dieser operierten Gruppe [Pneumonektomie T_3 (E)] ist trotzdem schlecht. Nach einem Jahr leben noch 37,8% (E) und nach 5 Jahren nur noch 6,1% (E) (Abb. 6). Die absolut tödliche Erkrankung des Bronchialcarcinoms rechtfertigt aber in einzelnen Fällen dieses therapeutische Vorgehen.

Nucleardiagnostik

Das *Lungenszintigramm* mit intravenös perfundierten Jod^{131}-markierten Albuminpartikeln ist im Vergleich mit der Röntgentechnik zur Bronchialdiagnostik noch weniger aussagekräftig. Es kommt in der Regel erst bei einer Tumorgröße von 2 cm zu einer sicher erkennbaren Partikelfixationsstörung im Tumorbereich, und dann ist noch keine Differentialdiagnose möglich, da nahezu alle Lungenprozesse zu diesen szintigraphischen Veränderungen führen. Dagegen verspricht der direkte szintigraphische Nachweis von Malignomen durch $Gallium^{67}$-*Citratspeicherung im Tumor* selbst einen Fortschritt in der Bronchialcarcinomdiagnostik. Wir fanden eine *90%ige Treffsicherheit* mit dieser Methode. Der Morbus Boeck und möglicherweise auch andere Systemerkrankungen führen zu falsch positiven Ergebnissen [10].

Die diagnostische Konstellation: Röntgenologisch nachweisbarer Rundherd, mediastinoskopisch keine Tumorlymphknoten, bronchoskopisch freie Lappen und Segmentostien, fehlende cytologische Diagnose, aber: $Gallium^{67}$-Speicherung in einem Rundherd bedeutet ohne weiteres diagnostisches Vorgehen, eine absolute und dringende Operationsindikation mit gutem Operationserfolg und guter Langzeitprognose (Abb. 3).

Die Inhalationsszintigraphie mit radioaktiv markierten Aerosolen besitzt heute zur Bronchialcarcinomdiagnostik und zur Operationsindikation außer der Befundung der ventilatorischen Größen nur noch geringe Bedeutung. B. Svanberg konnte zwar durch Bronchospirometrie mit $Xenon^{133}$ nachweisen, daß mit dieser Methode bei Funktionsausfällen von 20% und darunter das Bronchialcarcinom noch in 87% operabel war und eine 5-Jahres-Heilung von 38,5% zeigte. Dagegen war bei einem Funktionsausfall von über 60% das Carcinom in 65% inoperabel, und nach 5 Jahren lebte aus dieser Gruppe kein Patient mehr. Andere Untersuchungen sind nicht bekannt, so daß eine sichere Aussage über diese Methode zur operativen Indikation zur Zeit noch nicht möglich ist.

*Daniels Biopsie — Exstirpation
tastbarer Tumorlymphknoten*

Der Vorschlag A. C. Daniels, die Ausräumung des rechten präscalenischen Fettpolsters mit Lymphknoten, beruht auf der Annahme, daß sich die Lymphe der ganzen rechten Lungen und des linken Unterlappens in den dortigen Lymphknoten sammelt und ihre histologische Untersuchung zur Diagnose und therapeutischen Indikation führt. Wir haben gesehen, daß diese Lymphknotenstation beim Bronchialcarcinom erst im sehr späten Stadium befallen wird und daher nur im Zweifelsfall zur letzten Bestätigung der Inoperabilität untersucht werden sollte. Im Schrifttum schwankt die *Treffsicherheit zwischen 1,3% und 31%*. Zur Frühdiagnostik für die operative Indikation hat sich die Daniels-Biopsie nicht durchsetzen können und ist von der Mediastinoskopie nahezu vollständig verdrängt. Dagegen ist die Exstirpation jedes tastbaren Halslymphknotens immer indiziert, allein schon zur unerläßlichen Differentialdiagnose bei Hodgkin, Tuberkulose, Schilddrüsencarcinom usw.

Die bioptische Lungenpunktion, Thorakoskopie

Die Indikation für eine *transthorakale Nadelbiopsie* mit einer Vim-Silverman-, Menghini- oder Punchneedle eines Lungenrundherdes nach Nordenström ist besonders dann gegeben, wenn bei Risikopatienten durch keine andere Methode eine klare Diagnose zu erzielen ist. *Die Treffsicherheit* mit histologisch richtiger Diagnose *beträgt 70—96%*, im Mittel 80% [2, 12]. Die häufigsten Komplikationen (bis 25%) sind Pneumothorax und Hämoptoe (2—5%).

Auch sind autoptisch histologisch gesicherte *Einzelfälle mit Tumoraussaat* im Stichkanal und Impfmetastasen bekanntgeworden. Deshalb ist diese Methode nur beim Versagen der Broncho- und Mediastinoskopie mit Biopsie,

Thoraxchirurgie

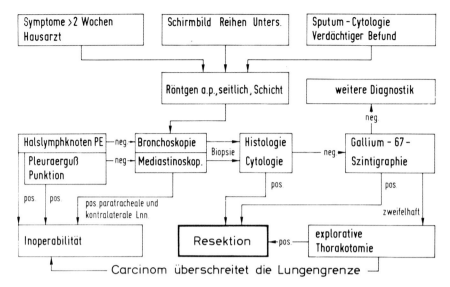

Abb. 3. Diagnostische Wege zum Beweis oder Ausschluß des Bronchialcarcinoms

Cytologie und Histologie sowie der Nucleardiagnostik mit Gallium^{67}-Citrat als unumgängliche Zusatzuntersuchung indiziert (Abb. 3).

Bronchographie

Die Bronchographie mit *Wismut-Pulver* von Jackson 1918 und mit *Jodölen* von Sigard u. Forestiert und neuerdings mit *Tantalum-Puder* nach Nadel ist heute wegen der ungenauen und nicht spezifischen Aussage für die Indikationsstellung beim Bronchialcarcinom keine Voraussetzung mehr. Jedoch bei negativer Bronchialcarcinomsuche ist dieses Verfahren zur weiteren Differentialdiagnose besonders zum Ausschluß von Bronchiektasen, Bronchusstenosen, Fremdkörper und Mißbildungen der Lunge notwendig.

Mediastinale Phlebographie, Pulmonalisangiographie und Bronchialarteriographie

Die *Kontrastmitteldarstellung der* durch das Mediastinum ziehenden *Venen* soll durch Abbrüche, Deformierung und Verdrängungen der dünnwandigen Gefäße Auskunft über die Carcinomausbreitung geben. Die Technik ist nicht ganz einfach. Die normale Anatomie zeigt große Variationsbreite, und die diagnostischen Aussagen sind, wenn überhaupt, nur indirekt möglich. Als diagnostisches Routineverfahren hat sich diese Methode zur Indikation beim Bronchialcarcinom nicht durchsetzen können.

Das gleiche gilt für die *Pulmonalisangiographie*. Die Technik läßt aber ebenfalls nur eine indirekte Aussage ohne einen eindeutigen Wert für die Indikation zur Operation zu.

Die *Bronchialarteriographie* soll bis in 85% eine tumorbedingte Hypervascularisation zeigen. Typische „Tumorgefäße" vom netzförmigen Korkenzieher oder knäuelartigen Gefäßformationen unterschiedlichen Kalibers mit verlängerter Kontrastmitteldeponierung sollen trotz fehlender Histologie mit „weitgehender Sicherheit" ein Bronchialcarcinom beweisen.

Explorative Thorakotomie

Die Indikation für diesen diagnostischen Eingriff ist dann gegeben, oder die Thorakotomie wird mit dieser Exploration beendet, wenn

1. ein röntgenologisch nachweisbarer (meist kleiner) Lungenbefund vorliegt, der durch alle weiteren Untersuchungen einschließlich gezielter Katheterbiopsie und Galliumszintigraphie (negativ wegen zu kleinem Befund) nicht geklärt werden kann;
2. bei geplanter Radikaloperation aber der intrathorakale Carcinombefund (Histologie) eine Resektion wegen Überschreiten der Lungengrenze nicht mehr zuläßt;
3. vorher nicht erkannte mediastinale Lymphknotenmetastasen vorliegen;
4. nach Palpation durch das Zwerchfell Lebermetastasen (Biopsie) nachgewiesen werden können.

Die Häufigkeit der explorativen Thorakotomie wird in einer Sammelstatistik von Cesnik bei 53 000 Carcinompatienten mit *21%* angegeben. Wir führten sie in 25,5% (E) aus. Durch das systematische Absuchen des Mediastinums mit dem Mediastinoskop läßt sich die Zahl der Probethorakotomien auf etwa 9% senken. Es wäre aber ein verhängnisvoller Fehler, wollte man bei diagnostischem Zweifel auf die Diagnose am geöffneten Thorax verzichten. Besonders bemerkenswert ist, daß dieser diagnostische Eingriff die Lebensaussichten der Carcinompatienten im Vergleich zur sogenannten primären Inoperabilität nicht schmälert.

Im Gegenteil, 50% (E) der Patienten sind nach explorativer Thorakotomie in 174 Tagen verstorben, und bei primärer Inoperabilität sind die Hälfte schon nach 130 Tagen nicht mehr am Leben (Abb. 7).

Indikationen zu den verschiedenen Operationsmethoden

Lobektomie

Die Lobektomie ist nur im Stadium T_1 (nach der TNM-Klassifizierung) [3] *genügend radikal durchgeführt* (Abb. 4), wenn bronchoskopisch der zugehörige Lappenbronchus frei von Carcinom war. Dieses Kriterium ist durch intraoperative Schnellschnittuntersuchung an der resezierten, 5 mm breiten distalen Bronchusmanschette zu überprüfen. Wird histologisch *Carcinomgewebe im Lobärbronchus* gefunden, besteht *keine Indikation mehr zur Lobektomie*, es muß eine Pneumonektomie durchgeführt werden.

Bei erzwungener Lobektomie im Stadium T_2 (Lappenbronchusbefall) sind nach unserer Erfahrung nach 3 Jahren alle Patienten verstorben. Rund $^2/_3$ aller Lymphknotenmetastasen bei tumorfreien mediastinalen Lymphknoten liegen im sog. Lymphknotenzentrum nach Nohl-Oser [6] zwischen Ober- und Unterlappenbronchus, dem Mittel- bzw. Lingulabronchus und hinter der oberen Lungenvene. Deshalb ist bei der Indikation zur Lobektomie immer die Ausräumung dieser Lymphknotenmetastasen mit einzuschließen und im Schnellschnittverfahren zu untersuchen, bei positivem Fall ist der Eingriff als Pneumonektomie zu erweitern. *Die 5-Jahres-Überlebenszeit* beträgt nach Lobektomie *im Stadium T_1 21%* (E), nach Korrektur durch die normale Altersabsterberate 28,7% (E). Die operative und postoperative Kliniksterblichkeit betrug 3,1% (E) und die spätere jährliche Absterberate 15%. Da die Absterbekurve einer Exponentialfunktion ($y = c \cdot e^g$) gehorcht (Op.Pat.$_t$ = Op.Pat.$_o e^{kt}$), ist es interessanter, die Funktion nach k aufzulösen. Dann wird nicht nur die mittlere aktuelle Zahl der jährlich Verstorbenen zur Zahl der noch Überlebenden (= k) bekannt, sondern es ist nach dieser biologischen Gesetzmäßigkeit auch vorauszusagen, wie die Absterberate weiter verläuft und wann oder ob sie in die normale Alterssterblichkeit übergeht. In dieser Gruppe Operierter betrug $e^{kt} = 4{,}75$; $kt = 1{,}5581$ und $k = 31\%$, d.h. von den an irgendeinem Stichtag nach der Operation gezählten Lebenden sterben im darauffolgenden Jahr der Nachbeobachtungszeit 31%.

Diese statistischen Angaben einschließlich genau beschriebener Operationsgruppen wären die Voraussetzungen für vergleichbare Studien mit Operationszahlen anderer Kliniken.

Pneumonektomie

Die Pneumonektomie ist indiziert, wenn das Carcinom die Lungengrenzen noch nicht überschritten hat, der Hauptbronchus für einen sicheren Stumpfverschluß freigeblieben

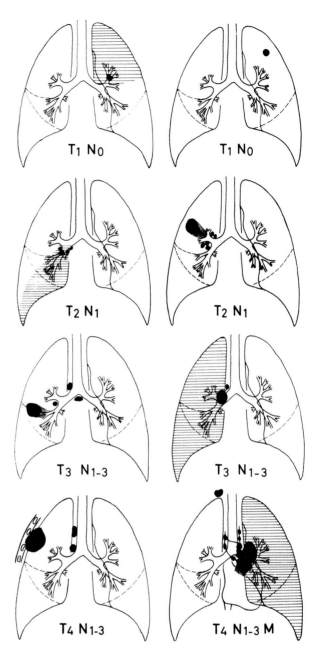

Abb. 4. Bronchialcarcinom im Stadium $T_1 N_0$. *Therapie:* Lobektomie, im Stadium $T_2 N_1$. *Therapie:* Pneumonektomie, im Stadium $T_3 N_{1-3}$. *Therapie:* in auserwählten Fällen Pneumonektomie oder Manschettenresektion; meist inoperabel, im Stadium $T_4 N_{1-3}$ oder $T_4 M$ oder $T_4 N_0$. *Therapie:* Stadium der Inoperabilität. In seltenen Ausnahmen, z. B. $T_4 N_0$ bei Brustwandeinbruch: erweiterte Pneumonektomie

ist und ipsilateral die peribronchialen carcinomatösen Lymphknoten en bloc mit der Lunge entfernt werden können (Abb. 4). Eventuell ist auch intraperikardial die Unterbindung der A. pulmonalis notwendig, wenn bei starker Hilusverwachsung (frozen hilus) eine Gefäßisolation nicht

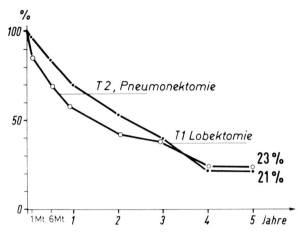

Abb. 5. Absterbekurven nach radikalen Bronchialcarcinom-Operationen

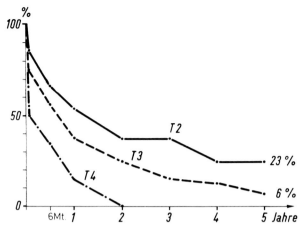

Abb. 6. Absterbekurve nach Pneumonektomien in den Stadien T_2, T_3 und T_4 des Bronchialcarcinoms

ohne Risiko möglich ist. Kontraindiziert ist eine Pneumonektomie bei mediastinaler und supraclaviculärer Lymphknotenbesiedlung und Übergreifen auf die Nachbarorgane mit Phrenicusparese, Hämoperikard, Recurrensparese, Oesophagusinfiltration, V. cava superior-Einengung (Einflußstauung), bei blutigem Pleuraerguß mit Tumorzellen, Pancoast-Syndrom, Knochendestruktion, Hornerschem Symptomenkomplex und Fernmetastasen [11].

Diese *Indikationsabgrenzung* für eine erfolgreiche radikale Operation entspricht nach TNM einer Bronchialcarcinomausbreitung im Stadium T_2. Die Operations- und *Kliniksterblichkeit* betrug bei uns 13,3% (E), die *5-Jahres-Überlebenszeit* 23% (E) und nach der Korrektur mit der Altersabsterbekurve 31,7% (E). Die später Verstorbenen pro Jahr hatten einen Anteil von 13% (E). Die jährliche Absterberate im Verhältnis zu dem noch in diesem Zeitraum noch Lebenden (k) betrug 29,4% (E) ($e^x = 4,35$, $x = 1,47018$).

Die *Radikalität einer Pneumonektomie wird fraglich*, wenn der Hauptbronchus befallen ist und Lymphknotenmetastasen im Tracheobronchialwinkel (Stadium T_3 TNM) vorliegen. Wir haben in der Vergangenheit dann noch eine Radikaloperation versucht und bei hoher postoperativer Sterblichkeit von 24,5% (E) noch eine 5-Jahres-Überlebenszeit von 6,1% (E) erzielen können. Der durchschnittliche Anteil der jährlich später Verstorbenen betrug in 5 Jahren 14%. Pro Jahr sterben aber nach der e-Funktion 55,9%, also jeweils über die Hälfte der noch Lebenden ($e^x = 16,4$, $x = 2,79728$).

Daraus ist ableitbar, daß der Chirurg das Carcinom meist nicht mehr vollständig entfernen konnte, aber zu Lasten der hohen Frühsterblichkeit und Absterberate trotzdem noch einigen Menschen zu einer 5-Jahres-Überlebenszeit verhalf. Diese klare Beurteilung der chirurgischen Grenzen ist für die intraoperative Entscheidung im Einzelfall und bei der Indikationsstellung einschließlich der Aufklärungspflicht notwendig.

Bronchus- und Tracheamanschettenresektion (sleeve-resection)

Diese Verfahren nach verschiedenen früheren Quellen ausführlich von Sir Price Tomes 1960 und von H.C. Grillo 1963 erarbeitet und in Deutschland besonders von Zenker [15] gepflegt, gestattet eine kombinierte radikale Entfernung kranker Lungenanteile (Lobektomie) mit Resektion des zugehörigen Segmentes von Haupt- oder Intermediärbronchus, Carina oder Trachea unter Erhaltung der peripheren gesunden Lungenabschnitte, die durch eine Bronchus-End-zu-End-Anastomose vereinigt werden. *Die Indikation* ist gegeben bei Bronchus-Adenomen, aber auch bei kleinen Bronchuscarcinomen mit bevorzugtem Sitz an den Oberlappenostien. Voraussetzung für eine erfolgreiche Resektion ist: kein infiltratives Wachstum bis in die Unterlappenbronchien hinein (Anastomose!), keine peribronchiale carcinomatöse Infiltration und keine Lymphknotenmetastasierung. Auch bei isoliertem Carinabefall ist eine Resektion unter besonderen technischen Vorkehrungen möglich [15]. Sie ist aber ebenfalls nur dann indiziert, wenn kein infiltratives lokales Wachstum oder keine bifurcalen oder paratrachealen Lymphknotenmetastasen vorliegen. Die Auswahl der Patienten ist besonders schwierig, da durch die präoperative Diagnostik eine möglichst exakte Aussage zur operativen Indikation über die lokale Begrenzung und Lymphknotenbeteiligung vorliegen muß. Die operativen Ergebnisse bei strenger Indikationsselektion sind günstig; Jensik, Faber, Milloy u. Amato (Chigaco) berichten 1972 von einer 5-Jahres-Überlebenszeit bei 53 so operierten Patienten von 30—35%.

Die erweiterte Resektion

Darunter wird verstanden eine Entfernung des Bronchialcarcinoms, das über die Lungengrenzen hinaus in die Nachbarorgane infiltrativ vorgedrungen ist und somit einem *Tumorwachstum im Stadium T_4* nach TNM entspricht. In

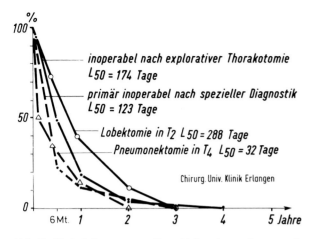

Abb. 7. Absterbekurven von Bronchialcarcinomträgern nach primärer Inoperabilität explorativer Thorakotomie und inadäquaten Lungenresektionen [n=212]

der Literatur wird darunter nicht immer genau dieses fortgeschrittene Stadium verstanden. Deshalb sind auch die operativen Ergebnisse meist nicht vergleichbar. Im Thoraxraum können mit dem Carcinom zusätzlich noch entfernt werden: die Pleura parietalis, Brustwandteile, Perikard mit pulmonalen Gefäßstämmen, Vorhofwand, mediastinale Lymphknotenpakete, Trachealbifurkation und Zwerchfell. Technisch sind diese Eingriffe möglich und auch noch größere, z.B. mit Oesophagusresektion oder Aortenbogenteilresektion. Die synonyme Namensgebung „superradikale Resektion" [13] täuscht eine Aussicht auf operativen Erfolg nur vor. Wir sind sehr zurückhaltend mit dieser Operation und sehen *keine begründete Indikation* mehr für diesen Eingriff. Die Absterbekurven bei inoperablem Bronchialcarcinom ohne oder mit explorativer Thorakotomie und nach inadäquater Lobektomie im Stadium T_2 (Abb. 7) zeigen durchschnittlich die gleiche große Kurvenneigung wie nach erweiterter Resektion im Stadium T_4. Die letzte Sterbekurve zeigt sogar den steilsten Abfall; 50% der so operierten Patienten waren 32 Tage nach der Operation verstorben, keiner lebte länger als 3 Jahre (E).

Ausblick

Die Wege und Kriterien zur operativen Indikation beim Bronchialcarcinom sind heute fest umrissen, und die operative Technik ist ausgereift [14]. Auch die Prognose läßt sich für die einzelnen Stadiengruppen voraussagen. Trotzdem liegt die absolute Heilziffer nur durchschnittlich bei 7%, und über $^2/_3$ der Patienten, die zum Chirurg kommen, sind bereits inoperabel. Wir meinen, daß nur 2 Voraussetzungen heute die *Indikationsstellung und die Ergebnisse noch entscheidend verbessern* können:

1. Die *Diagnostik möglichst schon im asymptomatischen Stadium* durch Röntgenreihen-Schirmbilduntersuchungen und Cytodiagnostik bei dis- und exponierten Bevölkerungsgruppen.
2. *Abstellen von röntgenologischer Verlaufsbeobachtung*, statt dessen aggressive Diagnostik bis zum sicheren Ausschluß oder Beweis des Bronchialcarcinoms.

Bei 40 asymptomatischen, carcinomatösen Lungenrundherden, die nach Zufallsentdeckung in unsere Klinik kamen, hatten wir eine Resektionsquote von 70% (statt 30% bei den Bronchialcarcinomen) [7]. Die 5-Jahres-Überlebenszeit ist noch nicht abzusehen, es sind aber nach jetziger statistischer Vorausschau und Erfahrungen anderer mit über 50% Heilchancen zu rechnen.

Literatur

1. Bauchhenss, G.: Diagnostik des Bronchialcarcinoms aus dem Nativsputum und dem provozierten Sputum. Thoraxchirurgie **13**, 227 (1965).
2. Dahlgren, S., Nordenström, B.: Transthoracic Needle Biopsy. Stockholm: Almqvist & Wikselt 1966.
3. Dittrich, H.: Die therapeutische Indikation beim Bronchialcarcinom am geöffneten Thorax. Thoraxchirurgie **19**, 447 (1971).
4. Ebner, H.J., Lederer, B., Sandritter, W.: Möglichkeiten und Probleme eines erfolgversprechenden und rationellen Einsatzes der Sputumcytologie. Dtsch. med. Wschr. **92**, 1901 (1967).
5. Eck, H., Haupt, R., Rothe, G.: Die gut- und bösartigen Lungengeschwülste. In: Handbuch der speziellen pathol. Anatomie und Histologie, 3. Bd., 4. Teil. Berlin-Heidelberg-New York: Springer 1969.
6. Greschuchna, D., Maaßen, W.: Über die intrapulmonalen und mediastinalen Ausbreitungswege des Bronchialcarcinoms. Thoraxchirurgie **19**, 434 (1971).
7. Hegemann, G.: Fortschritte der Tumorchirurgie. Verhandlg. Dtsch. Ges. inn. Med. **78**, 1972 im Druck.
8. Kutschera, W., Denk, H., Salzer, G.: Rückblick auf 12 Jahre Chirurgie des Bronchialcarcinoms. Wiener klin. Wschr. **83**, 765 (1971).
9. Lüdecke, H.: Diagnostik des Bronchialcarcinoms. Langenbecks Arch. Chir. **325**, 490 (1969).
10. Mühe, E.: Der szintigraphische Nachweis von Bronchialcarcinomen mit ^{67}Gallium-Zitrat. Thoraxchirurgie **19**, 440 (1971).
11. Schamaun, M.: Möglichkeiten und Grenzen der operativen Behandlung des Bronchialkarzinoms. Schweiz. med. Wschr. **101**, 773 (1971).
12. Stapenhorst, K.: Die bioptische Lungenpunktion in der Diagnostik des Bronchialkarzinoms. Thoraxchirurgie **19**, 438 (1971).
13. Vossschulte, K.: Zur Resektionstherapie des Bronchialkarzinoms. Fortschr. Med. **90**, 487 (1972).
14. Zenker, R., Heberer, G., Löhr, H.H.: Die Lungenresektion, Anatomie, Indikation, Technik. Berlin-Göttingen-Heidelberg: Springer 1954.
15. Zenker, R., Schaudig, A., Pichlmaier, H.: Gegenwärtiger Stand der Resektion von Trachea und Bronchien. Münch. med. Wschr. **114**, 1090 (1972).

Thoraxchirurgie

Lungenmetastasen

B. HUSEMANN

Früher hielt man das Auftreten von Lungenmetastasen nach der Radikaloperation des Primärtumors für ein prognostisch infaustes Ereignis. Heute beurteilt man die operative Entfernung der Lungenmetastase nicht so aussichtslos [4].

Die Operation einer Lungenmetastase wird unter folgenden Voraussetzungen als sinnvoll angesehen:

Der Primärtumor soll radikal operiert worden oder radikal operabel sein.

Ein lokales Tumorrezidiv muß ausgeschlossen sein.

Es soll sich um eine Solitärmetastase handeln.

Tritt nach längerem Intervall eine zweite Solitärmetastase auf, so besteht erneut eine Indikation zur Operation.

Mitunter weist ein radikal entfernter Lungenrundherd durch die Histologie auf den Primärtumor hin.

Kontraindikationen

Multiple Metastasen stellen eine Kontraindikation zur Operation dar, ebenso eine lymphogene Aussaat. Auch bei einer solchen Ausdehnung der Metastase, daß nur mit einer *Pneumonektomie* Radikalität gewahrt bleibt, sollte die Operationsindikation mit großer Zurückhaltung geprüft werden. In solchen Fällen liegen meistens nicht erkannte multiple Metastasen vor.

Diagnostisches Vorgehen

Als Routineuntersuchung ist eine *Thoraxübersichtsaufnahme* im Stehen durchzuführen, die genügend weich sein muß, damit sich feine Veränderungen im Parenchym darstellen. Eventuell ist eine Durchleuchtung anzuschließen.

Die *Frequenz* der Untersuchung kann mit der Überlebenszeit sinken. Wir untersuchten zwei Jahre lang alle drei Monate.

Findet sich ein Lungenrundherd, der stets als maligne, beim Vorliegen eines Primärtumors als Metastase anzusehen ist, so sollten beide Lungen geschichtet werden *(Tomographie)*. Handelt es sich um einen solitären Rundherd, so ist die Thorakotomie angezeigt.

Auch bei peripheren solitären Lungenherden machen wir immer eine *Mediastinoskopie*. Inkurable Fälle lassen sich so aussondern: In 20% finden sich zentral gelegene tumorbefallene Lymphknoten, die Inoperabilität bedeuten. So kann dem Patienten eine explorative Thorakotomie erspart bleiben (Abb. 1).

Man sollte alle Möglichkeiten zur Feststellung einer Inkurabilität vor der Thorakotomie ausschöpfen.

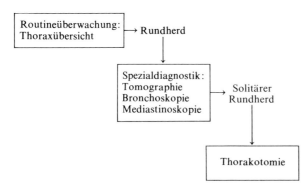

Abb. 1. Diagnostisches Vorgehen bei Lungenmetastasen

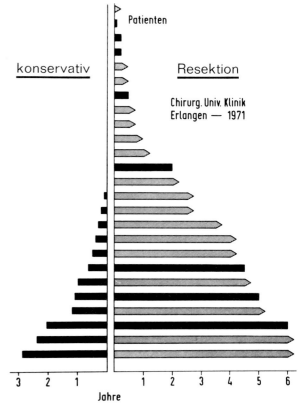

Abb. 2. Überlebenszeit bei konservativer und operativer Behandlung von solitären Lungenmetastasen

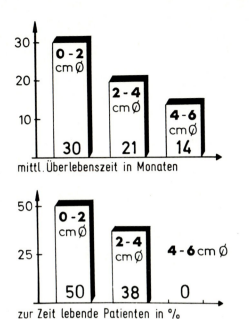

Abb. 3. Überlebenszeit von 34 Patienten mit malignen Rundherden der Lunge in Abhängigkeit von der Zeit. In die Berechnung gingen 25 Patienten mit einer solitären Lungenmetastase ein (Erlangen, Februar 1972)

Operationstechnik

Eine sparsame *Resektion*, die klinisch im Gesunden liegen muß, ist die Methode der Wahl. Keilexcision und Lobektomie bieten sich an [3]. Verstümmelnde Eingriffe sollten vermieden werden.

Prognose

Liegt eine echte Solitärmetastase vor, so ist die Prognose ebenso günstig, wie bei der Resektion eines primären Lungentumors (Abb. 2) [2]. Je länger die Erstoperation zurückliegt, umso günstiger sind die Aussichten [1]. Je kleiner der Durchmesser der Metastasen (Abb. 3) bei der Resektion ist, desto höher ist die Lebenserwartung.

Literatur

1. Hasche, E., Traub, F.: Resektionsbehandlung von Lungenmetastasen. Z. Tuberk. **123**, 51 (1965).
2. Husemann, B., Biester, H.: Die Überlebenszeit bei der operativen Entfernung von Solitärmetastasen. Dtsch. med. Wschr. **97**, 1032 (1972).
3. Nadjafi, A.: Überlebenschance durch Lungenresektion bei Solitärmetastasen. Schweiz. med. Wschr. **99**, 1281 (1969).
4. Wilkins, E.W., Burke, J.F., Head, J.M.: The surgical management of metastatic neoplasmas in the lung. J. thorac. cardiovasc. Surg. **42**, 298 (1961).

Instrumentelle Oesophagusverletzungen, Oesophagusdivertikel, Achalasie

F. P. Gall

Instrumentelle Oesophagusverletzungen

Bei den iatrogenen Verletzungen der Speiseröhre stehen die Perforationen durch das Oesophagoskop an erster Stelle. Dann folgen die Bougierungsverletzungen bei narbigen Stenosen. Nicht selten führt die instrumentelle Extraktion von Fremdkörpern bei unsachgemäßem Vorgehen zu perforierenden Verletzungen des Oesophagus.

Die Häufigkeit perforierender Verletzungen bei der Oesophagoskopie liegt weit unter 1% [1, 5, 9, 16, 19]. Seit Anwendung flexibler Oesophagoskope ist sie deutlich im Abnehmen.

Perforierende Speiseröhrenverletzungen lokalisieren sich auf die physiologischen Engen, am häufigsten im thorakalen Bereich, an zweiter Stelle folgen die cervicalen Perforationen, seltener ist der subdiaphragmale Kardiabereich betroffen.

Verletzungen der Speiseröhre weisen im Gegensatz zur Perforation des übrigen Verdauungstraktes eine sehr hohe Letalität auf, bei konservativer Behandlung bis zu 84%,

Tabelle 1. Sterblichkeit der Oesophagusperforation

	Konservativ			Operativ	
	Anzahl	† in %		Anzahl	† in %
Clauberg, G. (1965)	8	0	Weisel, W. (1952)	7	0
Karcher, H. (1954)	9	0	Nealon, Th. F. (1961)	18	28
Palmer, E. (1957)	54	27	Palmer, E. (1957)	37	8,1
Elner, A. (1962)	15	33	Elner, A. (1962)	11	27
Foster, J.H. (1965)	9	66	Paulson, D. (1960)	23	18
Neuhof, H. (1943)	12	84	Rossetti, M. (1963)	8	25
			Rietz, K. (1958)	24	28
			Chir. Univ.-Klinik Erlangen (1966)	20	25

Thoraxchirurgie

Tabelle 2. Operative Sterblichkeit der Oesophagusperforation

	Zeitpunkt der Diagnose	Anzahl der Patienten	†
Chir. Univ.-Klinik Erlangen	<24 Std	12	2
	>24 Std	8	3
Statistik nach Foster, Kort, Nealon, Overstreet, Rosetti, Weisel	<24 Std	52	10%
	>24 Std	32	40%

bei operativer Versorgung von 8 bis 28% (Tabelle 1). Die mangelhafte Überwachung nach instrumenteller Untersuchung und eine erhebliche Verzögerung der Diagnose sind die Hauptursache für diese hohe Sterblichkeit. Bei etwa 40% der Patienten wird die Verletzung erst nach 24 Std. oder mehreren Tagen erkannt. Infolge rascher Ausbreitung der mediastinalen Infektion steigt dann die Sterblichkeit von 10 auf 40% an (Tabelle 2). Bei geringstem Verdacht auf Perforation ist deshalb die wichtigste Regel: Wiederholt in kurzen Abständen untersuchen.

Die Diagnose stützt sich auf typische klinische Symptome, die meist schon ein bis zwei Stunden nach der Verletzung auftreten. Schluckbeschwerden und vermehrter, teils blutiger Speichelfluß weisen auf eine cervicale, Schmerzen hinter dem Brustbein und epigastrische Abwehrspannung auf eine thorakale Perforation hin. Die epigastrische Abwehrspannung und Druckschmerzhaftigkeit bei tiefsitzender thorakaler Perforation haben vereinzelt zur falschen Annahme einer abdominellen Verletzung und zur Laparotomie geführt. Atemnot und rascher Temperaturanstieg über 38° werden bei beiden Lokalisationstypen beobachtet. Die Diagnose gilt als gesichert bei Nachweis eines Luftemphysems am Hals, das wir bei allen cervicalen, aber nur bei einem Drittel der thorakalen Verletzungen feststellen konnten.

Die Röntgenuntersuchung ermöglicht bei einwandfreier Technik in der Regel eine eindeutige Diagnose. Die einfache Thoraxübersichtsaufnahme bietet als indirektes Zeichen der Oesophagusperforation freie Luft im Hals- oder Mediastinalbereich, einen Pleuraerguß, Pneumothorax oder Pneumoperikard. Bei Verdacht auf Perforation benutzen wir statt erneuter Oesophagoskopie lieber eine Röntgenkontrastdarstellung mit Gastrographin in streng seitlicher Röntgendurchleuchtung, wobei der Untersucher den ersten Kontrastmittelschluck vom Mund bis zum Magen kontinuierlich verfolgen muß.

Bei der Lokalisation der Verletzungsstelle durch die Röntgenuntersuchung sind uns folgende, vermeidbare Fehler unterlaufen, die zur chirurgischen Intervention fernab der Verletzungsstelle veranlaßten.

Einzelaufnahmen, besonders im a.p. Strahlengang, geben häufig Anlaß zu Fehldeutungen.

Ein Kontrastmitteldepot im oberen Mediastinum bei einer einzigen a.p. Aufnahme wurde als Hinweis für eine thorakale Perforation angenommen. Tatsächlich lag — wie die collare Freilegung nach negativer Thorakotomie ergab — eine cervicale Perforation vor, die bei seitlicher Durchleuchtung nicht zu übersehen gewesen wäre.

Ein Pleuraerguß oder Pneumothorax dürfen nicht in jedem Fall als Zeichen einer thorakalen Perforation angesprochen werden, da sie durch abgesackte Abscesse nach cervicaler Verletzung entstehen können. Auch ein Spannungspneumothorax, der uns zur thorakalen Intervention verleitete, war nicht durch eine thorakale, sondern durch eine hohe cervicale Perforation bedingt. Selbst erfahrene Untersucher können nach cervicaler Perforation mit einem starren Oesophagoskop bis zum Zwerchfell vordringen. Verletzungen der Pleura und das Einblasen von Luft in den Brustkorb und in das Mediastinum sind dabei unvermeidbar.

Instrumentelle Verletzungen der Speiseröhre erfordern eine sofortige operative Freilegung und Übernähung der Verletzungsstelle. Die Größe des Wanddefektes, die regelmäßig zu einer stürmischen putriden Infektion des Mediastinums führt, schließt dabei eine konservative Behandlung durch Saugdrainage und Antibiotica aus.

Die primäre zweischichtige Übernähung in der Längsrichtung mit Drainage ist der einfachen Drainage durch collare Freilegung oder posteriore Mediastinotomie überlegen. Bei uns sind 3 Patienten, deren Perforation vor und während der Operation nicht zu lokalisieren war, trotz ausreichender collarer oder thorakaler Drainage an einer Mediastinitis verstorben [12]. Die Übernähung verhindert sofort das weitere Auslaufen infektiösen Materials. Die spontane Abriegelung der mediastinalen Infektion wird dadurch erleichtert. Die Ernährung wird in den ersten 5 Tagen über eine Magensonde durchgeführt. Nachteilige Folgen durch ihre Anwendung haben wir nicht erlebt, deshalb glauben wir auf eine Gastrostomie zur Ernährung verzichten zu können. Kleine Speichelfisteln am Hals oder im Thoraxbereich sind ungefährlich und heilen meist innerhalb von 1—3 Wochen spontan ab.

Als zusätzliche Deckung der Verletzungsstelle zur Sicherung der Übernähung bei cervicaler Perforation hat sich bei uns das Aufsteppen des M. omohyoideus bewährt. Für die Deckung thorakaler Perforationen wurden gestielte Pleura-, Perikard- oder Zwerchfell-Lappen oder die Fundoplicatio verwendet.

Bei Perforation in unmittelbarer Nachbarschaft tiefsitzender operabler Carcinome muß bei geringer Verschmutzung der Pleurahöhle und gutem Allgemeinzustand eine primäre Oesophagusresektion erwogen werden. Bei Verletzungen der Speiseröhre in oder unmittelbar vor inoperablen Carcinomen sollte die Deckung durch gestielte Lappen versucht werden. Die einfache Übernähung der Perforation ist dabei recht schwierig und Nahtinsuffizienzen sind häufig.

Bei Bougierungsverletzungen in tiefsitzenden oesophagitischen Stenosen oder beim verschleppten Kardiospasmus nach erfolgloser Hellerscher Myotomie ist man bei ausgedehnten narbigen Veränderungen der unteren Speiseröhre gleichfalls zur primären Resektion mit Dünndarm- oder Dickdarminterposition gezwungen. Bei multiplen Bougierungsverletzungen in wiederholt aufbougierter langstreckiger Verätzungsstenose und bei hochgradiger narbiger Umwandlung der Speiseröhre war bei schwerer putrider Mediastinitis zur Erhaltung des Lebens die primäre Exstirpation der gesamten intrathorakalen Speiseröhre bei einem jungen Patienten erfolgreich eingesetzt worden [12].

Divertikel der Speiseröhre

Divertikel der Speiseröhre kommen im collaren, epibronchialen und epiphrenalen Abschnitt der Speiseröhre vor.

Nach der Pathogenese unterscheiden wir Pulsions-, Traktions- und angeborene Divertikel.

Pulsionsdivertikel entstehen als Schleimhautprolaps unter vermehrtem intraluminären Druck am Ort verminderter Resistenz oder eines Defektes im Muskelmantel. Es sind inkomplette Divertikel, die nur aus Mucosa und Submucosa bestehen. Eine familiäre Häufung weist auf eine Disposition zur angeborenen Wandschwäche hin.

Traktionsdivertikel werden durch paraoesophageale, entzündlich schrumpfende Prozesse hervorgerufen. Der Narbenzug bewirkt eine Auszipfelung der Speiseröhrenwand, die sich durch Peristaltik des Organs ständig vergrößert. Reine Traktionsdivertikel sind breitbasig, an der Spitze fixiert und werden aus allen drei Wandschichten der Speiseröhre gebildet.

Angeborene Oesophagusdivertikel kommen sehr selten vor. Sie sind als kongenitale Doppelbildungen (z. B. enterogene Cyste) beim neuroenterocordalen Adhäsionssyndrom aufzufassen. Solche Divertikel können in ihrer Größe und Lokalisation erheblich variieren. Ihre Innenauskleidung kann aus Oesophagus-, Magen-, Dünndarm- oder Dickdarmschleimhaut bestehen. Durch Magenschleimhaut im Divertikel sind infolge Säure- und Fermentbildung schwere entzündliche Reaktionen bis zur Perforation ins Mediastinum bei Neugeborenen und Kleinkindern aufgetreten [11, 22].

Das collare Divertikel (Zenkersches Divertikel) entspringt an der Grenze zwischen Pharynx und Oesophagus. Es ist der Prototyp des Pulsionsdivertikels. Sein Ursprung liegt an der Hinterwand des oesophagopharyngealen Überganges, wo sich die beiden Schenkel des M. constrictor pharyngis mit der Ringmuskulatur der Speiseröhre vereinigen. Zwischen den beiden Schenkeln der Pars obliqua und der Pars fundiformis des M. cricopharyngeus liegt der schwache Punkt in der Wandstruktur. Die Ausbuchtung der Schleimhaut wird durch Druckanstieg, wahrscheinlich durch die fehlende Erschlaffung des M. cricopharyngeus in der zweiten Phase des Schluckaktes, erzeugt.

Pulsionsdivertikel am Hals treten meist jenseits des 50. Lebensjahres auf, bevorzugt beim männlichen Geschlecht. Die ersten Symptome sind Schluckbeschwerden, die schon bei geringer Größe auftreten. Sie werden als Fremdkörpergefühl empfunden. Bei weiterer Größenzunahme kommt es zu gurgelnden Geräuschen während des Schluckaktes. Der mit Nahrung gefüllte Divertikelsack kann den oberen Oesophagus komprimieren und die Speisenpassage beeinträchtigen. Retention und Zersetzung von Speiseresten im Divertikel führen zum Foetor ex ore. Durch manuelle Kompression von außen vermag der Patient das Divertikel zu entleeren. Regurgitation retinierter Speisen im Schlaf führt zu Husten, Erstickungsanfällen und zur Aspirationspneumonie. Akute Blutung, Perforation und maligne Degeneration im Divertikel sind seltene Komplikationen.

Die Diagnose wird gesichert durch Röntgenuntersuchung mit Kontrastbrei bei schrägen und seitlichen Aufnahmen. Füllungsdefekte im Divertikel werden meist durch retinierte Speisen, selten einmal durch eine maligne Neubildung verursacht. Beim Divertikel ist die Gefahr der instrumentellen Perforation bei Oesophagoskopie besonders groß. Die Endoskopie sollte deshalb nur zum Ausschluß einer Blutungsquelle, einer außerhalb des Divertikels gelegenen Striktur oder bei Verdacht auf Carcinom eingesetzt werden.

Die Indikation zur operativen Entfernung setzt deutliche, durch das Divertikel verursachte Beschwerden voraus. Kleine Divertikel als Zufallsbefund einer Röntgenaufnahme müssen in größeren Abständen kontrolliert werden. Sie sind zunächst keine Indikation zur sofortigen Entfernung. Eindeutige Größenzunahme des Divertikelsackes vergrößert die Gefahr der Retention und Entzündung. Die operative Behandlung ist dann auch beim Fehlen stärkerer objektiver Beschwerden zu erwägen.

Die Operation besteht heute in der einzeitigen Exstirpation des Divertikels. Verlassen sind die älteren Verfahren wie Invagination, Diverticulopexie, zweizeitige Exstirpation oder endoskopische Abtragung des Divertikelsporns.

Bei sehr großem Divertikel mit Flüssigkeitsretention ist vor Einleiten der Narkose ein Absaugen des Divertikelinhaltes erforderlich, um eine Aspiration vor der Intubation zu vermeiden.

Der Zugang erfolgt in der Regel von der linken Halsseite durch Schnittführung am Vorderrand des M. sternocleidomastoideus. Primäre Divertikel entwickeln sich meist von der Pharynxhinterwand nach links im prävertebralen Raum. Bei großer Struma soll mit dem Zugang am Hinterrand des M. sternocleidomastoideus eine zusätzliche Strumaresektion zu vermeiden sein. Zur Freilegung empfiehlt sich meist die Durchtrennung seitlicher Schilddrüsenvenen. Nur beim großen, nach thorakal reichendem Divertikel wird zur Präparation des Divertikelsackes die Durchtrennung der A. thyreoidea inf. erforderlich. Besonders gefährdet ist dabei der N. recurrens. Deshalb soll er vorher immer eindeutig identifiziert werden. Kleine Divertikel, die nicht sofort zu erkennen sind, kann man durch Einführen einer Sonde und Aufblasen mit Luft leicht zur Darstellung bringen. Große, ins obere Mediastinum hinunterreichende Divertikel werden wie eine retrosternale Struma vorsichtig digital ausgelöst und hochgezogen. Besonders wichtig für die Rezidivverhütung ist die sorgfältige Darstellung des Divertikelhalses, der bis zur Muskellücke des M. cricopharyngeus einwandfrei isoliert und freipräpariert werden muß. Die Durchtrennung des Divertikelhalses erfolgt in der Längsrichtung zwischen zwei Haltefäden. Zur Vermeidung einer Nahteinengung ist dabei das Einbringen eines dicken Magenschlauches in die Speiseröhre zu empfehlen. Die Schleimhaut des Divertikelhalses wird dann fortlaufend mit Chromcatgut verschlossen. Die Lücke in der Muskulatur adaptiert man durch einzelne, nicht zu fest geknotete Muskelnähte. Bei dieser Naht ist der N. recurrens an der Medialseite besonders zu beachten. Eine zusätzliche Myotomie des M. cricopharyngeus ist bei der Erstversorgung collarer Divertikel nicht erforderlich, weil sich damit das postoperative Ergebnis und die Rezidivfrequenz nicht nennenswert beeinflussen ließ. [8]. Das Operationsgebiet wird für 4 Tage mit einer Redonsaugung drainiert. Die perorale Flüssigkeitszufuhr darf ab drittem postoperativen Tag wieder aufgenommen werden.

Als postoperative Komplikation sind kleine Nahtinsuffizienzen in 0,7—5,6% zu erwarten. Recurrensschädigungen kommen in 1,0—3,3% vor. Narbenstrikturen oder leichte Stenosierungen entwickeln sich postoperativ in 1—2%. Rezidive wurden in 1,5—3% beobachtet [21]. Die Operationsletalität wird allgemein um 1% angegeben [21, 25].

Das Rezidivdivertikel entwickelt sich in der Regel zur rechten Halsseite hin. Für die operative Freilegung empfiehlt sich deshalb auch der rechtsseitige collare Zugang. Die operative Entfernung solcher Rezidivdivertikel wird in der gleichen Weise wie beim Primärdivertikel vorgenommen. Eine zuverlässige Rezidivprophylaxe ist dabei aber nur durch zusätzliche extramucöse Myotomie des M. cricopharyngeus zu erreichen [20]. Um sich den Schnürring des M. cricopharyngeus darzustellen, wird eine Ballonsonde in den Oesophagus eingeführt, aufgeblasen und dann nach cranial zurückgezogen. Durch den Ballon kommt dann der Schnürring des M. cricopharyngeus besonders klar zur Darstellung.

Beim epibronchialen Divertikel handelt es sich vorwiegend um Traktionsdivertikel. Die Traktion wird meist durch tuberkulöse Lymphknoten mit Verklebung zur Oesophaguswand und anschließender Schrumpfung verursacht. Zweifel an der entzündlichen Pathogenese entstehen, weil manchmal entzündliche Verklebungen am Bifurkationsdivertikel fehlen. Man muß also für einen Teil der epibronchialen Divertikel eine embryonale Entwicklungsstörung bei der Abspaltung des Oesophagus und der Trachea von der gemeinsamen embryonalen Anlage annehmen. Das Divertikel ist dann Folge einer unvollständigen Trennung beider Gebilde, worauf persistierende Fisteln zwischen Bronchialbaum und Oesophagus hinweisen. Es gibt in diesem Bereich aber auch echte Pulsionsdivertikel.

Epibronchiale Divertikel verursachen selten charakteristische Beschwerden. Druckgefühl hinter dem Sternum, Würgreiz, Erbrechen oder Rhythmusstörungen des Herzens und Foetor ex ore sind seltene Erscheinungen. Bei den Fistelbildungen zwischen beiden Systemen entwickeln sich häufig schwere pulmonale Komplikationen.

Die Diagnose wird in der Regel durch die Röntgenuntersuchung in mehreren Ebenen gesichert. Eine Oesophagoskopie wird nur zum Ausschluß von Zweiterkrankungen erforderlich sein.

Die Indikation zur operativen Behandlung ist sorgfältig zu erwägen. Nur wenige Bifurkationsdivertikel verursachen erhebliche Beschwerden. Nicht immer sind Dysphagie und retrosternaler Druck auf ein solches Divertikel zurückzuführen. Auszuschließen sind ferner eine Achalasie, Hiatushernie, Refluxoesophagitis, Stenose oder ein Carcinom. Erst wenn solche Veränderungen fehlen und erhebliche Beschwerden bestehen, ist die operative Behandlung indiziert.

Als Zugang ist die rechtsseitige Thorakotomie im 5. Intercostalraum zu bevorzugen. Das Auffinden des Divertikels wird durch Einblasen von Luft bei eingelegtem Magenschlauch erleichtert. Bei der Präparation des Divertikelsakkes ist auf Fisteln zum Bronchialsystem zu achten. Solche Fisteln müssen am Eintritt in die Bronchuswand sorgfältig übernäht werden. Der Muskelmantel des Divertikels wird über dem Fundus gespalten und seitlich abgeschoben. Abtragung, Nahtverschluß und Deckung durch Muskulatur erfolgt wie beim Pulsionsdivertikel. Eine zusätzliche Deckung durch gestielte Pleuralappen ist anzuraten.

Das epiphrenale Divertikel sitzt meist 10 cm cranial der Kardia an der rechten Oesophagushinterwand und entwickelt sich vorwiegend in die rechte Pleurahöhle. 10% aller Oesophagusdivertikel entfallen auf den epiphrenalen Abschnitt. Männer im mittleren Alter werden bevorzugt betroffen.

Das epiphrenale Divertikel ist ein Pulsionsdivertikel. In 65% ist es mit einem sog. Kardiospasmus kombiniert [10]. Die damit verbundene intraluminäre Drucksteigerung gilt als auslösendes Moment. Familiäre Häufung spricht auch hierbei für eine angeborene Wandschwäche. Andererseits soll die vom Divertikel ausgehende Irritation im terminalen Oesophagus einen „Kardiospasmus" sekundär erzeugen können. Bei etwa einem Fünftel dieser Divertikel besteht gleichzeitig eine Hiatushernie [10].

Als Beschwerden kommen vor: Dysphagie mit substernalen oder epigastralen Schmerzen, Regurgitation unverdauter Speisen, Übelkeit, Aufstoßen, Völlegefühl und Sodbrennen. Wegen der häufigen Kombination epiphrenaler Divertikel mit Kardiospasmus oder Hiatushernie ist die Abgrenzung eindeutiger, dem Divertikel zuzuordnender Symptome schwierig. Als Komplikation drohen Entzündung, Ulceration, Perforation, Blutung und carcinomatöse Entartung.

Die Diagnose stützt sich auf die Kontrastmitteldarstellung der Speiseröhre in verschiedenen Ebenen. Für die Oesophagoskopie gelten die gleichen Indikationen wie beim collaren Divertikel.

Die Operationsindikation stellen wir beim unkomplizierten Divertikel nur bei ernsthaften Beschwerden. Blutung, Perforation, Carcinomverdacht machen den Eingriff unabweisbar. Größenzunahme, Kombination mit Kardiospasmus, Refluxoesophagitis oder Hiatushernie gelten gleichfalls als Indikation für die operative Behandlung.

Für die Operation empfiehlt sich der linksseitige thorakale Zugang im 7. oder 8. Intercostalraum. Der Divertikelhals ist in der Regel so groß, daß nur eine Verschlußnaht der Schleimhaut in der Längsrichtung möglich ist. Auch hier wird der Muskelmantel durch einzelne Knopfnähte über der Schleimhaut verschlossen. Bei einem zusätzlichen Kardiospasmus ist immer eine Myotomie erforderlich. Sie wird heute sogar routinemäßig, d.h. auch ohne Kardiospasmus, empfohlen, weil dadurch die Zahl der Komplikationen nach Divertikelresektion deutlich gesenkt werden konnte [2]. Eine zusätzliche Deckung der Oesophagusnaht an der Abtragungsstelle des Divertikels läßt sich durch gestielte Pleuralappen, Zwerchfellserosalappen oder eine Fundoplicatio erreichen.

Nach der Resektion epibronchialer und epiphrenaler Divertikel sind ernsthafte postoperative Komplikationen zwei- bis dreimal häufiger als nach Resektion collarer Divertikel. In der Hauptsache handelt es sich dabei um Nahtinsuffizienzen, postoperative Stenosen, pulmonale Affektionen und Mediastinitis. Die postoperative Letalität liegt infolge dieser Komplikationen meist über 4% [21]. Diese eindeutig höhere postoperative Gefährdung und Letalität mahnen zur Vorsicht und zwingen zur strengen Indikation für den chirurgischen Eingriff.

Achalasie (sog. Kardiospasmus)

Bei der Achalasie handelt es sich um eine neuromuskuläre Störung im Bereich des Oesophagus mit fehlender, propulsiver Peristaltik und Unfähigkeit der Kardia, schluckreflektorisch zu erschlaffen.

Die Ätiologie der Erkrankung ist immer noch unklar. Als morphologisches Substrat findet sich eine plumpe Bündelung der Muskulatur mit vermehrtem, faserreichen Zwischengewebe, manchmal auch eine ausgesprochene Hypertrophie. Am intramuralen Nervenplexus sind in der Nähe der Kardia häufig eine Strukturauflockerung, stellenweise eine Fibrose und ausgedehnte Lymphocyteninfiltrate nachweisbar. An den Ganglienzellen des intramuralen Nervenplexus konnten ausgeprägte Degenerationsprozesse und zum Teil eine Aganglise beobachtet werden. Die Frage, ob diese Veränderungen als primär anzusehen sind, oder ob es sich um sekundäre Folgeerscheinungen bei längerer Dilatation und Stauungsentzündung handelt, ist bisher nicht schlüssig entschieden.

Die Leitsymptome der Achalasie sind Dysphagie, Regurgitation, retrosternale und epigastrische Schmerzen und bei Zunahme der funktionellen Stenose Gewichtsverlust und Austrocknung. Im fortgeschrittenen Stadium mit extremer Dilatation können sich bis zu 2 Liter Ingesta in der Speiseröhre aufstauen. Im Liegen, besonders nachts, kommt es dabei durch Überlaufen von Nahrung zur Aspiration und gefährlichen Lungenkomplikationen. Das Erbrechen nach dem Essen sowie die epigastrischen und retrosternalen Schmerzen können manchmal so stark sein, daß sie irrtümlich als Angina pectoris oder Gallenkolik gedeutet werden.

Die Erkrankung kann schon früh, sogar bei Kindern unter dem 5. Lebensjahr beginnen. Meist tritt sie jedoch im mittleren Lebensalter erstmals auf. Männer überwiegen im Verhältnis 3:2.

Die Carcinomentstehung bei ungenügend behandelter Achalasie oder im Megaoesophagus ist eine wichtige Komplikation dieser Erkrankung. Ihre Häufigkeit wird allgemein unterschätzt. Bisher wurde eine Carcinomfrequenz von 3% angenommen. Lortat-Jacob und Ellis haben neuerdings eine Carcinomfrequenz von 8—8,7% ermittelt. Patienten mit Megaoesophagus oder verschleppter Achalasie leiden meist über Jahre an dysphagischen Beschwerden. Die durch das Carcinom verursachten Beschwerden werden deshalb von ihnen ihrem alten Leiden zugeordnet. Hinzu kommt, daß im dilatierten Oesophagus das Carcinom erst in der Spätphase zur Stenosierung führt. Deshalb wird die Diagnose des malignen Tumors fast immer zu spät gestellt. Von Lortat-Jacobs 24 Fällen waren nur 3 resezierbar, auch davon hat keiner länger als ein Jahr überlebt.

Die Diagnose der Achalasie wird gesichert durch die Röntgenuntersuchung, Oesophagoskopie und Oesophagus-Manometrie.

Röntgenologisch bietet das fortgeschrittene Stadium der Achalasie ein typisches Bild mit symmetrischer Verjüngung des oesophagogastralen Überganges bei Weitstellung der thorakalen Speiseröhre und Fehlen von Luft im Magen. Bei Retention von Nahrungsbestandteilen ist vor der Röntgenuntersuchung eine Spülung erforderlich.

Die Oesophagoskopie ist unbedingt erforderlich, weil im Frühstadium der Erkrankung die Differentialdiagnose zum Kardiacarcinom durch röntgenologische Kriterien nicht zweifelsfrei zu entscheiden ist.

Die Oesophagusmanometrie ermittelt mit Mehrkanalsonden die Druckwerte in verschiedenen Höhen und gibt Aufschluß über den Funktionsablauf während des Schluckaktes. Selbst bei weniger stark ausgeprägter Achalasie finden sich typische manometrische Befunde: Simultane und repetitive Kontraktionen an verschiedenen Meßpunkten, aber ohne Ablauf einer propulsiven Peristaltik und das Fehlen eines schluckreflektorischen Druckabfalles in der Kardia. Durch die Oesophagusmanometrie ist eindeutig erwiesen, daß es sich bei dieser Erkrankung nicht um einen Kardiospasmus handelt.

Zur Therapie der Achalasie stehen heute zur Auswahl: die konservative Dehnungsbehandlung und die Kardiomyotomie.

Die konservative Dehnung der Kardia kann erfolgen durch die Starksche Sonde oder mit einem pneumatischen Dilatator. Mit dem Starkschen Dilatator wird dabei eine abrupte Sprengung des Kardiabereiches erzielt. Bei der pneumatischen Dehnung wird diese Sprengung im Kardiabereich durch langsamen Anstieg des Druckes im Ballon auf 200 bis 250 mm Hg erreicht. Wenn die Dilatation effektiv sein soll, so muß sie so kräftig und traumatisch durchgeführt werden, daß sie den muskulären Ring an der oesophagogastralen Verbindung komplett zerreißt. Da dieses Vorgehen blind ausgeführt wird, kann der durchführende Arzt niemals ermessen, ob die Dilatation ausreicht oder ungenügend vorgenommen wurde. Die Dehnungsbehandlung muß in der ersten Sitzung 3—4mal pro Woche durchgeführt werden, ehe ein ausreichender Erfolg erzielt wird. Rezidive sind nach Dehnungsbehandlung häufig, weshalb eine ständige Überwachung des Patienten in kürzeren Intervallen auf sehr lange Zeit erforderlich wird. Instrumentelle Perforationen der Speiseröhre und Kardiarupturen werden bei der Dehnungsbehandlung nur selten beschrieben. Sie kommen aber vor, wahrscheinlich häufiger als nach Literaturangaben anzunehmen ist [24]. Nach auswärts erfolgter Sprengung mit einer Starkschen Sonde haben wir innerhalb von 15 Jahren 3 Oesophagusperforationen, 2 im Halsbereich, eine im Cardiabereich, operativ versorgt.

Zur Verhütung von Rezidiven empfehlen wir bei den Patienten nach der stationären Dehnungsbehandlung tägliches Selbstbougieren mit einem 7 cm im Umfang messenden Bougie. Es besteht dabei jedoch die Gefahr der Oesophagusperforation.

Die konservative Therapie der Achalasie führt nur bei äußerst konsequenter Behandlung und im Frühstadium zum Erfolg.

Deswegen empfehlen wir in den meisten Fällen heute — ohne Versuch einer Dehnungsbehandlung — die Kardiomyotomie.

Sie kann unter direkter Sicht mit großer Genauigkeit, geringem lokalen Trauma und minimalem Risiko ausgeführt werden. Dem Vorschlag, die Kardiomyotomie nur bei erfolgloser Dehnungsbehandlung einzusetzen, muß widersprochen werden, weil als Ergebnis des lokalen Traumas durch vorausgegangene Dehnungsbehandlung das Gewebe ausgedehnt vernarbt und die Gewebsschichten so innig miteinander verfilzt sind, daß eine einwandfreie Myotomie technisch nicht mehr durchführbar ist. Während die konservative Dehnungsbehandlung im allgemeinen nur in 60—70% gute Resultate aufzuweisen hat, wurden bei primärer Indikation mit der Kardiomyotomie in größeren operativen Serien in 80% ausgezeichnete und in weiteren 14% gute bis zufriedenstellende Ergebnisse erzielt [7].

Als Kontraindikation für die Kardiomyotomie gelten Ulcerationen und ausgedehnte Vernarbungen im Kardiabereich.

Zur Kardiomyotomie kann man sowohl einen transthorakalen als auch transabdominellen Zugangsweg wählen.

Der abdominelle Zugang ist bei Verwendung eines Rippensperrers und bei nicht zu langem unterem Oesophagussegment möglich. Er hat den Vorteil, daß hierbei gleichzeitig peptische Ulcerationen oder Gallensteinleiden revidiert werden können. Außerdem besteht die Möglichkeit, einen prolabierten Schleimhautbezirk mit dem Magenfundus zu decken.

Viele erfahrene Chirurgen bevorzugen die linksseitige Thorakotomie im 7. oder 8. Intercostalraum. Nach Anschlingen des Oesophagus mit einem Penrosedrain wird durch leichten Zug nach cranial die Kardia in den Thorax heraufgezogen. Dieses Mannöver muß so vorsichtig durchgeführt werden, daß die Anatomie des Hiatus dabei nicht zerstört wird. Eine Incision des Zwerchfelles oder der phrenicooesophagealen Membran soll unterbleiben. Die longitudinale Myotomie beginnt an der linken anterolateralen Circumferenz der Speiseröhre. Die Incision durchtrennt die Längsmuskulatur und die spärlichen circulären Fasern bis auf die Mucosa. Sie dehnt sich nach distal nur wenige Millimeter über die oesophagogastrale Verbindung aus. Der Übergang zum Magen wird durch einige kleine, transversal verlaufende Venen angezeigt. Nach cranial reicht die Myotomie bis in den dilatierten Oesophagusabschnitt hinauf. Die Länge der Incision hängt ganz vom Lokalbefund ab und beträgt gewöhnlich 6 bis 12 cm. Nach der Myotomie wird die Muskelwand durch Dissektion nach lateral von der Submucosa getrennt und zwar auf etwa Zweidrittel des Oesophagusumfanges. Dieses zusätzliche Manöver erlaubt eine Vorwölbung des Mucosazylinders im Bereich der Myotomie und verhütet so eine Wiedervereinigung der Muskelränder postoperativ durch Narbengewebe. Bei der Myotomie kommt es selten einmal zur Perforation der Mucosa, die durch einfache Naht mit dünner Seide oder Chromcatgut versorgt wird. Nach der Myotomie soll die Kardia wieder ihre normale intraabdominelle Position einnehmen. Wenn eine zusätzliche kleine Hiatushernie vorhanden ist oder der Hiatus zu weit erscheint, genügt die Vereinigung beider Zwerchfellschenkel dorsal der Speiseröhre mit 2—3 Nähten.

Bei exakt durchgeführter Kardiomyotomie ist die Gefahr der Refluxoesophagitis nicht häufiger als bei abrupter, blinder Sprengung der Kardia. Die Myotomie muß unbedingt auf den distalen Oesophagusabschnitt begrenzt bleiben, weil mit der zu weiten Ausdehnung auf die Magenvorderwand die Häufigkeit der Refluxoesophagitis stark ansteigt.

Durch die Kardiomyotomie ließen sich in großen operativen Serien in 90% sehr gute und gute Ergebnisse erzielen. Auch bei dem mehr fortgeschrittenen Stadium, dem Megaoesophagus, kam es nach der Myotomie zu einer deutlichen Rückbildung der extremen Speiseröhrendilatation [7]. Beim Megaoesophagus ist deshalb zunächst immer der Versuch der Myotomie angezeigt. Führt sie nicht zum Erfolg, so wird heute die Resektion der unteren Zweidrittel der thorakalen Speiseröhre empfohlen.

Literatur

1. Ackeren, H. van: Iatrogene perforierende Oesophagusverletzungen. Chirurg **35**, 531 (1964).
2. Allen, H., Clagett, O. Th.: Changing concepts in surgical treatment of pulsion diverticula of lower esophagus. J. thorac. cardiovasc. Surg. **50**, 455 (1965).
3. Clauberg, G.: Ein Beitrag zur instrumentellen Perforation der Speiseröhre. Zbl. Chir. **90**, 721 (1965).
4. Cornell, N. W., Swan, K.: A simplified approach for removal of pharyngo-esophageal diverticulum. Surg. Gynec. Obstet. **123**, 842 (1966).
5. Elner, Ä., Dahlbäck, O.: Instrumental perforation of the esophagus. Acta oto-laryng. (Stockh.) **54**, 279 (1962).
6. Ellis, F. G.: The cause of death in achalasia of the cardia. 2ème Congrès Mondial de Gastro-Enterologie, Munich, 1, 109 (1962).
7. Ellis Jr., F. H., Kiser, J. C., Schlegel, J. F., Earlam, R. J., McVey, J. L., Olsen, A. M.: Oesophagomyotomy for esophageal achalasia. Ann. Surg. **166**, 640 (1967).
8. Ellis, Jr., F. H., Schlegel, J. F., Lynch, V. P., Payne, W. Sp.: Cricopharyngeal myotomy for pharyngo-esophageal diverticulum. Ann. Surg. **170**, 340 (1969).
9. Forster, J. H., Jolly, Ph. C., Sawyers, J. L., Daniel, R. A.: Esophageal perforation. Ann. Surg. **161**, 701 (1965).
10. Goodman, H. S., Parnes, J. H.: Epiphrenic diverticula of the esophagus. J. thorac. Surg. **23**, 145 (1952).
11. Gross, R. E., Holcomb, G. W., Farber, S.: Duplication of the alimentary tract. Pediatrics **9**, 449 (1952).

12. Hegemann, G., Gall, F.: Diagnose und Behandlung instrumenteller Oesophagusverletzungen. Thoraxchirurgie **15**, 223 (1967).
13. Karcher, H.: Zur Therapie der Perforation im Brustabschnitt der Speiseröhre. Langenbecks Arch. Chir. **278**, 290 (1954).
14. Lortat-Jacob, J.L., Richard, C.A., Fekete, F., Testart, J.: Cardiospasm and esophageal carcinoma. Report of 24 cases. Surgery **66**, 969 (1969).
15. Nealon, Jr., Th.F., Templeton, J.Y., Cuddy, V.D., Gibbon, jr., J.H.: Instrumental Perforation of the esophagus. Thorac. Cardiovasc. Surg. **41**, 75 (1961).
16. Palmer, E.D., Wirts, C.W.: Survey of gastroscopic and esophageal accidents. J. amer. med. Ass. **31**, 2012 (1957).
17. Paulson, D.L., Shaw, R.R., Kee, J.L.: Recognition and treatment of esophageal perforation. Ann. Surg. **152**, 13 (1960).
18. Rietz, K.A., Werner, B.: Traumatic perforation of the esophagus. Acta chir. scand. **116**, 401 (1958/59).
19. Rossetti, M.: Verletzungen des Oesophagus. Thoraxchirurgie **12**, 131 (1964).
20. Rossetti, M.: Zur Operationstechnik des zervicalen Oesophagusdivertikels. Helv. chir. Acta **3**, 237 (1971).
21. Rueff, F., Bedacht, R., Petzl, H.: Klinik und Therapie der Speiseröhrendivertikel. Chir. Praxis **14**, 215 (1970).
22. Simon, C., Bontemps, M.: Angeborenes Oesophagusdivertikel mit Perforation. Z. Kinderchir. **6**, 239 (1968).
23. Weisel, W., Raine, F.: Surgical treatment of traumatic esophageal perforation. Surg. Gynec. Obstet. **94**, 337 (1952).
24. Wenzel, K.P., Sander, E.: Zur Therapie der Achalasia oesophagi. Zbl. Chir. **95**, 945 (1970).
25. Zukschwerdt, L.: Die Eingriffe an der Speiseröhre. In: Chirurgische Operationslehre (Breitner, B., Hrsg.), Bd. 2, Beitrag 5. München, Berlin, Wien: Urban & Schwarzenberg 1955.

Refluxkrankheit der Speiseröhre

F.-J. STÜCKER

Die permanente Störung des oesophagogastralen Verschlußmechanismus führt zu weitreichenden funktionellen und organischen Veränderungen des Oesophagus. Von besonderer pathogenetischer Bedeutung ist eine primär abnorm gelegene Trennlinie zwischen Oesophagus- und Magenschleimhaut, wobei refluxbedingte Prozesse oder lokal peptische Reaktionen der ektopen Magenschleimhaut zur Diskussion stehen. Die Meinungen über die Ätiologie der Schleimhautanomalie sind geteilt. Wenn auch eine Epithelmetaplasie als Folge der Refluxoesophagitis denkbar ist und sicher vorkommt, so sprechen doch zahlreiche bioptische und pathologisch-anatomische Studien für eine angeborene Heterotopie [1, 4, 5, 11]. Nach dem Grade der Funktionsstörungen ist eine *relative Kardiainsuffizienz* mit verminderter Verschlußkraft des unteren Oesophagussphincters und intermittierendem gastrooesophagealem Rückfluß vorwiegend während einer Atemphase von der *absoluten Kardiainsuffizienz* zu unterscheiden, die durch Fehlen jeglicher Verschlußelemente und Übertritt von Magensaft in die Speiseröhre in Abhängigkeit von der Körperlage nach dem Gesetz der Schwerkraft gekennzeichnet ist.

Nach unseren Erfahrungen an der Chirurgischen Universitätsklinik Köln-Lindenthal liegt in ca. 95% dem Reflux eine *oesophagogastrische Hernie* zugrunde. Der Häufigkeit nach an zweiter Stelle folgt die *kardiofundale Fehllage* im Säuglings- und Kleinkindesalter. In seltenen Fällen entstehen refluxbedingte Komplikationen im Rahmen der *Sklerodermie* durch Einbeziehung der Muskelelemente des gastrooesophagealen Übergangs.

In 30—50% der Fälle ist die Hiatushernie asymptomatisch und wird als Zufallsbefund anläßlich einer Röntgenuntersuchung des oberen Verdauungstraktes aufgedeckt. Es wäre demnach abwegig, jede diagnostizierte Hiatushernie oder einen einmal nachgewiesenen Reflux mit der Refluxkrankheit in Verbindung zu bringen. Ferner ist aufgrund endomanometrischer und radiologischer Untersuchungen bewiesen, daß nach thorakaler Verlagerung des gastrooesophagealen Segmentes noch eine ausreichende Verschlußfunktion gegeben ist. Andererseits bedarf es nur einer besonderen Untersuchungstechnik, auch bei Gesunden einen gastrooesophagealen Reflux auszulösen.

Bei leichteren Formen der Refluxoesophagitis und intermittierenden Beschwerden sind *konservative Maßnahmen* einzuleiten. Am Anfang der Behandlung sollten alle Möglichkeiten, die zu einer Verminderung des intraabdominalen Druckes, dessen konstante Erhöhung mit zu den wichtigsten Faktoren bei der Entstehung einer oesophagogastrischen Hernie zählt, wahrgenommen werden. Unterstützend wirken Antacida, Spasmolytica und Sedativa. Da durch Vagolytica der Ruhedruck des gastrooesophagealen Sphincters herabgesetzt wird, sollte auf die Verabreichung derartiger Medikamente verzichtet werden. Die Ausschöpfung der konservativen Möglichkeiten ist vor allem im fortgeschrittenen Lebensalter mit drohenden pulmonalen und kardialen Komplikationen angezeigt.

Nach Scheitern der konservativen Behandlung, deren Erfolgsquote bei 60—90% liegt, ist die *Operationsindikation* zu erwägen; sie muß nach dem Schweregrad der Refluxkrankheit und dem Ausmaß der subjektiven Beschwerden abgestuft werden.

Eine *relative Indikation* ist gegeben, wenn:
1. Eine klinisch, radiologisch und endomanometrisch nachgewiesene relative Kardiainsuffizienz besteht;
2. Die konservativen Möglichkeiten von seiten des Kranken nur in unzureichendem Maße wahrgenommen werden;
3. Die Symptome therapierefraktär oder progredient sind;
4. Eine Beeinträchtigung des Allgemeinbefindens mit verminderter Leistungsfähigkeit vorliegt;
5. Ein Berufswechsel in Erwägung gezogen werden muß.

Eine *dringliche Indikation* stellen bestimmte Formen der Hiatushernie und das fortgeschrittene Stadium der Refluxkrankheit mit organischen Komplikationen dar. Hierbei ist zu berücksichtigen, daß diese Veränderungen primäre Symptome des Refluxes sein können. Zu dieser Indikationsgruppe zählen:
1. Die absolute Kardiainsuffizienz.

2. Der Nachweis einer Anämie oder das Auftreten einer Makroblutung, wenn die Blutungsquelle bioptisch gesichert ist.
3. Der Brachyoesophagus mit/ohne Ulcus oder Striktur der Speiseröhre.
4. Die Hiatushernie im Kindesalter, wenn durch Nahrungszufuhr im Sitzen und Hochlagerung im Bett kein Sistieren des Erbrechens und damit keine Gewichtszunahme erreicht werden kann.
5. Die Misch- oder paraoesophagealen Bruchformen.
6. Der Verdacht auf maligne Entartung oder primäres Oesophaguscarcinom.

Eine *absolute Indikation* zur Operation liegt bei der Perforation eines Ulcus oesophagei oder der Massenblutung aus Oesophagusvaricen im Rahmen der Refluxkrankheit oder eines Ulcus der Speiseröhre vor.

Aus zwingenden, die Wahl des Operationsverfahrens bestimmenden Gründen ist der chirurgischen Indikationsstellung eine eingehende *Röntgenuntersuchung* — zum Nachweis der Funktionsstörung und Ausschluß eines Ulcus gastroduodenale mit besonderer Blickrichtung auf eine freie Pyloruspassage, einer Cholelithiasis oder einer Diverticulose des Colon — zur Seite zu stellen. Weiterhin sind zu fordern: eine genaue *Analyse des Säurepotentials des Magensaftes*, eine *endoskopische Untersuchung* zur Beurteilung der Intensität der Refluxoesophagitis und zum Ausschluß maligner Veränderungen sowie *quantitative intraluminäre Druckmessungen*, wodurch sich das Ausmaß der Kardiadysfunktion, die Lokalisation der Kardia und funktionelle Störungen der Speiseröhre erfassen lassen.

Die Mehrzahl der Autoren ist heute der Auffassung, daß mit den auf der Verengung des Hiatus beruhenden klassischen *Operationsverfahren* weder das mechanische Problem einer dauerhaften abdominellen Fixation des distalen Oesophagussegmentes noch die kardinale Forderung nach der Beseitigung der Kardiainkontinenz zu verwirklichen ist. Die Rezidivquote dieser Operationsmethoden liegt je nach Beobachtungszeit bei 20—40%, in unserem Krankengut lag sie früher bei 48% [2, 3, 12].

Im Vordergrund der chirurgischen Therapie stehen heute in zunehmendem Maße sog. funktionelle Operationsmethoden, die die ventilartige Steuerung der Oesophagus-Magen-Passage gewährleisten. Besondere Bedeutung hat die von Nissen 1956 angegebene *Fundoplicatio* erlangt [7], deren Verschlußeffekt in der Übertragung des gastralen Binnendruckes auf den invaginierten distalen Oesophagus zu sehen ist. Das Prinzip der Fundoplicatio muß in Abhängigkeit vom Schweregrad der Refluxkrankheit variiert oder mit anderen Operationsverfahren kombiniert werden (Tabelle 1).

Tabelle 1. Operationsverfahren im unkomplizierten und fortgeschrittenen Stadium der Refluxkrankheit

Stadium der Refluxkrankheit	Pathologisch-anatomisches Substrat	Operationsverfahren
Unkompliziertes Stadium	Hiatusgleithernie kardiofundale Fehlanlage	abdominelle Fundoplicatio
	Mischform	+ evtl. Phrenico-Fundopexie
Unkompliziertes Stadium + Hyperacidität + Ulcus duodeni		selektive (proximale) Vagotomie und Pyloroplastik + abdominelle Fundoplicatio
Unkompliziertes Stadium + Ulcus ventriculi		Ulcusexcision + selektive (proximale) Vagotomie und Pyloroplastik + abdominelle Fundoplicatio *oder* Magenresektion
Fortgeschrittenes Stadium	Brachyoesophagus: leichte Form	abdominelle Fundoplicatio + selektive Vagotomie und Pyloroplastik
	schwere Form	transthorakale Fundoplicatio + evtl. trunculäre Vagotomie und abdominelle Pyloroplastik *oder* transthorakale trunculäre Vagotomie und abdominelle Pyloroplastik
	Refluxoesophag. Stenose: proximal	transthorakale bzw. abdominelle Fundoplicatio + evtl. trunculäre Vagotomie und Pyloroplastik
	distal	trunculäre Vagotomie und Pyloroplastik + Fundusinterposition
	Ulcus oesophagei	trunculäre Vagotomie und Pyloroplastik + endoskopische Verlaufskontrollen mit P.E.
	Malignitätsverdacht	Endoskopie + Probeexcisionen Thorakotomie, Resektion
Hernienrezidiv		Fundoplicatio — abdominell bzw. transthorakal + evtl. trunculäre Vagotomie und Pyloroplastik *oder* transthorakale trunculäre Vagotomie + abdominelle Pyloroplastik

Im folgenden soll unter Berücksichtigung der verschiedenen Stadien der Refluxkrankheit zur Operationsindikation Stellung genommen werden.

Das unkomplizierte Stadium der Refluxkrankheit

In ca. 80% liegt diesem Schweregrad der Refluxkrankheit eine Hiatusgleithernie, eine Mischform oder im Säuglings- und Kleinkindesalter eine kardiofundale Fehlanlage zugrunde. Mit Ausnahme der letztgenannten Anomalie ist die Funktionsstörung des unteren Oesophagussphincters reversibel, solange die Verlagerung der Kardia nur durch die Körperposition bestimmt wird und nicht dem abdomino-thorakalen Druckgefälle folgend durch refluxoesophagitische und strangulationsbedingte Verankerung des Magenprolaps permanent bestehen bleibt. Die klinische Symptomatik wird durch den gastrooesophagealen Reflux und seine Folgeerscheinungen beherrscht. Im allgemeinen ist hierbei die Operationsindikation zur *abdominellen Fundoplicatio* zu stellen.

Das unkomplizierte Stadium der Refluxkrankheit mit Hyperacidität, Ulcus duodeni oder Ulcus ventriculi

Das Spektrum abdomineller Begleitkrankheiten der Refluxoesophagitis ist außerordentlich vielgestaltig. Eine typische Erkrankung dieser Art stellt das Ulcus gastroduodenale dar, das in 5—10% zusammen mit der Refluxkrankheit auftritt [10]. Bei einem *Ulcus duodeni* oder einer *Hyperacidität* besteht das operative Vorgehen in einer abdominellen Fundoplicatio und selektiven Vagotomie mit Pyloroplastik. Wenn die lokalen Verhältnisse es gestatten, ist der selektiven proximalen Vagotomie gegenüber der selektiven der Vorzug zu geben. Obwohl der Wert der Pyloroplastik in der Behandlung des Ulcusleidens durch selektiv-proximale Vagotomie heute noch umstritten ist, sollte auf sie im Rahmen der Refluxkrankheit keinesfalls verzichtet werden. Zwei Gründe sprechen eindeutig für diese Indikation:
a) Nach dem Eingriff am Hiatus ist eine verzögerte Entleerung des Magens durch eine Schädigung der motorischen Antrumfasern möglich. Andererseits ist die optimale Wirkung der Fundusmanschette weitgehend abhängig von einer freien Pyloruspassage.
b) Durch die Pyloroplastik kann einem Magenmeteorismus und damit dem sog. Post-Fundoplicatio-Syndrom wirksam begegnet werden.

Beim klassischen *Ulcus ventriculi* können grundsätzlich zwei Wege beschritten werden: Resektion oder Ulcusexcision mit i.op. Schnellschnittuntersuchung, in Verbindung mit selektiver Vagotomie und Pyloroplastik. Die Entscheidung muß letztlich i.op. aufgrund des Ulcusbefundes getroffen werden. Wählt man das Verfahren der Ulcusexcision, das wir vor allem beim Ulcus am Schnürring oder im prolabierten Magenanteil bevorzugen, sollte die Wiederherstellung der Kardiakontinenz durch Fundoplicatio vom Grade der Funktionsstörung und den verbliebenen technischen Möglichkeiten abhängig gemacht werden. Das Fortbestehen refluxoesophagitischer Symptome nach konventioneller Magenresektion kann seine Ursache in einer Beeinträchtigung des unteren Oesophagussphincters durch Herabsetzung des Serum-Gastrinspiegels, Änderung der Zusammensetzung des Magensaftes oder Vorliegen eines mechanischen Abflußhindernisses haben. Ein operatives Vorgehen mit Wiederherstellung eines suffizienten Kardiaverschlusses erübrigt sich meist und kann auf Beseitigung einer evtl. Passagestörung beschränkt werden.

Der Brachyoesophagus

Während die Störungen zu Beginn der Refluxkrankheit meist funktioneller Natur und damit reversibel sind, kennzeichnet der Brachyoesophagus das fortgeschrittene Stadium mit schwerwiegenden Folgeerscheinungen. Die morphologischen Veränderungen mit Längsschrumpfung des Oesophagus, Fixation des terminalen Abschlußsegmentes durch perioesophagitische Entzündungsvorgänge und Störung der Kardiafunktion vorwiegend im Sinne einer absoluten Kardiainsuffizienz sind irreversibel und erfordern eine subtile Abstufung des therapeutischen Vorgehens.

Leichtere Formen eines Brachyoesophagus, erkennbar am Ausmaß der oesophagealen Verkürzung und erhaltenem Faltenrelief ohne Ulcus oder Stenose der Speiseröhre, können ebenso wie der erworbene Brachyoesophagus des Säuglings- und Kleinkindesalters durch abdominelle Fundoplicatio erfolgversprechend behandelt werden. Bei der *schweren Form* eines Brachyoesophagus sollte die transthorakale Fundoplicatio gewählt werden, die zweckmäßigerweise mit einer Vagotomie und Pyloroplastik durch einen Zweihöhleneingriff zu kombinieren ist. Im Stadium der ausgedehnten Perioesophagitis ist von einer unter großen Schwierigkeiten erzwungenen Fundoplicatio aus Gründen des hohen Risikos und ihrer Wirkungslosigkeit abzuraten. Als Alternativlösung verbleibt die trunculäre thorakale Vagotomie mit abdomineller Pyloroplastik.

Da die schweren morphologischen Veränderungen vorwiegend Patienten im fortgeschrittenen Lebensalter betreffen, sollte man bei der Operationsindikation das Risiko eines Zweihöhleneingriffes gegenüber konservativen Maßnahmen oder einer Zweiteilung des Eingriffes sorgfältig abwägen. Darüber hinaus sind wir der Auffassung, daß man beim primären abdominellen Eingriff die Chance, neben der Pyloroplastik auch die trunculäre Vagotomie ausführen zu können, wahrnehmen sollte. Die Vagusäste konnten bei sechs unserer Kranken, einmal sogar nach Röntgenvorbestrahlung wegen Verdachtes auf ein Kardiacarcinom, ohne größere Schwierigkeiten isoliert werden.

Die refluxoesophagitische Stenose

Die erfolgreiche Behandlung der stenosierenden Refluxoesophagitis setzt die genaue Kenntnis des Krankheitsbildes und ihre Angrenzung gegenüber anderen, refluxunabhängigen benignen und malignen Oesophagusstenosen voraus. Die Indikation zum chirurgischen Vorgehen ist bei anhaltender Dysphagie und der Gefahr, ein Carcinom nicht mit Sicherheit ausschließen zu können, unbestritten. Nur bei schwerwiegenden Kontraindikationen ist der Versuch einer medikamentösen Behandlung mit Antacida bzw. Parasympathicolytica oder einer Bougierung berechtigt. Das letztgenannte Verfahren beseitigt die primäre Ursache nicht und leitet einen Circulus vitiosus ein. Nicht zuletzt birgt sie die Gefahr einer Perforation in sich, vor allem bei einem längeren fibrotischen Oesophagusabschnitt. Ziel des operativen Vorgehens sollte die Wiederherstellung eines kontinenten Kardiaverschlusses sein, was von der Lokalisation der Stenose und dem Ausmaß poststenotischer Wandveränderungen abhängig ist. Bei der *hochsitzenden Stenose* und Fehlen einer oesophagitischen Wandstarre des distalen Oesophagus bevorzugen wir die Indikation zur transthorakalen bzw. abdominellen Fundoplicatio, die zweckmäßigerweise durch eine trunculäre Vagotomie und Pyloroplastik ergänzt wird. Eine *Stenose im distalen Oesophagusabschnitt* schließt in der Regel ventilbildende Maßnahmen aus [11]. Als Alternativlösung mit vertretbarem Operationsrisiko verbleibt die Herabsetzung der peptischen Aktivität des Magensaftes durch Vagotomie mit einer Drainageoperation oder die Längsspaltung der Stenose und Fundusinterposition nach Thal [13] in Verbindung mit truncularer Vagotomie und Pyloroplastik.

Die Resektion refluxoesophagitischer Stenosen mit ventilbildender Oesophagogastrostomie oder die Zwischenschaltung refluxresistenter Colon- oder Dünndarmabschnitte sollte nur beim nachgewiesenen Carcinom oder nicht zu entkräftendem Malignomverdacht ausgeführt werden. Bei nicht mehr bougierbaren hochsitzenden Strikturen muß u. U. der Weg der Oesophagusersatzplastik beschritten werden.

Die ausgedehnte Kardia-Korpus-Resektion zur Eliminierung der salzsäurebildenden Magenschleimhaut oder die Kardia-Antrum-Resektion mit Oesophagogastrostomie und Gastroduodenostomie überschreiten u. E. die therapeutischen Grenzen eines gutartigen Grundleidens.

Die Misch- und paraoesophagealen Bruchformen

Für das operative Vorgehen ist die Abgrenzung der Mischform von der paraoesophagealen Hernie, deren wesentlichstes Kennzeichen die ungestörte Funktion der an normaler Stelle gelegenen Kardia ist, wichtig. Mit Hilfe einer gezielten radiologischen und endomanometrischen Untersuchung läßt sich nachweisen, daß die Mehrzahl der als paraoesophageal klassifizierten Hernien zu Unrecht in diese Gruppe eingestuft wird, sondern daß eine Verlagerung der Kardia im Sinne einer gemischten Hernie vorliegt, wenn auch intermittierend während einer Atemphase.

Im Vordergrund der klinischen Symptomatik stehen eine chronische Blutungsanämie einerseits, gastrointestinale Blutungen und Symptome der Kardiainsuffizienz andererseits. Die Operationsindikation sollte bei beiden Hernientypen wegen der Strangulations- bzw. Incarcerationsgefahr, die aber im allgemeinen überschätzt wird und bei nur 2% liegt, gestellt werden [9].

Das operative Vorgehen besteht bei der Mischform in einer abdominellen Fundoplicatio, die nach Möglichkeit mit einem retrooesophagealen Hiatusverschluß oder bei unsicheren Verschlußnähten mit einer Phrenico-Fundopexie kombiniert wird. Paraoesophageale Hernien werden durch Phrenico-Fundopexie und Verschluß der Bruchpforte oder alleinige Phrenico-Fundopexie beseitigt, wenn die Größe der Bruchpforte oder eine Atrophie der Hiatusmuskulatur einen sicheren Verschluß in Frage stellen.

Das Hernienrezidiv

Die Indikation zur chirurgischen Intervention beim Hernienrezidiv ist schwierig. Erst nach Ausschöpfung aller konservativen Maßnahmen sollte sie im wesentlichen vom Grade der Funktionsstörung und der Progredienz der Symptome abhängig gemacht werden. Der Eingriff wird im allgemeinen von der bei der Erstoperation nicht berührten Körperhöhle aus durchgeführt, mit dem Ziel, eine Fundoplicatio durchzuführen. Gelingt die Wiederherstellung eines kontinenten Verschlusses nicht ohne größere technische Schwierigkeiten oder erscheint er von vornherein als unzureichend, so stellt die Beeinflussung der peptischen Komponente durch Vagotomie und Pyloroplastik das bessere Verfahren dar.

Verdacht auf maligne Entartung oder primäres Oesophaguscarcinom

Während im Stadium der chronischen Refluxkrankheit in ca. 1,2% mit einer malignen Degeneration gerechnet werden muß, steigt sie im Spätstadium auf dem Boden eines Brachyoesophagus auf ca. 11% deutlich an [6, 8]. Da der Malignomverdacht bei den tiefgreifenden morphologischen Veränderungen des gastrooesophagealen Segmentes bioptisch nicht vollends entkräftet werden kann, sollte die Indikation zur Thorakotomie meist vordringlich gestellt werden. In Fällen mit nachgewiesenem Carcinom oder unklarem Tastbefund tritt die Resektionsbehandlung in ihr Recht. Vor einer Probeexcision ist wegen der großen Gefahr einer Fistelbildung zu warnen.

Die Stellung der Hiatuspfeilernaht in der Behandlung der Refluxkrankheit

Der Verengung des Hiatus als alleinige therapeutische Maßnahme in der Behandlung der Refluxoesophagitis sind aus mechanischen und funktionellen Gründen Grenzen gesetzt. Andererseits ist der therapeutische Effekt der Fundoplicatio an die Lage der Fundusmanschette nicht gebunden. Der Verschluß der Bruchpforte muß aber auch unter dem Gesichtspunkt des sog. Post-Fundoplicatio-Syndroms diskutiert werden. Von der Vorstellung ausgehend, daß die nach Fundoplicatio intermittierend auftretenden Beschwerden nicht nur Ausdruck eines vorwiegend postprandialen Magenmeteorismus sind, sondern auch auf einer Einklemmung der Fundusmanschette beruhen könnten, befürworten wir die retrooesophageale Hiatuspfeilernaht.

Tabelle 2. Heilungsquote und Letalität bei der operativen Behandlung der Refluxkrankheit

Autoren	n	Durchschnittliche Nachbeobachtungszeit	Heilungsquote	Letalität
Internationale Studie [7]	994	30 Monate	96%	0,8% (1814 Operationen einschl. Nissen, Rossetti)
Rossetti, M. [9]	590	10 Jahre	89%	1,02%
Stücker, F.-J., Heberer, G. [11]	94	27,2 Monate	90,5%	1,06%

Voraussetzung ist, daß die muskulären Bestandteile des Hiatus einen ausreichenden Verschluß gewährleisten und der Allgemeinzustand der Kranken die Ausweitung des Eingriffes rechtfertigt. Der Versuch, mit minderwertigem Gewebe die Verschlußnaht auszuführen, bedeutet eine hohe Rezidivquote.

Ergebnisse

Einer internationalen postoperativen Studie über 994 Operationen zurfolge sind 96% der durch Fundoplicatio behandelten Patienten nach einer durchschnittlichen Beobachtungszeit von 30 Monaten frei von refluxoesophagitischen Symptomen [8]. Mit zunehmendem Zeitintervall ist die Quote definitiver Heilungen keiner wesentlichen Änderung unterworfen und beträgt nach 10 Jahren 89% [8, 10]. Unter Berücksichtigung von 1814 Operationen ist mit einer durchschnittlichen postoperativen Letalität von 0,8% zu rechnen. Im fortgeschrittenen Stadium ist die Sterblichkeit eindeutig höher als bei der unkomplizierten Refluxoesophagitis [10], was auch aus unserem Kölner Krankengut hervorgeht (Tabelle 3). In ca. 10% führt die Wiederherstellung eines kontinenten Kardiaverschlusses zum sog. Post-Fundoplicatio-Syndrom, einem Roemheld-ähnlichen Beschwerdekomplex, der nach funktionellen und anatomischen Ursachen zu analysieren ist. Bei drei unserer Patienten waren die Beschwerden auf ein Rezidiv der Fundoplicatio, ein epiphrenales Oesophagusdivertikel und eine verwachsungsbedingte Stenose des Magenantrums zurückzuführen. Durch eine Reintervention konnte Beschwerdefreiheit erzielt werden.

Schlußfolgerungen

Die kritische Analyse der Ergebnisse nach operativer Behandlung der Refluxkrankheit läßt nachfolgende Empfehlungen und Indikationen zu:
1. Die Fundoplicatio stellt im funktionellen Stadium der Refluxkrankheit ein einfaches, den Kranken wenig belastendes Operationsverfahren mit großer Heilungsquote dar.
2. In Abhängigkeit vom Schweregrad der Refluxkrankheit sollte man eine subtile Abstufung des operativen Vorgehens vornehmen.
3. Die größere Handlungsfreiheit bei abdominellen Begleiterkankungen sowie schwere Formen eines Lungenemphysems sind im unkomplizierten Stadium entscheidende Kriterien für die Indikation zum abdominellen Vorgehen. Das thorakale Verfahren ist beim schweren Brachyoesophagus mit Ulcus oder Striktur der Speiseröhre, bei thorakalen Begleiterkrankungen und bei Malignitätsverdacht angezeigt.
4. Da die unmittelbare postoperative Letalität im fortgeschrittenen Stadium signifikant erhöht ist, sollte die Indikation zum operativen Vorgehen unter dem Gesichtspunkt der Vermeidung organischer Komplikationen gestellt werden.
5. Dem Post-Fundoplicatio-Syndrom, dem sowohl funtionelle wie organische Ursachen zugrunde liegen, kann durch eine Pyloroplastik wirksam begegnet werden. Eine Reintervention erfordert eine genaue Analyse.
6. Der Wert resezierender Verfahren ist umstritten. Anastomosendehiscenz, Anastomosenschrumpfung und Fortbestehen des Refluxes machen in der Mehrzahl der

Tabelle 3. Zugangsweg, Simultaneingriffe und Letalität in Abhängigkeit vom Schweregrad der Refluxkrankheit (eigenes Krankengut)

Stadium der Refluxkrankheit	n	Transabdominell	Transthorakal	Simultaneingriffe	Letalität %
Funktion. Stadium	75	75	—	6	0
Fortgeschrittenes Stadium	28	17	11 (2+) Lungenembolie Stressulcus	—	7,1
Gesamt	103	92 = 89,3%	11 = 10,7%	6 = 5,8%	1,9%

Fälle den Erfolg zunichte. Die Resektion ist allerdings unumgänglich bei nachgewiesenem Carcinom oder nicht zu entkräftendem Malignomverdacht.

Literatur

1. Allison, P. R., Johnestone, A. S.: The esophagus lined with gastric mucous membrane. Thorax **8**, 87 (1953).
2. Beardsley, J. M.: Transabdominal repair of esophageal hiatus hernia. Ann. Surg. **149**, 498 (1959).
3. Hallgrimson, J.G., Thorarinsson, H., Hallgrimson, S.: Oesophageal hiatus hernia. Scand. J. thorac. cardiovasc. Surg. **4**, 271 (1970).
4. Johns, B. A. E.: Development changes in oesophageal epithelium in man. J. Anat. (Lond.) **86**, 431 (1952).
5. Kleinsasser, O.: Magenschleimhaut im Oesophagus. Z. Laryng. Rhinol. (im Druck).
6. Konrad, R. M., Rasp, J.: Beitrag zur Frage einer kausalen Beziehung zwischen Hiatushernie und Oesophagus- und Kardiacarcinom. Zbl. Chir. **92**, 433, 1967.
7. Nissen, R.: Eine einfache Operation zur Beeinflussung der Refluxösophagitis. Schweiz. med. Wschr. **86**, 590, 1956.
8. Polk, H. V., Jr., Jeppa, R.: Hiatal hernia and esophagitis: A survey of indications for operation and technic and results of fundoplication. Ann. Surg. **173**, 775 (1971).
9. Rossetti, M., Hell, K., Allgöwer, M.: Surgical therapy of reflux esophagitis. Chir. gastroent. **5**, 5 (1971).
10. Rossetti, M.: Operative Therapie der Refluxkrankheit. Leber-Magen-Darm **2**, 56 (1972).
11. Stücker, F.-J., Schildberg, F.-W.: Zur Behandlung refluxoesophagitischer Stenosen. Bruns' Beitr. klin. Chir. **217**, 385 (1969).
12. Stücker, F.-J., Heberer, G.: Experimental and clinical investigations for the operative treatment of the incompetence at the cardia. Bulletin de la Société int. Chir. **5**, 6 (1971).
13. Thal, A. P., Hatafuku, T., Kurtzmann, R.: New operation for distal esophagus stricture. Arch. Surg. **90**, 464 (1965).

Oesophaguscarcinom

H. Pichlmaier

Der Krebs der Speiseröhre führt *ohne Behandlung* in kurzer Zeit zum Tod. Die mittlere Überlebenszeit nach Diagnosestellung beträgt etwa 3 Monate [13] und keiner der nur symptomatisch behandelten Kranken überlebte 1 Jahr. Metastasen und Infiltration der Nachbarorgane sind für diesen Ausgang verantwortlich. Zahlreiche Wege der lymphogenen Metastasierung verhindern oft eine radikale Entfernung. Hämatogene Absiedelungen entziehen sich fast immer der chirurgischen Therapie. Die Bösartigkeit, charakterisiert durch ungehemmte Infiltration und oft rasche Metastasierung, wobei hämatogen Leber, Knochenmark und Lunge bevorzugt werden, läßt alle Versuche, solitär geglaubte Metastasen erfolgreich entfernen zu können, sinnlos werden. Nicht selten führt die Infiltration der Umgebung mit Perforation in das Mediastinum, den Tracheobronchialbaum oder die großen Arterien zu schweren, oft tödlichen Komplikationen. Stenosen und Lumenverschlüsse durch die Geschwulst beschleunigen infolge Inanition den Verfall.

Die kurativen Eingriffe bei Speiseröhrencarcinom. Das Ziel dieser Operation ist die radikale Entfernung des Tumors. Die Resektionsquote schwankt im Schrifttum außerordentlich [zwischen 19% (Elis) und 77% (Boyd)] und liegt im Durchschnitt um 40% [15].

Nur beim Carcinom im unteren thorakalen Speiseröhrendrittel und im Kardiabereich kann der oberste Teil des thorakalen Oesophagus belassen werden. Bei allen höher gelegenen Carcinomen wäre bei gleichem Vorgehen die Radikalität zu gering, nachdem die intramurale Tumorausbreitung 10 cm und mehr nach cranial reichen kann [7]. Umgekehrt liegen ähnliche Verhältnisse vor, so daß auch bei cervicaler Lage nicht selten die distale Speiseröhre bis zum Magen entfernt werden muß. Die thorakale Operation läßt eine eventuelle abdominelle Metastasierung unbeachtet, die getrennt abdomino-thorakalen oder thorako-abdominalen Eingriffe werden ohne Kenntnis der Situation in der später zu eröffnenden Körperhöhle begonnen. Die Routinelaparotomie in 1. Sitzung zum Metastasenausschluß vergeudet kostbare Zeit und die kombiniert abdomino-thorakale Operation von einem Schnitt aus ist belastend, und die Übersicht sowohl abdominal wie thorakal nur mäßig. Störungen der Heilung sind nicht selten. Mit Ausnahme des Kardiacarcinoms, bei dem der einzeitige, kombiniert oder getrennt abdomino-linksthorakale Zugang bevorzugt wird, ist das Vorgehen bei dem eigentlichen Speiseröhrencarcinom uneinheitlich. Nicht selten wird zweizeitig operiert, wobei die rechtsseitige, trans-thorakale Oesophagusentfernung den Ersteingriff darstellt.

Für die Kardiacarcinome schwankt die Klinikletalität um 20% [10]. Die Operations- und Kliniksterblichkeit bei alleiniger Entfernung der Speiseröhre ist schwer zu ermitteln, da hierbei meist auch die Letalität der inoperablen und palliativ resezierten Fälle mit angegeben wird. So weist dieser Wert eine besonders große Streubreite auf und reicht bis zu 50% [14]. Die nach dem erfolgreichen Ersteingriff regelmäßig erforderliche Speiseröhrenrekonstruktion — falls nicht Metastasen dies inzwischen verhindern — weist demgegenüber eine bedeutend geringere Klinikletalität auf. Weniger von der Wahl des Interponats (Dickdarm, Magen, Dünndarm) als vom Ort seiner Implantation abhängig, schwanken die Angaben um Werte von 6%.

Insgesamt werden für die chirurgische Behandlung des Speiseröhrencarcinoms — außer Kardia — Klinikletalitäten zwischen 20% und 25% [13] angenommen, wobei dies dann die Zahlen für die radikal resezierten Fälle sind. Von 13 eigenen Kranken zwischen 1968 und 1971 mit Oesophaguscarcinom, bei denen die gesamte Speiseröhre unter kurativer Zielsetzung entfernt und rekonstruiert worden war, verloren wir 3 Patienten an der Operation oder ihren Folgen.

Fistelbildungen und Stenosen stehen als Folgeerkrankungen an erster Stelle und machen gelegentlich Nachoperationen erforderlich. Die Häufigkeit solcher Ereignisse *sollte* unter 20% liegen.

Die Gefährdung bei *palliativem Speiseröhrenersatz* unter Belassung des Tumors ist wesentlich größer. In der Regel ist die Krebserkrankung soweit fortgeschritten, daß diese Kranken den nicht allzugroßen Eingriff der Interposition nur schlecht vertragen. Die Klinikletalität reicht bis zu 60% (25% [13]) und ist weitgehend von der Auswahl des Krankengutes abhängig. Wenn man sich zu einer derartigen Operation entschließt, wird man möglichst den gefahrloseren Eingriff, in diesem Fall die subcutane Implantation, häufig in 2 Sitzungen wählen. Dann wird zunächst eine endständige Oesophagostomie am Hals angelegt und die Ernährung durch eine Magenfistel sichergestellt. In 2. Sitzung wird die Schluckfunktion durch Interposition wiederhergestellt. Aber schon die 1. Operation weist eine höhere Sterblichkeit auf. Von 5 eigenen Fällen mit palliativer Speiseröhrenrekonstruktion sind 4 in den drei postoperativen Monaten verstorben, eine Kranke überlebte 1 Jahr in subjektiv zunächst sehr zufriedenstellendem Zustand.

Geringer ist die Letalität (10—33% [1]) bei Einführen eines *Endotubus*. Nicht selten sind bei operativer Insertion Wundheilungsstörungen, die eine unerwünscht lange Hospitalisierung bedingen. Man kann dies vermeiden, wenn man den Tubus endoskopisch einführt, was allerdings nur bei einer beschränkten Zahl von Kranken ohne Gefahr gelingt. Als letzte Möglichkeit das Verhungern zu verhindern, sei das Anlegen einer *Magenfistel* erwähnt, eine wenig befriedigende Lösung, die nur für die Dauer einer Röntgenbestrahlung des Tumors geplant werden sollte, in der Hoffnung, daß der Kranke in wenigen Wochen wieder schlukken kann.

Der erfolgreich mit *kurativem Ziel operierte Kranke* kann Speisen wieder auf natürlichem Wege zu sich nehmen. Seine Schluckfunktion kommt der des Gesunden nahe. Er unterliegt keinen Restriktionen, solange nicht zusätzliche chirurgische Maßnahmen, beispielsweise die Mitresektion von Magen oder Pankreas, erforderlich waren. Da nach Interpositionen gelegentlich Dumping-Erscheinungen auftreten, was besonders bei Jejunumzwischenschaltung, aber auch bei anderen Formen des Speiseröhrenersatzes mit Pyloroplastik der Fall sein kann, können Belästigungen des Kranken in Erscheinung treten. Sieht man von derartigen, in der Regel temporären Folgen ab, so ist der Zustand nach erfolgreicher Operation gut und das Leben kaum beeinträchtigt. Weniger gut sind die Aussichten hinsichtlich der Heilungsdauer. Nach verschiedenen Statistiken [15] liegt der Prozentsatz der 5-Jahres-Heilung um 20%, wobei wiederum der Krebs des untersten Oesophagus am günstigsten verläuft (28,5% [6]), während die mehr oral gelegenen, intrathorakalen Tumoren, aber auch die Adenocarcinome der Kardia eine schlechtere Prognose haben. Erstaunlich ist, daß die cervicalen Krebse der Speiseröhre in bis zu 30% 5 Jahre überleben [2], wobei allerdings die wenigen Statistiken klein und — soweit vermerkt — die Resektionsraten niedrig sind. Rechnet man die prozentualen 5-Jahres-Erfolge unter Einbeziehung der Klinikletalität aus, was infolge fehlender Daten nur bei einigen Statistiken möglich ist, so liegt die Chance, bei gesichertem Speiseröhrencarcinom 5 Jahre und mehr durch chirurgische Intervention zu überleben, zwischen 10% und 15%.

Anders ist die Situation bei Kranken mit *palliativer Speiseröhrenrekonstruktion* bei teilweise oder ganz belassenem Tumor. Hier ist die Lebensverlängerung gering, da durch die Operation lediglich Begleiterscheinungen der Tumorerkrankung, in keinem Fall das Leiden selbst beseitigt werden. So kann durch eine palliative Interposition die Speiseröhre stillgelegt und damit beispielsweise eine Oesophagotrachealfistel mit ihren Folgen für die Lungen ausgeschaltet werden; auch kann sich der Kranke wieder ernähren. Die Lebenserwartung steigt dadurch jedoch nur geringfügig, ein Vorteil, der durch die hohe Klinikletalität wieder aufgehoben wird.

Dieser Tatsache trägt die Überlegung Rechnung, daß man auch mit geringerem Aufwand die Schluckfunktion wiederherstellen kann. *Endotuben*, operativ oder endoskopisch eingelegt, ermöglichen eine in der Regel befriedigende Speisenpassage bei erträglichem Risiko.

Allerdings können sie bei hoch und mittelhoch gelegenem Carcinom oft nicht genügend fixiert werden und die Gefahr der Perforation, begünstigt durch den Aortenpulsschlag am Tubus, ist nicht gering. Durch Beseitigung der Unterernährung kann das Leben etwas verlängert werden (mittlere Überlebenszeit nach Clauss [4] 7 Monate gegenüber 3,5 Monate für Kranke mit Ernährungsfistel nach Kader im gleichen Krankenkollektiv) und durch die wiederhergestellte Möglichkeit des Schluckens seine Qualität verbessert werden.

Die einzige Alternative zur Operation stellt bis heute die *Strahlentherapie* dar.

Die Überlebenszahlen nach Bestrahlung, wobei der Hochvolttherapie in der Regel der Vorzug gegeben wird, liegen für einen Zeitraum von 5 Jahren nach der Mehrzahl der Statistiken unter 10% [5, 9, 3].

Im Münchner Krankengut [8] war von 103 inoperablen Fällen die Hälfte der bestrahlten Kranken innerhalb von $4^{1}/_{2}$ Monaten verstorben, und betrug die 5-Jahresüberlebenszahl weniger als 5%. Die Mehrzahl der Autoren sieht in der Bestrahlung des Speiseröhrencarcinoms vorwiegend eine palliative Maßnahme in Verbindung mit der chirurgischen Behandlung. Die Erfolge Pearson's [12], in dessen Statistik von 99 Kranken 20 nach alleiniger Megavolttherapie länger als 5 Jahre lebten, wobei es sich ausschließlich um Plattenepithelcarcinome der Speiseröhre handelte, liegen weit über dem Durchschnitt.

Die Indikation zur Operation

Umfassende chirurgische Maßnahmen zur Behandlung des Speiseröhrencarcinoms sind angezeigt, wenn man erwarten darf, daß der Tumor radikal entfernt werden kann. Die Resektion sollte dann ausgedehnt und in gleicher oder zweiter Sitzung eine Überbrückung des Defekts vorgesehen sein. Ob diese Behandlung mit einer Vor- oder Nachbestrahlung kombiniert werden soll, ist bis heute nicht eindeutig entschieden.

Eine Alternative zur Operation stellt die *Bestrahlung* dar, wobei die 5-Jahres-Ergebnisse den Gesamtresultaten der Operation, die die Klinikletalität miterfassen, unterlegen sind.

Adenocarcinome der *Kardia* sollten immer operiert werden. Obwohl die 5-Jahres-Ergebnisse schlechter sind als die Resultate nach Operation der tiefsitzenden Speiseröhrencarcinome, sind die Folgen der Bestrahlung in diesem Bereich besonders belastend und die Ergebnisse schlecht.

Große Palliativeingriffe zur Wiederherstellung des Schluckaktes können angezeigt sein,
a) wenn durch eine Bestrahlung eine so deutliche Besserung erzielt wurde, daß dem Kranken eine größere Operation zugemutet werden kann,
b) wenn die Läsion zu hoch sitzt, um durch Endotuben behandelt zu werden,
c) wenn die geschätzte Lebenserwartung größer ist als der Zeitraum, über den Endotuben erfahrungsgemäß ohne nennenswerte Komplikationen toleriert werden. Wir würden diesen Zeitraum mit etwa 1 Jahr angeben, obwohl einzelne Kranke mit Endoprothesen auch länger gut zurechtkommen.

Die Stenosebeseitigung durch *Einlegen von Endotuben* kann im fortgeschrittenen Fall die letzten Wochen und Monate erleichtern und das Leben geringgradig verlängern. Bei hochgelegenen Oesophaguscarcinomen ist die Verwendung von Endoprothesen nicht angezeigt.

Ernährungsfisteln in den Magen oder Dünndarm sollte man nur ausnahmsweise anlegen. Die Indikation dazu ist gegeben, wenn die Zeit bis zur Wiederherstellung der Schluckfunktion überbrückt werden muß.

Literatur

1. Ammann, J. F., Collis, J. L.: Palliative intubation of the esophagus. J. thorac. cardiovasc. Surg. **61**, 863 (1971).
2. Ballantyne, A. J.: Methods of repair after surgery for cancer of the pharyngeal wall, postcricoid area, and cervical esophagus. Amer. J. Surg. **122**, 482 (1971).
3. Becker, G., Fassbender, C. W.: Das inoperable Ösophaguskarzinom. Strahlentherapie **140**, 4 (1970).
4. Clauß, D., Baudisch, J.: Der Wert der Endoprothesen bei der palliativen Behandlung inoperabler Ösophagus-und-Kardiakarzinome. Zbl. Chir. **96**, 602 (1971).
5. Frazier, A. B., Levitt, S. H., DeGiorgi, L. S.: Effectiveness of radiation therapy in the treatment of carcinoma of the esophagus. Amer. J. Roentgenol. **108**, 4 (1970).
6. Gunnlaugsson, G. H., Wychulis, A. R., Roland, C., Ellis, F. H., jr.: Analysis of the records of 1,657 patients with carcinoma of the esophagus and cardia of the stomach. Surg. Gynec. Obstet. **130**, 997 (1970).
7. Heimlich, H. J.: Carcinoma of the cervical esophagus. Thoracic Cardiovasc. Surg. **59**, 309 (1970).
8. Heinze, H. G.: Strahlentherapie. In Vorbereitung.
9. Hellriegel, W.: Oesophagus-Tumoren, Probleme der Therapie. 53. Tagung d. Dt. Röntgengesellschaft Stuttg., Mai 1972.
10. Lortat-Jacob, J. L., et al.: Die aktuelle Behandlung des Ösophaguskarzinoms. Akt. Chir. **4**, 31 (1969).
11. Nakayama, K.: Atlas of gastrointestinal surgery. Tokio: Igaku Shoin LTD. 1968.
12. Pearson, J. G.: The value of radiotherapy in the management of esophagal cancer. Amer. J. Roentgenol. **105**, 3 (1969).
13. Postlethwait, R. W., Sealy, W. C., Dillon, M. L., Young, W. G.: Colon interposition for esophageal substitution. Current Review **12**, 1 (1971).
14. Saegesser, F., Spelsberg, F., Jofstetter, J.: Traitement chirurgical du cancer de l'oesophage. Helv. chir. Acta **6**, 512 (1962).
15. Younghusband, J. D., Aluwihare, P. R.: Carcinoma of the oesophagus: Factors influencing survival. Brit. J. Surg. **57**, 6 (1970).

Mediastinaltumoren

F.-J. Stücker und G. Wintzer

Im Mediastinum können sich aufgrund der besonderen anatomischen Struktur eine Vielzahl pathologisch-anatomisch sehr unterschiedlicher Tumoren entwickeln. Darüber hinaus sind die mediastinalen Lymphknoten wichtige Schaltstationen für Metastasen fernliegender Malignome oder werden zu Manifestationsorten einer Systemerkrankung. Schließlich ist der mediastinale Raum wegen der embryonalen Differenzierung der Organanlagen des oberen Intestinaltraktes, des Herzens und der Respirationsorgane in besonderem Maße zur Entstehung von angeborenen Fehlbildungen prädisponiert.

Klassifizierung

Raumfordernde Prozesse des Mediastinums sind in *echte Geschwülste* (Neubildungen, Hyperplasien) und *Pseudogeschwülste* (unspezifische Lymphome, Tuberkulome, Mediastinalbeteiligung bei Systemerkrankungen, Metastasen) zu unterteilen. Eine weitere Differenzierung kann nach der Geschwulstabstammung in Meso-, Ekto- und Endoblasttumoren bzw. Mischgeschwülste getroffen werden [6].

Häufigkeit und Lokalisation

Tumoren des Mediastinums sind im Vergleich zu anderen Tumorarten selten [1, 2, 5]. An der Chirurgischen Universitätsklinik Köln-Lindenthal wurden von 1960 bis 1970 operativ 173 derartige Geschwülste behandelt. Unter Berücksichtigung der Gesamtzahl von ca. 27000 durchgeführten Operationen ergibt sich für die Mediastinaltumoren ein Prozentsatz von 0,64%. Der Eindruck der numerischen Bedeutungslosigkeit ist jedoch nicht berechtigt, zumal eine zunehmende Häufigkeit festzustellen ist. So lag der prozentuale Anteil beispielsweise in den Jahren 1960, 1964 und 1970 bei 0,16%, 0,66% bzw. 0,91%. In der Statistik überwiegen Mischgeschwülste bzw. Cysten mit 19,6%, Mesoblasttumoren mit 9,8% und Pseudogeschwülste mit 53,2% alle anderen Tumorarten (Tabelle 1).

Tabelle 1. Klassifizierung und Häufigkeit von 173 Mediastinaltumoren (Chirurgische Universitätsklinik und Poliklinik Köln-Lindenthal, 1960—1970)

Mesoblastgeschwülste		
Fibrome		1,16%
Lipome		1,73%
Lymphosarkome		
Reticulosarkome		
Neurosarkome	Sarkome	2,89%
Chondrosarkome		
Fibrosarkome		
Liposarkome		
Neurofibrome		
Neurome		
Ganglioneurome		
Sympaticoblastome	Neurogene Tumoren	4,05%
Mischformen		
Schwannome		
Ektoblastgeschwülste		
Carcinome		3,47%
Epithelcysten		0,58%
Endoblastgeschwülste		—
Mischgeschwülste, Cysten		
Teratoide		
Dermoidcysten		1,73%
Teratomcysten		4,61%
Vorderdarmcysten		
Oesophaguscysten		1,73%
Bronchialcysten		1,16%
Perikardcysten		3,47%
Tracheooesophagealcysten		5,78%
Unspezifische Cysten		1,16%
Thymusgeschwülste		
gutartige/bösartige		4,05%
Pseudogeschwülste		
Thyreoidea: bösartig/gutartige		42,77%
Lymphogranulomatose		1,73%
Boecksche Sarkoide		0,58%
Pleuraendotheliome		1,16%
Morbus Recklinghausen		0,58%
Kiemengangscysten		2,31%
Metastasen		3,47%
Tuberkulome		0,58%
Morphologisch und klinisch ungeklärt		9,25%

Entsprechend ihrer geweblichen Abstammung ist eine bevorzugte Lokalisation einiger Tumorarten festzustellen. Charakteristischer Lokalisationsort ist beispielsweise für die neurogenen Tumoren das hintere Mediastinum, für die intrathorakalen Strumen das vordere, obere Mediastinum und für die primären Thymustumoren der retrosternale Raum (Abb. 1). Die Zuordnung der Tumoren auf das vordere, mittlere und hintere Mediastinum in seitlicher und auf den oberen, mittleren und unteren Abschnitt des Mediastinums in p.-a.-Richtung ist für die Symptomatologie und Diagnose von besonderer Bedeutung.

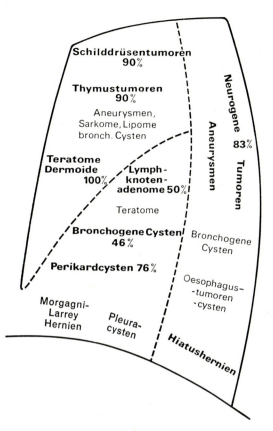

Abb. 1. Häufigkeitsverteilung von verschiedenen Geschwulstarten und ihre bevorzugte Lokalisation [3, 4]

Symptomatologie

Die Entstehung eines mediastinalen Prozesses ist durch den raumfordernden Charakter mit Verdrängung und Kompression benachbarter Organe gekennzeichnet. Im Frühstadium kann die Ausdehnung der Geschwulst durch die Nachgiebigkeit des Mediastinums und die Elastizität der mediastinalen Organe noch ausgeglichen werden, so daß ein Teil der Tumoren symptomlos verlaufen kann und als Zufallsbefund entdeckt wird. Erst wenn eine stärkere Raumforderung eintritt und die Möglichkeit eines mediastinumeigenen Ausgleichs nicht mehr gegeben ist, stellen sich subjektive und objektive Symptome ein. Die Intensität dieser Symptome wird weniger durch die Größe des Tumors als vielmehr durch die Schnelligkeit des Wachstums und der Lagebeziehung zu den benachbarten Organen des Mediastinums bestimmt. Je nachdem, ob der Verlauf der großen Gefäße, die Trachea mit dem bifurkationsnahen Bronchialbaum, der Oesophagus oder die Nerven betroffen sind, entstehen typische Symptomenbilder.

Thoraxchirurgie

Tabelle 2. Funktionsstörungen von seiten der großen Gefäße und des Herzens durch Mediastinaltumoren

Organsystem	Tumorart	Symptome	Diagnostik
V. cava sup.	*maligne* benigne	obere Einflußstauung: Schwellung und hochgradige Venenstauung im Bereiche des Halses, Kopfes und der oberen Extremitäten mit blau-livider Hautverfärbung der oberen Körperhälfte (Stokesscher Kragen)	Messung des Venendruckes, Phlebogramm
Lungenvenen	*maligne* benigne	Chronische Lungenstauung	Angiokardiographie
Große herznahe Arterien	*maligne* benigne	Mangeldurchblutung (z. B. im Versorgungsbereiche der A. subclavia und A. carotis)	Aortographie
Lymphgefäße	*maligne* benigne	Chylothorax	Thoraxpunktion
Herz	*maligne* benigne	kardiale Erregungsleitungs- und -rückbildungsstörungen	EKG, Herzkatheter, Angiokardiographie

Die *Kompression der V. cava sup.* führt zur oberen Einflußstauung mit den charakteristischen Veränderungen des Stokesschen Kragens und weist in den meisten Fällen auf den malignen Charakter des Prozesses hin. Bei benignen Erkrankungen kann die allmählich entstehende Kompression durch einen suffizienten Kollateralkreislauf über Intercostalvenen, die V. azygos und hemiazygos kompensiert werden. Der objektive Nachweis gelingt durch Messung des Venendruckes oder durch ein Phlebogramm.

Die *Strömungsbehinderung der Lungenvenen* bewirkt eine Druckerhöhung im kleinen Kreislauf unter Ausbildung einer chronischen Lungenstauung. Die *Kompression der herznahen Arterien* ist wegen ihrer Widerstandsfähigkeit selten und meist Ausdruck eines malignen Geschehens. Die Beeinträchtigung von *Lymphgefäßen* verursacht kaum klinisch faßbare Symptome, da meist ein ausreichender kollateraler Abfluß vorhanden ist. Ein Chylothorax kann vor allem bei malignen Tumoren durch Arrosion der großen Lymphbahnen auftreten.

Kardiale Erregungsleitungs- und Erregungsrückbildungsstörungen lassen auf eine direkte Beeinflussung des Myokards durch den mediastinalen Prozeß schließen, wenn sie nicht Ausdruck eines primär kardialen Krankheitsbildes sind (Tabelle 2).

Das führende Symptom der *Einengung des Tracheallumens* ist der in- oder exspiratorische Stridor. Der Verschluß eines größeren Bronchus führt zur Atelektase des nachgeschalteten Lungengewebes unter Ausbildung einer Pneumonie, poststenotischer Bronchiektasen oder eines Lungenabscesses. Darüber hinaus resultiert eine Mediastinalverschiebung zur erkrankten Seite hin.

Funktionsstörungen des Nervensystems im Gefolge mediastinaler Tumoren sind als alarmierende Zeichen zu bewerten und zeigen in vielen Fällen auch die Inoperabilität der Tumoren auf. Die häufigste Schädigung stellt die *Recurrensparese* mit Stimmbandlähmung dar. Während bei langsam wachsenden Tumoren die Stimme durch Adaptation der Stimmbänder kompensiert werden kann, weist

Tabelle 3. Funktionsstörungen von Seiten des Nervensystems durch Mediastinaltumoren

Nervensystem	Tumorart	Symptome
N. recurrens	*maligne* benigne	Heiserkeit
N. vagus	*maligne* benigne	Herzrhythmusstörungen gastrointestinale Symptome: Erbrechen, Diarrhoe
N. sympathicus	*maligne* benigne	Hornerscher Symptomenkomplex: Miosis, Ptosis, Enophthalmus sowie Speichelfluß und Rötung einer Gesichtshälfte
N. phrenicus	*maligne* benigne	Lähmung des korrespondierenden Zwerchfells mit paradoxer Atemverschieblichkeit, Schulterschmerz, unstillbarer Singultus
N. intercostalis	*maligne* benigne	Intercostalneuralgie

eine schnell einsetzende Heiserkeit auf ein malignes Geschehen hin. Der *Ausfall des N. vagus* manifestiert sich neben Herzrhythmusstörungen vorwiegend in intestinalen Symptomen wie Magen-Darm-Atonie und Diarrhoen. Unverkennbar ist die Irritation des *Grenzstranges* mit den typischen Zeichen des Hornerschen Symptomenkomplexes (Miosis, Ptosis, Enophthalmus, Speichelfluß, Rötung der isolateralen Gesichtshälfte). Der Ausfall des *N. phrenicus* hat eine Lähmung der korrespondierenden Zwerchfellhälfte zur Folge, die klinisch als paradoxe Atemverschieblichkeit und verstärkte Atmung über der gesunden Thoraxhälfte in Erscheinung tritt (Tabelle 3).

Das Leitsymptom der *oesophagealen Kompression* ist die Dysphagie, die sich meist aus einer infolge der Elastizität und Nachgiebigkeit der Speiseröhre zunächst symptomlos bleibenden Verlagerung entwickelt.

Diagnostik

Im Vordergrund diagnostischer Möglichkeiten steht die *Röntgenuntersuchung* mit Thoraxaufnahmen im p.-a. und seitlichen Strahlengang ergänzt durch die Durchleuchtung. Diese Routineröntgenverfahren sind im allgemeinen geeignet, den mediastinalen Prozess nach Form und Lage zu lokalisieren oder die Beziehung zu den Nachbarorganen aufzuzeigen und sind richtungsweisend für die weitere Diagnostik. Röntgenbefunde allein sind unzureichend. Stets sollten frühere Röntgenaufnahmen bei der Beurteilung berücksichtigt werden, da veränderte Konturen nicht selten erst durch Vergleich mit den alten Aufnahmen sichtbar werden. Zum Ausschluß von Abnormitäten und pathologischen Veränderungen der Wirbelsäule und Rippen sind *Hartstrahlaufnahmen* zu wählen.

Die *Tomographie* in 2 Ebenen ergibt wertvolle Hinweise über die Beziehung der Geschwulst zur Trachea, zum bifurkationsnahen Bronchialbaum sowie bei der Abklärung retrosternaler oder im hinteren Mediastinum gelegener Prozesse. Bewegungsabläufe mediastinaler Tumoren können durch die *Kymographie* aufgezeigt werden. Fehlende oder abgeschwächte Randbewegungen sprechen jedoch nicht gegen eine Gefäßerkrankung, da durch parietale Thromben die Eigenpulsation weitgehend aufgehoben sein kann. Die Grenzen der Methode werden auch daran sichtbar, daß dem Herzen oder den Gefäßen aufsitzende Tumoren mitgeteilte Pulsationen aufweisen können, die dann fälschlicherweise als Gefäßprozess interpretiert werden.

Durch die *Kontrastmittelpassage des Oesophagus* und den Nachweis von Verdrängungen oder Impressionen kann die Diagnose weiter eingeengt werden. Dabei ist zu beachten, daß die nicht zu den mediastinalen Tumoren zählenden Leiomyome des Oesophagus aufgrund ihres meist extraluminären Wachstums zur Verdrängung ohne Veränderung des Schleimhautreliefs führen. Zum Ausschluß von in das Mediastinum vordringenden abdominellen Veränderungen sind *Kontrasteinlauf, Dünndarmpassage* und u. U. auch ein *Pneumoperitoneum* heranzuziehen.

Eine *Bronchoskopie* ist bei einem stenosierenden Prozeß im Bereiche der Trachea bzw. des bifurkationsnahen Abschnittes des Bronchialbaumes, die *Bronchographie* hingegen zur Darstellung peripher gelegener stenosierender oder obliterierender Prozesse des Bronchialbaumes indiziert.

Eine *Oesophagoskopie* ist bei dysphagischen Beschwerden oder pathologischen Veränderungen des Oesophagogrammes stets zu fordern.

Die *Mediastinoskopie*, zur Abklärung mediastinaler Tumoren nicht unbedingt erforderlich, hat ihre große klinische Bedeutung bei der Differenzierung mediastinaler Lymphknotenerkrankungen und bei der Überprüfung der Operabilität eines Bronchial-Carcinoms.

Thoraxwandnahe Prozesse sind unter Röntgendurchleuchtung auch der *Direktpunktion* zugänglich. Der Wert dieses Verfahrens ist aus Gründen der Infektion, des Verschleppens maligner Zellen und der geringen histologischen Beweiskraft kleiner Gewebszylinder, die oft aus Randbezirken entnommen werden, umstritten.

Bei raumfordernden Prozessen des Mediastinums ist stets an die Möglichkeit intrathorakaler bzw. aberrierender Strumen zu denken. Hier liefert die *Szintigraphie* mit Jod 131 wertvolle diagnostische Hinweise.

Zur Abgrenzung mediastinaler Prozesse ist die *Angiographie* mit den speziellen Techniken der Aortographie, der Angiokardiographie, der Venographie und der Lymphographie unentbehrlich.

Bei Rundherden, die sich in das Mediastinum projizieren, kann der *Intracutantest* mit Hydatidenflüssigkeit nach Casoni oder die *Komplementbindungsreaktion* nach Weinberg-Ghedini zum Ausschluß eines Echinococcus diagnostisch weiterhelfen.

Differentialdiagnose

Die Möglichkeiten einer Verwechslung von Mediastinaltumoren mit anderen Prozessen sind außerordentlich zahlreich. Unter den entzündlichen Erkrankungen sind vor allem Abszesse und Empyeme zu nennen, die häufig als Folge eines Traumas oder einer Oesophagus- oder Trachealperforation entstehen. Meist sind sie durch Fremdkörper bzw. Malignome, seltener lymphogen oder hämatogen bedingt. Ferner kommen pathologische Veränderungen des Herzens, Aneurysmen, Gefäßanomalien, mit Speisebrei gefüllte Oesophagusdivertikel, Oesophagustumoren, Hiatushernien oder andere Zwerchfellhernien sowie Brustwandtumoren in Frage.

Indikation zur operativen Behandlung

Trotz aller differentialdiagnostischer Bemühungen bleibt die Natur der Mediastinaltumoren meist ungeklärt. Die Dignität dieser Tumoren, von denen bei unserer Analyse 26,6% maligne, 31,2% semimaligne, 32,9% benigne und 9,3% morphologisch ungeklärt waren, sollte nach Abschluß zeitlich vertretbarer und das operative Vorgehen absichernder Maßnahmen unverzüglich die Therapie bestimmen. Diese Forderung ist durch die besonders hohe Malignitätsrate beim Jugendlichen nachdrücklich zu unterstreichen. Die Indikation zur frühzeitigen Operation ist auch bei primärer Gutartigkeit wegen der Gefahr lebensbedrohlicher Komplikationen von seiten der Nachbarorgane und der Rezidivneigung einiger Tumorarten, die sowohl als benigne aber auch als maligne Geschwulst rezidivieren können, zu stellen. Zeitraubende Verlaufskontrollen verschlimmern das Krankheitsbild und sollten unterbleiben.

Therapie

Die Therapie der Wahl ist die *radikale Exstirpation* der Geschwulst auf transsternalem oder transpleuralem Wege in allen Fällen, die noch keine Anzeichen eines weitgehenden infiltrativen Wachstums des Tumors und keine Fernmetastasen erkennen lassen. Für die Tumoren des vorderen Mediastinums ergibt die mediane Sternotomie, für die des mittleren und hinteren Mediastinums die antero- oder posterolaterale Thorakotomie eine gute Übersicht. Das Prinzip der Radikalität ist auch bei Cysten zu fordern. Eine Punktion unter Belassung der Cystenwand sollte wegen der hohen Rezidivrate und der Gefahr, möglicherweise eine maligne entartete Cystenwand zurückzulassen, nicht vorgenommen werden.

Während die operativen Behandlungsergebnisse gutartiger Mediastinaltumoren sehr zufriedenstellend sind, bieten maligne Tumoren wesentlich geringere Heilungsaussichten. In der Mehrzahl dieser Fälle ist eine postoperative Röntgenbestrahlung in Kombination mit einer cytostatischen Behandlung erforderlich. Bei Vorliegen von Fernmetastasen ist dadurch keine entscheidende Lebensverlängerung oder eine Besserung der subjektiven Beschwerden zu erwarten. Als alleiniger Ausweg verbleibt dann die Chemotherapie.

In unserem Krankengut konnte in 82% ein gutes Dauerergebnis bei einer Operationsletalität von 3,8% erreicht werden.

Literatur

1. Alai, H.: Häufigkeit und Diagnose mediastinaler Geschwülste. Inaug. Diss. Gießen, 1968.
2. Bauer, K.-H., Stoffregen, J.: Geschwülste des Mediastinums. In: Handbuch Thoraxchirurgie, Bd. 3. Berlin-Göttingen-Heidelberg: Springer 1958.
3. Herlitzka, A.J., Gale, J.W.: Tumors and Cysts of the Mediastinum. Arch. Surg. **76**, 697 (1958).
4. Schlegel, B., Heberer, G., Stücker, F.-J.: Mediastinalerkrankungen. In: Klinik der Gegenwart, Bd. VI, E 385, 1971.
5. Wassner, U.J.: Mediastinalgeschwülste. Stuttgart: F.K. Schattauer 1970.
6. Wassner, U.J., Alai, H., Helmstaedt, E.R.: Geschwülste des Mediastinums. Chirurg **1**, 13 (1970).

III. Cardiovasculäre Chirurgie

1. Herz

Angeborene Herzfehler

W. KLINNER

Innerhalb von 30 Jahren hat sich die Herzchirurgie zu einem eigenen Spezialgebiet entwickelt. Beginnend mit der ersten erfolgreichen Ligatur eines offenen Ductus Botalli durch Gross im Jahre 1938 sind in der Zwischenzeit, vor allem seit Einführung des extrakorporalen Kreislaufs (Gibbon, 1953) etwa 80—90% aller angeborenen Herzfehler operabel geworden. Bei 0,8% Häufigkeit, bezogen auf die Anzahl der Lebendgeburten, bedeutet dies, daß in der Bundesrepublik jährlich etwa 5000 operable Herzfehler anfallen.

Die folgenden Tabellen 1 und 2 sollen die wesentlichen operablen Herzfehler in Gruppen geordnet wiedergeben. Sie werden dabei in korrigierbare (Tabelle 1) und in besserungsfähige, also nur palliativ (Tabelle 2) behandelbare Mißbildungen eingeteilt.

Die *Indikation* zur Operation eines angeborenen Herzfehlers ist eigentlich immer gegeben. Letztlich liegt bei jedem Herzfehler, zumindest auf lange Sicht gesehen, eine vitale Indikation vor. Sie wird lediglich eingeschränkt durch Geringfügigkeit, d.h. wenn der Fehler so wenig in Erscheinung tritt, daß nennenswerte hämodynamische Auswirkungen nicht vorliegen.

Hämodynamisch wirksam ist ein Fehler in der Regel dann, wenn folgende, oder eines der folgenden Symptome vorliegen.

Tabelle 2. Palliativ behandelbare angeborene Herzfehler (Nur mit Rechts-Links-Shunt)

1. Tricuspidalatresie
2. Gemeinsamer Ventrikel mit Pulmonalstenose
3. Pseudotruncus arteriosus
4. Komplexe Mißbildungen gleicher Art mit korrigierender Transposition der großen Gefäße

Klinisch: Verminderte Belastungsfähigkeit, Dyspnoe, Cyanose, Einnahme von Hockstellung.

Röntgenologisch: Erkennbare Herzvergrößerung. Vermehrte oder verminderte Lungendurchblutung.

EKG: Veränderungen im Sinne einer Druck- oder Volumenbelastung der Herzkammern oder eines Herzmuskelschadens. Arrhythmien.

Herzkatheter: Bei *Klappenstenosen* Druckgradient von mehr als 30—40 mm Hg. Bei *Links-Rechts-Shunt-Vitien* mehr als 30% Shunt bei gleichzeitiger Herzvergrößerung.

Rechts-Links-Shunt-Vitien ohne pulmonale Hypertonie sind allein auf Grund der vorliegenden Cyanose grundsätzlich eine Indikation zur Operation.

Jeder hämodynamisch wirksame Herzfehler sollte bis zum Eintritt ins Schulalter korrigiert werden, damit das Kind nicht mehr mit dem Herzfehler belastet zur Schule

Tabelle 1. Korrigierbare angeborene Herzfehler

I. Ohne Shunt	II. Mit Li.-Re.-Shunt	III. Mit Re.-Li.-Shunt
1. Klappenfehler	*1. Vorhofseptumdefekt* (ASD)	*1.* Fallotsche Tetralogie
a) Pulmonalstenose:	a) Ost.-Sec.-Defekt	*2.* ASD + Pulmonalstenose
supravalvulär	b) Ost.-Primum-Defekt	*3.* Morbus Ebstein
valvulär	— part. AV-Kanal —	*4.* Fehlmündung der Hohlvenen in den li. Vorhof
infundibulär		
b) Aortenstenose:	c) Sin.-venosus-Defekt +	
supravalvulär	d) fehlmündende Lungenvenen	
valvulär	*2. Cor triatriatum*	
subvalvulär	*3. Ventrikelseptumdefekt* (VSD)	
c) Aorteninsuffizienz	*4. Ductus Botalli*	
Mitralstenose	*5. Aorto-pulmonales Fenster*	
Mitralinsuffizienz	*6. Truncus arteriosus*	
2. Aortenisthmusstenose	(Typ I, II und evtl. III)	*IIIa. Mit bilateralem Shunt*
3. Aortenbogenanomalien	*7. Aorto-venöse Fisteln*	
(doppelter Aortenbogen, A. lusoria)	a) coronar	*1. Transpos. d. gr. Gefäße*
	b) intrapulmonal	*2. Totale Lungenvenen-Fehlmündung*

geht. Ausnahmen bestätigen diese Regel, dann nämlich, wenn es sich um ausgesprochene Grenzfälle handelt. So ist das Abwarten, zumal bei Kleinkindern mit kleinen Ventrikelseptumdefekten, also bei etwa 30% Shunt bis ins Schul- oder Adoleszenten-Alter durchaus angezeigt, da Spontanverschlüsse bekannt sind und eine Verschlechterung über viele Jahre hinaus ebenso wenig wie beim Vorhofseptumdefekt zu erwarten ist. Bei derartigen Fällen kommt es nie zur Ausbildung einer pulmonalen Hypertonie, die etwa einen Verschluß des vorliegenden Defektes unmöglich machen könnte. Regelmäßige Kontrollen, am besten in jährlichen Abständen, sind freilich erforderlich.

Eine altersmäßige Begrenzung nach oben gibt es kaum (s. Indikation im Alter). Eine absolute Kontraindikation hingegen, ganz gleich in welchem Alter, ist das Vorliegen einer fixierten pulmonalen Hypertonie.

Spezielle Indikationsstellung

Gruppe I. Angeborene Herzfehler ohne Shunt

Pulmonalstenose: Druckgradient von 40 mm Hg oder mehr.

Aortenstenose: ab 40 mm Hg Druckgradient.

Bei hochgradigen Stenosen, die eine Herzinsuffizienz zur Folge haben, muß die Operation bald, gegebenenfalls bereits in den ersten Lebensmonaten, erfolgen (s. Indikation im Säuglingsalter).

Mitralklappenfehler: Sie sind als isolierte Fehler selten. Da bei einer etwaigen Operation immer ein künstlicher Klappenersatz zur Frage steht, sollte mit einem Eingriff so lange wie möglich zugewartet werden. Er muß jedoch vor Auftreten eines fixierten pulmonalen Hochdrucks erfolgen, das bedeutet bei der angeborenen Mitralstenose die Frühoperation etwa schon im 2. oder 3. Lebensjahr.

Aortenisthmusstenose: Die absolute Operationsindikation ergibt sich hier aus der schlechten Prognose ohne Operation. Diese soll nach Möglichkeit zwischen dem 6. und 8. Lebensjahr erfolgen, da das operative Risiko im Kindesalter wesentlich geringer ist als beim Erwachsenen. Bei nicht rekompensierbarem Herzversagen im ersten Lebensjahr ist ein operativer Eingriff, der in der Resektion der Stenose mit End-zu-End-Anastomose besteht, schon zu diesem Zeitpunkt erforderlich.

Der Tod im Säuglingsalter ist in der Regel durch Herzversagen (wenig Kollateralen), im Erwachsenenalter durch einen apoplektischen Insult bedingt. Nur wenige Aortenisthmusträger überleben das 30. Lebensjahr.

Aortenbogenanomalien (Aortenringe, Arteria lusoria): Bei Auftreten von Symptomen (Stridor, Dysphagie) sofort, auch bereits im Säuglingsalter.

Gruppe II. Fehler mit Links-Rechts-Shunt

Vorhofseptumdefekte (Ostium-primum-, Ostium-secundum-, Sinus-venosus-Defekt) isoliert oder mit fehlmündenden Lungenvenen: Ab 30—40% Shunt bei gleichzeitigem Vorliegen einer Herzvergrößerung. Bis zum Eintritt des Schulalters, spätestens bis zur Pubertät.

Cor triatriatum: Wegen der Gefahr der Entwicklung des pulmonalen Hochdrucks sofort nach Diagnosestellung (absolute Indikation).

Ventrikelseptumdefekte: Ab 30% Shunt, sofern sich eine deutliche Herzvergrößerung zeigt, sonst abwarten.

Ductus Botalli: Grundsätzlich im frühen Kindesalter, da Spontanverschluß nicht zu erwarten und das Operationsrisiko sehr gering ist.

Aorto-pulmonales Fenster: Sofort nach Diagnosestellung, in der Regel ab 2.—3. Lebensjahr.

Truncus arteriosus: Im wesentlichen nur Typ I und II, evtl. noch III (nach J. Edwards) operabel. Voraussetzung für eine Korrektur ist das Fehlen eines fixierten Lungengefäßwiderstandes und das Vorhandensein eines Gefäß- und Klappentransplantates.

Aorto-venöse Fisteln: a) coronar, b) intrapulmonal. Nach Diagnosestellung Ligatur der Fistel.

Gruppe III. Fehler mit Rechts-Links-Shunt

Fallotsche Tetralogie (Ventrikelseptumdefekt, Pulmonalstenose, dextroponierte Aorta und Rechtshypertrophie): Operation bis zum Schulalter, am besten bei 15—18 kg Körpergewicht. Bei schwerer Symptomatik im Säuglings- oder Kleinkindesalter ist ein Palliativeingriff (Aa. subclavia-pulmonalis-Anastomose nach Blalock oder aorto-pulmonaler Shunt nach Waterston) angezeigt.

Vorhofseptumdefekt (offenes Foramen ovale) mit *Pulmonalstenose:* Je nach Ausmaß der Pulmonalstenose nach Diagnosestellung oder bis zum Schulalter. Eine Cyanose findet sich fast ausschließlich bei hochgradigen Pulmonalstenosen, abhängig vom enddiastolischen Druck des rechten Ventrikels.

Ebsteinsche Erkrankung (Mißbildung und Verlagerung der Tricuspidalklappe): Abwartend, Operation erst bei schwerer Symptomatik (Cyanose, Herzinsuffizienz), da immer eine künstliche Klappe erforderlich.

Fehlmündung der Hohlvenen in den linken Vorhof (sehr selten): Diagnose nur mit Herzkatheter über *obere und untere* Hohlvene zu stellen, da außer dem Vorhandensein der Cyanose keine Symptomatik besteht.

Gruppe IV. Fehler mit bilateralem Shunt

Transposition der großen Gefäße nur mit ASD, oder zusätzlichem kleinen VSD, d. h. ohne pulmonale Hypertonie: 2.—3. Lebensjahr, da mit zunehmendem Alter Lungengefäßveränderungen aufzutreten pflegen (s. Säuglingschirurgie).

Totale Lungenvenenfehlmündung: Nach Möglichkeit 2.—3. Lebensjahr (s. Säuglingschirurgie).

Gruppe V. Palliativ behandelbare angeborene Herzfehler nur mit Rechts-Links-Shunt

Tricuspidalatresie

Gemeinsamer Ventrikel mit Pulmonalstenose

Andere komplexe Mißbildungen, vor allen Dingen des Conus arteriosus mit korrigierter Transposition der großen Gefäße. Operativer Eingriff (Blalocksche Anastomose, oder aorto-pulmonaler Shunt, Brocksche Sprengung der Pulmonalklappe) bei entsprechender Symptomatik in jedem Lebensalter.

Gruppe VI. Inoperable Herzfehler

Alle mit einem *fixierten pulmonalen Hochdruck* einhergehenden ursprünglichen Links-Rechts-Shunt-Vitien, bei denen es bereits zu einer Shuntumkehr (von rechts nach links) gekommen ist: Eisenmenger Komplex. Inoperabel nicht wegen der Unmöglichkeit der Korrektur des Herzfehlers, sondern wegen des verengten Lungengefäßbettes (Pulmonalsklerose).

Primitivherzen mit gemeinsamem Ventrikel und evt. nur einer AV-Klappe. Vergesellschaftet oft mit Venenmißbildungen oder einer korrigierten Transposition der großen Gefäße.

Truncus arteriosus mit Versorgung der Lunge über Kollateralen oder mit fixierter pulmonaler Hypertonie.

Indikation zur Operation im Säuglingsalter

Eingriffe im Säuglingsalter sind grundsätzlich *Notoperationen* und werden nur dann durchgeführt, wenn die hämodynamischen Auswirkungen eines Herzfehlers nicht zu beherrschen sind. Bei *Vitien ohne Shunt* sind dies in erster Linie eine hochgradige Aorten- oder Pulmonalstenose, nicht selten auch eine Aortenisthmusstenose. Bei der valvulären Pulmonalstenose empfiehlt sich im Säuglingsalter als einfachster Eingriff die transventriculäre Sprengung der Pulmonalklappe nach Brock. Die Aortenklappe sollte nur unter Sicht gespalten werden, da eine stärkere Aorteninsuffizienz unbedingt vermieden werden muß. Ein offenes Vorgehen in Oberflächenunterkühlung ist hier die Methode der Wahl. Die Aortenisthmusstenose kann durch Resektion und End-zu-End-Anastomose beseitigt werden.

Die Indikation zu Eingriffen bei *Links-Rechts-Shunt-Vitien* ergibt sich besonders beim großen Ventrikelseptumdefekt oder Ductus Botalli. Hier ist die Ligatur oder Durchtrennung des Ductus angezeigt. Zur Minderung der hämodynamischen Auswirkungen eines großen Ventrikelseptumdefektes kommt die Einengung der Lungenschlagader mit Hilfe eines Teflonbändchens, neuerdings auch der primäre Verschluß des Ventrikelseptumdefektes in tiefer Hypothermie in Frage.

Schließlich können Operationen im Säuglingsalter auch bei *Blausuchtvitien* erforderlich werden, d. h. bei der Fallotschen Tetralogie das Anlegen eines aorto-pulmonalen Shunts (Blalock bzw. Waterston) oder bei der Transposition der großen Gefäße die Schaffung eines großen Vorhofseptumdefektes zur besseren Durchmischung des Blutes (Blalock — Hanlon). Die Totalkorrektur dieses Fehlers ist zwar mit Hilfe der tiefen Hypothermie (Unterkühlung bis auf 20° Oesophagustemperatur) möglich, jedoch wahrscheinlich risikoreicher als das zweizeitige Vorgehen. Die Indikation zur Korrektur einer totalen Lungenvenenfehlmündung ergibt sich relativ häufig bereits im Säuglingsalter, da dieser Fehler schnell zu einer Dekompensation oder zum Auftreten eines pulmonalen Hochdrucks führt. Insgesamt gesehen ergibt sich heute relativ häufig die Notwendigkeit, bereits im Säuglingsalter herzchirurgische Eingriffe durchführen zu müssen. Unverkennbar ist auch eine Tendenz, bereits in diesem frühen Alter korrigierende Eingriffe mit Hilfe der tiefen Hypothermie durchzuführen. Spätergebnisse der in tiefer Hypothermie und Kreislaufstillstand operierten Fälle sind jedoch noch abzuwarten.

Operationen im fortgeschrittenen Alter

Nur in Ausnahmefällen wird die Indikation zur Operation eines angeborenen Herzfehlers noch nach dem 50. Lebensjahr zu stellen sein. In der Todesursachen-Statistik der BRD findet sich nach dem 4. Dezennium kaum noch die Diagnose „angeborener Herzfehler", einfach deswegen, weil Kranke mit hämodynamisch wirksamen angeborenen Fehlern bereits verstorben sind. Nur vereinzelt kommen Kranke im Alter von 60 Jahren oder mehr mit einfachen angeborenen Defekten, in erster Linie mit einem Ostiumsecundum-Defekt, zur Operation. Die *Indikation* zur Durchführung dieser Eingriffe auch im fortgeschrittenen Alter muß auf Grund folgender Symptome gestellt werden: Rasch abnehmende Leistungsfähigkeit, Herzvergrößerung, Arrythmien und beginnende kardiale Kachexie.

Eine *Gegenindikation* ist lediglich das Vorliegen eines fixierten pulmonalen Hochdrucks. Eigene begrenzte Erfahrungen zeigen, daß Kranke auch nach dem 60. Lebensjahr nicht nur einen größeren herzchirurgischen Eingriff gut überstehen, sondern daß sie nach Beseitigung des angeborenen Fehlers auch gut gebessert sind.

Literatur

1. Blalock, A.: Surgical procedures employed and anatomical variations encountered in the treatment of congenital pulmonic stenosis. Surg. etc. **87**, 385 (1948).
2. Blalock, A., Hanlon, C. R.: Interatrial septal defect. Its experimental production under direct vision without interruption of the circulation. Surg. etc. **87**, 183 (1948).
3. Brock, R. C.: Pulmonary valvotomy for the relief of congenital pulmonary stenosis. Report of three cases. Brit. Med. J. **1948**, 1121.
4. Edwards, J. E., Carey, L. S., Nenfield, H. N., Lester, R. G.: Congenital heart disease. Philadelphia, London: W. B. Dainders 1965.
5. Gibbon, I. H.: Application of a mechanical heart and lung apparatus to cardiac surgery. Minn. Med. **37**, 171 (1954).
6. Waterston, D. J.: Treatment of Fallot' Tetralogy in children under one year of age. Rozhl. Chir. **41**, 181 (1962).

Eingriffe an der Mitralklappe

H. G. Borst und H. Dalichau

Fortschritte in der Chirurgie der Mitralleiden, wie sie besonders in den letzten zehn Jahren erzielt worden sind, rechtfertigen eine Neuformulierung der Indikationsstellung. Dabei wird zunächst zu klären sein, welche Schweregrade eines Mitralleidens für einen operativen Eingriff überhaupt in Frage kommen und welche Risikofaktoren in Abhängigkeit vom klinischen Status des Kranken und der erforderlichen operativen Maßnahme die Indikation beeinflussen müssen. Diese Gesichtspunkte sind in den beiden folgenden Abschnitten über allgemeine und spezielle Indikation bei Eingriffen an der Mitralis erläutert.

Allgemeine Indikation

Die Indikation zum operativen Mitraleingriff ergibt sich im ersten Ansatz aus dem klinischen Schweregrad des Leidens nach der Klassifikation der New York Heart-Association. Dabei ist derjenige klinische Status maßgeblich, der nach internistischer Therapie vorliegt. Unter dieser Definition sind Mitraloperationen bei Kranken mit Schweregraden I und I—II kontraindiziert, wogegen die Operationsanzeige bei isolierten Mitralleiden der klinischen Schweregrade III und IV — mit sehr wenigen Ausnahmen — gegeben ist.

Indikatorische Probleme bieten Kranke der klinischen Schweregrade II und II—III mit ihrer verhältnismäßig günstigen, d. h. mehrjährigen Lebenserwartung [7] sowie Patienten im terminalen Stadium des Schweregrades IV.

Was die Operation von Mitralleiden leichterer Schweregrade anbetrifft, so wird man sich ausschließlich von dem Gesichtspunkt leiten lassen müssen, daß die Mitralchirurgie stets palliativen Charakter trägt und daher nur dann gerechtfertigt ist, wenn bei einem Patienten bestimmte risikosteigernde Faktoren vorhanden sind und durch die Operation ausgeschaltet oder vermindert werden können. An vorderster Stelle solcher Gefährdungsmomente steht die arterielle Embolie, die unabhängig vom vorliegenden Schweregrad stets die Indikation zum Mitraleingriff liefert. Weitere prognostisch ungünstige Faktoren sind beträchtliche Grade der pulmonalen Hypertonie, besonders, wenn ein Fortschreiten der Lungengefäßveränderungen nachgewiesen werden kann, schwer beeinflußbare Arrhythmien und das Auftreten von Lungenblutungen.

Als zweite Forderung muß die durch Operation und ihre Folgen bedingte Letalität unter der spontanen Absterberate solcher Kranken liegen, was sich praktisch nur mit klappenkonservierenden Maßnahmen erreichen läßt. Ein Klappenersatz sollte daher in dieser Gruppe von Patienten nach Möglichkeit vermieden werden. Fortschritte der angiographischen Diagnostik an der Mitralklappe lassen eine weitestgehende Differenzierung des bei der Operation zu erwartenden Klappenbefundes zu [1].

Naturgemäß sind Mitraleingriffe bei Kranken des klinischen Schweregrades IV mit der höchsten Operationsletalität behaftet, ob man klappenkonservierende oder ersetzende Operationen durchführt. Zum Unterschied zur vorerwähnten Gruppe diktiert aber der schlechte Status der Patienten und der meist ebenso katastrophale Zustand der Herzklappen nicht nur die Indikation, sondern auch die Wahl des vergleichsweise gefährlichsten Verfahrens, nämlich den Klappenersatz. Wesentliche, zur postoperativen Letalität beitragende Faktoren sind massive Kardiomegalie, Vorhofflimmern, präoperativ eingeschränktes HZV, pulmonale Hypertonie über 50 mm Hg und höhere Grade der Aorteninsuffizienz [6].

Diese bei vielen Kranken meist in Kombination miteinander vorhandenen Gefährdungsmomente schließen einen operativen Eingriff natürlich nicht aus. Vielmehr stellt sich bei der Mehrzahl dieser Kranken mit ihrer überaus ungünstigen Spontanprognose immer wieder die Frage nach der Inoperabilität, die in der Folge, soweit heute möglich, beantwortet werden soll.

Schwerwiegende Gründe gegen einen Mitraleingriff sind die folgenden:

Unbeeinflußbares Herzversagen, wobei Nichtbehandelbarkeit durch einen 3—4wöchigen Versuch intensiver kardiologischer Therapie nachgewiesen sein muß.

Hochgradige pulmonale Hypertonie mit excessiver Einengung der peripheren Lungenstrombahn.

In unserer Erfahrung ist dabei der absolute Wert des Lungengefäßwiderstandes weniger entscheidend als Thorax-Röntgenbild und insbesondere eine höhergradige arterielle Untersättigung.

Dialysepflichtige Niereninsuffizienz. Neuere Erfahrungen sprechen allerdings dafür, daß auch solche Kranke unter entsprechender Betreuung einem offenen Herzeingriff unterzogen werden können [9].

Septische Komplikationen. Eine floride Endokarditis sollte unter allen Umständen präoperativ saniert bzw. zumindest in ein subakutes Stadium übergeführt werden. Lokalisierte Infektionsherde an Haut, Nasen-Rachenring, Nieren und anderen Organen müssen präoperativ ausgeschaltet sein.

Floride Hepatitis, Lebercirrhose als solche, auch bei therapieresistentem Ikterus, halten wir nicht für eine Kontraindikation.

Excessive Fettsucht kann die Operationsindikation in Frage stellen.

Zweifellos entscheidet bei der Mehrzahl terminaler Patienten der Zustand des Myokard in hohem Maße über den Ausgang der Operation, wobei gerade dieser Faktor präoperativ nicht hinlänglich erfaßt werden kann. Aus diesem Grunde fällt es schwer, totkranken Patienten die Operation vorzuenthalten. In unserer eigenen Erfahrung haben wir überhaupt nur zwei von 337 Patienten mit Mitral- oder die Mitralklappe einbeziehenden Mehrklappenleiden von der Indikation ausgeschlossen und zwar wegen Systemdruck in der A. pulmonalis bei arterieller Sättigung unter 80%. Bei drei Patienten zwang eine excessive Fettsucht zu einem temporären Aufschub der Operation.

Die von uns bei einem verhältnismäßig kleinen, aber für den heutigen Stand der Operationsmöglichkeiten typischen Krankengut erzielten Ergebnisse sind in Tabelle 1 und 2 dargestellt. Klappenkonservierende Mitraleingriffe, wie sie bei einem ausgewählten Krankengut überwiegend geringeren Schweregrades durchgeführt werden, besitzen eine niedrige Gesamtletalität. Demgegenüber liegt die Hospitalletalität des Klappenersatzes bei 16%, wobei primär kardiale Todesursachen führen. Alle Verstorbenen dieser Gruppe gehörten den Schweregraden II—IV bzw. IV an, was die Problematik der präoperativen Erfassung kardialer Gefährdungsfaktoren und damit der Indikation überhaupt verdeutlicht. Die restlichen Frühtodesfälle standen mit dem Einsatz der extrakorporalen Zirkulation und der Kunstklappenimplantation als solche in Zusammenhang und gehen daher im wesentlichen zu Lasten der nach wie vor mit gewissen Risiken behafteten Technik. Auffallend gering war die Spätletalität sowohl nach klappenkonservierenden Operationen als auch nach radikalen Eingriffen.

Spezielle Indikationen

Die Indikation zum Mitraleingriff im Hinblick auf Operationsrisiko und postoperative Morbidität und Letalität ist in hohem Maße eine Frage des Klappenbefundes und des hierdurch determinierten Therapieweges.

Im folgenden seien daher die Möglichkeiten derzeitiger Mitralchirurgie unter dem Gesichtspunkt des geringsten Operationsrisikos und der zu erwartenden Spätergebnisse dargestellt.

Mitralstenose

Die Mitralstenose war bis vor wenigen Jahren die Domäne klappenkonservierender, geschlossener Herzoperationen in Form der digitalen oder instrumentellen Dilatation. Neuerdings mehren sich die Befürworter eines grundsätzlich offenen Vorgehens bei dieser Erkrankung, wobei bessere Korrekturmöglichkeiten unter Sicht des Auges und verhältnismäßig geringe Operationsletalität ins Feld geführt worden sind [3, 14].

Wir bevorzugen eine flexiblere Indikationsstellung in Abhängigkeit vom präoperativen und im Zweifelsfall vom intraoperativen Befund [2]. Die eigene Erfahrung zeigt, daß eine adäquate durch offene Verfahren nicht zu überbietende Commissurotomie bei etwa 50% der Fälle durch intrumentelle Dilatation erreicht werden kann. Hierfür geeignete Patienten lassen sich mit den heutigen diagnostischen Methoden weitestgehend präoperativ erfassen. Tabelle 3 zeigt die in Hannover erzielten Ergebnisse bei Mitralstenose. Etwa die Hälfte der Kranken wurde mit der Herz-Lungenmaschine operiert. Nur zwei Kranke kamen innerhalb von 5 Jahren zur Reoperation wegen traumatischer Mitralinsuffizienz. Wir sehen daher keinen Grund, diese Art der Selektion zu verlassen, um so mehr, als der Wechsel von geschlossener zur offenen Operation nur einen Früh-Todesfall verursacht hat und die Vermeidung unnötiger offener Herzoperationen die Abwicklung eines gedrängten Operationsprogramms erleichtert.

Als zwingende *Gründe für ein offenes Vorgehen* bei Mitralstenose erachten wir die mangelnde Schwingungsfähigkeit des aortalen Segels mehr als triviale Mitralinsuffizienz sowie Verkalkungen der Kommissuren oder des aortalen Segels. Demgegenüber können auf das murale Segel beschränkte Verkalkungen häufig vernachlässigt werden.

Tabelle 1. Ergebnisse operativer Eingriffe an der Mitralklappe (Medizinische Hochschule Hannover)

	Anzahl der Patienten	Frühletalität	Spätletalität
Mitralkommissurotomie (geschlossen und offen)	97	3 (3%)	0
Mitralrekonstruktion	9	1	0
Mitralklappenersatz[a]	165	27 (16%)	9 (5%)

[a] Mehrklappeneingriffe nicht eingeschlossen.

Tabelle 2. Todesursachen nach Mitralklappenersatz

	Frühletalität	Spätletalität
Primär kardial	17	5
Technische (einschl. Blutung)	10	—
Embolie	—	2
Antikoagulantienblutung	—	2
	27	9

Tabelle 3. Operationsergebnisse bei reiner Mitralstenose

	Anzahl der Patienten	Gesamttodesfälle (Früh- und Spätletalität)
Mitralcommissurotomie:		
offen	6	0
geschlossen	91	3
Mitralklappenersatz[a]		
primär offen	31	8[b]
nach Kommissurotomieversuch (in einer Sitzung)	12	2
nach Kommissurotomie (Reoperation)	31	6[b]

[a] Mehrklappeneingriffe nicht eingeschlossen.
[b] Alle Patienten im klinischen Schweregrad III—IV und IV.

Alte Thromben im Vorhof stehen einem geschlossenen Vorgehen nicht im Wege, da diese praktisch immer gefahrlos umgangen werden können [2]. Bei Verdacht auf Vorliegen frischer Thromben ist eine mindestens 4wöchige präoperative Anticoagulantien-Therapie erforderlich.

Mitralinsuffizienz

Die isolierte Insuffizienz bei Mitralring-Dilatation, wie sie in den Anfängen der Chirurgie erworbener Herzleiden häufig zur Beobachtung kam, stellt die Domäne der operativen *Klappenraffung* dar. Die in großen Patientenkollektiven aufgezeigten Gesamtresultate waren durchwegs besser, als die Ergebnisse der im gleichen Zeitraum erzielten *Klappenersatz-Operationen,* wenn auch die Rezidivneigung nach Raffung Spätmorbidität und Mortalität bedingten [8, 9].

Wir halten dieses Verfahren auch heute noch bei den selten vorkommenden klassischen Fällen der Stenose- und kalkfreien, ausschließlich durch Ringdilatation bedingten Mitralinsuffizienz für die Methode der Wahl. Andere klappenkonservierende Verfahren sind von einigen Autoren vor allem bei nichtrheumatischer Mitralinsuffizienz mit Erfolg verwandt worden [4, 11].

An dieser Stelle bedarf die Mitralinsuffizienz durch Papillarmuskeldysfunktion oder -ruptur nach Herzinfarkt der Erwähnung, die zunehmend in das chirurgische Blickfeld gerät. Die Indikation zur Operation sollte hier nur bei massiver Symptomatik gestellt werden, da erfahrungsgemäß eine beträchtliche Rückbildungstendenz nach Retonisierung temporär dyskinetischer Papillarmuskeln besteht.

Kombinierte Mitralleiden

Den Hauptanteil aller zur Operation anstehenden Mitralleiden bilden die kombinierten Vitien. Diese wurden in der Vergangenheit fast ausnahmslos einem *Klappenersatz* zugeführt, der aber in den ersten großen Patientenkollektiven mit einer besorgniserregenden Letalität von etwa 25% und einer Spätletalität der gleichen Größenordnung behaftet war [13]. Unter dem Eindruck dieser Resultate haben sich die Befürworter der *konservierenden Operationsverfahren* gemehrt, so daß von einigen Zentren heute ein beträchtlicher Anteil aller kombinierter Mitralvitien auf diese Weise operiert werden [11].

In Betracht kommen dabei die offene Commissurotomie, die gezielte Ringraffung und Maßnahmen zur Behebung von Chordae-Abrissen oft in Kombination miteinander. Die hierbei erzielten Gesamtergebnisse sind günstiger als die der im gleichen Zeitraum durchgeführten Klappenersatzeingriffe. Vergleichbare Zahlen über Spätergebnisse klappenkonservierender Eingriffe und des Klappenersatzes unter gegenwärtigen Bedingungen liegen aber nicht vor. Beide Therapiewege müssen daher bei kombinierten Vitien z.Zt. noch als echte Alternativen angesehen werden, soweit der Lokalbefund diese überhaupt bietet. Wir haben vor allem im Hinblick auf die auffallend geringe Spätmorbidität und -letalität des Mitralersatzes mit Starr-Edwards-Diskusprothesen Modell 6520, die wir seit ihrer Bereitstellung ausschließlich verwenden, von klappenkonservierenden Methoden bei kombinierten Leiden weitgehend abgesehen.

Mehrklappeneingriffe

Die Indikation zu multivalvulären, die Mitralis mit einbeziehenden Operationen, entspricht der des isolierten Mitralleidens, wobei allerdings die leichteren Schweregrade im Hinblick auf das wesentlich höhere Risiko von Mehrklappenoperationen auszuklammern wären. Die Operationsletalität von Mehrklappenoperationen ist in unserem Krankengut um 50%, in manchen Kollektiven sogar um 100% höher als die des isolierten offenen Mitraleingriffes. Eine begleitende Aorteninsuffizienz bei Mitralklappenleiden halten wir — vielleicht etwas schematisch — dann für therapiebedürftig, wenn der intraoperative Aortenrückstrom 1000 ml/min übersteigt. Liegt eine Aortenstenose auch nur geringeren Grades vor, so ersetzen wir fast immer die Klappe im Hinblick auf die Abflußbehinderung einer linken Kammer, die nach gelungener Mitraloperation ein höheres HZV zu fördern und damit einen größeren Druckgradienten zu überwinden hat.

Das Problem der *gleichzeitigen Korrektur eines Tricuspidalleidens* bei bestehendem Mitralvitium ist immer noch ungelöst. Klappenwiederherstellende Eingriffe bei relativer Insuffizienz verfehlen oft ihr Ziel und werden daher von uns nur selten und auch nur bei massivem Rückstrom durchgeführt. Demgegenüber läßt sich ein Klappenersatz bei organischem Tricuspidalvitium kaum vermeiden.

Mitraleingriffe bei Schwangerschaft

Eine spezielle Indikation zum operativen Eingriff stellt das Mitralvitium bei Schwangerschaft dar. Die Operationsindikation ist stets gegeben, wenn die Patientin während der Schwangerschaft in zunehmende cardiale Dekompensation gerät und diese trotz Hospitalisation vor dem Zeitpunkt maximaler Kreislaufbelastung durch den Fetus (20.—25. Woche) nicht behoben werden kann. Über erfolgreiche

Mitralstenosensprengungen, aber auch offene Korrekturen in diesem kritischen Zeitabschnitt ist berichtet worden [5].

Angeborene Mitralfehler

Angeborene Mitralstenose, Mitralinsuffizienz und kombinierte Vitien sind, abgesehen von den mit AV-Kanal verknüpften Formen, selten. Die in den meisten Fällen hochgradige Deformierung der Klappe führt zu schwerstem Herzversagen und zu einer raschen Zunahme des Lungengefäßwiderstandes, die ein Überleben ohne Operation ausschließen und häufig einen Eingriff unter Notfall-Indikation bereits im Säuglingsalter erzwingen. Nur in wenigen Fällen führen klappenkonservierende Maßnahmen, vor allem die Commissurotomie, zum Erfolg. Ein Klappenersatz, wie er verschiedentlich durchgeführt worden ist, wirft das ungelöste Problem der Wachstumsbehinderung des Mitralringes auf [12].

Literatur

1. Bernhard, A., Schaefer, J., Niedermeyer, W., Schwarzkopf, H.J., Krug, A., Nordmann, K.J., Sedlmeyer, I., Fischer, K., Thiede, A.: Indikation zur geschlossenen und offenen Korrektur der Mitralklappenstenose. Thoraxchirurgie **19**, 205 (1971).
2. Borst, H.G.: Diskussionsbeitrag zu Rodewald, G.: Mitralstenose- Intraoperative Indikationsfehler. Langenbecks Arch. Chir. **327**, 713 (1970).
3. Gall, F., Leutschaft, R., Bachmann, K.: Die offene Kommissurotomie der Mitralstenose an der Herz-Lungenmaschine. Thoraxchirurgie **17**, 563—565 (1969).
4. Gerbode, F., Kerth, W.J., Puryear, G.H.: The surgery of non-rheumatic acquired insuffiency of the mitral valve. Progr. cardiovasc. Dis. **11**, 173 (1968).
5. Kozam, R.L., Conklin, E.F., Gianelli, S., jr., Serey, P., Chu, D.: Open-heart surgery for mitral stenosis during pregnancy. J. thorac cardiovasc. Surg. **53**, 587 (1967).
6. Litwak, R.S., Silvay, I., Gadboys, H.L., Lukban, S.: Katamnestische Untersuchungen zur Operationsgefährdung bei Mitralklappenersatz. Langenbecks Arch. Chir. **322**, 698 (1968).
7. Loogen, F.: Indikation zum Herzklappenersatz. Verh. dtsch. Ges. Kreisl.-Forsch. **36**, 1 (1970).
8. Manhas, D.R., Rittenhouse, E.A., Hessel II, E.A., Merendino, K.A.: Reconstructive surgery for the treatment of mitral incompetence. Early and late results in 91 patients. J. thorac. cardiovasc. Surg. **62**, 781 (1971).
9. Manhas, D.R., Merendino, K.A.: The management of cardiac surgery in patients with chronic renal failure. A report of three cases. J. thorac. cardiovasc. Surg. **63**, 235 (1972).
10. Meisner, H., Struck, E., Sebening, F., Rudolph, W., Borst, H.G., Klinner, W., Zenker, R.: Ergebnisse nach Operationen schwerer Mitralklappenfehler am offenen Herzen. Bericht über 134 Patienten. Münch. med. Wschr. **109**, 1722 (1967).
11. Messmer, B.J., Gattiker, K., Rothlin, M., Senning, A.: Die Rekonstruktion der Mitralklappe: Indikation und Ergebnisse bei 100 Patienten. Langenbecks Arch. Chir. Suppl. Chir. Forum **1972**, 349.
12. Pappas, G.F.L., Sarche, M.A., Blount, S.G., jr.: Congenital mitral stenosis treated by aortic homegraft valve replacement. A case report. J. thorac. cardiovasc. Surg. **62**, 51 (1971).
13. Rees, I.R., Holswade, G.R., Lillehei, C.W.: Patient status five or more years after mitral valve replacement. Ann. thorac. Surg. **14**, 30 (1972).
14. Rodewald, G., Mostler, B., Kalmar, P., Gadermann, E., Harms, H., Hauch, H.J.: Mitralstenose — Intraoperative Indikationsfehler. Langenbecks Arch. Chir. **327**, 685 (1970).

Aortenklappenfehler

F. SEBENING und P. SCHMIDT-HABELMANN

Die Aortenklappe ist als Ausflußventil der linken Herzkammer von entscheidender hämodynamischer Bedeutung. Schon geringe Funktionsstörungen durch Stenose oder Insuffizienz haben erhebliche Auswirkungen auf das linksventriculäre Myokard.

Obwohl der Ventrikel lange die veränderten Fluß- und Druckbelastungen kompensiert, ist die Myokardleistung von der begrenzten Anpassungsfähigkeit der Coronarzirkulation abhängig. Die Adaptation des Ventrikels an die Mehrarbeit erlaubt, daß Patienten mit Aortenklappenfehlern viele Jahre beschwerdefrei bleiben. Treten jedoch klinische Symptome auf, wird die Prognose äußerst ernst.

90% aller unoperierten Kranken sterben innerhalb von 3 Jahren, nachdem es erstmals zu einem synkopalen Anfall und/oder Angina pectoris gekommen war [10]. Nur 10% der Patienten, die in ein Herz-Kreislauf-Versagen geraten, überleben bei alleiniger intern-medizinischer Behandlung 1—2 Jahre. 15% der Patienten mit Aortenklappenstenosen sterben aus völligem Wohlbefinden heraus [10].

Aortenklappenfehler sind irreversible mechanische Störungen, deshalb ist ihre Behandlung eine chirurgische. Die Indikation hierfür muß das Ausmaß der hämodynamischen Veränderungen durch Art und Schwere des Klappenfehlers, die dadurch gegebene Prognose und das Risiko der bis jetzt entwickelten Operationsverfahren abwägen.

Aus den erwähnten statistischen Angaben ergibt sich eine *absolute Operationsindikation* bei allen Patienten, die bereits einmal in ein kongestives Herzversagen geraten waren. Die *Indikation für alle anderen Kranken* kann endgültig erst nach eingehender kardiologischer Untersuchung gestellt werden.

Der Auskultationsbefund wird den ersten Anhalt für ein Aortenklappenvitium geben. Ein Pulsus celer et altus weist auf eine schwere Aortenklappeninsuffizienz hin.

Im EKG finden sich Linkshypertrophiezeichen, aber auch bei schweren Klappenveränderungen werden Normalbefunde registriert [7].

Röntgenologisch stellt sich eine linksventrikuläre Hypertrophie, bei Klappenstenosen zusätzlich eine poststenotische Dilatation der Aorta ascendens (beim Marfan-Syndrom eine aneurysmatische Erweiterung) dar. Durch Zielaufnahmen lassen sich Klappenverkalkungen nachweisen. Der Schweregrad des Aortenklappenvitiums korreliert jedoch nicht immer mit den Röntgenbefunden [7].

Der *Herzkatheter* gibt Aufschluß über die Art der intrakardialen Funktionsstörung. Der erhöhte enddiastolische Druck im linken Ventrikel und eine Drucksteigerung im kleinen Kreislauf sind Ausdruck des Myokardversagens. Für die Bewertung von Klappenstenosen ist der Druckgradient zwischen linkem Ventrikel und Aorta ascendens ausschlaggebend. Entsprechend dieser Druckdifferenz werden Stenosen eingeteilt in:

leichte (bis 40 mm Hg),
mittelschwere (40—80 mm Hg),
schwere (über 80 mm Hg).

Die während der Herzkatheterisierung durchgeführte *Angiokardiographie* lokalisiert die Stenose, die bei erworbenen Fehlern immer valvulär ist. Bei angeborenen Klappenvitien werden drei Formen unterschieden (Abb. 1): supravalvuläre, valvuläre und subvalvuläre Stenosen.

Die Röntgenkontrastmitteldarstellung läßt besonders im Kineangiogramm Störungen des Klappenspieles erkennen und im Ventrikulogramm die Beurteilung der Myokardfunktion (gleichmäßige Kontraktion, ausreichende systolische Entleerung) zu.

Bei der Aortenklappeninsuffizienz gilt die Blutdruckamplitude als Maß für die Schwere des Fehlers [8]:

Leichte Formen: Amplitude normal,
Mittlere Formen: Amplitude im Mittel auf 75 mm Hg erhöht (geringe Abnahme des diastolischen Drucks),

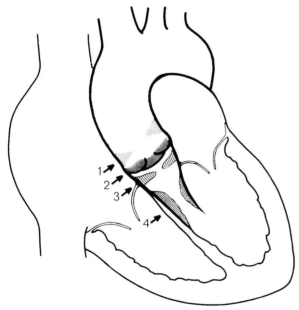

Abb. 1. Formen der Aortenstenose: *1* supravalvuläre, *2* valvuläre, *3* membranös, subvalvulär, *4* idiopathisch, hypertrophisch, subvalvulär (IHSS)

Schwere Formen: Erhöhung der Amplitude auf durchschnittlich 110 mm Hg.

Angiokardiographisch wird der Rückstrom von Kontrastmittel durch die schlußunfähige Klappe in den linken Ventrikel dargestellt. Sein Ausmaß bestimmt den Schweregrad der Klappeninsuffizienz.

Bei älteren Patienten sollten auch die Coronararterien selektiv dargestellt werden. Coronararterienstenosen beeinflussen Prognose und Indikation zum Klappenersatz. Gelegentlich wird ein zusätzlicher operativer Eingriff an den Coronararterien erforderlich.

Operationstechnik

Commissurotomie: Die offene Commissurotomie wird mit Hilfe der extracorporalen Zirkulation vorgenommen, lediglich im Säuglingsalter unter tiefer Hypothermie. Bei abgeklemmter Aorta ascendens wird diese oberhalb der Klappe schräg eröffnet. Die zur Klappenstenose verlöteten Commissuren werden mit dem Skalpell bis zum Klappenring incidiert. Bei der kongenitalen Stenose muß man die Commissurotomie sorgfältig begrenzen, um keine Schlußunfähigkeit zu verursachen. Geringe umschriebene Verkalkungen können entfernt werden. Entsprechend der vorgefundenen Gegebenheiten müssen Reststenosen akzeptiert werden. Ist der Klappenring eng angelegt, kann auch nach völligem Eröffnen der Commissuren der Druckgradient nicht gänzlich beseitigt werden.

Das Risiko dieser verhältnismäßig einfachen Methode ist gering. Im eigenen Krankengut von 102 wegen kongenitaler valvulärer Aortenstenose operierten Kranken starben 6 Patienten. Führt die Commissurotomie nicht zu einem befriedigenden Ergebnis, finden sich ausgedehnte Verkalkungen, besteht eine Insuffizienz oder ein kombiniertes Vitium, muß die Klappe nach Resektion der erkrankten Segel ersetzt werden.

Zur Zeit erlaubt kein Kunststoff die Nachbildung der natürlichen Aortensegel, noch ist eine der bisher hierfür zur Verfügung stehenden *Prothesen* auf die Dauer der gesunden Klappe ebenbürtig.

Kunstklappen sind, wie in der Technik verwendet, Kugel- oder Scheibenventile und aus Kunststoff (Teflon) und Metall gefertigt. Trotz häufiger Materialverbesserungen, technischer Verfeinerungen, Dauermedikation mit Antikoagulantien und Antibiotica kommt es bei 9% der Patienten postoperativ zu prothesenbedingten tödlichen Komplikationen wegen Embolien, Infektionen und Materialschäden. Die Frühletalität beträgt 15,8%, die Spätletalität bis zu 4 Jahren postoperativ 10,6% [4, 9].

Die *Transplantation* von an Leichen entnommenen *Herzklappen* vermeidet Thrombembolien. Schwierigkeiten jedoch entstehen bei der Beschaffung solcher Klappen, bei ihrer Konservierung und der operativen Technik. So drohen Schrumpfung, Verkalkung der Klappensegel und primäre Insuffizienzen [13]. Die Gesamtresultate sind nicht besser als bei Patienten, denen Kunststoffklappen implantiert wurden. Einige Autoren jedoch berichten über gute

Resultate, so gibt Wallace eine Gesamtletalität von 18% einschließlich der Reoperationen an [14].

Auch Prothesen aus autologem Material wie Pulmonalarterienklappen [11], Perikard [6] und Fascia lata [12] erzielen bisher keine besseren Ergebnisse [12]. Die Transplantation der autologen Pulmonalklappe in die Aorta [11] ergab ähnliche Resultate.

Bei der Übertragung von Tierklappen konnten aus immunologischen Gründen nur in begrenzter Anzahl längerwährende Erfolge erzielt werden [3, 5].

Bei den nur in 0,4% eines kardiologischen Krankengutes [2] vorkommenden *supravalvulären Aortenstenosen* wird die sanduhrförmige Einengung der Aorta ascendens längs incidiert und durch die Implantation eines wetzsteinförmigen Kunststoffflickens (Dacron, Teflon) plastisch erweitert. Auf diese Weise wurden von uns 11 Kinder erfolgreich operiert.

Subvalvuläre Aortenstenosen wurden in größeren Kollektiven angeborener Herzfehler bei 0,9% [8] bzw. 1,2% [1] diagnostiziert, in unserem operativen Krankengut bei 39 Patienten. Sie werden durch direkt unterhalb der Klappe gelegene ringförmige Bindegewebsleisten gebildet oder bei der idiopathischen, hypertrophischen subaortalen Stenose (IHSS) durch hypertrophierte Muskulatur im Bereich der Ausstrombahn des linken Ventrikels. Ringleisten lassen sich incidieren und excidieren, bei der IHSS läßt sich nur die umschriebene, wulstförmige Form chirurgisch angehen, nicht aber die meist generalisierte linksventrikuläre Hypertrophie. Von unseren 39 Kranken mit isolierter subvalvulärer Aortenstenose verstarben 4 postoperativ.

6% aller angeborener Herzfehler sind Aortenstenosen, 70% davon *valvulär* [15].

Bereits im Säuglingsalter kommt es zu Herzinsuffizienz, wenn eine zusätzliche Endokardfibrose besteht. Unoperiert sterben diese Säuglinge innerhalb des ersten Lebensjahres. Dagegen sind 70% der Kinder zwischen dem 2. und 10.Lebensjahr asymptomatisch [7].

Fast immer ist bei kongenitalen valvulären Stenosen eine Commissurotomie erfolgreich. Die Indikation hierzu ist bei allen Patienten mit einem Druckgradienten über 40 mm Hg gegeben. Da auch angeborene Aortenklappenstenosen verkalken, sollte die Commissurotomie zwischen dem 8. und 14. Lebensjahr ausgeführt werden.

Eine angeborene isolierte Klappeninsuffizienz ist außerordentlich selten. Sie kommt praktisch nur in Kombination mit einem Ventrikelseptumdefekt vor. Dabei prolabiert das rechte Aortensegel durch den Defekt in den rechten Ventrikel, wodurch eine progrediente Schlußunfähigkeit der Klappe verursacht wird. Während des frühzeitig vorzunehmenden Defektverschlusses kann eine Klappenplastik versucht werden, oft wird jedoch gleichzeitig oder später ein Klappenersatz erforderlich. Im eigenen Krankengut war dies bei 8 von 26 Operierten notwendig.

Die Operation von *erworbenen,* hauptsächlich rheumatisch oder bakteriell endokarditisch bedingten und sekundär verkalkten, angeborenen Aortenklappenfehlern führt fast immer zum Klappenersatz mit dem oben geschilderten Risiko.

Bei den schweren Aortenklappenfehlern fällt der Entschluß zum Klappenersatz wegen der sonst erheblich verkürzten Lebenserwartung leicht. Für die mittelschweren Formen ist die Indikationsstellung vergleichsweise schwierig. Leistungsfähigkeit des Patienten und Progredienz des klinischen Bildes bei röntgenologisch zunehmender Herzvergrößerung, Fortschreiten der Hypertrophie und Schädigungszeichen im EKG bestimmen den Zeitpunkt der Operation. Die Indikation zum Aortenklappenersatz muß sich außerdem an dem jeweiligen Stand der Operationsverfahren orientieren. Dementsprechend wird sich die Operationsindikation auch bei der Gruppe der mittelschweren Formen zu einem früheren und damit aussichtsreicheren Zeitpunkt der Erkrankung stellen lassen, sobald die Komplikationsrate durch bessere Klappenprothesen gesenkt werden kann.

Literatur

1. Abbott, M.E.: Atlas of congenital heart disease. New York: Amer. Heart Ass. 1936.
2. Beuren, A.J.: Fehlbildungen der Aorta und des Ausflußtraktes des linken Ventrikels. Aortenstenosen. In: Handbuch der Kinderheilkunde, Bd. VII. Berlin-Heidelberg-New York: Springer 1966.
3. Binet, J.P., Carpentier, A., Langlois, J.: Clinical use of heterografts for replacement of the aortic valve. J. thorac. cardiovasc. Surg. **55**, 238 (1968).
4. Brewer III., L.A.: Statistical survey of 3,620 cases of heart valve replacement. In Brewer III., L.A.: Prosthetic heart valves. Springfield/Ill.: C.C. Thomas 1969.
5. Carpentier, A., Dubost, C.: From xenograft to bioprosthesis: evolution of concepts and techniques of valvular xenografts. In: Ionescu, M.I., Ross, D.N., Wooler, G.H.: Biological tissue in heart valve replacement. London: Butterworth 1972.
6. Cleland, W.P.: Pericardial repair of the mitral valve. In: Ionescu, M.I., Ross, D.N., Wooler, G.H.: Biological tissue in heart valve replacement, London: Butterworth 1972.
7. Keith, J.D., Rowe, D.R., Vlad, P.: Heart disease in infancy and childhood, 2nd ed. New York, London: Macmillan 1967.
8. Loogen, F., Bostroem, B., Gleichmann, U., Kreuzer, H.: Aortenstenose und Aorteninsuffizienz. Mannheim, Forum Cardiologicum 12, 1969.
9. McGoon, D.C.: The status of prothetic heart valves. In: Ionescu, M.I., Ross, D.N., Wooler, G.H.: Biological tissue in heart valve replacement. London: Butterworth 1972.
10. Ross, jr., J., Braunwald, E.: Aortic stenosis. Circulation, Suppl. **37, 38**, 61 (1968).
11. Ross, D.N.: Biologic valves. Their performance and prospects. Circulation **45**, 1259 (1972).
12. Senning, A., Turina, M.: Aortic valve replacement with free fascia lata grafts: clinical experience and late evaluation of 141 consecutive cases: In: Ionescu, M.I., Ross, D.N., Wooler, G.H.: Biological tissue in heart valve replacement. London: Butterworth 1972.
13. Trimble, A.S.: Late results of homograft aortic valve replacement. A clinical and haemodynamic evaluation. In: Ionescu, M.I., Ross, D.N., Wooler, G.H.: Biological tissue in heart valve replacement. London: Butterworth 1972.
14. Wallace, R.B.: The use of aortic valve homografts for aortic valve replacement. In: Ionescu, M.I., Ross, D.N., Wooler, G.H.: Biological tissue in heart valve replacement. London: Butterworth 1972.
15. Wood, P.: Diseases of the heart and circulation, 3rd ed., London: Eyre+Spottiswoode 1968.

Cardiovasculäre Chirurgie

Coronarinsuffizienz

H. DITTRICH

Die Coronarinsuffizienz besteht in einem Mißverhältnis zwischen Blutangebot und Blutbedarf des Myokard.

Die Ziele der operativen Maßnahmen sind, die Ursachen des verminderten Blutangebotes durch direkte oder indirekte Coronarchirurgie zu beseitigen und irreversible Folgen der myokardialen Durchblutungsnot, wie Herzwandaneurysmen, Klappendysfunktionen durch Papillarmuskelinfarkt und Septumrupturen zu korrigieren.

Statistische Vorbemerkung zur operativen Indikation

Die angeborenen Coronaranomalien (falscher Abgang und arteriovenöse Fisteln) kommen nur in 0,5% aller angeborenen Herzfehler vor [11]. Bei dieser Gruppe besteht eine *absolute Operationsindikation*. Keiner operativen Korrektur bedürfen hingegen die Verteilungsanomalien von rechter und linker Kranzarterie. Sie gewinnen aber chirurgisch Bedeutung bei arteriosklerotischer Obstruktion und dominierenden Ästen.

Die obstruktiven Coronararterienveränderungen, in 97% durch Arteriosklerose und in 3% durch Embolien, Trauma und Arteriitis hervorgerufen, sind eine Volkserkrankung [15]. In den westlichen Ländern, einschließlich Australien sterben 4 von 10 Männern und 2 von 10 Frauen an einer Coronarerkrankung. Rund $^1/_4$ aller Todesfälle bei Männern zwischen 35 und 45 entfallen auf diese Krankheit. Nach dem ICHD (Inter-Society Commission for Heart disease resources) — Report erkranken in den USA jährlich 1 Mill. Menschen am Herzinfarkt [9]. Davon sterben 600 000 im akuten Stadium. 3,1 Mill. Amerikaner im Alter von 18 bis 79 Jahre leiden sicher an einer Coronarerkrankung, bei weiteren 2,4 Mill. ist eine Coronarerkrankung wahrscheinlich. Das Verhältnis der coronaren Herzerkrankung in der Bundesrepublik zu den Vereinigten Staaten beträgt 182:354 oder rund 1:1,94. Demnach müßten es in der Bundesrepublik 412 000 sicher Coronarkranke und 318 000 Menschen mit wahrscheinlicher Coronarerkrankung geben. Nach dieser Berechnung würden jährlich in der Bundesrepublik 132 500 Menschen am frischen Infarkt erkranken und 79 500 daran sterben.

Von den 3,1 Mill. amerikanischen Coronarkranken befinden sich 1,8 Mill. = 58% im operationsfähigen Alter (unter dem 65. Lebensjahr). In der Bundesrepublik sind es demnach 240 000 Menschen. Würde bei jedem 4. dieser Patienten (Lichtlen, Sheldon) die *operative Indikation* gestellt, Spencer, Johnson und Effler rechnen mit einer Operationsindikation bis zu 80% bei Patienten mit Coronarsklerose, dann gäbe es *in der Bundesrepublik* 60 000 *potentielle Operationskandidaten* für die Coronarchirurgie mit einer jährlichen Zuwachsrate von 20% = 12 000 Patienten.

In den USA wurden 1969 5000 und 1971 20 000 coronarchirurgische Eingriffe durchgeführt. Für 1972 schätzt man 35 000 Coronaroperationen.

Die diagnostische Entscheidung zur operativen Indikation

Stenokardische Symptome bei Belastung, aber erst recht bei Ruhe, müssen heute jeden behandelnden Arzt veranlassen, die Diagnose durch Belastungs-EKG, Coronarangiographie und Untersuchung der Ventrikelfunktion zu objektivieren. Sonst ist weder eine konservativ-medikamentöse, noch eine gezielte rekonstruktive chirurgische Therapie möglich.

Der Chirurg muß mit dem Diagnostiker gemeinsam Fragen zur operativen Indikation klären:

Anatomie der Coronararterien
  Bei 1200 selektiven Coronarangiographien wurden 1,16% ektopische Abgänge gefunden. In Unkenntnis eines isoliert abgehenden Astes kann ein Coronararterienverschluß vorgetäuscht werden und fälschlich zur operativen Indikation führen [3].

Versorgungstyp: Linksversorgungstyp 10%, Rechtsversorgungstyp 30%, Intermediärtyp 60%.

Bei eindeutigem Linksversorgungstyp ist eine Rekonstruktion der rechten Kranzarterie zur Revascularisation der Hinterwand des linken Ventrikels nicht indiziert, da die rechte Kranzarterie ohne Kollateralen den linken Ventrikel nicht versorgen kann. Die linksseitige Rekonstruktion ist aber umso wichtiger, da es hierbei nur einen Gefäß-

Tabelle 1. Erlanger Statistik der verschiedenen coronarchirurgischen Eingriffe von 1967 —Juli 1972 mit Kliniksterblichkeit und Spätsterblichkeit zu Hause (434 Operationen bei 330 Patienten)

			Klinik †	Spät †
Aorto-coronarer Bypass	139		15	4
einfach		84		
mehrfach		55		
Vinebergsche Operationen	125		6	4
einfach		107		
doppelt		18		
Aneurysmektomie	53		9	3
isoliert		32		
mit Coronar- rekonstruktion		21		
Kombin. Sympathektomie	8			1
Infarktektomie	5		3	
Gesamt:	330		33	12

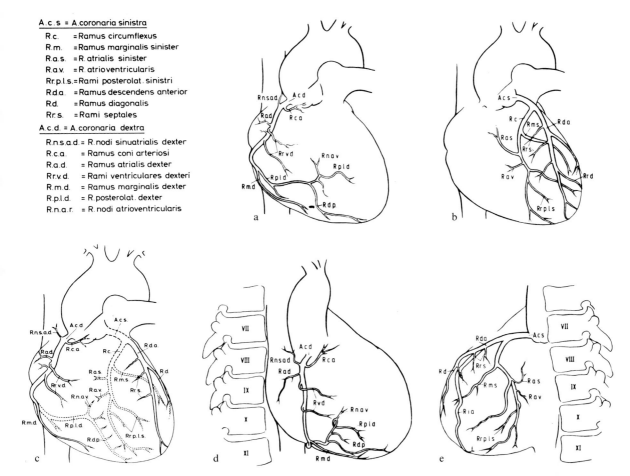

Abb. 1 a – e. Chirurgische Anatomie der Coronararterien in 2 Ebenen zur richtigen Identifizierung der Äste im Coronarangiogramm und zur eindeutigen Orientierung am Herzen während der Operation. a Rechte Kranzarterie (Rechtsversorgungstyp, b linke Kranzarterie (Linksversorgungstyp), c Nomenklatur der Coronararterienäste, d Rechte Kranzarterie seitlich, e Linke Kranzarterie seitlich

stamm gibt, der das gesamte Myokard des linken Ventrikels versorgt.

Sind die *Coronararterienäste* durch Darstellung in mehreren Ebenen *richtig identifiziert?* Probecoronararteriotomien sind nicht gestattet. Verwechslungen der Coronararterienäste zur Revascularisation haben letale Folgen (Abb. 1).

Pathologie der Coronararterien
Ort der Gefäßveränderung: Je weiter proximal die Stenose umso schwerer die Folgen für das Myokard und desto notwendiger eine operative Behandlung. Eine Stenose des Stammes der linken Kranzarterie führt in 25 Monaten bei 50% der Patienten zum Tod („widow-maker-stenosis"). Ein Verschluß dieses Gefäßes ist fast ausnahmslos sofort tödlich. 70% aller lokalisierten Verschlüsse kommen in den ersten 4 cm der Coronararterien vor, die sich alle für eine direkte Rekonstruktion durch einen aorto-coronaren Bypass anbieten.

Grad der Gefäßeinengung: Coronargefäßeinengungen von weniger als 25% und Coronaräste unter 200μm sind im Angiogramm nicht erkennbar. Nur bei in zwei Ebenen dargestellten Coronararterienästen können höhergradige Stenosen sicher beurteilt werden. Die sichtbaren Wandveränderungen im Angiogramm untertreiben den Stenosegrad. Eine Überbewertung durch das Angiogramm gibt es aus methodischen Gründen praktisch nicht. Stenosen von mehr als 50% in einem Hauptast bedürfen einer operativen Korrektur. Sie verringern den Blutdurchstrom auf $1/16$ bei kaum oder noch nicht reduziertem Druckgefälle.

Verteilung und Ausdehnung der obstruierenden Veränderungen.

Lokale proximale Stenosen werden durch einen aortocoronaren Bypass versorgt. In seltenen Fällen können Kurzstreckenstenosen auch durch eine Patchplastik nach Endarteriektomie erweitert werden. Voraussetzung für eine Anastomosierung ist ein tragfähiger arteriosklerosefreier

Abschnitt von über 1,5 mm Gefäßdurchmesser und ein freier Einstrom in den distalen Coronargefäßanschluß mit einem Blutdurchfluß von über 25 ml/min (intraoperative Flußmessung). Werden diese Grenzwerte unterschritten, kommt es zu einem baldigen Bypassverschluß und dies bringt den Patienten in eine lebensbedrohliche Situation.
Diffuse Coronargefäßstenosen und Verschlüsse lassen sich nicht direkt rekonstruieren. Hier ist die Implantation einer extrakardialen Arterie in das Myokard indiziert, die nach Wochen retrograd Anschluß an das Coronarsystem findet und das bedürftige Myokard bis maximal 50 ml/min pro 100 g durchblutet.

Die Ventrikelfunktion

Die Angina pectoris bei Belastung ist das Zeichen einer nicht kompensierten Durchblutungsnot der Herzmuskulatur, ähnlich der Claudicatio intermittens an den Extremitäten, deren Ursache kritische Gefäßstenosen darstellen. Sie müssen durch eine Angiographie verifiziert werden.
Ischämische EKG-Veränderungen in Ruhe. Müssen diese Veränderungen zusammen mit den klinischen Zeichen als: a) Status anginosus, b) Crescendo Angina, c) Impending-Infarkt oder d) als manifester Infarkt gedeutet werden?
Bei a—c muß eine coronarangiographische Diagnostik und die Vorbereitung zur Notcoronarchirurgie erfolgen. Ein frischer manifester Infarkt (Nekrose) hingegen kann nicht revascularisiert, höchstens excidiert werden.
Wandveränderungen im Ventrikulogramm: Wir unterscheiden nach Gorlin:
Hypokinese oder herabgesetzte lokale, nach innen gerichtete Bewegungseinschränkung.
Akinese oder fehlende Bewegung eines Teiles der Myokardwand.
Dyskinese oder paradoxe oder nach außen gerichtete lokale Wandbewegung während der Systole, wie sie als *Ventrikelaneurysma* definiert ist.
Asynchronismus oder Störung der zeitlichen Abfolge der Kontraktionsphasen.
Nur die Aneurysmen, die in 20% nach höheren Verschlüssen im Ramus descendens anterior und Ramus circumflexus entstehen, stellen eine absolute Operationsindikation zur Verhütung von tödlichen Embolien aus Parietalthrombosen (Vorkommen in 44%) sowie von Arrhythmien und Herzinsuffizienz dar. Über den ganzen linken Ventrikel sich ausbreitende Hypokinesen oder ausgedehnte Akinesen sind bei narbiger Umwandlung des Myokard eine absolute Kontraindikation für die Vineberg-Operation. Narben lassen sich nicht revascularisieren. Die Rekonstruktion mittels aorto-coronarem Bypass ist in solchen Fällen nur indiziert, wenn aus dem betroffenen Coronarast starke Seitenäste abgehen, die für die myokardiale Funktion von essentieller Bedeutung sind, wie z.B. die ersten beiden Septumäste des Ramus descendens anterior. Ein schlechtes Myokard erhöht das operative Risiko. Deshalb müssen weitere Fragen zur operativen Indikation diese Situation klären:

Myokardfunktion und hämodynamische Parameter

Ein erhöhter *enddiastolischer Kammerdruck* — oberer Grenzwert der Norm liegt bei 12 mm Hg — ist Folge einer unzureichenden systolischen Entleerung. Überschreitet er 15—20 mm Hg, besteht eine eingeschränkte Kammerfunktion. Das bedeutet erhöhtes operatives Risiko.
Der *Cardia index* (Ci), normal 3—4,5 l/min/m² Minutenvolumen, wird lange durch Kompensationen konstant gehalten. Bei der Coronarinsuffizienz mit akut eingeschränkter Kammerfunktion (Dekompensation) sinkt der Ci schnell, auch nach langsamem schwerem fibrotischem Umbau und wird dadurch zu einem empfindlichen *Maß für die Einschätzung des Risikos* bei der Indikationsstellung zur Coronarchirurgie. Nach Wallace, untersucht an 280 Patienten, besteht eine enge Korrelation zum Schweregrad eines Infarktes, (nach Killip I—IV): Abfall des Cardiac index (Ci): Anstieg der Sterblichkeit (%)=I:Ci 2,9:4%; II:Ci 2,5:18%; III:Ci 1,9:45%; IV:Ci 1,4:79%. Nach Gorlin [6] bedeutet der Cardiac index <2,0 l/min/m² praktisch eine Operationskontraindikation für die Coronarchirurgie.
Mit der Bestimmung der *systolischen Zeitintervalle* durch EKG, Phonokardiogramm, Carotispulskurven [14] werden orientierende Werte zur Beurteilung verminderter Muskelkontraktilität bei Coronarerkrankungen gefunden: Verlängerung der volumetrischen Systole und Verkürzung der Austreibungszeit (Ejection time) bei normaler Dauer der gesamten elektromechanischen Systole.
Die *systolische Auswurffraktion*, der Quotient aus Schlagvolumen und enddiastolischem Volumen, normal zwischen 0,56 und 0,78, ist ein Maß für die relative Kammerdilatation und für herabgesetzte Muskelkontraktilität. Dieser Wert ist nicht nur zur Abgrenzung für die operative Indikation wichtig, sondern eignet sich besonders wegen des geringen Aufwandes für spätere Nachuntersuchungen zur Erfolgskontrolle (s. nächster Abschnitt).
Die quantitativen *Kontraktionsparameter*, die sich von der Messung dp/dt ableiten, geben ein unbestechliches Bild über die *individuelle Leistungsfähigkeit des Ventrikelmyokard*. Die Kontraktionsgeschwindigkeit des intraventriculären Druckes während der isovolumetrischen Kontraktion stellt eine direkte Korrelation mit dem O_2-Verbrauch des Herzens dar. Sie kann damit als Maß der ausgenützten coronaren Durchblutung angesehen werden.
Der Quotient aus dp/dt und dem dazu korrespondierenden Ventrikeldruck (IP) bildet einen *Kontraktilitätsindex*, der von den wechselnden enddiastolischen Drucken, also von der Faserausgangsspannung, unabhängig ist. Es werden die Änderungen der Myokardkontraktilität *immer reproduzierbar* erfaßt [12]. Dieser Index scheint ebenso wie die Ejection fraction auch ein besonders aussagekräftiger Parameter zur späteren Beurteilung des Behandlungsergebnisses darzustellen. So berichteten aus 3 verschiedenen amerikanischen coronarchirurgischen Zentren Chatterjee, Kay und Johnson von Verbesserung der Ejection fraction von 0,15 auf 0,78, des dp/dt von 632—1855 mm Hg/sec und der V_{CE} (contractile element Velocity) von 1,39—1,83 Muskellänge/sec.

Die Indikation zu den verschiedenen Operationsverfahren

Der falsche Coronararterienabgang

Die Prognose bei anormalem Ursprung der linken Coronararterie aus der A. pulmonalis (Bland-White-Garland-Syndrom) ist wegen der chronischen Hypoxie des linken Ventrikels durch die Perfusion mit nicht sauerstoffgesättigtem Blut sehr schlecht. Die Kinder sterben früh. Es besteht deshalb eine *absolute Operationsindikation* schon im Säuglingsalter. Die komplette Arterienligatur und Versuche mit End-zu-End-Anastomosen zwischen abgetrennter Coronararterie und herausgelöster A. carotis oder A. subclavia sind verlassen [13]. Die ideale Behandlung ist die Einpflanzung eines autologen Vena-saphena-Transplantates zwischen Aorta und Coronararterie [1] (Abb. 2).

Die Coronarfistel

Es sind 2 Typen zu unterscheiden: 1. die *zentrale Fistel* mit dem Ausflußtrakt des rechten Ventrikels bzw. der Pulmonalarterie. 2. Die *periphere Fistel* von Coronarästen mit Coronar-Venen oder dem Sinus coronarius. Besonders die zentralen Fisteln sind durch den großen „steal"-Effekt infolge Umleitung des arteriellen Coronarblutes unmittelbar proximal in den venösen Ausflußteil des Herzens gekennzeichnet und *erfordern baldmögliche operative Korrektur* [2]. Zentrale Fisteln müssen mit Hilfe der extrakorporalen Zirkulation vom venösen Schenkel her verschlossen werden. Bei den peripheren Fisteln ist ohne Herz-Lungen-Maschine die Umstechung indiziert, bis durch operative Angiographie keine Kurzschlußverbindungen mehr feststellbar sind oder bis kein Shuntgeräusch oder Schwirren mehr wahrgenommen werden kann (Abb. 3).

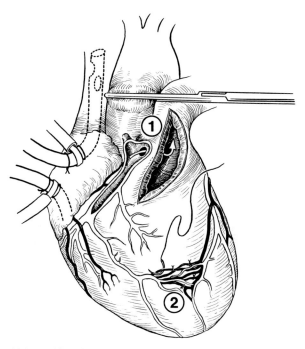

Abb. 3. Chirurgie der zentralen (*1*) und peripheren (*2*) Coronarfistel

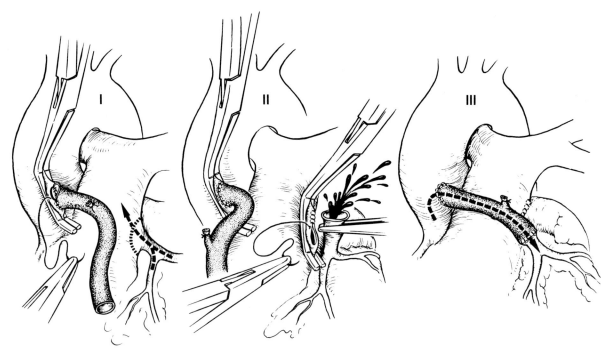

Abb. 2. Operative Korrektur eines falschen Coronararterienabganges aus der Pulmonalarterie durch Interposition eines Venentransplantates [1]

Cardiovasculäre Chirurgie

Der aorto-coronare Bypass

Diese Operation ist heute der wichtigste und erfolgreichste coronarchirurgische Eingriff bei den stenosierenden Coronararterienerkrankungen [5].

Die 5 *Hauptindikationen zur Operation* sind:
Klinische Symptomatik,
Angiographisch verifizierte proximale Coronarobstruktion,
Ausreichende myokardiale Restfunktion,
Operationsfähiges Alter und Allgemeinzustand,
Keine incurablen Zweitleiden.

Die bevorzugten coronaren Venenbypassanastomosen sind in Abb. 4 zusammengefaßt. *Das operative Risiko* steht in direkter Abhängigkeit zum Schweregrad der Coronarsklerose und Ventrikelfunktion. Die angiographische Einteilung der Stenose über 50% eines Coronararterienastes, 2, 3 oder 4 Äste (sog. single-, double-, triple-, quadriple vessel disease) — dabei ist der kurze Stamm der linken Kranzarterie als ein Ast mitgezählt — gibt schon über den Grad des Risikos Auskunft [7]. Die Tabelle unserer Kasuistik (Tabelle 2) deckt sich mit den Zahlen amerikanischer Statistiken. Eine bessere Auskunft über das Risiko bei der Entscheidung zur operativen Indikation erhält man, wenn der Schweregrad der Coronarsklerose gestaffelt nach einem Bewertungsschema in Korrelation zum Herzgewicht in 3 Risikogruppen zusammengestellt wird [3, 8].

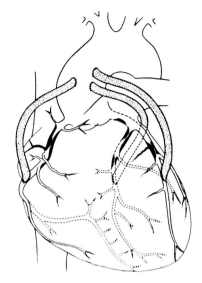

Abb. 5. Die häufigsten Lokalisationen unserer aorto-coronaren Anastomosen bei einzelnen oder mehrfachen Bypass-Operationen

Tabelle 2. Postoperative Sterblichkeit in Abhängigkeit des Schweregrades der Coronarsklerose bei 1-, 2-, 3- und 4facher Gefäßerkrankung

Schweregrad der C. H. E.	Zahl	Postop. verstorben (im Krankenhaus)	Spättodesfälle bis 5 Jahre postop.
1 Gefäßerkrankung	41	1 = 2,4%	2 = 4,9%
2 Gefäßerkrankungen	117	6 = 5,1%	2 = 1,7%
3 und 4 Gefäßerkrankungen	93	13 = 14%	4 = 4,3%

Nach Auswertung unserer operierten Patienten besaß die Gruppe I eine postoperative Sterblichkeit von 0—3,2%, Gruppe II 4—6% und Gruppe III 23—27%. Bei der Gruppe III ist demnach die operative Indikation nur in ausgewählten Fällen zu stellen [3].

Endarterektomie, Patchplastik, Mammariaanastomosen

Die *lokale Entfernung* kurzstreckig stenosierender atheromatöser Plaques schien besonders zusammen mit der *Erweiterungspatchplastik* der Arteriotomiestelle eine situationsgerechte operative Technik. Leider kam es bei dieser Methode zu frühzeitigen Rethrombosierungen an der aufgerauhten Gefäßinnenfläche und zu Verschlüssen des distalen Gefäßabschnittes oder der seitlich abgehenden Gefäße durch die nach innen eingerollte abgerissene Intima. Trotz subtiler Operationstechnik (Abb. 6) blieb die postoperative Sterblichkeit sehr hoch. In Cleveland betrug sie bei linkssei-

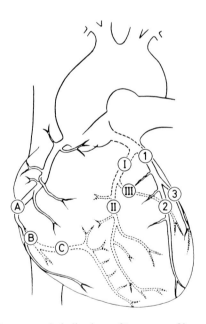

Abb. 4. Bevorzugte Lokalisationen für coronare Venen-Bypass-Anastomosen A: mittleres Drittel der re. CoA. B: proxim. Drittel des R. posterolat. dexter. C: mittleres Drittel des R. posterolat. dexter. I: proxim. Drittel des R. circumflexus. II: mittleres Drittel des R. circumflexus. III. proxim. Drittel des R. marginalis sinister. 1: proxim. Drittel des R. descendens anterior. 2: mittleres Drittel des R. descendens anterior. 3: proxim. Drittel des R. diagonalis

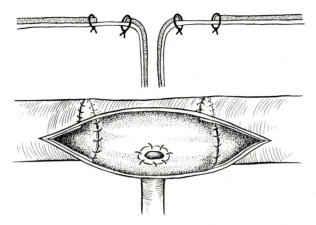

Abb. 6. Lokale Endarterektomie mit angenähter Intima an ihren Abrißstellen. (Nach Senning)

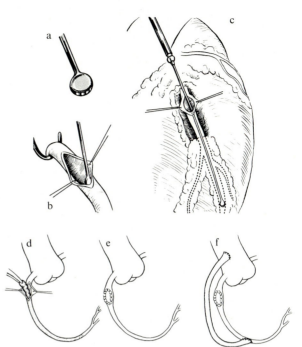

Abb. 7a–f. CO_2-Gasendarterektomie der rechten Coronararterie. a Gasspateldissektor. b und c Gasdissektion des coronaren Verschlußzylinders. d Entfernung desselben, e Patchplastik an der Coronararteriotomie. f Zusätzlicher Aorto-coronarer Bypass. (Modif. n. Sawyer u. Diethrich)

tiger Endarterektomie 65%, rechts 10%, so daß die Methode heute im allgemeinen verlassen ist. Eine *Indikation* besteht lediglich bei spornähnlichen Okklusionen des Gefäßlumens, wo keine längere Ausschälung des Verschlußmaterials notwendig ist.

Die *CO_2-Gasendarterektomie* nach Sawyer (1967) hat sich für die Coronararterien in folgender Indikation und Technik herauskristallisiert (Abb. 7):

Bei Langstreckenverschlüssen der dominierenden rechten Kranzarterie und von Anastomosen zu den Ästen der linken Kranzarterie besonders des Ramus descendens anterior wird durch Gasdissektion der Verschlußzylinder gelöst und aus einer proximalen Gefäßincision entfernt.

Die proximale Coronararteriotomie muß mit einer Patchplastik erweitert werden.

Bei stärkerer Wandsklerose, besonders im proximalen Abschnitt ist zusätzlich ein aorto-coronarer Bypass distal in Position B oder C (Abb. 4) gleichzeitig mitanzulegen (Diethrich).

Die *A. mammaria sin.* besitzt im mittleren Drittel nach 42 eigenen Messungen bei Vineberg Operationen einen Außendurchmesser von im Mittel 3,4 mm. Der Innendurchmesser beträgt durchschnittlich 2,5 mm. Damit kommt die Arterie *für direkte coronare Anastomosen* in Betracht. Von Spencer wurde die Technik dafür entwickelt. Er berichtete 1971 über 72 Anastomosen, davon waren nur 2 sekundär verschlossen. Die Indikation ist aus topographischen Gründen nur bei der Möglichkeit von Anastomosen im mittleren Drittel des Ramus descendens anterior oder des Ramus diagonalis bei proximalen Obstruktionen der linken Kranzarterie gegeben. Voraussetzung ist eine genügend kaliberstarke und mobilisierbare A. mammaria.

Die Vineberg-Operation

Die Implantation extrakardialer Arterien in das Myokard tritt heute in den Hintergrund zugunsten der sofortigen Durchblutungsverbesserung durch einen aorto-coronaren

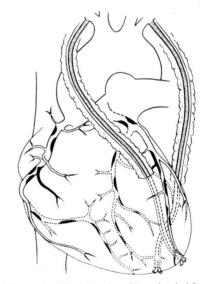

Abb. 8. Schema der Vinebergschen Operation bei Implantation der Linken A. mammaria in die Hinterwand des linken Ventrikels und der rechten in die Vorderwand des linken Ventrikels

Bypass. Die gegenüber der distalen Coronarsklerose vielfach häufiger vorkommende proximale Coronarsklerose ist deshalb keine Operationsindikation mehr für die Vineberg-Operation (Abb. 8). Dagegen besteht noch immer eine dringende *Indikation* für die Mammariaimplantation *bei schwerer diffuser Coronarsklerose* der Äste der linken Kranzarterie mit pectanginöser Symptomatik und objektivierbarer Ischämiereaktion (Belastungstest) [4]. Hier muß außerdem eine *gute myokardiale Funktion* vorhanden sein; denn durch die Arterienimplantation kommt es postoperativ vorübergehend zu einer myokardialen Beeinträchtigung. So sinkt der Cardiac Index bis zu 40%. Ebenso lassen sich Narben durch die indirekte Revascularisation nicht zu einem funktionsfähigen Myokard umwandeln.

Die Arnulf-Operation mit Vineberg II

Die kombinierte *Resektion* efferenter und afferenter sympathischer und vagaler Fasern des *sub- und präaortalen Plexus cardiacus* kommt etwa der Grenzstrangresektion bei nicht rekonstruierbaren Durchblutungsstörungen der Extremitäten mit zusätzlich ausgeschalteter anginöser Schmerzmeldung gleich. Die Denervation führt zu einem Tonusverlust auch der peripheren Gefäßabschnitte (Arteriolen) und damit zu einer Senkung des peripheren Widerstandes. Es wird dadurch die Coronarreserve permanent genützt. Im Experiment erhöht sich der Coronarfluß nach Denervation bis um 40%. Die *Indikation* für diesen palliativen Eingriff besteht bei schwerer diffus stenosierender, nicht rekonstruierbarer Coronarsklerose mit schlechter Ventrikelfunktion und therapierefraktärer Angina pectoris mit einem täglichen Nitrolingualverbrauch von über 20 Kapseln. Es ist sinnvoll, diesen Eingriff mit einer subepikardialen Revascularisation durch freie Netztransplantation zwischen dem periaortalen Resektionsgebiet und dem Bezirk parallel zu den Ästen der linken Kranzarterie zu kombinieren (Vineberg II).

Chirurgie des frischen Infarktes

Die *Indikation* zur Operation ist vom *Zeitpunkt der Diagnosestellung* und den Infarktkomplikationen abhängig:

Beim sog. *Status anginosus*, der *Crescendo-Angina*, dem *Intermediärsyndrom* oder *Impending Infarkt* ist die chirurgische Therapie mit aorto-coronaren Bypass am erfolgreichsten. Der bevorstehende akute Infarkt wird dadurch sofort verhindert. Die kritische Coronarstenose oder der Verschluß stellt später keine Gefahr mehr dar. Voraussetzung für diese optimale Hilfe ist die möglichst am gleichen Ort jederzeit durchführbare Coronarangiographie und Coronarchirurgie.

Die Muskelischämie eines *schweren transmuralen Infarktes* könnte theoretisch noch innerhalb der ersten Stunde durch eine coronare Rekonstruktion behoben werden. Praktisch kommt man durch die notwendigen Vorbereitungen: Coronarangiographie, Narkose, Operationssaal, Thorakotomie, Anschluß der Herz-Lungen-Maschine fast immer zu spät. Die Ergebnisse sind überall schlecht. Der Revascularisationsversuch einer schon eingetretenen irreversiblen Muskelnekrose ist kontraindiziert. Es entsteht ein hämorrhagischer Infarkt mit fatalen Folgen.

Die *Infarktektomie im kardiogenen Schock* auch unter assistierter Zirkulation und diastolischer Augmentation hat die infauste Prognose bisher nicht abwenden können.

Bei dem einige Stunden *überstandenen Infarkt* besteht dann eine chirurgische *Indikation, wenn lebensbedrohliche Frühkomplikationen*, wie Septumruptur, arterielle Embolie, therapierefraktäre Rhythmusstörungen, frische Wanddyskinesien mit zunehmender Herzinsuffizienz eine Resektion des infarcierten Gebietes erfordern.

Aneurysmaresektionen

Die *Gefahren* eines Herzwandaneurysmas sind therapierefraktäre Arrhythmien, Embolien aus Wandthrombosen, Verminderung des Herzzeitvolumens, Herzinsuffizienz und Ruptur. Die operative *Indikation* ist aus diesen Gründen immer gegeben. Einzelheiten *im Beitrag der Kölner Klinik* (s. S. 138). Für das Spätschicksal der Aneurysmakranken ist auch der Zustand der Coronargefäße entscheidend. Deshalb sind in vielen Fällen nach Coronarangiographie zusätzlich Coronar-Operationen indiziert.

Operative Korrektur des Papillarmuskelsyndroms

Der frische *Infarkt* kann zur *Nekrose eines Papillarmuskels* mit akuter Ruptur führen oder der Papillarmuskel degeneriert infolge der Ischämie und wird zur funktionslosen Narbe. In beiden Fällen entsteht eine hämodynamische *Klappeninsuffizienz*. Die frische Papillarmuskelruptur (Klinikhäufigkeit 0,4%) führt akut über ein Lungenödem zum Tode [10]. Die Diagnose wird meist erst auf dem Sektionstisch gestellt. Viel häufiger als die Ruptur ist das chronische Papillarmuskelsyndrom mit zunehmender Herzinsuffizienz, bei dem frühzeitig die *Indikation zum Klappenersatz* und Coronarrekonstruktion gestellt werden muß.

Die operativen Wege der Coronarchirurgie sind heute in allen Variationen technisch gereift. Die operative Indikation setzt wie kaum bei einer anderen Erkrankung, eine aufwendige und spezialisierte kardiologische Diagnose voraus. Die Entscheidung und Verantwortung für den operativen Eingriff trägt aber auch hier der Chirurg. Deshalb muß der Operateur in aller Freiheit jedes einzelne diagnostische Ergebnis beachten, um dann die richtige therapeutische Indikation zu finden.

Literatur

1. Cooley, D. A., Hallman, G. L., Bloodwell, R. D.: Definitive surgical treatment of anomalous origin of left coronary artery from pulmonary artery: Indications and results. J. thorac. cardiovasc. Surg. **52**, 798 (1966).
2. De Nef, J. J. E., Varghese, P. J., Losekoot, G.: Congenital coronary artery fistula analysis of 17 cases. Brit. Heart J. **6**, 857 (1971).
3. Dittrich, H.: Das Risiko der Koronarchirurgie, 1. Tg. d. Gesellsch. f. Thorax-, Herz- und Gefäßchirurgie. Bad Nauheim 17.–19.2.1972 Thoraxchirurgie 1972, im Druck.
4. Effler, D. B.: Myocardial Revascularization by Direct and Indirect Methods. In: Harken, D., E.: Cardiac Surgery 2. Philadelphia: F. Davis 1971.
5. Favaloro, R., G.: Surgical treatment of coronary arteriosclerosis. Baltimore: Williams u. Wilkins 1970.

6. Gorlin, R.: Indications for surgery in patients with coronary heart disease. In: Harken D. E.: Cardiac Surgery I. Philadelphia: F. A. Davis 1971.
7. Hegemann, G., Bachmann, K., Dittrich, H.: Die Revaskularisation des Myokards bei koronarer Herzkrankheit. Langenbecks Arch. Chir. **325**, 176 (1969).
8. Herzog, R., Schoenmakers, J.: Versuch einer objektiven Graduierung der Koronarsklerose. Arch. Kreisl.-Forsch. **62**, 72 (1970).
9. Inter-Society Commission for Heart Disease Resource. Circulation **42**, A 55 (1970).
10. Just, H.: Klinik der Koronarerkrankungen. In: Ischämische Herzerkrankungen. Konstanz: Gulden 1972.
11. Keith, J. O., Rowe, R. D., Vlad, P.: Heart disease in infancy and childhood. New York: Macmillan 1958.
12. Mason, D. T., Spann, J. F., Zelis, R.: Quantification of contractile state of the infact human heart. Amer. J. Cardiol. **26**, 248 (1970).
13. Meyer, B. W., Tefanik, G. S., Stiles, G. R., Lindesmith, G. G., Jones, J. C.: A method of definitive surgical treatment of anomalous origin of left coronary artery. J. thorac. cardiovasc. Surg. **56**, 104 (1968).
14. Weissler, A. M., Harris, W. S., Schoenfeld, C. D.: Bedside Technics for the ventricular function in man. Amer. J. Cardiol. **23**, 577 (1969).
15. World Health Organization. Executive Board. Bull. Internat. Soc. Cardiol. **I/9**, 1 (1969).

Dringliche Myokardrevascularisation

W.-J. Stelter, G. C. Morris Jr., J. F. Howell, E. S. Crawford und G. J. Reul

Seit dem ersten erfolgreichen aortocoronaren Venenbypass durch E. Garrett 1964 an unserer Klinik in Houston hat sich dieses Operationsverfahren bei breiterer Anwendung zuerst durch D. Johnson in Milwaukee [6], dann durch Favaloro und Effler in Cleveland [5] und durch unsere Gruppe in Houston als Routineeingriff etabliert. Das Risiko des *elektiv durchgeführten Eingriffes* kann heute klar abgeschätzt werden. Damit sind die Indikation zum Coronarbypass und ihre Grenzen im großen überschaubar, wenn auch mit ständiger Verbesserung der Technik zunehmend schwierigere Fälle angegangen werden können [8].

Die Revascularisation im *Stadium des frischen Infarktes* wird heute als Routineeingriff noch abgelehnt. Hier müssen experimentelle und klinische Untersuchungen erst einen Weg einheitlicherer Technik und Indikation weisen, der zu besseren Resultaten führt. Meist kommt bei eingetretenem Infarkt die Revascularisation zur Rettung des betroffenen Muskels noch zu spät. Daher wartet man beim unkomplizierten Infarkt mit Angiographie und eventueller Operation 6 Wochen ab. Die Operation ist jedoch mit hoher Dringlichkeit angezeigt, wenn
1. ein Infarkt unmittelbar bevorsteht,
2. bei eingetretenem Infarkt die fatale Ausbreitung der Nekrose verhindert werden kann und
3. die Lokalisation der Stenosen oder Verschlüsse bei Auftreten eines Infarktes zum Herzversagen führen müssen.

Die Erfahrungen vom Frühjahr 1969 bis Ende 1971 mit 1287 Coronarbypass-Operationen führten jedoch zu bestimmten *Kriterien für die Indikation zum dringlichen aortocoronaren Bypass*. Dabei waren 1971 bei einem Gesamtkrankengut von 759 Patienten mit reinen Coronarbypässen drei der folgenden vier Kriterien allein oder in Kombination mit einem zweiten Kriterium bei 20 Patienten (=2,6%) die Grundlage für die Indikation zu einem Dringlichkeitsbypass innerhalb der ersten Stunden. Die relativ geringe Häufigkeit von 2,6% weist darauf hin, daß die Indikation kritischer gehandhabt wird als von anderen Gruppen [4, 7]. Aufgrund unserer Erfahrungen sind bei folgenden vier Krankheitszuständen Dringlichkeitsindikationen zur Myokardrevascularisation gegeben:

Schwerste, zunehmende, unbeeinflußbare Angina pectoris (crescendo type angina) oder das Syndrom des drohenden Myokardinfarktes (impending myocardial infarction) oder bedrohliche unbeherrschbare Arrhythmien [7]. Das erste Krankheitsbild ist gekennzeichnet durch Schwere und Häufigkeit rasch zunehmender Angina pectoris-Anfälle. Im Gegensatz zum manifesten Myokardinfarkt weisen deutliche Ischämie-, zum Teil Infarkt-EKG-Bilder immer wieder die Tendenz zur Normalisierung auf. Die Enzyme können leicht erhöht sein. Das Risiko ohne Eingriff für einen solchen Patienten ist schwer zu schätzen: Die Wahrscheinlichkeit eines Infarktereignisses wird zwischen 11 bis 50% innerhalb von 3 Monaten angegeben [7, 11]. Andererseits wird die Sterbeziffer bei akuter Coronarinsuffizienz zwischen 14% für die hospitalisierte und bis zu 67% für die Gesamtpopulation errechnet [1]. Für die Entscheidung zur Revascularisation spielt aber die Überlegung mit, daß ein z. Zt. noch nicht irreversibel geschädigter Muskel die Wiederherstellung eines normal arbeitenden Herzens ermöglichen kann.

Wie schwierig in diesen dramatischen Situationen die schnelle Abgrenzung zum eingetretenen Infarkt und die Wahl des rechten Zeitpunktes fällt, spiegelt die hohe Sterbeziffer in unserem Krankengut wieder:

Unter dem obigen Gesichtspunkt wurden 8 Patienten operiert; bei 5 Patienten entspricht das Frühergebnis dem der Gruppe elektiver Coronarbypässe. 3 Patienten verstarben nach dem Eingriff, bei denen retrospektiv zur Operationszeit bereits ein Infarkt bestanden hatte. Die Enzyme im unmittelbar präoperativ entnommenen Serum waren bei zweien stark erhöht. Beim dritten Patienten kam es nach der Notangiographie während der kurzen Wartefrist auf die Operation noch am gleichen Tag zum Herzstillstand.

Zwischenfall bei oder nach der Coronarographie, wie schwere zunehmende Angina pectoris und/oder Blutdruckab-

fall bis zum kardiogenen Schock oder Herzstillstand. Im Falle der starken unbeeinflußbaren Angina pectoris gelten ähnliche Überlegungen wie oben beschrieben. Bei Auftreten eines kardiogenen Schocks ist mit einer Letalität von mindestens 80% zu rechnen, wobei die Prognose mit zunehmender Dauer des Zustandes immer schlechter wird [10]:

Von 7 unter dieser Indikation operierten Patienten überlebten 5, bei denen viermal kardiogener Schock und einmal unbeeinflußbare Angina pectoris aufgetreten waren. 2 Patienten verstarben am Linksversagen, bei denen ebenfalls retrospektiv ein Infarkt bestanden hatte.

Der Zwischenfall bei einer 48jährigen Patientin soll geschildert werden, da ähnliche Vorkommnisse immer häufiger bekannt werden, andererseits ein Patient bei schnellem Handeln vor großem Schaden bewahrt werden kann: Nach der letzten Injektion in die rechte, nur durch einen Plaque wenig eingeengte Coronararterie kam es zu zunehmender Angina pectoris; nach wenigen Stunden kamen dazu Zeichen der Hinterwandischämie, schließlich des Infarktes, danach traten Schock und Kammerflimmern auf. Die Vermutungsdiagnose eines iatrogenen Verschlusses der rechten Coronararterie wurde intraoperativ bestätigt durch den fehlenden Blutstrom in diesem Gefäß und einen sichtbaren frischen Hinterwandinfarkt. Nach einem Doppelbypass zur rechten Coronararterie und zum stenosierten Ramus anterior descendens erholt sich die Patientin rasch in einem stabilen postoperativen Verlauf. Die fatalen Folgen einer Dissektion oder Embolie in einer Coronararterie, die hier aufgrund des EKG vermutet wurden, sonst aber meist durch einen vorher nicht vorhandenen oder an atypischer Stelle erscheinenden Verschluß nachgewiesen werden, konnten durch die rasche Operation vermieden werden.

Ausgeprägte Stenose einer wichtigen Kranzarterie. Hierzu sind zu rechnen alle Patienten mit einer über 50%igen Stenose der linken Stammarterie bei gleichzeitigem Verschluß der rechten Coronararterie (Abb. 1). Nach Erhebung dieses Befundes wird im allgemeinen noch am gleichen Tag operiert, da in unserem Krankengut bis zu einem Drittel der Patienten bei der Angiographie oder in der kurzen Wartezeit bis zur Operation starben. Durch neuere Berichte wird die starke Gefährdung bei bestehender Stenose der linken Stammarterie bestätigt [3]. Über die Hälfte der nicht operierten Kranken war nach 2 Jahren verstorben, während alle Operierten diesen Zeitraum überlebten. Bei Patienten mit Stenose der linken Stammarterie kommt es außerdem in mehr als 10% zu tödlichen Zwischenfällen während der Untersuchung: Wegen der Schwierigkeit, das Gefäßbett distal der Stenose gut darzustellen, wird wiederholt Kontrastmittel injiziert. Der dabei entstehende Blutdruckabfall führt bei dieser anatomischen Situation zu einer nicht kompensierbaren Mangelperfusion, das Kontrastmittel wird nicht genügend ausgewaschen, und es kommt zum unbeherrschbaren Herzversagen. Da wir 3 Patienten auf diese Weise verloren, verzichten wir heute bei Feststellung einer Stenose der linken Stammarterie auf das sonst verlangte Ventriculogramm und die genaue Darstellung des distalen

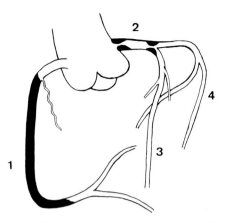

Abb. 1. Schematische Darstellung der anatomischen Situation, die eine dringende Myokardrevascularisation angezeigt erscheinen läßt. Die rechte Coronararterie ist total verschlossen (*1*). In der linken Stammarterie findet sich, meist an ihrem Ursprung oder ihrer Teilung, eine hochgradige Stenose (*2*). Das Myokard wird fast ausschließlich vom Ramus anterior descendens (*3*) und der linken A. circumflexa (*4*) versorgt, deren Reserven durch die proximale Stenose begrenzt sind

Strombettes, da wir dieses in der Regel immer frei von signifikanten Veränderungen gefunden hatten.

Von 5 unter dieser Indikation operierten Patienten überlebten 3. Einer verstarb wegen schwerster distaler Veränderungen und bildete damit die erste Ausnahme in der genannten Erfahrung. Ein anderer, bei dem es nach der Angiographie zum reversiblen kardiogenen Schock kam, starb an den Folgen einer Hirnembolie. Die Autopsie zeigte Thromben auf einem alten Infarkt.

Myokardinfarkt mit therapieresistentem kardiogenem Schock. Wenn das Myokard nach Einsatz aller konservativer Mittel einschließlich mechanischer Kreislaufassistenz mit dem intraaortalen Ballon nach 12 bis maximal 24 Std immer noch keinen stabilen Kreislauf aufrechterhält oder sich eine Verschlechterung abzeichnet, muß mit einer Sterblichkeit von 100% gerechnet werden. Die einzige therapeutische Möglichkeit kann dann nur noch in der sofortigen Angiographie bei liegendem Ballon und anschließender Revascularisation liegen. Damit konnte immerhin eine Überlebensrate von 50% erzielt werden [2, 9].

Während das Risiko des elektiv durchgeführten aortocoronaren Bypasses 1971 bei 739 Patienten unter 4% Frühletalität lag, war im gleichen Zeitraum der Dringlichkeitseingriff an 20 Patienten mit einer Operationsletalität von 35% belastet. Dies steht in Beziehung zur ungünstigen Ausgangslage dieser Patienten: Von den 7 Verstorbenen hatten 5 einen nachgewiesenen Infarkt, 2 davon wurden unter Herzmassage in den Operationsraum transportiert. Bei einem weiteren bestand eine instabile Stenose der linken Stammarterie mit Verschluß des Ramus anterior descendens und erhöhtem enddiastolischem Druck; dazu kam ein Schock im Angiographielabor. 1 Patient mit schwerer Ruheangina und erhöhtem enddiastolischen Druck zeigte neben Verschluß der rechten und Stenose der linken Stammarterie so ausgedehnte distale Gefäßveränderungen, daß die Grenze der Operabilität erreicht war. In der Gesamtgruppe war bei 2 Fällen *nur eine* Kranzarterie befallen: Bei einer Patientin trat ein akuter Verschluß einer zweiten Arterie während der Untersuchung auf, beim zweiten lag eine hochgradige Stenose des Ramus anterior descendens vor dem Abgang der septalen Äste vor.

16 Patienten hatten Angina pectoris in Ruhe, die anderen bei geringster Belastung. Bei 7 Patienten war der enddiastolische Druck über 12 mm erhöht; achtmal waren Infarkte vorausgegangen. Bei 5 Patienten trafen zwei der obengenannten Kriterien zu: Dreimal war ein kardiogener Schock nach der Angiographie mit einer Stenose der linken Stammarterie, zweimal mit dem Bild der unbeherrschbaren progredienten Angina pectoris kombiniert.

Die aufgeführten Kriterien der Dringlichkeitsindikation zum aortocoronaren Bypass sind nur ein Leitfaden. Die wenigen Hinweise auf die Besonderheiten der eigenen Beobachtungen machen klar, daß man mit der Anwendung dieser vier Kriterien die Lage eines Patienten noch nicht voll ermessen kann. Dazu ist ergänzend die an einem großen Krankengut gewonnene klinische Erfahrung erforderlich, die die große Gefahr des einzelnen Patienten richtig einzustufen erlaubt. Bei dem weitaus größten Teil unserer Patienten mit Angina pectoris vom Crescendo-Typ, mit Beschwerden oder Kreislaufstörungen nach der Angiographie oder mit signifikanter Erkrankung mehrerer Kranzarterien (bei 44% aller Fälle waren 3, bei 4% alle 4 Hauptarterien befallen) wäre eine Notoperation nicht gerechtfertigt.

Bei genauer Kenntnis von Ausmaß und Lokalisation der Coronarerkrankung in jedem einzelnen Falle und nach kurzer Beobachtung eines komplikationsbelasteten Verlaufs setzt sich meist zuerst auf der Seite des überweisenden Kardiologen das Bewußtsein durch, daß der Patient trotz Ausschöpfung aller konventioneller Mittel einer infausten Prognose entgegensieht und ihm nur noch der rasche Versuch einer permanenten Revascularisierung eine bessere Chance bietet.

Literatur

1. Armstrong, A., Barbara Duncan, M.F., Oliver, D.G., Julian, K.W., Donald, Mary Fulton, Lutz, W., Morrison, S.L.: Natural History of acute coronary heart attacks. A community study. Brit. Heart J. **34**, 67 (1972).
2. Buckley, M.J., Mundth, E.D., Daggett, W.M., De Sanctis, R.W., Sanders, C.A., Austen, W.G.: Surgical Therapy for early complications of myocardial infarction. Surgery **70**, 814 (1971).
3. Cohen, M.V., Cohn, P.F., Herman, M.V., Gorlin, R.: Diagnosis and prognosis of main left coronary artery (LCA) obstruction. Circulation (Abstr. II) **44**, 102 (1971).
4. Cohn, L.H., Fogarty, T.J., Daily, P.O., Shumway, N.E.: Emergency coronary bypass. Surgery **70**, 821 (1971).
5. Effler, D.B., Favaloro, R.G., Groves, L.K.: Coronary artery surgery utilizing saphenous vein graft techniques. J. thorac. cardiovasc. Surg. **59**, 147 (1970).
6. Johnson, W.D., Flemma, R.J., Lepley, D., Ellison, E.H.: Extended treatment of severe coronary artery disease: A total surgical approach. Ann. Surg. **170**, 460 (1969).
7. Lambert, C.J., Adam, M., Geisler, G.F., Verzosa, E., Nazarian, M., Mitchel, B.F.: Emergency myocardial revascularisation for impending infarctions and arrhythmias. J. thorac. cardiovasc. Surg. **62**, 522 (1971).
8. Morris, G.C., jr., Howell, J.F., Crawford, E.S., Reul, G.J., Stelter, W.: The operability of end stage coronary artery disease. Ann. Surg. **75**, 1024 (1972).
9. Mundth, E.D., Buckley, M.J., Leinbach, R.C., De Sanctis, R.W., Sanders, C.A., Kantrowitz, A., Austen, W.G.: Myocardial revascularization for the treatment of cardiogenic shock complicating acute myocardial infarction. Surgery **70**, 78 (1971).
10. Scheidt, S., Ascheim, R., Killip III, T.: Shock after acute myocardial infarction. A clinical and hemodynamic profile. Amer. J. Cardiol. **26**, 556 (1970).
11. Vakil, R.J.: Preinfarction syndrome — management and followup. Amer. J. Cardiol. **14**, 55 (1964).

Notoperationen in der Herzchirurgie

J. von der Emde

Notoperationen sind indiziert unmittelbar nach Diagnosestellung des bedrohlichen Zustandes, um durch Korrektur des anatomischen Fehlers das bevorstehende letale Ende oder den irreversiblen Schaden zu verhindern.

Zu erwarten sind diese Situationen bei Thoraxtraumen, Endokarditiden, Thromben und Tumoren des Herzens, Klappendysfunktionen, dekompensierten Herzinfarkten und kongenitalen Herzvitien.

Ätiologie

Der durch Notoperation zu behandelnde Zustand entsteht meist plötzlich durch Änderung der Hämodynamik oder seltener langsam durch Dekompensation eines konservativ behandelten Vitiums.

Allgemeine Symptomatik

Unbeeinflußbare Tachykardien, Hypotonien, Tachy- und Orthopnoe, Lungenstauung oder Lungenödem, cerebrale Mangeldurchblutung mit Bewußtseinstrübung geben das Startzeichen für den operativen Eingriff.

Operatives Vorgehen

Je nach klinischem Eindruck — Pulsqualität und -frequenz, Hautblässe, Atmung und Bewußtseinslage — müssen zeitraubende diagnostische Maßnahmen (Röntgen, EKG, Laboruntersuchungen) eingeschränkt werden oder unterbleiben.

Dem cerebralen Zustand entsprechend muß das Narkoticum unter O_2-Beatmung zurückgehalten oder sehr sparsam appliziert werden. Ist ein intrakardialer Eingriff geplant, kann der extrakorporale Kreislauf unter Lokalanaesthesie an den Femoralgefäßen angeschlossen, unter partiellem Bypass thorakotomiert und dann erst die obere Hohlvene für den totalen Bypass kanüliert werden.

Der *Erfolg des Noteingriffes* hängt wesentlich vom Intervall des Beginns der Dekompensation und der Wiederherstellung einer geordneten Hämodynamik und vom Ausmaß der irreversiblen Myokardschädigung ab.

Verletzungen des Myokards oder der intraperikardialen Gefäße

1. Perikardtamponade
2. Blutung
3. Herzkontusion

Eine intensive Überwachung über 24 Std. ist je nach Trauma erforderlich. Die Schwere des Krankheitsbildes bei der Aufnahme sagt nichts über die Prognose, da die Penkardtamponade zunächst lebenserhaltend durch Verminderung des Blutflusses wirkt, dann aber letal wird durch zu starke Drosselung der Blutzufuhr zum Herzen. Selbst nach einem freien Intervall von mehreren Tagen kann es zu einer tödlichen Blutung kommen.

Klinisches Bild

Entwickelt sich das Kreislaufversagen des blaß hypotonen, tachykarden Patienten ohne venöse Rückstauung, handelt es sich wahrscheinlich um eine freie Blutung in die Thoraxhöhle.

Sind die Venen distendiert, der Venendruck über 15 cm H$_2$O bei sonst gleicher Symptomatik, ist eine Perikardtamponade anzunehmen.

Stehen Rhythmusstörungen oder EKG-Veränderungen bei entsprechendem Unfallmechanismus im Vordergrund, liegt eine Contusio cordis vor.

Die Perikardtamponade: Ein plötzlicher Einstrom von 150—200 ml Blut ins Perikard bewirkt einen Schock. Entscheidend für seine Schwere sind:
1. Größe und Lokalisation der Herzwunde;
2. Größe der drainierenden Perikardwunde;
3. Menge des Blutaustritts.

Erreicht der Perikarddruck den rechtsatrialen Druck, entsteht ein venöser Rückstau im großen, weniger auch im kleinen Kreislauf. Bei hohem venösen Druck resultiert eine verminderte Kammerfüllung. Der *Pulsus paradoxus* ist charakteristisch, im Inspirium fällt der arterielle Druck um mehr als 10 mm Hg ab. Die Tachykardie ist häufig medikamentös kaum beeinflußbar.

Adrenalin bewirkt zunächst noch einen Blutdruckanstieg. Röntgen- und Laboruntersuchungen geben im akuten Fall keine entscheidende Sicherung der Diagnose, sind zeitraubend und verhindern das schnelle Eingreifen. Der Transport auf eine Spezialabteilung oder eine Herzmassage müssen unterbleiben.

Die *Perikardpunktion* von einem Subcostal-Stich in der Mittellinie nach schräg oben links mit dicker Nadel ist in seltenen Fällen von differential-diagnostischem Wert, um die Kontusion des Myokard gegenüber der Tamponade abzugrenzen. Gelegentlich erreicht man eine Entlastung. Bei negativem Ergebnis spricht dies nicht gegen eine Tamponade, da bei 50% der Patienten nicht aspirierbare, komprimierende Thromben den Herzbeutel ausfüllen.

In Zweifelsfällen ist stets die Thorakotomie durchzuführen, da auch kleine Ergüsse zur Dekompensation führen können.

Operatives Vorgehen

Der nicht ansprechbare, pulslose Patient muß sofort thorakotomiert werden, unter gleichzeitiger Beatmung ohne Überdruck, Abnahme von Kreuzblut, Infusion von Plasmaexpandern und evtl. Transfusion von Blut der Gruppe 0 rh-negativ.

Die sofortige laterale Thorakotomie an der verletzten Seite, evtl. unter Außerachtlassung steriler Kautelen und beste Übersicht im Operationsfeld entscheiden über den Erfolg.

Nach Entfernung von Blut und Gerinnseln aus dem Herzbeutel erholt sich der Kreislauf überraschend schnell. Gelegentlich ist eine kurze Massage oder Defibrillation notwendig.

Die Blutungsquellen an Ventrikeln oder Gefäßen können durch Einzelknopfnähte unter dem komprimierenden Finger oder an den Gefäßklemmen bei Vorhöfen und Gefäßen gestillt werden. Verletzungen nahe der Coronargefäßstämme sollten durch weitgreifende, den coronaren Hauptstamm unterfahrende U-Nähte mit Unterpolsterung durch kleine Filzplättchen versorgt werden (Abb. 1).

Bei Coronargefäßen bis zu einem Kaliber von 1,5 mm muß der direkte Verschluß oder die Patch-Angioplastik versucht werden.

Intrakardiale Verletzungen am Klappenapparat oder Septum werden unter extracorporaler Zirkulation versorgt.

Wenn auch kleinere Verletzungen des Ventrikelmyokard sich spontan schließen, sollten sie bei offenem Thorax durch eine Verschlußnaht gesichert werden. Der Vorhofmuskulatur fehlt die Möglichkeit zur Konstriktion der Laceration. Lang anhaltende Sickerblutungen sind bei Nichtverschluß auch kleiner Verletzungen zu befürchten.

Kontraindiziert sind Überdruckbeatmung wegen der zusätzlichen Einflußbehinderung, Narkotica bei Bewußtlosen, Vasodilatatoren, Herzmassage und Aderlässe wegen hohen Venendruckes. Letzterer ist ein Kompensationsmechanismus für den behinderten Bluteinstrom in das Herz.

Die *Perikardtamponade nach Herzoperation* kann eine besondere Symptomatik entwickeln.

Das Perikard wird gewöhnlich locker verschlossen und der Drainageschlauch über den Myokardfenstern saugt flüssiges Blut ab. Zurückbleibende Gerinnsel, insbesondere über dem linken Ventrikel nach der Punktion, können schließlich die Exkursionen des linken Ventrikels ineffektiv machen, wobei der Venendruck an der rechten Seite, d. h. in der V. cava sup. normal ist.

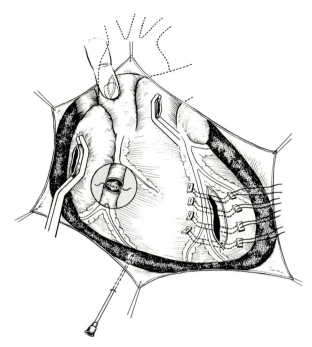

Abb. 1. Intraperikardiale Traumafolgen: Perikardtamponade, coronargefäßnahe Myokardverletzung, coronare Gefäßdurchtrennung, Eröffnung von Vorhof, A. pulmonalis, Aorta

Bei Verletzungen der *großen Gefäße* sollten atraumatische Gefäßklemmen die Laceration durch tangentiales Abklemmen verschließen. Ist der Aortenstamm für mehr als 2 min. verschlossen, treten irreversible Gehirnschäden auf. Ist die Aorta distal der Carotiden mehr als 15 min. verschlossen, treten ischämische Störungen des Rückenmarkes auf.

Die Erfolge dieser Notoperationen hängen in erster Linie vom Intervall des Auftretens erster bedrohlicher Symptome bis zur entschlossenen Freilegung der Laceration ab.

Die Endokarditis ist zunächst internistisch mit Antibiotica usw. zu behandeln. Bahnt sich eine hämodynamische Katastrophe an, oder kommt es zu septischen Embolien, wird der entzündliche Prozeß zweitrangig. Unter gleich intensiver Therapie mit Antibiotica, Glykosiden und Diuretica muß die Hämodynamik chirurgisch normalisiert und der infektiöse Herd ausgeräumt werden. Mehr als die Hälfte der Patienten mit endokarditischen Klappenveränderungen sterben ohne Operation [1].

Zeitpunkt der Operation: Orthopnoe, Lungenödem, unkontrollierbare Tachykardien, Arrhythmien und Hypotonien signalisieren den letzten Zeitpunkt chirurgischer Intervention.

Operatives Vorgehen: In kritischer Situation muß der partielle Bypass an die Femoralgefäße angeschlossen werden, bis der totale Bypass nach Narkotisierung und Thorakotomie installiert werden kann.

Endokarditische Klappen, Fisteln und Bakteriennester müssen sorgfältig ausgeräumt, das Material bakteriologisch untersucht und Resistenzbestimmungen angestellt werden, um postoperativ das wirksamste Antibioticum verabreichen zu können.

Prothesen und Nahtmaterial sollten daher vor Verwendung in hochkonzentrierten bactericiden Lösungen getränkt werden.

Der *Wechsel einer infizierten Prothese* bei therapieresistenter Endokarditis ist ein dringlicher, aber erfolgreicher Eingriff bei rechtzeitiger Durchführung [1].

Perivalvuläre Dehiscenzen im Zustand der Dekompensation sind meist mit Hämolysen vergesellschaftet. Die Patienten sind ausschließlich durch die sofortige Operation mit Excision der Prothese, Säuberung des Anulus und Implantation einer neuen, antibioticagetränkten Prothese zu retten. Ein schlechter Zustand des Patienten darf nicht davon abhalten, die Diagnose durch Herzkatheterismus zu sichern.

Cerebrale Embolien sind Anlaß, daß viele Patienten mit florider Endokarditis zum Neurologen kommen. Embolien in die Coronararterien sind selten [1].

Das plötzliche Auftreten eines holosystolischen Geräusches in Verbindung mit positivem Venenpuls sollte eine *Fistel* zwischen linkem Ventrikel und rechtem Vorhof vermuten lassen. Auch hier hilft im Zustand der Dekompensation ausschließlich der Verschluß unter extracorporaler Zirkulation [10, 13].

Bei guter Zusammenarbeit von Kardiologen und Chirurgen trat z. B. bei frühzeitiger Operation am St. Thomas-Hospital in London bei 5 Ventrikelseptumdefekten, 8 Aorteninsuffizienzen und 1 Mitralinsuffizienz kein Exitus auf [1].

Tumoren und Thromben des Herzens

Am häufigsten sind raumfordernde Prozesse im linken Vorhof. *Myxome* sind die häufigsten Tumoren vom Vorhofseptum ausgehend und bei 75% in den linken Vorhof hineinragend; 20% der Tumoren befinden sich im rechten Vorhof [5].

Bei Patienten mit rheumatischen Vitien ist mit einer Emboliehäufigkeit von 1,5% pro Patient und Jahr zu rechnen, bei Vorhofflimmern ist sie siebenmal größer. Wiederholte Embolien ereignen sich in 8% pro Patient und Jahr, davon $2/3$ im ersten Jahr [6].

Klinisches Bild: Die Diagnose des intrakardialen Tumors kann bei jungen Leuten mit kurzfristigen Kreislaufschwächen, Absencen oder peripheren Embolien vermutet werden. Die Sicherung der Diagnose gelingt meist durch Angiokardiographie.

Embolien bei Mitralstenose und absoluter Arrhythmie sind fast beweisend für Vorhofthromben, 20% werden richtig angiographisch diagnostiziert, in 30% der Fälle findet der Chirurg nicht den erwarteten Thrombus im linken Vorhof und in 30% wird ein Thrombus gefunden, der angiographisch nicht gesehen wurde.

Akute Gefahr droht durch Ventilverschluß der Klappe und durch Thromben.

Nur die sofortige Operation unter extrakorporaler Zirkulation kann die drohende Gefahr abwenden.

Notoperationen bei Klappendysfunktionen

1. Thromboembolien sind das Hauptproblem bei künstlichen Herzklappen [2, 8].
2. Ballvariancen durch Lipideinlagerung und Luxation der Kugeln und Kläppchen kommen heute kaum noch vor. Die Symptomatik ist gleich der Thrombose der Klappen. Perivulväre Dehiscenzen verursachen meist in zunehmendem Maße eine Insuffizienz und sind von Hämolysen begleitet.

Gunstensen [8] implantierte von 1965–1970 192 Mitralklappen und hatte dabei 25% thromboembolische Komplikationen. Neuere Klappenentwicklungen lassen eine geringere Komplikationsrate erwarten.

Symptomatik: Plötzlich auftretende Dyspnoe, rasche Verschlechterung des Allgemeinzustandes, Veränderung oder fehlender Klappenton, Kreislaufinsuffizienz mit Lungenödem, Hypotonien und Tachykardien sind die charakteristischen Zeichen der Klappendysfunktionen.

Diagnostik: Die Diagnose der Klappenthrombose bzw. der Behinderung des Ventilmechanismus kann meist klinisch gestellt werden. In Zweifelsfällen ist bei nicht Dekompensierten die Sicherung der Diagnose im Katheterlabor durch Angiographie angezeigt.

Therapie: Die einzige erfolgversprechende Therapie des dekompensierten Patienten mit Klappendysfunktion ist der sofortige Klappenwechsel nach Diagnosestellung. Je schlechter der Allgemeinzustand, desto dringender die Operation. Kompensationsversuche, Ausgleich der Elektrolyte, Normalisierung des Gerinnungsstatus müssen eingeleitet, dürfen jedoch nicht abgewartet werden.

Wir operierten eine Patientin im Lungenödem mit der klinischen Diagnose Klappenthrombose, schlossen den Bypass an die Femoralgefäße, thorakotomierten, komplettierten den Bypass und wechselten die total thrombosierte Klappe. Die Patientin ist $1^{1}/_{2}$ Jahre nach der Operation wieder arbeitsfähig.

Notoperationen bei dekompensiertem Herzinfarkt

In der Literatur liegen nur Einzelbeschreibungen von Operationen bei frischem Herzinfarkt vor, und nirgendwo auf der Welt konnten überzeugende Ergebnisse für diesen Weg mitgeteilt werden.

Die Notoperation im kardiogenen Schock bleibt problematisch. Vier Situationen lassen in Zukunft bei idealer Kooperation und Organisation an die chirurgische Therapie denken:
1. Transmurale Infarkte im kardiogenen Schock.
2. Papillarmuskelausrisse.
3. Septumperforationen
4. Ventrikelrupturen.

Der folgende Stufenplan wäre je nach Schwere zur Behandlung des dekompensierten Myokardinfarktes unter optimaler konservativer Therapie diskutabel:
1. Die intraaortale Ballonpulsation;
2. Angiokardiographie möglichst auf dem Operationstisch und eventuell am offenen Thorax;
3. a) Infarktektomie,
   b) Aorto-coronarer Bypass,
   c) Patchverschluß des VSD,
   d) Mitralklappenersatz.

De Bakey [3] excidierte 1967 als erster einen frischen Infarkt erfolgreich. Eine systematische Anwendung dieser Methode nach vorher festgelegten Kriterien wird offenbar an keinem Zentrum geübt. Im eigenen Krankengut wurde bei fünf Patienten mit coronarer Herzerkrankung intraoperativ ein Myokardinfarkt diagnostiziert und da Kammerflimmern oder kardiogener Schock persistierten, der frische Infarktbezirk reseziert. Dreimal war der letale Ausgang nicht vermeidbar.

Die Grenze des Infarktbezirkes ist in den ersten Stunden schwer erkennbar und Nähte im nekrotisierenden Muskel halten nicht. Erst nach drei Monaten ist die Narbe fest. Wenn Dekompensation und Rhythmusstörung fortbestehen, so ist ein Erfolg der Resektion deshalb zum späteren Zeitpunkt sicherer.

Die *Revascularisation des frisch infarcierten Myokards* ist nur während der ersten drei Stunden nach der Obstruktion sinnvoll, da später das nekrotisierende Areal zusätzlich hämorrhagisch infarciert würde. Aus dem gleichen Grunde ist auch die Streptasetherapie außerhalb dieser Zeitspanne kontraindiziert. Die Revascularisation des bedrohten Bezirkes wird nach genauer Lokalisation des Verschlusses durch Angiographie auch in Zukunft nur in Einzelfällen möglich sein.

1–2% aller tödlichen Infarkte gehen auf Kosten der *Ventrikelseptumdefekte,* von denen 65% in den ersten zwei Wochen, 81,5% in den ersten zwei Monaten und 93% im ersten Jahr verstarben. Die *Ruptur* tritt meist in der ersten Woche auf. Die Überlebensrate von 65 operierten postinfarktionellen Ventrikelseptumdefekten war 58% in den ersten zwei Monaten, 50% in den ersten sechs Monaten und 32% im ersten Jahr [15].

Der frische isolierte *Papillarmuskelausriß* mit schwerer Mitralinsuffizienz ist eine Indikation zum sofortigen Mitralklappenersatz mit guter Aussicht auf Erfolg. Diese Fälle sind selten, da Infarkte, die zu solchen Papillarmuskelinsuffizienzen führen, meist von großen Infarktbezirken begleitet werden, die ein letales Ende in den ersten Stunden bewirken [9].

Auch eine postinfarktionelle Ventrikelruptur kann chirurgisch erfolgreich behandelt werden [7].

Die *Schwierigkeit* und *Rechtfertigung* für den exakten Zeitpunkt der chirurgischen Intervention hängt von der Diagnose des irreversiblen kardiogenen Schocks und der nicht beeinflußbaren Tachykardie bzw. dem intermittierenden Kammerflimmern ab. Zur Coronarangiographie am dekompensierten Infarktpatienten, fernab vom Operationssaal, gehen wenige Kardiologen das hohe Risiko der Kontrastmittelinjektion ein.

Zu fordern ist daher der rasche Transport des Patienten in den Operationssaal, Vorbereitung des extracorporalen Kreislaufes und intraoperative Coronarangiographie. Der kardiogene Schock hat auch heute noch eine Letalität von 80%.

Indikation zum Noteingriff bei kongenitalen Vitien

Gelegentlich ist die Indikation zum Noteingriff bei kongenitalen Vitien schon in den ersten Lebenstagen gegeben. Stets ist eine Klärung der Diagnose durch Katheteruntersuchung erforderlich [14]. Klinisch im Vordergrund bei Dekompensierten steht die Tachykardie des blaßgrauen, schwerkranken Säuglings [14].

Am häufigsten sind Neugeborene mit *Transposition der großen Gefäße* in den ersten Lebenstagen bedroht [14]. Die Ballonseptostomie nach Rashkind ist sofort indiziert. Gelingt diese nicht oder nicht in ausreichendem Maße, muß ein Vorhofseptumdefekt in Form der Blalock-Hanlonschen Operation angelegt werden. 90% dieser Säuglinge können so gerettet werden, während ohne diese Maßnahmen nur 10% die erste Woche überleben [14]. Transpositionen mit großem VSD erfordern die Pulmonalisbändelung auch in der Dekompensation.

Totale Lungenvenenfehleinmündungen mit pulmonaler Hypertonie oder ausgeprägter Hypoxie erfordern im akut dekompensierten Stadium eine Anastomose im venösen Abschnitt zwischen großem und kleinem Kreislauf.

Barratt Boyes legt bei der häufigsten Form der totalen Lungenvenenfehleinmündung eine Anastomose zwischen linkem Vorhof und dem retrokardialen Lungenvenensinus in tiefer Bypass-Hypothermie an. Aber auch eine Anastomose zwischen linkem Herzohr und Lungenvenen ist möglich [14].

Bei der *Fallotschen Tetralogie* können hypoxämische Anfälle meist medikamentös beherrscht werden; treten sie gehäuft auf, muß der aortopulmonale Shunt nach Cooley, Waterston, Blalock-Taussig oder Potts auch im akuten Stadium angelegt werden. Bei einer O_2-Sättigung unter 80% ist die Pulmonalstenose so hochgradig, daß die Operation indiziert ist [14].

Patienten mit *Pulmonalis- oder Aortenstenosen* müssen nach der ersten Synkope und Druckgradienten an der Aorta über 70 mm Hg sofort operiert werden. 75% dieser kleinen Patienten versterben im akuten Anfall [14].

Die Commissurotomie an der Aorta und auch an der A. pulmonalis können unter Sicht in tiefer Hypothermie durchgeführt werden. An der A. pulmonalis ist die Methode nach Brock einfacher und für den akuten Fall ausreichend.

Pulmonalatresien sind durch eine aorto-pulmonale Anastomose über das akute Stadium zu retten.

Jede Notoperation birgt ein erhöhtes Risiko. Nur die fundierte Kenntnis des zur Katastrophe führenden Spontanverlaufs und die Beherrschung operativer Technik machen die Entscheidung zum chirurgischen Vorgehen erträglich.

Die Erfolge Erfahrener hängen dann von der raschen Koordination kardiologischer und chirurgischer Maßnahmen ab.

Literatur

1. Braimbridge, M. V.: Cardiac Surgery and Bacterial Endocarditis. In: Bacterial Endocarditis. Proceedings of a National Symposium held at the Royal College of Physicians, London, March 1969, p. 100.
2. Cokkinos, D. V., Voridis, E., Bakoulas, G., Theodossiou, A., Skalkeas, G. D.: Thrombosis of two high-flow prosthetic Valves. J. thorac. cardiovasc. Surg. **62**, 947 (1971).
3. DeBaykey, M. E.: In: Diskuss. zu Lillhei, C. W., et al. Circulation **39/40**, Supp. IV, 315 (1969).
4. Desser, K. B., Benchimol, A., Cornell, W. P., Nelson, A. R.: Traumatic ventricular septal defect, aortic insufficiency and sinus aneurysm. J. Thorac. Surg. **62**, 830 (1971).
5. Doohen, D. J., Greer, J. W., Diorio, N., Timmes, J. J.: Emergency excision of a myxoma of the right ventricle which was obstructing the right ventricular outflow tract. J. thorac. cardiovasc. Surg. **47**, 342 (1964).
6. Friedberg, Ch. K.: Erkrankungen des Herzens. Stuttgart: Thieme 1972.
7. Gibbon, G. M. F., Hooper, G. D., Heggtvelt, H. A.: Successful surgical treatment of postinfarction external cardiac rupture. J. thorac. cardiovasc. Surg. **63**, 622 (1972).
8. Gunstensen, J.: Acute dysfunction of Starr-Edwards mitral protheses. Thorax **26**, 163 (1971).
9. Hahn, Ch., Faidutti, B.: Place de la revascularisation de l'iva dans la chirurgie directe des obliterations coronaires. Société Européenne de Chirurgie Cardio-Vasculaire, XXIe Congrès International. Bruxelles, juin 1972.
10. Kaiser, G. C., Willman, V. L., Thurmann, M., Hanlon, C. R.: Valve replacement in cases of aortic insufficiency due to active endocarditis. J. thorac. cardiovasc. Surg. **54**, 491 (1967).
11. Kakos, G. S., Williams, T. E., Kilmann, J. W., Klassen, K. P.: Traumatic left ventricular aneurysms after penetrating chest injury. Ann. Surg. **174**, 202 (1971).
12. Keck, E. W.: Pädiatrische Kardiologie, Herzkrankheiten im Säuglings- und Kindesalter, München: Urban & Schwarzenberg 1972.
13. Lee, G. de J.: Medical Indications for Surg. in Infective Endocarditis. In: Bacterial Endocarditis. Proceedings of a National Symposium held at the Royal College of Physicians, London; March 1969, p.79.
14. Nadas, A. S.: Indications for Surg. in Patients with Congenital Heart Disease. Cardiac. Surgery **1**, 3, 52 (1972).
15. Trinkle, J. K., Furman, R. E., Orr, J. A., Reeves, J. T., Bryant, L. R.: Myocardial infarctectomy and repair of ruptured ventricular septum during acute stage of infarction. J. thorac. cardiovasc. Surg. **63**, 193 (1972).

Cardiovasculäre Chirurgie

Herzwandaneurysmen

G. Schramm, F. W. Schildberg und W. Vogel

Seit 1958 ist das Herzwandneurysma nach Myokardinfarkt der Resektion zugängig [2]. Der anfängliche Enthusiasmus ist heute jedoch einer nüchterneren Beurteilung gewichen, nachdem deutlich wurde, daß in einem nicht selektierten Krankengut mit erheblicher Operationsletalität gerechnet werden muß.

Spontanverlauf postinfarcieller Herzwandaneurysmen

Eine nach einem länger überstandenen Myokardinfarkt auftretende Herzinsuffizienz, ventriculäre Tachykardien sowie Embolien sollten als typische Komplikationen den Verdacht auf die Entwicklung eines Herzwandaneurysmas wecken. Nach dem klinischen Bild stehen atypische präcordiale Pulsationen und eine persistierende Hebung der ST-Strecke im EKG zusammen mit den Zeichen der transmuralen Infarcierung im Vordergrund. Die konventionelle Röntgenuntersuchung erfaßt nur Fälle mit ausgeprägter Vorwölbung der Herzwand. Die definitive Diagnose wird erst durch Herzkatheteruntersuchung mit Angiokardiographie gestellt. Die hämodynamischen Befunde können im Normbereich liegen, zeigen jedoch meistens eine deutliche Erhöhung des enddiastolischen Druckes im linken Ventrikel mit konsekutiver Rückstauhypertonie im kleinen Kreislauf, eine Verringerung der Druckanstiegsgeschwindigkeit (dp/dt) und eine Abnahme des Herzzeitvolumens.

Die prognostische Beurteilung des unbehandelten Herzwandaneurysmas ist schwierig, da es sich um eine Folgeerkrankung handelt, deren Spontanverlauf im Rahmen der zugrundeliegenden koronaren Herzerkrankung gesehen werden muß. Die Absterberate einer gleichalten Bevölkerung von 13% nach 5 und 30% nach 10 Jahren erhöht sich als Folge eines Herzinfarktes auf 42% bzw. 63%. Überraschenderweise ist die Prognose der Kranken mit Angina pectoris nach einer Sammelstatistik von White [14] weitgehend identisch mit der von Infarktträgern. Die Entwicklung eines Herzwandaneurymas erhöht die Mortalität nach 5 Jahren auf 80% und nach 10 Jahren auf 95% [7].

Entwicklungsstadien des Herwandaneurysmas als Kriterien für die Operationsindikation

Die schlechte Prognose von unbehandelten Herzwandaneurysmen könnte als zwingender Grund zum chirurgischen Eingriff erachtet werden, da die operative Wiederherstellung des linken Ventrikels die Voraussetzungen für eine Besserung der Hämodynamik ist. Eine derartige, verallgemeinernde Beurteilung einer Krankengruppe scheint uns jedoch nicht gerechtfertigt. Es hat sich nämlich gezeigt, daß ähnlich den Angina pectoris-Kranken auch die Herzwandaneurysmaträger sehr individuelle Verlaufsformen aufweisen.

Neben rasch zum Tode führenden Verläufen sind Formen bekannt, die bei konservativer Behandlung praktisch beschwerdefrei leben. Voraussetzung für die Operationsindikation ist deshalb die Kenntnis der hämodynamischen Parameter, der Lokalisation und Ausdehnung des Aneurysmas und des Ausmaßes der Coronarerkrankung.

Zur näheren Abgrenzung der Indikationsgebiete und als Basis für die Analyse der Operationsergebnisse schien uns die Einteilung des Krankheitsbildes in verschiedene Stadien sinnvoll. Da die Herzinsuffizienz mit 70% die häufigste Komplikation des Herzwandaneurysmas ist, andere Störungen wie Embolien mit 7—37% und Rhythmusstörungen mit 20% demgegenüber zurücktreten [7], wurde die Einteilung in *fünf verschiedene Schweregrade* aufgrund hämodynamischer Daten durchgeführt [8].

Schweregrad 0

Zu dieser Gruppe gehören kleinere Herzwandaneurysmen und akinetische oder dyskinetische Zonen ohne klinische Anzeichen für Herzinsuffizienz mit normalen enddiastolischen Druckwerten im linken Ventrikel.

Schweregrad I

Kleine Herzwandaneurysmen und akinetische oder dyskinetische Zonen mit Zeichen der latenten Linksherzinsuffizienz und mit signifikanter enddiastolischer Druckerhöhung von 12—16 mm Hg im linken Ventrikel.

Schweregrad II

Mittelgroße Herzwandaneurysmen mit klinischen Zeichen der manifesten Linksherzinsuffizienz, wobei die enddiastolischen Drucke im linken Ventrikel stark erhöht sind (mehr als 16 mm Hg), und beginnendem Rückstau im kleinen Kreislauf.

Schweregrad III

Große Ventrikelaneurysmen mit klinischen Zeichen einer Rechts- und Linksherzinsuffizienz, wobei die enddiastolische Druckerhöhung im linken Ventrikel Ursache eines massiven pulmonalen Hochdrucks ist, der evtl. von einer Tricuspidalinsuffizienz begleitet wird.

Schweregrad IV

Sehr große Ventrikelaneurysmen, die infolge einer Linksherzinsuffizienz zur extremen Einschränkung des Herzzeitvolumens geführt haben und somit dem klinischen Bild des „Low-output-failure" mit allen Zeichen der cerebralen, renalen und coronaren Mangeldurchblutung entsprechen. Zu dieser Gruppe gehören häufig die foudroyant sich entwickelnden Herzwandaneurysmen, die ohne freies Intervall im Anschluß an den Herzinfarkt entstanden sind.

Die chirurgische Behandlung des Herzwandaneurysmas ist nur dann angezeigt, wenn das Aneurysma zu Veränderungen der Hämodynamik geführt hat. Unter Berücksichtigung der allgemeinen chirurgischen Operabilität grenzen wir **folgende Indikationen** ab:

Bei nicht komplizierten Herzwandaneurysmen ist die Indikation zur Resektion gegeben, wenn die Patienten den Schweregrad II, III oder IV erreicht haben. Je früher in der Entwicklung des Herzwandaneurysmas die Indikation zur Operation gestellt wird, desto günstiger sind die operativen Ergebnisse. Beim Schweregrad 0 oder Schweregrad I sollte man mit der Indikation zurückhaltend sein, wenn nicht wiederholte thromboembolische Komplikationen oder therapieresistente Rhythmusstörungen den Patienten gefährden. In diesen Stadien scheint uns der Versuch einer konservativen Therapie mit Digitalis und Antikoagulantien gerechtfertigt und erfolgversprechend. Bei Patienten dieser Gruppen sind wiederholte kardiologische Kontrolluntersuchungen evtl. mit Herzkatheterismus und Angiokardiographie notwendig, damit bei Größenzunahme des Aneurysmas bzw. bei Auftreten von Zeichen der Linksherzinsuffizienz rechtzeitig die Operationsindikation gestellt werden kann.

Bei akinetischen Zonen in der Gruppe I sollte eine Revascularisation angestrebt werden, wenn in dem akinetischen Areal intraoperativ eine gute Kollateralzirkulation und keine klare Demarkierung der Infarktnarbe vorzufinden ist.

Unabhängig vom Schweregrad eines Herzwandaneurysmas darf der Zeitpunkt der Operation nicht zu früh angesetzt werden, da nahtstabiles Narbengewebe vorhanden sein muß. Man wird aus diesem Grunde frühestens drei Monate nach dem Infarkt operieren, wenn nicht wegen therapieresistenter und progredienter Herzinsuffizienz eine dringliche Indikation zum Noteingriff gegeben ist.

Indikation bei komplizierenden Faktoren

Wegen der Indikationsstellung haben wir neben den grundlegenden Schweregrad-Gruppen *die ein Herzwandaneurysma komplizierenden Faktoren* besonders berücksichtigt, da sie die Prognose verschlechtern und evtl. Grenz- bzw. Kontraindikationen darstellen:

1. Rasche Entwicklung eines Herzwandaneurysmas ohne freies Intervall nach akutem Herzinfarkt.
2. Zusätzliche Stenosen von Coronararterien, die nicht das Aneurysma versorgen.
3. Zusätzliche alte Infarktnarben ohne Aneurysmabildung.
4. Septumbeteiligung und evtl. Ventrikelseptumdefekt.
5. Mitralinsuffizienz durch Papillarmuskelnekrose oder Übergreifen des Herzwandaneurysmas auf den Mitralklappenring.
6. Doppel-Aneurysmen.
7. Thromboembolische Komplikationen trotz Antikoagulantientherapie.
8. Therapieresistente Rhythmusstörungen mit vorwiegend maligner Form von Ventrikel-Tachykardien.

Die Entwicklung von Herzwandaneurysmen im Anschluß an den akuten Herzinfarkt wird *meist* bereits vier Wochen nach dem Infarkt deutlich. Bei diesen Patienten kann man im Hinblick auf die rasch zunehmende, therapieresistente Herzinsuffizienz nicht immer die Entstehung eines nahtstabilen Narbengewebes drei Monate lang abwarten, sondern muß den Eingriff als Notoperation oft ohne Verzögerung durchführen. Nach Auffassung anderer chirurgischer Arbeitsgruppen wird die Resektion innerhalb der ersten drei Monate als *akute Infarktektomie* bezeichnet. Diese Meinung wird von uns nicht geteilt, da der Infarktbezirk bereits ab dem 12. Tag Zeichen einer beginnenden bindegewebigen Umwandlung aufweist, die in der 6. Woche abgeschlossen ist, und gegen Ende des 2. Monats sind nekrotische Muskelfasern völlig verschwunden. Sicherlich kann man bis Ende des 3. Monats noch nicht von einem chronischen Aneurysma sprechen, doch unterscheiden sich diese deutlich vom *akuten Herzwandaneurysma*, das sich als funktionelles Aneurysma innerhalb der ersten Tage nach dem Herzinfarkt entwickelt und im Verlauf noch weitgehend einem Infarkt mit hoher Rupturgefahr und kardiogenem Schock entspricht.

Bei Herzwandaneurysmen mit zusätzlichen stenosierenden Prozessen anderer Coronararterien werden mit den Kombinationsverfahren, d. h. Aneurysmaresektion und Revascularisation die besseren Ergebnisse erreicht [4, 9]. Im Rahmen der Revascularisation sollte man in erster Linie den aorto-coronaren Venenbypass anstreben, in speziellen Fällen — wie z. B. beim Totalverschluß der rechten Kranzarterie — evtl. mit Gasendarterektomie. Wenn die Möglichkeit zum aorto-coronaren Venenbypass nicht besteht, ist der Versuch einer Vinebergschen Operation indiziert. Bei Hinterwandaneurysmen mit zusätzlicher Mitralinsuffizienz ist ein Klappenersatz neben der Resektion Methode der Wahl. Bei isolierter Ruptur von Chordae tendineae sollte statt eines Klappenersatzes ein plastischer Eingriff zur Erhaltung der Mitralklappe angestrebt werden. Bei Herzwandaneurysmen mit Ventrikelseptumdefekt oder mit Septumbeteiligung sollte im Rahmen der Aneurysmaresektion der Ventrikelseptumdefekt oder der resezierte Septumanteil mit Hilfe einer Prothese verschlossen oder ersetzt werden.

Bei Herzwandaneurysmen mit zusätzlichen alten Infarktnarben kann eine *akinetische* oder *dyskinetische* Zone reseziert werden, wenn keine anderweitige Kontraindikation vorliegt.

Einige chronische Herzwandaneurysmen weisen zahlreiche Episoden von *paroxysmaler Ventrikel-Tachykardie* der malignen Form auf. Oft liegen Jahre zwischen Herzwandaneurysma-Entwicklung und dem Auftreten der paroxysmalen Ventrikel-Tachykardie. Diese bedrohlichen Situationen berechtigen zur Resektion auch ohne vorherige Anzeichen kardialer Insuffizienz oder thromboembolischer Komplikationen. Die Operation sollte daher als Noteingriff durchgeführt werden. Die angiokardiographische und coronarographische Klärung verbietet sich oft durch die dramatische Situation. Rezidivierende Embolien trotz sachgemäß durchgeführter Anticoagulantien-Therapie stellen auch bei den Schweregraden 0 und I, wo sonst Zurückhaltung geboten ist, eine absolute Indikation zur Resektion dar.

Grenz- und Kontraindikationen

Durch Einteilung der Herzwandaneurysmen in Stadien ist es möglich, die untere Grenze der Operationsindikation zu definieren. In gleicher Weise erscheint es wichtig, auch eine obere Grenze festzulegen. Besonders bei komplizierten Herzwandaneurysmen wird die Grenze der Operabilität leicht erreicht oder sogar überschritten. Dadurch wird das Hauptziel des Resektionsverfahrens, nämlich die Senkung der Mortalität der Herzwandaneurysma-Träger bis auf die der Angina-pectoris-Patienten oder der Infarktkranken nicht erreicht.

Aufgrund einer kritischen Analyse unseres Kölner Krankengutes zeichnen sich die Grenzen der Operabilität von Herzwandaneursymen ab. Es bestehen folgende *Kontraindikationen*:

Vorderwandaneurysmen sind inoperabel, wenn bei Beteiligung des hohen Septums ein Großteil der zirkulär angeordneten Muskelfasern in der Ausflußbahn zugrundegegangen ist. Das Cine-Lävogramm zeigt in diesen Fällen deutlich die Ausdehnung des Herzwandaneurysmas auf den septalen Anteil der Ausflußbahn. Zusätzliche Informationen gibt das EKG in Form von AV- und Schenkelblockbildern. Entscheidend ist das Coronarogramm, wo sich ein hoher Verschluß des Ramus descendens anterior der linken Kranzarterie und der hohen septalen Äste findet.

Große Zurückhaltung ist geboten bei Herzwandaneurysmen, die sich sehr rasch, d.h. 4—8 Wochen nach dem Infarkt, ausgebildet haben. Zu diesem Zeitpunkt muß nämlich noch mit einer Instabilität der Infarktnarbe gerechnet werden; andererseits wird eine solch rasche Entwicklung meist bei großflächigen Infarkten beobachtet, die mit dem Ausfall auch hoher Septumanteile einhergehen.

Die Operationsergebnisse bei Resektionen innerhalb der ersten drei Monate nach dem akuten Infarktereignis sind äußerst schlecht und weisen eine Letalität von über 50% auf [5].

Herzwandaneurysmen mit elektrokardiographisch, ventriculographisch oder intraoperativ nachweisbaren gleichzeitigen Infarktnarben oder ausgedehnten akinetischen Zonen in anderen Bereichen stellen regelmäßig Kontraindikationen dar, da das verbleibende Restmyokard nach Resektion keine ausreichende Funktionsfähigkeit garantiert.

Diese Kontraindikation besteht nicht für die akinetische Zone, deren Funktion durch eine Revascularisation wiederhergestellt werden kann.

Bei ausgedehnten Herzwandaneurysmen, die auf einen größeren Sektor des Miralklappenringes übergreifen und so eine Klappeninsuffizienz verursachen, verbietet sich die Resektionsbehandlung auch bei gleichzeitigem Klappenersatz, da eine Rekonstruktion des fibrösen Herzskelets nicht mehr möglich ist.

Bei Patienten, die neben einem Herzwandaneurysma Stenosen anderer Coronararterien aufweisen, sollte die Resektion mit einer Revascularisation kombiniert werden. Hier wird die Gesamtprognose weitgehend von dem Erfolg der Revascularisation abhängen. Erweist sich der stenosierende Prozeß als sehr ausgedehnt und diffus, so daß eine Revascularisation kaum oder nicht mehr durchzuführen erscheint, so ist die Resektion des Aneurysmas mit hohem Risiko verbunden und große Zurückhaltung bei der Indikationsstellung angebracht.

Bei Herzwandaneurysmen nach multizentrischen Herzinfarkten wird die Operationsindikation nur dann gestellt, wenn sich das Aneurysma auf einen Teil der linken Kammer beschränkt. Ist der gesamte linke Ventrikel mit Narben übersät, muß von einer Resektion Abstand genommen werden. Die Beurteilung ist oft schwierig und kann auch intraoperativ unmöglich sein. Hinweise sind oft eine Dilatation des Gesamtmyokard und herabgesetzte Motilität in allen Ebenen.

Schließlich ist die allgemeine chirurgische Operabilität Voraussetzung zur Resektion des Herzwandaneurysmas. Zurückhaltung ist geboten bei therapieresistenter Hypertonie, hochgradiger pulmonaler Restriktion oder bei cerebrovasculärer Insuffizienz, ferner bei allen Organversagen, die nicht als Ausdruck einer latenten oder manifesten Herzinsuffizienz zu betrachten sind.

Ergebnisse

Die Frühletalität der Aneurysmaresektion liegt ohne Berücksichtigung des Schweregrades bei mehreren Arbeitsgruppen zwischen 15—20% [10, 12, 13]. In einigen Zentren konnte die Letalität auf 5% gesenkt werden, wozu die Erweiterung der Operationsindikation auf akinetische Zonen beigetragen hat [4, 9]. Die besten Ergebnisse sind in den Fällen erzielt worden, in denen die Kontraktion basisnaher Ventrikelanteile ungestört war [13]. Dem gegenüber war die Letalität bis auf 62% erhöht, wenn die basale Kontraktion schwer betroffen war.

An der chirurgischen Universitäts-Klinik Köln-Lindenthal wurden von 1964—1972 von 87 diagnostizierten Herzwandaneurysmen 57 operiert. Von den nicht operierten Patienten befanden sich 8 im Stadium 0—I, 7 wurden wegen Inoperabilität von einer chirurgischen Behandlung ausgeschlossen, 7 weitere Kranke verstarben bereits während der Wartezeit, 8 stehen zur Operation an (Tabelle 1). 4 Patienten starben noch nach der Entlassung aus der statio-

Tabelle 1. 87 diagnostizierte Herzwandaneurysmen an der Chirurgischen Universitätsklinik Köln-Lindenthal (1964—1972)[a]

Operative Behandlung		Konservative Behandlung
57		22 (inoperabel 7)
Letalität	15	Letalität 7
intraoperativ	4	
früh	7	
spät	4	

[a] Weitere 8 Patienten stehen zur Operation an.

nären Behandlung, und zwar 2 wegen zunehmender Linksherzinsuffizienz und 2 an anderweitigen Komplikationen.

Von den überlebenden 42 Patienten sind 38 zur Zeit völlig beschwerdefrei, bei einem Kranken besteht eine leichte Linksinsuffizienz und 3 Patienten leiden an stenokardischen Beschwerden. Bei keinem nachuntersuchten Patienten findet sich ein Hinweis auf ein Rezidiv.

Literatur

1. Abrams, D. L., Edelist, A., Luma, M. H., Miller, A. Z.: Ventricular Aneurysm. A reappraisal based on a study of sixty-five consecutive autopsied cases. Circulation **27**, 164 (1963).
2. Cooley, D. A., Collins, H. A., Morris, G. C., jr., Chapman, D. W.: Ventricular aneurysm after myocardial infarction. Surgical excission with use of temporary cardiopulmonary bypass. J. Amer. med. Ass. **167**, 557 (1958).
3. Dubnow, M. H., Burchell, H. B., Titus, J. L.: Postinfarction ventricular aneurysm. A clinicomorphologic and electrocardiographic study of 80 cases. Amer. Heart J. **70**, 753 (1965).
4. Favaloro, R. G., Effler, D. B., Groves, L. K., Westcott, R. N., Suarez, E., Lozada, J.: Ventricular aneurysm—Clinical experience. Ann. Thorac. Surg. **6**, 227 (1968).
5. Fourmet, P. C.: Akute Infarktomie im Notfall. 2. Symposion über koronare Herzkrankheit, Frankfurt/Main, 1972.
6. Friedberg, Ch. K.: Caution and coronary artery surgery. Circulation **45**, 727 (1972).
7. Heberer, G., Rau, G., Thiele, P., Bültel, E.: Das Herzwandaneurysma nach Myokardinfarkt. Dtsch. med. Wschr. **93**, 728 (1968).
8. Heberer, G., Schramm, G., Schildberg, F. W.: Chirurgische Behandlung des Herzwandaneurysmas. Chirurg **42**, 181 (1971).
9. Ibarra-Pérez, C., Lillehei, C. W.: Resektion of postinfarction ventricular aneurysms and simultaneous myocardial revascularization. J. cardiovasc. Surg. (Torino) **10**, 419 (1969).
10. Pokrowsky, A. V.: Surgery of the postinfarction aneurysms. XXI. Internationaler Kongreß für cardiovasculäre Chirurgie, Brüssel, 1972.
11. Schlichter, J., Hellerstein, H. K., Katz, L. N.: Aneurysm of the Heart: a correlative study of one hundred and two proved cases. Medicine (Baltimore) **33**, 43 (1954).
12. Schramm, G., Schildberg, F. W., Heberer, G.: Grenzen des Resektionsverfahrens bei postinfarziellen Herzwandaneurysmen. XXI. Internationaler Kongreß für cardiovasculäre Chirurgie, Brüssel, 1972.
13. Stalpaert, G.: Aneurysm of left ventricle. XXI. Internationaler Kongreß für cardiovasculäre Chirurgie, Brüssel, 1972.
14. White, P. D., Bland, E. F., Miskall, E. W.: The prognosis of angina pectoris. J. Amer. med. Ass. **123**, 801 (1943).

Schrittmacher-Implantation

H. Meisner und A. Schaudig

Entscheidend für die Erhaltung der Funktion eines Organs ist die Passage eines bestimmten Blutvolumens pro Zeiteinheit. Dieses sogenannte Bedarfsvolumen genügt für den Erhaltungsstoffwechsel meist eben noch, ist jedoch oftmals für den Funktionsstoffwechsel nicht mehr ausreichend. Um eine solche Situation handelt es sich bei dem von Adams (1827) und Stokes (1846) beschriebenen synkopalen Anfall, wo das Bedarfsvolumen für das Gehirn momentan unterschritten wird und dessen Funktion dann kurzzeitig ausfällt, ohne den Erhaltungsstoffwechsel vital zu schädigen. Ursache eines solchen Adams-Stokesschen Anfalls ist ein plötzliches Absinken der Herzfrequenz mit nachfolgender cerebraler Minderdurchblutung. Die Therapie dieses Krankheitsbildes besteht heute in der Implantation von Herzschrittmachern.

Die erste erfolgreiche Behandlung solcher Patienten mit elektrischen Impulsgebern liegt nun schon über 10 Jahre zurück. Permanente, sich selbst versorgende Schrittmachereinheiten wurden erstmals 1959 von Senning und 1960 von Chardack operativ eingebaut [13]. Augenblicklich werden in der Bundesrepublik jährlich 85 Schrittmacher pro 1 Million Menschen implantiert. Diese Zahl ist ständig im Wachsen und begründet sich vorwiegend auf Fortschritte der Elektronik und der sich daraus ergebenden Erweiterung der Anwendungsgebiete.

Pathophysiologie

Der höchste Wirkungsgrad des Herzens wird beim Sinusrhythmus erreicht. Hier geht die Erregungsausbreitung vom Vorhof in einer bestimmten Zeit zur Kammer über und die Kontraktion dieser beiden Herzabschnitte erfolgt zeitgerecht koordiniert. Aufgrund von erworbenen oder — seltener — angeborenen Störungen am Reizleitungssystem entsteht eine Dissoziation der Vorhof- und Kammertätigkeit, welche zur Beeinträchtigung der Herzfunktion führt. Wird die Vorhoferregung auf dem Weg zu Hissschen Bündel und Purkinjefasern während der Passage durch das atriale Leitungssystem oder den Atrioventricular-Knoten so gebremst, daß die Kammererregung entfällt, so sorgt die Kammer automatisch über sekundäre oder tertiäre Zentren für einen Eigenrhythmus. Diese Kammereigenfrequenz kann z. B bei einer 2:1-Überleitung nur die Hälfte der Vorhoffrequenz betragen, d. h. die Kammer schlägt mit 40/min bei einer Vorhoffrequenz von 80/min.

Die Bedeutung einer synchronen Vorhoftätigkeit und der Beitrag der atrialen Transportfunktion zur Hämodynamik ist trotz zahlreicher experimenteller und klinischer Untersuchungen nicht eindeutig geklärt. Bei ineffektiver Vorhofsystole läßt sich eine Verminderung des Minutenvolumens bis zu 15% nachweisen [4, 11]. Aus zahlreichen

Cardiovasculäre Chirurgie

klinischen Untersuchungen geht hervor, daß sich bei Herzkranken durch Konversion von Vorhofflimmern zu Sinusrhythmus die Auswurfleistung verbessern läßt, hingegen besteht bei Personen mit normaler Funktion der Kammermuskulatur kein Unterschied zwischen koordinierter und unkoordinierter Vorhoftätigkeit [9].

Bei Normalpersonen entsteht keine wesentliche Änderung des Herzzeitvolumens (HZV), wenn die Herzfrequenz zwischen 60 und 150/min variiert wird, d. h. beim Gesunden wird das HZV nicht von der Frequenz [3, 13, 14], sondern hauptsächlich durch Änderung des Schlagvolumens bestimmt. Ist jedoch die Funktion des Myokard gestört oder besteht eine allgemeine Herzinsuffizienz, so ist das Schlagvolumen in einem engen Bereich fixiert und das Minutenvolumen wird von der Schlagfolge abhängig [10]. Beim Patienten mit einer AV-Blockierung erlaubt die Starre der Kammerautomatie keine Frequenzerhöhung unter Belastung. Ist dann das Myokard nicht in der Lage, sein Schlagvolumen zu vergrößern, so wird das Herz insuffizient, d. h. der enddiastolische Ventrikeldruck, mittlere Vorhofdruck und Venendruck steigen an. Hier kann nur durch Erhöhung der Frequenz mit Hilfe eines elektrischen Schrittmachers eine Verbesserung der Funktion erreicht werden.

Die grundlegende Frage bei der Elektrostimulation lautet nun: Bei welcher Frequenz ist das Herzzeitvolumen maximal? Die optimale Frequenz für ein ausreichendes Ruheminutenvolumen liegt zwischen 65 und 90/min [1]. Aufgrund dieser Erfahrungen liegen die Impulsfrequenzen der kommerziellen Schrittmacher bei 70/min. Stimuliert wird im allgemeinen der rechte Ventrikel, wobei die Reizübertragung über Elektrodenkabel zum Epi-, Myo- oder Endokard erfolgt.

Technik

Die permanent implantierbaren Schrittmacher-Modelle geben eine Spannung um 6,5 V (2,4 bis max. 12 V) ab. Man unterscheidet einen festfrequenten vom frequenzkontrollierten Impulsgeber. Beim festfrequenten Schrittmacher werden 70 Impulse pro min abgegeben. Die frequenzkontrollierten Impulsgeber fühlen über die Reizelektrode rückläufig mit Hilfe einer besonderen elektronischen Schaltung das R-Potential der rechten Kammer. Die Aussendung eines Reizimpulses erfolgt dann entweder in der Refraktärzeit der Ventrikelmuskulatur (R-synchronisiert- oder „standby"-Schrittmacher) oder der Generator ist für eine bestimmte Zeit (0,84 sec) blockiert (R-blockierter- „Demand"- Schrittmacher). Erfolgt in der nächsten Zeit kein R-Signal vom Ventrikel, so wird ein Reizimpuls abgegeben. In den letzten Jahren hat der Anteil der frequenzkontrollierten Schrittmacher stetig zugenommen. 1967 implantierten wir nur bei 33% einen R-gesteuerten Pacemaker, heute bereits bei 85% der Patienten. Die Reizübertragung erfolgt bei endokardialer Stimulation meistens unipolar mit einer gewendelten Stahlelektrode, welche von einem Silicon- oder Polyäthylenschlauch umhüllt ist. Die Elektrodenspitze besteht aus einer Platin-Iridiumverbindung.

Die *transvenöse* Implantation kann in Lokalanaesthesie ausgeführt werden und bedeutet so für den Kranken keine wesentliche Beeinträchtigung seines Allgemeinbefindens. Zunächst wird für die Einführung des Elektrodenkabels eine Vene am Hals freigelegt. Geeignet sind dafür die V. jugularis ext., V. jugularis int., V. cephalica und V. suprascapularis (Abb. 1). Wir bevorzugen die weiche Elema-Elektrode, welche zur Implantation mit einem geschlitzten Ödman-Katheter versteift wird. Andere Elektroden besitzen einen Drahtmandrin, welcher nach der Plazierung im rechten Ventrikel entfernt wird. Für die myokardiale Reizapplikation muß der Patient narkotisiert und intubiert werden. Zum Perikard gelangt man entweder über eine anterolaterale Thorakotomie im Bett der 5. Rippe links oder durch eine Pericardiotomia inferior longitudinalis, welche die Eröffnung der Pleura vermeidet. Eine Reiz- und Ersatzelektrode werden nun nach Stichincision ins Myokard versenkt. Mit atraumatischen Einzelnähten müssen die Elektrodenschuhe am Epikard fixiert werden. Das Elektrodenkabel wird subcutan zur Schrittmacher-Tasche geführt. Bei transvenöser Kabelführung implantieren wir den Reizgenerator infraclaviculär über oder unter dem Musculus pectoralis, vielfach auch in den linken Oberbauch. Dies ist auch der geeignete Implantationsort bei myokardialer Elektrodenlage. Der belastende Eingriff einer myokardialen Elektrodenimplantation wird bei uns nur dann ausge-

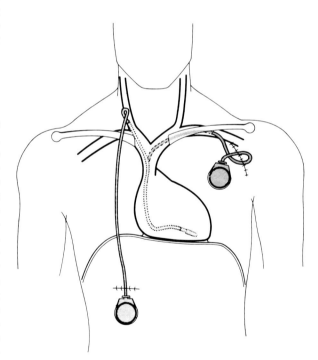

Abb. 1. Schematische Darstellung der Implantationstechnik bei transvenöser, intrakardialer Elektrodenlage. Die Reizelektrode wird entweder über die V. jugularis rechts in den rechten Ventrikel vorgeschoben oder links über die V. cephalica. Der Impulsgeber kann über oder unter dem Pectoralismuskel implantiert sein bzw. auch im Oberbauch

führt, wenn sich transvenös intrakardial keine stabile Reizung erzielen läßt. Seit 1 Jahr konnten wir durch die Anwendung der Widerhakenelektrode eine Perikardiotomie mehrfach vermeiden [15].

Ergebnisse

In fast 10 Jahren führten wir an der Chirurg. Univ.-Klinik München seit 1962 900 Schrittmacher-Erstimplantationen aus. Zur Berechnung der Überlebenszeit der Patienten wurde mit Hilfe einer Programmsammlung der Universität von Kalifornien mit dem Computer das Krankengut statistisch ausgewertet [12]. Aus der kumulativen Überlebensrate wurde eine Überlebenskurve der Gesamtbeobachtungszeit gebildet. Abb. 2 zeigt die errechnete Überlebenskurve unseres Krankengutes von 800 Schrittmacher-Erstimplantationen von Juni 1962—1972. Die 5-Jahres-Überlebenszeit liegt bei 56,3%, die 6-Jahres-Überlebenszeit bei 49%. Im 6., 7., 8. und 9. Jahr bleibt die Überlebenszeit konstant. Setzt man diese Ergebnisse dem Erfolg der konservativen Therapie gegenüber (Abb. 2 — gestrichelte Kurve), [6], so zeigt sich die bekannte 40—50%ige Letalität der nichtoperierten Patienten im 1. Jahr, welche sich bis auf 60—80% im 4. Jahr steigern kann. Nach den Angaben von Johnson u. Mitarb. [7] steigt die Letalität bis zu 10 Jahren nicht weiter an. Auffällig ist ein steiler Abfall der Letalität im 1. Jahr nach der Implantation (15,3%). Nach unseren Untersuchungen ist die kritische Zeit bis zu 90 Tage nach dem operativen Eingriff. Als Todesursachen dominieren Herzinsuffizienz, weiter degenerative Myokardschädigung und Kammerflimmern.

Die Funktionszeit der Schrittmacher ist unterschiedlich bei den einzelnen Modellen. Die höchste Lebensdauer hat zweifelsohne der festfrequente Impulsgeber. So sind nach 2 Jahren noch 60% davon funktionstüchtig. Deutlich niedriger ist die Funktionszeit der R-gesteuerten Impulsgeber. Die besten Erfahrungen haben wir hier mit den Modellen Biotronik und Cordis (3 Jahre 25%). Sehr bewährt haben sich die von uns verwendeten Elema-Elektroden; während 10 Jahren haben wir keinen Kabelbruch gesehen.

Als Hauptursache zum Wiedereingriff muß der Impulsgeberwechsel infolge Batterieverbrauchs in 59% genannt werden. Als weitere Ursache folgen in 25% Elektrodendislokationen, 10% Wundheilungsstörungen und in 5% Zwerchfellreizung.

Bradykarde Rhythmusstörungen

Die größte Zahl von Patienten, welche der permanenten Schrittmacher-Behandlung bedürfen, sind solche mit einer vollständigen Unterbrechung der AV-Überleitung, also einem *Block III. Grades*. Dies betrifft unter 1 Million Menschen jährlich 50, wovon dann etwa 35 einen Adams-Stokesschen Anfall (ASA) erleiden [13]. Über den Zeitpunkt des Auftretens gibt es keine exakten Angaben. Das Durchschnittsalter dieser Kranken liegt bei 65 Jahren. Als Ursachen werden in 75% diffuse oder herdförmige Fibrosierungen am AV-Knoten oder Hissschem Bündel als Folge eines degenerativen Leidens, also der Coronarsklerose angenommen. Bei jüngeren Leuten diskutiert man auch toxisch entzündliche oder seltener rheumatische Erkrankungen [8]. Hat der Patient einmal einen Adams-Stokesschen Anfall erlitten, so ist hiermit die absolute Indikation zur Schrittmacher-Implantation gegeben. Anders ist die Situation bei Kranken mit totalem AV-Block ohne Anfall in der Anamnese und ausreichender kardialer bzw. zirkulatorischer Kompensation. Offensichtlich ist ein solcher Patient in der Lage bei Belastung sein Schlagvolumen oder sogar seine Frequenz etwas zu steigern und erzielt so eben noch eine ausreichende Herzauswurfleistung. Gelingt die Erhaltung kompensierter Kreislaufverhältnisse nur unter der Gabe von Medikamenten, so liegt ebenfalls eine absolute Indikation zur Schrittmacher-Behandlung vor.

Als wichtigste Indikation muß hier die Bradykardie mit Herzinsuffizienz und deshalb notwendiger Digitalisierung genannt werden. Da der Glykosideffekt am insuffizienten Herzmuskel neben der positiven Inotropie auch aus einer Abnahme der Leitungsgeschwindigkeit im Reizleitungsgewebe besteht, können hier — bei Digitalisbehandlung — bedrohliche Bradykardien oder gar synkopale Anfälle entstehen, wenn nicht für eine konstante Erhöhung der Schlagfolge gesorgt ist.

Entwickelt sich ein *totaler Block* während eines *akuten Myokardinfarktes*, so bildet sich dieser Block bei 90% der Überlebenden wieder zurück. Für die akute Therapie ist eine Stimulation über eine passagere Einschwemmelektrode oder bipolare Sonde erforderlich, ein Vorgehen, welches oft mit dem Risiko von komplizierenden Rhythmusstörungen verbunden ist. 5% dieser Patienten behalten einen permanenten Block und sind somit ebenfalls Schrittmacher-Kandidaten [13].

Adams-Stokessche Anfälle können auch mit den nachfolgend aufgeführten Blockformen kombiniert sein. Führen einige Vorhoferregungen zur Kammererregung, so spricht man vom *Block II. Grades*. Folgt dabei einem nor-

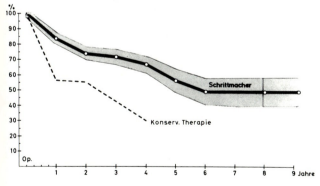

Abb. 2. Kumulative Überlebenskurve der Patienten von 1962 bis 1972. Die schraffierte Fläche kennzeichnet die Standardabweichung. Die gestrichelte Linie stellt die Überlebensrate von Kranken mit totalem Herzblock bei konservativer Therapie dar. Nach 4 Jahren leben noch 30%, bei der Schrittmacherbehandlung lebten nach 4 Jahren noch 70%

malen Herzcyclus eine P-Welle ohne Erregung der Kammer, so handelt es sich um einen partiellen 2:1 AV-Block. Der dritte Sinusimpuls wird wieder normal übergeleitet, der vierte blockiert. Die PQ-Dauer ist normal. Als besondere Form soll hier die Wenckebachsche Periode erwähnt werden, welche durch eine zunehmende Verlängerung der PQ-Dauer mit anschließendem Ausfall der Kammergruppe charakterisiert ist.

Wird die Erregungsleitung im AV-Knoten, im unteren Vorhofteil oder Hissschen Bündel verlangsamt, so zeigt sich dies im EKG an einer Verlängerung der PQ-Dauer; man spricht vom AV-Block I. Grades. Ursache dafür können infektiös-toxische Ereignisse sein. Allerdings ist das PQ-Intervall physiologischen Schwankungen unterworfen, die von der Frequenz und vom Alter abhängig sind. So ist bei Kindern bis zu 6 Jahren bei einer Pulsfrequenz von 100 die oberste Grenze der PQ-Dauer 0,15 sec, beim Erwachsenen liegt die Grenze bei der gleichen Frequenz bei 0,19 sec. Eine Abgrenzung von funktionellen Ursachen gelingt durch das Belastungs-EKG. Die Indikation zur Schrittmacher-Implantation beim partiellen AV-Block ist sehr häufig wegen gleichzeitig bestehender Herzinsuffizienz gegeben.

Ist die Reizentstehung im Sinusknoten gestört oder besteht eine Blockierung zwischen Sinusknoten und Vorhof, so sprechen wir vom *sinu-auriculären Block*. Nach normalen Vorhof- und Kammererregungen kommen plötzlich Pausen von der doppelten Länge eines PP-Abstandes, d. h. eine vollständige Herzerregung ist ausgefallen.

Beim *pankardialen Block* ist die Reizbildung plötzlich im ganzen Herzen unterbrochen, es entsteht eine Asystolie. Arteriosklerotische Veränderungen am Carotissinus können zum seltenen Bild des *sog. hypersensiblen Carotissinus-Syndrom* führen. Dies ist wohl durch eine Überempfindlichkeit des N. depressor, d. h. des Parasympathicus bedingt. Plötzlicher Bewußtseinsverlust kann hier durch Wenden des Kopfes, beim Rasieren oder leichtesten Druck am Hals verursacht sein.

Selten ist die *kongenitale* AV-Blockierung, ein Anlagefehler des Reizleitungssystems, entstanden entweder intrauterin durch eine Myokarditis oder zusammen mit anderen kongenitalen Anomalien. Nach amerikanischen Statistiken wird unter 20000 Geburten 1 kongenitaler Block ohne zusätzlichen Herzfehler zu erwarten sein [13]. Für den einzelnen Patienten mit kongenitalem Block ist das Risiko eines AS-Anfalls 10%; auch hier besteht keine Möglichkeit, das Auftreten eines Anfalls vorherzusehen.

Der *chirurgisch-iatrogene* Block ist seit dem Beginn der offenen Herzchirurgie bekannt. Er entsteht vor allem bei Operationen im Bereich des Hissschen Bündels wie bei Kammerseptum- und Endokardkissendefekten oder beim Aortenklappenersatz. Man rechnet heute mit einem permanenten Block in 1%. Die vielfach postoperativ bestehenden AV-Blockierungen verschwinden im allgemeinen zu 75% innerhalb der ersten vier Wochen. Vielfach werden daher Elektrodendrähte bei der Operation durchs Myokard gestochen, welche nach Beendigung der externen Stimulation leicht durch Zug entfernt werden können.

Tachykarde Rhythmusstörungen

Ein unzureichendes Herzzeitvolumen mit nachfolgender Bewußtlosigkeit kann neben der beschriebenen Bradykardie auch durch eine Tachykardie verursacht sein. Während bei trainierten Sportlern Pulszahlen bis 270/min verbunden mit Höchstleistungen gemessen wurden, können ältere Menschen über 50 Jahre bei einer Frequenz über 170/min bereits herzinsuffizient werden. Besteht z. B. eine geringgradige Mitralstenose (Grad I), so liegt die kritische Grenzfrequenz noch niedriger; hier sinkt bei einem Frequenzanstieg auf 130/min das HZV bereits um 50% ab, verglichen mit dem Ruhewert bei einer Frequenz von 80/min.

Paroxysmale Tachykardien können entsprechend ihrer Erregungszentren *supraventriculär* in der Gegend des Coronarsinus oder *ventriculär* im Hissschen Bündel entstehen. Bei medikamentös therapieresistenten Fällen hat sich die Anwendung von kammergesteuerten Schrittmachern [5] oder einem Carotissinus-Stimulator [2] bewährt. Beide Maßnahmen können zu einer Stabilisierung der Herzfrequenz führen, wobei der therapeutische Effekt beider Verfahren über eine Aktivierung des N. vagus zu laufen scheint. Erwähnt werden sollte hier noch eine besondere Form der Reizübertragung zur Unterbrechung tachykarder Anfälle, die sog. „paired stimulation", wo mit Hilfe von zwei Impulsen, getrennt durch ein variables Intervall, eine künstliche Verlängerung der Refraktärzeit und damit eine Frequenzreduktion erreicht wird. Diese Therapie kann nur mit einem speziellen Reizgerät ausgeführt werden.

Passagere Rhythmusstörungen

Notfallsituationen mit temporärem Herzstillstand, extremer Bradykardie, aber auch gehäuft einsetzenden tachykarden Kammeraktionen können bei frischen Infarkten, durch Vagusreflexe bei diagnostischen Untersuchungen, während der Narkose oder bei und nach Operationen auftreten. Solche Ereignisse sind immer mit einer akuten Herzinsuffizienz verbunden, die neben einer Erhöhung des enddiastolischen Ventrikeldrucks und Anstieg des Venendrucks sogar mit Linksversagen und Lungenödem vergesellschaftet sein können. Im Notfall ist immer eine percutane externe Impulsübertragung möglich, zu bevorzugen wäre jedoch eine direkte Stimulation des Erfolgsorgans mit einer bipolaren Reizelektrode. Wir pflegen Einschwemm-Reizelektroden über die V. subclavia oder V. anonyma einzuführen. Bewährt hat sich hier auch die temporäre Impulsübertragung vor, während und einige Tage nach großen Operationen bei schwer herzinsuffizienten Kranken. So haben wir innerhalb des vergangenen Jahres größere allgemeinchirurgische Operationen wie totale Gastrektomie, Gallengangsrevisionen, Struma permagna sowie Colonresektionen unter Schrittmacher-Behandlung ausgeführt.

Vor Umwandlung der temporären Schrittmacher-Behandlung in eine permanente, sollte durch eine kardiologische Untersuchung die Indikation eindeutig gestellt sein.

Eine *Gegenindikation* zur Schrittmacher-Implantation besteht nur bei progredienten Leiden mit infauster Prognose, die keine Rekonvaleszenz mehr erwarten lassen. Ein hohes Alter ist keine Kontraindikation zur Operation.

Die *Nachsorge* der Schrittmacher-Patienten wird im allgemeinen von den Schrittmacher-Zentren in Zusammenarbeit mit dem Hausarzt durchgeführt. Die genaueste Überwachung liegt allerdings in den Händen des Patienten selbst: die tägliche Pulskontrolle. Schon nach der Implantation werden die Kranken darauf hingewiesen, daß die Frequenz nicht unter 68/min absinken darf. Patienten, die nicht in der Lage sind, diesen Wert exakt zu kontrollieren, stehen unter strenger Überwachung durch den Hausarzt. Neuerdings kann das EKG telefonisch vom Hausarzt über das allgemeine Fernsprechnetz in unsere Zentrale übertragen werden. Hierzu benötigt der Hausarzt einen Konverter, der bisher nur in Einzelfällen zur Verfügung steht. Die Behandlung der ständig steigenden Patientenzahl würde durch eine allgemeine Verbreitung dieses Systems wesentlich intensiviert und erleichtert werden.

Literatur

1. Benchimol, A., Liggett, M.S.: Cardiac hemodynamics during stimulation of the right atrium, right ventricle, and left ventricle in normal and abnormal hearts. Circulation **33**, 933 (1966).
2. Braunwald, E., Sobel, B.E., Braunwald, N.S.: Treatment of paroxysmal supraventricular tachycardia by electrical stimulation of the carotid-sinus nerves. New Engl. J. Med. **281**, 885 (1969).
3. Braunwald, N.S., Frahm, C.J.: Studies on Starling's law of the heart. IV. Observations on the hemodynamic functions of the left atrium in man. Circulation **24**, 633 (1961).
4. Burchell, H.B.: A clinical appraisal of atrial transport function. Lancet **1964 II**, 775.
5. Enenkel, W.: Zur Schrittmachertherapie der rezidivierenden ventrikulären Tachykardie. Wiener klin. Wschr. **81**, 628 (1969).
6. Friedberg, C.J.K., Donoso, E., Stein, W.G.: Nonsurgical acquired heart blocks. Ann. N.Y. Acad. Sci. **111**, 835 (1964).
7. Johnson, A.L., Klassen, G.A., McGregor, M., Dohell, A.R.: Long-term electrical stimulation of the heart in Stokes-Adams disease. J. Canad. med. Ass. **89**, 683 (1963).
8. Lev, M.: The normal anatomy of the conduction system in man and his pathology in atrial ventricular block. Ann. N.Y. Acad. Sci. **3**, 817 (1964).
9. McGregor, M., Klassen, G.A.: Observations on the effect of heart rate on cardiac output in patients with complete heart block at rest and during exercise. Circulat. Res. (Supp. 2) **14**, 215 (1964).
10. Miller, D.E., Gleason, W.L., Whalen, R.E., Morris, J.J., McIntosh, H.D.: Effect of ventricular rate on the cardiac output in the dog with chronic heart block. Circulat. Res. **10**, 658 (1962).
11. Sarnoff, S.J., Gilmore, J.P., Mitchell, H.J.: Influence of atrial contraction and relaxation on closure of mitral valve: observations on effects of autonomic nerve activity. Circulat. Res. **11**, 26 (1962).
12. Schaudig, A., Lucas, M., Meisner, H., Paek, S.: Die Therapie blockierender Herzrhythmusstörungen durch Schrittmacherimplantation. Chirurg **42**, 193 (1971).
13. Siddons, H., Sowton, E.: Cardiac pacemakers Springfield/Ill.: Ch.C. Thomas 1967.
14. Stein, E., Damato, A.N., Kosowsky, B.D., Sun, H.O.L., Lister, J.W.: The relation of heart rate to cardiovascular dynamics. Circulation **23**, 925 (1966).
15. Wende, U., Schaldach, M.: Neue intrakardiale Schrittmacherelektrode zur Vermeidung von Dislokationen bei stark dilatiertem Ventrikel. Dtsch. med. Wschr. **95**, 2026 (1970).

Präoperative Herzschrittmacherversorgung

W. Vogel und G. Schramm

Unsere Erfahrungen mit über 600 Schrittmacher-Patienten und eine genaue Analyse von kardiologischen Befunden bei intra- und postoperativen Zwischenfällen haben uns in den letzten 2 Jahren dazu veranlaßt, an der Chirurgischen Universitäts-Klinik Köln-Lindenthal bei gefährdeten Patienten mit bradykarden Rhythmusstörungen eine präoperative temporäre Schrittmacherversorgung als Prophylaxe einzuführen. Durch gesteuerte Schrittmacher-Aggregate ist eine differenzierte Anwendung und bessere Anpassung an die zugrundeliegende Rhythmusstörung möglich und die Indikationsbreite erweitert worden [8]. Die erkannten Vorteile der sog. Differentialtherapie mit Schrittmachern mit größerer Indikationsbreite haben uns die Grundlagen und die Berechtigung zur präoperativen Schrittmacherversorgung gegeben [1].

Die verschiedenen Formen der bradykarden Herzrhythmusstörungen stellen stets eine akute Lebensgefahr für den Patienten dar. Ursachen der Bradykardien sind Störungen im Reizleitungssystem. Im höheren Lebensalter sind die Blockbilder meistens durch degenerative Prozesse im Überleitungssystem oder durch coronare Mangeldurchblutung, bei jüngeren Menschen durch entzündliche, häufig rheumatische Veränderungen des Reizleitungssystems bedingt [10]. Geringgradige Überleitungsstörungen können unter operativen Bedingungen durch Hypoxie, Elektrolytverschiebungen, Acidose oder Überdigitalisierung so weit zunehmen, daß es im äußersten Fall zur Asystolie kommt [9]. Durch die Einführung der elektrischen Stimulation des Herzens und vor allem durch die Demand-Technik [4] konnte eine echte präoperative Prophylaxe bei gefährdeten Patienten geplant und durchgeführt werden. Voraussetzung für diese Behandlung ist jedoch die frühzeitige Erkennung dieser bradykarden mit Blockbildern einhergehenden Rhythmusstörungen als potentielle Gefahr während der Operation. Die in früheren Jahren oft beobachteten intra- und postoperativen Zwischenfälle durch plötzliches Auftreten von AV-Blockbildern haben uns gezeigt, daß die Notversorgung mit Schrittmacherelektrode transthorakal oder transvenös in einer Notsituation in einem relativ hohen Prozentsatz letal verlief. Daher haben wir bei gefährdeten Patienten den Weg der prophylaktischen Schrittmacherversorgung gewählt.

Indikation zur präoperativen Schrittmacherversorgung

Neben den allgemeinen Richtlinien zur Schrittmacherversorgung [3] (s. Beitrag von H. Meisner u. A. Schaudig) betrachten wir die präoperative temporäre Schrittmacherversorgung bei den folgenden Befunden als notwendig.

Beim *asymptomatischen AV-Block III°* kann es während der Narkose oder in der postoperativen Phase in einem sehr hohen Prozentsatz zu fataler Asystolie kommen.

Beim *AV-Block I° oder II° mit enormer Verlängerung der Überleitungszeit* kann es durch eine weitere Überforderung des Überleitungssystems — z.B. durch Tachykardie, Hypoxie oder Acidose — zu einer höhergradigen Blockierung mit katastrophalen Folgen kommen [9].

Bestimmte Formen der *Linksschenkelblockbilder* stellen oft Vorstadien zum totalen AV-Block dar. Bei einem gleichzeitig bestehenden AV-Block I° ist die Wahrscheinlichkeit des Auftretens eines totalen AV-Blocks sehr groß.

Eine *SA-Blockierung* mit einer 1:2-Überleitung oder mit einer Blockierung höheren Grades kann zur Asystolie führen. Die Knotenbradykardie stellt ebenfalls eine potentielle Gefahr im gleichen Sinne dar. Auf dem Boden der Knotenbradykardie kommt es weiterhin oft zur ventriculären Ektopie.

Bei älteren Patienten kommen *absolute Arrhythmien mit hochgradiger Bradykardie* vor, die therapieresistent sind und oft zur Herzinsuffizienz oder Asystolie führen.

Das *Carotis-Sinus-Syndrom* nimmt insofern eine besondere Stellung hinsichtlich der Indikation ein, als die Symptomatik durch Intubation oder andere Manipulationen während der Operation ausgelöst werden kann.

Im allgemeinen glauben wir, daß die oben erwähnten Indikationen in erster Linie dadurch berechtigt sind, daß die auslösenden Faktoren, die zu lebensgefährlichen Bradykardien oder zur Asystolie führen — wie Fieber, Hypoxie, Acidose, Elektrolytverschiebung, relative Über-Digitalisierung und akute Coronarinsuffizienz — intraoperativ und in der postoperativen Phase zwangsweise gehäuft vorkommen.

Intra- und postoperative Differential-Therapie mit Schrittmachern

Durch die präoperative Schrittmacherversorgung gewinnt man folgende zusätzliche Vorteile:

Die *präoperative Digitalisierung,* die sich bei manchen bradykarden Rhythmusstörungen verbietet, kann heute unter dem Schutz eines Schrittmachers optimal erfolgen [6].

Die *latente Linksherzinsuffizienz,* die bei vorliegender Bradykardie kaum kompensiert werden kann, wird durch Erzielen einer günstigeren Herzfrequenz wesentlich gebessert [7].

Nach unseren Erfahrungen in der Herzchirurgie haben die postoperativ aufgetretenen Bradykardien, z.B. Knotenbradykardie, oft zur Entwicklung *ektopischer Rhythmusstörungen,* wie ventriculäre Extrasystolie und Ventrikel-Tachykardie, geführt. Diese ventriculären ektopischen Rhythmusstörungen können in einem hohen Prozentsatz durch Schrittmachertherapie mit der sog. Over-drive-Technik erfolgreich abgefangen werden [9].

Bei *postoperativen Tachykardien* führen die bekannten antiarrhythmischen Medikamente oft zu bradykarden Rhythmusstörungen. Bei liegender Schrittmachersonde sind die therapeutischen Möglichkeiten mit diesen Medikamenten viel wirksamer [2].

Die Anpassung des Kreislaufs ist infolge der Bradykardie, falls eine höhere Herzfrequenz durch die Herz-und Kreislaufsituation erforderlich ist, bei diesen Kranken nicht gegeben.

Mit der präoperativen Schrittmacherversorgung kann man die optimale Herzfrequenz zum gegebenen Zeitpunkt erzielen. Dies kann natürlich auch unter einer medikamentösen Therapie erfolgen, doch nur unter der Voraussetzung, daß man andere unerwünschte Nebenwirkungen der Pharmaka gleichzeitig in Kauf nimmt [9].

Verfahren bei präoperativer Schrittmacherversorgung

Falls die Indikation zur präoperativen Schrittmacherversorgung nach gründlicher Abwägung auf gemeinsamen Beschluß des Kardiologen, des Operateurs und des Anästhesisten feststeht, sollte man zwei Möglichkeiten im Auge behalten:

Patienten, die für einen dringlichen Eingriff anstehen, müssen sofort mit einem Schrittmacher präoperativ versorgt werden — z.B. Ileus, Carcinom-Operation und operative Frakturbehandlung.

Bei elektiven Operationen kann man das zeitliche Vorgehen und Verfahren dem geplanten Eingriff anpassen. Bei diesen Fällen läßt sich eine temporäre transvenöse Sonde von der V. cubitalis oder V. cephalica aus einführen. Diese wird an einen externen Schrittmacher in Demand-Position angeschlossen [5]. Zu diesem Verfahren eignen sich am besten bipolare USCI-Schrittmacherelektroden, Einschwemm-Elektroden oder Einschwemm-Ballon-Elektroden, weil sie zeitsparend und schonend sind.

Falls die permante Inplantation eines Schrittmachers angezeigt ist, soll dies unbedingt präoperativ berücksichtigt werden, indem man eine permanente Sonde von der V. jugularis ext. oder int. aus implantiert. Wir bevorzugen in diesen Fällen die zweizeitige Implantation mit einer Elektrode, die transcutan ausgeleitet werden kann. Sodann kann die geplante Operation ohne Zeitverzögerung unter dem Schutz des externen Schrittmachers durchgeführt werden und in einer zweiten Sitzung, nach erfolgreich durchgeführter Operation, der Anschluß eines Impulsgebers vorgenommen werden [5].

Literatur

1. Bruck, A.: Gegenwärtiger Stand der Therapie mit elektrischen Schrittmachern. Z. Kreisl.-Forsch. **54**, 9 (1965).
2. Dittrich, H.: Symposion über Herzrhythmusstörungen. Erlangen, 1970.
3. Effert, S.: Indikation zur Therapie mit elektrischen Schrittmachern. Dtsch. med. Wschr. **92**, 36 (1967).
4. Karlöf, I., Lagergren, H., Thornander, H.: Ventricular-triggered pacemaking without thoracotomy: Apparatus and results in twenty cases. Scand. J. thorac. cardiovasc. Surg. **2**, 105 (1968).
5. Lagergren, H., Johansson, L.: Intracardiac stimulation for complete heartblock. Acta Chir. Scand. **125**, 562 (1963).
6. Lagergren, H., Johansson, L., Schüller, H., Kugelberg, J., Bojs, G., Alestig, K., Linder, E., Borst, H.G., Schaudig, A., Giebel, O., Harms, H., Rodewald, G., Scheppokat, K.D.: 305 cases of permanent intravenous pacemaker treatment for Adams-Stokes-syndrom. Surgery **59**, 494 (1966).
7. Odenthal, W.: Überwachung der Funktion implantierter Schrittmacher durch Fotoanalyse. Inauguraldissertation, Köln, 1971.
8. Schieffer, H., Bette, L., Doenecke, P., Harbauer, G., Heinz, H., Hoffmann, W., Hofmeier, G., Klein, Chr., Mannebach, H., Rettig, G., Steeb, H.: Erfahrungen mit intracardialen Herzschrittmachern. Münch. med. Wschr. **51**, 1712 (1971).
9. Sidons, H., Sowton, E.: Cardiac pacemakers. Springfield/Ill.: Ch. C. Thomas 1967.
10. Thalen, H.J.Th.: The artificial cardiac pacemaker. Its history development and clinical application. Rijksuniversität te Groningen, Proefschrift, 1969.

Akute und chronische Perikarderkrankungen

R. W. Hacker

Einer Zusammenfassung von Schölmerich über 345 autoptisch gesicherte Fälle mit pathologischen Veränderungen des Perikard und des intraperikardialen Raumes zufolge, sind deren häufigste ätiologische Faktoren Tumormetastasen und Systemerkrankungen der blutbildenden Organe in 25%, Urämie in 15% und Herzinsuffizienz in 14% der Fälle. In 11% lag eine Perikarditis unbekannter Genese vor, in 8% eine Mitbeteiligung des Perikards bei einem Myokardinfarkt, in 6% waren Herzoperationen vorausgegangen. Das verbleibende Viertel verteilt sich auf entzündliche Erkrankungen unterschiedlicher Genese und Kollagenkrankheiten [8].

Pathologische Veränderungen des Perikard treten somit in weit überwiegender Mehrzahl als Begleiterkrankungen anderer Grundkrankheiten auf. Die operative Behandlung, soweit sie sich auf das Perikard beschränkt, hat deshalb meist symptomatischen Charakter und dient hauptsächlich der Vermeidung bzw. Beseitigung nachteiliger Auswirkungen der Perikarderkrankung auf die Funktion des Herzens.

Erkrankungen des Perikard

Kongenitale Anomalien

Komplette Aplasien des Herzbeutels erfordern keine chirurgische Behandlung, da sie per se mit einer normalen Funktion des Herzens vereinbar sind. In etwa 30% der Fälle bestehen jedoch weitere, oft korrigierbare Mißbildungen des kardio-vaskulären Systems und des Zwerchfells [1].

Partielle Defekte des Perikard kleineren Ausmaßes sollten — falls ohne Kompression des Herzens möglich — verschlossen, oder aber durch eine großzügige Incision erweitert werden, um einem eventuellen Prolaps von Anteilen des Herzens vorzubeugen [1].

Cysten und Divertikel werden — obwohl meist asymptomatisch — aus differentialdiagnostischen Gründen entfernt.

Neoplasmen

Primäre Tumoren des Perikard sind, sofern sie diagnostiziert werden, häufig maligne. Da Mesotheliome und Sarkome auf das Perikard beschränkt sein können, ist eine Resektion in diesen Fällen zu versuchen [1].

Benigne Geschwülste (Fibrome, Lipome, Angiome, Leiomyome) sollten ebenfalls nach Möglichkeit total exzidiert werden, obgleich sie sehr selten eine Kompression des Herzens verursachen. Eine chirurgische Intervention ist jedoch bereits aus differentialdiagnostischen Gründen angezeigt.

Tumormetastasen und per continuitatem in den Herzbeutel eingewachsene Malignome sind nur in Ausnahmefällen radikal resezierbar, sie können jedoch ein chirurgisches Eingreifen erfordern, wenn es durch den Tumor oder den damit verbundenen sanguinolenten Perikarderguß zu einer Funktionsbeeinträchtigung des Herzens kommt. Derartige palliative Eingriffe sind bei der infausten Prognose des Grundleidens auf das Mindestmaß (Punktion, Drainage, partielle Resektion) zu beschränken.

Verletzungen

Penetrierende Thoraxverletzungen mit intraperikardialen Blutungen werden ebenso wie stumpfe Thoraxtraumen mit nachfolgender entzündlicher Perikardreaktion im Rahmen des Abschnittes über Herzbeuteltamponade besprochen.

Entzündungen

Entzündliche Erkrankungen des Herzbeutels treten als isolierter Prozeß oder — weitaus häufiger — im Rahmen generalisierter Systemkrankheiten und Primärerkrankungen anderer Organe auf [8]. Als Ursache kommen Infektionserreger, Kollagenkrankheiten, Störungen des Metabolismus (Urämie, Myxödem), Neoplasmen, Erkrankungen der blutbildenden Organe, Myokardinfarkte, Thoraxtraumen und Bestrahlungen in Frage [1, 6]. Die Ätiologie

Cardiovasculäre Chirurgie

der sog. akuten unspezifischen Perikarditis ist ungeklärt, wenngleich eine virale Genese diskutiert wird [1]. Die Therapie der akuten Perikarditis ist zunächst konservativ, wenn möglich kausal, oft aber zusätzlich oder ausschließlich symptomatisch in Form von Analgetica, Steroiden und Salicylaten.

Die Indikation für operative Eingriffe am Herzbeutel wird bei entzündlichen Erkrankungen nicht aufgrund ätiologisch definierter Krankheitsbilder, sondern aufgrund der klinischen Symptomatik gestellt, die durch die Auswirkungen der pathologischen Veränderungen am Perikard bzw. im Intraperikardialraum auf das Herz entsteht. Der dieser Symptomatik zugrundeliegende uniforme pathophysiologische Mechanismus besteht in einer Behinderung der diastolischen Dilatation beider Ventrikel infolge
a) einer Perikardtamponade durch Vermehrung der intraperikardialen Flüssigkeit;
b) einer Verkleinerung des intraperikardialen Raumes durch Narbenschrumpfung bei der chronisch konstriktiven Perikarditis.

Symptomatik der Perikarderkrankungen

Es werden in diesem Abschnitt nur die für die Operationsindikation wichtigen hämodynamischen Veränderungen beschrieben.

Tamponade

Die normalerweise zwischen Epi- und Perikard befindliche Flüssigkeitsmenge beträgt 20—35 ml [1, 5, 7]. Eine akute Flüssigkeitsvermehrung auf 150—400 ml führt bei einer Erhöhung des intraperikardialen Druckes über einen kritischen Wert von 20 cm Wassersäule zu einer venösen Einflußstauung und einer drastischen Verminderung des Schlagvolumens [5]. Bei einer langsamen Zunahme der Flüssigkeit dagegen kann die fibröse Schicht des parietalen Perikard bis zu einem Fassungsvermögen von 3000 ml ausgedehnt werden, bevor deutliche klinische Symptome einer Einflußstauung auftreten [1, 3].

Ursachen für eine akute Tamponade sind Blutungen bei penetrierenden Thoraxverletzungen, Herzkontusionen, Ventrikelrupturen nach Myokardinfarkt, Rupturen von Aneurysmen der ascendierenden Aorta, iatrogene Herzwandperforationen (Herzkatheter, endokardiale Schrittmacher, Herzpunktionen, Herzoperationen) und Malignome oder in seltenen Fällen gasbildende Infektionserreger. Antikoagulantientherapie und Bestrahlungen sind als auslösende Faktoren für eine Blutung von Bedeutung.

Chronische Perikardergüsse im Verlauf entzündlicher Erkrankungen des Perikard führen nur selten zu einer Tamponade [1, 6].

Das klassische Bild der Tamponade ist als Becksche Trias bekannt: Anstieg des Venendruckes, Abfall des arteriellen Druckes und ein kleines, leises Herz. Ein weiteres, bereits 1873 von Kussmaul beschriebenes Zeichen ist der sog. Pulsus paradoxus. Er entsteht durch einen Abfall des systolischen Blutdruckes von mehr als 6—8 mm Hg während der Inspiration [1]. Bei maschineller Beatmung, z. B. nach Herzoperationen, tritt dieses Phänomen entsprechend den veränderten intrapulmonalen Drucken logischerweise während der Exspiration auf. Während der arterielle Druck auch bei bereits erheblich herabgesetztem Herzminutenvolumen noch annähernd normale Werte erreichen kann, ist der ansteigende zentralvenöse Druck ein frühzeitiger und zuverlässiger Indikator für eine sich entwickelnde Tamponade [1]. Pulsus paradoxus und hoher Venendruck bei unveränderter Herzgröße legen den dringenden Verdacht auf eine Herzbeuteltamponade nahe, der ggf. durch eine Perikardpunktion noch erhärtet werden kann.

Bei Verdacht auf Blutungen aus den Herzhöhlen, den Coronararterien oder der ascendierenden Aorta bietet eine Thorakotomie mit chirurgischer Versorgung der Blutungsquelle den Vorteil größerer Sicherheit gegenüber einmaligen oder wiederholten Punktionen des Herzbeutels. Bei tamponierenden Herzbeutelergüssen entzündlichen Charakters genügt im allgemeinen eine Entlastung durch ein- oder mehrmalige Perikardpunktion. Häufig rezidivierende Ergüsse, wie sie z. B. bei der akuten unspezifischen Perikarditis in 20% der Fälle auftreten, können durch Anlage eines Perikardfensters zur linken Pleurahöhle oder durch Perikardektomie kuriert werden [1, 5, 10].

Eine trotz antibiotischer Behandlung persistierende purulente Perikarditis erfordert eine Perikardiotomie mit anschließender offener Drainage.

Chronisch konstriktive Perikarditis

Prototyp der durch Narbenschrumpfung bedingten Verkleinerung des intraperikardialen Raumes ist die chronisch konstriktive Perikarditis. Pathologisch-anatomisch handelt es sich um die Organisation fibrinösen Exsudates mit folgender Schrumpfung des neugebildeten Bindegewebes. Die hämodynamischen Auswirkungen dieses Vorganges hängen ab von der Lokalisation und Ausdehnung des Prozesses: Man unterscheidet eine diffuse konstriktive Perikarditis oder Epikarditis von lokalisierten Formen mit Einengung der av-Grube, der Lungenvenen- oder Hohlveneneinmündungen [2]. Während die örtlich begrenzten Formen je nach Lokalisation zu unterschiedlichen Ein- oder Ausflußbehinderungen, u. U. mit Imitation von Herzklappenfehlern wie Mitral- oder Pulmonalstenose, führen, ist das entscheidende hämodynamische Charakteristikum der diffusen Form eine Behinderung der diastolischen Ausdehnung beider Ventrikel [1, 6].

Die dadurch bedingte verminderte Füllung der Ventrikel und ungenügende Vordehnung der Myokardfasern führt zu einer verminderten Auswurfleistung auf der arteriellen Seite mit Erniedrigung des Schlagvolumens, des Herzminutenvolumens, des systolischen arteriellen Druckes, sowie einer kompensatorischen Erhöhung des peripheren Widerstandes und zu einer Einflußstauung auf der venösen Seite, gekennzeichnet durch einen Anstieg des zentralen Venendruckes und entsprechenden klinischen Symptomen, wie Hepatomegalie und Ascites [1, 6, 7]. Eine pulmonale Stauung, wie sie bei anderen Krankheitsbildern mit ähnlicher Symptomatik (Linksherzversagen infolge coronarer Herzkrankheit, Mitralklappenfehler) vorhanden ist, fehlt bei der chronisch konstriktiven Perikarditis [6].

Auf eine Darstellung der differentialdiagnostischen Schwierigkeiten in der Abgrenzung der chronisch konstriktiven Perikarditis gegenüber Herzklappenfehlern, entzündlichen und degenerativen Erkrankungen des Myokard (Myokarditis, coronare Herzkrankheit, Endokardfibrose, Amyloidose) und extrakardialen Erkrankungen (Venacava-Syndrom, Lebercirrhose, Peritonitis tuberculosa, Peritonealcarcinose) muß in diesem Zusammenhang verzichtet werden. Einen nach wie vor gültigen, praktisch wichtigen Hinweis auf das Vorliegen einer chronisch konstriktiven Perikarditis bietet die klassische Beschreibung Volhards, daß das auffallende Mißverhältnis zwischen den hochgradigen, offenbar kardialen Stauungserscheinungen und dem geringfügigen objektiven Herzbefund das klinische Bild der Umklammerung des Herzens kennzeichnet [11].

Über die *Ätiologie* der chronisch konstriktiven Perikarditis gibt es in der Literatur divergierende Angaben. Infektiöse, traumatische und neoplastische Perikardveränderungen sind als Ursache sicher identifiziert worden [1, 6]. Alle bekannten Formen der Perikarditis einschließlich der rheumatischen [6] können offenbar in eine chronische konstriktive Form übergehen [1, 6, 8, 9]. Uneinigkeit herrscht jedoch über die relative Häufigkeit dieser Ursachen. Während manche Autoren in bis zu 90% der Fälle eine tuberkulöse Genese annehmen [4, 8], glauben andere in lediglich der Hälfte der Fälle überhaupt eine Ursache finden zu können [1, 6].

Der *klinische Verlauf* der chronisch konstriktiven Perikarditis ist bei Erwachsenen gekennzeichnet durch eine meist langsame Entwicklung eines semiinvaliden Zustandes mit der Notwendigkeit einer permanenten konservativen Therapie durch diätetische Maßnahmen und Diuretica. Die Lebenserwartung ist bei Erwachsenen nicht unbedingt eingeschränkt, beträgt jedoch bei Kindern maximal 3 Jahre nach dem Auftreten von Lebervergrößerung und Ascites [9].

Eine Heilung ist nur durch eine Perikardektomie zu erwarten. Über den *Zeitpunkt der Operation* herrscht in der Literatur Uneinigkeit. Es wird postuliert:
1. Operation nur im chronischen Stadium nach vollständiger Resorption des Exsudate [11];
2. Operation im postakuten Stadium mit ersten Zeichen der Einflußstauung [4, 12];
3. Operation bereits während des exsudativen Stadiums, also noch vor Eintreten der Konstriktion [2].

Für eine frühzeitige Operation sprechen zwei Faktoren: Erstens die technisch einfachere und damit gefahrlosere Operation vor Eintritt einer massiven Verschwielung, zweitens die Vermeidung einer irreparablen Myokardatrophie, die sich bei länger als einem Jahr bestehender Konstriktion in zunehmendem Maße entwickelt [9].

Gegen eine Operation bereits im exsudativen Stadium spricht die statistische Wahrscheinlichkeit, nach der nur 7% aller akuten Perikarditiden bzw. 20% der tuberkulösen Perikaditiden in eine konstriktive Form übergehen [3, 8]. Als günstigster Operationszeitpunkt erscheint demnach das postakute Stadium mit beginnenden Zeichen der Einflußstauung, als deren erste faßbare Symptome oft eine verminderte Natrium-Ausscheidung und eine überschießende Reaktion auf Diuretica erfaßt werden können [2]. Daneben besteht selbstverständlich für alle Patienten mit chronischer Konstriktion eine Operationsindikation. Da massiver Ascites und Pleuraergüsse das Operationsrisiko erhöhen, sollte in diesen Fällen eine intensive Vorbehandlung mit eiweißreicher, salzarmer Diät, Diuretica, Digitalis und eventuell Punktionen der Peritoneal- und Pleurahöhlen durchgeführt werden [2, 11]. Außerdem empfiehlt sich eine prophylaktische Gabe von Tuberkulostatica vor, während und nach der Operation [1, 4].

Kontraindikationen für eine Perikardektomie bestehen in einer unbeeinflußbaren Leberinsuffizienz sowie zusätzlichen inoperablen Herzfehlern [4, 11]. Eine relative Kontraindikation stellt die floride Organtuberkulose dar [4].

Die Operationserfolge sind überzeugend. Die Klinikletalität ist von 20% in den Jahren vor 1950 auf 0 bis 5% zum gegenwärtigen Zeitpunkt gesunken [2, 6, 9]. Zwischen 60 und 85% der Überlebenden sind deutlich gebessert bis symptomfrei [6, 9]. Schlechte Ergebnisse sind meist auf unvollständige Perikardektomie, Myokardatrophie infolge langjähriger Konstriktion oder postentzündliche Myokardfibrose zurückzuführen [9].

Operationen am Perikard

Zusammenfassend lassen sich für die typischen operativen Eingriffe am Perikard folgende Techniken und Indikationen empfehlen:

Perikardpunktion

Technik: Subxyphoidaler Zugang, Lokalanaesthesie, Operationsbereitschaft.
 Indikation: Diagnose und Behandlung von akuter Perikardtamponade und persistierendem Perikarderguß.

Perikardiotomie und Biopsie

Technik: a) Subcostaler Zugang links vom Xyphoid, Lokalanaesthesie.
b) Zugang durch 4. oder 5. I.C.R. links parasternal, Lokalanaesthesie oder Allgemeinnarkose bei Verdacht auf chronisch konstriktive Perikarditis (eventuell Perikardektomie nach Erweiterung des Schnittes).
 Indikation: Histologische Diagnose von Perikardveränderungen.

Perikarddrainage

a) Offene Drainage:
 Technik: Subcostaler Zugang mit Einlegen eines Katheters, Lokalanaesthesie.
 Indikation: Persistierende purulente Perikarditis.

b) Perikardfenster:
Technik: Linksseitige Thorakotomie und Drainage des intraperikardialen Raumes in die linke Pleurahöhle durch Resektion des anterolateralen Perikardanteiles.
Indikation: Persistierende und rezidivierende Perikardergüsse mit Kompressionserscheinungen.

Perikardektomie

Technik: a) Zugang anterolaterale Thorakotomie im 5. I.C.R. links, ggf. durch quere Sternotomie verlängert.
b) Zugang mediane Sternotomie.
Dekortikation beider Ventrikel bis zur av-Grube, beginnend mit dem linken Ventrikel. Nur in Sonderfällen mit lokalisierter Konstriktion Dekortikation der Lungen- oder Hohlvenen.

Indikation: Chronisch konstriktive Perikarditis. Postakute Phase der exsudativen Perikarditis mit ersten Zeichen der Einflußstauung. Häufig rezidivierende akute unspezifische Perikarditis.

Literatur

1. Baue, A. E., Blakemore, W. S.: The Pericardium. Ann. thorac. Surg. **14**, 81 (1972).
2. Clauss, R. H.: Pericardial Disease, Cardiovasc. Clinics 3. Philadelphia: F. A. Davis 1971.
3. Deterling, R. A., Humphreys, G. H.: Factors in the Etiology of Constrictive Pericarditis. Circulation **12**, 30 (1955).
4. Franke, H.: Diagnose, Indikationsstellung und operative Behandlung der Pericarditis constrictiva. Regensburg. Jb. ärztl. Fortbild. **10**, 104 (1962).
5. Iturrino, J. L., Holland, R. H.: The Surgical Management of Acute Pericarditis. Prog. cardiovasc. Surg. **45**, 416 (1964).
6. McGuire, J., Helm, R. A.: Die Pericarditis. Forum cardiologicum 2 (1961).
7. Schölmerich, P.: Die Klinik der Pericarderkrankungen. Med. Klin. **17**, 1274 (1952).
8. Schölmerich, P.: Klinik der Polyserositis mit Befall des Pericard. Regensburg. Jb. ärztl. Fortbild. **10**, 95 (1962).
9. Somerville, W.: Constrictive Pericarditis. Circulation **37/38**, Suppl. V-102 (1968).
10. Stewart, H. J., Glenn, F.: Acute and Chronic Pericarditis With and Without Effusion. Surg. Clin. N. Amer. **41**, 439 (1961).
11. Zenker, R.: Zur Erkennung und Behandlung der schwieligen Pericarditis. Dtsch. med. Wschr. **75**, 504 (1950).
12. Zenker, R.: Ergebnisse der Behandlung der konstriktiven Pericarditis auf Grund eigener Erfahrungen an 100 Operierten. Med. Klin. **54**, 541 (1959).

2. Gefäße

Arterielle Gefäßverletzungen

A. LARENA-AVELLANEDA, F. W. SCHILDBERG, W. VOGEL und H. D. KAUFMANN

Diagnostik, Operationsindikation und Behandlungsergebnisse lassen die Unterteilung der Gefäßverletzungen in *akute Verletzungen* und *chronische Verletzungsfolgen* sinnvoll erscheinen. Erstere treten nach penetrierenden oder stumpfen Traumen auf, wobei das zeitliche Intervall bis zur Diagnose bzw. zum Einsetzen der Therapie nicht mehr als Stunden oder wenige Tage beträgt; letztere entstehen häufig ebenfalls akut, treten jedoch wegen ausreichender Kompensationsmöglichkeiten des Organismus nicht bzw. erst viel später in Erscheinung (z. B. chronische traumatische Gefäßverschlüsse), oder sie entwickeln sich langsam auf dem Boden einer traumatisch bedingten Gefäßwandschädigung (z. B. traumatische arterielle Aneurysmen) [15].

Diese Einteilung wurde auch für diesen Beitrag beibehalten. Ihm liegt die Analyse der im *Kölner Krankengut* in den letzten 13 Jahren *stationär* behandelten 167 Verletzungen arterieller Gefäße zugrunde (Tabelle 1). Unberücksichtigt bleiben zahlreiche Verletzungen kleinerer, peripherer Arterien an den Unterarmen bzw. Unterschenkeln, die in der Poliklinik ohne Risiko ambulant behandelt werden konnten.

Akute geschlossene und penetrierende Arterienverletzungen

Extremitätenarterien

Der überwiegende Teil der stationär zu behandelnden arteriellen Verletzungen betrifft die großen Gefäße der Extremitäten, während Verletzungen der Körperstammarterien demgegenüber seltener, im eigenen Krankengut zu ca. 15%, beobachtet werden [4, 11]. Diagnose und Lokalisation bieten bei penetrierenden Traumen meist keine nennenswerten Schwierigkeiten, bei geschlossenen Verletzungen wird in vielen Fällen die präoperative Angiographie notwendig sein [3, 12]. Bei der häufigen Kombination von Gefäßläsion mit Knochenbrüchen oder Luxationen kann die Frakturlokalisation besonders dann als Wegweiser zur arteriellen Verletzung dienen, wenn Knochen und Arterie in enger Nachbarschaft zueinander liegen. Wir befürworten bei dieser Verletzungskombination die präoperative Angiographie bei Schäden der Aa. subclavia, femoralis und poplitea [12]. Ist diese im Einzelfall nicht durchführbar, so sollte bei bedrohlicher Gliedmaßenischämie inner-

Tabelle 1. Lokalisation von traumatischen Arterienläsionen, aufgeteilt nach akuten Verletzungen und chronischen Folgezuständen. Krankengut der Chir. Univ. Klinik Köln-Merheim (1.7.1959 bis 30.4.1963) und der Chir. Univ. Klinik Köln-Lindenthal (1.5.1963 bis 30.6.1972)

Lokalisation	Akute Verletzungen	Chronische Folgezustände	Gesamt
Aorta	9	21	30
A. carotis	2	5	7
A. subclavia	3	7	10
A. axillaris	2	4	6
A. brachialis	12	7	19
Unterarmgefäße	3	1	4
Beckenstrombahn	5	4	9
A. femoralis	29	26	55
A. poplitea	6	7	13
Unterschenkelgefäße	6	5	11
Eingeweidearterien	1	2	3
Gesamt	78	89	167

halb der kritischen Zeitspanne von 4 Std. die Probefreilegung erfolgen.

Die Folgen der offenen, arteriellen Verletzung — Blutung oder Gefäßverschluß — gestalten unbehandelt die Prognose quo ad vitam et extremitatem schlecht und zwingen fast immer zum sofortigen chirurgischen Eingriff. Therapeutisches Ziel ist nach Entfernung etwa vorhandener Thromben mit Hilfe des Fogarty-Katheters die Wiederherstellung der Strombahn durch direkte Naht, End- zu-End-Anastomose bei Durchtrennung der Arterie oder Interposition einer autologen Vene im Falle einer langstreckigen Gefäßzerstörung. Die primäre Arterienligatur sollte nur noch an kleineren Gefäßen der Unterarme und Unterschenkel durchgeführt werden, vorausgesetzt, daß nur eine Arterie verletzt ist; anderenfalls wird auch hier dem Versuch der Gefäßrekonstruktion vor der primären Amputation der Vorzug zu geben sein. Bei Verletzungen im infizierten Bereich sind Gefäßligaturen jedoch nur selten zu umgehen, bei drohender Ischämie muß dann versucht werden, durch Umgehungsverfahren weitab vom infizierten Gebiet die Durchblutung der betroffenen Extremität sicherzustellen. Bei ausreichendem Kollateralkreislauf wie z. B. im Bereich der Aa. subclavia oder axillaris, können unter Verzicht auf eine primäre Umleitung, evtl. durchblutungsbedingte funktionelle Spätstörungen durch einen sekundären Eingriff beseitigt werden.

Einfache geschlossene arterielle Läsionen werden nicht häufig beobachtet [14]: Meist treten sie in Verbindung mit Knochenbrüchen auf und werden von diesen bedingt, wobei langstreckige Gefäßzerstörungen nicht selten sind. Wegen der gleichzeitigen Zerstörung von Kollateralgefäßen durch Muskelzertrümmerung oder Hämatomdruck ist die Prognose ohne Behandlung sehr ungünstig [8, 11]. Von einer chirurgischen Behandlung wird man deshalb nur Abstand nehmen, wenn bei ausreichender Durchblutung der verletzten Extremität ein Eingriff beim polytraumatisierten Kranken mit hohem Risiko belastet ist. Abweichend von den Behandlungsrichtlinien für penetrierende Verletzungen darf sich hier der Eingriff nicht auf die Wiederherstellung der Gefäßkontinuität beschränken, wichtig ist auch die gleichzeitige Stabilisierung der Fraktur durch Osteosynthese. Prinzipiell sollte diese vor der Gefäßrekonstruktion durchgeführt werden, um das wiederhergestellte Gefäß bei der Frakturreposition nicht erneuten mechanischen Belastungen auszusetzen; häufig erreichen solche Kranke jedoch nach anfänglicher Behandlung in anderen Krankenhäusern erst sehr spät speziell eingerichtete Kliniken, so daß zur Vermeidung bleibender ischämischer Schäden primär die Strombahn wiederhergestellt werden muß [12].

Sowohl bei penetrierenden als auch bei geschlossenen Verletzungen ist nach länger anhaltender Ischämie mit irreversiblen Schäden in Form von Muskelnekrosen zu rechnen. Nach Wiederherstellung der Strombahn kann es dann neben örtlichen Folgen zu schweren Rückwirkungen auf den Gesamtorgnismus im Sinne des *Tourniquet-Syndroms* kommen. Der Flüssigkeitsverlust in das ischämisch geschädigte Gewebe und der Einstrom von Stoffwechselend- und Eiweißzerfallsprodukten sowie von Kalium mit nachfolgender Hyperkaliämie und Acidose begünstigen das Auftreten einer Niereninsuffizienz. Bei Versagen konservativer Behandlungsversuche einschließlich der Hämodialyse kann versucht werden, die weitere Einschwemmung von Myoglobinmetaboliten durch die Amputation der verletzten Extremität zu unterbrechen. Die Frage, wann und bei welchen Patienten das Auftreten eines Tourniquet-Syndroms durch die primäre Amputation verhindert werden muß, kann heute noch nicht Gegenstand schematisierender Richtlinien sein. Neben der Ischämiedauer und dem klinischen Befund sind hier vor allen Dingen Alter, Allgemeinzustand und Organfunktion (Nieren, Herz, Lunge) von entscheidender Bedeutung für die Indikation [3].

Begleitverletzungen, die in unserem Krankengut bei 50% der Verletzten vorlagen (Tabelle 2), komplizieren Diagnostik und Therapie sehr und sind für die Prognose wichtig [8, 11]. Schwierigkeiten können vor allem hinsichtlich der Priorität in der Behandlung der unterschiedlichen Verlet-

Tabelle 2. Begleitverletzungen bei 128 akuten und chronischen traumatischen Schädigungen der Extremitätenarterien im Kölner Krankengut, (1.7.1959—30.6.1972). Wie aus der Aufstellung hervorgeht, war es bei der Hälfte unserer Unfallverletzten zu Begleitverletzungen gekommen, welche zum größten Teil im direkten Zusammenhang mit der Gefäßläsion standen (Venen-, Knochen- und Nervenverletzungen)

Art der Begleitverletzung	Anzahl	
Keine Begleitverletzung bei	64	(50%)
Venenverletzungen	60	
Knochenfrakturen	43	
Nervenverletzungen	20	
Stumpfes Thoraxtrauma	11	(50%)
Schädel-Hirn-Trauma	4	
Milzruptur	2	
Darmruptur	2	
Magenruptur	1	
Blasenruptur	1	

zungsfolgen auftreten (Tabelle 3). Die Rekonstruktion *venöser Gefäße* ist nur bei den Hauptvenen proximal des Ellenbogen- bzw. Kniegelenks angezeigt, periphere Venen können bedenkenlos unterbunden werden. Die Naht durchtrennter *Nerven* kann bei sauberen Wundverhältnissen und gutem Allgemeinzustand des Kranken primär durchgeführt werden, allerdings gibt auch die sogenannte frühsekundäre Nervennaht 3—6 Wochen nach der Verletzung gute Ergebnisse [7]. Gleichzeitige Verletzungen *thorakaler* und *abdominaler Organe* und des *Gehirns* sind vorrangig zu behandeln. Eingriffe an den peripheren Gefäßen werden evtl. nach primärer provisorischer Blutstillung im Anschluß daran durchgeführt (Tabelle 3).

Tabelle 3. Behandlungsrichtlinien der Begleitverletzungen bei Läsionen der Extremitätenarterien

Knochen	Osteosynthese vor der Gefäßrekonstruktion (bei Ischämie von mehr als 6 Std umgekehrtes Vorgehen möglich)
Hauptvenen proximal des Ellenbogen- bzw. Kniegelenks	Versuch der Rekonstruktion durch Naht, End-zu-End-Anastomose oder Interposition einer autologen Vene nach Wiederherstellung der arteriellen Strombahn
Venen distal des Ellenbogen- oder Kniegelenks	Ligatur
Nerven	Nach Arterienrekonstruktion primäre Nervennaht bei sauberer Wunde und gutem Allgemeinzustand. Sonst frühsekundäre Nervennaht nach Ablauf von 3—6 Wochen
Gehirn	Diagnostik und Therapie absolut vorrangig
Thorakale Organe	Diagnostik und Therapie absolut vorrangig
Abdominale Organe	Diagnostik und Therapie absolut vorrangig

Körperstammarterien

Penetrierende Verletzungen der Körperstammarterien, insbesondere der Aorta, weisen keine Prädilektionsstellen auf. Sie werden meistens durch Stich oder Schuß, seltener durch Knochenfragmente verursacht. Auch vom Oesophagus her einwandernde Fremdkörper können eine Aortenwandarrosion hervorrufen. Führend in der Symptomatik sind die Zeichen des großen Blutverlustes; bei intraperikardialen Aortenverletzungen steht die Herzbeuteltamponade im Vordergrund. Die Indikation zur sofortigen Thorakotomie ergibt sich aus dem meist lebensbedrohlichen Zustandsbild. Kleinere Verletzungen können sich auch spontan verschließen, nicht selten entwickelt sich jedoch dann im späteren Verlauf ein Aneurysma spurium oder eine arteriovenöse Kurzschlußverbindung.

Geschlossene Verletzungen an großen Gefäßen der Brust- und Bauchhöhle sind infolge der zunehmenden Häufigkeit *stumpfer Gewalteinwirkungen*, vor allem bei Verkehrsunfällen, nicht so selten, wie man früher annahm. Durch Kompressionsvorgänge kann jedes Gefäß eine komplette oder inkomplette Ruptur erleiden, doch wird aufgrund anatomischer und funktioneller Gegebenheiten die thorakale Aorta trotz ihrer geschützten Lage am häufigsten betroffen [9].

Bei der *akuten Aortenruptur*, die sich in 58% im Bereiche des Isthmus, in 24% an der ascendierenden Aorta, in 13% an der descendierenden Aorta und in 5% am Aortenbogen abspielt [1], ergibt sich die dringliche Operationsindikation zur Wiederherstellung der Gefäßstrombahn aus dem schicksalmäßigen Verlauf des Verletzungsbildes: Meist tritt der Tod unmittelbar am Unfallort auf, 20% der Verletzten überleben das Trauma um mehr als 1 Stunde, sind aber innerhalb der ersten 4 Wochen infolge der Möglichkeit einer Zweitruptur höchst gefährdet [9]. In nur 5% aller Fälle entwickelt sich ein Aneurysma, das zwar Jahrzehnte überlebt werden kann, jedoch durch Spätkomplikationen das Leben des Trägers ständig bedroht. Die Gesamtletalität unbehandelter posttraumatischer Aneurysmen beträgt nach 5 Jahren 30% [10].

Ziel der sofortigen Operation ist die Wiederherstellung der Gefäßstrombahn, die bei partiellem Einriß durch direkte Naht, bei totaler Ruptur durch End-zu-End-Anastomose oder durch Implantation einer Gefäßprothese vorgenommen wird. Vor Abklemmung der thorakalen Aorta sollte zur Vermeidung ischämischer Schäden besonders des Rückenmarks, aber auch der abdominellen Organe, die Durchblutung der unteren Körperhälfte durch eines der bekannten Umleitungsverfahren sichergestellt werden [5, 6]. Die Wahl des Hilfsmittels zur Blutumleitung richtet sich neben den vorhandenen technischen Einrichtungen und dem Können des Operateurs, vor allem nach dem Ausmaß der Begleitverletzungen. Zahlreiche Frakturen sprechen eher gegen den Einsatz einer mit Heparinisierung verbundenen maschinellen Blutumleitung. In diesem Fall ist dem internen oder externen Shunt der Vorzug zu geben.

Die meisten Aortenrupturen treten im Rahmen von schweren Kombinationsverletzungen mit Schädel-Hirn-Traumen, Rippenfrakturen, Milz- und Leberrupturen, Nierenverletzungen und Extremitätenfrakturen (4, 5) auf. *Art und Schwere dieser Begleitverletzungen* sind für die Priorität des operativen Vorgehens von entscheidender Bedeutung und bei der *Indikationsstellung* zu berücksichtigen.

Auch aufgrund der Erfahrungen des eigenen Krankengutes von 9 operierten Aortenrupturen bestehen hinsichtlich der Priorität folgende Richtlinien:

Ein akutes epidurales oder subdurales Hämatom ist vorrangig zu behandeln.

Ein Spannungspneumothorax wird durch Drainage sofort entlastet, um eine ausreichende Kreislauffunktion sicherzustellen.

Eine Herzbeuteltamponade ist durch Perikardpunktion sofort zu beseitigen.

Der Verdacht auf Mitverletzung abdomineller Organe rechtfertigt u.E. die primäre Laparotomie zur Versorgung evtl. auch kleinerer Blutungen. Diese können vor allem beim Pseudokoarktationssyndrom infolge der Mangeldurchblutung distal der Ruptur unerkannt bleiben und erst nach Einrichtung eines Umgehungskreislaufs mit Heparinisierung oder nach Wiederherstellung der verletzten Aorta zu einer profusen Blutung führen.

Frakturen der oberen oder unteren Extremitäten sollten zur Erleichterung und Verbesserung der postoperativen Intensivtherapie, die bei diesen meist polytraumatisierten Kranken nicht selten über mehrere Wochen durchgeführt werden muß, möglichst früh unter Bevorzugung bewegungsstabiler Osteosyntheseverfahren versorgt werden.

Von den *übrigen intrathorakalen Gefäßen* werden Rupturen nach stumpfen Traumen an den Intercostalarterien und der A. thoracica int. häufiger, an der A. pulmonalis äußerst selten beobachtet. Die Indikation zum operativen Eingriff richtet sich hier nach dem Ausmaß der intrathorakalen Blutung:

Entleert sich aus einem Hämatothorax innerhalb 1 Std mehr als 800 ml Blut, ist die Indikation zur Thorakotomie und Blutstillung gegeben.

Ein Hämatothorax mit koaguliertem Blut verlangt nur dann eine sofortige operative Revision, wenn die Lungenfunktion durch Kompression beeinträchtigt wird.

Ein Mediastinalhämatom wird bei Zeichen der oberen Einflußstauung oder bei anhaltender Größenzunahme nach vorheriger angiographischer Klärung operativ revidiert.

Stumpfe Verletzungen der *extrakraniellen Hirngefäße* sind relativ selten, ihre Prognose ist wegen der äußerst kurzen ischämischen Toleranzzeit des Gehirns im allgemeinen sehr ernst. Wegen der Bedeutung des Gefäßes ist die Indikation zur operativen Versorgung nach den Richtlinien der Carotischirurgie stets mit hoher Dringlichkeit gegeben.

Im Gegensatz zur thorakalen Aorta kommen die Verletzungen der *Bauchaorta* nur äußerst selten zur Behandlung, da sie meist rasch tödlich verlaufen. Die Bauchaortenruptur tritt bei partiellem Einriß unter dem Bilde eines chronisch dissezierenden, bei kompletter Ruptur meist unter dem Bild eines falschen Aneurysmas in Erscheinung. Die Operationsindikation und die Dringlichkeit zum operativen Eingriff ergibt sich aus der großen Rupturgefahr oder der thrombotischen Verlegung der Beckenstrombahn in Verbindung mit einer Beeinträchtigung der visceralen Durchblutung.

Verletzungen der *übrigen visceralen Gefäße* lassen sich klinisch meist nur vermuten. Leitsymptom ist das akute Abdomen, verbunden mit den Zeichen des hämorrhagischen Schocks. Ausrisse des Truncus coeliacus, der A. mesenterica sup. oder inf. sollen nach Möglichkeit in die Aorta reimplantiert werden; auch bei Verletzungen der Nierenarterie ist stets der Versuch einer Rekonstruktion indiziert. Begleitende viscerale Verletzungen verbieten die Verwendung von Gefäßprothesen. Ist eine Reimplantation technisch nicht möglich, sollte man stets von der Möglichkeit eines autologen Venentransplantates Gebrauch machen.

Chronische Folgezustände stumpfer und penetrierender Arterienverletzungen

Extremitätenarterien

Bezüglich der *chronischen traumatisch bedingten Gefäßverschlüsse* kann an dieser Stelle auf eine eingehende Besprechung der Operationsindikation verzichtet werden, da sie sich nicht wesentlich von der bei Verschlüssen anderer Genese unterscheidet und in dem entsprechenden Kapitel abgehandelt wird. Hervorzuheben ist, daß es sich hier häufig nur um kurzstreckige Veränderungen handelt und daß der proximale und distale Gefäßabschnitt, insbesondere bei jüngeren Patienten, ohne krankhafte Veränderungen ist. Beides spricht bei Fehlen gravierender Risikofaktoren auch dann eher für die Rekonstruktion der Gefäßwand, wenn — bei guter Kollateralisierung des Verschlusses — die Funktion der befallenen Körperabschnitte nicht infolge Durchblutungsstörungen eingeschränkt ist. Demgegenüber ist im höheren Alter und bei arteriosklerotisch verändertem proximalem und distalem Gefäßabschnitt die Operationsindikation ausschließlich von der Funktion der befallenen Extremität abhängig und bei ausgedehnter Überbrückung des Verschlusses durch Kollateralgefäße eher Zurückhaltung angebracht [15].

Das *traumatische Aneurysma* der Extremitätenarterien entwickelt sich sowohl nach stumpfen, als auch nach penetrierenden Verletzungen als Aneurysma spurium oder Aneurysma verum, während dissezierende Aneurysmen auf traumatischer Grundlage außerordentlich selten sind.

Nicht chirurgisch behandelte arterielle Aneurysmen neigen in einem hohen Prozentsatz zu Komplikationen [4]: Rupturen, thrombotische oder embolische Verschlüsse der Gefäßperipherie mit Gewebenekrosen unterschiedlicher Ausdehnung sind neben Kompressionserscheinungen an Venen und Nerven gefürchtet. Deshalb ist mit der Diagnose auch die Operationsindikation gegeben, wenngleich auch hier in jedem Einzelfall das Operationsrisiko sorgfältig abgeschätzt und dem Risiko einer abwartenden Einstellung gegenübergestellt werden muß. Von einer chirurgischen Behandlung wird man jedoch nur Abstand nehmen, wenn durch andere Erkrankungen, wie z.B. cerebrale oder kardiale Durchblutungsstörungen und hochgradige Insuffizienz der Lungen- oder Nierenfunktion die Lebenserwartung erheblich eingeschränkt wird. Auch in diesen Fällen sollte man jedoch nach Behandlung der zusätzlichen Erkrankung die Operationsindikation erneut überdenken.

Nur die *frühzeitige Operation,* d.h. der Eingriff vor dem Auftreten der ersten Komplikationen, garantiert das bestmögliche Ergebnis. Anzustreben ist in jedem Fall die Resektion des Aneurysmas mit Defektüberbrückung durch eine körpereigene Vene oder seltener durch eine Gefäßprothese. Von dem Prinzip der möglichst frühen Rekonstruktion wird man nur bei Vorliegen einer Infektion Abstand nehmen, da Eingriffe an bakteriell kontaminierten Gefäßen außerordentlich ungünstige Ergebnisse haben [13]. Bei stationärer Behandlung sollte hier durch lokale Spül-Saug-

Drainage und allgemeine, gezielte antibiotische Behandlung versucht werden, vor dem wiederherstellenden Eingriff die Infektion zu beseitigen. Gelingt dies nicht, oder läßt sich die konservative Therapie wegen eintretender Komplikationen nicht weiter fortführen, so muß zu- und abführendes Gefäß unterbunden, das Aneurysma reseziert und das infizierte Gebiet unter Zuhilfenahme einer autologen Vene weitläufig umgangen werden.

Traumatisch bedingte arterio-venöse Fisteln entstehen entweder unmittelbar nach dem Trauma, wie es bei perforierenden Verletzungen häufig der Fall ist, oder als spätere Verletzungsfolge nach Perforation eines arteriellen Aneurysmas in die begleitende Vene. Die Spontanprognose dieser Erkrankung ist ungünstig: Durch die widerstandsbedingte Verlagerung von Blut aus dem arteriellen in das venöse Gefäßsystem kommt es nach anfänglicher relativer Hypovolämie zur reaktiven Zunahme sowohl des gesamten Blutvolumens als auch des Herzzeitvolumens. Diese Volumenbelastung des Herzens führt in Abhängigkeit von Fistelgröße und -lokalisation nach unterschiedlich langer Zeit zur Herzinsuffizienz und deren Folgen. Örtlich entstehen in dem zur Fistel führenden Arterienabschnitt und in der von der Fistel wegführenden Vene echte Aneurysmen mit degenerativen Wandveränderungen, im Venengebiet der gleichen und später auch der contralateralen Seite treten varicöse Veränderungen auf [4].

Die Behandlung der Verletzungsfolge kann nur operativ sein. Im Kölner Krankengut wurden von 1959—1972 41 Patienten wegen traumatisch bedingter arterio-venöser Fisteln operiert. Die Operationsindikation soll zum frühestmöglichen Zeitpunkt gestellt werden, zumindest aber vor Einsetzen irreversibler örtlicher oder allgemeiner Veränderungen. Das Ziel der chirurgischen Behandlung besteht primär in der Entfernung der arteriovenösen Fistel, wobei die Fistelmündung in die Vene in der Regel durch tangentiale Naht versorgt wird, der verletzte Arterienabschnitt wird reseziert, die Gefäßkontinuität durch End-zu-End-Anastomose oder Interposition einer Vene bzw. bei größeren Stammgefäßen, einer Dacronprothese wiederhergestellt. Die Indikation zur Resektion auch einer aneurysmatischen Wandveränderung im vorgeschalteten Arterienabschnitt muß vom Lokalbefund abhängig gemacht werden. Bei jungen Patienten mit erheblichen degenerativen Wandschäden wird man sich eher dazu entschließen können als bei älteren, bei denen das Operationsrisiko durch fistel- oder altersbedingte Erkrankungen erhöht ist. In diesem Fall ist durch Nachuntersuchungen das weitere Verhalten des krankhaft veränderten Gefäßabschnittes zu kontrollieren und evtl. zu einem späteren Zeitpunkt die Indikation zum Gefäßersatz zu stellen.

Bei sehr peripher liegenden arterio-venösen Fisteln kommt eine Rekonstruktion der arteriellen Gefäßbahn häufig nicht mehr in Frage. In diesen Fällen reicht die vierfache Ligatur der zu- und abführenden arteriellen und venösen Gefäße nach Bramann unter Verzicht auf die Exstirpation aus.

Körperstammarterien

Auf die Operationsindikation chronischer Folgezustände nach stumpfen und penetrierenden Verletzungen im Bereich der Körperstammarterien, insbesondere der posttraumatischen Aneurysmen an der thorakalen Aorta wird in einem gesonderten Beitrag eingegangen.

Literatur

1. Binet, J.P., Langlois, J.: Les ruptures traumatiques de l'aorte thoracique. J. Chir. (Paris) **82**, 607 (1961).
2. Boettcher, I., Löhr, E., Löhnert, J.: Diagnostik und Therapie bei der Sofortversorgung offener und gedeckter Arterienverletzungen. Bruns' Beitr. klin. Chir. **219**, 303 (1972).
3. Goerttler, U., Schlosser, V., Blümel, J.: Der Beitrag der Angiographie zur Diagnostik und Therapie peripherer Arterienverletzungen. Bruns' Beitr. klin. Chir. **219**, 129 (1971).
4. Heberer, G., Rau, G., Löhr, H.H.: Aorta und große Arterien. Berlin-Heidelberg-New York: Springer 1966.
5. Heberer, G., Vogel, W., von Brehm, H.: Rupturen und Aneurysmen der thorakalen Aorta nach stumpfen Brustkorbverletzungen. Langenbecks Arch. Chir. **330**, 10 (1971).
6. Kirsh, M.M., Hahn, D.R., Crane, J.D., Anastasia, L.F., Lui, A.H., Moores, M.Y., Vathayanon, S., Bookstein, J.J., Sloan, H.: Repair of acute traumatic rupture of the aorta without extracorporeal circulation. Ann. thorac. Surg. **10**, 227 (1970).
7. Krenkel, W.: Indikationen zur operativen Behandlung peripherer Nervenverletzungen. Melsungen Med. Mitteilungen. Bd. **46**, Heft 116, 127 (1972).
8. Levitsky, S., James, P.M., Anderson, R.W., Hardaway, R.M.: Vascular trauma in vietnam battle casualties. Analysis of 55 consecutive cases. Ann. Surg. **168**, 831 (1968).
9. Parmley, L.F., Mattingly, T.W., Manion, W.C., Jahnke, E.J., jr.: Nonpenetrating traumatic injury of the aorta. Circulation **17**, 1086 (1958).
10. Perrin, A., Saint-Pierre, A., Gallavardin, L., Dalloe, C., Froment, R.: Les aneurismes traumatiques de l'isthme aortique. Arch. Mal. Cœur, **58**, 1108 (1965).
11. Rich, N.M., Baugh, J.H., Hughes, C.W.: Acute arterial injuries in vietnam: 1.000 cases. J. Trauma **10**, 359 (1970).
12. Schildberg, F.W., Larena, A.: Verletzungen der Extremitätenarterien im Zusammenhang mit Knochenbrüchen. Mschr. Unfallheilk. **74**, 301 (1971).
13. Vollmar, J.: Rekonstruktive Chirurgie der Arterien. Stuttgart: Thieme 1967.
14. Vollmar, J.: Die rekonstruktive Gefäßchirurgie. Melsungen Med. Mitteilungen Bd. 45, Suppl. I, 89 (1971).
15. Whelan, T.J., jr., Baugh, J.H.: Non-atherosclerotic arterial lesions and their management. Current problems in Surgery. Chicago: Year book medical publishers Februar 1967.

Akute arterielle Verschlüsse

H. KRISTEN

Der akute Arterienverschluß mit bedrohlicher Durchblutungsstörung des nachgeschalteten Organabschnittes bedeutet stets eine Notfallsituation von höchster Dringlichkeit. Nur wenn die Durchblutung innerhalb der Ischämietoleranzzeit des Gewebes wiederhergestellt wird, können irreversible Organschädigungen und Funktionseinbußen verhütet und die Lebensgefahr vermindert werden.

Bei allen Embolien größerer Extremitätenschlagadern hat die frühzeitige Embolektomie innerhalb der ersten 6—10 Std gegenüber allen konservativen Behandlungsverfahren eindeutig bessere Erfolgsaussichten quoad vitam und quoad extremitatem. Hier besteht an der Operationsindikation kein Zweifel [10].

Für die akute Arterienthrombose gelten andere, oft nur für den Einzelfall zutreffende Richtlinien. Für die *Differentialindikation* Operation oder Fibrinolyse beim akuten Arterienverschluß ist daher eine möglichst eindeutige differentialdiagnostische Abgrenzung zwischen arterieller Embolie und arterieller Thrombose unerläßlich.

Rund 60% aller klinisch nachweisbaren Embolien betreffen das Gehirn. Sie sind daher bis auf die selteneren embolischen Verschlüsse der extrakraniellen Hirnarterien einem chirurgischen Eingriff nicht zugänglich. Etwa 34% entfallen auf die Extremitäten, nur ca. 6% werden klinisch als Organembolien der Nieren, des Darmes oder anderer visceraler Organe faßbar [12].

Der akute Arterienverschluß der Extremitäten

Differentialdiagnose: *Arterielle Embolie — akute Arterienthrombose.*

Bei voll ausgeprägter Mangeldurchblutung ist anhand des Lokalbefundes eine Unterscheidung bezüglich der Genese des Schlagaderverschlusses kaum zu treffen. Die Extremität ist kalt, blaß, später livide marmoriert. Verlust von Sensibilität und Muskelkraft, Paraesthesien und quälende ischämische Schmerzen bei fehlenden Arterienpulsen lassen an der Bedrohlichkeit der Situation keinen Zweifel.

Als einziger differentialdiagnostischer Hinweis kann gelegentlich eine Diskrepanz zwischen der Höhenlokalisation des Verschlusses und der proximalen Grenze der Mangeldurchblutung dienen: Sie ist bei einer akuten Arterienthrombose auf arteriosklerotischer Grundlage mit vorgebahnten Kollateralen zuweilen weiter peripher lokalisiert als bei der Embolie. Ausreichend verläßlich ist dieses Zeichen jedoch nur selten.

Dagegen können Anamnese und klinischer Gesamtbefund wesentliche Hinweise geben, die bei sorgfältiger Wertung aller Indizien die Diagnose ermöglichen. Hierbei ist in erster Linie die unterschiedliche Ätiologie und damit die Grunderkrankung zu berücksichtigen.

Etwa 90% aller arteriellen *Embolien* entstammen dem linken Herzen: bei Klappenfehlern, insbesondere Mitralvitien mit Flimmerarrhythmie, nach Herzinfarkten, bei Herzwandaneurysmen, Hypertonieherz und schwerem Myokardschaden oder Endokarditis [5]. Dagegen sind Embolien aus zentralen Arterienabschnitten, insbesondere bei Aneurysmen sowie paradoxe Embolien bei peripherer Venenthrombose sehr viel seltener.

Entsprechende anamnestische Angaben, auch über früher durchgemachte embolische Ereignisse, insbesondere kleinste Hirnembolien mit geringer Symptomatik oder der klinische Nachweis einer kardialen Grunderkrankung können wesentlichen Aufschluß geben. Pulstastbefund und elektrokardiographischer Beweis einer absoluten Arrhythmie bei Vorhofflimmern verstärken den Verdacht auf eine Embolie als Ursache der Durchblutungsstörung. Ein Thoraxröntgenbild sollte zum eventuellen Nachweis einer typischen Herzkonfiguration oder einer Lungenstauung angefertigt werden.

Die akute *arterielle Thrombose* entsteht dagegen so gut wie immer auf dem Boden einer chronischen Vorschädigung des Arteriensystems, meist einer arteriosklerotischen Stenose. Der endgültige thrombotische Verschluß einer solchen Einengung gehört nahezu zum gesetzmäßigen Ablauf einer Arterienverschlußerkrankung. Er bleibt jedoch wegen der vorgebildeten Kollateralversorgung meist ohne dramatische Auswirkungen für die Erhaltung der Extremität. Nur wenn eine ausreichende Kollateralisierung noch nicht eingetreten oder durch die Ausdehnung des Verschlußprozesses erschöpft ist, können bedrohliche Zustandsbilder wie bei der arteriellen Embolie entstehen.

Differentialdiagnostisch wird man daher nach Anzeichen einer generalisierten Arteriosklerose sorgfältig fahnden: Eine vorbestehende Claudicatio intermittens, Gefäßgeräusche oder fehlende Pulse an nicht akut betroffenen Extremitäten, Diabetes mellitus, das Fehlen einer kardialen Grunderkrankung und mit Einschränkung eine Hypertonie sprechen mehr für eine arteriosklerotische Thrombose als für eine Embolie.

Die differentialdiagnostische Abgrenzung gegenüber einer akuten Venenthrombose, insbesondere der sog. Phlegmasia coerulea dolens, ist in der Regel unschwer möglich: Bei einem Venenverschluß ist die Extremität geschwollen, die Pulse sind bei einiger Sorgfalt nach Wegdrücken des Ödems noch tastbar. Hautwärme und Sensibilität sind meist bis weit in die Peripherie erhalten, die Motilität wird lediglich durch den tiefen Venenschmerz eingeschränkt, ist aber nicht aufgehoben, und ernsthafte Durchblutungsstörungen kommen nur bei der schweren Form der Phlegmasia coerulea vor. Im Zweifelsfall bringt die Lagerungsprobe Klarheit: Bei einer venösen Thrombose bessern sich die subjektiven Beschwerden bei Hochlagerung, bei einem Arterienverschluß verschlechtert sich das Bild. Oft gelingt die Unterscheidung durch Oscillographie.

Cardiovasculäre Chirurgie

Allgemeine Behandlungsrichtlinien

a) Bei jedem akuten Arterienverschluß ist sofortige Krankenhauseinweisung ohne jeden Zeitverlust oberstes Gebot! Optimale Behandlungsbedingungen bestehen nur innerhalb der ersten 6 Std!
b) Tieflagerung des Extremität und Umhüllung mit Watte oder Wolldecken, keinesfalls Wärmeanwendung!
c) Sofortige Schnelldigitalisierung.
d) Bei längerem Transport 10000 E Heparin i.v.; bei starken Schmerzen Opiate unter Blutdruckkontrolle.

Alle erforderlichen Voruntersuchungen und ggf. eine kurze Intensivbehandlung des Patienten im Krankenhaus können innerhalb von 1—2 Std durchgeführt sein. Erforderlich sind außer der sorgfältigen klinischen Untersuchung: EKG, Lungenröntgenaufnahme, Hämoglobin, Hämatokrit, Blutgruppe, wenn möglich Bereitstellung mehrerer Blutkonserven, kleiner Gerinnungsstatus sowie Bestimmung von Harnstoff und Elektrolyten im Serum.

Ist die Indikation zur Embolektomie gestellt, so wird sofort operiert. Bei bedrohlicher Durchblutungsstörung darf auf keinen Fall Zeit mit konservativen Behandlungsversuchen verloren gehen; entschließt man sich erst nach deren Scheitern zur Operation, so hat diese oft nur mehr geringe Erfolgsaussichten.

Technisches Vorgehen: Mit Hilfe des Ballonkatheters nach Fogarty wird die Entfernung des Embolus heute als sog. Fernembolektomie vom Orte der Wahl aus ortho- und retrograd durchgeführt [3, 7]. Das Vorgehen erfordert keine spezielle gefäßchirurgische Erfahrung und keine Allgemeinnarkose und ermöglicht daher auch bei Schwerstkranken eine rasche und vollständige Entfernung des embolischen Materials und aller Sekundärgerinnsel [2, 4, 13,]. So wird die gesamte Strombahn eines Beines von der Aortenbifurkation bis zum Sprunggelenk von einer einzigen Incision an der A. femoralis comm. aus zugängig. Schlechter Allgemeinzustand oder hohes Alter sind daher nicht als Kontraindikationen anzusehen [10]. Auch die Operation in Lokalanaesthesie erfordert jedoch die Kontrolle der Herz- und Kreislauffunktion durch den Anaesthesisten, sowie eine sehr sorgfältige intra- und postoperative Überwachung aller physiologischen Parameter (Intensivstation!).

Die für die häufigen Mißerfolge verspäteter Embolektomien früher verantwortlichen Appositionsthromben werden bei sorgfältigem Vorgehen mit dem Ballonkatheter mitextrahiert. Damit ist heute eine im Hinblick auf die Strombahn erfolgreiche Embolektomie bei inkompletter Ischämie auch nach Tagen und Wochen noch möglich [8]. Die technisch mögliche Durchführung der *Spätembolektomie* auch bei kompletter Ischämie wirft jedoch neue Probleme auf: Die Wiederdurchströmung bereits irreversibel geschädigter Muskelgruppen kann zu einem kompletten oder larvierten Tourniquet-Syndrom führen [9, 11]. Nach Abnahme der Gefäßklemmen kommt es zu einer massiven Einschwemmung von sauren Stoffwechsel- und toxischen Zellzerfallsprodukten, insbesondere von Kalium und Polypeptiden in den Organismus. In ausgeprägten Fällen entsteht eine akute Acidose und Hyperkaliämie mit schwerer Schockreaktion. Herzrhythmusstörungen bis zum hyperkaliämischen Herzstillstand wurden beobachtet. Die Kreislaufdepression wird durch einen gleichzeitigen massiven Flüssigkeitsverlust in die betroffene Extremität noch verschärft. Es kommt zum postischämischen Muskelödem mit begleitender hypovolämischer Hämokonzentration. Die Ausscheidung von Myoglobin im Urin wird häufig vom raschen Nierenversagen gefolgt.

Operationsindikation bei arterieller Embolie

Bei allen Embolien größerer Schlagadern, am Bein bis zur Kniekehle, am Arm bis zur Ellenbeuge, ist die sofortige Embolektomie innerhalb der ersten 6—10 Std das Verfahren der Wahl und zwar unabhängig vom Ausmaß der Mangeldurchblutung. Die Frühoperation ist in diesem Bereich den Ergebnissen der therapeutischen Fibrinolyse klar überlegen [6]. Seit Einführung des Fogarty-Katheters brauchte in unserem Krankengut nach frühzeitiger Embolektomie keine Extremität mehr amputiert zu werden! Die von der kardialen Grunderkrankung mit beeinflußte Letalität schwankt zwischen 6 und 12% [4, 10, 13, 14].

Weiter peripher lokalisierte Emboli können bei meist nur geringfügiger Mangeldurchblutung der konservativen Behandlung überlassen werden. Bei inkompletter Mangeldurchblutung ohne Bedrohung der Extremität ist auch bei höher gelegener Verschlußlokalisation der Versuch einer therapeutischen Fibrinolyse gelegentlich vertretbar, da hier die Behandlung ohne Zeitdruck möglich ist und im Falle des Versagens die Operation noch nachgeholt werden kann. Im Hinblick auf spätere Funktionseinbußen sollte jedoch die Durchgängigkeit der Strombahn unbedingt angestrebt werden.

Nach Ablauf der ersten 6—10 Std sinken die Erfolgsaussichten beträchtlich. Die Letalität lag hier in unserem Krankengut seit 1965 zwischen 25 und 35%, die Amputationsrate zwischen 4 und 5% [10]. Auch hier sind die Ergebnisse der Operation jedoch eindeutig besser als die der Fibrinolysebehandlung. Im Einzelfall ist jedoch das Risiko eines evtl. eintretenden Tourniquet-Syndroms gesondert abzuschätzen. Ggf. kann hier die unter heutigen Behandlungsbedingungen heroisch anmutende Sofortamputation unter Verzicht auf die Embolektomie notwendig und lebenserhaltend sein.

Nachbehandlung

Vom ersten postoperativen Tage an beginnt die Antikoagulantienbehandlung mit einem Cumarin-Derivat zur Verhütung der sonst in einem hohen Prozentsatz drohenden Rezidivembolien. Es handelt sich hierbei um eine Behandlung auf Lebenszeit, falls die Emboliequelle nicht chirurgisch (Aneurysmaresektion, Commissurotomie) beseitigt wird.

Operationsindikation bei akuter Thrombose

Die Indikationsstellung zur Operation bei der akuten Arterienthrombose ist mehr als bei der arteriellen Embolie von den spezifischen Bedingungen des Einzelfalles abhängig. Bei allen Verschlüssen der Beinarterien bis hinauf zur A. iliaca ext. kann man innerhalb der ersten 12—24 Std mit gutem Erfolg eine Fibrinolysetherapie durchführen. Bei älteren oder mehr proximal gelegenen Verschlüssen und schwerer Ischämie sollte dagegen operiert werden. Hier ist die Streptokinasebehandlung unsicher und zeitraubend. Als Operationsverfahren kommen Thrombendarteriektomie oder Prothesenumleitung in Frage, sofern der Allgemeinzustand des Patienten dies zuläßt. Als Kompromißlösung kann mit gutem Erfolg auch zunächst eine reine Thrombektomie mit dem Ballonkatheter, ähnlich wie bei der arteriellen Embolie durchgeführt werden, um die bedrohliche Situation zu überbrücken. Später wird nach sorgfältiger Vorbereitung des Patienten die Rekonstruktion nachgeholt.

Akute thrombotische Verschlüsse der Schulter- und Armarterien mit bedrohlicher Durchblutungsstörung sind demgegenüber sehr viel seltener, da hier meist ein ausreichender Kollateralkreislauf besteht. Sie basieren neben der Arteriosklerose nicht selten auch auf einer Halsrippe, einem Costoclavicular- oder Hyperabduktionssyndrom.

Hier wird die Operationsindikation ganz von den Erfordernissen des Einzelfalles abhängen.

Verschlüsse der A. mesenterica cranialis

Die Embolie der A. mesenterica cranialis betrifft meist den Hauptstamm und endet ohne chirurgische Behandlung wegen der nachfolgenden Darmgangrän immer tödlich. Beim Vorliegen eines begründeten Verdachtes besteht daher eine absolute Operationsindikation. Auch nach 24 und 36 Std ist gelegentlich noch eine erfolgreiche Embolektomie möglich [1, 5].

Besteht bereits eine irreversible Darmgangrän, so kann nurmehr die kompromißlose Resektion ausgedehnter Darmabschnitte eine gewisse Überlebenschance bieten [5].

Die Entfernung nahezu des gesamten Dünndarmes und des halben Colons kann überlebt werden, die Belassung des infarcierten Darmes dagegen nicht!

Für die relativ seltenen Fälle akuter thrombotischer Verschlüsse der Mesenterialarterien gelten die Grundregeln der allgemeinen Gefäßchirurgie. Hier muß notfallmäßig möglichst nach vorangehender Angiographie durch Desobliteration oder Umleitungsverfahren die Durchblutung rasch wiederhergestellt werden.

Nierenarterienembolie

Sie betreffen häufiger die Verzweigungen als den Hauptstamm und werden relativ selten klinisch diagnostiziert.

Ist bei bekannter kardialer Grunderkrankung und plötzlichem Schmerz im Nierenlager durch urologische Untersuchungen ein primär renales Geschehen ausgeschlossen, so sollte die Diagnose durch Katheterangiographie erhärtet werden. Beim Vorliegen einer Embolie wird jedoch der Entschluß zu der für den Patienten recht belastenden Operation durch die kardiale Grunderkrankung erschwert. Man wird daher häufig auf die Fibrinolyse als Alternativbehandlung ausweichen müssen. Dabei sollte dann jedoch die Punktionsstelle der Arterie vorher übernäht werden. Wegen der nicht selten vorhandenen Restdurchblutung über Pol- und Kapselgefäße oder bei unvollständigem Verschluß sind Wiederherstellungen der Nierenfunktion sogar nach Ablauf von Tagen durchaus möglich.

Literatur

1. Bergan, J.J., Dry, L., Conn, J., jr., Trippel, O.H.: Intestinal ischemic syndromes. Ann. Surg. **169**, 120 (1969).
2. Billig, D.M., Hallman, G.L., Cooley, D.A.: Arterial embolism. Surgical treatment and results. Arch. Surg. **95**, 1 (1967).
3. Fogarty, T.J., Cranley, J.J., Strasser, E.S., Krause, R.J., Hafner, C.D.: A method for extraction of arterial emboli and thrombi. Surg. Gyn. Obstet. **116**, 241 (1963).
4. Fontaine, R., Pietri, J., Fontaine, J.L., Wuyts, J.L.: Erfahrungen bei der Behandlung von 548 arteriellen Embolien. Münch. med. Wschr.**110**, 899 (1968).
5. Heberer, G., Rau, G., Löhr, H.H.: Aorta und große Arterien. Arterielle Embolie im großen Kreislauf. (bearb. von H. Kristen). Berlin-Heidelberg-New York: Springer 1966.
6. Hiemeyer, V.: Thrombolytische Therapie bei akuten Gefäßverschlüssen. Dtsch. med. Wschr. **92**, 955 (1967).
7. Krause, R.J., Cranley, J.J., Strasser, E.S., Hafner, C.D., Fogarty, T.J.: Further experience with a new embolectomy catheter. Surgery **59**, 81 (1966).
8. Kristen, H.: Neuere klinische Erfahrungen mit der Spätembolektomie. Verh. dtsch. Ges. Kreisl.-Forsch. **35**, 453 (1969).
9. Kristen, H., Eigler, F.W., Stock, W.: Zur Behandlung des Tourniquet-Syndroms mit Trasylol. Langenbecks Arch. Chir. **325**, 292 (1969).
10. Kristen, H.: Die arterielle Embolie. Chirurg **40**, 440 (1969).
11. Kristen, H.: Zur Problematik der Spätembolektomie. Kongressbericht 11. Tagung der Österr. Ges. Chirurgie. (Hersg. P. Fuchsig u. E. Schuma) Wien. Med. Akademie, 1971.
12. McGarity, W.C., Logan, W.D., Cooper, F.W.: Peripheral arterial emboli. Surg. Gynec. Obstet. **106**, 399 (1958).
13. Senn, A., Krneta, A.: Chirurgische Behandlung embolischer Arterienverschlüsse. Ergebnisse bei 400 Embolektomien. Langenbecks Arch. Chir. **322**, 972 (1968).
14. Vollmar, J.: Rekonstruktive Chirurgie der Arterien. Stuttgart: Thieme 1967.

Chronische arterielle Verschlußleiden der unteren Körperhälfte

H.-M. BECKER UND A. JABOUR

Chirurgische Möglichkeiten

Voraussetzung zur operativen Behandlung arterieller Verschlußleiden sind die Möglichkeiten, die dem Gefäßchirurgen zur Verfügung stehen. Grundsätzlich lassen sich zwei Methoden gefäßwiederherstellender Eingriffe gegeneinander abgrenzen:

Die *Desobliteration* (Thrombendarteriektomie = TEA). In der *offenen* Form durchgeführt, muß die gesamte verschlossene Arterienstrecke freigelegt und arteriotomiert werden. Demgemäß wird sie bei kurzstreckigen Arterienverschlüssen angewandt. Die *halbgeschlossene* TEA erfordert nur die Freilegung der Arteriengabelung vor und nach dem Verschluß, weil dort die präokklusiv noch durchgängige und postoperativ wieder offene Gefäßstrecke arteriotomiert wird. Von beiden Arterienincisionen aus wird dann instrumentell mit Ringstrippern der Verschlußzylinder von der Wand gelöst und entfernt [8, 13, 14].

Die *Überbrückungs- oder Umleitungsplastik (Bypass).* Heute finden im wesentlichen nur noch der Kunststoff-Gefäßersatz und die autologe, seltener die homologe Vene als Bypass-Transplantat Verwendung. Meist wird die verschlossene Arterienstrecke belassen und auch nicht freigelegt. Die Anastomosierung erfolgt gewöhnlich prä- und postokklusiv schräg termino-lateral [6, 8, 13, 14].

Vom therapeutischen Gesichtspunkt aus werden die Arterien der unteren Körperhälfte in *Etagen* eingeteilt, für die jeweils *unterschiedliche Rekonstruktionsprinzipien* gelten:

Beckenetage

Zum Aorta-Iliaca-Abschnitt zählt die gesamte lumbale Aorta, die Aortenbifurkation und die beiden Beckenarterien bis zur Leiste. Aus physiologischen und anatomischen Gründen muß die A. femoralis comm. unter Einschluß der Femoralisgabelung dazu gerechnet werden. Für die Beckenetage kommt die TEA in der offenen (Aortenstenose, Verschluß der A. iliaca comm.) oder halbgeschlossenen Form in Betracht (unilateraler Beckenarterienverschluß). Sind beide Beckenarterien verschlossen, wird bei uns dem Bypass aus Kunststoff (Bifurkations-Transplantat) der Vorzug gegeben. Gleichfalls kommt nur der künstliche Gefäßersatz bei erheblicher Elongation der verschlossenen Beckenarterien oder bei stärkerer Wandverkalkung in Betracht, ebenso, wenn für die TEA nur schwer eine Trennschicht innerhalb der Arterienwand gefunden werden kann.

Die infrarenale Aorta ist durch *transperitonealen Zugang* zu exponieren, ein Eingriff, der immerhin eine Letalität zwischen 6 und 14% aufweist (Tabelle 1).

Demgegenüber läßt sich durch *extraperitonealen Zugang* die Aortenbifurkation meist und die Beckenarterien einer Seite nahezu immer ausreichend darstellen [10]; die Letalität liegt dabei erheblich niedriger. Für die TEA unilateraler Beckenarterienverschlüsse ist der extraperitoneale Zugang optimal, desgleichen für den unilateralen Beckenarterien-Bypass. Gelegentlich gelingt von hier aus auch die Implantation eines Aortenbifurkations-Transplantats, wenn der proximale Abschnitt der lumbalen Aorta nur unwesentlich verändert ist und deshalb nicht freigelegt zu werden braucht. Verschlüsse der A. iliaca ext. bzw. A. femoralis comm. lassen sich oft von der Leiste aus durch retrogrades Ringstripping ausräumen, ein Eingriff, der auch in *Lokalanaesthesie* möglich ist [1].

Beim sog. Risikopatienten kann zur Erhaltung einer Gliedmaße auch ein *suprapubisch* von einer Leiste zur anderen ziehendes, sog. gekreuztes femoro-femorales Bypass-Transplantat eingesetzt werden, falls nur eine Beckenarterie zu umgehen und die andere bis zur Leiste durchgängig ist [12]. Gelegentlich ergibt sich auch die Indikation für den axillo-femoralen Bypass mittels Gefäßersatz aus Kunststoff, wobei die A. axillaris als Spenderarterie für die Durchblutung des Beines herangezogen wird, das Transplantat subcutan am Stamm nach caudal verläuft und schließlich in der Leiste in dort offene Arterien anastomosiert wird. So wird die Durchtrennung der Bauchwand vermieden [4].

Oberschenkeletage

Der Femoralis-Poplitea-Abschnitt umfaßt die gesamte A. femoralis superf., die A. poplitea einschließlich deren Aufgabelung in die Unterschenkelarterien. Im Adductorenkanal findet sich der häufigste Arterienverschluß überhaupt. Ist der Verschluß kurzstreckig, wird man die offene oder retrograde halbgeschlossene TEA bevorzugen, deren Ergebnisse allerdings nur dann gut sind, wenn es sich um lokalisierte und kurzstreckige Veränderungen handelt (Tabelle 1). Langstreckig verschlossene Femoralis-Poplitea-Arterien können entweder durch halbgeschlossene TEA oder durch Venenüberbrückung rekanalisiert werden. Die verwendete Vene muß dabei wegen der Venenklappen umgekehrt eingesetzt werden. In den letzten Jahren hat sich der autologe Venenbypass, der bessere Langzeitergebnisse erbringt, in den Vordergrund geschoben [6]. Die Verwendung von künstlichem Gefäßersatz hat sich infolge hoher Rezidivverschlußraten nicht bewährt (Tabelle 1).

Unterschenkeletage

Die Arterien des Unterschenkels wurden lange Zeit als nicht rekonstruierbar angesehen. Für Verschlußleiden in diesem Abschnitt galt die lumbale Sympathektomie als die Operation der Wahl. In Kombination mit diesem Eingriff lassen sich heute gelegentlich auch die Unterschenkelarterien wiederherstellen, teils durch halbgeschlossene TEA mit speziellen flexiblen Ringstrippern [5], bevorzugt

Tabelle 1. Operationsletalität und Ergebnisse wiederherstellender Gefäßeingriffe an den Arterien der unteren Körperhälfte (Chirurg. Univ.-Klinik München, 1954 bis VI. 1972)

	n	Letalität	Durchgängig (durchschnittl. 3 J.) (soweit auswertbar)
Aorta-Iliaca-Abschnitt (1956–1970):			
Bypass:			
Bifurkations-Bypass	189	14,3%	87,5%
unilat. Iliaca-Bypass	234	9,4%	90,7%
sonstige	14	7,1%	85,3%
	437	11,2%	89,3%
TEA:			
extraperitoneal	248	6,9%	94,0%
retrograd	144	6,0%	95,0%
Insgesamt	829	8,3%	92,0%
Femoralis-Poplitea-Abschnitt (1954–1970):			
Bypass:			
Dacron-Transplantat	81	2,4%	46,6%
Venen-Bypass (autolog)	111	1,8%	53,6%
lyophil. Arterie	11	9,1%	60,0%
	203	2,4%	50,4%
(davon 7 mit zusätzl. Iliaca-Bypass und 23 Rezidivoperationen)			
TEA:	883	3,0%	63,0%
Insgesamt	1086	2,8%	59,2%
Femoralis-Tibialis-Umleitungen (1970 bis VI. 1972):			
(autolog. V. saph. magn., 5 mal „in situ")			
Femoralis superfic.-Tib. post.	12	0%	70,0% (bis 1½ J.)
Femoralis superfic.-Tib. ant.	6	0%	83,4% (bis 1½ J.)
Homologes Venen-Transplantat (1971 bis VI. 1972):			
Femoro-popliteal	12	0%	66,6% (bis 1½ J.)
Femoro-tibial (ant.)	2	0%	50,0% (bis 1 J.)

jedoch durch überlange Venen-Transplantate. Diese gehen meist von der Leiste aus und bleiben oft „in situ" (V. saphena magna), wobei dann allerdings die der Blutströmung entgegenstehenden Venenklappen zerstört werden müssen (Tabelle 1). Im allgemeinen müssen aber rekonstruierfähige Unterschenkelarterien bereits längere Zeit Kollateralfunktion übernommen haben und damit entsprechend dilatiert sein. So gelingen Gefäßanastomosen bis in Knöchelhöhe. Als Empfängerarterien für venöse Umleitungen sind aber nur die zugänglichen Arterien, also A. tibialis ant. und post., verwendbar.

Operationsindikation

Die Indikation zum gefäßwiederherstellenden Eingriff unterliegt drei Gesichtspunkten (Tabelle 2) [7, 8, 14]:
1. Allgemeine Operabilität des Kranken (Indikation aus klinischer Sicht).
2. Schweregrad des angiologischen Beschwerdekomplexes (Angiologische Indikation).
3. Angiographischer Befund (Angiographische Indikation).

Die *allgemeine Operabilität* des Kranken verdient vorwiegend bei Eingriffen im Aorta-Iliaca-Abschnitt Berücksichtigung, bei welchem die Bauchwand durchtrennt werden muß. Transperitoneale Eingriffe können bei *älteren* Kranken mit eingeschränkter Lungenfunktion wegen des zwangsläufig auftretenden Zwerchfellhochstandes zur postoperativen Ateminsuffizienz führen, während extrape-

Tabelle 2. Zur Prüfung der Indikation operativer Gefäßwiederherstellung von chronisch verschlossenen Arterien der unteren Körperhälfte. (Modifiziert nach Heberer, Rau, Löhr [8] und Vollmar [14])

A. *Allgemein-klinischer Status*
  1. Alter
  2. Herz- und Kreislaufbefund
  3. Leberfunktion
  4. Nierenfunktion
  5. Diabetes mellitus
  6. Cerebralsklerose
  7. allgemeine Gehbehinderung

B. *Angiologische Indikation*
  1. Verschlußabschnitt
    (Becken-, Oberschenkel-, Unterschenkel-Etage)
  2. Gehstreckenverkürzung
    (Claudicatio intermittens)
    = Stadium II nach Fontaine
  3. Ruheschmerz = Stadium III nach Fontaine
  4. Nekrose/Gangrän = Stadium IV nach Fontaine

C. *Angiographische Indikation*
  1. Präokklusiver Arterienbefund
  2. Postokklusiver Arterienbefund
  3. Verschlüsse mehrerer Etagen

ritoneale Eingriffe ganz offenbar besser toleriert werden. Alle Operationen mit Durchtrennung der Bauchwandschichten aber führen zur postoperativen schmerzbedingten Atemdepression, die einer speziellen Nachsorge zur Verhütung bronchopneumonischer Anschoppung bedarf [2]. Im Alter über 65 Jahre wird man nur in Ausnahmefällen einen transperitonealen (Aorten-) Eingriff durchführen (Letalität bis 10 und mehr %), während wir die extraperitoneale Beckenarterien-Rekonstruktion ohne weiteres auch Kranken bis zu 75 Jahren zumuten (Letalität 2—6%).

In gleicher Weise wie das Alter müssen schwere pathologische Organbefunde in die Indikationsstellung eingehen, vorwiegend solche am *Herzen*. Der bis zu 6 Monaten zurückliegende Myokardinfarkt, die therapieresistente Herzinsuffizienz, schwere Coronarsklerose mit stenokardischen Beschwerden stellen für Operationen am Abdomen (Aorta-Iliaca-Etage) eine eindeutige Kontraindikation dar. Auch bei elektrokardiographisch nachweisbaren Reizleitungs- oder Überleitungsstörungen (Arrhythmie, inkompletter oder kompletter Linksschenkelblock) ist Vorsicht geboten, während leichte bis mittelschwere Zeichen einer coronaren Mangeldurchblutung ohne manifeste Stenokardie bei Gefäßkranken so häufig sind, daß sie erfahrungsgemäß auf die Indikationsstellung keinen Einfluß haben.

Schwere *Leber*funktionsstörungen sind im wesentlichen ein Problem in der Wahl des geeigneten Anaesthesie-Verfahrens, wenngleich es gelegentlich, insbesondere bei notwendig werdendem größeren Blutersatz, zur postoperativen akuten Leberdystrophie kommen kann. Die eingeschränkte *Nieren*funktion auf dem Boden schwerer Nierenparenchym-Veränderungen schließt transabdominale Wiederherstellungseingriffe aus, mit Ausnahme reparabler Nierenarterienstenosen (s. renovasculären Hochdruck); Operationen an den Ober- und Unterschenkelarterien sind jedoch durchaus möglich durch Leitungsanaesthesie (Periduralanaesthesie), die wenig belastend ist.

Der klinisch manifeste *Diabetes mellitus*, in unserem Krankengut mit rund 15% eine der häufigsten Begleiterkrankungen, erfordert eine intensive intra- und postoperative Überwachung, spielt aber für die Operationsanzeige nur eine untergeordnete Rolle. Latente Strombahnhindernisse an den *supraaortalen Arterien* stellen unserer Erfahrung nach keine Gegenindikation zu Operationen am Aorta-Iliaca-Abschnitt dar, wenn intra- und postoperativ Blutdruck und Kreislaufverhältnisse konstant gehalten werden; hingegen wird man der klinisch manifesten *Hirndurchblutungsstörung*, hervorgerufen durch Stenosen oder Verschlüsse der extrakraniellen Hirnarterien, den Vorrang einräumen vor Eingriffen an den Becken- und Beinarterien.

Die hochgradige *Gehbehinderung*, bedingt durch schwere Arthrosen, Paresen, Nerven- oder Muskelleiden, allgemeine Senilität u.a. sowie ständige Bettlägerigkeit, verbietet im allgemeinen arterielle Wiederherstellungseingriffe [2].

Die *klinisch-angiologische Indikation* orientiert sich am Schweregrad der Durchblutungsstörung, gekennzeichnet durch die nach Lerich-Fontaine [Ratschow] benannten

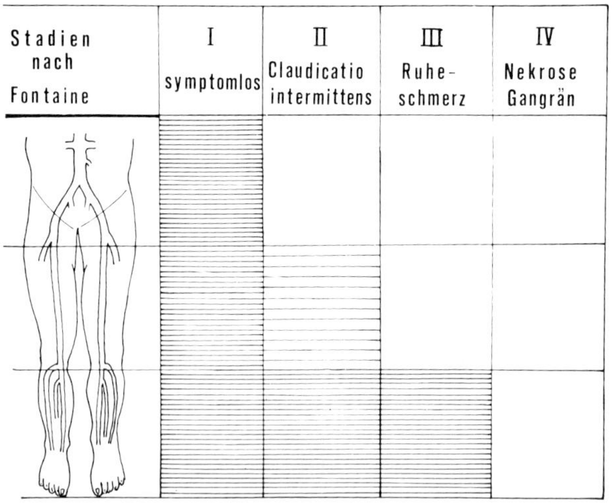

Abb. 1. Klinische Indikation zur operativen Wiederherstellung der arteriellen Strombahn bei chronischem Gefäßverschluß. (Modifiziert nach Heberer, Rau und Löhr [8])

Eng gestrichelt: Keine operative Gefäßwiederherstellung
Weit gestrichelt: Operative Gefäßwiederherstellung bedingt möglich und indiziert

Stadien einerseits und die Verschlußlokalisation, erkennbar am Pulstastbefund, andererseits (Tabelle 2).

Für das *Stadium I* besteht kein Anlaß zur Operation (Abb. 1).

Im Stadium II wird man sich bei Aorta-Iliaca-Verschlüssen mit weitgehend durchgängigem Ausstromgebiet am betroffenen Bein eher zu einem wiederherstellenden Eingriff entschließen als bei Vorliegen eines Oberschenkelarterienverschlusses. Das liegt an den besseren Früh- und Spätergebnissen rekonstruierender Gefäßoperationen im Aorta-Iliaca-Abschnitt im Vergleich zu denen des Femoralis-Poplitea-Abschnitts. Konservative therapeutische Maßnahmen können den verschlußüberbrückenden Kollateralkreislauf der Beckenetage nur geringfügig, im Oberschenkelbereich recht gut bessern. Demgemäß befürworten wir den gefäßwiederherstellenden Eingriff bei Vorliegen einer claudicatio-intermittens-bedingten Verkürzung der schmerzfreien Gehstrecke auf 100 bis 200 m und Bestehen eines Aorta-Iliaca-Verschlusses, während der Femoralis-Poplitea-Verschluß mit einer über 50 m betragenden Gehstrecke im Stadium II besser zunächst konservativ behandelt wird.

Die *Thrombolyse* chronischer Arterienverschlüsse ist in den vergangenen Jahren ein wesentlicher Beitrag zur konservativen Therapie geworden, da damit operative Eingriffe umgangen werden [11]. Sie gelingt im Beckenbereich häufiger als im Ober- und Unterschenkelbereich. Die Indikation für eine derartige Behandlung bieten nicht organisierte Thrombosen, die gelegentlich auch arteriographisch erkennbar sind, wenn noch ein Teil des Arterienlumens offen ist. Die Streptokinase-Behandlung ist aber eine eingreifende, auch mit hohem Komplikationsrisiko belastete Maßnahme [9].

Im *Stadium III* gebietet der Ruheschmerz und die Gefährdung der Gliedmaße die Indikation zur Wiederherstellung der Aorta-Iliaca- und der Femoralis-Poplitea-Etage.

Gefäßrekonstruierende Eingriffe an den Unterschenkelarterien sind langwierig, technisch schwierig und in ihrem Ergebnis ungewiß, so daß sie noch nicht zum Standard-Repertoire chirurgischer Möglichkeiten gehören.

Individuelle Abweichungen von diesem Indikationsschema (Abb. 1) ergeben sich aus dem allgemeinen Status (kalendarisches und biologisches Alter, allgemeine Operabilität), den sozialen Gegebenheiten (etwa besondere Anforderungen des Berufslebens an die Gehleistung) und Besonderheiten des angiographischen Befundes.

Angiographische Indikation: Erst die serienmäßig ausgeführte Aorto-Arteriographie gibt Aufschluß über die Durchführbarkeit gefäßwiederherstellender Operationsverfahren. Dabei soll möglichst der gesamte Arterienbaum vom Ursprung der Nierenarterien bis in die Verzweigungen der Unterschenkelarterien am Fuß gut beurteilbar dargestellt sein. Von entscheidender Bedeutung ist ein normaler Zustrom und ein guter Blutabfluß („run-off"). Herzwärts läßt sich in der Regel ein ausreichender Zufluß ohne Schwierigkeiten erreichen, während zusätzliche Strombahnhindernisse peripher die Durchführbarkeit der Gefäßrekonstruktion erschweren, wenn nicht gar unmöglich machen. Sind Obliterationen im Aorta-Becken-Abschnitt kombiniert mit Verschlüssen von Unterschenkelarterien, ist die Gefäßwiederherstellung bei zusätzlicher lumbaler Sympathektomie trotzdem gut möglich [3]. Da die Grenzstrangresektion eine prophylaktische Maßnahme gegen die Bildung von Nekrosen in der Gliedmaßenperipherie darstellt, wird man sie bei Operationen an der lumbalen Aorta oder den Beckenarterien jenseits des 60. Lebensjahrs routinemäßig vornehmen, da dann Sympathektomie bedingte Potenzstörungen weniger ins Gewicht fallen [3] und der Eingriff, auch ohne Unterschenkelarterienverschlüsse, die periphere Ausflußbahn vergrößert. Bei jüngeren Kranken beschränken wir die zusätzliche Grenzstrangresektion auf das Vorliegen mittel- bis schwergradiger Unterschenkelarterienveränderungen.

Verschlüsse der *gesamten infrarenalen Aorta* verursachen erfahrungsgemäß nur geringe Beschwerden und lassen sich durch konservative Maßnahmen (Antikoagulation) jahrelang stationär erhalten [9]. Ist allerdings die Durchblutung der Nieren bedroht, etwa durch zusätzliche Stenosen der Nierenarterien, ist eine Indikation zum revascularisierenden Eingriff der Aorta gegeben, wobei die Nierenarterienstenosen gleichfalls angegangen werden müssen.

Verschlüsse in der *Femoralis-Poplitea-Etage* sprechen nicht grundsätzlich gegen eine Wiederherstellung der verschlossenen Beckenarterienstrombahn, wenn die A. profunda fem. relativ unverändert ist und ein schon vorhandenes Kollateralnetz speist. In diesem Fall geben wir der Thrombendarteriektomie der A. iliaca, wenn irgend möglich, den Vorzug vor dem Kunststoff-Bypass, der unserer Erfahrung nach bei derart reduziertem Ausstrom bis zu 10% zu peripheren Anastomosen-Aneurysmen führen und im Spätresultat bis zu 40% verschlossen werden kann. Am günstigsten ist die Wiederherstellung beider Gefäßetagen, wobei für den einzelnen Abschnitt die genannten Rekonstruktionsprinzipien gelten.

Sind beide Beine durch kombinierte Verschlüsse im *Aorta-Iliaca- und im Femoralis-Abschnitt* betroffen, entscheiden wir uns grundsätzlich zur Revascularisierung beider Etagen eines, und zwar des stärker betroffenen Beines. In zweiter Sitzung kann dann die kontralaterale Seite saniert werden. Neben dem Vorteil des zumeist möglichen jeweiligen extraperitonealen Vorgehens im Beckenbereich, kombiniert mit lumbaler Sympathektomie, entschließen sich die Kranken leichter zu zwei weniger belastenden Eingriffen als zu drei Operationen, von denen die transperitoneale Wiederherstellung des Aorta-Iliaca-Abschnitts (Bifurkations-Transplantat) als erste, mehr belastende Operation anzusehen ist. Im allgemeinen ist jedoch die Wiederherstellung zweier Etagen selten notwendig; der Eingriff im proximalen Gefäßabschnitt genügt meistens.

Kombinierte Ober- und Unterschenkelarterienverschlüsse sind oft inoperabel. Neben der lumbalen Sympathektomie, der Voraussetzung jedes weiteren chirurgischen Vorgehens in diesem Fall [3], sind Femoralis-Poplitea-Verschlüsse dann wiederherstellbar, wenn mindestens eine der tibialen Unterschenkelarterien gut durchgängig ist. Die A. fibularis als alleiniger Ausstrom einer Gefäßplastik im Femoralis-Poplitea-Abschnitt genügt nach unseren Erfahrungen nicht, um die Durchgängigkeit, auch bei Dauerantikoagulation, zu erhalten. Im günstigsten Fall sind alle drei Unterschenkelarterien durchgängig, was nach der femoro-poplitealen Gefäßrekonstruktion zur besseren Prognose beiträgt. Die distale Anastomose eines femoro-poplitealen Venen-Bypass kann bei guten Ausstromverhältnissen und unveränderter A. poplitea oberhalb des Kniegelenkes angelegt werden. Ist die A. poplitea selbst wandverändert oder stenosiert oder sind die Ausstrom-Möglichkeiten in den Unterschenkel durch Verschlüsse einer oder zweier Unterschenkelarterien begrenzt, empfiehlt sich die distale Anastomosierung jenseits des Kniegelenksspaltes.

Der sog. *überlange Venen-Bypass,* von der Leiste auf die A. tibialis ant. oder post. im mittleren oder distalen Unterschenkeldrittel anastomosiert, ist derzeit als ultima ratio gefäßchirurgischer Möglichkeiten anzusehen, eine Gliedmaße vor dem Verlust zu bewahren. Immerhin lassen sich dadurch amputationsbedrohte untere Gliedmaßen mit einer Wahrscheinlichkeit von 60% erhalten (Tabelle 1), wenn angiographisch günstige Verhältnisse vorliegen, d. h. mindestens eine dilatierte tibiale Arterie in ganzer Länge durchgängig ist.

Literatur

1. Baumann, G., Becker, H.M., Schmidt, F.C., Hess, H.: Ein gefäßchirurgischer Minimaleingriff in der Geriatrie. Chirurg **38**, 73 (1967).
2. Becker, H.M.: Die aktive Übungsbehandlung bei arteriellen Durchblutungsstörungen. Krankengymnastik **22**, 37 (1970).

3. Becker, H. M., Baumann, G., Rueff, F. L., Handrock, M.: Zur Indikationsstellung der lumbalen Sympathektomie bei chronischer arterieller Verschlußkrankheit der unteren Extremitäten. Münch. med. Wschr. **111**, 2154 (1969).
4. Blaisdell, F. W., Hall, A. D.: Axillary-femoral artery bypass for lower extremity ischemia. Surgery **54**, 563 (1963).
5. Carstensen, G.: Indikation und Technik zur Wiederherstellung der Unterschenkelschlagadern bei chronischen Verschlüssen. Langenbecks Arch. Chir. **322**, 983 (1968).
6. Gall, F.: Die chirurgische Behandlung der chronischen arteriellen Durchblutungsstörungen im aorto-iliacalen und femoro-poplitealen Bereich. Bruns' Beitr. klin. Chir. **217**, 691 (1969).
7. Heberer, G.: Chronische arterielle Verschlußkrankheiten: Kriterien für Indikationsstellung und Erfolgsbeurteilung operativer Maßnahmen. Langenbecks Arch. Chir. **319**, 1135 (1967).
8. Heberer, G., Rau, G., Löhr, H. H.: Aorta und große Arterien. Berlin-Heidelberg-New York: Springer 1966.
9. Hess, H.: Pers. Mitt., 1972.
10. Rob, C. G.: Extraperitoneal approach to the abdominal aorta. Surgery **53**, 87 (1963).
11. Schoop, W., Martin, M., Zeitler, E.: Beseitigung von Stenosen und Verschlüssen in Extremitätenarterien durch intravenöse Streptokinasetherapie. Dtsch. med. Wschr. **93**, 2321 (1968).
12. Vetto, R. M.: The treatment of unilateral iliac artery obstruction with transabdominal subcutaneous femoro-femoral graft. Surgery **52**, 342 (1962).
13. Vogt, B.: Die rekonstruktive Gefäßchirurgie bei der Behandlung chronischer Arterienverschlüsse der unteren Extremität. Stuttgart: Thieme 1965.
14. Vollmar, J.: Rekonstruktive Chirurgie der Arterien. Stuttgart: Thieme 1967.

Sympathektomie bei chronischer Durchblutungsstörung der Gliedmaßen

F.-C. Schmidt

Die anfänglichen Erwartungen vor der Ära der rekonstruktiven Gefäßchirurgie durch gezielte Sympathektomie der sympathischen Innervation des Armes (C 8 — Th 3) und des Beines (L 1, 2 — S 3) eine Mehrdurchblutung zu erzielen, erfüllten sich nicht. Erst mit dem Vorliegen von Ergebnissen und Langzeitnachuntersuchungen nach rekonstruierenden Gefäßoperationen erhielt die Sympathektomie in der Differenzierung chirurgischer Möglichkeiten bei chronischen arteriellen Verschlußleiden einen neuen Platz. Er wird bestimmt von der Art des arteriellen Verschlußleidens, seiner Lokalisation und Ausdehnung, dem klinischen Bild, resp. dem Stadium (nach Fontaine) sowie vom Alter und Allgemeinzustand des Patienten.

Cervico-thorakale Sympathektomie

Die Ursachen peripherer chronischer Durchblutungsstörungen des Armes und der Hand gehen auf Strömungshindernisse im Subclavia- bzw. Axillarbereich zurück. Chronische Verschlußprozesse der Aa. brachialis oder cubitalis kommen selten vor. Im Verlaufe der Aa. radialis und/oder ulnaris sind sie ebenfalls selten oder verhalten sich klinisch stumm. Verschlußprozesse der Fingerarterien (Kältegefühl, Kälteüberempfindlichkeit, Absterben der Finger) zwingen dagegen zu therapeutischem Vorgehen, um drohenden trophischen Störungen der Finger vorzubeugen oder bei bereits vorhandenen Nekrosen (Punktnekrosen der Fingerkuppen, nekrotische Nagelbettentzündungen, Gangrän der Fingerendglieder) deren Fortschreiten zu vermeiden.

Die in Betracht kommenden Grundkrankheiten, die zur fortschreitenden Minderdurchblutung und Ischämie der Finger führen (Raynaud-Phänomen) sind eher aus ihren klinischen Begleitsymptomen zu diagnostizieren, als aus einem spezifischen angiographischen Bild oder einer womöglich an nicht charakteristischer Stelle des Fingers entnommenen histologischen Probe.

Sowohl beim Raynaud-Phänomen (=sekundärer Raynaud) werden die Kollateralen im acralen Bezirk durch sympathische Denervation erweitert, als auch beim eigentlichen (primären) M. Raynaud ist die wirksame Unterbindung der vasomotorischen „Anfälle" mit intermittierenden Spasmen der Fingerendstrombahn (Digitus mortuus) durch die cervico-thorakale Sympathektomie möglich, womit dem Übergang funktioneller Durchblutungsstörungen in organische (chronische) Verschlüsse vorgebeugt wird.

Der Indikation zur cervico-thorakalen Sympathektomie hat die Ausschöpfung aller nichtoperativen Behandlungsmöglichkeiten acraler Durchblutungsstörungen der Hand (Stellatumblockade, Versuch der medikamentösen Vasodilatation mit ATP-haltigen Substanzen, Anticoagulantien) vorauszugehen [8]. Umstritten ist hierbei die *Stellatumblockade* [14], die bis heute sowohl als diagnostisches Hilfsmittel und zur Voraussage der Wirksamkeit einer operativen Dauerblockade Verwendung findet, wie auch bei wiederholter Anwendung zur therapeutischen Beeinflussung der konstriktiven Finger- und Handarteriengebiete dient. Die Gründe für die uneinheitliche Beurteilung der Stellatumblockade sind in der unexakten Plazierung des Lokalanaestheticums sowie in örtlichen anatomischen Variationen des Ganglion stellatum zu sehen, das nur in 18% der Fälle als einheitliches Doppelganglion C 8—Th 1 ausgebildet ist und als solches die typische Lagebeziehung zum Köpfchen der ersten Rippe aufweist. In der überwiegenden Zahl der von uns operierten Patienten fanden wir ein dissoziiertes, aus zwei Teilen, Ganglion cervicale caudale und Th 1 und 2, bestehendes Ganglion stellatum. Aber auch die Abnahme der Wirksamkeit der wiederholt verwendeten Anaesthetica im Sinne einer Tachyphylaxie hat den Wert der Stellatumblockade in Frage gestellt [8]. Kommt es jedoch nach Sympathicusblockade zur eindeutigen Abnahme der Hauttemperatur der Acren sowie zur Verstärkung der ischämischen (Ruhe)-schmerzen, so ist nach operativer Dauerdenervation mit einer paradoxen Gangrän zu rechnen, was insbesondere auch für die Blockade des lumbalen Grenzstrangbezirks bei peripheren Verschlüssen des Bein-Unterschenkel-Fußabschnittes gilt [14]. Die Erwärmung der zugeordneten Peripherie nach Sympathicusblockade um 2—5°C, Ausfall der Schweißsekretion und subjektiv das Aufhören des Gefühls des „Abgestorbenseins der Finger" lassen einen Erfolg der Resektion des Halssympathicus erwarten. Ausbleiben von Erwärmung und des Sistierens der Schweißbildung stellen dagegen keine Kontraindikation dar. Dennoch gilt es, die Indikation zur cervico-thorakalen Sympathektomie zum richtigen Zeitpunkt zu stellen, da bekanntlich der Effekt des lege artis ausgeführten Eingriffes nicht immer in der erwarteten Stärke eintritt und zeitlich unterschiedlich lang anhält.

Als mögliche Gründe werden aufgeführt:
1. Die glatte Muskulatur der Gefäßwand verstärkt ihren Basistonus nach Wegnahme des übergeordneten zentralen Vasomotorentonus.
2. Erhöhte Sensibilität der glatten Muskelfasern gegen Noradrenalin und Adrenalin.
3. Untergeordnete intramurale autonome Zentren übernehmen die Gefäßwandtonisierung [15].
4. Restitution des Sympathicus durch Einwachsen von Fasern bei nicht vollständig reseziertem Sympathicus aus erhaltenem Sympathicusgewebe in erhaltene Sympathicusanteile, was besonders am Arm zu beobachten ist.

Der anfängliche Erfolg einer cervico-thoracalen Sympathektomie kann auf diese Weise innerhalb von 3 Wochen bis zu 18 Monaten post operationem weitgehend aufgehoben werden [6, 7].

Es gilt also, die Indikation so früh wie nötig und so spät als möglich zu stellen. Operiert werden muß vor Eintreten von trophischen Defekten.

Wird der Eingriff vom *supraclaviculären Zugang* aus vorgenommen, so ist er auch bei doppelseitiger Ausführung wesentlich weniger belastend als beim *transaxillären* oder *transthorakalen Vorgehen*. Die transaxilläre bzw. transthorakale Sympathektomie ist jedoch insofern vorteilhafter, als mit ihr mit Sicherheit das Ganglion thorakale 1 und 2 sowie der caudale Teil des Ganglion cervicale reseziert werden können [12]. Die Zurücklassung des cranialen Teils des Ganglions cervicale caudale (bzw. des cranialen Teils des Ganglion stellatum) trägt zur Vermeidung bzw. Verminderung des Hornerschen Syndroms bei, dessen kosmetischer Nachteil allerdings bei doppelseitiger cervicothorakaler Sympathektomie weitgehend aufgehoben wird.

Als *Kontraindikation* gelten die schwere ödematöse Begleitinfektion bei trophischem Defekt des Finger-Handbereiches, der nekrosierende Defekt mit Knochenbeteiligung und die progrediente Sklerodermie [8].

Lumbale Sympathektomie

Die rekonstruktive Gefäßchirurgie ist in der Lage, die Strombahn bei chronischen arteriellen Verschlüssen der unteren Körperhälfte bis in den Bereich der Unterschenkelgefäße (A. tibialis post., A. fibularis, A. tibialis ant.) durch geeignete Verfahren wiederherzustellen. Die Kapazität der peripheren Ausflußbahn und das Kaliber der Unterschenkelgefäße limitieren jedoch die Möglichkeiten der direkten Revascularisation. Die Indikation zur lumbalen Sympathektomie (Abb. 1) wird daher unter dem Gesichtspunkt der Notwendigkeit des Eingriffes als einzige Maßnahme nach Ausscheiden oder Mißerfolg rekonstruktiver Verfahren (*absolute* Indikation) *oder* als Maßnahme zur Ergänzung und in Kombination mit rekonstruktiven Eingriffen (*relative* Indikation) zu stellen sein.

*Lumbale Sympathektomie
bei chronischem Verschluß der Endstrombahn des Fußes*

Sind alle Pulse, einschließlich der A. dors. pedis, vorhanden und weisen oscillographischer und angiographischer Befund erst den Abbruch der arteriellen Gefäße jenseits des Fußrückens bzw. der Planta pedis nach, so liegt eine periphere Angiolo- bzw. Mikroangiopathie vor, deren ursächlicher Charakter nicht immer klar zu bestimmen ist (endangitische Mikroangiopathie — Teil einer generalisierten arteriosklerotischen Angiopathie), sofern es sich nicht um eine diabetische Mikroangiopathie handelt. Über 80% der Patienten mit diesem Verschlußtyp kommen erst im kritischen Stadium III und IV nach Fontaine zur stationären Aufnahme, da ein Stadium II wegen der peripheren Verschlußlokalisation d.h. die zunehmende Gehstreckenverkürzung ausbleibt. Gehbehinderung durch trophische Defekte, trockene Zehengangrän, Zehennekrosen, flächenhafte und tiefe Ulcerationen der Zehen (Zeheninnenseiten, „kissing ulcers") und des Vorfußes, der Fußkanten sowie der Ferse und Ruheschmerz stellen das Vollbild des Endstrombahnverschlusses im Fuß- und Zehenabschnitt dar.

Die Erfolge der lumbalen Sympathektomie [3, 12] im Hinblick auf die Heilung der Defekte und die Erhaltung des Fußes, resp. des Beines im Stadium III und IV des „ganz" peripheren Verschlußtyps müssen als schlecht bezeichnet werden. Von 34 Patienten dieses Typs und Stadiums im Alter von 32—76 Jahren mußten von uns innerhalb der ersten 3 postoperativen Wochen 11 unterschenkel- und 4 oberschenkelamputiert werden; 7 weitere Patienten wurden im Zeitraum bis zu 3 Jahren oberschenkelamputiert; bei 3 Patienten blieb der trophische Defekt bei gleichzeitiger postoperativer Anticoagulatien- und Antibioticabehandlung über jetzt 1 1/2 Jahre stationär. Bei den übrigen 9 Patienten heilten die trophischen Defekte postoperativ z.T. außerordentlich zögernd innerhalb eines Zeitraumes von 8 Wochen bis 6 Monaten.

Immerhin gelang es damit, durch die lumbale Sympathektomie in rund 35% der Fälle die Extremität zu erhalten, wenn auch z.T. die trophischen Störungen weiterbestanden.

Cardiovasculäre Chirurgie

Lumbale Sympathektomie bei chronischen Verschlüssen der Unterschenkelarterien

Klinisches Bild und angiologischer Verschlußtyp korrespondieren in dieser Patientengruppe nicht derartig wie in der Gruppe der („extrem") peripheren Verschlüsse. Während von den drei Unterschenkelarterien oft nur eine vollständig und langstreckig verschlossen ist, wobei klinisch bereits ein Stadium III bis IV besteht, findet man andererseits bei langstreckigem Verschluß aller drei Arterien häufig nur das Stadium II. Kollateralisation, Alter des Patienten, Begleiterkrankungen, Coronarsklerose, Coronarinsuffizienz bzw. Art des Grundleidens bestimmen den Schweregrad des Bildes [3, 5, 8].

Unter 70 Patienten mit isolierten Unterschenkelarterienverschlüssen, wovon 26 (31%) Patienten unter 40 Jahre alt waren (Alter, Verschlußtyp, regelmäßiger Nicotinabusus, angiologisches Bild mit langstreckigem Verschluß bei allgemein gestreckt und englumig verlaufenden Beinarterien, von uns als Endangitiker eingeordnet), hatten 42 (60%) Patienten eine allgemeine arteriosklerotische Angiopathie. Bei 2 Patienten war es zu posttraumatischen Verschlüssen nach komplizierten Unterschenkelfrakturen gekommen. Davon hatte 1 Patient eine Osteomyelitis des Tibiaschaftes.

Die *Indikation* zur lumbalen Sympathektomie stellten wir auf Grund der zunehmenden Verkürzung der Gehstrecke (Normalschritt, Spaziergang unter 200 m) und des Auftretens von Ruheschmerzen sowie erster trophischer Störungen (Haarausfall, Dyskeratosen, Nagelmykosen), d.h. sowohl im Stadium II und III/IV. Die Erfolgsquote sieht in dieser Gruppe nach $1^1/_2$ Jahren folgendermaßen aus:

43 im Stadium II Operierte erreichten eine Verlängerung ihrer Gehleistung um durchschnittlich das Doppelte (nach anderen Angaben wird das 10fache erreicht) der präoperativen Strecke, allerdings unter ständigem Gehtraining und erst allmählich, d.h. nach einer Zeit von 6—8 Monaten p.op. [2].

Die Muskeldurchblutung wird also durch die lumbale Sympathektomie sicher, wenn auch nicht in gleich starkem Maße wie die Durchblutung der intensiv innervierten Acren gesteigert. Voraussetzung für ein Ansteigen der Muskeldurchblutung ist das Kleinerwerden des Quotienten aus dem Strömungswiderstand der Kollateralen und dem Strömungswiderstand der poststenotischen bzw. verschlußfernen Endstrombahn [8]. Eine Muskelmehrdurchblutung ist dann zu erwarten, wenn der Widerstand im Kollateralennetz stärker gesenkt wird als im Bereich der Peripherie, was sich im Einzelfall jedoch nicht sicher und auch nicht quantitativ voraussagen läßt.

16 Patienten im klinischen Stadium III wurden nach der Sympathektomie schmerzfrei, behielten jedoch ihre Claudicatio intermittens (Überführung ins Stadium II).

5 Patienten wurden schmerzfrei und erreichten im Zeitraum von 3—8 Monaten wieder eine ihrer Norm entsprechende Gehleistung (Überführung ins Stadium I).

Von den im Stadium IV befindlichen 6 Patienten mußten im postoperativen Verlauf von 14 Tagen bis zu 4 Wochen 3 Patienten oberschenkelamputiert werden. 2 Patienten mit Nekrosen bzw. Gangrän mehrerer (2—5) Zehen wurden vorfußamputiert, wonach bei 1 Patienten die Amputationswunde spontan heilte und die Schmerzen verschwanden (Überführung ins Stadium III). Der zweite Patient mußte unterschenkelnachamputiert werden.

Unsere *Ergebnisse* der lumbalen Sympathektomie entsprechen denen anderer Untersucher [1, 2, 3], wobei Gehstreckenverbesserungen im Stadium II in 30—75% der Fälle angegeben werden.

Im Stadium III waren Besserungen (Schmerzfreiheit, Gehstreckenverbesserung) bis zu 60% der operierten Fälle festzustellen.

Während die isolierten Unterschenkelgefäßverschlüsse im Stadium II—IV eine absolute Indikation darstellen, bilden die isolierten chronischen Verschlüsse im Fermoralis-Poplitea-Abschnitt und im Bereich der Beckenarterien ebenso wie die Kombinationsverschlüsse vom Typ der Becken-, Femoralis-, Becken-Unterschenkel- und Femoralis-Unterschenkelverschlüsse eigene Indikationsgebiete, die vorrangig rekonstruktiven Verfahren (der Thrombenarteriektomie und der Anwendung des Bypass) vorbehalten sind.

Lumbale Sympathektomie bei isoliertem Femoralis- bzw. Beckenarterienverschluß

Je nach dem klinischen Bild, insbesondere im Stadium II und III bei zwar angiographisch noch guter Ausflußbahn und offenen Unterschenkelarterien, aber nachweisbaren Stenosierungen in ihrem Verlauf, ist eine Kombination des rekonstruktiven Eingriffes mit der lumbalen Sympathektomie angebracht; beim Beckenarterienverschluß allein deswegen, weil eine evtl. später notwendige Sympathektomie auf der betroffenen Seite infolge der unübersichtlichen Narbenverhältnisse im retroperitonealen Raum außerordentlich schwierig werden kann [2]. Die Widerstandserniedrigung im Endstrombahnbereich erhöht zudem die Durchflußrate im rekonstruierten vorgeschalteten Arterienbett und wirkt damit einem thrombotischen Reverschluß entgegen. Es besteht jedoch keine zwingende Indikation, da nach der rekonstruktiven Operation durch Gehtraining und veränderte Hämodynamik die Kollateralenbildung verstärkt wird und eine erst später vorgenommene Sympathektomie auf das so vermehrte Kollateralnetz stärker wirksam ist.

Lumbale Sympathektomie bei kombinierten chronischen Verschlüssen im Becken-Femoralis-Unterschenkelbereich

Die Indikation zur Sympathektomie als zusätzliche Maßnahme bei rekonstruierenden Operationen kombinierter Verschlüsse der Becken- Ober- und Unterschenkeletage, bzw. der Becken- u. Unterschenkel- oder Becken- u. Femoralis- oder Femoralis-Unterschenkeletage unterliegt bis heute uneinheitlichen Kriterien [2, 8]. Wir haben uns, unabhängig vom bestehenden klinischen Stadium, bei allen kombinierten Verschlüssen zum Prinzip gemacht, die im Einzelfall notwendige Maßnahme sofort mit einer lumbalen Sympathektomie zu kombinieren. Ein Vergleich der so erzielten Ergebnisse mit den Angaben anderer Autoren ist wegen der dabei unterschiedlichen Voraussetzungen, von denen ausgegangen wurde, nicht möglich [2, 9, 12].

Jeder kombinierte Verschluß, dessen peripheres angiographisches Bild bzw. dessen klinische Symptomatik ungünstige hämodynamische Verhältnisse in der Ausflußbahn des Unterschenkels erkennen läßt, schließt neben der Indikation zur Revascularisation die Indikation zur lumbalen Sympathektomie mit ein. Sie ist wie beim extraperitoneal freigelegten Gefäß sofort durchführbar, beim Femoralisverschluß + Unterschenkelgefäßverschluß u. U. auch erst zum späteren Zeitpunkt anzuschließen, vgl. auch den Beitrag von Becker, S. 158.

Lumbale Sympathektomie als Ergänzung vorausgegangener direkter gefäßrekonstruierender Verfahren mit Rezidivverschluß

Ist es nach wiederholten gefäßchirurgischen Eingriffen, Thrombendarteriektomie mit Rezidivverschluß, Reoperation mit Bypass und anschließendem Rezidivverschluß zum Bilde eines devascularisierten Beines gekommen und besteht ein klinisches Stadium III, so wird man versuchen, durch eine lumbale Sympathektomie wenigstens die drohenden trophischen Defekte hintanzuhalten.

8 Patienten, die wegen Femoralisverschlüssen sowohl thrombendarteriektomiert und nach Reverschluß mit einem Venenbypass versehen wurden, der ebenfalls thrombosierte (Stadium III), behielten ihre Extremität nach lumbaler Sympathektomie über einen Nachbeobachtungszeitraum von bis jetzt 2 Jahren.

Kranke mit gleicher Vorgeschichte im klinischen Stadium IV, mußten 1 bzw. 2 Wochen nach Sympathektomie oberschenkelamputiert werden.

Gefahren und Kontraindikationen der lumbalen Sympathektomie

Der heute üblicherweise von ventral extraperitoneal (schräger hoher lumbaler Wechselschnitt oder Pararectalschnitt) vorgenommene Eingriff birgt ein geringes Operationsrisiko, auch für den Patienten in mäßigem Allgemeinzustand (*Operationsletalität* unter 1% [2]). Auch der postoperative Verlauf ist als risikoarm zu bezeichnen. Die mögliche negative Beeinflußung der Sexualfunktion [4] durch sowohl einseitige, wie insbesondere doppelseitige lumbale Sympathektomie sollte kritisch bei der Indikationsstellung erwogen werden. Auch in diesem Punkt gehen die einschlägigen Meinungen in der Literatur auseinander [3, 5].

Wir finden Angaben über Potenzstörungen (nach einseitiger lumbaler Sympathektomie) bei 42% der Patienten und nach doppelseitiger Sympathektomie bei bis zu 75% [2]. Am besten hält man sich an die Regel, die Sympathektomie nicht höher als bis zur Deckplatte des 3. LWK vor-

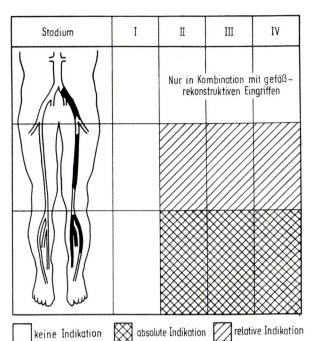

Abb. 1. Zusammenstellung der Indikationen bei peripheren Verschlüssen der Becken-Femoralis- u. Unterschenkeletage. (In Anlehnung an Becker et al. [2])

zunehmen und eine doppelseitige Sympathektomie nur im dringendsten Fall durchzuführen.

Die Entscheidung zur Operation wird daher eine entsprechende ärztliche Information des Patienten und dessen Zustimmung voraussetzen.

Als *Kontraindikation* ist jeder septisch verlaufende Fall eines klinischen Stadiums IV zu betrachten, ebenso wie ein präoperativ bestehendes massives Begleitödem bei chronischer peripherer Ischämie.

Paradoxe Reaktionen nach Sympathektomie [8] wurden von uns äußerst selten beobachtet, was auch von anderen Untersuchern berichtet wird [2].

Eine Verbesserung und zugleich Vereinfachung der Indikationsstellung zur Sympathicusresektion dürfte durch die routinemäßige quantitative Kontrolle der Durchblutungsverhältnisse vor und nach Sympathektomie zu erwarten sein. Von den zur Verfügung stehenden Meßverfahren, Thermographie, Oscillographie, Plethysmographie, Flußmessung und Dilutionsmethoden (Radio-Xenon), berechtigen die beiden letzteren in dieser Hinsicht zu besonderer Hoffnung [9].

Literatur

1. Atlas, L. N.: Lumbar sympathectomy in treatment of selected cases of peripheral arteriosclerotic disease. Amer. Heart J. **22**, 75 (1941).

2. Becker, H. M., Baumann, G., Rueff, F. L., Hand Rock, M.: Zur Indikationsstellung der lumbalen Sympathektomie bei chronischer arterieller Veschlußkrankheit der unteren Extremitäten. Münch. med. Wschr. **42**, 2154 (1969).
3. Bittner, W., Stephan, H. J.: Unsere Indikation zur Sympathektomie unter Würdigung der Erfahrungen der letzten zehn Jahre. Langenbecks Arch. Chir. **288**, 603 (1958).
4. Bandmann, F.: Weitere Beobachtungen über die Hodenfunktion nach lumbaler Grenzstrangresektion. Bruns' Beitr. klin. Chir. **181**, 419 (1950).
5. Block, W.: Sympathicuschirurgie bei Durchblutungsstörungen. In: M. Ratschow: Angiologie. Stuttgart: Thieme 1959.
6. Cannon, W. B.: A law of denervation. Amer. J. med. Sci. **198**, (1939).
7. Cannon, W. B., Rosenbluth, A.: The supersensivity of denervated structures. New York: McMillan 1949.
8. Heberer, G., Rau, G., Löhr, H. H.: Aorta und große Arterien. Berlin-Heidelberg-New York: Springer 1966.
9. Lee, B. Y., Lapointe, D. G., Madden, J. L.: Evalution of lumbar sympathectomy by quantification of arterial pulsatile waveform. Vasc. Surg. **5**, 61 (1971).
10. Martin, P., Lynn, R. B., Dible, J. H., Aird, J.: Peripheral Vascular Disorders. Edingburgh, London: Livinstone 1956.
11. Murra, J. G., Thompson, J. W.: Collateral sprouting in response to injury of the autonomic nervous system and its consequences. Brit. med. Bull. **13**, 213 (1957).
12. Ross, J. P.: Surgery of the sympathetic nervous system. London: Baillière, Tindall and Cox 1958.
13. Smithwick, R. H.: Lumbar sympathectomy in the treatment of obliterative vascular disease of the lower extremities. Surgery **42**, 415/567 (1957).
14. White, J. C.: Diagnostic blocking of the sympathetic nerves to extremities with procaine. A test to evaluate benefit of sympathetic ganglionectomy. J. Amer. med. Ass. **94**, 1382 (1930).
15. Wreite, M.: Die Entwicklung der intermediären Ganglien beim Menschen. Morph. Jb. **75**, 229 (1935).

Atypische Umleitungsverfahren in der rekonstruktiven Gefäß-Chirurgie

A. ZEHLE, F.-J. STÜCKER und H. GEHL

Während der vergangenen zwei Jahrzehnte haben sich in der chirurgischen Behandlung des arteriellen Verschlußleidens für die verschiedenen Gefäßabschnitte standardisierte Eingriffe entwickelt. Bei guter Operationsindikation kann man mit geringem operativen Risiko eine annähernd normale Durchblutung der betreffenden Organe und Langzeitergebnisse mit hoher Erfolgsquote noch nach 5—10 Jahren erzielen.

Problematisch bleiben Gefäßerkrankungen, bei denen diese Verfahren trotz absoluter Operations-Indikation nicht angewandt werden können. In den vergangenen Jahren hat man sich bemüht, gefäßchirurgische Alternativverfahren auszuarbeiten, die auch dieser Problematik gerecht werden. Hierbei werden nicht zusammengehörige Gefäßgebiete miteinander verbunden, um das durchblutungsgestörte Organ an ein geeignetes Spendegefäß anschließen zu können.

Für die Anwendung atypischer Umleitungsverfahren bestehen grundsätzlich *zwei Indikationen:*

In rund 3% der Fälle [11] kommt es nach gefäßchirurgischen Eingriffen zu einer *lokalen Infektion*. Ist der betroffene Gefäßabschnitt hiervon erfaßt, so weisen Versuche direkter Rekonstruktion eine hohe Komplikationsrate auf. Die Therapie der Wahl besteht daher heute in der Regel in der Unterbindung der in das infizierte Gebiet führenden Gefäße. Die periphere Durchblutung wird dann mittels eines unter Umgehung des infektiösen Prozesses durch gesundes Gewebe geführten Umleitungsverfahrens sichergestellt.

Eine absolute Indikation zu gefäßchirurgischer Intervention besteht unabhängig von dem betroffenen Organ im Stadium III, der Ruhe-Insuffizienz infolge Minderdurchblutung, und im Stadium IV des durch mangelnde Durchblutung bedingten Gewebsunterganges. Sind aber konventionelle gefäßchirurgische Maßnahmen wegen des Allgemeinzustandes nicht vertretbar, so besteht in einem risikoärmeren Alternativverfahren die einzige Chance zur Rettung des betreffenden Organs (Tabelle 1).

Atypische Umleitungsverfahren im Bereich der supra-aortalen Ästen

Hämodynamisch wirksame, abgangsnahe Stenosen und Verschlüsse der Äste des Aortenbogens mit Symptomen einer cerebrovasculären Insuffizienz werden von einem transthorakalen Zugang aus operiert. Hierbei findet bei singulären Verschlüssen insbesondere das direkte Desobliterationsverfahren und bei multiplen Abgangsverschlüssen das alloplastische Umleitungsverfahren, auch in Form des verzweigten Prothesen-Bypass, z. B. beim Aortenbogensyndrom, Anwendung. Unter Berücksichtigung der Tatsache, daß sich bei rund 70% dieser Patienten weitere Manifestationen der arteriosklerotischen Grunderkrankung finden [4], bedeuten Mediastinotomie und Thorakotomie mit direkten gefäßchirurgischen Maßnahmen am Aortenbogen insbesondere beim älteren Patienten ein nicht zu unterschätzendes Risiko. Es wurden deshalb extrathorakale Umleitungsverfahren entwickelt, die bei entsprechender Indikation als sichere Alternativverfahren anzusehen sind. Die Frequenz derartiger Verfahren stieg von 1960—1967 bei 299 Patienten von 29% auf 81% [4]. Ihre Letalität betrug 2,3%, die Gesamtletalität konnte im gleichen Zeitraum von 20% auf 5,4% gesenkt werden. Im eigenen Krankengut wurden extrathorakale Verfahren bei 35 von 97 chronischen Stenosen und Verschlüssen des Truncus brachiocephalicus, der A. subclavia und der A. carotis comm. angewandt und wiesen keine Letalität auf, bei einer Gesamtletalität von 4,3% [10].

Tabelle 1. Gegenüberstellung gefäßchirurgischer Standard- und Alternativverfahren bei chronischen arteriellen Stenosen und Verschlüssen

Gefäßabschnitt	Standardverfahren	Alternativverfahren
A. carotis int.	direkte Desobliteration	Aa. carotis-carotis-Umleitung
A. carotis comm.	direkte transthorakale Desobliteration	Aa. subclavia-carotis-Umleitung
A. subclavia	direkte transthorakale Desobliteration	Aa. carotis-subclavia-Umleitung Aa. subclavia-subclavia-Umleitung (Aa. femoralis-subclavia-Umleitung)
Aorta-A. iliaca comm.	transperitoneale indirekte Desobliteration alloplastisches Umleitungsverfahren	Aa. axillaris-femoralis Umleitung
A. iliaca ext.	extraperitoneale indirekte Desobliteration	Aa. femoralis-femoralis Umleitung retrograde Iliaca-Desobliteration
A. femoralis super.	indirekte Desobliteration autologe Venenumleitung	A. femoralis profunda-Plastik „in situ"-Venenbypass
Unterschenkelstrombahn	lumbale Sympathektomie	Aa. femoralis-tibialis Venenumleitung

Aa. carotis-subclavia-Umleitung (Abb. 1a)

Sind die rechte oder die linke A. subclavia verschlossen, bzw. so stark stenosiert, daß ein Druckgradient von über 20 mm Hg entsteht, kommt es zur Stromumkehr in der A. vertebralis. Hieraus resultiert eine Mangeldurchblutung des Hirnstammes, des Kleinhirns und von Teilen des Occipital- und Temporallappens mit den klinischen Leitsymptomen: Schwindel, Seh- und Gleichgewichtsstörungen (Subclavian-Steal-Syndrom). Weiterhin kann als Folge dieser Gefäßveränderungen eine Belastungsinsuffizienz des entsprechenden Armes im Sinne einer Claudicatio entstehen. Bei beiden Krankheitsbildern ist die Operations-Indikation grundsätzlich gegeben, wobei teilweise auch heute noch die direkte Desobliteration der A. subclavia als Methode der Wahl empfohlen wird.

Die direkte Verbindung der extrathorakalen A. carotis comm. mit der A. subclavia in Form des Aa. carotis-subclavia-Umleitungsverfahrens mittels einer 8 mm Dacron-Prothese oder einer autologen V. saphena magna stellt zur Behandlung des Subclavian-Steal-Syndroms ein sicheres und ausreichend erprobtes Verfahren dar [4]. Bei gleichen funktionellen Ergebnissen liegen die Vorteile dieses Verfahrens in der Vermeidung der Thorakotomie, dem geringeren Operationstrauma und der kürzeren Operationszeit.

Ein Grund für die Zurückhaltung gegenüber dieser extra-thorakalen Methode liegt in der vermeintlichen Gefahr, daß durch Anzapfen der A. carotis comm. ein Carotis-Steal-Syndrom entstehen könne [2]. Daß eine Reduktion des Blutstromes der ipsilateralen A. carotis comm. unter Ruhebedingungen nicht erfolgt, zeigten Barner und Rittenhaus [2]. Aufgrund experimenteller Studien machten sie eine leichte Abnahme des Blutstromes der peripheren A. carotis unter Arbeitsbedingungen wahrscheinlich. Dem stehen Untersuchungen gegenüber, die im Tierversuch auch nach Steigerung des Blutstromes mit Hilfe einer distal des Carotis-Subclavia-Bypass angelegten a-v-Fistel keine Abnahme der Carotisdurchblutung ergaben [12]. Auch bei experimentell erzeugter distaler Carotisstenose wurde die Carotisdurchblutung durch die Flußgeschwindigkeit in der Gefäßumleitung nicht beeinflußt. Hingegen erfolgte eine Reduktion in Abhängigkeit von der Flußrate des Bypass bei proximaler Carotisstenose oder bei iatrogener Carotisstenose in Höhe des Bypassabganges.

Man darf daher feststellen, daß eine Carotis-Subclavia-Umleitung die Carotisdurchblutung unter Ruhebedingungen nur bei Vorliegen einer proximalen Carotisstenose oder einer Stenose am Bypassabgang beeinträchtigt. Ob unter Arbeitsbedingungen bei gleichzeitig erhöhtem peripheren Widerstand des Cerebralsklerotikers eine Reduktion erfolgt, ist aufgrund der vorliegenden Untersuchungen noch nicht sicher zu beantworten. Folgende *Indikationsstellung* wird deshalb möglich:

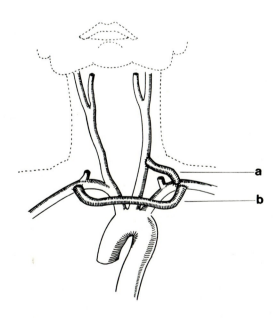

Abb. 1. (a) *Aa. carotis-subclavia-Umleitung* (autologe Vene oder Prothese) *Indikation:* abgangsnaher Verschluß der A. subclavia mit sog. „subclavian steal syndrom". (b) *Aa. subclavia-subclavia-Umleitung* (autologe Vene oder Prothese) *Indikation:* wie bei (a)

Bei linksseitigem Subclaviaverschluß und bei älteren Patienten mit relativ geringer Arbeitsbelastung des linken Armes ist das linksseitige *Carotis-Subclavia-Umleitungsverfahren* die Methode der Wahl.

Bei rechtsseitigem Subclavia-Verschluß ist häufig eine *direkte Desobliteration* mittels cervicalen Zuganges möglich. Dieser stellt insbesondere bei jüngeren Menschen mit stärkerer Arbeitsbelastung des rechten Armes das physiologischere und für die Hirndurchblutung risikoärmere Verfahren dar.

Die *autologe Vene* ist für die Gefäßumleitung wegen der besser zu vermeidenden Gefahr einer Einengung der A. carotis comm. in Höhe der Anastomose vorzuziehen.

Absolut *kontraindiziert* ist der Carotis-Subclavia-Bypass bei proximaler Stenose der A. carotis comm., bedingt kontraindiziert ist er bei einer Stenose im Bereich der Carotisgabel.

Aa. subclavia-subclavia-Umleitungsverfahren (Abb. 1b)

In jüngerer Zeit wurde als Alternative zum Carotis-Subclavia-Bypass der Subclavia-Subclavia-Bypass angegeben [8,9]. Diese noch wenig gebräuchliche Methode hat den Vorzug, auf Freilegung und Manipulationen an der A. carotis comm. zu verzichten. Tierexperimentelle Untersuchungen [9] und klinische Beobachtungen [8] an 15 Patienten mit einer Nachbeobachtungszeit bis zu 6 Jahren lassen dieses Verfahren als sinnvolle Alternative zur direkten Revascularisation von proximalen A. subclavia-Verschlüssen erscheinen.

Aa. subclavia-carotis-bzw.
Aa. carotis-carotis-Umleitungsverfahren

Bei abgangsnahen Verschlüssen einer A. carotis comm. ist der Carotis-Subclavia-Bypass ebenfalls als Alternativverfahren möglich, wenn eine direkte Desobliteration wegen allgemeiner Kontraindikationen nicht infrage kommt. Diethrich [5] berichtete über 25 Beobachtungen mit einer Letatität von 8%. In seltenen Fällen kann auch eine quere Überbrückung von einer A. carotis comm. zur A. carotis comm. der Gegenseite infrage kommen, entweder bei proximalen Abgangsverschlüssen der Aa. subclavia und carotis comm., bzw. des Truncus brachiocephalicus oder bei peripherer Verletzung bzw. operativer Entfernung einer A. carotis comm.

Aa. femoralis-axillaris-Umleitungsverfahren

Bei Verschlüssen der linken A. subclavia und A. carotis comm. und einer hochgradigen Stenose des Truncus brachiocephalicus liegt eine Beobachtung von Sproul [15] vor mit einer Nachbeobachtungszeit von 6 Monaten, wo in Umkehrung des später dargestellten axillo-femoralen Umleitungsverfahrens ein femoro-axillärer Bypass ausreichende cerebrale Durchblutung gewährleistete. Die Erfahrungen mit diesem Verfahren sind jedoch noch so begrenzt, daß es generell nicht empfohlen werden kann. Da in einem hohen Prozentsatz der Patienten mit ausgedehnten arteriosklerotischen Verschlüssen der Aortenbogenäste auch Verschlüsse der Aorta abdominalis und Beckenstrombahn vorliegen, wird die allgemeine Anwendbarkeit, abgesehen von den Risiken des überlangen Prothesen-Bypass, allein schon hierdurch zweifelhaft.

Alternativverfahren im Bereich der Bauchaorta und der unteren Extremitäten

Während tiefe Gefäßinfektionen im Bereich der supraaortalen Äste mit einer Häufigkeit von 0,5—1% nur eine untergeordnete Rolle spielen, und Alternativverfahren an diesem Gefäßabschnitt deshalb ausschließlich der Senkung des Operationsrisikos dienen, kommt Gefäßinfektionen im Aorta-Iliaca- und im Femoralis-Poplitea-Abschnitt eine größere praktische Bedeutung zu. In einer Sammelstatistik liegt die Infektionsquote bei 4316 Eingriffen im Aorta-Iliaca-Abschnitt bei 2,7% und im Femoralis-Poplitea-Abschnitt bei 2029 Eingriffen bei 4,0%. Im eigenen Kölner Krankengut entfielen bei 32 tiefen Infektionen von 1207 gefäßchirurgischen Eingriffen 22 auf die Aorta-Iliaca- und 2 auf die Femoralis-Poplitea-Strombahn. Direkte Rekonstruktionsversuche sind bei einem Infektionsprozeß mit einer hohen Letalität und Amputationsquote belastet. Auch der hohe Anteil von *Risikofaktoren* (Hypertonie, Coronarerkrankungen, Niereninsuffizienz, pulmonale Erkrankungen) begrenzen häufig die Operabilität arterieller Verschlüsse an diesem Gefäßabschnitt. Wegen Beschwerdebild und drohendem Gliedmaßenverlust im Stadium III und IV besteht hier häufiger eine Diskrepanz zwischen klinisch absoluter Indikation und allgemeiner Inoperabilität.

Aus beiden Gründen hat man frühzeitig Alternativverfahren zu den Standardmethoden dieses Gefäßabschnittes entwickelt.

Aa. axillaris-femoralis-Umleitungsverfahren (Abb. 2)

Für die besondere Bedeutung des sog. „Axillo-femoralen-Bypass", einer subcutan geführten Verbindung zwischen A. subclavia bzw. A. axillaris und A. femoralis spricht die Zahl der seit der ersten klinischen Anwendung durch Blaisdell und Hall 1963 [1] mitgeteilten über 200 Beobachtungen.

Nach den unbefriedigenden Ergebnissen der Aorta-Poplitea-Prothesen-Umleitung der frühen 60er Jahre widerstrebt es zunächst, eine Gefäßumleitung gleicher Länge, die zudem durch oberflächliche Lage vulnerabel erscheint, anzuwenden. Die Indikation zu diesem Bypass-Verfahren kann dennoch aus drei Gründen gestellt werden:

Bei retroperitonealer Gefäßinfektion im Bereich der Nahtstelle einer Gefäßprothese muß nach übereinstimmender Ansicht die Prothese entfernt und das zuführende Gefäß ligiert werden. Bei Infektion im Bereich der Nahtstelle eines desobliterierten Gefäßes sollte man das Gefäß ebenfalls proximal und distal unterbinden. Andernfalls drohen Sepsis oder Verblutung als wahrscheinliche Komplikatio-

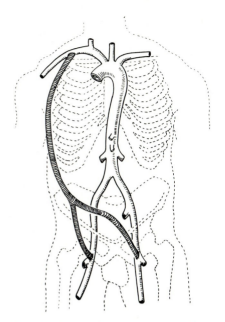

Abb. 2. *Aa. axillaris-femoralis-Umleitung* (axillobifemoraler Bypass, ausgeführt vornehmlich mit Prothese) *Indikation:* 1. Verschluß der terminalen Aorta und Risikofaktoren, die den transperitonealen Zugang verbieten. 2. Gefäßinfektionen im Bereich der infrarenalen Aorta und den Aa. iliacae comm. Hier stets in Verbindung mit Gefäßunterbindung proximal und distal des infektiösen Prozesses

nen. Versuche einer direkten Rekonstruktion führen trotz hochdosierter lokaler und parenteraler antibiotischer Therapie zu Mißerfolgen. Die alleinige Prothesenentfernung und Unterbindung des zu- und abführenden Gefäßes bei 30 Patienten der Literatur endete 12mal letal, führte 7mal zur Amputation und nur 11mal zum Erfolg, d. h. die Unterbindung der Aorta abdominalis wird nur in rund $1/3$ der Fälle ohne Extremitätenverlust toleriert. Wurde obige Maßnahme mit einem extraperitonealen Umleitungsverfahren, d. h. heute mit einer Axillaris-Femoralis-Umleitung kombiniert, so war bei 15 Beobachtungen 10mal ein Erfolg, 2mal eine Amputation und 1mal ein letaler Ausgang zu verzeichnen [11].

Bei retroperitonealer Infektion im Bereich der Aorta abdominalis und der A. iliaca comm. kann also ungeachtet seiner Spätergebnisse die Indikation zur Anwendung des axillo-femoralen Bypass gestellt werden.

Von einzelnen Autoren wird der axillo-femorale Bypass als Alternativverfahren in der Behandlung des *abdominalen Aortenaneurysmas* angegeben. Moore [13] wandte dieses Verfahren bei 5 Patienten an, in der Hoffnung auf sekundäre retrograde Thrombosierung des Aneurysmas. Zwei Patienten verstarben später an der Aneurysmaruptur. Während dieses Verfahren deshalb beim nicht rupturierten Aneurysma der Aorta abdominalis auch von Moore selbst heute nicht mehr angewandt wird, stellt es in Verbindung mit einem in das Duodenum perforierten Aortenaneurysma, falls die Aorta infrarenal unterbunden werden muß, oder eine Infektion im Bereich des Aneurysmas vorliegt, die Methode der Wahl dar.

Schließlich kann das axillo-femorale-Umleitungsverfahren als Alternativmethode im Rahmen der Behandlung von *Aorta- und Beckenarterienverschlüssen* angewandt werden. Die Indikation darf hierbei nur nach strengem Vergleich zu Operationsrisiko und Langzeitergebnissen konventioneller Verfahren gestellt werden. Tabelle 2 zeigt die Früh- und Langzeitergebnisse axillo-femoraler Umleitungsverfahren.

Das konventionelle Desobliterations- und Umleitungsverfahren im Aorta-Iliaca-Abschnitt weist in über 90% gute Früh- und in 70—80% gute Spätergebnisse auf, bei einer Op.-Letalität von etwa 4—7%. Die Korrektur des bis an die Nierenarterien heranreichenden sog. hohen Aortenverschlusses ist dagegen technisch schwierig. Hier beträgt die Letalität ca. 20—25%, während sie bereits beim nur bis zur A. mesenterica inf. reichenden Aortenverschluß wieder auf 4% zurückgeht. Der Vergleich der Ergebnisse des axillo-femoralen Umleitungsverfahrens (Tabelle 2) und der Standardverfahren bei chronischen aorta-iliacalen Verschlüssen läßt den axillo-femoralen Bypass wegen schlechterer Früh- und Spätergebnisse als ein Ultima ratio-Verfahren erscheinen. Erst bei hochgradigen allgemeinen Risikofaktoren, z. B. bei kurzzeitig zurückliegendem Myokardinfarkt und dringlicher klinischer Indikation (Stadium III und IV) halten wir die Anwendung des axillo-femoralen Bypass für indiziert, falls die distale Strombahn frei ist. Ausnahme bleibt der hohe Aortenverschluß, wo man sich auch wegen der schlechten Ergebnisse der Standardverfahren eher zu dieser Alternativmethode entschließen kann.

Obturator-Umleitung (Abb. 3)

Bei diesem durch das Foramen obturatorium geführten Umleitungsverfahren wird die proximale Anastomose an die A. iliaca comm. oder ext., die periphere Anastomose an die distale A. femoralis superf. oder an die A. poplitea erfolgen. Hauptindikation für dieses Bypassverfahren stellen Infektionen im Inguinalbereich dar. Weiterhin kann dieses atypische Umleitungsverfahren bei schweren Traumen mit Gefäßverletzungen, bei Tumoren und Bestrahlungsfolgen im Bereich der Leiste und der A. iliaca ext. angewandt werden.

Zwar kann man eine tiefe Infektion im Leistenbereich zunächst konservativ mittels antibiotischer Saug-Spül-Drainage in Verbindung mit gezielter antibiotischer Therapie behandeln, doch sollten beim ersten Hinweis auf Versagen dieser Therapie keine Versuche lokaler Wiederherstellung mehr gemacht, sondern das Gefäß unterbunden und die Indikation zum Obturator-Bypass gestellt werden. So traten bei einer 29-jährigen Patientin des eigenen Krankengutes viermal lebensbedrohliche Blutungen im Leistenbereich auf, ehe die Unterbindung der Aa. iliaca ext., femoralis superf. und femoralis prof. sowie die Anlegung eines Obturator-Bypass eine komplikationslose Ausheilung der Infektion per secundam erbrachte. Die Ergebnisse dieses,

Tabelle 2. Übersicht über Indikation und Ergebnisse des axillo-femoralen Umleitungsverfahrens

Autor und Literatur	Anzahl Pat. Uml.	Indikation						Früh-Komplikationen			Spätergebnisse	
		Aneur.	AVL	Stadium			Inf.	OP-Let.	Kompl.	Amp.	Anzahl (offene Uml.)	Zeitraum
				II	III	IV						
Mannick et al. Surgery **68**, 1038 (1970)	43/46	0	39	0	12	27	4	3 (7%)	5	2	33 (72%)	6 Mon. bis 5 Jahre
Moore et al. Amer. J. Surg. **122**, 148 (1970)	52	6	42	7	27	8	4	4 (9%)	3	3	26 (50%)	in 18 Mon.
Cormier et al. J. Chir. (Paris), **100**, 6, 479 (1970)	30	2	26	0	0	26	2	2 (7%)	—	—	22 (73%)	bis 2 Jahre
Krüger et al. Thoraxchir. Vasc. Chir. **19**, 6, 493 (1971)	13/15	0	15	0	5	10	0	0	1	0	10	bis 11 Mon.
Bürger et al. Zbl. Chir. **52**, 1761 (1971)	5	0	5	0	2	3	0	0	0	0	5	bis 15 Mon.
Heberer et al.	4	1[a]	2	0	2	0	1	1[a]	0	0	3	bis 15 Mon.
	147	9	129	7	48	74	1	10	9	5	99	

[a] Bei diesem Patienten lag die Ruptur eines Bauchaortenaneurysma in das Duodenum vor. Er verstarb am 7. p.op. Tag an einer Stress-Ulcus Blutung, nachdem bei infrarenal unterbundener Aorta die Durchblutung beider Beine durch einen axillo-femoralen Bypass wiederhergestellt war.

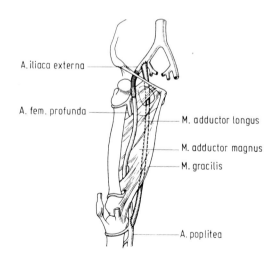

Abb. 3. *Obturator-Umleitung* (vornehmlich Prothese, selten autologe Vene). *Indikation:* Gefäßinfektionen im Bereich der Leiste. Stets in Verbindung mit Gefäßunterbindung proximal und distal des infektiösen Prozesses

bei Infektionen stets unter Verwendung einer Venenumleitung vorzunehmenden Eingriffes sind gut (Tabelle 3). Wegen der erheblichen extraperitoneal erforderlichen Mobilisierung ist dieses Verfahren für Infektionen im Bereich der A. iliaca ext. oder Iliacagabel weniger geeignet, da die Gefahr der Kommunikation zwischen Bypass und Infektionsherd groß ist.

Aa. iliaca-femoralis und Aa. femoralis-femoralis-Umleitungsverfahren (Abb. 4)

Beim ilio-femoralen Bypass wird eine Prothese oder autologe Vene zwischen die A. iliaca ext. der Spenderseite und die A. femoralis comm. der Empfängerseite geschaltet. Beim femoro-femoralen Bypass wird eine direkte Gefäßverbindung zwischen beiden Aa. femorales comm. vorgenommen. Die Indikation zur Vornahme eines derartigen Umleitungsverfahren kann wegen guter Hämodynamik und zufriedenstellenden Ergebnissen grundsätzlich großzügig gestellt werden. Die experimentellen Untersuchungen von Ehrenfeld [7] zeigten, daß die A. iliaca comm. als Spendegefäß ihr Flußvolumen auf das Zehnfache steigern kann, falls durch einen gekreuzten Bypass der periphere Widerstand entsprechend abnimmt, ohne daß sich ein Anzapfphänomen der gesunden Seite bemerkbar macht. Die klinische Überprüfung durch Sumner und Strandness [16] ergab unter Ruhebedingungen selbst bei leichter vorgeschalteter Iliaca comm.-Stenose keinen wesentlichen Entzugseffekt, der in diesen Fällen allerdings unter Arbeitsbedingungen wirksam wurde. Wegen hohen Flußvolumens und kurzstreckiger Gefäßumleitung sind im Gegensatz zum axillo-femoralen Bypass auch gute Langzeitergebnisse zu erwarten. So beobachtete Vetto bei einer Nachbeobach-

Tabelle 3. Übersicht über Indikation und Ergebnisse des Umleitungsverfahrens durch das Foramen obturatum

Autor und Literatur	An-zahl	Indikation					Rek. Mat.	Frühergebnisse			Spätergebnisse					Zeitraum der Nachbeobachtung
		Infektion		Mykot. An.	Sonst.			Let.	Amp.	Vers.	pos.	Let.	Amp.	obl.	offen	
		Proth.	Des-obl. u.a.		Aneur. sp.	Ca.										
Brücke et al. Zbl. Chir. **97**, 489 (1968)	5	4	1	—	—	—	Proth.	—	—	2	3	—	—	—	3	1—12 Monate
Danahoe et al. Ann. Surg. **166**, 147 (1966)	1	—	—	—	—	1	Proth.	—	—	—	1	—	—	—	1	bis 10 Monate
Diethrich et al. Surgery **68**, 1044 (1970)	1	1	—	—	—	—	Proth.	—	—	—	1	—	—	1	—	nach 8 Monaten
Fromm et al. Arch. Surg. **100**, 82 (1970)	4	—	—	4	—	—	Proth.	—	—	—	4	keine Angabe				
Guida et al. SGO **128**, 1307 (1969)	1	—	1	—	—	—	Proth.	—	—	—	1	—	—	—	1	bis 6 Monate
Gruss et al. Thoraxchir. Vasc. Chir. **19**, 483 (1971)	8	5	3	—	—	—	Proth.	1	1	—	6	2	—	—	4	2—5 Jahre
Heberer	1	—	1	—	—	—	Vene	—	—	—	1	—	—	—	1	3 Monate
Lowell et al. N.Y.J. Med. **65**, 2573 (1965)	1	1	—	—	—	—	Proth.	—	—	—	1	—	—	—	1	1 Jahr
Mahoney et al. Ann. Surg. **163**, 215 (1966)	2	1	—	1	—	—	Vene	—	—	—	2	—	—	—	2	bis 2½ Jahre
Mentha et al. J. Chir. **90**, 131 (1965)	2	—	—	—	—	2	Proth.	1	—	—	1	1	—	—	—	nach 3 Monaten
Mervier et al. Marseille chir. **19**, 249 (1967)	2	2	—	—	—	—	Proth.	—	—	—	2	—	—	—	2	bis 3 Monate
De Palma et al. Amer. J. Surg. **115**, 323 (1968)	4	3	—	—	1	—	Proth.	—	1	—	3	1	—	—	3	10 Monate bis 3 Jahre
Shaw et al. Surgery **53**, 75 (1963)	3	3	—	—	—	—	Proth.	1	—	—	2	—	—	—	2	bis 1 Jahr
Sheiner et al. J. cardiovasc. Surg. (Torino) **10**, 324 (1969)	1	1	—	—	—	—	Proth.	—	—	—	1	—	—	—	1	1 Jahr
Spiro et al. Brit. J. Surg. **57**, 168 (1970)	3	—	1	—	2	—	Proth.	—	—	—	3	—	—	—	3	3 Monate bis 1 Jahr
	39	21	7	5	3	3		3	2	2	32					

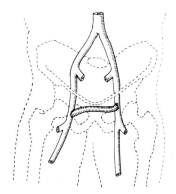

Abb. 4. *Aa. femoralis-femoralis-Umleitung* (autologe Vene oder Prothese) *Indikation:* 1. Einseitige Beckenarterienverschlüsse und Risikofaktoren, die gegen trans- und extraperitoneales Vorgehen sprechen. 2. Gefäßinfektionen im Bereich einer Iliacagabel oder A. iliaca ext. Hier stets in Verbindung mit Gefäßunterbindung proximal und distal des infektiösen Prozesses

tungszeit bis zu 5 Jahren bei keinem von 38 Kranken einen Spätverschluß. Über die Ergebnisse informiert Tabelle 4.

Seltener wird ein derartiges Umleitungsverfahren bei einem infektiösen Gefäßprozeß im Bereich der Iliacagabel Anwendung finden. Bedingung ist, daß die Aortenbifurkation und die Leistenregion nicht einbezogen sind. Einzelbeobachtungen eines femoro-femoralen Umleitungsverfahrens bei Leisteninfektionen mit peripherem Anschluß an die A. femoralis superf. sind zwar beschrieben, jedoch scheint uns hierbei der Obturator-Bypass mit größerer Sicherheit im Gesunden geführt werden zu können. Im Krankengut der in Tabelle 4 zusammengestellten Autoren wurden von 138 Umleitungsverfahren nur 4 wegen infektiöser Komplikationen vorgenommen.

Hauptindikation für dieses „gekreuzte Umleitungsverfahren" des Beckenbereichs stellen *einseitige Beckenarterienverschlüsse* dar, wenn Lokalbefunde oder gleichzeitig vorliegende Kontraindikationen von seiten des Allgemeinbefundes gegen eine direkte operative Wiederherstellung der Beckenstrombahn sprechen. Allerdings sollte man in solchen Fällen auch an die retrograde Desobliteration in Lokalanaesthesie von der A. femoralis comm. aus denken. Zur Indikation ist einschränkend hervorzuheben, daß die Korrektur einseitiger Beckenarterienverschlüsse mit Standardverfahren ebenfalls nur ein geringes Risiko beinhaltet. So verstarben von 156 in 13 Jahren transperitoneal einseitig rekonstruierten Verschlüssen des eigenen Kölner Krankengutes nur 2 Patienten (Letalität 0,75%). Eine Alternative bei Risikofaktoren von seiten des Allgemeinbefundes stellt besonders der extraperitoneale Zugang dar. Hier betrug bei uns die Letalität bei 76 Patienten 2,6%. Da unseres Erachtens eine direkte Revascularisation grundsätzlich zu bevorzugen ist, können wir uns dem weitergehenden Vorschlag von Parsonet [4] nicht anschließen, generell bei einseitigen Beckenarterienverschlüssen auch im Stadium II, die Indikation zu gekreuzten Bypassverfahren zu stellen. Hingegen sollte von diesem Verfahren wegen seiner guten Ergebnisse ohne Zögern im klinischen Stadium III und IV Gebrauch gemacht werden, wenn kein anderes o. g. Vorgehen infrage kommt.

In situ-V. saphena-Umleitungsverfahren

Eine Alternative zu dem Umleitungsverfahren mittels autologer Vene in der Behandlung des langstreckigen Verschlusses der A. femoralis superf. bietet die Methode, die V. saphena magna „in situ" zu belassen und mit ihrem proximalen Anteil End-zu-Seit an die distale A. femoralis comm. und mit ihrem distalen Anteil an die A. poplitea zu anastomosieren. Voraussetzung für eine gute Funktion

Tabelle 4. Übersicht über die Ergebnisse femoro-femoraler und iliaco-femoraler Umleitungsverfahren

Autor und Literatur	Anzahl	Ausgangsstadium III und IV	Frühergebnisse				Spätergebnisse		
			Let.	Amp.	Versager	pos.	Let.	Amp.	Beobachtungszeit
Sumner et al. SGO **134**, 429 (1972)	15	11	0	1	1	14	1		bis 6 Jahre
Mannick et al. Amer. J. Surg. **122**, 344 (1971)	13	keine Angabe	1	?	1	11	0		
Parsonnet et al. Surgery **67**, 26 (1970)	38	22	0	2	4	34	0	0	bis 2½ Jahre
Vetto Amer. J. Surg. **112**, 162 (1966)	38	22 (von 32)	0	?	6	32	4	0	bis 5 Jahre
Bialostozky Surgery **67**, 442 (1970)	15	keine Angabe	2	0	0	13	2	0	bis 2½ Jahre
Blaisdell et al. Ann. Surg. **172**, 775 (1970)	19	keine Angabe	3	?	1	15	?	4	
	138		6		13	119			

dieser Gefäßumleitung sind die Unterbindung der venösen Kollateralen und die sorgfältige Zerstörung der Venenklappen, wozu entweder mehrere Venotomien oder deren stumpfe Zerstörung mittels einer Spiralsonde erforderlich sind.

Die Ergebnisse dieses Verfahrens sind gut. Dundas [6] verzeichnete im Zeitraum von 1961—1968 bei 250 Patienten eine Letalität von 0% und Frühversager von 14%. Bei den Frühkomplikationen spielen neben Frühthrombosen die Blutungen die Hauptrolle. Mit dem gleichen Verfahren verfügt Connolly [3] über Erfahrungen an 306 Patienten. Nach 2 Jahren sind noch 82% der bei der Entlassung offenen Gefäße durchgängig.

Insgesamt handelt es sich bei dieser Methode um eine diffizile Variante des Venenumleitungsverfahrens, die gemessen an ihren Ergebnissen, gegenüber dem üblichen Verfahren unseres Erachtens keine wesentlichen Fortschritte bringt. Gute Ergebnisse liegen nämlich nur bei Freilegung der gesamten Vene, Unterbindung der V. perforantes und Zerstörung der Venenklappen vor, was den Eingriff nicht wesentlich kürzer und risikoärmer erscheinen läßt als das konventionelle Vorgehen.

Aa. femoralis-tibialis-Umleitungsverfahren

Als „atypisch" darf heute auch noch der lange femorotibiale oder femoro-malleolare Venenbypass zur Behandlung von Verschlüssen der A. poplitea und der Unterschenkelarterien angesehen werden. Die vom Innenknöchel bis zur Leiste entnommene V. saphena magna wird hier zwischen A. femoralis comm. bzw. superf. und den distalen Unterschenkelarterien geführt.

Wegen Aufwand und Risiko dieses Verfahrens ist die *Indikation* auf amputationsgefährdete Extremitäten zu begrenzen. Wesentlich für die Indikationsstellung ist die angiographische Darstellung der Beckenstrombahn (Einstrom) und sämtlicher peripherer Gefäße der unteren Extremität (Abstrom).

Allgemeinen Risikofaktoren kommt hier keine wesentliche Bedeutung zu, da der Eingriff auch in Lokalanaesthesie vorgenommen werden kann. Lokale Kontraindikation ist gegeben bei infizierter, fortschreitender Gangrän oder bereits erfolgter Demarkierung mit Thromben der peripheren Strombahn. Tabelle 5 zeigt die mit diesem Verfahren erzielten Früh- und Spätergebnisse. Wenn auch die

Tabelle 5. Ergebnisse femoro-tibialer Gefäßumleitungen mit autologer Vene

Autor u. Literatur	Zahl	Ausgangsstadium			Alter	Frühergebnisse				Spätergebnisse				Zeitraum
		IIb	III	IV		offen	obl.	Amp.	let.	offen	obl.	Amp.	let.	
Noon et al. Arch. Surg. **99**, 770 (1969)	95	62	14	19	35—82 (59,5)	76 (80%)	19	10	2	54 (57%)	22	—	10	1 Monat bis 4 Jahre
Tyson et al. Ann. Surg. **170**, 429 (1969)	48	2		46	33—87	41 (85%)	7	11	—	37 (76%)	4	4	?	1 Monat bis 5½ Jahre
Kunlin et al. J. cardiovasc. Surg. (Torino) **8**, 408 (1967)	21	—	3	18	?	13	8	7	—	12	1	1	1	2 Monate bis 4½ Jahre
Harjola et al. J. cardiovasc. Surg. (Torino) **10**, 229 (1969)	24		24		?	18	6	6	—	14	4	?	2	2 Monate bis 2 Jahre
Baird et al. Ann. Surg. **172**, 1059 (1970)	23	4	7	12	44—88	18	5	5	—	15	3	2	—	6 Monate bis 3 Jahre
Evans et al. Arch. Surg. **100**, 477 (1970)	20	—	3	17	35—76 (58)	18	2	2	—	13	5	2	1	6 Monate bis 3 Jahre
Shore et al. Arch. Surg. **102**, 548 (1971)	7	—	3	4	70	6	—	—	1	6				2 Monate bis 2 Jahre
Clarke et al. Med. J. Aust. **2**, 982 (1968)	15	2	5	8	?	13	2	2	—	11	2	1	1	1 Monat bis 1½ Jahre
	253					203 (80%)	49 (18%)	43 (17%)	3 (1,2%)	162 (64%)	41 (16%)	10 (4%)	15 (6%)	

Komplikationsrate deutlich höher und die wiedergegebenen Ergebnisse schlechter als die des Venenbypassverfahrens im Oberschenkelbereich sind, so ist die Erfolgsquote dennoch bedeutsam, zumal es sich fast ausschließlich um Eingriffe im Stadium III und IV handelt. Zu den Ergebnissen ist einschränkend zu bemerken, daß der Eingriff häufig in Verbindung mit einer lumbalen Sympathektomie vorgenommen wurde, die allein im Stadium III und IV eine hohe Erfolgsquote aufweist.

Obwohl sich diese Umleitungsverfahren noch im Experimentalstadium befinden, ist ihre klinische Anwendung, falls die lumbale Sympathektomie allein nicht ausreicht und die Alternative zur Amputation besteht, als Ultima ratio-Verfahren indiziert, wie es überhaupt eine unverkennbare gefäßchirurgische Tendenz ist, eine Extremität vor einer Amputation zu revascularisieren und erst danach sparsam zu amputieren, d. h. die Oberschenkelamputation als schnellster und risikoärmster Eingriff ist bei einer amputationsbedrohten Extremität heute erst in zweiter Linie zu erwägen.

Literatur

1. Blaisdell, F.W., Hall, A.D.: Axillary-femoral artery bypass for lower extremity ischemia. Surgery **54**, 563 (1963).
2. Barner, H.B., Rittenhouse, E.A., Willman, V.L.: Carotid-subclavian bypass for subclavian steal syndrome. J. thorac. cardiocasc. Surg. **55**, 773 (1968).
3. Conolly, J.E., Stemmer, E.A.: The non reversed saphenous vein bypass for femoro-popliteal occlusive disease. Surgery **68**, 602 (1970).
4. Crawford, E.S., De Bakey, M.E., Morris, G.C., Howell, J.F.: Surgical treatment of occlusion of the innominate, common carotid, and subclavian arteries: A 10 year experience. Surgery **65**, 17—31 (1969).
5. Diethrich, E.B., Garret, H.E., Ameriso, J., Crawford, E.S., El-Bayar, M., DeBakey, M.E.: Occlusive disease of the common carotid and subclavian arteries treated by carotid bypass. Amer. J. Surg. **114**, 800 (1967).
6. Dundas, P.: In situ saphenous bypass graft, In: Modern trends in vascular Surgery (Gillespie, J.A., Ed.). London: Butterworths 1970.
7. Ehrenfeld, W.K., Harris, J.D., Wylie, E.J.: Vascular „Steal" Phenomenon. An experimental study. Amer. J. Surg. **116**, 192 (1968).
8. Finkelstein, N.M., Byer, A., Rush, B.F.: Subclavian-subclavian bypass for the subclavian steal syndrome. Surgery **71**, 142 (1972).
9. Forestner, J.E., Ghosh, S.K., Bergan, J.J., Conn, J.: Subclavian-subclavian bypass for the correction of the subclavian steal syndrome. Surgery **71**, 136 (1972).
10. Heberer, G., Eisenhardt, J.J., Giessler, R., Stücker, F.J.: Die zerebrovasculäre Insuffizienz bei chronischen supraaortalen Stenosen und Verschlüssen. Dtsch. med. Wschr. **15**, 589 (1972).
11. Heberer, G., Zehle, A., Chorus, A.: Wundheilungsstörungen in der rekonstruktiven Arterienchirurgie. Chirurg **22**, 937 (1971).
12. Lord, R.S.A., Ehrenfeld, W.K.: Carotid-subclavian bypass: A hemodynamic study. Surgery **66**, 521 (1969).
13. Moore, W.S., Hall, A.D., Blaisdell, F.W.: Late results of a axillary-femoral bypass grafting. Amer. J. Surg. **122**, 148 (1971).
14. Parsonet, V., Alpert, J., Brief, D.K.: Femorofemoral and axillofemoral grafts—compromis or preference. Surgery **67**, 26 (1970).
15. Sproul, G.: Femoral-axillary bypass for cerebral vascular insufficiency. Arch. Surg. **103**, 746 (1971).
16. Sumner, D.S., Strandness, D.E.: The hemodynamics of the femoro-femoral shunt. Surg. Gynec. Obstet. **134**, 429 (1972).

Cerebrovasculäre Insuffizienz

R. Giessler und H.-J. Eisenhardt

Allgemeines

Für die Beseitigung chronischer extrakranieller Strombahnhindernisse wird eine *strenge Indikation* verlangt. Diese Forderung ist zwar der Sonderstellung des menschlichen Gehirns durchaus angemessen, in Wirklichkeit bleibt jedoch der Interpretation des Krankheitswertes isolierter oder kombinierter obliterativer Veränderungen in der Hirnstrombahn auch heute noch ein weiter Spielraum. Mehrere Gründe sind hierfür maßgeblich. So sind die diagnostischen Möglichkeiten gerade bei den entscheidenden Frühsymptomen vielfach unzureichend. An der Pathogenese cerebraler Durchblutungsstörungen beteiligen sich meistens mehrere, noch nicht restlos geklärte Faktoren. Außerdem ist zu bedenken, daß cerebrale Ausfälle in verschiedenem Maße zur Spontanremission neigen. Unsere Kenntnisse über die Spätprognose sind noch lückenhaft. Andererseits liegt der Wert rekonstruktiver Eingriffe an den Hirngefäßen in der Prophylaxe, so daß der Kreis operabler Befunde primär nicht zu eng gezogen werden darf.

Pathologie

Ätiologisch liegt den extrakraniellen Strombahnhindernissen in über 80% eine Arteriosklerose zugrunde. Mittleres bis fortgeschrittenes Lebensalter, Bevorzugung des männlichen Geschlechtes und weitere, risikosteigernde Manifestationen des Grundleidens in der cerebralen Strombahn (über 40%), in den Coronararterien (40 bis 50%) sowie im aorto-iliacalen und femoralen Gefäßabschnitt kennzeichnen das Krankengut [4]. Andererseits ermöglicht die für arteriosklerotische Hindernisse typische Prädilektion der Teilungswinkel und Gefäßabgänge die lokale Beseitigung der Verschlüsse. Ihre topographische Verteilung in der Hirnstrombahn geht aus Abb. 1 hervor.

Seltenere Ursachen sind thrombotische Verschlüsse der Aortenbogenäste junger Frauen auf der Grundlage unspezifischer Angiitiden, ferner die fibromuskuläre Dysplasie, Aneurysmen verschiedener Genese, hochgradige Elongationen bzw. Knickung der Aa. carotis int., vertebralis und — seltener — der Aortenbogenstämme, gelegentlich auch

Cerebrovasculäre Insuffizienz

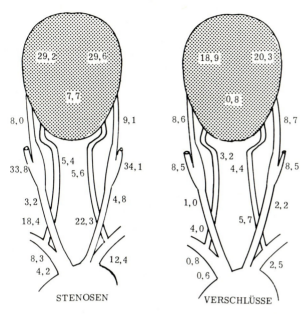

Abb. 1. Topographische Verteilung von Stenosen und Verschlüssen in der Hirnstrombahn (nach angiographischen Untersuchungen der Joint study, s. [2, 10])

dern. Dies ist bei einer Knickung der hochgradig elongierten Aa. carotis int. und vertebralis, seltener der Aortenbogenstämme, bei der Kopfwendung oder -hebung der Fall.

In den letzten Jahren wurde wiederholt darauf hingewiesen, daß *Mikroembolien* eine cerebrovasculäre Insuffizienz verursachen können. Auf die zahlreichen Argumente kann hier nicht eingegangen werden [3]. Jedenfalls spricht viel für die Annahme, daß rezidivierende Beschwerden in einem hohen Prozentsatz, auch schon bei subkritischen Stenosen, durch Verschleppung von Agglutinationsthromben und Cholesterinkristallen aus ulcerierten Atheromen, besonders am Carotis-Teilungswinkel, ausgelöst werden.

Verschlüsse und Stenosen der Aortenbogenstämme sind nur selten unmittelbar letal. Bei langsamem Eintritt kann sogar die Verlegung aller Abgänge überlebt werden, wobei oft trophische Weichteilveränderungen vor neurologischen Symptomen in Erscheinung treten. Vorübergehende cerebrale Ausfälle bei obliterativen Veränderungen des ersten Subclaviaabschnittes entstehen infolge einer retrograden Durchströmung der A. vertebralis (Abb. 2). Sobald der periphere Strömungswiderstand in der Armmuskulatur nach gefäßdilatierender Muskelarbeit wesentlich unter den Widerstand der Hirnstrombahn absinkt, kommt es zu den Leitsymptomen der vertebro-basilären Insuffizienz: Schwindel, Ataxie, bilaterale Sehstörungen. Die einfache Stromumkehr ist häufig symptomlos. Daher ist streng zwischen einem angiographischen Steal-*Phänomen* und dem klinischen Steal-*Syndrom* zu unterscheiden. Offenbar spielt

die externe Kompression durch fibröse Stränge und Uncovertebralarthrosen. Die Häufigkeit der Thrombangiitis obliterans ist lange Zeit überschätzt worden. Embolien kardialen Ursprungs oder, selten, infolge Thrombuspropagation bei Halsrippen, verursachen in der Regel einen Insult.

Verschlüsse der Aa. carotis int. und vertebralis führen in etwa ein Fünftel der Fälle bald zum Tode, in 70% aber zu neurologischen Ausfällen verschiedener Intensität und Dauer. Häufiger als die Verschlüsse sind die *Stenosen* dieser Arterien mit transitorischen Symptomen verbunden. Nach hämodynamischen Gesetzen ist zwar erst bei einer Lumeneinengung von über 80% mit einem Strömungsabfall in der Peripherie zu rechnen. Aufgrund klinischer Erfahrungen beeinträchtigen aber schon Stenosen über 50% den Blutstrom [2]. Der *intermittierende* Charakter der Störungen wird mit einer vorübergehenden regionalen Minderdurchblutung der Carotis- und Basilarisäste erklärt, die sich in fokalen Ausfällen der versorgten Areale manifestiert. Die wesentlichen Voraussetzungen für eine Durchblutungsstörung hinter einer kritischen Stenose dieser Arterien sind einerseits eine kardiale oder kreislaufbedingte Senkung des Perfusionsdruckes, andererseits eine Insuffizienz der Kompensationseinrichtungen. Für die Indikationsstellung ist daher der Ausschluß latenter Herzrhythmusstörungen, einer absoluten oder relativen Hypotension, der arteriosklerotischen Beeinträchtigung von Kollateralbahnen sowie der Nachweis anatomischer Varianten von großer Bedeutung. Störungen können jedoch auch bei funktionsfähigen Umgehungsbahnen eintreten, wenn Geschwindigkeit und Ausmaß einer vorübergehenden Strombahnverlegung die augenblickliche Kompensation überfordern.

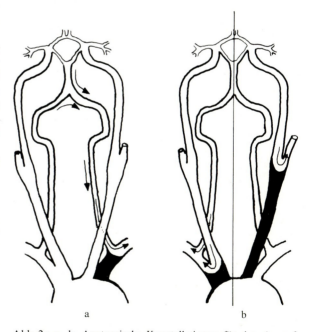

Abb. 2a u. b. Anatomische Konstellationen für den Anzapf-Effekt. a Einbeziehung der A. vertebralis in den Kollateralzustrom zum Arm bei gleichseitigem Subclavia-Verschluß. Retrograde Durchströmung der A. carotis comm. dext. bei Verschluß des Tr. brachiocephalicus. Möglichkeit der Strömungsumkehr in der A. carotis int. bei Carotis comm.-Verschluß

Cardiovasculäre Chirurgie

auch hier eine funktionsunfähige Umgehungsbahn die entscheidende Rolle.

Prognose

Das Schicksal der Kranken mit cerebrovasculärer Insuffizienz auf der Grundlage extrakranieller Gefäßverschlüsse konnte erst seit Einführung moderner Angiographiemethoden eingehend analysiert werden [1, 2, 6, 10, 15]. *Kriterien* für die Wirksamkeit der Behandlung sind einmal die Verlängerung des Lebens gegenüber der Spontanletalität, zum anderen die Verbesserung des Allgemeinzustandes bei Abnahme der Rezidivgefahr. Die Sterblichkeit von Kranken mit konservativ behandeltem Insult bei Carotisverschluß wird z.B. mit 6% nach einem Monat, 11% nach 2 Monaten, 21% nach einem Jahr, 38% nach drei Jahren, 54% nach fünf Jahren und 83% nach zehn Jahren angegeben [1]. 20 bis 30% der Überlebenden eines Insultes droht ein Rezidiv.

Wiederherstellungsprinzipien

Stenosen der Carotisgabel und des Vertebralisostiums sind in der Regel so gut begrenzt, daß die direkte Desobliteration das zweckmäßigste Rekonstruktionsverfahren darstellt (Abb. 3). Für die Wiederherstellung der Arterienkontinuität ist nur selten aus hämodynamischen Gründen eine Lumenerweiterung mittels Streifenplastik nötig. Für die *Stenosen und Verschlüsse der Aortenbogenstämme* kommt prinzipiell das gleiche Vorgehen in Betracht. Die Zerreißlichkeit dieser Gefäße erfordert jedoch öfters die Zuhilfenahme eines Erweiterungsstreifens. Die Überbrückung des Truncus brachiocephalicus, der Aa. carotis comm. und subclavia ist in einzelnen Fällen mehr aus topographischen als aus klinischen Gründen angezeigt. Auf ihre verschiedenen Anwendungsmöglichkeiten wird im speziellen Teil eingegangen [5, 8, 12]. Grundsätzlich hat auch in diesem Gefäßabschnitt die körpereigene Vene Vorrang vor der Prothese unter dem Aspekt, Spätkomplikationen nach Alloplastik zu verhüten. Synthetischen Gefäßersatz behalten wir uns daher für intraoperative Wandverletzungen, für Korrektureingriffe oder zur Vermeidung der Venenentnahme bei Risikopatienten vor.

Stadieneinteilung

Als Anhalt für die Auswahl der Patienten zur Operation und als Basis für den Ergebnisvergleich hat sich die Einteilung in vier klinische Stadien bewährt. *Kriterien* sind motorische und sensible bzw. sensorische cerebrale Ausfälle, ihre Dauer sowie Bewußtseinsstörungen als Indikator für den Schweredgrad des Insults.

Zum *Stadium I* zählen Patienten mit Stenosen oder Verschlüssen der extrakraniellen Hirnstrombahn, die bei einer angiologischen Routineuntersuchung als Nebenbefund ohne fokale Symptomatik entdeckt wurden. Das *Stadium II* umfaßt Patienten mit vorübergehenden cerebralen Ausfällen wie Mono- oder Hemiparesen, motorischer Aphasie, flüchtiger Amaurose oder Beschwerden wie Schwindel, Ataxie, doppelseitigen Sehstörungen, die sich

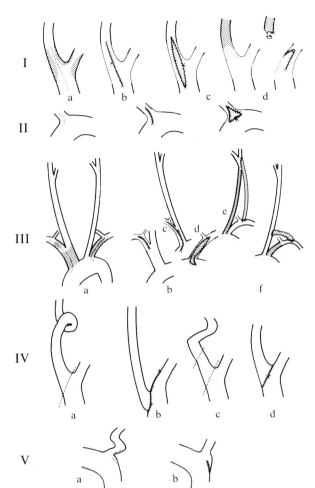

Abb. 3. Wiederherstellungsmöglichkeiten bei chronischen Stenosen und Verschlüssen der supraaortalen Arterien: I a—c A. carotis int.-Stenose, I d A. carotis int.-Verschluß. II Vertebralisabgangsstenose, III a—f Verschlüsse der Aortenbogenstämme, IV a—d Kinking und Elongation der A. carotis int., V a+b Elongation der A. vertebralis

ohne Residuen innerhalb von 24 Std zurückbilden (Abb. 4). Kennzeichnend ist das oft anfallsweise-rezidivierende Auftreten. Der Übergang vom Stadium I zum Stadium II ist gelegentlich fließend. Eindringlich muß auf die Befragung der Angehörigen hingewiesen werden, denen flüchtige Symptome oft eher auffallen oder besser in Erinnerung sind als dem Kranken selbst. Das *Stadium III* ist charakterisiert durch akute fokale Ausfälle mit *progressiver Symptomatik*. Praktisch wichtig ist die Unterscheidung, ob Bewußtseinsstörungen fehlen oder den apoplektischen Insult in verschiedener Stärke begleiten. Im *Stadium IV* schließlich befinden sich Kranke mit *irreversiblen* cerebralen Defekten 24 Std nach Krankheitsbeginn, darunter auch solche mit Insultresiduen, die im Laufe der Zeit eine gewisse Spontanremission durchmachten. Schwer einzuordnen in dieses Schema sind Veränderungen im Sinne eines *chronischen cerebralen Minderperfusionssyndroms*. Hierzu gehören starke Vergeßlichkeit, Konzentrationsschwäche, Persön-

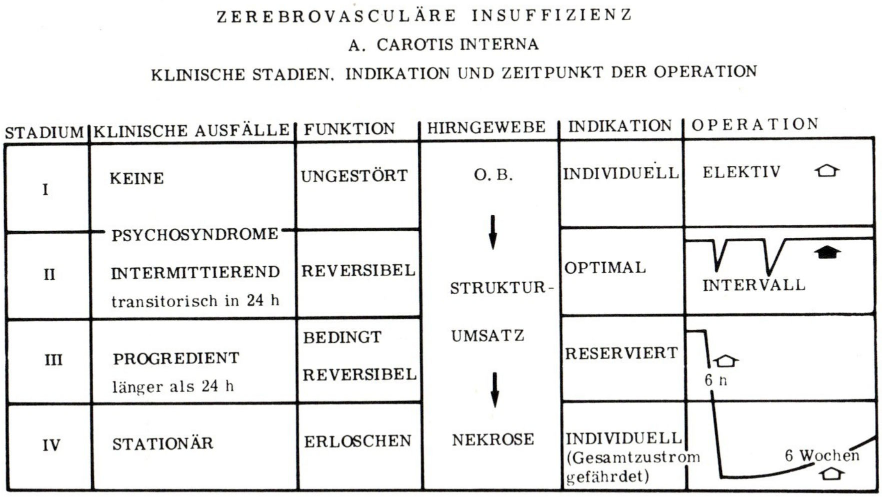

ZEREBROVASCULÄRE INSUFFIZIENZ
A. CAROTIS INTERNA
KLINISCHE STADIEN, INDIKATION UND ZEITPUNKT DER OPERATION

STADIUM	KLINISCHE AUSFÄLLE	FUNKTION	HIRNGEWEBE	INDIKATION	OPERATION
I	KEINE	UNGESTÖRT	O. B.	INDIVIDUELL	ELEKTIV
II	PSYCHOSYNDROME INTERMITTIEREND transitorisch in 24 h	REVERSIBEL	↓ STRUKTUR-	OPTIMAL	INTERVALL
III	PROGREDIENT länger als 24 h	BEDINGT REVERSIBEL	UMSATZ ↓	RESERVIERT	6 h
IV	STATIONÄR	ERLOSCHEN	NEKROSE	INDIVIDUELL (Gesamtzustrom gefährdet)	6 Wochen

Abb. 4. Klinische Stadien der cerebrovasculären Insuffizienz

lichkeitsabbau, so daß man auch von einer „psychiatrischen Indikation" spricht. Wir rechnen es dem symptomatischen Stadium II zu, weil die subjektiv vordergründigen Beschwerden in wechselndem Maße auch mit diskreten fokalen Zeichen vergesellschaftet sein können.

Diagnostik

Die *Ziele* der Diagnostik sind kurz zusammengefaßt: Lokalisation, Ausdehnung, Grad und Oberflächenbeschaffenheit des Strombahnhindernisses festzustellen, seinen Krankheitswert zu beurteilen und den Kompensationsgrad bzw. die individuellen cerebralen Durchblutungsreserven abzuschätzen. Von den zahlreichen, hierfür empfohlenen *Untersuchungen* (Tabelle 1) halten wir für *unerläßlich*: Die exakte Anamnese, eine gründliche, auch auf Differentialdiagnose und Operabilität ausgerichtete Allgemeinuntersuchung, die ergänzende angiologische und neurologische Untersuchung sowie die Angiographie [4, 5, 8, 9, 12, 14, 15].

Spezielle Indikationen

Stenosen der A. carotis int.

Die Carotisstenose ohne fokale neurologische Zeichen stellt noch keine Operationsindikation dar. Nur unter zwei Voraussetzungen wird auch schon im *Stadium I* der rekonstruktive Gefäßeingriff erwogen: Die eine ist ein wahrscheinlich hämodynamisch relevantes Hindernis, das in Verbindung mit einer zu befürchtenden Blutdrucksenkung während oder nach großen Operationen oder unter antihypertensiver Therapie cerebrale Komplikationen verursachen könnte, die andere ist eine angiographisch suspekte potentielle Quelle für *Mikroembolien*, die auch schon von einer subkritischen Stenose ausgehen können. An die Qua-

Tabelle 1. Diagnostik bei cerebrovasculärer Insuffizienz

Anamnese von Patient und Angehörigen
Angiologische Untersuchung
  Pulsvergleich
  Gefäßgeräusche
  Haltungstests
Allgemeinuntersuchung
Ergänzende Untersuchungen
  EKG
  EEG
  HNO
  Augen
Spezielle Untersuchungen
  Oscillographie
  Ophthalmodynamographie
  Radiocirculographie
  Ultrasonographie
  Provokationstests
    Carotisdruckversuch
    Armbelastung
Angiographie
  Strombahnhindernis?
  Lokalisation, Ausdehnung?
  Mikroemboliequelle?
  Zu- und Abstrom?
  Kollateral-Hämodynamik?
  Intrakranielle Ursachen?
  Aneurysma?
  Tumor?

lität der Angiogramme (2 Ebenen!) muß der Chirurg besonders hohe Anforderungen bezüglich Beurteilungsmöglichkeit von Stenosegrad und Oberflächenbeschaffenheit stellen.

Häufigster Anlaß für die Rekonstruktion supraaortaler Äste ist die symptomatische Stenose der Carotisgabel im *Stadium II*. Als Indikation gelten Einengungen über 50%, aber auch solche geringeren Grades, wenn Anamnese und

Angiogramm für einen Streuherd sprechen und konkurrierende Erkrankungen ausgeschlossen sind. Einschränkungen in der Indikationsstellung liegen vor bei einer nachgeschalteten intrakraniellen Stenose, die stärker ist als das extrakranielle Hindernis, sowie bei den allgemeinen Kontraindikationen für Gefäßeingriffe (Infektion, Malignom, expansive Hypertension etc.). Bei gleichzeitiger kardialer Manifestation des Grundleidens wird man abwägen, was prognosebestimmender ist und ggf. die Carotis-Desobliteration vor der Myokardrevascularisation durchführen.

Problematisch ist die Indikation beim akuten Schlaganfall (*Stadium III*). Einerseits schwinden die Erfolgsaussichten mit den folgenden Stunden infolge Thrombusapposition in den unzugänglichen Carotisabschnitt hinein. Andererseits ist die Erholungsfähigkeit minderdurchbluteter Hirnbezirke befristet. Die hohe Letalität von Eingriffen in diesem Stadium, die teilweise die Spontanletalität des akuten Insultes übertrifft [2, 3], hat zur Einschränkung dieser Indikation geführt (s. Tabelle 2). Einige Autoren halten die Intervention innerhalb einer Zeitgrenze von 6 Std noch für aussichtsreich, wenn eine Bewußtseinstrübung als Ausdruck des schweren Hirnschadens fehlt [13]. Unsere eigenen Erfahrungen im Stadium III bestärken uns in der Zurückhaltung. Es bleibt zu prüfen, ob organisatorische oder andere Verbesserungen das Intervall zwischen Krankheitsbeginn und Revascularisation verkürzen und die Erfolgsaussichten entscheidend steigern können.

Im *Stadium IV* ist von einer Wiederherstellung der zugehörigen Carotisstrombahn zwar keine sofortige Remission der bereits eingetretenen Defekte mehr zu erwarten. Wenn jedoch Anzeichen einer persistierenden oder erneut drohenden cerebrovaskulären Insuffizienz vorliegen, stellen wir die Indikation zur Revascularisation unter dem Gesichtspunkt der Gesamtzustromvermehrung. Das Intervall zwischen Insult und Operation sollte mindestens 6 Wochen betragen, um die Blutung in eine Malacie hinein zu verhüten.

Tabelle 2. Letalität und Remission frischer Ausfälle im Stadium III

Autor	Kranke	besser %	gestorben %
Bloodwell	51		17,6
DeBakey	122	64	14
DeWeese	18	45	39
Eckeström	11	18	36
Erikson	29	15	21
Krüger	41	37	24
Movius	20		20
Perdue	46	61	6,5
Prenner	7	71	29
Schamaun	20		25
Thompson	54		20,4
Vollmar	20	75	15
Wood	14	7	7
Joint Study op.	50	34	42
Joint Study n. op.	187	53	20

Verschluß der A. carotis int.

Angaben über Operationserfolge bei Carotis int.-Verschlüssen schwanken in einem weiten Bereich. Nach einer Zusammenstellung der Literatur und des eigenen Krankengutes läßt sich die Strombahn nur in etwa 40% wieder eröffnen. Aufgrund angiographischer Nachprüfungen liegt die Erfolgsrate wahrscheinlich sogar nur bei 10%. Eine seit 1959 durchgeführte Gemeinschaftsstudie von 24 nordamerikanischen Gefäßzentren empfiehlt, die chronisch verschlossene A. carotis int. primär nicht mehr anzugehen. Allerdings kann man bei gleichzeitig verengtem Ostium der A. carotis ext. wenigstens versuchen, mit einer „Externaplastik" den Kollateralzustrom zur A. cerebri ant. über die A. ophthalmica zu verbessern (s. Abb. 3: I d).

Stenosen der A. vertebralis

Verschlüsse der A. vertebralis sind wegen der Thrombuspropagation in den intraspinalen Abschnitt hinein praktisch inoperabel. Die Beseitigung einer isolierten Stenose des Vertebralisabganges, die für Störungen in ihrem Versorgungsgebiet, der Sehrinde, des Kleinhirnes und der Stammganglien verantwortlich ist, stellt eine dankbare Operationsindikation dar. Bei bilateralen Stenosen warten wir das Ergebnis der einseitigen Operation ab.

Aortenbogenstämme

Hier gilt im wesentlichen für neurologisch *asymptomatische* Stenosen oder Verschlüsse die gleiche Zurückhaltung wie bei Carotis int.-Stenosen, falls nicht Durchblutungsstörungen des Armes bei Hindernissen in der gemeinsamen Versorgungsstrecke von Gehirn und oberer Extremität die Wiederherstellung begründen. Die häufigste Indikation stellt auch in diesem Abschnitt das *Stadium II* dar. Isolierte Prozesse des Truncus brachiocephalicus und der A. subclavia dext. lassen sich supraclaviculär bzw. ergänzt durch eine begrenzte, obere mediane Sternotomie desobliterieren. Die verschlossene A. carotis comm. kann man mit Hilfe der Ringsonde wiedereröffnen oder notfalls überbrücken. Bei Verschluß der linken A. subclavia im Abschnitt I wird heute die transcervicale Anastomose in Form des Carotis-Subclavia-Bypass der transthorakalen Rekonstruktion vorgezogen (s. Abb. 3: III f). Verzweigte aorto-cervicale Prothesen, die von einigen Autoren zur simultanen Überbrückung von Mehrfachverschlüssen empfohlen werden, sind nach unseren Erfahrungen in den meisten Fällen entbehrlich. Fast immer genügt hier die Beseitigung von Einzelverschlüssen, um Beschwerdefreiheit zu erzielen.

Priorität und Radikalität

Simultane obliterative Veränderungen in der Hirnstrombahn zwingen gelegentlich zu der Entscheidung, welches Hindernis pathogenetisch bedeutsamer bzw. günstiger operabel ist und ob alle gleichzeitig entfernt oder überbrückt werden sollen.

Über die *Reihenfolge* lassen sich einige Regeln aufstellen. So gehen Wiederherstellungseingriffe an der hirnversorgenden Strombahn größeren Bauch- oder Brusthöhleneingriffen voraus, sofern es sich dabei um einen elektiven Eingriff handelt. Bei doppelseitigen Carotis int.-Stenosen wird das höhergradige Hindernis zuerst operiert. Bei seitengleichen Veränderungen hat die Operation auf der Seite der dominierenden Hirnhälfte Vorrang. Bei unilateraler Carotisstenose und kontralateralem Verschluß wird die Stenose beseitigt. Bei gleichzeitigen Carotis int.- und Vertebralisstenosen hat die Wiederherstellung des größeren Zubringers, der A. carotis, Vorrang. Hintereinandergeschaltete, hämodynamisch wirksame Hindernisse müssen simultan beseitigt werden. Auf die Einschränkung dieser Regel bei intrakraniellen Carotis int.-Stenosen wurde schon hingewiesen.

Über die *Radikalität* lassen sich vorerst nur Richtlinien aufstellen. Die hohe Komplikationsrate nach simultanen doppelseitigen Carotisoperationen hat dazu geführt, die Eingriffe mit einem Intervall von mindestens 10 Tagen zeitlich zu staffeln. Cerebrale Komplikationen im Spätverlauf nach einseitigen Carotis int.-Operationen trafen häufiger die kontralaterale Hemisphäre bzw. den Hirnstamm.

Elongation und Knickung

Die Indikation zur Korrektur überlanger Halsgefäße ist noch nicht endgültig abgegrenzt, weil Elongationen verschiedenen Grades symptomlos bleiben können, und die Pathophysiologie noch nicht restlos geklärt ist. Wir unterscheiden eine Elongation auf arteriosklerotisch *degenerativer* Basis, die mit obliterativen Veränderungen verbunden sein kann und die meist hochgradige, sigmoide Form, die als *kongenitale* Mißbildung mitunter schon bei Kindern und Jugendlichen in Erscheinung tritt [7]. Die Anamnese gibt meist deutlicher Auskunft als Provokationstests oder Funktionsangiogramme. Die Indikation zur Knickkorrektur gilt daher als gegeben, wenn nach Anamnese und angiographischem Befund der abnorme Gefäßverlauf für die Symptome verantwortlich zu machen ist. Korrekturmöglichkeiten s. bei [5, 12] und Abb. 3: IVa—d.

Literatur

1. Dorndorf, W.: Verlauf und Prognose bei spontanen zerebralen Arterienverschlüssen. Heidelberg: A.Hüthig 1970.
2. Fields, W.S., Maslenikov, V., Meyer, J.S., Hass, W.K., Remington, R.D., MacDonald, M.: Joint Study of Extracranial arterial occlusion. V. Progress report of prognosis following surgery or nonsurgical treatment for transient cerebral ischemic attacks and cervical carotid artery lesions. J. Amer. med. Ass. **221**, 1993 (1970).
3. Giessler, R., Eisenhardt, H.J., Heberer, G.: Chronische supraaortale Stenosen und Verschlüsse. Chirurgische Behandlung und Ergebnisse. Thoraxchirurgie, **20**, 382 (1972).
4. Heberer, G., Eisenhardt, H.J., Giessler, R., Stücker, F.J.: Die zerebrovaskuläre Insuffizienz bei chronischen supraaortalen Stenosen und Verschlüssen. Dtsch. med. Wschr. **97**, 589 (1972).
5. Heberer, G., Rau, G., Löhr, H.H.: Aorta und große Arterien. Berlin-Heidelberg-New York: Springer 1966.
6. Held, K.: Spontanverlauf und Ergebnisse konservativer Behandlung bei supraaortalen Gefäßprozessen. In: Prenner, K., Denck, H., Piza, F. und Brücke, P. (Hrsg.) Die Chirurgie der Supraaortischen Äste. Wien: H. Egermann 1973.
7. Herrschaft, H.: Abnorme Schlingenbildung der A. carotis interna und ihre klinische Bedeutung bei Operationen im Halsbereich. Z. Laryng. Rhinol **48**, 85 (1969).
8. Kappert, A.: Lehrbuch und Atlas der Angiologie. Bern-Stuttgart-Wien: H. Huber 1969.
9. Schoop, W.: Angiologie – Fibel. Stuttgart: Thieme 1967.
10. Soyka, D.: Prozesse der extrakraniellen arteriellen Strombahn als Ursache von Hirndurchblutungsstörungen. Fortschr. Neurol. Psychiat. **40**, 229 (1972).
11. Thompson, J.E., Austin, D.J., Patman, R.D.: Carotid endarterectomy for cerebrovascular insufficiency: Long-term results in 592 patients followed up to thirteen years. Ann. Surg. **172**, 663 (170).
12. Vollmar, J.: Wiederherstellende Chirurgie der Arterien. Stuttgart: Thieme 1967.
13. Vollmar, J., Laubach, K., Gruss, J.D.: Der Schlaganfall aus gefäßchirurgischer Sicht. Möglichkeiten und Grenzen gefäßchirurgischer Maßnahmen. Münch. med. Wschr. **112**, 566 (1970).
14. Zeitler, E.: Angiographie der chronischen Obliterationen an den supraaortischen Ästen. Thoraxchirurgie **20**, 374 (1972).
15. Zülch. K.J. (Hrsg.): Cerebral Circulation and Stroke. Berlin-Heidelberg-New York: Springer 1971.

Akute und chronische Mesenterialarterieninsuffizienz

K. Hoffmann und G. Dostal

Trotz großer Fortschritte in Diagnose und Behandlung der akuten und chronischen Mesenterialarterieninsuffizienz ist die Letalität dieser Erkrankungen noch immer hoch. Die Ursache liegt in der Schwierigkeit der Frühdiagnose und somit der zeitgerechten operativen Indikationsstellung. Wichtigste Voraussetzung ist, überhaupt an den Eingeweidearterienverschluß zu denken [6]. Für den akuten wie für den chronischen Verschluß gilt, daß die jeweilige Symptomatik nur geringfügige Unterschiede zeigt, daß sie allein nichts über die Art des Verschlußprozesses aussagt, und daß sie mehr Ausdruck des Ausmaßes der Ischämie ist als ein Hinweis auf Ischämieursache oder Ischämielokalisation [4].

Die akute Mesenterialarterieninsuffizienz

Der akute Verschluß einer oder mehrerer Visceralarterien ist hauptsächlich auf folgende Ursachen zurückzuführen:
1. Arterielle Embolie;
2. Arterielle Thrombose;
3. Traumatische arterielle Thrombose;
4. Funktionell bedingter Mesenterialinfarkt.

Das Vorkommen von Embolie und Thrombose ist wahrscheinlich gleich häufig [12]. Ursprung einer Embolie sind meist wandständige Thromben des linken Vorhofs. In über 90% ist die A. mesenterica sup. betroffen, wo der Embolus sich zu 55% in Höhe des Abgangs der A. colica med. festsetzt [7]. Die arterielle Thrombose dagegen entsteht meist auf der Grundlage eines parietalen Aortenatheroms. Durch Ansteigen der Arbeits- und Verkehrsverletzenziffern wird zunehmend auch die traumatisch bedingte arterielle Thrombose beobachtet. Der funktionelle Mesenterialinfarkt scheint ebenfalls an Häufigkeit zuzunehmen und wurde im Schrifttum in bis zu 50% Fälle festgestellt [1]. Ein ausgeprägter Vasospasmus zur Kompensation einer Hypotonie oder Herzinsuffizienz wird als Ursache angesehen. Eine operative Indikation ist in diesen Fällen nicht gegeben.

Trotz der Variabilität der Symptomatik in der Frühphase läuft das fortschreitende klinische Bild des akuten Mesenterialarterienverschlusses fast immer gleichförmig ab (Tabelle 1). Bei geringstem Verdacht auf einen Mesenterialinfarkt besteht die vitale, absolute Operationsindikation. Meist wird die große abdominale Incision vom Proc. xyphoideus bis zur Symphyse bevorzugt. Die Inspektion des oberen Jejunum mit Beurteilung der Pulsqualität seiner Gefäßarkaden sowie der Vasa recta gibt bereits einen Hinweis, ob es sich um eine Embolie oder Thrombose handelt, weil ein Embolus nur etwa in 18% der Fälle die Gefäßlichtung proximal des Abgangs der A. colica med. verlegt [7], und die Thrombose zumeist bereits am Abgang der A. mesenterica sup. ihren Anfang nimmt. Die durch den Gefäßverschluß bedingte schwarze oder dunkelrote Verfärbung der Darmwand sagt noch nichts über das Ausmaß der Darmwandschädigung aus. Erst nach erfolgter Revascularisierung und einer Beobachtungszeit von 15 bis 30 Minuten sollten die Indikation zur Darmresektion gestellt und die Resektionsgrenzen festgelegt werden.

Das operative Verfahren der Wahl ist heute die *Embolektomie* oder *Thrombendarteriektomie*. Bei 119 im Schrifttum mitgeteilten Eingriffen (Tabelle 2) kamen beide Verfahren in 117 Fällen zur Anwendung. In jüngster Zeit wird bei

Tabelle 1. Symptomatik des akuten Mesenterialarterienverschlusses. (Nach Bury, 1969)

Initialstadium 1—2 Std	Akuter abdominaler Gefäßschmerz; Brechreiz; Schweißausbruch, Prostration; gesteigerte Peristaltik; blutige Durchfälle; Leukocytose; Diskrepanz schlechter Allgemeinzustand und geringer objektiver Befund
Latenzstadium 2—12 Std	Uncharakteristische Beschwerden; schlechter Allgemeinzustand; Darmgeräusche verschwinden; Tachykardie
Stadium der irreparablen Darmnekrose über 12 Std	Lokalisierte oder diffuse Peritonitis; Ileus; toxische Kreislaufschwäche

Tabelle 2. Operationsverfahren bei 119 Eingriffen wegen akuter Mesenterialarterienverschlüsse (Sammelstatistik von 1951 bis 1972)

Operationsverfahren	Anzahl	in %
Embolektomie oder Thrombendarteriektomie	82	68,9
Embolektomie oder Thrombendarteriektomie mit Darmresektion (Dünndarm)	24	20,7
Embolektomie oder Thrombendarteriektomie mit massiver Darmresektion (Dünndarm, Colon)	10	8,4
Embolus-Fragmentation	1	(0,83)
Embolektomie oder Thrombendarteriektomie mit Dacron-Prothese	1	(0,83)
Aneurysmektomie (A. jejunalis)	1	(0,83)
Gesamt	119	100

Vorliegen einer arteriellen Mesenterialarterienthrombose häufiger auch den Umleitungsverfahren mit autologen Venentransplantaten oder Kunststoffprothesen der Vorzug gegeben [11], weil ihr Vorteil in der einfachen und schnellen Darstellung der für die Anastomosen vorgesehenen Gefäßabschnitte liegt.

Eigene Erfahrungen gründen sich auf 15 akute Mesenterialarterienverschlüsse, die an der Chirurgischen Universitätsklinik Köln vom 1.1.1960 bis 31.7.1972 operativ behandelt wurden. Auch hier kamen nur Embolektomie oder Thrombendarteriektomie zur Anwendung. Bei 7 Patienten lag intraoperativ bereits ein solch fortgeschrittener Befund vor, daß lediglich eine Probelaparotomie vorgenommen werden konnte.

Bei 34 von 119 im Schrifttum mitgeteilten Gefäßrekonstruktionen mußte gleichzeitig eine *Darmresektion* durchgeführt werden (Tabelle 2). Dabei handelte es sich in 10 Fällen um ausgedehnte Teile des Dünn- und Dickdarms von mehr als 150 cm Länge. Im eigenen Krankengut mußte bei 7 von 15 Patienten eine Darmresektion vorgenommen werden.

Nach Demarkierung der Infarcierungsgrenzen sollte man die Darmresektion so sparsam wie möglich durchführen. Eine End-zu-End-Anastomose, die mehr Resorptionsfläche beläßt, ist der Seit-zu-Seit-Anastomose vorzuziehen. Auch die postoperative Letalität scheint bei der End-zu-End-Anastomose nach Mesenterialinfarkt niedriger als bei der Seit-zu-Seit-Anastomose zu liegen [9].

Herrscht nach Revascularisierung und Darmresektion Unsicherheit über die Infarcierungsgrenzen, dann ist eine *Relaparotomie als „second look operatio"* angezeigt [10]. Wurde diese in früheren Jahren noch etwa nach 24 Std durchgeführt, so wird in jüngster Zeit auf eine frühere Reintervention, nach 6—8 Std, gedrungen, da zu diesem Zeitpunkt auch eine evtl. gefäßchirurgische Zweitintervention erfolgversprechender ist [12]. Diese von Rutledge 1957 erstmals angegebene Methode wurde bisher bei 14 von 34 im Schrifttum mitgeteilten mit Darmresektion kombinierten Revascularisierungsverfahren (Tabelle 2) erfolgreich angewandt.

Da dem *Zeitfaktor* bei Diagnose und Indikationsstellung des akuten Mesenterialarterienverschlusses besondere Bedeutung zukommt, wurden die im Schrifttum mitgeteilten Kasuistiken einer genauen Analyse der präoperativen Beschwerdedauer unterzogen. Von 82 im Schrifttum mitgeteilten Embolektomien oder Thrombendarteriektomien (Tabelle 2) liegen über 54 Kranke genauere Angaben über diesen Zeitfaktor vor. Die Betrachtung der präoperativen Symptomdauer bis zur Operation macht deutlich, daß die durchschnittliche Beschwerdedauer von 42,5 Std bei den 32 postoperativ Verstorbenen (Frühletalität 40,5%) einen doppelt so langen Zeitraum einnimmt wie bei den 22 mehr als 3 Wochen postoperativ Überlebenden mit einer präoperativen Symptomdauer von durchschnittlich 21,5 Std. Auch bei den mit einer zusätzlichen Darmresektion belasteten gefäßchirurgischen Rekonstruktionsverfahren zeigen sich ähnliche Verhältnisse. Aus 18 entsprechenden Kasuistiken aus dem Schrifttum geht hervor, daß die präoperative Beschwerdedauer der überlebenden Patienten mit durchschnittlich 25 Std ebenfalls wesentlich kürzer ist als bei den postoperativ Verstorbenen mit einer durchschnittlichen präoperativen Symptomdauer von 32 Std. In über 60% der akuten Mesenterialarterienverschlüsse wurde die Operationsindikation also zu spät gestellt. Über Spätergebnisse nach Gefäßrekonstruktionen bei akutem Mesenterialarterienverschluß liegen bisher noch keine Mitteilungen vor.

Die chronische Mesenterialarterieninsuffizienz

Ätiologisch liegen dem Krankheitsbild meist primäre obliterative Veränderungen der Mesenterialarterien zugrunde, wobei die Arteriosklerose auf degenerativer oder gemischt degenerativ-entzündlicher Grundlage mit etwa 90% und die Arteriitiden mit etwa 10% beteiligt sind. Seltener werden andere Ursachen erkannt, wie sekundäre Obliterationen, externe Kompressionen, aortale Hindernisse an Mesenterialgefäßabgängen, hämodynamische Strömungshindernisse wie beim Mesenteric-Steal-Syndrom, oder funktionelle mesenteriale Perfusionsstörungen [5].

Wie beim akuten Mesenterialarterienverschluß ist die Symptomatik gekennzeichnet durch das Ausmaß der Ischämie. In der klassischen Symptomentrias der chronischen Mesenterialarterieninsuffizienz — postprandialer Schmerz, Gewichtsverlust, Gefäßgeräusch — finden Ursache und Lokalisation der Darmischämie keinen Ausdruck. Bei etwa 50% der Kranken ist die Symptomatik als Prodromalstadium eines akuten Mesenterialarterienverschlusses anzusehen. Deshalb sind auch hier frühzeitige Erkennung und operative Behandlung von echtem vorbeugendem Wert. Die Diskrepanz zwischen angiographischem und pathologischem Befund und klinischem Korrelat ist ein wesentliches Charakteristikum dieses Krankheitsbildes und bedingt eine bunte klinische Symptomatik, deren Spektrum sich von völliger Beschwerdefreiheit bis zum typischen Krankheitsbild der Angina intestinalis erstreckt [2]. Den Schlüssel für das Verständnis dieser Variabilität der Symptome bildet die Erkennung der Leistungsfähigkeit der Umgehungsbahnen und deren Kompensationsfähigkeit. Darin liegt die Schwierigkeit jeglicher Frühdiagnostik dieses Krankheitsbildes.

Neben der *therapeutischen* kommt der *prophylaktischen Indikation* zur gefäßchirurgischen Gefäßrekonstruktion bei der Angina intestinalis wesentliche Bedeutung zu. Die operative Indikation sollte weit gestellt werden: Fortgeschrittenes Lebensalter und reduzierter Allgemeinzustand stellen keine Kontraindikationen dar. Wohl wird von einer Intervention Abstand genommen werden müssen, bei der die allgemeinen Kriterien der Operabilität nicht erfüllt sind, wie bei ausgeprägter cerebraler oder coronarer Mangeldurchblutung, bei schwerem Diabetes mellitus oder hochgradiger Adipositas. Auch bei zu peripher gelegenen Stenosen ist ein Eingriff kontraindiziert. Bei klinisch stummen, singulären Verschlußprozessen ist eine Operationsanzeige noch nicht gegeben.

Die operative Korrektur bei chronischer Mesenterialarterieninsuffizienz ist indiziert [4]:
1. bei singulären, Doppel- oder Dreifachstenosen oder -verschlüssen mit der klassischen Symptomatik einer Angina intestinalis (*therapeutische Indikation*),
2. bei hochgradigen Doppelstenosen oder Verschlüssen des Truncus coeliacus und der A. mesenterica sup. bei stummer Symptomatik (*prophylaktische Indikation*),
3. bei aortalen Strombahnhindernissen an den Ostien der Mesenterialarterien in Verbindung mit Aneurysmen der thorako-abdominalen oder abdominalen Aorta, kongenitaler Dysplasie (tiefe Coarctatio) und ascendierender Thrombose,
4. in selteneren Fällen der Kombination von organischen Erkrankungen der Abdominalorgane (Gastroduodenalulcera, chronische Pankreatitis, Cholecystitis bzw. Cholelithiasis, Morbus Crohn, Colitis etc.) mit Mesenterialarterienstenosen oder -verschlüssen.

Die Wahl des *operationstechnischen Vorgehens* wird durch die jeweiligen pathologisch-anatomischen Befunde des individuellen Falles bestimmt. Bisher kamen folgende Rekonstruktionsverfahren zur Anwendung [4]:
1. Thrombendarteriektomie oder Desobliteration mit oder ohne Streifenplastik,
2. Umgehungsverfahren (Bypass) mit Dacronprothesen oder autologen Venentransplantaten,
3. Reimplantation der distal des Verschlusses durchtrennten Arterie,
4. Dekompression des Tr. coeliacus oder der A. mesenterica sup. bei externer Einengung.

Die Indikation zu den unterschiedlichen Rekonstruktionsverfahren wird durch die einzelnen Verschlußkonstellationen bestimmt. Bei der Wahl der Operationsverfahren besteht in den einzelnen Zentren noch wenig Einheitlichkeit. Eine Analyse von 365 kasuistischen Mitteilungen im Schrifttum zeigt, daß nur über 254 Patienten genaue Angaben der Verschlußkonstellation und des angewandten Operationsverfahrens vorliegen (Tabelle 3). Die Analyse unseres Krankengutes zeigt Tabelle 4.

Bei der *isolierten Tr. coeliacus-Stenose* muß zwischen der externen Truncuskompression und den internen, meist arteriosklerotisch bedingten Obstruktionen unterschieden werden. Wegen einer Kompression des Tr. coeliacus wurden 140 Patienten im Schrifttum durch alleinige Dekompression, d. h. Durchtrennung einengender Zwerchfellschenkel, narbiger Stränge oder neurofibrösen Gewebes, behandelt. Entgegen früherer Ansichten kann ein Solitärverschluß oder -stenose die Symptomatik der intestinalen Durchblutungsnot auslösen [11]. Alle 147 Patienten, bei denen eine Dekompression der extern bedingten Coeliacusstenose vorgenommen wurde, haben den Eingriff überlebt, und bei einer Nachbeobachtungszeit bis zu 5 Jahren wurden 90% der Patienten postoperativ beschwerdefrei. Bei den restlichen 22 solitären Truncusstenosen fanden sich vorwiegend arteriosklerotisch bedingte Obstruktionen, die zum größten Teil durch einen Dacronbypass behandelt wurden. Drei autologe Venentransplantate und zwei autologe Arterientransplantate kamen ebenfalls zur Anwendung.

Bei *35 isolierten Obstruktionen der A. mesenterica sup.* ergibt sich ein anderes Verteilungsmuster der Operations-

Tabelle 3. Revascularisationsverfahren bei 254 Eingriffen wegen chronischer visceraler Durchblutungsinsuffizienz (Sammelstatistik von 1958 bis 31. 7. 1972)

Operationsverfahren	Anzahl						
	Obstruktion des Truncus coeliacus	Obstruktion der A. mesenterica superior	Obstruktionen von Truncus coeliacus und A. mesenterica superior	Obstruktionen der Aa. mesenterica superior et inferior	Obstruktionen von Truncus coeliacus und A. mesenterica inferior	Obstruktionen von Truncus coeliacus, Aa. mesenterica superior et inferior	Gesamt
Dekompression	140	3					143
Dekompression und zusätzliche Resektion der Stenose	7						7
Resektion der Stenose und End-zu-End-Anastomose	3						3
Thrombendarteriektomie und eventuelle Erweiterungsplastik	2	19	8	2		1	32
Reimplantation der peripher der Stenose durchtrennten Arterie			8			2	10
Aneurysmaresektion und End-zu-End-Anastomose	4	2					6
Aorto-mesenterialer Bypass:							
Dacron-Prothese		6	4	1			11 ⎫
autologes Venentransplantat		2	3			2	7 ⎬ 22
autologes Arterientransplantat			4				4 ⎭
Aorto-coeliacaler Bypass:							
Dacron-Prothese	8		4		2		14 ⎫
autologes Venentransplantat	3		1				4 ⎬ 20
autologes Arterientransplantat	2						2 ⎭
Anastomose eines peripheren Arteriensegments mit der Aorta		2			2		4
Dacron-Bypass zur A. mesenterica superior und zum Truncus coeliacus			5			1	6
Denervation des Gefäßes		1					1
Gesamt	169	35	37	3	4	6	254

Tabelle 4. Operativ behandelte chronische Visceralarterienstenosen bzw. -verschlüsse (Mai 1967 bis Juli 1972)

Fall	Initialen Alter (Jahre) Geschlecht	Lokalisation der Stenose oder des Verschlusses	Symptome	Dauer der Beschwerden	Zusätzliche Erkrankungen	Rekonstruktionsverfahren	Verlauf und Ergebnisse	Nachbeobachtungszeit
1	M. K. 42 ♀	Truncus-coeliacus-Stenose	Meteorismus, postprandiale Schmerzen, Diarrhoe, Nausea, Erbrechen	5 Jahre	chronisch rezidivierende Pyelonephritis mit Schrumpfniere rechts	Durchtrennung von Zwerchfellschenkeln	Anhalten abdomineller Beschwerden, geringe Besserung	12 Monate
2	H. B. 53 ♀	Truncus-coeliacus-Stenose, Verschluß der A. gastroduodenalis	erhebliche anfallsweise Oberbauchbeschwerden, 4 kg Gewichtsabnahme	6 Monate	Sigma elongatum mit Divertikeln	8-mm-Dacron-Bypass zwischen infrarenaler Aorta und poststenotisch dilatiertem Truncus coeliacus	3 Wochen postoperativ Adhäsionsileus, dann beschwerdefrei, 5 kg Gewichtszunahme	39 Monate
3	E. S. 58 ♀	Truncus-coeliacus-Stenose	postprandiale Schmerzen, Stenosegeräusch im Epigastrium, 12 kg Gewichtsabnahme	12 Monate	keine	Durchtrennung eines den Truncus coeliacus einengenden narbigen Stranges	beschwerdefrei, 2 kg Gewichtszunahme, Kontrollangiographie zeigt Beseitigung der Stenose	37 Monate
4	N. O. 31 ♂	Truncus-coeliacus-Stenose	Diarrhoe, Oberbauchschmerzen	10 Monate	chronisch rezidivierende Pankreatitis, Fettleber	Durchtrennung eines den Truncus coeliacus einengenden narbigen Stranges, Milzexstirpation, Pankreasschwanzresektion	beschwerdefrei, Kontrollangiographie 4 Monate postoperativ zeigt Beseitigung der Stenose	13 Monate
5	R. B. 54 ♂	Truncus-coeliacus-Stenose, Stenose der A. mesenterica sup., Verschluß der A. mesenterica inf.	Systolicum oberhalb des Nabels, postprandiale Schmerzen	6 Monate	hoher Aortenverschluß, Claudicatio intermittens	8-mm-Dacron-Bypass vom aorto-bifemoralen Dacron-Bypass zum Truncus coeliacus, Bypass zur A. mesenterica sup.	7 Tage postoperativ Wunddehiscenz, die revidiert wird. 2 Tage später Tod nach Herzinfarkt, Prothesen frei durchgängig, suffiziente Nahtverhältnisse bei Sektion	
6	M. J. 55 ♂	Verschluß des Truncus coeliacus, Verschluß der A. mesenterica sup., Stenose der A. mesenterica inf.	kolikartige Schmerzen, Meteorismus, 15 kg Gewichtsabnahme, Stenosegeräusch	24 Monate, Cholecystektomie 10 Monate präoperativ	arterielle Verschlußkrankheit vom Aorta-Iliaca-Typ beiderseits, Claudicatio intermittens	Interposition von Dacron-Prothesen zum Anschluß der A. mesenterica sup. und des Truncus coeliacus, Desobliteration der abdominalen Aorta und der Beckengefäße. Desobliteration des Abgangs der A. mesenterica inf.	6 Tage postoperativ Fasciendehiscenz, die revidiert wird, danach beschwerdefrei, 13 kg Gewichtszunahme	24 Monate
7	J. M. 58 ♂	Verschluß des Truncus coeliacus, Stenose der A. mesenterica sup., Stenose der A. mesenterica inf.	postprandiale Schmerzen, Stenosegeräusch, 18 kg Gewichtsabnahme	24 Monate, Probelaparotomie 7 Monate vorher	arterielle Verschlußkrankheit vom Beckentyp	aorto-mesenterico-coeliacaler Venen-Bypass, Erweiterung der A. mesenterica inf. mit Venenstreifen, Iliacadesobliteration beiderseits	beschwerdefrei, 10 kg Gewichtszunahme	14 Monate

Tabelle 4 (Fortsetzung)

Fall	Initialen Alter (Jahre) Geschlecht	Lokalisation der Stenose oder des Verschlusses	Symptome	Dauer der Beschwerden	Zusätzliche Erkrankungen	Rekonstruktionsverfahren	Verlauf und Ergebnisse	Nachbeobachtungszeit
8	J.W. 59 ♂	Verschluß des Truncus coeliacus, Verschluß der A. mesenterica sup.	postprandiale Schmerzen, Stenosegeräusch im linken Mittelbauch, Gewichtsabnahme	9 Monate	thorako-abdominales Aortenaneurysma (Abschnitt IV)	Aneurysmaresektion nach Anlegen einer Dacron-Umgehungsprothese mit Anschluß des Truncus coeliacus und der A. mesenterica sup. mit 2 Dacron-Prothesen 8 mm	beschwerdefrei, 8 kg Gewichtszunahme	26 Monate
9	E.P. 43	Truncus-coeliacus-Stenose d. A. mesenterica sup.	postprandiale Schmerzen	18 Monate	Cholelithiasis Polycythaemia vera	V. saphena-Interposition zwischen Aorta und abgesetzter A. mesenterica sup. Cholecystektomie	beschwerdefrei, Kontrollangiogramm zeigt frei durchgängiges Veneninterponat	5 Monate
10	Y.K. 31	Verschluß der A. mesenterica sup. et inf.	postprandiale Schmerzen, Meteorismus, Erbrechen, Blut im Stuhl	2 Monate	arterielle Verschlußkrankheit Beckentyp bds.	Thrombendarteriektomie der A. mesenterica sup, Thrombendarteriektomie d. A. mesenterica inf. mit Streifenplastik	beschwerdefrei 3 kg Gewichtszunahme	4 Monate

methoden, das vor allem auf die überwiegend arteriosklerotische Genese dieser Verschlüsse zurückzuführen ist. In 19 Fällen wurde eine Thrombendarteriektomie, teilweise mit Erweiterungsplastik, vorgenommen und 8mal ein Bypassverfahren angewandt.

Von den *Doppelverschlüssen* sind besonders die A. mesenterica sup. und der Truncus coeliacus betroffen. Ihre Behandlung wird noch sehr unterschiedlich gehandhabt. Es bleibt noch immer die Frage offen, ob beide Gefäße rekonstruiert werden müssen. Von den 37 Doppelverschlüssen wurden nur 8mal beide Gefäße wiederhergestellt, 5mal nur der Truncus coeliacus und in 23 Fällen die A. mesenterica sup. allein revascularisiert. Die Ansicht scheint sich durchzusetzen, daß bei multiplen Verschlüssen die Revascularisation der A. mesenterica sup. normale hämodynamische Verhältnisse schafft [8]. Voraussetzung ist eine normale Leistungsfähigkeit des Kollateralkreislaufs, was intraoperativ durch vergleichende Fluß- und Druckmessungen aller drei Visceralgefäße sichergestellt werden kann. Von den Rekonstruktionsverfahren wurde ein Umleitungsverfahren bei 21 Patienten verwandt, während bei je 8 Fällen die Thrombendarteriektomie und die Reimplantation durchgeführt wurden.

Bei unseren Kranken mit Doppelverschlüssen wurde noch die Revascularisation sämtlicher verschlossener Gefäße vorgenommen. Bei Verwendung eines Bypassverfahrens bedeutet dies nur eine geringe Ausdehnung des Eingriffs.

Die *Behandlung von Verschlüssen aller drei Mesenterialarterien* folgt den Richtlinien der Behandlung von Doppelverschlüssen. Im Schrifttum wurde bei 6 Patienten mit dieser Verschlußkonstellation mit zwei Ausnahmen die Rekonstruktion von zwei Arterien vorgenommen. Dabei kam zweimal ein aorto-mesenterialer Venenbypass mit Thrombendarteriektomie der A. mesenterica inf. zur Anwendung, einmal wurde eine Reimplantation der A. mesenterica sup. und A. mesenterica inf. und einmal ein Dacronbypass zur A. mesenterica sup. und zum Tr. coeliacus durchgeführt.

In die prophylaktische Indikation sollten unbedingt klinisch stumme Verschlüsse der Mesenterialarterien miteinbezogen werden, die mit hochdruckwirksamen Nierenarterienstenosen kombiniert sind. Nach Rekonstruktion der Nierenarterien kann es zu einer Normalisierung des Druckgradienten im Systemkreislauf kommen, wodurch die entscheidende pathophysiologische Grundlage zur Aufrechterhaltung und Weiterentwicklung eines funktionell wirksamen Kollateralkreislaufs entfällt, und die vormals stumme Stenose klinisch akut wirksam werden kann.

Die *operativen Ergebnisse* zeigen, daß das Operationsrisiko bei rechtzeitig gestellter Indikation verhältnismäßig gering anzusehen ist. Die Indikation der Infarktprophylaxe kann damit nicht genug unterstrichen werden. Intraoperativ verstarben 5 von 254 Patienten, was einer Operationsletalität von 2% entspricht. Die Frühletalität beträgt 5,9%, wovon die Thrombendarteriektomie eines isolierten A. mesenterica sup.-Verschlusses mit 8 Todesfällen den größten Prozentsatz ausmacht. Bei Aufschlüsselung nach den Operationsverfahren haben Thrombendarteriektomie und Dacronbypass-Verfahren eine etwa gleich hohe Letalität. Auffallend ist, daß nach 17 Umleitungsoperationen mit autologer Vene oder Arterie kein Todesfall eingetreten ist.

Nach den Mitteilungen über insgesamt 365 Wiederherstellungseingriffen und den 10 eigenen Operationen bei chronischer Visceralarterieninsuffizienz führte die Revascularisation in 90% der Fälle zu Beschwerdefreiheit und Gewichtsnormalisierung. Nachbeobachtungszeiten bis zu 5 Jahren sprechen für eine geringe Häufigkeit der Rezidivverschlüsse in dieser Zeitspanne. Über Spätergebnisse bis zu 10 Jahren liegen noch keine Mitteilungen vor.

Literatur

1. Britt, L. G., Cheek, R. C.: Nonocclusive mesenteric vascular disease: clinical and experimental observations. Ann. Surg. **169**, 704 (1969).
2. Boley, S. J., Schwartz, S., Williams, L. F.: Vascular disorders of the intestinal tract. New York: Appleton-Centery-Crofts 1971.
3. Bury, P.: In: Kappert, A.: Lehrbuch und Atlas der Angiologie, 4. Aufl. Bern-Stuttgart-Wien: H. Huber 1969.
4. Heberer, G., Dostal, G., Hoffmann, K.: Zur Erkennung und operativen Behandlung der chronischen Mesenterialarterieninsuffizienz. Dtsch. med. Wschr. **97**, 750 (1972).
5. Heberer, G., Giessler, R.: Angina intestinalis. Fortschr. Med. **88**, 381 (1970).
6. Hoffmann, K., Dostal, G., Heberer, G.: The significance of early diagnosis of chronic mesenteric vascular insufficiency. In: Digestive Surgery, Padova: Piccin 1972 (im Druck).
7. Jackson, B. B.: Occlusion of the superior mesenteric artery. Monographs in American Lectures in Surgery. Springfield Ill.: Ch. C. Thomas 1963.
8. Morris, G. C., DeBakey, M. E., Bernhard, V.: Abdominal angina. Surg. Clin. N. Amer. **46**, 919 (1966).
9. Reifferscheid, M.: Darmchirurgie. Stuttgart: Thieme 1962.
10. Shaw, R. S., Rutledge, R. H.: Superior-mesenteric-artery embolectomy in treatment of massive mesenteric infarction. N. England J. Med. **257**, 595 (1957).
11. Schimanski, K., Schmidt, H.: Klinische Erscheinungsformen der Visceralarterieninsuffizienz. Zschr. Gastroent. **9**, 11 (1971).
12. Williams, L. F.: Vascular insufficiency of the intestines. Gastroenterology **61**, 757 (1971).
13. Zahn, D. G. H., Goerttler, K.: Über die Sklerose der Eingeweidearterien. Pathomorphologische Befunde. Lokalisation und Häufigkeit. Arch. Kreisl.-Forsch. **64**, 235 (1971).

Sekundärer Hochdruck

F. W. Eigler, H. Denneke und V. Zumtobel

Je nach Vorauswahl des Krankengutes scheint bei 20—40% der Hochdruckkranken eine sekundäre oder symptomatische Hochdruckform vorzuliegen [2, 10]. Ein großer Teil dieser Kranken ist einer chirurgischen Therapie zugänglich. Ganz entscheidend hängt dies vom Allgemeinzustand und dem Alter des Patienten ab. Das begründet die Forderung nach möglichst frühzeitiger und intensiver Diagnostik beim jungen Patienten.

Demgegenüber wird man beim älteren Patienten mit eingreifenderen diagnostischen Maßnahmen zurückhaltender sein, wenn der Hochdruck auf Medikamente gut anspricht und bereits arteriosklerotische Schäden nachweisbar sind.

Eine Gesamtübersicht über die Operationsindikation bei verschiedenen Hochdruckformen gibt die Tabelle 1. Bewußt fehlen die Hyperthyreose, die Aorteninsuffizienz und der AV-Block als Zustände mit zwar erhöhtem systolischen, aber normalem oder gar vermindertem Mitteldruck.

Tabelle 1. Operationsindikation bei sekundären Hochdruckformen

Hochdruckform	Indikation
endokrin	grundsätzlich bei Adenomen
kardiovasculär	unter 5 und über 50 Jahren mit Einschränkung
renal-parenchymatös	organerhaltende Op.: grundsätzlich; Nephrektomie: Zurückhaltung
renovasculär	vorwiegend unter 40 Jahren

Endokrine Hochdruckform

Das Phäochromocytom

Der Nachweis einer erhöhten Catecholaminausscheidung im Urin beim Hochdruckkranken auch ohne Blutdruckkrisen (etwa 50% der Kranken) sichert die Diagnose eines benignen oder malignen Tumors des Nebennierenmarks bzw. der Paraganglien und ist gleichbedeutend mit der Indikationsstellung zur Operation. Erforderlich ist die präoperative Lokalisation des vermehrt Catecholamin produzierenden Gewebes. Pneumoretroperitoneum, Aortographie oder etagenweise Catecholaminbestimmung in der V. cava können die Lokalisation klären. Immerhin muß aber in 20% der Fälle mit multiplen Adenomen gerechnet werden.

Die früher gefürchteten Gefahren einer Hochdruckkrise bei Narkose oder Operation und der hypotonen Phase nach Entfernung der Tumoren ist heute weitgehend gebannt. Allgemein wird die Vorbehandlung mit α- und bei Tachykardien mit β-Receptorenblockern empfohlen [7, 16]. Bei nicht exakter präoperativer Lokalisation hat die Vorbehandlung allerdings den Nachteil, daß intraoperativ beim Absuchen etwa des Retroperitoneums Blutdruckkrisen trotz noch vorhandener Tumoren nicht mehr ausgelöst werden können.

Aber auch ohne die erleichternde Vorbehandlung mit Receptorenblockern kann bei intensiver Narkoseüberwa-

Tabelle 2. Operationsindikation bei endokrinen Hochdruckformen

Hochdruckform	Op.-Voraussetzung	Chirurgische Therapie	Bemerkungen
Phäochromocytom	Lokalisation durch Aortographie, evtl. durch Catecholaminbest. im „Etagen"-Vena cava-Blut	Tumorexstirpation transabdominal. Nur bei eindeutiger Lokal. von lumbodorsal	präop. Behdl. mit Receptorenblockern. Volumenauffüllung
Primärer Aldosteronismus	eindeutige Abklärung gegen sekundären Aldosteronismus	Adenomexstirpation	prä- und postop. Kalium-Haushalt-Kontrolle!
	bei schwerem Hochdruck und nodulärer Hyperplasie	bds. Adrenalektomie	Substitution
Cushing-Syndrom	bei Adenom oder Carcinom	Exstirpation	gute Ergebnisse falls nicht metast. Ca.
	bei Hyperplasie	Hypophysenbestrahlung, bei Mißerfolg bilaterale totale Adrenalektomie	lebenslange Substitution notwendig

chung mit Gabe von Regitin bei Blutdruckkrisen und Volumenzugabe nach Entfernung der Tumoren ohne erhöhtes Risiko operiert werden. In der Regel führt die vollständige Entfernung des hormonproduzierenden Gewebes zur vollständigen Blutdrucknormalisierung. In einer Statistik mit 72 operierten Patienten ergaben sich nur in 7% Mißerfolge, in 61% völlige Blutdrucknormalisierung und in 32% eine Besserung [5]. Als Zugang bevorzugen wir den transabdominalen Weg, weil nur so ein genügender Überblick über den Retroperitonealraum gewährleistet ist. Nur bei sicherer Seitenlokalisation halten wir den lumbodorsalen Zugang für gerechtfertigt.

Das Cushing-Syndrom

Beim Cushing-Syndrom wird in über 80% eine Hypertonie beobachtet. Gelingt es, ein Hormon-produzierendes Adenom der Nebennierenrinde dafür nachzuweisen, ist die Exstirpation des Tumors die Methode der Wahl. Beim Carcinom ist ein entsprechend radikaleres Vorgehen anzustreben. Bei lokaler Inoperabilität und Vorliegen von Metastasen hat sich die Anwendung von o,p'-DDD[1] (ein aus dem DDT entwickeltes Präparat) bewährt.

Beim ektopischen ACTH-Syndrom wird man nach Lokalisierung des Hormon-produzierenden Carcinoms ebenfalls die Exstirpation anstreben. Gelingt es nicht, so stehen hier Aminoglutethimid oder Methyrapone zur Verfügung. Bei der Cushingschen Erkrankung, also der bilateralen Nebennierenrindenhyperplasie infolge Dysregulation von Hypophyse und Nebennierenrinde, sollte zunächst eine Bestrahlung der Hypophyse versucht werden. Erst beim Mißlingen der Therapie ist die Indikation zur totalen bilateralen Adrenalektomie gegeben. Bei exakter postoperativer Substitution mit Gluco- und Mineralocorticoiden ist die Entwicklung eines Hypophysentumors vermeidbar und andererseits der Erfolg sicherer als bei der subtotalen Adrenalektomie [14]. Bei entsprechend gefährdeten Patienten scheint die Anwendung von o,p'-DDD eine echte Alternative zu bieten, allerdings mit dem Nachteil, daß eine therapeutische Wirkung erst nach 4—6 Monaten Therapiedauer zu erreichen und eine exakte hormonelle Kontrolle notwendig ist [14].

Primärer Aldosteronismus

Beim primären Aldosteronismus ist der Operationserfolg von der Sicherheit der präoperativen Diagnosestellung abhängig. Erst wenn unter Natriumbelastung eine Hypokaliämie und eine erhöhte Aldosteronausscheidung sowie nach Natriumentzug die Plasmareninaktivität vermindert gefunden wird, kann die Diagnose als gesichert gelten. Wird darüberhinaus die Lokalisation eines Adenoms durch Angiographie oder Pneumoretroperitoneum möglich, ist die Exstirpation des Tumors auch hier die Methode der Wahl. Wird bei der Operation kein Adenom gefunden, erhebt sich die Frage nach der beiderseitigen totalen Adrenalektomie oder dem subtotalen Vorgehen. Nur bei eindeutiger Diagnose eines primären Aldosteronismus und schwerer Hypertonie scheint uns das erste Vorgehen gerechtfertigt. Sonst sollte man sich mit der subtotalen Adrenalektomie begnügen.

Bei der relativ häufigen bilateralen nodulären Hyperplasie der Nebennierenrinde ist aber nur in 40% der Fälle ein gutes Operationsergebnis zu erwarten [6].

Renale Hypertonie

Schon von der Pathophysiologie her erscheint es sinnvoll, bei der renalen Hypertonie parenchymatöse und vasculäre Erkrankungen zu unterscheiden. Wenn auch manche Hinweise dafür sprechen, daß beide Erkrankungen über einen gemeinsamen pathophysiologischen Mechanismus zum Hochdruck führen, so bestehen derzeit noch zu viel Unklarheiten. Insbesondere aber für die Operationsindikation ist die Unterscheidung beider Formen von praktischem Interesse, weil bei der parenchymatösen Form sich häufiger die Frage nach der Nephrektomie stellt, während bei der vasculären primär die Organerhaltung durch rekonstruktive Eingriffe im Vordergrund steht (Tabelle 3).

---
[1] Zu beziehen durch: Dr. Theodor Schuchard, Chemische Fabrik, München 80, Postfach 801519.

Tabelle 3. Operationsindikation bei renalem Hochdruck

Hochdruckform		Voraussetzung	Chirurg. Therapie
Renal-parenchymatös	einseitig	bei Veränderungen durch Abflußstörungen (Hydronephrose, Pyelonephritis u. a.)	möglichst konservierend
	beidseitig	nur bei chron. Urämie und nicht beherrschbarem Hochdruck	bds. Nephrektomie, evtl. Transplantation
Renovasculär	fibromuskulär	eindeutiges Aortogramm	Revascularisation, nur ausnahmsweise Nephrektomie
	arteriosklerotisch	unter 40 Jahre bei Hinweis auf funkt. Wirksamkeit	
		40–50 Jahre bei Resistenz gegen medikament. Therapie	
		über 50 Jahre nur bei drohender Urämie oder nicht therapierbarem schwerem Hochdruck	

Die renal-parenchymatösen Hochdruckformen

Tabelle 4 zeigt die prozentuale Hochdruckhäufigkeit bei verschiedenen fakultativ einseitigen Nierenparenchymerkrankungen und die völlige Blutdrucknormalisierung nach Nephrektomie. Man erkennt eine gewisse Korrelation. Angesichts einer Hochdruckhäufigkeit von etwa 20% der Bevölkerung im mittleren Lebensalter bedeutet das nichts anderes, als daß mit abnehmender Häufigkeit des Symptoms Blutdruckerhöhung bei einer Nierenerkrankung die Wahrscheinlichkeit abnimmt, daß eine kausale Beziehung zwischen Nierenerkrankung und Hochdruck besteht.

Tabelle 4. Hochdruckhäufigkeit und chirurg. Blutdrucknormalisierungsquote bei fakultativ einseitigen Nierenparenchymerkrankungen (nach [1])

	Hochdruckhäufigkeit	postop. Blutdruck normal
Pyelonephritis	44–60%	43%
Hydronephrose	25%	30%
Nierentumoren	30%	18%
Nieren-Tbc.	25%	13%

Generell ist aber zu betonen, daß etwa bei Harnabflußstörungen die organerhaltende Operation in einem ebenso hohen Prozentsatz zur Blutdrucknormalisierung führt wie die Nephrektomie, so daß auch bei den parenchymatösen Erkrankungen die Organ-erhaltende Therapie unbedingt den Vorzug verdient. Zur Nephrektomie sollte man sich nur dann entschließen, wenn die Funktion der betroffenen Niere für die Gesamtnierenfunktion praktisch keine Rolle mehr spielt, das heißt unter 10% liegt. Andernfalls sollte man die Möglichkeit einer intensiven medikamentösen Therapie voll ausschöpfen [1, 2]. Nur beim völligen Versagen einer solchen Therapie und sicherem Nachweis der Einseitigkeit der Nierenveränderung wird man sich gelegentlich beim jugendlichen Patienten auch bei noch besserer Nierenfunktion zur Nephrektomie entschließen.

Ein besonderes Problem stellen die Patienten mit chronischer Urämie in einem Dialyseprogramm dar. Allerdings hat sich gezeigt, daß die exakte Dialysebehandlung auch zur Blutdrucknormalisierung führt. Nur bei schweren, medikamentös nicht beeinflußbaren Hochdruckformen ist die bilaterale Nephrektomie angezeigt, insbesondere auch im Hinblick auf eine mögliche Transplantation.

Der renovasculäre Hochdruck

Beim renovasculären Hochdruck hat sich für die Indikationsstellung die zugrunde liegende Arterienveränderung als entscheidend herausgestellt. Die Operationsindikation bei Stenosen des sog. fibromuskulären Formenkreises ist praktisch immer gegeben. Von 135 in Köln und Essen (5 Patienten) bis Februar 1972 mit einer Operationsletalität von insgesamt 6,7% operierten Kranken hatten 47 fibromuskuläre Veränderungen. In Übereinstimmung mit der Literatur (s. bei [3, 4]) waren bei ihnen allein die Ergebnisse mit einer Operationsletalität von 2,1% und medikamentenfreier Blutdrucknormalisierung von 62% ganz besonders günstig.

Die eindeutige Diagnosestellung im Aortogramm genügt bei den *fibromuskulären Veränderungen* ohne zusätzliche funktionelle Untersuchungen. Lediglich bei sehr peripher gelegenen Stenosen, die nicht revascularisierbar scheinen und bei denen deshalb die Nephrektomie erwogen wird, sollte zunächst eine intensive konservative Therapie erfolgen. Schlägt sie fehl, sollte mit entsprechenden Funktionsuntersuchungen die funktionelle Wirksamkeit der Stenose dokumentiert und dann die Indikation zur Nephrektomie gestellt werden.

Das besondere Problem des renovasculären Hochdrucks stellen die Patienten mit *arteriosklerotischen Stenosen* dar, weil bei ihnen infolge multipler arteriosklerotischer Veränderungen die Operationsgefährdung besonders groß und die kausale Beziehung zwischen Hochdruck und Stenose nicht immer eindeutig ist. Die Gefährdung dieser Patientengruppe wird aus der Tatsache deutlich, daß auch eine medikamentöse Therapie das Infarktrisiko nicht vermindert im Gegensatz zur Herzinsuffizienz und zum apoplektischen Insult [2].

Entsprechend fanden Kjelbo u. Mitarb. [12] in einer vergleichenden Studie, daß die Operationsletalität im postoperativen Verlauf nicht durch eine bessere Lebenserwartung der operierten im Vergleich zu nichtoperierten Kranken aufgehoben wird.

Darüber hinaus haben Holley u. Mitarb. gezeigt, daß mit zunehmendem Alter die Häufigkeit arteriosklerotischer Stenosen auch bei Normotonikern erheblich zunimmt [11]. Deshalb muß mit einem zufälligen Zusammentreffen von Hochdruck und arteriosklerotischer Stenose gerechnet werden. Wird beim jüngeren Patienten oder bei Fehlschlagen der medikamentösen Therapie auch beim älteren Patienten die Operation erwogen, sollte man nach Möglichkeit den Nachweis der funktionellen Wirksamkeit der Stenose erbringen. Unter den in Tabelle 5 angeführten Methoden scheinen die beste Korrelation zum postoperativen Blutdruckverhalten die in ihrem Ergebnis in Tabelle 6 zusammengefaßten Tests zu bringen. Von der Pathophysiologie her sollte dem seitengetrennt im Nierenvenenblut bestimmten Renin die größte Bedeutung zukommen. Allerdings gibt es auch hierbei Versager, so daß im Einzelfall möglichst viele funktionelle Hinweise vor der Indikation zur Operation zur Verfügung stehen sollten.

Je nach Art und Lokalisation haben sich verschiedene *Revascularisationsmethoden* bei Nierenarterienstenosen bewährt (Tabelle 7). Ganz allgemein hat sich in diesem Bereich der Gefäßchirurgie die Tendenz zum autologen Venen- und Arterienmaterial durchgesetzt, wenngleich zweifellos bei größeren rekonstruktiven Eingriffen unter Einbeziehung der Nierenarterien auch hier noch Prothesenmaterial verwandt wird. Besonders hervorgehoben sei die direkte Desobliteration mit direkter Naht bei eng umschriebener arteriosklerotischer Stenose, weil dabei hämodynamisch besonders günstige Bedingungen entstehen, während das Einnähen eines Venenstreifens leicht eine turbulente Strömung begünstigt. Die großzügige Verwendung von Veneninterpositionen setzt sich allgemein immer mehr durch [3].

Für das operative Vorgehen sei noch besonders daraufhingewiesen, daß die Ischämiezeit der Niere bei eindeutiger Stenosierung sicher sehr viel länger ausgedehnt werden kann, als bei nicht stenosierter Niere, da mit der Entwicklung eines erheblichen Kollateralkreislaufes zu rechnen ist. Dieser Gesichtspunkt ist bei der im Bereich der Nierenarte-

Tabelle 5. Hinweise für funktionelle Wirksamkeit einer Stenose

Aortographie (poststenot. Dilatation, Kollateralen!)
Isotopennephrogramm
Frühurogramm
Angiotensin-Infusions-Test
Nierenbiopsie
Druckgradientenmessung
Seitengetrennte Nierenfunktionsprüfungen
Reninaktivität im peripheren Venenblut
Reninaktivität im seitengetrennten Nierenvenenblut

Tabelle 6. Prognostische Bedeutung präoperativer Funktionstests beim renovasculären Hochdruck. (Sammelstatistik nach F. W. Lohmann u. Mitarb. [13])

Art der Untersuchung	Zahl	RR normal oder gebessert bei positivem Test	RR unbeeinflußt bei negativem Test
seitengetr. Nierenfktspr.	263	76% (49%)[a]	58%
Renin im peripheren Venenblut	209	80% (48%)[a]	48%
Renin im seitengetr. Nierenvenenbl.	216	86% (60%)[a]	72%

[a] RR normal allein.

Tabelle 7. Indikation der gebräuchlichsten Operationsmethoden bei renovasculärem Hochdruck

Op.-Methode	Spez. Indikation	Bemerkung
Direkte Desobliteration ohne Streifenplastik	umschriebene arterioskl. Stenose	gute Hämodynamik
mit Streifenplastik	bei Gefahr der Einengung, insbes. auch bei sehr peripheren fibromuskulären Stenosen	vorzugsweise Venenmaterial cave zu weiter Streifen!
Direkte oder indirekte Aortarenalis-Plastik	nur bei aortennahen Stenosen und spitzwinkligem A. renalis-Abgang	
Resektion und End-zu-End-Anastomose	eng umschriebene, etwa fibromusk. Stenose oder bei sehr langen Arterien	Wegfall des erkrankten Gefäßteiles!
Aorto-renale Veneninterposition	Überbrückung schwer zugänglicher Stenosen bes. re. hinter d. V. cava und bei langstreckigen Arterienveränderungen	gute Übersicht am aortalen Abgang, peripher „schräg-zu-schräg"-Anastomose Venenklappenzerstörung ratsam!
Desobliteration von der Aorta her durch Quer- oder Längsincision	bei doppelseitigen, arterioskleroti. Stenosen	Cave Intimaeinrollung in distalen Arterienteil!

rie ganz besonders präzise durchzuführenden Gefäßchirurgie nicht unwichtig.

Die *Indikation beim Totalverschluß einer Nierenarterie* [8] zur Revascularisation sollte dann großzügig gestellt werden, wenn Hinweise darauf bestehen, daß es zu einem allmählichen Verschluß der Arterie gekommen ist, weil sich dann auch ein ausreichendes Kollateralsystem entwickelt hat. Hinweise für eine solche parenchymerhaltende Restdurchblutung können beim Angiogramm eine Anfärbung des Nierenparenchyms darstellen. In seltenen Fällen wird man sogar auf Spätaufnahmen noch Kontrastmittelausscheidungen im Urogramm sehen. Die Revascularisationsmethoden unterscheiden sich im Prinzip nicht von denen bei hochgradigen Stenosen. Beim akuten Nierenarterienverschluß sind die Chancen für eine erfolgreiche Revascularisation sehr viel geringer, es sei denn, daß der Verschluß nach einer Stenosenbeseitigung aufgetreten ist und also bereits ein ausreichendes Kollateralkreislaufsystem bestanden hat. Auf jeden Fall sollte bei Diagnosestellung der Versuch der Organerhaltung durch Revascularisation unternommen werden.

Typische und atypische Coarctatio aortae

Die Operationsindikation ist bei der typischen Coarctatio aortae im Alter zwischen 8 und 20 Jahren nach Stellung der Diagnose immer gegeben (Tabelle 8). Der auf die obere Körperhälfte beschränkte Hochdruck, die typischen Rippenspuren als Ausdruck des Kollateralkreislaufs über die Intercostalarterien und der fehlende Aortenknopf im Röntgenbild des Thorax sind normalerweise für die Operationsindikation ausreichend. Nur bei Verdacht auf zusätzliche Anomalien oder atypischen Sitz (fehlende Usuren) ist eine Aortendarstellung erforderlich.

In der *Altersgruppe zwischen 8 und 20 Jahren* werden die Verfahren, die ohne Kunststoffverwendung auskommen — wie Resektionen und End-zu-End-Anastomose oder die direkte Plastik nach Voßschulte — bevorzugt. Je jünger der Patient ist, umsomehr ist die Möglichkeit eines Mitwachsens der Anastomose durch unterbrochene Nahtreihe zu beachten [10, 15].

Probleme bestehen in der Operationsindikation im *Säuglings-* und *erhöhten Erwachsenenalter*. Beim Säugling wird die Diagnose praktisch immer auf Grund einer Herzinsuffizienz gestellt. Wird die Insuffizienz durch Digitalisierung nicht beherrscht, ist die Operationsindikation evtl. sogar als Noteingriff gegeben. Denn bei konservativer Therapie ist mit einer Letalität über 60% zu rechnen, während bei der Operation die Überlebenschance mehr als 60% beträgt [17]. So starben im Kölner Krankengut von 19 Kleinkindern unter 6 Monaten 6, meist an den Folgen weiterer kardiovasculärer Mißbildungen.

Im *höheren Lebensalter* von 30 Jahren ist das Operationsrisiko ebenfalls erhöht. Vor der Operation sollte deshalb eine sorgfältige Überprüfung der Herz- und Lungenfunktion erfolgen; gegebenenfalls wäre durch eine medikamentös erzwungene Blutdrucksenkung die Reaktion auf die postoperativ erwartete Blutdrucknormalisierung zu testen. Wichtiger erscheint allerdings gerade beim älteren Patienten die großzügige Volumenauffüllung nach Beseitigung der Stenose zur Erleichterung der Umstellungsphase.

Intraoperativ ergeben sich wegen der Brüchigkeit der Aortenwand im poststenotischen Bereich besondere Probleme, die aber unter großzügiger Verwendung von Prothesenmaterial gut beherrscht werden können. So verloren wir im Kölner Krankengut von 38 Patienten über 30 Jahre nur 2, von 49 Patienten zwischen 21 und 30 Jahren einen und von 88 Patienten zwischen 7 Monaten und 20 Jahren keinen Patienten. Die Gesamtletalität bei 194 Kranken betrug 4,6%.

Die *Ergebnisse* hinsichtlich der Blutdrucknormalisierung sind sehr günstig: Bei 145 Patienten (in 74,7%) wurde eine spontane Blutdrucknormalisierung und bei weiteren 30 (in 15,5%) eine entscheidende Besserung bis Normalisierung nach vorübergehender antihypertensiver Behandlung erzielt; nur bei 6 Kranken (in 3,1%) blieb ein erhöhter Blutdruck bestehen und in 2,5% war eine zweite Operation wegen Restenosierung notwendig. 4 Patienten (2,1%) konnten nicht nachuntersucht werden.

Atypisch gelegene Stenosen der Aorta sind seltenere, meist in jugendlichem Alter erworbene, entzündliche Erkrankungen, die am häufigsten am Übergang der thorakalen zur abdominalen Aorta im Bereich der Eingeweidearterienabgänge vorkommen. Ihre Symptomatik entspricht weitgehend derjenigen der Isthmusstenose, mit der sie häufig verwechselt werden. Lediglich das tiefer sitzende Stenosegeräusch und der im Röntgenbild vorhandene Aortenknopf weisen auf die atypische Lokalisation hin. Auch hier stellt der meist *erhebliche Hypertonus* die *Indikation zur operativen Korrektur* dar. Wegen der meist im stenosierten Abschnitt abgehenden Eingeweidearterien stellt nach vorausgehender angiographischer Abklärung des Befundes

Tabelle 8. Operationsindikation bei kardiovasculärem Hochdruck

Hochdruckform	Op. Voraussetzung		Chirurg. Therapie
Typische Coarctatio aortae (Aortenisthmusstenose)	<2 Jahre	nur bei nicht beherrschbarer Herzinsuffizienz	Resektion und End-zu-End-Anastomose
	8–20 Jahre	ideales Op.-Alter	Anastomose oder direkte oder indirekte Plastik
	>20 Jahre	erhöhtes Op.-Risiko	oft Prothesen notwendig
Atypische Coarctatio aortae	strenge Indikation über 60 Jahre		Prothesenumleitung (thorako-abdominal) oder Erweiterungsplastik

eine aorto-aortale *Prothesenumleitung* die bewährteste Korrekturmethode dar. Relativ häufig findet man gleichzeitig Stenosierungen einer oder beider Nierenarterien, die, unberücksichtigt gelassen, trotz gelungener Umgehung eine postoperative Blutdrucknormalisierung verhindern und einen Zweiteingriff erforderlich machen können. Die Operationsergebnisse sind ähnlich wie bei der Isthmusstenose; 6 eigene mit einer Prothesenumleitung operierte Patienten im Kölner Krankengut zeigen alle postoperativ eine normale Blutdrucklage [9].

Literatur

1. Albrecht, K. F., Eigler, F. W.: Zur Operationsindikation bei Hypertonikern mit einseitiger Nierenerkrankung. Urologe 7, 11—15 (1968).
2. Arnold, O. H.: Therapie der arteriellen Hypertonie, Erfolge, Möglichkeiten, Methoden. Berlin-Heidelberg-New York: Springer 1970.
3. van Dongen, R. J. A. M.: Wiederherstellungschirurgie bei renovaskulärem Hochdruck, Indikation und Operationsmethoden. In: Denck, H., Flora, G., Hilbe, G., Piza, F.: Renovaskuläre Hypertonie, 3. Tagung Österr. Ges. Gefäßchir. Wien 1971, S. 151.
4. Eigler, F. W.: Renovasculärer Hochdruck: Pathophysiologie und Operationsindikation. Thoraxchirurgie 20, 355 (1972).
5. Evelyn, K. A.: The role of surgery in the modern treatment of hypertension. Med. Clin. N. Amer. 45, 453 (1961).
6. George, J. M., Wright, L., Bell, N. H., Bartter, F. C., Brown, R.: The syndrom of primary aldosteronism. Am. J. Med. 48, 343—356 (1970).
7. Glenn, F.: Surgical treatment of chromaffin tumors. Amer. Surg. 37, 6 (1971).
8. Hallwachs, O., Vollmar, J.: Totalverschluß der Nierenarterie: Nephrektomie oder Revascularisation? Dtsch. med. Wschr. 96, 53 (1971).
9. Heberer, G., Zumtobel, V., Eigler, F. W., Rau, G.: Behandlung atypischer suprarenaler Stenosen der Aorta bei Hypertonikern. Dtsch. med. Wschr. 96, 615 (1971).
10. Heintz, R., Losse, H.: Arterielle Hypertonie, Pathogenese-Klinik-Therapie. Stuttgart: Thieme 1969.
11. Holley, K. E., Hunt, J. C., Brown, A. L., jr., Kincaid, O. W., Sheps, S. G.: Renal artery stenosis, clinical-pathologic study in normotensive and hypertensive patients. Am. J. Med. 37, 14 (1964).
12. Kjelbo, H., Lund, N., Bergentz, S. E., Hood, B.: Renal artery stenosis and hypertension. II. Mortality in operated patients compared with the mortality in individually matched treated patients with cryptogenetic hypertension. Scand. J. Urol. Nephrol. 4, 43 (1970).
13. Lohmann, F. W., Dißmann, Th., Gotzen, R., Molzahn, M., Oelkers, W., Rücker, G., Baumgärtel, H., Bachmann, D.: Funktionsdiagnostik und Spätergebnisse bei operierten Hypertonie-Patienten mit Nierenarterienstenose. Dtsch. med. Wschr. 96, 1347—1356 (1971).
14. Orth, D. N., Liddle, G. W.: Results of treatment in 108 patients with Cushing's syndrome. New Engl. J. Med. 285, 243 (1971).
15. Satter, P.: Stenosen der thorakalen Aorta im Erwachsenenalter. Thoraxchirurgie 19, 336 (1971).
16. Schega, W.: Chirurgie des Nebennierenmarks. Chirurg 40, 304 (1969).
17. Sebening, F.: Stenosen der thorakalen Aorta bei Säuglingen und Kleinkindern. Thoraxchirurgie 19, 332 (1971).

Thorakale Aortenaneurysmen

F. W. SCHILDBERG und W. VOGEL

Mit den Fortschritten der kardio-vasculären Chirurgie sind thorakale Aortenaneurysmen der operativen Behandlung zugängig geworden. Voraussetzung dafür war die Möglichkeit des Gefäßersatzes mit Kunststoffprothesen, sowie die Entwicklung technischer Hilfsmittel zur temporären Blutumleitung. Wegen schlechter Ergebnisse palliativer Operationsverfahren ist heute die Resektion des erkrankten Gefäßabschnittes mit nachfolgender Wiederherstellung der Strombahn das Ziel der chirurgischen Therapie.

Bei den Aortenaneurysmen handelt es sich um eine Zweitkrankheit nach angeborener, arteriosklerotischer, infektiöser oder traumatischer Schädigung der Aortenwand. Infolge der morphologischen Gefäßwandveränderungen ist von einer medikamentösen Therapie keine Heilung zu erwarten.

Spontanverlauf thorakaler Aortenaneurysmen

Kranke mit thorakalen Aortenaneurysmen sind gefährdet durch Ruptur oder Größenzunahme des Aneurysmas mit Kompression benachbarter Organe. Diese Komplikationen stellen bei ungefähr 70% der Kranken die Todesursache dar, wobei die Ruptur mit 35—40% führt, gefolgt von der Herzinsuffizienz mit 20—36% und der Kompression des Tracheo-Bronchialbaums mit Pneumonie in 14—20% [11].

Prognostisch besonders ungünstig sind die *luischen* Aneurysmen, die ein schnelleres Wachstum aufweisen und eher rupturieren als die Aneurysmen anderer Genese. 75% aller luischen Aneurymaträger sterben innerhalb von 2 Jahren nach Einsetzen der klinischen Symptome [11] (Abb. 1).

Da 70% der Kranken an aneurysmabedingten Komplikationen versterben, sollte man grundsätzlich gegenüber thorakalen Aneurysmen in therapeutischer Hinsicht eine aktive Haltung einnehmen. Dennoch verbieten die Inhomogenität des Krankengutes und das mit Form, Größe und Lokalisation des Aneurysma wechselnde *Operationsrisiko* hinsichtlich der Indikation schematisierende Richtlinien. Jeder Kranke erfordert unter Berücksichtigung individueller Risikofaktoren erneutes Überlegen und Abwägen. So lag die Operationsletalität im eigenen Krankengut bei insgesamt 43 Resektionen an der thorakalen Aorta bei 16,3%. Von 6 an der Aorta ascendens durchgeführten Operationen verstarben 1 Patient, von 35 an der Aorta descen-

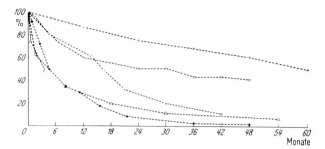

Abb. 1. Lebenserwartung von Aneurysmaträgern, gerechnet vom Zeitpunkt der ersten Symptome. Es handelt sich um statistische Untersuchungen ohne Aufschlüsselung nach Ätiologie. (Aus: Heberer, G., Rau, G., Löhr, H. H.: Aorta und große Gefäße. Berlin-Heidelberg-New York: Springer 1966.)

dens durchgeführten Operationen 6 Patienten. Der Aortenbogenersatz konnte bei 2 Kranken erfolgreich durchgeführt werden.

Auch aufgrund der Erfahrungen an unseren Kranken wird das Operationsrisiko bei thorakalen Aortenaneurysmen neben individuellen Risikofaktoren durch Form, Größe, Ausdehnung, Lokalisation und Ätiologie des Aneurysmas bestimmt (Tabelle 1 und 2, Abb. 2).

Tabelle 1. Morphologie von 60 operierten thorakalen Aortenaneurysmen an den Chir. Univ.-Kliniken Köln von 1959 bis 1972

Morphologie	Anzahl	Letalität
Sackförmig	5	0 (= 0%)
Spindelförmig	38	7 (=19%)
Dissezierend	17	10 (=59%)
	60	17 (=29%)

Tabelle 2. Ätiologie von 80 diagnostizierten und 60 operierten Aneurysmen der thorakalen Aorta an den Chir. Univ.-Kliniken von 1959 bis 1972

Ätiologie	Diagnostizierte Aneurysmen	Operierte Aneurysmen	Op.-Letalität
Traumatisch	20	19	1
Luisch	18	11	3
Dissezierend	29	17	10
Arteriosklerotisch	4	4	0
Mykotisch	2	2	2
Nach Homoioplastik	2	2	0
Bei Coarctatio	5	5	1
Insgesamt	80	60	17 (=29%)

Die Form thorakaler Aortenaneurysmen als Kriterium für das Operationsrisiko

Sackförmige Aneurysmen bieten intraoperativ die geringsten Schwierigkeiten, besonders dann, wenn sie durch einen engen Halsteil deutlich von der Aorta abgesetzt sind. Hier genügt meist nach tangentialer Ausklemmung die *Exstirpation* des Aneurysmas mit anschließendem Verschluß des eröffneten Aortenlumens durch überwendliche Nähte oder — wenn der Aneurysmahals mehr als 30—50% der Aortencircumferenz betrifft — die Erweiterungsplastik mit Hilfe eines der Größe des Defektes entsprechenden Dacronstreifens. Das Operationsrisiko dieses Eingriffs ist relativ gering und weitgehend unabhängig von der Lokalisation, da hierbei in der Regel auf die intraoperative Blutumleitung verzichtet werden kann. Insgesamt darf man die Operationsletalität heute nicht höher als 5—10% einschätzen. Liegen daher aufgrund individueller Risikofaktoren keine wesentlichen Bedenken gegenüber der Thorakotomie vor, besteht heute eine absolute Indikation zur Operation, da die Rupturgefahr bei dieser Aneurysmaform infolge permanenter Größenzunahme besonders groß ist.

Bei *spindelförmigen* Aneurysmen ist das Operationsrisiko größer als bei sackförmigen, da hier der erkrankte Aortenabschnitt *reseziert* und die Gefäßkontinuität meist durch Interposition einer Gefäßprothese wiederhergestellt werden muß.

Die Lokalisation des Aneurysmas als Kriterium für das Operationsrisiko

Das Operationsrisiko wird wesentlich von der Aneurysmalokalisation mitbestimmt.

Bei aortenklappennahen Aneurysmen im *Aorta ascendens-Bereich* sind alle Organe, einschließlich des Myokard, auf eine künstliche Perfusion angewiesen. Die Durchblutung des Gehirns, des Rückenmarks und der abdominellen Organe wird dabei retrograd über die Aorta mit Hilfe der maschinellen extracorporalen Zirkulation gewährleistet. Das Myokard wird durch selektive Coronarperfusion oder durch pharmakologische Kardioplegie vor hypoxischen Schäden bewahrt, wenn nicht die Kürze der Operationszeit einen hypoxischen Herzstillstand gestattet.

Die Letalität von 72 aus der Literatur von 1966—1972 zusammengestellten Beobachtungen liegt bei 25%. Bei den meisten Kranken dieses Kollektivs war ein Aortenklappenersatz oder die Reimplantation der Coronararterien in die Aortenprothese erforderlich. So berichtet Cooley [5] 1967 über 31 Kranke, bei denen gleichzeitig eine Resektion des Aneurysmas und eine Kunststoffklappen-Implantation durchgeführt wurde. Nur 3 Patienten starben in der Frühphase, 3 weitere in den folgenden Monaten. Im eigenen Krankengut verloren wir nach 6 an der Aorta ascendens durchgeführten Operationen 1 Kranken.

Aneurysmen im *Aortenbogenbereich* erfordern Maßnahmen zur intraoperativen Aufrechterhaltung der cerebralen Durchblutung. Neben der selektiven Gehirnperfusion mit Hilfe der Herz-Lungenmaschine kommen insbesondere die temporäre externe Blutumleitung und das Umwandlungsverfahren in Frage. Die Operationsindikation sollte von der Symptomatik mitbestimmt werden, da die 5-Jahres-Überlebensrate bei asymptomatischen Aneurysmen des Aortenbogens 50% beträgt [4], ein Ergebnis, das durch operative Maßnahmen nicht wesentlich zu verbessern ist. Mit dem Auftreten von Symptomen verringert sich die 5-Jahres-Lebenserwartung bis auf 20%, so daß hier mit der operativen Behandlung eine wesentliche Verbesserung erreicht werden kann [3]. Durch das Umwandlungsverfahren sind heute bei einer Letalität von 38% gute Ergebnisse zu erzielen [10].

Eingriffe bei Aneurysmen an der *descendierenden Aorta* sind häufig und werden nur noch von der Operationszahl infrarenaler Bauchaortenaneurysmen übertroffen. Die Resektion ist die Methode der Wahl. Obwohl die Resektion distal gelegener thorakaler Aortenaneurysmen bei kurzer Operationszeit ohne technische Hilfe möglich ist [6], sollten doch zur Vermeidung einer spinalen Ischämie die zur Verfügung stehenden technischen Hilfsmittel verwandt werden. Der Eingriff läßt sich in einfacher Hypothermie von 30°C oder mit einem externen bzw. internen Shunt durchführen. Sicherer ist die Resektion unter Zuhilfenahme der Herz-Lungenmaschine, wobei das Blut entweder vom linken Vorhof zur A. femoralis oder seltener von der V. femoralis zur A. femoralis umgeleitet wird. Bei sehr ausgedehnten descendierenden Aortenaneurysmen die sich bis zum Zwerchfell erstrecken, muß man bei der Resektion mit einer bleibenden spinalen Schädigung rechnen, wenn nicht durch Modifikation der operativen Technik die Durchblutung der tiefen Intercostalarterien aufrechterhalten [4] oder wiederhergestellt wird.

Das Operationsrisiko bei descendierenden Aortenaneurysmen konnte in den letzten Jahren reduziert werden. Unter 540 aus der Literatur zusammengestellten operierten Aortenaneurysmen im Descendensbereich [12, 15] waren 218 traumatischer und 322 anderer Genese. In der ersten Gruppe starben 16 Patienten, was einer Letalität von 7% entspricht. Bei den nicht-unfallbedingten Aneurysmen lag die Letalität bei 20%.

Ätiologie und Operationsrisiko

Die Ätiologie ist für die Indikationsstellung von Bedeutung, da die von der Grunderkrankung abhängige Wandbeschaffenheit der Aorta und die oft typischen Begleitkrankheiten den Erfolg der Operation mitbestimmen können (Tabelle 2, Abb. 2).

Luische Aneurysmen sind gewöhnlich an der ascendierenden Aorta und am Aortenbogen lokalisiert. Die schlechte Prognose unbehandelter luischer Aortenaneurysmen, ihr rasches Wachstum und ihre große Rupturgefahr verlangt eine frühzeitige Operation, so daß bei dieser Gruppe von Aortenaneurysmen die Operationsindikation im allgemeinen mit der Diagnose gegeben ist. Bei Luesmanifestationen auch an anderen Organen sollte unter strenger stationärer Beobachtung und in Operationsbereitschaft eine medikamentöse Vorbehandlung des Grundleidens durchgeführt werden. Im Gegensatz zu anderen Autoren sind wir der Meinung, daß die akute Exacerbation auf dem Boden einer Jarisch-Herxheimer-Reaktion ein sehr seltenes Ereignis ist und deshalb nicht gegen eine antiluische Vorbehandlung spricht [11]. Eine zurückhaltende Ein-

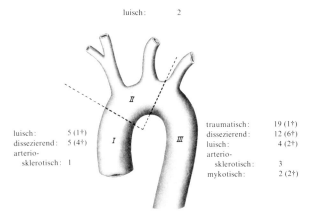

Abb. 2. Lokalisation thorakaler Aortenaneurysmen im operativen Krankengut der Chir. Univ.-Kliniken Köln von 1959 bis Juni 1972

stellung zur Operation ist nur bei hohem Operationsrisiko vertretbar.

Arteriosklerotische Aneurysmen bevorzugen die descendierende Aorta. In ihrem klinischen Verlauf sind sie den arteriosklerotischen Aneurysmen der Bauchaorta nicht gleichzusetzen, da sie gewöhnlich klein sind und seltener rupturieren. Die Operationsindikation richtet sich u.a. nach der Größe des Aneurysmas; denn bei Aneurysmen unter 5 cm Durchmesser beträgt die Rupturgefahr nur etwa 2,3% [9] und liegt somit unter dem Operationsrisiko. Deshalb kann man vor allem bei fortgeschrittenem Alter sowie coronaren oder cerebralen Durchblutungsstörungen mit der Operation zurückhaltend sein. Mit Zunahme des Aneurysma-Durchmessers wächst jedoch die Rupturgefahr bis auf 33% bei Aneurysmen von mehrmals als 10 cm Durchmesser. Daneben drohen Komplikationen durch Thrombosierung des Aneurysmasacks oder durch embolische Verschleppung thrombotischen Materials in die Gefäßperipherie, so daß in diesem Stadium die Operationsindikation immer gegeben ist.

Traumatische Aneurysmen stehen infolge des modernen Verkehrs und der Industrialisierung im Vordergrund aller thorakalen Aneurysmen. Sie entstehen meist an der descendierenden Aorta im Ansatzgebiet des Lig. Botalli. Hinsichtlich ihrer Behandlung bestehen unterschiedliche Ansichten [12]: Die lange Überlebenszeit posttraumatischer Aneurysmaträger und das mäßige Risiko einer Ruptur werden als Argumente für eine konservative Therapie angeführt. So wurden posttraumatische Aneurysmen bis zu 47 Jahren nach dem Trauma beobachtet [12]. Im Gegensatz dazu fanden Bennet und Cherry [2], die das Schicksal von 105 Aneurysmaträgern untersuchten, nur bei 41% keine Symptome; 50% boten Symptome wie Schmerzen, Dyspnoe, Dysphagie, Heiserkeit und Engegefühl in der Brust, bei 21% konnte zusätzlich röntgenologisch eine Größenzunahme des Aneurysmas festgestellt werden. Symptomfreie Perioden sind nicht selten, sollten jedoch nicht zur Täuschung Anlaß geben. Spätrupturen wurden noch nach 5, 8, 18 und 27 Jahren beobachtet. Daher sollte man in jedem

Einzelfall die Indikation zur Operation stellen [12], wobei nur im höheren Lebensalter oder bei besonderen Kontraindikationen Krankheitsrisiko und Operationsrisiko gegeneinander abzuwägen sind. Nur bei kleinen, symptomlosen Aneurysmen, oft verbunden mit Verkalkung der Wand, ist bei fortgeschrittenem Alter der Patienten oder bei zusätzlichen anderen Erkrankungen eine abwartende Haltung gerechtfertigt.

Individuelle Risikofaktoren

Neben Lokalisation, Größe und Ätiologie des Aneurysmas spielen individuelle Risikofaktoren wie bei jeder Operation eine Rolle. Von entscheidender Bedeutung ist das Vorliegen von Herzerkrankungen in Form einer Coronararterienstenose oder einer Herzinsuffizienz. In einem Krankengut von 138 Patienten [7] lag die Operationsletalität bei 94 Patienten ohne begleitende Herzerkrankungen bei 12%, unter 44 Herzkranken war sie auf 45% angestiegen. Auch durch Alter und Allgemeinzustand des Kranken wird das Operationsrisiko wesentlich beeinflußt. Bei über 70jährigen ist es deutlich erhöht. Operiert man im symptomfreien Stadium, sollte vor der Operation das Vorliegen von Magenerkrankungen, eines Nierenleidens oder einer cerebrovasculären Insuffizienz ausgeschlossen sein, da durch die intra- und postoperativ notwendigen Behandlungsmaßnahmen die zuvor bestehenden Erkrankungen eine Verschlimmerung erleiden können und bei oft gutem Operationsergebnis das Schicksal des Kranken entscheiden.

Dissezierende Aneurysmen der thorakalen Aorta

Dissezierende Aortenaneurysmen sind charakterisiert durch einen Intimaeinriß und einer intramuralen Dissektion der Aortenwand. Die in das falsche Lumen sich einwühlenden Blutmassen führen zu einer Einengung des wahren Lumens und häufig zum Verschluß abgehender Gefäße.

Je nach Lokalisation des Intimaeinrisses (Abb. 3) unterscheidet man *3 Dissektionstypen [7]:* Bei *Typ I* entsteht der Intimaeinriß in Nähe der Aortenklappe, die Dissektion erstreckt sich nach distal über die gesamte Aorta bis zur Bifurkation und greift häufig nach proximal auf den Sinus Valsalvae und den Aortenklappenring mit nachfolgender Aortenklappeninsuffizienz über. Bei *Typ II* ist die Dissektion nur auf die ascendierende Aorta beschränkt, meist entwickelt sich ein spindelförmiges Aneurysma. *Typ III* zeigt den Intimaeinriß an der descendierenden Aorta in der Nähe des Lig. Botalli mit Dissektion der Aorta descendens, evtl. auch mit Übergreifen auf die Bauchaorta.

Unbehandelt führen dissezierende Aortenaneurysmen in einem hohen Prozentsatz zum Tode durch Ruptur in den Herzbeutel, in die Pleura oder das Retroperitoneum. Ein Übergreifen der Dissektion auf wichtige Nebenäste der Aorta führt zu Durchblutungsstörungen der betroffenen Organe. Nicht selten sind Herzinfarkt, cerebro vasculäre Insuffizienz, Darmgangrän und Anurie bei diesem Krankheitsbild zu beobachten. Nach einer Sammelstatistik [13] starben 3% der Kranken bei der initialen Dissektion, 21%

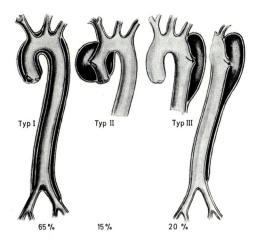

Abb. 3. Klassifikation und Häufigkeit dissezierender Aneurysmen der Aorta nach DeBakey

während der ersten 24 Std; 61% waren nach einer Woche und 80% nach einem Monat und 89% nach 3 Monaten verstorben. Die 5-Jahres-Überlebensrate betrug 0,7%.

Bei der *Operationsindikation* muß zwischen dem *akuten* (bis 2 Wochen), *subakuten* (2 Wochen bis 3 Monate) und dem *chronischen* Stadium (länger als 3 Monate) der Dissektion unterschieden werden. Weist das Aneurysma keine Ruptur auf und bestehen keine Schädigungen vitaler Organe durch die Dissektion, kann der Versuch unternommen werden, den hypertonen Patienten durch antihypertensive Medikation unter strenger Überwachung in das chronische Stadium zu überführen [17]. Die konservative Behandlung im akuten Stadium der Dissektion ist aber in vielen Fällen nicht durchführbar [16], da bei annähernd der Hälfte aller Patienten kein Hypertonus vorliegt und bei anderen die induzierte Blutdrucksenkung zu cerebralen oder renalen Durchblutungsstörungen führen kann. Dennoch erscheint uns ein konservativer Behandlungsversuch unter strengen Kautelen gerechtfertigt, da die Operation im akuten Stadium wegen der außerordentlich großen Zerreißlichkeit und Brüchigkeit der Gefäßwand sehr risikoreich ist. Bei einer Zusammenstellung von 308 Fällen aus der Literatur von 1964—1971 lag die Operationsletalität insgesamt bei 26%.

Eine *Indikation zur Operation* besteht im *akuten* und *subakuten* Stadium nach exakter angiographischer Diagnostik bei:

Schwerer unkontrollierbarer Aortenklappeninsuffizienz,

Versagen der antihypertensiven Therapie,

Zunahme oder Vergrößerung des Aneurysmas mit oder ohne Kompression der abgehenden Äste,

Ruptur oder Penetration,

Ausbildung eines sackförmigen Aneurysmas sowie

Organdurchblutungsstörungen während antihypertensiver Behandlung.

Im *chronischen* Stadium sollte die Operation stets angestrebt werden. Eine Aortenklappeninsuffizienz, Durchblutungsstörungen der Extremitäten, die Vergrößerung des Aneurysmas und die Ausbildung von sackförmigen Aneurysmen stellen stets eine absolute Indikation zum operativen Eingriff dar. Wegen der sich mit der Zeit bessernden Wandverhältnisse erscheint uns der Eingriff nach Ablauf von 6 Wochen wesentlich günstiger.

Ziel der Behandlung ist die Resektion des dissezierenden Abschnitts und der Verschluß des falschen Lumens. Leider ist dieses Vorgehen bei dem oft ausgedehnten Befall der Aorta nicht immer durchführbar, so daß man sich häufig mit einer sparsamen Resektion, einer proximalen und distalen Obliteration der Dissektion und einer Wiederherstellung der Gefäßkontinuität durch Interposition einer Gefäßprothese begnügen muß. Eine insuffiziente Aortenklappe sollte durch eine Kunststoffklappe ersetzt werden. Beim Abgang der Coronararterien aus dem Aneurysma müssen sie in die Prothese reimplantiert oder mit Hilfe eines Veneninterponats an die Aorta ascendens angeschlossen werden. Die genannten Operationsverfahren können nicht durchgeführt werden, wenn mehrere oder alle Organarterien (Hirnarterien, Gefäße der abdominalen Organe, Nierengefäße) aus dem falschen Lumen abgehen. Bei gleichzeitiger dissektionsbedingter Durchblutungsstörung der unteren Extremität kommt dann als Palliativeingriff nur die distale Fensterung der Dissektion in Frage, um ein weiteres Fortschreiten zu verhindern.

Literatur

1. Austen, W.G., Buckley, M.J., Marfarland, J., De Santis, R.W., Sanders, Ch.A.: Therapy of dissecting aneurysms. Arch. Surg. **95**, 835 (1967).
2. Bennet, D.E., Cherry, J.H.: The natural history of traumatic aneurysms of the aorta. Surgery **61**, 516 (1967).
3. Bloodwell, R.D., Hallmann, G.L., Cooley, D.A.: Total replacement of the aortic arch and the „Subclavian Steel" Phenomenom. Ann. Thorac. Surg. **5**, 236 (1968).
4. Carpentier, A., Guilmet, D., Prigent, Cl., Gandjaack, I., Deloche, A., Lessand, A., Farge, Cl., Tricot, I., Murillo, F., Dubost, Ch.: Aneurysm of the aortic arch. Thoraxchirurgie **19**, 349 (1971).
5. Cooley, D.A., Bloodwell, R.D., Hallmann, G.L., Jacobey, J.A.: Aneurysm of the ascending aorta complicated by aortic valve incompetence. Surgical treatment. J. cardiovasc. Surg. (Torino) **8**, 1 (1967).
6. Crawford, E.S., Fenstermacher, J.M., Richardson, W., Sandiford, F.: Reappraisal of adjuncts to avoid ischemia in the treatment of thoracic aortic aneurysm. Surgery **67**, 182 (1970).
7. De Bakey, M.E., Henley, W.S., Cooley, D.A., Crawford, E.S., Morris, G.L., Beall, A.C.: Aneurysms of the aortic arch: Factors influencing operative risk. Surg. Clin. N. Amer. **42**, 153 (1962).
8. De Bakey, M.E., Henley, W.S., Cooley, D.A., Morris, G.C., Crawford, E.S., Beall, A.C.: Surgical managment of dissecting aneurysm of the aorta. J. thorac. cardiovasc. Surg. **49**, 130 (1965).
9. Fomon, J.J., Kurzweg, F.T., Broadway, R.M.: Aneurysms of the aorta: A Review. Ann. Surg. **165**, 557 (1967).
10. Heberer, G., Reidemeister, J.Chr., Rau, G., Huismans, B.D.: Der Aortenbogenersatz beim luischen Aneurysma. Chirurg **40**, 174 (1969).
11. Heberer, G., Schildberg, F.W.: Zur Erkennung und Behandlung luischer Aneurysmen der thorakalen Aorta. Dtsch. med. Wschr. **95**, 1707 (1970).
12. Heberer, G., Vogel, W., v. Brehm, H.: Rupturen und Aneurysmen der thorakalen Aorta nach stumpfen Brustkorbverletzungen. Langenbecks Arch. Chir. **330**, 10 (1971).
13. Hirst, A.E., Johns, V.J., Hime, S.W.: Dissecting Aneurysm of the aorta: A review of 504 cases. Medicine (Baltimore) **37**, 217 (1958).
14. Liotta, D., Hallmann, G.L., Milam, J.D., Cooley, D.A.: Surgical treatment of acute dissecting aneurysm of the ascending aorta. Ann. thorac Surg. **12**, 582 (1971).
15. Schildberg, F.W., Heberer, G.: Die chirurgische Behandlung der Aorta descendens Aneurysmen.Thoraxchirurgie **19**, 354 (1971).
16. Shumaker, H.B.: Operative treatment of aneurysms of the thoracic aorta due to cystic medial necrosis. J. thorac. cardiovasc. Surg. **63**, 1 (1972).
17. Wheat, M.W., Palmer, R.F.: Dissecting aneurysms of the aorta. Current Problems in Surgery. Year Book Medical Publishers, Surg/Chicago July 1971.

Intraabdominelle Aneurysmen

D. Sachweh und H. Imig

Die Indikationsstellung zur chirurgischen Behandlung einer Erkrankung setzt die Kenntnis ihres Spontanverlaufs und der Leistungsfähigkeit des jeweiligen Operationsverfahrens einschließlich der Langzeitergebnisse voraus. Entsprechend den sich aus der Lokalisation von arteriellen Aneurysmen ergebenden Unterschieden in den genannten Parametern läßt sich das Thema in zwei Abschnitte gliedern:

Die Indikation zur chirurgischen Behandlung der infra- und suprarenalen Bauchaorta- sowie der Iliaca-Aneurysmen.

Die Indikation zur operativen Therapie von Aneurysmen der Eingeweidearterien.

Das infrarenale Bauchaortenaneurysma

Das am häufigsten vertretene Aneurysma am infrarenalen Bauchaorta-Abschnitt ist überwiegend arteriosklerotischer Natur (97%) [7]; dementsprechend ist der *Spontanverlauf* durch die Grunderkrankung mitgeprägt (Abb. 1): Von 100 Patienten leben 5 Jahre nach der Diagnosestellung unbehandelt noch 17 und nach 10 Jahren noch 2 Kranke. Die zweithäufigste Todesursache sind dabei Komplikationen der Arteriosklerose an anderen Gefäßen, also Herzinfarkt, cerebrale Insulte u.a. Etwa 37% der innerhalb der ersten 5 Jahre Verstorbenen verbluten allerdings an einer Ruptur des Aneurysmas [1, 5, 15].

Intraabdominelle Aneurysmen

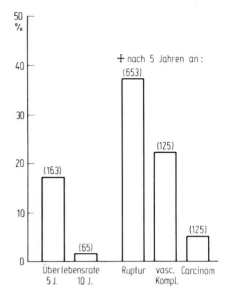

Abb. 1. Spontanverlauf arteriosklerotischer Bauchaortenaneurysmen sowie die häufigsten tödlichen Komplikationen [1, 5, 15]. (Die oberhalb der Säulen aufgeführten Zahlen geben die Anzahl der Patienten des jeweiligen Kollektivs an)

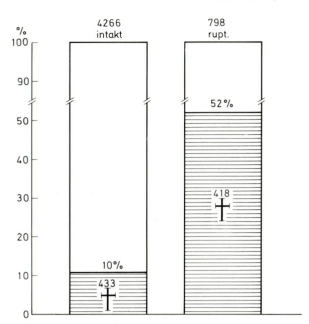

Abb. 3. Operationsletalität in Abhängigkeit vom Aneurysmastadium [Sammelstatistik, 9]

Demgegenüber stehen die *Verlaufsbeobachtungen nach Aneurysmaresektion*:

Von 100 Operierten leben nach 5 Jahren noch 50 und nach 10 Jahren etwa 30 Patienten d.h., die Überlebensdauer wird durch den Eingriff fast verdreifacht (Abb. 2). Daß die Lebenserwartung nach 10 Jahren trotzdem nur halb so groß ist wie die der nicht erkrankten Bevölkerung, liegt an den Komplikationen des Grundleidens: Kardiovasculäre und cerebrale Zwischenfälle sind ca. viermal häufiger als durch Prothesenkomplikationen bedingte Todesursachen [4].

Die *Operationsletalität* hängt entscheidend vom Stadium der Erkrankung ab: Bei der elektiven Resektion des intakten Aneurysmas beträgt sie etwa 10%, demgegenüber ster-

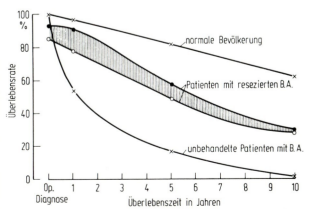

Abb. 2. Überlebenskurven von Patienten mit unbehandelten und resezierten infrarenalen arteriosklerotischen Bauchaortenaneurysmen [2, 15]

ben etwa die Hälfte der im Stadium der Ruptur eingelieferten Patienten an den Folgen des Eingriffes [9] (Abb. 3).

Indikationen und Operationsergebnisse werden noch durch andere Faktoren beeinflußt:

An erster Stelle stehen die Komplikationen der meist generalisierten Grundkrankheit, die kardiovasculären und cerebralen Zusatzbefunde, der Hypertonus, die Kombination mit peripheren Verschlüssen und die Neigung zum multilokulären Vorkommen der Aneurysmen [9]. Diese, in einer hohen Koinzidenz mit dem Bauchaortenaneurysma auftretenden *Risikofaktoren* haben als Kontraindikationen gegen einen größeren Eingriff unterschiedliche Wertigkeiten.

Die Kombination mit einer klinisch manifesten *Coronarsklerose* führt zu einer Erhöhung der Operationsletalität auf das 2—3fache [2, 9, 15]. Bei *extrakraniellen Carotis-Stenosen oder -Verschlüssen* bringen intra- oder postoperative Blutdruckschwankungen die Gefahr einer akuten cerebralen Mangeldurchblutung mit sich. Beim asymptomatischen Aneurysma sollte daher, wie bei allen größeren Eingriffen, in einer ersten Sitzung die Strombahn der oberen Körperhälfte wiederhergestellt und erst 1—2 Wochen später die Aneurysmaresektion durchgeführt werden. Bei progredienter abdomineller Symptomatik bleibt das Risiko der Encephalomalacie gegenüber der drohenden Rupturgefahr unberücksichtigt. Eine zusätzliche oder isoliert vorhandene Hypertonie sowie *arteriosklerotische Veränderungen* der Peripherie haben nach eigenen Erfahrungen keinen entscheidenden Einfluß auf die Operationsletalität.

Ein erhebliches Operationsrisiko ist das *Alter* der Aneurysmaträger: Im eigenen Krankengut von 158 arteriosklerotischen infrarenalen Bauchaortenaneurysmen verstarben nach der elektiven Resektion 36% der über 70jährigen, aber nur 9% der jüngeren Patienten. Andere Autoren fanden ebenfalls eine allerdings nicht so ausgeprägt hohe Sterblichkeit bei älteren Kranken [2, 5, 15].

Entsprechend den Untersuchungsergebnissen an einem großen Krankengut [15] erscheint weiterhin die *Größe des Aneurysma* ein wichtiger verlaufsbestimmender Faktor zu sein. Das große Aneurysma rupturiert zwar $2^1/_2$—3mal häufiger als das sog. kleine Aneurysma (< 6 cm Durchmesser) [14], andererseits ist dessen Resektion mit einem deutlich geringeren Operationsrisiko verbunden [15].

Die Art des Operationsverfahrens erfordert eine besondere Berücksichtigung zweier weiterer Organsysteme: Die große abdominale Incision mit Eventeration des gesamten Dünndarms und das gelegentlich zu beobachtende postoperative retroperitoneale Hämatom haben häufig eine protrahierte Darmatonie mit Zwerchfellhochstand zur Folge. Patienten mit bereits präopertiv manifester pulmonaler Insuffizienz müssen nach dem Eingriff meist über längere Zeit assistiert beatmet werden und sind damit sehr gefährdet. Außerdem sind Kranke mit einer *chronischen Niereninsuffizienz* im Stadium der Kompensation bei den manchmal erforderlichen Massentransfusionen Anwärter für die mit einer hohen Letalität belastete postoperative Dialysebehandlung.

Aus den dargestellten Fakten ergeben sich für die Therapie des infrarenalen Bauchaortenaneurysmas folgende *Richtlinien* (Tabelle 1):

Eine *absolute Operationsindikation* besteht im Stadium der *Ruptur*. In Kenntnis der Tatsache, daß der präoperative Kreislaufschock sowie eine bereits eingetretene Anurie kaum Überlebenschancen bieten, wird man trotzdem zum Versuch gezwungen sein, den Verblutungstod durch rasches Handeln zu verhindern, wobei eine sinnvolle Schockbehandlung zwar schon vor der Operation beginnt, aber erst nach Anlegen der Aortenklemme entscheidend wirksam werden kann.

Tabelle 1. Operationsindikation beim infrarenalen arteriosklerotischen Bauchaortenaneurysma

Stadium der Erkrankung	asymptomatisch		penetrierend		rupturiert
Aneurysmagröße	klein	groß	klein	groß	
Gruppe I	+	+	+	+	+
Gruppe II	+	+	+	+	+
Gruppe III	−	−	(+)	(+)	+
Alter über 70 Jahre					
Gruppe I	−	+	+	+	+
Gruppe II	−	(+)	+	+	+
Gruppe III	−	−	−	−	+

Gruppe I: ohne Risikofaktoren.
Gruppe II: 1—2 Risikofaktoren: coronare Mangeldurchblutung, (Ekg-Veränderung, Zustand nach Herzinfarkt); Lungenemphysem.
Gruppe III: ausgeprägte Organinsuffizienz: schwere Angina pectoris, Niereninsuffizienz im Kompensationsstadium; massive respiratorische Insuffizienz; manifeste Cerebralsklerose.
+ = Operationsindikation gegeben.
(+) = Operationsindikation nur in Einzelfällen.
− = Kontraindikation.

Auch beim *intakten infrarenalen Bauchaortenaneurysma* sollte grundsätzlich die *operative Behandlung* angestrebt werden. Das gilt für das asymptomatische und für das sogenannte kleine Aneurysma mit einer geringen Operationsletalität, aber der Gefahr der Spontanruptur; das gilt noch mehr für das im nächsten Stadium befindliche symptomatische und für das sogenannte große Aneurysma. Einem etwas höheren Operationsrisiko steht hier die größere Rupturgefahr gegenüber.

Bei *progredienter Symptomatik* als Hinweis auf eine drohende Perforation ist mit der Diagnosestellung die Operationsindikation gegeben, unter Verzicht auf eine gründliche präoperative Vorbereitung. Auch eine vorübergehende Besserung von Penetrationsbeschwerden nach ihrem akuten Beginn, meist unter den Zeichen eines Kreislaufkollaps, ist trügerisch und sollte nicht von der sofortigen chirurgischen Intervention abhalten.

Abzulehnen ist die chirurgische Behandlung des asymptomatischen Aneurysmas bei vorhandenen schweren Organinsuffizienzen und anderen Erkrankungen mit eingeschränkter Lebenserwartung.

Bei Patienten im achten Dezennium sollten die sog. kleinen asymptomatischen Aneurysmen einer sorgfältigen Verlaufskontrolle unterzogen werden, bei großen ist die Indikation zur chirurgischen Therapie individuell zu stellen. Bestehen zusätzliche Risikofaktoren, ist eine abwartende Haltung sicher gerechtfertigt, bei Penetrationsbeschwerden ist dagegen die Operationsindikation gegeben (Tabelle 1).

Diese Einstellung zur chirurgischen Behandlung hat nur Gültigkeit, wenn vorauszusehen ist, daß das Ziel der Operation — mit dem geringstmöglichen Aufwand die Perforation des erkrankten Aortenabschnittes zu verhindern — erreicht werden kann.

Zusätzliche lokale Besonderheiten wie eine hämodynamisch wirksame Nierenarterienstenose, ein Übergreifen auf den suprarenalen Gefäßabschnitt, periphere Verschlüsse sowie weitere Aneurysmen im thorakalen Bereich oder an den Extremitäten führen die unkomplizierte Operation häufig zu einem Schwierigkeitsgrad, der entscheidend die Prognose beeinflussen kann.

Die *Nierenarterienstenose* sollte also nur operativ behandelt weren, wenn keine andere Begleiterkrankung vorhanden ist (Tabelle 1). Neben der Verlängerung der Operationsdauer ist die chirurgische Blutdrucksenkung postoperativ ein weiteres Gefährdungsmoment.

Bei Aneurysmen, die auf die *suprarenale Aorta* übergreifen, gelingt bei Risikopatienten gelegentlich als Palliativmaßnahme die infrarenale Teilresektion der abdominalen Aorta mit Anschluß der proximalen Prothese an den Aneurysmarest, der durch eine fortlaufende Naht entsprechend gerafft wird. Für das sonst übliche thorako-abdominale Umwandlungsverfahren gelten die im nächsten Abschnitt dargestellten Richtlinien.

Sind zusätzlich arteriosklerotische Veränderungen der Beckenstrombahn vorhanden, so ist bei Patienten der Gruppe 2 und 3 (Tabelle 1) als einfachste und schnellste Methode die Umgehung des Gefäßabschnittes durch Implantation der Prothesenschenkel in die Femoralisgabel zu empfehlen. Bei Patienten ohne Risikofaktoren vermeiden wir jedoch nach Möglichkeit die Einpflanzung von Prothesen unterhalb des Leistenbandes wegen der relativ hohen Quote distaler Prothesenaneurysmen an der A. femoralis comm. und führen stattdessen die Desobliteration der peripheren Arterien durch.

Ein Abweichen der üblichen Operationsverfahren, der Teilresektion des Aneurysmas nach der Dissektionsmethode und der Wiederherstellung der Strombahn durch die Interposition einer Kunststoffprothese, erfordert das *infizierte* Aneurysma, z.B. bei einer aortoduodenalen Fistel: Zur Vermeidung einer deletären Protheseninfektion erfolgt nach Ligatur des proximalen Aortenstumpfes die Wiederherstellung der Strombahn durch großräumig den Infektionsherd umgehende Prothesenumleitung, z.B. in Form des axillo-femoralen Bypass.

Bei vorliegenden *zusätzlichen Aneurysmen außerhalb des Bauchraumes* ist die zweizeitige Behandlung zu empfehlen, wobei die Resektion des symptomatischen Aneurysmas vorrangig ist.

Aneurysmen im suprarenalen Aortenabschnitt

Sie sind vorwiegend *luischer Genese*. Wenn auch keine genauen Zahlenangaben über ihren Spontanverlauf vorliegen, so ist die schlechte Prognose des syphilitischen Aneurysmas mit seiner Neigung zur *Ruptur* bekannt. Zum anderen zwingt häufig eine weitere lokale Komplikation zur Stellung der Operationsindikation: der *thrombotische oder embolische Verschluß der in den Aneurysmasack einbezogenen Organarterien*, klinisch manifestiert durch chronische (Angina intestinalis) oder akute Ernährungsstörungen des Darmes, bzw. eine bis zur Anurie reichende Niereninsuffizienz. Trotz der hohen Operationsletalität bei Anwendung des thorako-abdominalen Umwandlungsverfahrens (26%) [6], sollte daher bei allgemeiner Operabilität die chirurgische Behandlung angestrebt werden, noch bevor eine der angeführten lebensbedrohlichen Komplikationen aufgetreten ist. Die Entscheidung wird durch die Tatsache erleichtert, daß die Langzeitprognose nach Aneurysma-Resektion bei der Art des Grundleidens als günstig zu bezeichnen ist. In die Operationsvorbereitung ist bei fehlender akuter Symptomatik die Penicillin-Jod-Behandlung nach den üblichen Richtlinien für die medikamentöse Therapie der Lues einzuschließen. Beim asymptomatischen *arteriosklerotischen* Aneurysma des suprarenalen Aorten-Abschnitts IV ist eine individuelle Indikationsstellung anzustreben. Der Zwei-Höhleneingriff sowie der durch die Operation unbeeinflußte Verlauf der Grundkrankheit erfordern eine stärkere Berücksichtigung der Risikofaktoren als Kontraindikationen.

Insbesondere bei Patienten mit manifester Coronarsklerose oder einer respiratorischen Insuffizienz ist von einer operativen Korrektur abzuraten.

Aneurysmen der arteriellen Beckenstrombahn

Sie werden meist in Kombination mit Bauchaortenaneurysmen und nur selten isoliert beobachtet. Ihr Spontanverlauf ist oft durch die häufige, meist tödliche Ruptur in den Retroperitonealraum oder seltener in das Sigma gekennzeichnet [4, 11]. Eine weitere typische, durch ihre Lokalisation bedingte Komplikation ist die Ureterobstruktion, die im eigenen Krankengut bei 3 von 6 Patienten beobachtet wurde und die gelegentlich unter Verkennung der Ursache zur primären Nephrektomie bei Hydronephrose führt. Die Indikation zur elektiven Operation ist um so eher zu stellen, als der bei isolierten Veränderungen im allgemeinen ausreichende extraperitoneale Zugang für den Patienten weit weniger belastend ist als der transabdominale Eingriff. Im Stadium der Ruptur ist allerdings wegen der besseren Übersicht die transperitoneale Freilegung erforderlich.

Im *A. iliaca comm.* und *ext.-Bereich* ist nach der Resektion die Kunststoffprothesen-Interposition anzustreben; bei isolierten Aneurysmen der *A. iliaca int.* genügt meist die Ligatur des Gefäßstumpfes, um die Ruptur und eine weitere Expansion zu verhindern. Arterio-intestinale Fisteln sind nach den gleichen Grundsätzen wie beim Bauchaortenaneurysma zu operieren: Nach Resektion und Fistelverschluß kann bei Infektionen die Anlage einer Prothesenumleitung von der A. subclavia bzw. der thorakalen Aorta zu den Femoralarterien unter Umgehung des potentiell infizierten Operationsgebietes erforderlich sein.

Indikation zur präoperativen Angiographie

Bei dem durch Tastbefund und Kalksichel zu diagnostizierenden *infrarenalen Bauchaortenaneurysma* erübrigt sich die Angiographie außer bei folgenden lokalen Besonderheiten:

bei Verdacht auf Einbeziehung des suprarenalen Aortenabschnittes; Hinweis ist der vom Rippenbogen nicht abgrenzbare pulsierende Tumor,

bei einem auf eine Nierenarterienstenose verdächtigen Hochdruck, vorausgesetzt, daß sich daraus zusätzliche therapeutische Konsequenzen ergeben,

bei einer sog. stummen Niere im i.v. Urogramm als Hinweis auf Einbeziehung der Nierenarterie in das Aneurysma,

bei klinischer Diagnose weiterer Aneurysmen im thorakalen oder peripheren Bereich.

Beim *suprarenalen Bauchaortenaneurysma* bestimmt die Ausdehnung des Aneurysmas sowie die unterschiedliche Einbeziehung der einzelnen Organarterien den Operationsplan, die Angiographie gehört daher zur Routinediagnostik.

Gelingt die exakte klinische Diagnose *isolierter Aneurysmen im Beckenarterienbereich*, erübrigt sich die Kontrastdarstellung der Gefäße.

Grundsätzlich ist bei gegebener Indikation die Axillaris- oder transseptale Angiographie durchzuführen. Wir beobachteten im eigenen Krankengut 2 Patienten, die im Anschluß an die Röntgendarstellung des Aneurysmas nach der Seldinger-Technik im Stadium der Ruptur eingeliefert wurden.

Aneurysmen der Eingeweidearterien

Die seltenen Aneurysmen der Bauchorganarterien verteilen sich zu 45% auf die A. lienalis, je ca. 20% auf die A.

hepatica und A. renalis und zu 8% auf die A. mesenterica sup. [8].

Die wichtigste Spontankomplikation ist bei allen genannten Aneurysmen die Ruptur in die freie Bauchhöhle, den Retroperitonealraum bzw. in benachbarte Hohlorgane. Grundsätzlich ist daher mit der Feststellung der Diagnose auch die Indikation zur Beseitigung des perforationsgefährdeten Gefäßabschnittes gegeben, insbesondere, da der Eingriff weniger belastend ist als z. B. die Resektion eines Bauchaortenaneurysmas, dafür aber wegen drohender Organischämie gelegentlich unter Zeitdruck durchgeführt werden muß und bei Rekonstruktionen eine gewisse mikrochirurgische Erfahrung voraussetzt.

Da Aneurysmen an den Eingeweidearterien meist solitäre Erkrankungen ohne gravierende anderweitige arteriosklerotische Veränderungen darstellen und der Anteil der traumatischen sowie durch kongenitale Defekte verursachten Aneurysmen besonders hoch ist, kann deren Beseitigung häufig einer Dauerheilung gleichgesetzt werden.

Das *Aneurysma der Milzarterie* sollte nur dann einer Verlaufskontrolle unterzogen werden, wenn allgemeine Kontraindikationen gegen eine Laparotomie oder Splenektomie vorhanden sind und wenn es klein ist sowie deutliche Zeichen einer Verkalkung zeigt. Eine absolute Indikation zur sofortigen Operation besteht wegen drohender Perforation bei Schwangeren: Von 74 aus der Literatur bekannten Graviden mit einem Milzarterienaneurysma starben 48 unbehandelt an der Verblutung, 23 der 25 Operierten überlebten die Splenektomie. Bei 70% ereignete sich die Ruptur im letzten Drittel der Schwangerschaft, sie führte zum Tod des Feten bei 80% der Patientinnen [12].

Bei *Aneurysmen der A. hepatica* ist der Spontanverlauf bei 85 von 100 Patienten ebenfalls durch eine Ruptur kompliziert [3]; seltener zwingt ein durch Kompression bedingter Verschlußikterus zur chirurgischen Intervention. Bei den extrahepatischen Aneurysmen ist das Ziel der operativen Behandlung die Resektion des kranken Gefäßabschnittes unter Erhaltung der Leberdurchblutung: Beim Aneurysma der A. hepatica comm. genügt die Ligatur des Gefäßes, da die Leberperfusion rückläufig über die A. gastroduodenalis gewährleistet ist. Bei Befall der A. hepatica propria und ihrer Äste muß zur Vermeidung einer ischämischen Lebernekrose die Gefäßwand durch End-zu-End-Anastomosierung, durch Verbindung des peripheren Gefäßabschnittes mit der A. lienalis oder durch Interposition eines autologen Venentransplantates wiederhergestellt werden [13].

Intrahepatische Aneurysmen werden bei oberflächlichem Sitz durch Umstechung, bei zentraler Lage durch partielle Leberresektion beseitigt. Ist eine eindeutige Zuordnung zu den anatomischen Strukturen der Leber angiographisch nicht möglich, bleibt gelegentlich als letzte Möglichkeit die Unterbindung der zuführenden Arterie, wobei das Risiko von Leberteilnekrosen in Kauf genommen werden muß.

Die in ca. 25% beobachtete Ruptur von *Nierenarterienaneurysmen* führt bei über 80 von 100 Patienten zum Tode [10]. Weitere lokale Komplikationen sind periphere Embolien sowie ein renovasculärer Hochdruck, häufig durch Stenosierung des aneurysmatragenden Gefäßabschnittes bedingt.

Beim nicht calcifizierten wahren Aneurysma ist mit der Diagnose die Operationsindikation gegeben. Bei komplett verkalkten Aussackungen ist eine abwartende Haltung gerechtfertigt, wenn sie kleiner als 2 cm im Durchmesser und asymptomatisch sind. Besteht ein renovasculärer Hypertonus, so ist der elektive Eingriff entsprechend der Indikationsstellung zur Behandlung der Nierenarterienstenose durchzuführen.

Fast immer gelingt es bei den meist sackförmigen, extrarenal gelegenen Gefäßveränderungen, durch Resektion und direkte Naht die Arterienkontinuität wiederherzustellen. Bei Gefahr einer iatrogenen Stenosierung sollte man sich zur Vena saphena-Interposition oder der Versorgung des Gefäßdefektes mit einem Venenstreifen entschließen. Nur bei den seltenen intrarenalen und bei den durch eine av-Fistel komplizierten Aneurysmen muß gelegentlich auf eine organerhaltende Operation verzichtet werden.

Literatur

1. Bernstein, E. F., Fischer, J. C., Vareo, R. L.: Is excision the optimum for all abdominal aortic aneurysms? Surgery **61**, 83 (1967).
2. DeBakey, M. E., Crawford, E. S., Cooley, D. A., Morris, D. A., jr., Royster, T. S., Abbott, W. P.: Aneurysm of abdominal aorta. Analysis of results of graff replacement therapy one to eleven years after operation. Amer. Surg. **160**, 622 (1964).
3. Deterling, R. A.: Aneurysm of the visceral arteries. J. cardiovasc. Surg. (Torino) **12**, 309 (1971).
4. Deuraniya, A. K., Tayler, I.: Primary Dissecting Aneurysm of the Common Iliac Artery. Brit. J. Uni. Pract. **25**, 385 (1971).
5. Esselstyn, C. B., jr., Humphries, A. W., Young, J. R., Beven, E. G., Wolfe, V. G.: Aneurysmectomy in the aged? Surgery **67**, 34 (1970).
6. Garrett, H. E., Crawford, E. S., Beall, A. C., jr., Howell, J. F., DeBakey, M. E.: Surgical treatment of Aneurysm of the thoracoabdominal Aorta. Surg. Clin. N. Amer. **46**, 913 (1966).
7. Heberer, G., Rau, G., Löhr, H. H.: Aorta und große Arterien. Berlin-Heidelberg-New York: Springer 1966.
8. Heberer, G., Reidemeister, J. Chr.: Dilatierende und rupturierende Arterienerkrankungen. In: Innere Medizin in Praxis und Klinik. Stuttgart: Thieme 1971 (im Druck).
9. Heberer, G., Sachweh, D., Giessler, R.: Zur chirurgischen Behandlung des infrarenalen arteriosklerotischen Bauchaortenaneurysmas. Chirurg **43**, 162 (1972).
10. Harrow, B. R., Sloane, J. A.: Aneurysm of renal artery. J. Urol. (Baltimore) **81**, 35 (1959).
11. Markowitz, A. M., Norman, J. C.: Aneurysm of the Iliac Artery. Ann. Surg. **154**, 777 (1961).
12. Moore, S. W., Guida, P. M., Schumacher, H. W.: Splenic artery aneurysm. Bull. Soc. int. Chir. **29**, 210 (1970).
13. Schildberg, F. W., Stücker, F. J.: Die Verletzungen der A. hepatica und ihrer intrahepatischen Aufzweigungen. Bruns' Beitr. klin. Chir. **218**/3, 193 (1970).
14. Smith, G.: Clinical aspects of aneurysm and their management. Practitioner **206**, 338 (1971).
15. Szilagyi, B. E., Smith, R. F., DeRusso, F. J., Elliot, J. P., Sherrin, F. W.: Contribution of abdominal aortic aneurysmectomy to prolongation of life. Ann. Surg. **164**, 678 (1966).

Aneurysmen der peripheren Arterien

D. SACHWEH und W. STOCK

Während der Spontanverlauf von Aneurysmen im abdominalen und thorakalen Bereich durch die hohe Prozentzahl tödlicher Rupturen charakterisiert ist, bilden die peripheren Aneurysmen mehr durch ihre thromboembolischen Komplikationen eine potentielle Gefahr für die betroffene Extremität bzw. das Gehirn.

Das Aneurysma der Arteria poplitea

Die Indikationsstellung zur operativen Behandlung setzt die Kenntnis des *Spontanverlaufs* voraus: 30% der asymptomatischen Popliteaaneurysmen führen unbehandelt in der Folgezeit zu lokalen Komplikationen [3, 5, 7, 11]. An erster Stelle steht nicht die Perforation als lebensbedrohliches Ereignis, sondern die Aneurysmathrombose mit Ernährungsstörung der Peripherie, begleitet von der arteriellen Embolie der Unterschenkelarterien. Seltener werden auch Rupturen und venöse Thrombosen beobachtet. Die primäre Amputationsrate in diesem Stadium beträgt etwa 21% [1, 2, 4, 5, 7, 10, 11].

Auch der *Erfolg der Rekonstruktionschirurgie* wird durch das Aneurysmastadium erheblich beeinträchtigt [Abb. 1]. Entsprechend einer Sammelstatistik beträgt die Amputationsrate beim asymptomatischen Aneurysma unter 2%, der Operationserfolg ist in etwa 90% primär als gut zu bezeichnen. Bei bereits eingetretenen lokalen Komplikationen steigt die Quote der Gliedmaßenamputationen nach Resektionsbehandlung auf 19%; postoperativ beschwerdefrei sind nur 55% der Kranken [1, 2, 4, 5, 7, 10, 11].

Daraus resultiert die *Indikationsstellung* zur Operation des Popliteaaneurysmas bereits im asymptomatischen Stadium. Da bei peripheren Aneurysmen der notfalls unter Verzicht auf eine Allgemeinnarkose durchzuführende Eingriff wenig belastend ist, haben die beim Bauchaortenaneurysma genannten und beim arteriosklerotischen Aneurysma der Extremitätenarterien in derselben Häufigkeit vorkommenden Risikofaktoren als Kontraindikationen nicht annähernd die gleiche Wertigkeit, so daß man sagen kann, *jedes periphere Aneurysma ist im allgemeinen operabel*.

Eine Besonderheit des Aneurysmas der A. poplitea kann den Therapieplan jedoch beeinflussen: die Neigung zur multilokulären Wanddegeneration. Entsprechend einer Sammelstatistik [11] sind bei 59% der Patienten die Befunde bilateral lokalisiert, bei 41% finden sich Aussackungen an anderen Stellen, vorwiegend an der thorakalen und abdominalen Aorta. Vereinzelt beschriebene Todesfälle nach operativer Behandlung des Popliteaaneurysmas sind fast ausschließlich auf postoperative Rupturen anderer Aneurysmen zurückzuführen [6, 11].

Demnach ist die Durchführung der suprarenalen Aortographie vor jeder operativen Indikationsstellung angezeigt, woraus sich folgende *Richtlinien für die Therapie* ergeben:

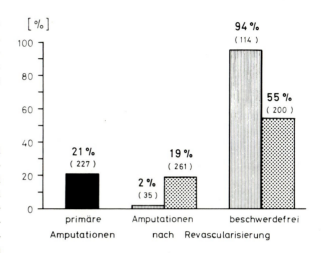

Abb. 1. Operationsergebnisse bei Aneurysmen der A. poplitea in Abhängigkeit vom Stadium der Erkrankung (Sammelstatistik). Die Zahlen in Klammern stellen die Anzahl der Patienten dar, aus welcher die Prozentwerte errechnet wurden. Im *Stadium der Komplikation* (Embolie, Thrombose) beträgt die primäre Amputationsrate 21% (schwarze Säule). Der Erfolg der Rekonstruktionschirurgie wird durch das Aneurysmastadium erheblich beeinträchtigt. Im *asymptomatischen Stadium* liegt die primäre Amputationsrate unter 2%, während der Operationserfolg in über 90% als gut zu bezeichnen ist (Streifen). Bei bereits *eingetretenen Komplikationen* steigt die Quote der Gliedmaßenamputationen auf 19% an. Postoperativ beschwerdefrei sind nur 55% der Kranken (Punkte)

Ist die Erkrankung *einseitig* und die *periphere Strombahn intakt*, so wird die Resektion des Aneurysmas mit Rekonstruktion durch die selten mögliche End-zu-End-Anastomose oder eine Vena saphena-Interposition durchgeführt. Wichtig ist die Beachtung des Zustandes der V. poplitea: Ist sie infolge Kompression thrombosiert, so empfiehlt sich die Entnahme des Saphena-Transplantates von der kontralateralen Seite.

Bei *einseitigem Befall* und *gestörtem arteriellen Abstrom* im Bereiche der Unterschenkelarterien kann besonders bei der akuten Thrombose bzw. Embolie die Rekanalisation der peripheren Strombahn mit dem Fogarty-Katheter gelingen, wenn der Eingriff rechtzeitig erfolgt. Jegliche zeitliche Verzögerung korreliert mit einer erhöhten Zahl von Therapieversagern, analog der Statistik der Behandlung der peripheren Embolie. Ist die Thrombektomie bzw. Embolektomie von 2 der 3 Unterschenkelarterien nicht möglich oder liegen multiple periphere arterielle Verschlüsse vor, dann ist der lokale Eingriff durch eine lumbale Sympathektomie zu ergänzen und bei fehlender Kontraindikation eine sofortige postoperative Antikoagulantienbehandlung einzuleiten, um einer Frühthrombose des Transplantates vorzubeugen. Bestehen Bedenken gegen diese Ausweitung der Operation wegen schwerster kardialer Dekompensation bzw. anderer Kontraindikationen oder ist keine der 3 Unterschenkelarterien zu rekanalisieren und besteht intraoperativ kein Blutrückstrom aus der Peripherie, sollte im Stadium IV die *primäre Amputation* durchgeführt werden. Eine bereits vorhandene Gangrän berechtigt andererseits primär keinesfalls zur Amputation. Oft ist durch die Aneurysmaresektion und die Thrombektomie der Unterschenkelarterien eine rasche Abgrenzung und Demarkation der ernährungsgestörten Bezirke zu beobachten, so daß in einer zweiten Sitzung eine sog. kleine Amputation (z. B. Zehen, Vorfuß) möglich ist.

Bei *doppelseitigen Befunden* an der A. poplitea wird im allgemeinen zuerst das symptomatische Aneurysma beseitigt, bei glattem postoperativen Verlauf erfolgt der Eingriff auf der kontralateralen Seite in einer zweiten Sitzung.

Zusätzlich vorhandene Aneurysmen im abdominalen oder thorakalen Bereich sollten bei fehlender akuter Ernährungsstörung der Extremitäten und unter Berücksichtigung der oben genannten Kontraindikationen vordringlich beseitigt werden, um die häufig beschriebene und auch im eigenen Krankengut beobachtete tödliche Ruptur im postoperativen Verlauf zu verhindern. Thrombosiert das Popliteaaneurysma während dieses Eingriffs, so muß zwangsläufig die Operation auf die Extremität ausgedehnt werden; ansonsten wird auch hier in einer zweiten Sitzung der periphere Herd beseitigt.

Bei *langstreckigen,* häufig die gesamte A. femoralis superfic. einbeziehenden Aneurysmen ist das Verfahren der Wahl die Ligatur der proximalen und distalen Arterie, mit Anlage einer langen V. saphena-Umleitung von der Femoralisgabel zur A. poplitea bzw. zur Trifurkation.

Aneurysmen im Femoralisbereich

Sie sind selten und etwa zu gleichen Teilen an der A. femoralis comm. und superfic. lokalisiert. Der Spontanverlauf mit thromboembolischen Komplikationen, die Häufigkeit weiterer Aneurysmen an anderen Arterien, die Prinzipien der Rekonstruktion und die Operationsergebnisse sind ähnlich denen beim Aneurysma der A. poplitea und erfordern keine besondere Erörterung.

Ätiologische Besonderheiten

Die Indikation zu operativen Behandlung bei den an den Gliedmaßen häufiger als im Abdomen zu beobachtenden *traumatischen Aneurysmen* ist die gleiche wie bei den arteriosklerotischen. Nur wird man hier wegen der drohenden Ruptur das Zeitintervall zwischen Diagnosestellung und Therapie möglichst kurz halten. Der einzige operationstechnische Unterschied ist beim pulsierenden Hämatom die präliminäre Freilegung und Abklemmung der zu- und abführenden Arterie.

Infizierte Aneurysmen sind an den unteren Gliedmaßen wegen der eingeschränkten Möglichkeiten einer Umgehung im gesunden Gewebe problematisch. Beim Aneurysma der A. femoralis comm. und des oberen Anteiles der A. femoralis superfic. kann nach Resektion und Ligatur der zu- und abführenden Arterie die Obturator-Umleitung die Rekonstruktion der Peripherie ermöglichen. Im Bereich der Kniekehle ist in einer Zeit, in der die Rekonstruktionschirurgie auch auf die Unterschenkelarterien ausgedehnt wird, der Versuch eines subcutan gelegten Venen-Bypass von der A. femoralis superfic. zur A. tibialis ant. am Unterschenkel gerechtfertigt.

Aneurysmen der intra- und extrathorakalen Aortenäste

Die früher häufig am Truncus brachiocephalicus lokalisierten luischen Aneurysmen werden kaum noch beobachtet. Die seltenen *intrathorakal gelegenen* Aneurysmen der Aortenbogenäste sind heute meist arteriosklerotischer Genese, gelegentlich entstehen traumatische Aneurysmen bei Claviculafrakturen. Die Operationsindikation ist wegen der drohenden Ruptur, der möglichen Einbeziehung der Hirnarterien bei Expansion und der embolischen Streuung gegeben. Allerdings erfordert der intrathorakale Eingriff eine sorgfältige Prüfung der allgemeinen Operabilität des Patienten.

Im aortennahen Gefäßbereich bis zur A. subclavia erfolgt nach Resektion die Wiederherstellung der Arterienkontinuität durch Kunststoffprotheseninterposition, die A. axillaris wird durch ein Vena saphena-Transplantat ersetzt. Bei Einbeziehung des Carotis comm.-Abganges gelangt das sog. Umwandlungsverfahren zur Anwendung. Seltener kann man sackförmige Aneurysmen tangential an den Aortenbogenästen abtragen.

Aneurysmen im Bereich der *extrathorakalen Gefäße* sind nur vereinzelt beschrieben. Sie führen wie die peripheren Aneurysmen der unteren Extremitäten zu thromboembolischen Zwischenfällen mit drohender Ernährungsstörung der abhängigen Körperpartie, sowie durch Druck auf benachbarte Nerven zu entsprechenden Beschwerden. Der Entschluß zur Resektionsbehandlung noch im asymptomatischen Stadium fällt umso leichter, als die meist umschriebenen Aussackungen in Leitungs- oder Lokalanaesthesie entfernt werden können. Gelingt die Vereinigung der Gefäßstümpfe nicht, so wird auch hier ein Venen-Transplantat interponiert.

Wahre *Aneurysmen an der Hand* sind ebenfalls Raritäten. Bis zum Jahre 1970 wurden insgesamt 33 Fälle [9] bekannt. Neben den beschriebenen embolischen Komplikationen besteht hier die Gefahr der Perforation durch Verletzung. Bis vor wenigen Jahren war die Ligatur der zu- und abführenden Arterie das Operationsverfahren der Wahl. Bei den heutigen Möglichkeiten der Mikrochirurgie ist jedoch die Resektion des Aneurysmas mit End-zu-End-Naht bzw. mit Venenersatz anzustreben, insbesondere, da die im allgemeinen ausreichenden Kollateralbahnen im Handbereich bei Arteriosklerotikern häufig insuffizient sind.

Aneurysmen der Arteria Carotis

Während in Kriegszeiten die traumatischen Aneurysmen im Bereich der A. carotis comm. in der Mehrzahl waren [8], beobachtet der Gefäßchirurg heute überwiegend arteriosklerotische Aneurysmen im Bereich der Carotisgabel oder am Anfangsteil der A. carotis int. Das Aneurysma führt durch Druck auf den Larynx zu Schluckstörungen und Reizhusten. Neurologische Erscheinungen werden durch Druck auf den N. recurrens, den N. hypoglossus, den Halssympathicus sowie den Plexus cervicalis verursacht [6]. Die gefährlichste Komplikation ist die embolische Streuung von Thromben aus dem Aneurysmasack in die Peripherie. Um einem Insult vorzubeugen, ist im allgemeinen die Indikation zur Resektion auch im asymptomatischen Stadium gegeben, vorausgesetzt, daß die intracerebralen Gefäße intakt sind. Die Ruptur des Carotisaneurysmas wird nur selten beobachtet. Resektion und Wiederherstellung der Arterienkontinuität durch direkte Naht, Erweiterungsplastik mit einem Venenstreifen bzw. eine Veneninterposition erfolgen unter dem Schutz eines temporären externen oder internen Shunts.

Literatur

1. Austin, D. J., Thompson, J. E.: Excision and arterial grafting in the surgical management of popliteal aneurysms. Sth. med. J. (Bgham, Ala.) **51**, 43 (1958).
2. Crawford, E. S., DeBakey, M. E., Cooley, D. A.: Surgical considerations of peripheral arterial aneurysms. Arch. Surg. **78**, 226 (1959).
3. Crichlow, R. W., Roberts, B.,: Treatment of popliteal aneurysms by restoration of continuity. Amer. Surg. **163**, 417 (1966).
4. Delaney, T. A., Gonzalez, L. L.: Occlusion of popliteal artery due to muscular entrapment. Surgery **69**, 97 (1971).
5. Gifford, R. W., Hines, E. A., Janes, J. M.: An analysis and follow-up study of one hundred popliteal aneurysm. Surgery **33**, 284 (1953).
6, Heberer, G., Reidemeister, J. Chr.: Dilatierende und rupturierende Arterienerkrankungen. In: Innere Medizin in Praxis und Klinik. Stuttgart: Thieme 1971.
7. Hunter, J. A., Ormand, J. C., Hushang, J., Dye, W. S.: Arteriosclerotic aneurysms of the popliteal artery. J. cardiovasc. Surg. (Torino) **2**, 404 (1961).
8. Killian, H.: Aneurysmen des brachiocephalen Stromgebietes und weitere Erfahrungen mit der Mediastinotomia sternoclavicularis. Langenbecks Arch. Chir. **269**, 200 (1951).
9. Mays, T.: Traumatic Aneurysm of the Hand. Amer. Surg. **36**, 552 (1970).
10. Seeley, S. F., Hughes, C. W., Janke, E. J.: Surgery of the popliteal artery. Amer. Surg. **138**, 712 (1953).
11. Wyschulis, A. R., Spittel, J. A., Wallace, R. B.: Popliteal aneurysm. Surgery **68**, 942 (1970).

Varicenbehandlung

R. FLESCH

Varicen sind für viele Menschen ein rein kosmetisches Problem. Jede Krampfader ist ein nutzloser Nebenschluß, in dem ein Teil des zirkulierenden Blutes in einer Größenordnung von durchschnittlich 225 ml je Unterschenkel deponiert wird. Um in senkrechter Körperlage über ein ausreichendes zirkulierendes Blutvolumen zu verfügen, ist der Organismus gezwungen, kompensatorisch die Menge des Gesamtblutes zu erhöhen. Der Jugendliche mit beidseitigen Varicen wird das Plus von 500 ml ohne Schwierigkeiten tolerieren. Im zunehmenden Alter bei gleichzeitiger Leistungsminderung des Herzens können aber, besonders beim Überwechseln vom Stehen zum Liegen, ernste kardiale Überlastungserscheinungen allein durch den vermehrten Blutrückfluß aus den Beinvenen auftreten.

Je länger eine Varicose besteht, um so mehr finden wir — verursacht durch den dauernd erhöhten hydrostatischen Druck — schwerste Wandveränderungen. Die Intima ist stark verbreitert, kollagene und elastische Fasern lassen sich darin nachweisen. Bindegewebe ersetzt die ohnehin spärliche glatte Muskulatur. Deshalb sollte man im Hinblick auf die Gefahr rezidivierender Thrombophlebitiden und lokaler Hautveränderungen ebenso wie auf die ungünstigen hämodynamischen Auswirkungen *Varicen möglichst frühzeitig behandeln*.

Phlebographie [3, 6, 8, 10]

Sie vor *jeder* Varicen-Behandlung durchzuführen, ist überflüssig. Als Faustregel kann gelten: *Fehlendes Ödem* bei Varicen spricht einwandfrei für durchgängige klappensuffiziente Beckenvenen, eine *Phlebographie ist dann nicht indiziert*. Die bekannten klinischen Tests reichen zur funktionellen Beurteilung des venösen Kreislaufs an den unteren Extremitäten völlig aus. Wir venographieren (immer unter Heparinschutz, nachfolgend Druckverband-Bewegungsbehandlung!) *beim Varicenrezidiv* und *beim postthrombotischen Syndrom mit Ödem*. Hier gibt uns die Angiographie Aufschluß darüber, ob das Beckenvenensystem durchgängig ist oder nicht, d. h. ob rekonstruktive Maßnahmen möglich oder erforderlich sind. Überhaupt sollte man sich wegen des zwar geringen, aber doch vorhandenen Risikos klar sein, ob man bereit ist, aus einer Phlebographie therapeutische Konsequenzen zu ziehen.

Klappeninsuffiziente Perforansvenen liegen an typischer Stelle, nämlich an der Innenseite des Unterschenkels in $13{,}5 \pm 1{,}0$ cm, $18{,}5 \pm 1{,}0$ cm, $24{,}0 \pm 1{,}0$ cm und $30{,}0 \pm 1{,}0$ cm von der Fersensohle aus nach proximal gemessen [2]. An der Außenseite des Unterschenkels findet sich nur eine funktionell wesentliche Perforansvene 20—23 cm oberhalb der Fersensohle (Abb. 1). Nur wenn dar-

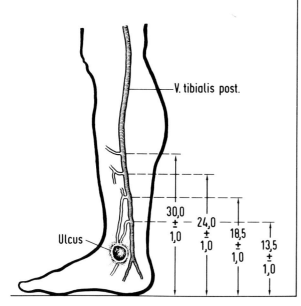

Abb. 1. Typische Lokalisation von klappeninsuffizienten Perforansvenen an der Unterschenkel-Innenseite (Nach [2])

Tabelle 1. Frühkomplikationen nach Stripping-Operationen

628 Varicen Op. — Erlangen 1956—1971. 20 Operateure, 550 Patienten

Frühergebnisse: kein Todesfall
keine Lungenembolie
keine Nachblutung
1 schwere Wundinfektion
3 tiefe Thrombosen

Tabelle 2. Nachuntersuchungsergebnisse nach Stripping-Operationen

628 Varicen Op. — Erlangen 1956—1971. 550 Pat. 468 Nachuntersuchungen. Spätergebnisse: 21 Rezidive und Pseudorezidive $^1/_2$—16 Jahre p. op.

	objektiv	subjektiv
sehr gut	188	211
gut	164	122
befriedigend	71	107
ausreichend	40	25
schlecht	5	3

über hinaus weitere, *atypische Perforans-Zuflüsse* vorhanden oder zu vermuten sind, ist die *Phlebographie zur genauen Lokalisation angezeigt*. Schließlich empfehlen wir die Gefäßdarstellung *bei unklarer Ödemneigung,* um die Situation der tiefen Venen zu klären.

Über die *Indikation der verschiedenen Therapieverfahren* besteht vielerorts keine hinreichende Klarheit. Operation und Verödungsbehandlung der Varicen sind als einander ergänzende Maßnahmen anzusehen und nicht als konkurrierende Verfahren.

Operation [1, 7]

Sie beseitigt zweifellos am radikalsten, dauerhaftesten und kosmetisch günstig ohne wesentliches Risiko die Krampfadern. Höheres Alter allein bildet für die Varicenoperation keine absolute Kontraindikation. Wir selbst überblicken etwa 650 Varicenoperationen, 20% der Kranken waren älter als 50 Jahre, 4% älter als 60 Jahre. Ernste Komplikationen hatten wir nicht zu beklagen. Die Rezidivquote nach der Operation liegt bei 4,5% (Tabelle 1 und 2).

Für die *Operation nach Babcock* bieten sich nach unserer Meinung die geraden, dicken, tubulär erweiterten *Varicen der V. saphena magna* mit Mündungsklappeninsuffizienz und die subfasciale Umstechung von *klappeninsuffizienten Perforansvenen* an. Voraussetzung für ein dauerhaft gutes Operationsergebnis ist, daß die V. femoralis einwandfrei dargestellt wird, um eine gute Übersicht über den Eintritt der V. saphena magna in dieses Gefäß zu erlangen, um sämtliche Nebenäste, die dort einmünden, zu durchtrennen und um doppelt angelegte Vv. saphenae bzw. hochabgehende laterale Nebenäste der V. saphena magna mitzuerfassen. Sonst droht von dieser Seite her ein Rezidiv.

Verödungsbehandlung [5, 6, 8, 9]

Wir halten sie für indiziert bei *Varicen an der Außenseite des Ober- und Unterschenkels,* insbesondere bei der isolierten Varicose der V. saphena parva, *sowie bei der Varicose der V. saphena magna ohne Mündungsklappeninsuffizienz,* d.h. beim negativ verlaufenen Trendelenburg-Test. Auch die an der *Unterschenkelvorderseite schlingenförmig verlaufenden Varicen* lassen sich wesentlich besser veröden als operieren. Weiterhin raten wir zur Sklerosierungsbehandlung bei *diffusen, kleinkalibrigen Varicen, die sich nicht in das Schema Stammvaricose der großen Venen und Perforansvenen-Insuffizienz einordnen lassen.* Das sind

die postthrombotischen Varicen, je mehr sich diese vom einstämmigen Typ entfernen,

insuffiziente Perforansvenen mit zahlreichen Nebenästen *und* dystropher Haut sowie

Rezidive nach Operation oder Verödung unter dem gleichen Bild.

Den Vorteilen der operativen Varicenbehandlung stehen geringe Nachteile gegenüber, nämlich die Notwendigkeit einer stationären Behandlung, die Notwendigkeit der Narkose und eine mehr oder weniger lange Arbeitsunfähigkeit.

Jüngere Frauen scheuen häufiger die Narbenbildung; bei atraumatischer Nahttechnik sind aber spätestens nach einem halben Jahr selbst größere Narben kaum noch an den Beinen sichtbar. Demgegenüber kann die Verödung ambulant durchgeführt werden, im allgemeinen gehen die Patienten auch weiter ihrer Arbeit nach, störende Narben sind nicht zu befürchten, die Sklerosierung ist nahezu risikofrei. Dafür dauert aber die Behandlung länger, Rezidive bzw. Rekanalisierung einmal veröderter Venen treten wesentlich häufiger (in 10—30%) als nach der Operation auf.

Je jünger der Patient, je proximaler die Varicenbildung lokalisiert ist und je gesünder die Haut, um so eher ist die radikalere, rezidiv-ärmere Operation indiziert, zumal bei stehenden Berufen; je distaler die Varicen und je dystropher die Haut, um so bessere Ergebnisse liefert die Sklerosierungstherapie. Darüber hinaus gibt es aber einen weiten Bereich der Überlappung, wo je nach den örtlichen Gegebenheiten, den Fähigkeiten des Arztes, den persönlichen Verhältnissen des Patienten und unter Berücksichtigung anderweitiger Gesundheitsschäden der einen oder anderen Methode der Vorzug zukommt. Auch die psychologische Situation eines Patienten darf nicht unberücksichtigt bleiben:

Ein Patient, der bereits einmal oder mehrfach erfolglos verödet wurde, oder bei dem trotz eingehender Beratung ein klares Ressentiment gegen die Sklerosierungstherapie bestehen bleibt, sollte dann auch besser operiert werden, sofern dies technisch vertretbar ist.

Überdies zeigen viele Patienten *Kombinationsformen*, dementsprechend verfahren wir auch:

An die operative Varicenbeseitigung schließt sich ambulant nach Abheilen der Wunden die Verödungsbehandlung an. Wir fassen damit die Vorteile der operativen und der Verödungstherapie zusammen und reduzieren weitgehend deren Nachteile.

Kontraindiziert ist die Varicenoperation, wenn gleichzeitig eine *dekompensierte Herzinsuffizienz* vorliegt. Dagegen können Krampfadern bei einem Patienten nach einem Herzinfarkt, dessen Kreislauf stabilisiert und rekompensiert ist, ohne weiteres — ganz besonders aus den anfangs erwähnten pathophysiologischen Überlegungen heraus — operativ oder durch Sklerosierung beseitigt werden.

Bei Patienten, die sich im Anschluß an die Behandlung nicht ausreichend bewegen können, ebenso *bei starker Adipositas*, kommen wegen der Thrombosegefahr weder Verödung noch Operation in Frage. Überhaupt sollte man *nach einer abgelaufenen Thrombose mindestens 1 Jahr warten*, ehe man die Varicen aktiv behandelt. Diese Zeitspanne muß mit Antikoagulantien (Heparin als Dauertherapie, Cumarine, Colfarit®), Kompressionsverbänden oder Gummistrümpfen überbrückt werden. *Wer nicht abwarten kann, geht das große Risiko einer Rezidivthrombose ein*, sowohl nach der Operation als auch nach der Verödung!

Arteriosklerotische Durchblutungsstörungen der Beine kommen gemeinsam mit Varicen vor, deshalb muß man danach fahnden, ehe man sich zur Varicenbeseitigung entschließt, denn sonst kann die Operation zur akuten Dekompensation einer gerade noch kompensierten arteriellen Verschlußkrankheit führen. In die Suche nach der arteriosklerotischen Durchblutungsstörung muß *auch die diabetische Angiopathie* mit einbezogen werden.

Kurz zurückliegende (ein halbes Jahr und weniger) *Phlegmonen* oder *Lymphangitiden am Bein* wie *interkurrente Infekte* bilden ebenfalls wegen der Gefahr der Exacerbation, des Fortschreitens und der Wundinfektion eine Kontraindikation für die Operation sowie Verödung der Varicen.

Schwangerschaftsbedingte Varicen bilden sich häufig partiell oder auch weitgehend zurück; man sollte daher therapeutische Konzequenzen nicht vor Ablauf eines Jahres post partum treffen, da erst dann mit einem Abschluß der Rückbildungsvorgänge gerechnet werden kann [4].

Literatur

1. Flesch, R.: Varizen — operative Behandlung und Spätergebnisse. Therapiewoche **20**, 2211 (1970).
2. Haeger, K. (Ed.): Venous and Lymphatic Disorders of the Leg. Lund: Bokförlaget Universitet och Skola 1966.
3. Hegemann, G., Flesch, R.: Erkrankungen der venösen Strombahn. In: Handbuch der praktischen Geriatrie (Doberauer, W., Hittmair, A., Nissen, R., Schulz, F.H., Hrsg.), I. Bd., S. 656—710. Stuttgart: Enke 1965.
4. Hunter, J. A.: Surgery of Venous and Thromboembolic Disease. Surg. Clin. N. Amer. **51**, 99 (1971).
5. Kappert, A.: Leitfaden und Atlas der Angiologie. 3. Aufl. Bern, Stuttgart: H. Huber 1966.
6. Klüken, N. (Hrsg.): Ergebnisse der Angiologie, Bd. 3. Stuttgart-New York: Schattauer 1970.
7. Schairer, A.E., Pesek, I.G.: Aids in the Treatment of Varicose Veins. Surg. Clin. N. Amer. **48**, 111 (1968).
8. Schneider, W., Fischer, H.: Die chronisch-venöse Insuffizienz. Stuttgart: Enke 1969.
9. Sigg, K.: Varizen, Ulcus cruris und Thrombose, 3. Aufl. Berlin-Heidelberg-New York: Springer 1968.
10. Vollmar, J. (Ltg.): Rundgespräch: Aktuelle Fragen der Venenchirurgie. Langenbecks Arch. Chir. **325** (Kongreßbericht), 869 (1969).

Rekonstruktive Venen-Chirurgie bei akuter Thrombose und postthrombotischem Syndrom

G. BAUMANN

Akute tiefe Venenthrombosen

Die akute tiefe Venenthrombose stellt stets eine sehr ernste Erkrankung dar, die infolge der Lungenemboliegefahr immer lebensbedrohlich ist. Bei einer Sonderform, der Phlegmasia caerulea dolens, tritt durch einen plötzlichen Verschluß des gesamten venösen Querschnitts einer Extremität und die daraus folgende Thrombosierung des arteriellen Gefäßanteils die Gefahr der Gangrän und des Verlustes der Extremität hinzu. Jede Behandlung hat daher drei wesentliche Ziele:

1. Verhinderung einer Lungenembolie,
2. Rasche Wiedereröffnung der venösen Strombahn,

3. Verhinderung eines schweren postthrombotischen Syndroms.

Die konservative Behandlung mit Anticoagulantien, Bettruhe und Hochlagerung der Extremität wird diesen Zielen nicht gerecht [unter 166 Patienten 18 tödliche Lungenembolien; Spätergebnisse bei 47 Patienten: 25,5% keine Restsymptome, 23,5% leichte Restsymptome und 51% schweres postthrombotisches Syndrom (Fontaine, 1963)]. Die thrombolytische Behandlung mit Streptokinase bedeutet einen großen Fortschritt. Nach einer Sammelstatistik [6] konnten in 12 europäischen Kliniken bei 175 Patienten in den ersten 3 Tagen nach Auftreten der Thrombose in 70% Erfolge erzielt werden, bis zum 4.—5. Tag in 54% und bis zum 9. Tag noch in 30%.

Diese Statistik macht deutlich, daß nur die frühe Behandlung beste Resultate erbringen kann. Dies gilt auch für die operative Behandlung. Sie ist in allen Fällen indiziert, die eine Kontraindikation für eine Streptokinase-Therapie aufweisen (Zustand post operationem, post partum, hohes Lebensalter, Hypertonie, Magen-Ulcus-Anamnese) oder bei denen ein Thrombolyseversuch ohne Erfolg blieb.

Diagnostik

Bei Verdacht auf eine tiefe Thrombose sollte unbedingt sofort ein Phlebogramm vom Fußrücken aus, unter guter Abstauung der oberflächlichen Venen im Knöchelbereich, durchgeführt werden. Der Patient gibt dabei gewöhnlich schon während der Injektion Schmerzen im Bereich der Wade an, die den Verdacht nahezu sicher bestätigen.

Operatives Vorgehen

Der Patient wird entweder in Lokal- oder Peridural-Anaesthesie oder auch in Allgemeinnarkose operiert. Die V. femoralis comm. wird auf einer möglichst kurzen Strecke, am besten nur an der Vorderwand, freigelegt und längsincidiert. Die Ausräumung der Beckenvene geschieht mit besonders dicken Fogartykathetern (Ch 8—10) bei im Oberkörper aufgerichtetem Patienten, um eine Lungenembolie zu vermeiden. Das Bein wird von den Zehen bis zum Oberschenkel 2—3mal mit Esmarchschen Gummibinden stramm ausgewickelt. Zur Abdichtung der Vene werden keine Klemmen, sondern Fogartykatheter verwendet. Es wird unter Vollheparinisierung gearbeitet. Durch das Auspressen der Thromben kommt es stets zu Blutverlusten in der Größenordnung von 1000 ml, die ersetzt werden müssen [3, 4].

Aufgrund der bisherigen klinischen Erfahrung (Tabelle 1) ist dieses Verfahren bei frühzeitiger Diagnosestellung und unmittelbar dringlich durchgeführter Operation (bis zum 5. Tag nach Auftreten der Beschwerden) in 70—80% der Fälle erfolgreich. Die teilweise schlechteren Ergebnisse bei einzelnen Autoren erklären sich nahezu ausschließlich durch die Einbeziehung von Fällen, die erst in sehr späten Stadien operiert wurden. Letale Lungenembolien kommen in etwa 2% der Fälle vor. Was die Wiederherstellung der Strombahn anbetrifft, so sind allerdings die Zahlen der meisten Autoren mit Vorsicht zu betrachten, weil in der Regel keine postoperativen phlebographischen Kontrollen vorliegen. Allein vom Standpunkt der klinischen oder gar subjektiven Beschwerdefreiheit des Patienten kann gerade bei der Venen-Chirurgie noch nicht mit Sicherheit auf eine vollständige Restitution der Strombahn geschlossen werden. Es kann trotzdem eine Zerstörung der Klappen in den tiefen Venen vorliegen, oder einzelne Segmente des Systems können verschlossen und gut kollateralisiert sein. Zur sicheren Erfolgsbeurteilung ist neben der Phlebographie auch die venöse Druckmessung während der Belastung dringend erforderlich [8]. Nach dem 5. Tag ist die

Tabelle 1. Klinische Erfahrungen mit der Thrombektomie bei der akuten tiefen Venenthrombose. (IF = Ileofemoralvenenthrombose, A = Axillarvenenthrombose, * = postoperative Phlebogramme, n = Gesamtzahl, sg = sehr gut, g = gut, schl = schlecht)

Autor	Jahr	Zeitschrift	n	sg	g	schl	Letalität
Fontaine, Tuchmann	1963	Langenbecks Arch. Chir. **304**,113	80 IF	48%	41%	11%	—
Haller et al.	1963	Ann. Surg. **158**, 561	45 IF	71,1%	6,7%	22,2%	—
Wilson et al.	1967	Ann. Surg. **165**, 855	39 IF	38,5%	43,6%	17,9%	—
Nachbur et al.	1967	Helv. Chir. Acta **34**, 123	25 IF	96,0%	—	—	4,0%
Rappert	1967	Med. Welt **7**, 383	45 If	—	93,3%	6,7%	—
Lansing et al.	1967	Ann. Surg. **168**, 621	45 IF	22,2%	35,6%	37,8%	4,4%
Bertelsen	1969	Acta Chir. Scand. **135**, 149	15 IF	60,0%	26,7%	13,3%	—
Fontaine et al.	1969	Chirurg **40**, 491	50 IF	64,0%	18,0%	18,0%	—
Senn	1969	Langenbecks Arch. Chir. **325**, 851	47 IF 8 A	nicht angegeben			
Mahorner	1969	Surg. Gynec. Obstet. **129**, 67	106	51,9%	23,6%	17,9%	6,6%
Egeblad et al.	1970	Nordisk Med. **83**, 438	14 IF	42,4%	35,7%	21,7%	—
Edwards et al.	1970	Ann. Surg. **171**, 961	61 IF	37,7%	42,6%	19,7%	—
Piza et al.	1971	Her/Kreisl. **3**, 86	23	87,0%	—	13,0%	—
Brunner	1971	Helv. Chir. Acta **38**, 57	25 IF	68,0%*	24,0%	8,0%	—
		Spätergebnisse bei	14	35,7%*	28,6%	35,7%	—
Köpf et al.	1972	Med. Welt **23**, 1201	9 IF	45,5%	22,2%	32,3%	—
Senn et al.	1972	Therapiewoche **22**, 26, 2029	102 IF/A	nicht angegeben			
Senn	1973	persönliche Mitteilung	150 IF/A	35,0%*	35,0%	28,0%	2,0%
Eigenes Krankengut			8 IF	37,5%*	37,5%	25,0%	—
			~729	~48%	~32%	~19%	~1%

operative Thrombektomie, besonders in der Peripherie, wegen der starken Wandadhärenz der Thromben oft nicht mehr vollständig durchführbar.

Kontraindikationen

Zu den Kontraindikationen [4] jeder operativ rekonstruktiven wie auch der fibrinolytischen Behandlung gehören:

Septische Thrombosen wegen der Gefahr der massiven Keimaussaat im gesamten Organismus, insbesondere aber in der Lunge (Lungenabscesse).

Thrombosen, die im Bereich oder infolge von fortgeschrittenen malignen Tumoren entstehen. (Wegen der Blutungsgefahr ist hier häufig nicht einmal eine Anticoagulantienbehandlung zur Verhinderung des weiteren Wachstums der Thrombose möglich.)

Akute thrombotische Schübe bei schon bestehendem postthrombotischen Syndrom, weil durch die schon vorhandenen Schäden am tiefen Venensystem die Strömungsverhältnisse so gestört sind, daß eine völlige Wiederherstellung unmöglich ist und es in der Regel zum schnellen Rezidiv kommt.

Postthrombotisches Syndrom

Vom 10. Tag an muß man bei einer tiefen Venenthrombose bereits von dem Beginn eines postthrombotischen Syndroms sprechen. In seiner Ausdehnung betrifft dies in den meisten Fällen Becken-, Ober- und Unterschenkeletage in gleicher Weise und ist deshalb jedem operativen Vorgehen zur Rekonstruktion von Anfang an entzogen. In den ersten Monaten des Bestehens eines postthrombotischen Syndroms spielen sich im Rahmen der Organisation und Vernarbung der Thromben umfangreiche Umbauvorgänge ab, die zu Teilrekanalisierungen der Strombahn führen können. Dabei können Verschlußbilder mit besonderer Beteiligung der Oberschenkel- oder Beckenetage entstehen und dadurch vom operativ-technischen Standpunkt aus für einen Rekonstruktionsversuch in Frage kommen.

Bei der Indikationsstellung ist wie bei der späteren Nachuntersuchung vor Beurteilung des Operationserfolges neben dem sujektiven und objektiven klinischen Beschwerdebild ein gutes Phlebogramm (mit ausreichender Kontraststärke, notfalls in drei Stufen [7]) und vor allem eine periphere Venendruckmessung unter standardisierter Belastung [8] erforderlich. Diese Forderungen sind um so dringender zu stellen, als es sich bei sämtlichen derzeit gebräuchlichen Operationsverfahren um ziemlich neue Methoden handelt, die erst an relativ wenigen Patienten erprobt wurden und deren wirklicher Wert heute noch nicht mit genügender Sicherheit beurteilt werden kann.

Operative Möglichkeiten

Es gibt bis jetzt zwei Verfahren, die in gewissem Umfang klinisch erprobt sind. Beide benutzen die V. saphena magna im Sinne einer venösen Umleitung, obwohl sie kalibermäßig nicht adäquat ist:

Die Palmasche Operation beim Verschluß einer Beckenvene.

Die Operation nach Husni und May beim Verschluß der V. femoralis.

Bei der Palmaschen Operation wird die V. saphena magna am gesunden Bein bis etwa zum Knie freipräpariert, durch einen subcutanen Tunnel im Bereich der Symphyse zur anderen Seite geführt und an die V. femoralis comm. der erkrankten Extremität End-zu-Seit anastomosiert. Auf diese Weise wird das Blut aus der erkrankten Extremität in die kontralaterale Beckenvene umgeleitet. Vollmar [9] hat dieses Verfahren noch modifiziert. Zur Verhütung eines thrombotischen Frühverschlusses legte er zur Erhöhung der Strömungsgeschwindigkeit eine korbhenkelartige, temporäre arteriovenöse Fistel distal der Anastomose an. Er benutzt dazu den proximalen Teil der V. saphena magna der erkrankten Extremität und pflanzte sie End-zu-Seit in die A. femoralis superf. ein.

Während man bei der Palmaschen Operation vorwiegend eine Verbesserung der Abflußmöglichkeiten durch Erhöhung der Transportkapazität des Systems anstrebt, liegt dem Verfahren von Husni und May darüber hinaus die Überlegung zu Grunde, daß die Wadenmuskelpumpe wieder effektiver für den venösen Rückstrom eingesetzt werden soll. Husni und May haben bei Verschlüssen oder postthrombotischen Teilrekanalisationen im Bereich der V. femoralis superf. die V. saphena magna direkt mit der V. poplitea End-zu-Seit anastomosiert. Das Verfahren setzt voraus, daß sowohl die V. femoralis comm. und iliaca, wie auch die V. poplitea und die meisten Unterschenkelvenen offen sind. Aus diesen einschränkenden Voraussetzungen ergibt sich nur selten vom operativ-technischen Standpunkt her eine Indikation für diesen Eingriff.

Alle Methoden, die Kunststoff-Implantate zum Ersatz einer Beckenvene benutzen, sind bei den jeweiligen Untersuchern nur selten angewandt worden und haben bisher keine guten Dauerresultate erbracht.

Eine neue Methode, die Peritoneal-Fascien-Schläuche benutzt, hat sich im Tierexperiment gut bewährt. Klinische Erfahrungen liegen aber noch nicht vor [1, 2].

Literatur

1. Baumann, G.: Segment-Ersatz der Vena cava inferior beim Hund mit Peritoneum. Dtsch. med. Wschr. **97**, 957 (1972).
2. Baumann, G.: Operative Rekonstruktion großer Körpervenen. Habilitationsschrift, München, 1972.
3. Brunner, U.: Technik der Thrombektomie mit dem Fogarty-Katheter bei akuter Ileofemoralvenenthrombose. A. Chir. **3**, 361 (1968).
4. Brunner, U.: Chirurgische Problematik bei der Beckenvenenthrombose. Herz/Kreisl. **3**, 65 (1971).
5. Haimovici, H.: Ischemic forms of venous thrombosis, phlegmasia cerulea dolens, venous gangrene. Springfield Ill.: Ch. C. Thomas 1971.
6. Hess, H.: Thrombolytische Therapie. In: Symposium der Deutschen Gesellschaft für Angiologie, S. 142. Stuttgart: F. K. Schattauer 1967.
7. May, R., Nissl, R.: Die Phlebographie der unteren Extremität. Stuttgart: Thieme 1959.
8. May, R.: Meßmethoden in der Venenchirurgie. Bern, Stuttgart, Wien: H. Huber 1971.
9. Vollmar, J., Laubach, K.: Die Rekonstruktion unilateraler Beckenvenenverschlüsse. Act. Chir. **5**, 79 (1970).

IV. Bauchchirurgie

1. Allgemein

Abdominalverletzungen

E. KERN und H.D. KLEIN

Allgemeine Gesichtspunkte

Mit der Zunahme der schweren Verkehrsunfälle, aber auch der Kriminalität und damit der Schuß- und Stichverletzungen werden auch abdominale Traumen immer häufiger beobachtet. Dabei ist das zentrale Problem deren Kombination mit anderweitigen Verletzungen: Knochenbrüche, oft multipel, lassen den Verletzten abdominale Beschwerden subjektiv verkennen oder dissimulieren, zumal wenn er wegen der Frakturen schmerzstillende Medikamente erhalten hat. Außerdem werden Abdominalsymptome nicht selten wegen eines sofortigen Noteingriffs mit Narkose maskiert. Noch mehr gilt dies, wenn ein Schädel-Hirntrauma mit Bewußtlosigkeit besteht. Durch die fachliche und vielerorts auch räumliche Trennung der verschiedenen Disziplinen wie Neuro- oder Kieferchirurgie, aber auch der Extremitätentraumatologie von der Allgemeinen Chirurgie wird das Übersehen von Kombinationsverletzungen weiter gefördert.

Daher hat als elementarer Grundsatz zu gelten: Bei jedem Verletzten, bei dem *auch nur die Möglichkeit einer Mitbeteiligung des Rumpfes* am Unfalltrauma besteht, ist an eine Abdominalverletzung zu denken und gleichzeitig ins Auge zu fassen, daß sich die Symptomatik einer solchen auch erst nach längerer Zeit entwickeln kann! Nur die sorgfältige und wiederholte Prüfung aller objektiven Kriterien über mehrere Tage hinweg läßt hier schwerwiegende Versäumnisse und Fehlhandlungen vermeiden.

Übersehen werden Verletzungen im Abdominalbereich nicht selten auch dann, wenn sie iatrogen verursacht sind. So kann der Magen bei Fehlintubation und Überblähung rupturieren; Rectum und Colon können beim Kontrasteinlauf oder unter Endoskopie mit Lufteinblasung perforiert werden. Auch der Säugling ist vor Abdominalverletzungen nicht sicher: Bei einem kürzlich an unserer Klinik beobachteten Fall erlitt ein Neugeborenes unter der Entbindung mit dem Vakuumextraktor ausgedehnte Leber- und Milzrupturen, die erst am 3. Tag erkannt wurden. Auch die externe Herzmassage führt nicht selten zur Ruptur von Abdominalorganen.

Perforierende Bauchverletzungen

Eine vitale Operationsindikation ist bei jeder breit offenen Verletzung der Bauchhöhle gegeben. Besteht ein Prolaps von Eingeweiden, so hat durch eine entsprechend große Laparotomie die Rückverlagerung der vorgefallenen Organe, die Revision des gesamten Bauchraumes und die Versorgung aller Läsionen von inneren Organen zu erfolgen. Offene Bauchverletzungen dieser Art sind in Friedenszeiten sehr selten. Viel häufiger sind Fälle, wo eine Stich- oder Schußverletzung die Bauchdecken betrifft, ohne daß durch Inspektion oder Sondierung sicher festgestellt werden kann, ob die Peritonealhöhle mit ihren Organen beteiligt ist oder nicht. Bei *Schußverletzungen* ist auch hier immer eine ausreichend große Laparotomie indiziert, um dies sofort sicherzustellen.

Bei Stichverletzungen wird heute empfohlen [5], zunächst durch Instillation von wasserlöslichem Kontrastmittel in den Stichkanal (Sinogramm) nachzuweisen, ob die Bauchhöhle eröffnet worden ist. Technisch wird dabei so vorgegangen, daß nach Abstrich aus der Wunde zur bakteriologischen Untersuchung unter aseptischen Kautelen und in Lokalanaesthesie ein 14-18 Charr. dicker Katheter durch Tabaksbeutelnaht in die Wunde eingebunden wird. In diesen werden nach Übersichtsaufnahmen des Thorax und des Abdomens 75 ml *(nicht weniger!!)* Kontrastmittel unter leichtem Druck instilliert. Sofort anschließend werden 4 Röntgenaufnahmen angefertigt: A.p. im Liegen, seitlich, schräg und im Stehen (Abb. 1). Bei negativem Befund werden Naht und Katheter entfernt und die offengelassene Wunde wird steril verbunden. Kontraindikationen für dieses Vorgehen sind:

a) Stichwunden mit offensichtlicher intraabdomineller Verletzung oder bei klinischem Verdacht auf eine schwere intraabdominelle Blutung, so daß die sofortige Laparotomie indiziert ist;

b) Stichwunden, die älter als 3—4 Std sind, weil hier die Gefahr falsch-negativer Resultate besteht, und

c) Stichwunden in der Nähe von Thorax oder Wirbelsäule, wegen der Möglichkeit einer Kommunikation mit Pleura- oder Subduralraum.

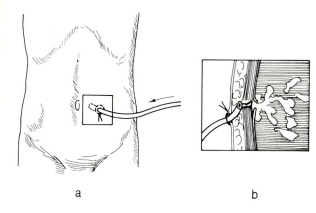

Abb. 1a. Einbinden eines Katheters in eine Stichwunde im Abdomen (Sinogramm). b Nach Instillation von 75 ml wäßrigem Kontrastmittel verteilt sich dieses in der freien Bauchhöhle, wenn der Stich die Bauchdecken perforiert hat

Die Methode erbringt so gut wie nie falsch-positive Resultate. Wenn Kontrastmittel in der Bauchhöhle zu sehen ist, so beweist dies eine perforierende Verletzung. Falschnegative Befunde kommen dagegen vor; wie immer in der Medizin gilt auch hier, daß *nur positive Befunde Beweiskraft* haben.
Auch bei positivem Ausfall des Tests ist eine abwartende Haltung gerechtfertigt, wenn eine klinische Symptomatik fehlt. Bei 23 derartigen Fällen [5] ergab die explorative Laparotomie nur zweimal einen Befund, der die Operation rechtfertigte. Wird, wie herkömmlich, bei jeder Stichverletzung eine operative Revision *ohne Sinogramm* vorgenommen, so wird in 60—80% der Fälle [17] eine wesentliche intraperitoneale Verletzung vermißt, wobei jedoch die Letalität dieses Vorgehens allein mit mehr als 6% zu veranschlagen ist.
Die heutigen, bereits recht umfangreichen Erfahrungen mit abdominalen Stichverletzungen lassen sich folgendermaßen zusammenfassen:
1. Bei klinischem Verdacht auf eine intraabdominelle Verletzung oder größere Blutung (Abwehrspannung, Schock) ist unverzüglich zu laparotomieren.
2. Bei fehlender oder unsicherer klinischer Symptomatik ist ein Sinogramm durchzuführen.
3. Bei negativem, aber auch bei positivem Sinogramm ist abzuwarten, wenn eine klinische Symptomatik fehlt und röntgenologisch keine Organbeteiligung (z. B. Kontrastmitteleintritt in den Darm) erkennbar ist.
4. Bei negativem Sinogramm ist die Möglichkeit eines falsch-negativen Befundes zu berücksichtigen. Stets entscheiden über das weitere Vorgehen der Verlauf und die klinischen Symptome.

Trotz der genannten Einschränkungen ist das Sinogramm eine wertvolle Hilfsmaßnahme, die in der Mehrzahl der Fälle eine Aussage über Ausmaß und Schwere einer Stichverletzung erlaubt und dem Patienten oft eine Operation erspart. Sie ist der wichtigste Hinweis für die Operationsindikation, die bei Stichverletzungen der Bauchregion keineswegs eo ipso gegeben ist.

Stumpfe Bauchverletzungen

Wie beim perforierenden, so entscheidet auch beim stumpfen Bauchtrauma ohne äußere Wunde über die Vornahme einer Laparotomie allein das Vorliegen einer Organverletzung oder einer Blutung.

Intraabdominelle Blutungen

Eine Blutung bedingt als solche meist nur geringe Lokalsymptome. *Die Messung des Leibesumfanges,* die noch vielfach geübt wird, ergibt keine sicheren Hinweise: Mehrere Liter Blut in der freien Bauchhöhle verursachen nur wenige Zentimeter Umfangdifferenz, die obendrein wegen der Atemexkursionen nicht einmal sicher meßbar sind. Andererseits können verschluckte Luft, die Ansammlung von Sekret im Magen oder Darm und retroperitoneale Hämatombildungen eine beträchtliche Volumenzunahme des Abdomens bewirken, ohne daß sich Blut in der freien Bauchhöhle befindet. Die Maßnahme hat daher höchstens orientierenden Wert.
Bei jedem Verletzten, bei dem auch nur die geringste Möglichkeit einer abdominalen Blutung besteht, ist die fortlaufende Kontrolle von Puls und Blutdruck, möglichst auch des zentralen Venendrucks, sowie des roten Blutbildes und des Hämatokrit notwendig. Dies gilt ganz besonders für Bewußtlose wie auch für Patienten mit multiplen Verletzungen. Das Anhalten eines initial vorhandenen Schockzustandes unter kompetenter Infusionstherapie paßt nicht zum Bild einer ausschließlichen Schädel-Hirnverletzung oder alleiniger Knochenfrakturen und weist auf eine innere Blutung hin [6], deren Sitz im Thoraxbereich durch eine Röntgenaufnahme leicht ausgeschlossen werden kann. Wenn technisch möglich, ist eine gezielte Arteriographie der Gefäße im Abdominalbereich von großem Nutzen [20]. Wo eine solche nicht möglich ist, empfiehlt sich die Peritonealspülung.

Diagnostische Peritonealspülung

Die Paracentese und bloße Aspiration von Peritonealsekret ist, jedenfalls bei negativem Ausfall, für die Indikationsstellung gänzlich wertlos [13], selbst wenn sie in allen 4 Quadranten des Abdomens vorgenommen wird. Demgegenüber ergibt die Peritonealspülung eine sehr sichere Aussage:
Durch eine kleine Incision unterhalb des Nabels wird ein Dialysekatheter in die Peritonealhöhle eingeführt. Aspiration von Blut bedeutet ein positives Ergebnis. Kann kein Blut aspiriert werden, so werden 1000 ml (bei Kindern 300—500 ml — nicht weniger!!) Elektrolytlösung in die Bauchhöhle instilliert (Abb. 2). Anschließend wird durch Senken der Infusionsflasche die Spülflüssigkeit zurückgewonnen (Abb. 3). Bereits 75 ml Blut in der Bauchhöhle färben die Spülflüssigkeit rosa, was ebenfalls als poitives Resultat zu werten ist. Sodann werden Amylase sowie Leuko- und Erythrocytenzahlen bestimmt; als obere Grenzwerte gelten: 100 Somogyi-Einheiten in 100 ml Spülflüssigkeit, 500 Leuko- und 100 000 Erythrocyten. Größere Statistiken [15] ergaben fast 95% richtig positive wie richtig

Bauchchirurgie

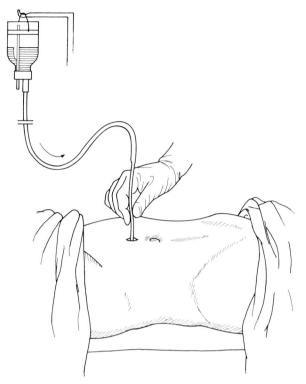

Abb. 2. Diagnostische Peritonealspülung: Instillation von 1 000 ml Elektrolytlösung durch einen unterhalb des Nabels in die Bauchhöhle eingebrachten Dialysekatheter

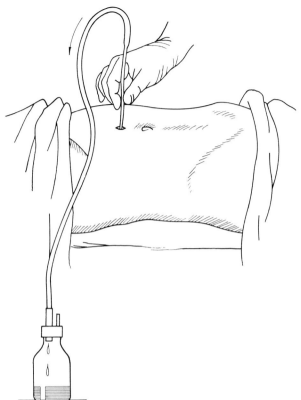

Abb. 3. Diagnostische Peritonealspülung: Durch Senken der Infusionsflasche wird die Spülflüssigkeit zurückgewonnen

negative Resultate, wobei die Komplikationsrate der Methode unter 1% lag.

Intraabdominale Perforation

Eine Abdomenleeraufnahme, wenn möglich im Stehen, sollte bei Verdacht auf eine abdominale Verletzung nie unterlassen werden, schon um einen Ausgangsbefund zum Vergleich zu besitzen. Ist ein Verletzter nicht imstande zu stehen, so kann die Röntgenaufnahme auch im seitlichen Strahlengang angefertigt werden; auch hier lassen sich „Luftsicheln" meist ohne weiteres erkennen (Abb. 4). Auch intrahepatisch oder in den Gallenwegen kann sich Luft als Folge eines Traumas finden [21]. Luftsicheln beweisen eine Ruptur des Gastrointestinaltraktes, meist des Darmes. Doch ist auch hier *nur ein positiver Befund beweisend!*

Kontrastmittel sollten, wenn überhaupt, ausschließlich in *wasserlöslicher* Form verwendet werden: Der Austritt von Bariumbrei in die freie Bauchhöhle oder in den Retroperitonealraum bedeutet eine besonders schwere, oft tödliche und dabei vermeidbare Komplikation. Eine intravenöse Pyelographie kann wichtig sein, um eine Nierenruptur gegenüber einer abdominalen Verletzung abzugrenzen, wobei selbstverständlich beide Verletzungen (z.B. Milz- und linksseitige Nierenruptur) auch kombiniert sein können.

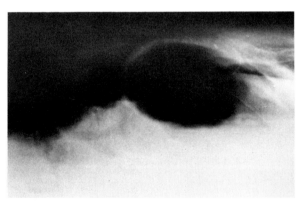

Abb. 4. Feststellung von freier Luft im Abdomen („Luftsichel" rechts oberhalb der Magenblase!) im seitlichen Strahlengang am liegenden Patienten

Angemerkt sei, daß eine Mikro- oder gar Makrohämaturie keine conditio sine qua non einer Nierenverletzung sein muß: So war bei einer eigenen Beobachtung bei unverletztem Gefäßstiel das rechte Nierenbecken aus der Niere ausgerissen, wobei jeder pathologische Harnbefund vermißt wurde!

Wichtiger noch als der röntgenologische Nachweis einer Luftsichel ist für die Feststellung einer intraabdominalen Organruptur die *Beobachtung des Verlaufs*: Die mehr oder weniger rasche Zunahme der peritonealen Symptome darf dem Arzt auch am bewußtlosen Patienten nicht entgehen.

Retroperitoneale Verletzungen

Sehr viel schwieriger als die Erkennung *intra*peritonealer Rupturen ist erfahrungsgemäß die Abgrenzung *retro*peritonealer Verletzungen. Hierbei ist nicht nur an isolierte Pankreasverletzungen zu denken, bei denen bis zur Entwicklung einer eindeutigen klinischen Symptomatik (die meist der einer akuten Pankreatitis entspricht) oft Tage verstreichen. Auch die Dorsalwand des Duodenum oder des Coecum kann isoliert rupturiert sein. Ersteres kann auch bei völlig unverletztem Pankreas ausgedehnte Fettgewebsnekrosen in die Umgebung bewirken. Der Abriß größerer mesenterialer Gefäße kann zu mächtigen Hämatomen im Retroperitoneum, aber auch zur Nekrose der betroffenen Darmabschnitte führen. Auch die Abgrenzung der Folgen von Lendenwirbelfrakturen gegenüber intraabdominalen Verletzungen ist oft erst durch den Verlauf möglich. Derartige Fälle sind bemerkenswert, weil hier die peritoneale Spülung als diagnostisches Hilfsmittel versagt — weswegen der Hinweis wiederholt sei, daß *immer die klinische Symptomatik für die Operationsindikation ausschlaggebend ist*, nicht das Resultat irgendwelcher Hilfsmethoden, so wertvoll sie auch insgesamt sein mögen.

Spezielle Indikationsstellung bei verschiedenen Organverletzungen

Als *Zugang* empfiehlt sich bei Oberbauchsymptomatik eine *obere quere Laparotomie* mehr als der meist ausgeführte Längsschnitt, weil sie nach beiden Seiten beliebig zu verlängern ist, damit einen wesentlich besseren Zugang speziell zum rechten Leberlappen bietet und gleichzeitig eine viel geringere Rate von Narbenhernien aufweist. Nur bei unklarer Symptomatik ist ein Medianschnitt unter Umschneidung des Nabels auszuführen.

Oberster Grundsatz einer Laparotomie ist, daß die *gesamte* Bauchhöhle revidiert werden muß; der Operateur darf sich nicht damit zufriedengeben, wenn er *eine* Verletzung gefunden und versorgt hat. Nur zu oft sind Verletzungen multipel und beispielsweise eine Leber- und Milzruptur oder eine Verletzung der Vorder- *und* Hinterwand des Duodenums kombiniert. Auch das Zwerchfell darf unter den nachzuprüfenden Organen nicht vergessen werden!

Ferner muß *vor jeder* Laparotomie auch für schwerste und ausgefallene Verletzungen alles Notwendige hergerichtet werden, damit im Ernstfall rasches Handeln möglich ist. So müssen z. B. für eine temporäre Überbrückung der Vena cava inf. bei schwerer Leberzerreißung (s. u.) oder für eine plastische Rekonstruktion eines Mesenterialgefäßes Instrumentarium, Katheter und sonstige Vorrichtungen bereitstehen.

Milz

Die Milz ist bei perforierenden Bauchverletzungen relativ selten, bei stumpfen Bauchtraumen hingegen von allen Organen am häufigsten (30—40%) betroffen. Ist sie rupturiert, so ist die Splenektomie indiziert; organerhaltende Maßnahmen wie die Parenchymnaht haben sich nicht durchsetzen können. Technische Schwierigkeiten bieten sich bei isolierter Milzverletzung meist nicht; gewarnt sei vor einem Mitfassen des Pankreasschwanzes in die Ligatur des Milzstiels, das zu einer akuten postoperativen Pankreatitis führen kann.

Eine „zweizeitige" Milzruptur kann erst sehr lange nach dem primären (oft Bagatell-) Trauma auftreten, zuweilen ist dieses dem Patienten gar nicht mehr erinnerlich. Andererseits wird vermutet [16], daß die meisten verspäteten Milzrupturen in Wahrheit verspätet gestellte Diagnosen meist kleinerer primärer Rupturen sind, die erst allmählich zu einer großen Blutansammlung in der Bauchhöhle führen. Jedenfalls empfiehlt es sich, bei jeder unklaren Blutung im Abdomen stets zuerst die Milz zu inspizieren.

Leber und extrahepatische Gallenwege

Die Leber ist in $1/4-1/3$ aller offenen wie stumpfen Bauchverletzungen mitbetroffen. Im Gegensatz zur Milzruptur gelangt hier nicht nur Blut, sondern auch Galle in die freie Bauchhöhle, weswegen die peritonealen Symptome von Anfang an stärker ausgeprägt sind. Noch 1939 endeten $2/3$ aller Leberverletzungen letal; heute ist die Letalität nicht zuletzt dank der kriegschirurgischen Erfahrungen auf unter 15% gesunken. Sektionsergebnisse [7] haben ebenso wie klinische Erfahrungen gezeigt, daß auch bei schwerster Zerreißung und Zertrümmerung des Organs eine chirurgische Sanierung in den meisten Fällen möglich ist.

Bei schwerer, nicht sofort zu beherrschender Blutung aus der Leber empfiehlt sich die temporäre Abklemmung des Lig. hepatoduodenale, um die Situation überschaubar zu gestalten. Bei Beteiligung der Leberkuppe sollte nicht gezögert werden, zusätzlich rechtsseitig zu thorakotomieren. Dies gibt nicht nur eine bessere Übersicht, sondern vor allem auch die Möglichkeit, die Blutung durch einen temporären internen Shunt der V. cava inf. zunächst zum Stehen zu bringen [19]. Hierbei wird ein Katheter vom rechten Vorhof aus in die untere Hohlvene eingebracht und ober- und unterhalb der Lebervenenmündung okkludiert (Abb. 5).

Die Ansicht mancher Autoren, bei schweren Leberverletzungen sollte möglichst eine „typische", d. h. den Segmenten entsprechende Leberresektion ausgeführt werden, wird durch die Praxis widerlegt. So konnte bei 428 konsekutiven Fällen innerhalb von 8 Jahren [12] nur 13mal eine „typische" Resektion ausgeführt werden. Wichtiger ist es, alles devitalisierte Lebergewebe sorgfältig zu entfernen und die verbliebenen Fragmente durch Matratzennähte gegen Blut- und Galleaustritt abzusichern. Eine feste und trotzdem schonende Naht ist mit Kollagen-Band (Fa. Ethicon) zu erzielen; bei kleineren Defekten können Acrylkleber mit Vorteil verwendet werden.

Bauchchirurgie

Unabdingbar ist bei jeder, auch der kleinsten Leberverletzung eine ausreichende Drainage des Wundgebietes, um die nur zu häufig auftretenden subphrenischen und subhepatischen Abscesse zu vermeiden, vor allem aber, um eine gallige Peritonitis zu verhindern. Dagegen stellen Leberabscesse eine seltene Traumafolge dar [13].

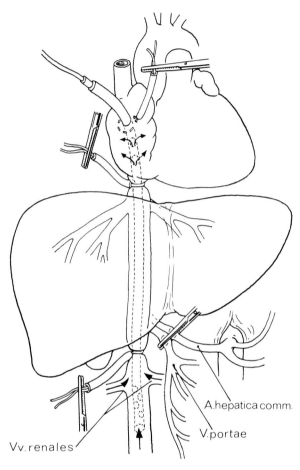

Abb. 5. Temporärer Shunt der unteren Hohlvene zur Ausschaltung der Lebervenen bei schwerer Leberblutung [19]

Uneinheitlich ist die Bewertung der prophylaktischen biliären Drainage [12]. Prospektive Untersuchungen [10] konnten zeigen, daß sie bei leichteren Verletzungen wohl unnötig ist; bei schwersten Leberläsionen kann die Ableitung der Galle über ein T-Drain nützlich sein. Sind die extrahepatischen Gallenwege verletzt, so ist eine Cholecystektomie indiziert. Verletzungen des Hauptgallenganges werden über einer T-Drainage genäht [1]; muß eine biliodigestive Anastomose angelegt werden, so ist die Y-förmig ausgeschaltete hohe Jejunumschlinge nach ROUX das souveräne Verfahren.

Pankreas

Isolierte Pankreasverletzungen kommen in 1—2% aller Bauchtraumen vor. Bei der Revision muß die Bursa omentalis breit eröffnet und auch die Rückwand der Drüse dargestellt werden. Für das weitere Vorgehen ist der Zustand des Ductus Wirsungianus das wichtigste Kriterium: Ist er abgerissen, besteht also eine komplette Ruptur (meist in Drüsenmitte infolge Abquetschens über der Wirbelsäule), so empfiehlt sich die Resektion des distalen Drüsenabschnittes schon deswegen, weil meist die Milzgefäße mitverletzt sind. Eine Rekonstruktion nach Nissen [14] unter Interposition einer Dünndarmschlinge oder nach Korb [9] mit Naht des Ductus Wirsungianus über einer temporär eingelegten Prothese wird nur selten möglich sein; die Indikation zu derartigen Eingriffen erscheint auch deswegen fraglich, weil ein Verlust von bis zu 80% der Drüse regelmäßig ohne endo- und exokrine Folgen bleibt.

Da der Verschluß des Pankreasparenchyms durch Nähte unsicher ist und nicht selten eine lokale Pankreatitis oder Abscesse entstehen, erscheint die Einpflanzung des distalen Drüsenquerschnitts in das Jejunum, zweckmäßigerweise auch hier in eine Y-förmig ausgeschaltete Jejunumschlinge, konsequent. Eine ausreichende Drainage des Anastomosen- bzw. Wundgebietes, am besten mit Penrose-Drains, ist auch hier eine conditio sine qua non für einen störungsfreien weiteren Verlauf.

Die Hauptschwierigkeit besteht darin, daß beim Pankreastrauma fast immer erst zu einem Zeitpunkt laparotomiert wird, zu dem bereits eine Pankreatitis mit Fettgewebsnekrosen der Umgebung den primären Befund überlagert hat. Hier bleibt nur die ausgiebige Drainage des Verletzungsgebietes, am besten zunächst in Form einer Dauerspüldrainage, um der Ablagerung von Nekrosen und Sequestern und der Bildung von Abscessen und Pseudocysten vorzubeugen.

Gastrointestinaltrakt

Der Magen ist nur selten von stumpfen, öfters dagegen bei penetrierenden Bauchverletzungen betroffen; allerdings wurde gelegentlich der Abriß des gesamten Magens bei stumpfem Oberbauchtrauma beobachtet [18]. Übernähung oder direkte Anastomose des Magens läßt kaum technische Schwierigkeiten erwarten.

Dagegen ist *das Duodenum* aufgrund seiner retroperitonealen Lage und damit geringen Beweglichkeit relativ häufig beteiligt, nicht selten wird dies aber verkannt, weil zunächst nur der Retroperitonealraum infiltriert wird. Nicht ganz selten sind Vorder- *und* Hinterwand des Duodenums verletzt. Eine ausgiebige Mobilisierung des Duodenum von rechts her ist die Voraussetzung sowohl für die Erkennung von Sekundärverletzungen wie auch für eine spannungsfreie Übernähung. Eine komplette Stenosierung der Duodenalwand (mit dem klinischen Bild eines hohen Ileus) kann sich durch ein intramurales Hämatom ergeben (Abb. 6), ein Vorkommnis, das im übrigen Gastrointestinaltrakt fast unbekannt ist.

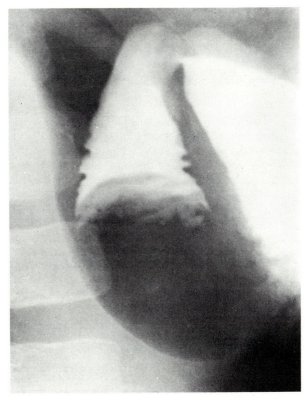

Abb. 6. Komplette Okklusion des distalen Duodenums durch ein intramurales Hämatom bei einem 7jährigen Jungen durch stumpfes Bauchtrauma; keine Perforation oder anderweitige Verletzung

Die Rekonstruktion bei ausgedehnten Duodenalverletzungen kann sich sehr schwierig gestalten, muß doch auf die Erhaltung der Papillengegend wie auch der Gefäße am Treitzschen Band Rücksicht genommen werden. Hier kann sich die Indikation zu ausgedehnten Umgehungsoperationen, meist ebenfalls mit einer Rouxschen Schlinge, ergeben [8].

Demgegenüber gestaltet sich die Versorgung von *Dünndarm*verletzungen mit der Alternative von Übernähung oder Darmresektion meist einfach. Bei Abriß der A. mesenterica sup. kann die Rekonstruktion erfolgreich sein [3]. Zu erwägen ist, im Anschluß an die Versorgung von Dünndarmverletzungen eine Noblesche Plikation des Darmes durchzuführen, am besten in der Modifikation nach Childs [2], die sehr viel einfacher und rascher als die Originalmethode auszuführen ist. Wir stellen aufgrund zahlreicher guter Erfahrungen die Indikation für dieses Vorgehen heute sehr weit, womit die Gefahr des mechanischen postoperativen Adhäsionsileus gebannt ist.

Auch der *Dickdarm* wird häufiger bei perforierenden als bei stumpfen Bauchtraumen verletzt. Hier ist die Indikation zur primären Übernähung nur bei kleinen Perforationsöffnungen gegeben [8]; bei größeren Läsionen des rechten Colons empfiehlt sich die rechtsseitige Hemicolektomie mit primärer Anastomose. Eine solche ist dagegen bei Verletzungen des linken Colons problematisch; hier ist nach allseitiger Erfahrung eher ein temporärer Quercolon-Anus mit Ausschaltung des distalen Colons zur Vermeidung weiterer Komplikationen indiziert.

Sonstige abdominale Verletzungen

Ein stumpfes Bauchtrauma verursacht neben Organverletzungen gelegentlich auch isolierte oder kombinierte Rupturen nicht lebenswichtiger Gebilde, z. B. Einrisse des Mesenterium oder im großen Netz, das sogar ganz abgerissen sein kann, oder Zwerchfellrupturen, meist links. Solche Verletzungen können zu schweren intraabdominalen Blutungen führen, vor allem aber auch zu inneren Einklemmungen, die dann eine Notoperation erfordern.

Auch isolierte oder kombinierte Gefäßverletzungen sind noch zu nennen, die sowohl die Arterien als auch die großen Venen des Abdominalbereiches betreffen können, wobei letztere therapeutisch wie prognostisch weit ungünstiger sind. In solchen Fällen kann nur der Einsatz des gesamten Rüstzeuges der modernen Gefäßchirurgie befriedigende Resultate erzielen.

Literatur

1. Cantor, M.O.: Abdominal trauma. Springfield Ill.: C.Ch. Thomas, 1970.
2. Childs, W.A., Phillips, R.B.: Experience with intestinal plication and a proposed modification. Ann. Surg. **152**, 258 (1960).
3. Denck, H., Poigenfürst, J.: Erfolgreiche Versorgung einer Zerreißung der Art. mesenterica superior. Chirurg **40**, 476 (1969).
4. Donovan, A.J., Turrill, F.L., Facey, F.L.: Hepatic trauma. Surg. Clin. N. Amer. **48**, 1257 (1968).
5. Haddad, G.H., Pizzi, W.F., Fleischmann, E.P., Moynahan, J.M.: Abdominal signs and sinograms as dependable criteria for the selective management of stabwounds of the abdomen. Ann. Surg. **172**, 61 (1970).
6. Hamelmann, H., Nitschke, J.: Intraperitoneale Blutungen nach stumpfen Bauchtraumen. Chirurg **42**, 433 (1971).
7. Hardy, K.J.: Patterns of liver injury after fatal blunt trauma. Surg. Gynec. Obstet. **134**, 39 (1972).
8. Jordan, G.L., Beall, A.C.: Diagnosis and management of abdominal trauma. In: Curr. Problems in Surgery, Nov. 1971. Chicago: Year Book Medical Publishers.
9. Korb, E.: Beitrag zur Behandlung der Pankreasruptur. Zbl. Chir. **1958**, 67.
10. Lucas, C.E.: Prospective clinical evaluation of biliary drainage in hepatic trauma: An interim report. Ann. Surg. **174**, 830 (1971).
11. Martin, J.D.: Massive abdominal injury in civilian practice. In: Hardy: Critical surgical illness. Philadelphia: Saunders 1971.
12. Merendino, K.A., Dillard, D.H., Cammock, E.E.: Concept of surgical biliary decompression in management of liver trauma. Surg. Gynec. Obstet. **117**, 285 (1963).
13. Morton, J.R., Roys, G.D., Bricker, D.L.: Liver injuries. Meeting Amer. Ass. Surg. Trauma. Chicago: Oct. 1970.
14. Nissen, R.: Operative Unfälle in der Bauchchirurgie und ihre Korrektur. Langenbecks Arch. Chir. **295**, 384 (1960).
15. Perry, J.F.: Blunt and penetrating abdominal injuries. In: Curr. Problems in Surgery, May 1970. Chicago: Year book Medical Publishers.

16. Perry, J.F., Strate, R.G.: Diagnostic peritoneal lavage in blunt abdominal trauma. Surgery **71**, 898 (1972).
17. Richter, R.K., Zaki, M.H.: Selective conservative management of penetrating abdominal injuries. Surg. Gynec. Obstet. **130**, 677 (1970).
18. Rooney, J.A., Pesek, J.G.: Transection of the stomach due to blunt abdominal trauma. J. Trauma **8**, 487 (1968).
19. Schrock, T., Blaisdell, F.W., Mathewson, C.: Management of blunt trauma to the liver and hepatic veins. Arch. Surg. **96**, 698 (1968).
20. Wenz, W.: Abdominale Angiographie. Berlin-Heidelberg-New York: Springer 1972.
21. Wolfel, D.A., Brogdon, B.G.: Intrahepatic air—a sign of trauma. Radiology **91**, 952 (1968).

Splenektomie

R. BEDACHT und W. STICH

Viele Ursachen stellen den Chirurgen vor die Notwendigkeit der Splenektomie. Unter den *vitalen chirurgischen Indikationen* dominiert die isolierte und die mit anderen Organverletzungen kombinierte Milzruptur, ferner die Spontanruptur als Folge entzündlicher, hämolytischer, infiltrativer oder proliferativer Splenomegalien. Eine *relative chirurgische Indikation zur Splenektomie* besteht bei erweiterter Organresektion, vornehmlich bei Carcinomen des Verdauungstraktes und als Teilbehandlung oder Palliativmaßnahme bei einer Reihe von Milztumoren, sowie bei Splenomegalien infolge krankhafter Veränderungen der Leber und des portalen Systems.

Die *internistischen Indikationen* betreffen regelmäßig den familiären hämolytischen Ikterus (Kugelzellenanämie), die idiopathische Thrombopenie (Morbus Werlhof) und den Hypersplenismus mit krankheitsdominanter Milz, häufig die erworbenen hämolytischen Anämien und die Elliptocytose und in Einzelfällen die Panmyelopathien, die Osteomyelosklerose, die Thalassaemia major, die Sichelzellenanämie und die malignen Lymphome.

Vitale chirurgische Indikationen

Traumatische Milzverletzung

Durch stumpfe oder penetrierende Gewalteinwirkung auf die linke untere Brustkorbseite, den linken Oberbauch oder die linke Nierengegend kann ein subcapsuläres Hämatom, ein Kapsellängs- oder Querriß, im schlimmsten Falle die Abtrennung eines Organteiles oder der Abriß des Milzstieles entstehen. Die Blutung in die freie Bauchhöhle verursacht eine Linkssymptomatologie mit richtungsweisenden Lokal- und Fernsymptomen und einen Schockzustand. Bei gleichzeitigem Vorliegen von intrathorakalen, retroperitonealen oder anderen abdominalen Organverletzungen kann die Milzsymptomatologie überdeckt sein. Größere diagnostische Schwierigkeiten bereitet die *zwei- oder mehrzeitige Milzruptur* nach stumpfer Gewalteinwirkung, bei der das freie Intervall Tage oder Wochen andauern kann. Die offene Milzverletzung nach Stich- oder Schußeinwirkung erfordert ebenfalls die sofortige Laparotomie. Schwierig ist die Beurteilung bei Mehrfachverletzten. Besteht Verdacht auf Milzruptur, dann ist Abwarten falsch. Die erste Sofortmaßnahme betrifft die intensive Schocktherapie, d.h. den Volumenausgleich. Unter den Sofortmaßnahmen sind die 4-Quadranten-Punktion und die Peritoneallavage (durch einen in das Abdomen eingeführten Katheter) einfache Maßnahmen zum Blutnachweis, besser und sicherer ist die notfallmäßige Laparoskopie [5].

Die Milzverletzung kann auch einen *protrahierten Verlauf* nehmen. Um sie zu diagnostizieren, bietet sich die selektive Angiographie der Milzarterie an. Mit Hilfe dieser Lokalisationsdiagnostik sind auch kleinere Läsionen der Milz nachzuweisen, desgleichen parenchymatöse Blutungsherde mit der Milzscintigraphie. Bei positivem Befund ist die Indikation zur Laparotomie und Splenektomie gegeben [4].

Spontanruptur der Milz

Die Spontanruptur der Milz ist nicht häufig. Sie manifestiert sich als akutes Abdomen und drängt zur differentialdiagnostischen Abgrenzung der Perforation eines Gastroduodenalulcus, der akuten Pankreatitis und Nekrose, einer Appendicitis perforata, Extrauteringravidität oder Gallenblasenperforation. Der Spontanruptur der Milz gehen stets pathologische Organveränderungen voraus, wie z.B. Infektionskrankheiten (Malaria, Tuberkulose, Typhus, Fleckfieber), ferner Erkrankungen des portalen Systems (Milzvenenthrombose, portale Hypertension), sowie gutartige Tumoren (Lymph- oder Hämangiome, Milzcyste oder Milzabsceß) und bösartige Tumoren (Sarkoidose, Lympho- oder Reticulumzellsarkom). Der Verdacht auf Spontanruptur der Milz zwingt zur sofortigen Laparotomie.

Isolierte Milzerkrankungen

Den *parasitären Cysten* (Hydatiden) werden die *nichtparasitären* (echte, mit Endothel ausgekleidete Cysten, Dermoid-, Epidermoid-Cysten) gegenübergestellt. Diese Cysten enthalten zumeist Blut, seröse Flüssigkeit, Cholesterinkristalle und nicht selten beinhalten sie Verkalkungen. Die hämorrhagische Cyste entsteht aus einem intralienalen oder subcapsulären Hämatom. Klinisch sind lokalisierter Druckschmerz, tastbarer palpabler Tumor und röntgenologisch erhebliche Verdrängungen von Nachbarorganen richtungsweisend. Bei großen Milzcysten kann der Inhalt vor der Splenektomie abgesaugt werden. Andere operative Eingriffe, wie die Marsupialisation, die Incision und Drainage oder die Enucleation der Milzcyste sind unzureichende Maßnahmen.

Entzündliche Milztumoren. Der *Milzabsceß* entwickelt sich bei akuten spezifischen Infektionskrankheiten (Typhus), bei Sepsis in Form multipler Milzabscesse, bei ulcerativer Endokarditis, bei Pneumokokken- und Staphylokokkeninfektionen (Karbunkel, Furunkulose), bei Malaria, Dysenterie, bei Spirochäteninfektion und auch posttraumatisch, vor allem nach kleinen, zunächst nicht registrierten Milzkapsel- und Parenchymverletzungen mit Blutungen. Die Frühsymptome des Milzabscesses sind uncharakteristisch. Dem Auftreten peritonitischer Krankheitssymptome folgt zumeist die Spontanperforation der gedehnten Milzkapsel. Ein schweres Krankheitsbild mit starker Druckschmerzhaftigkeit im linken Oberbauch und ein linksseitiger Zwerchfellhochstand mit Einschränkung der Beweglichkeit kennzeichnen dieses Ereignis. Bei ungünstiger Lokalisation und starken Verwachsungen des Milzabscesses ist ausnahmsweise die Splenotomie mit Drainage ein gangbarer Weg, vor allem wenn die Splenektomie technisch unmöglich ist.

Unter den entzündlichen Milztumoren ist die *Tuberkulose* zu nennen, die nicht selten bei der generalisierten Form anzutreffen ist. Nach Sicherung der Diagnose sollte trotzdem die Indikation zur Splenektomie gestellt werden, weil nur dadurch echte Heilungschancen für den Kranken gegeben sind.

Die medizinische Behandlung bei *Malaria* und Milztumor steht zunächst an erster Stelle. Infolge der leichten Verletzbarkeit des Organs (Parenchymverletzungen mit Spontanruptur) und andererseits wegen der Torsionsgefahr des Milztumors kann im Einzelfall vorzeitig die Splenektomie notwendig werden.

Im allgemeinen ist die Splenektomie bei der *Leukocytose* schwerer Infektionen kontraindiziert. Entwickelt sich in späteren Stadien ein isolierter, persistierender Milztumor mit Hypersplenismus, dann ist in dieser Situation die Milzexstirpation vertretbar [10, 14].

Wandermilz. Die Lageveränderung der Milz ist angeboren (Fehlen des Ligamentum phrenicocolicum, Lockerung des Ligamentum lienorenale) oder erworben (Traumaeinwirkung mit direkter oder indirekter Verletzung der Aufhängebänder). Die verlagerte Milz kann zusammen mit einer Hiatushernie im Thorax oder im linken mittleren und unteren Abdomen lokalisiert sein. Gewöhnlich entstehen dadurch Verdrängungssymptome und erhebliche abdominelle Beschwerden. Bei Stieldrehung treten diese Symptome akut auf, verbunden mit Erbrechen, Abwehrspannung und linksseitigem Schulterschmerz. Eine akute Pankreatitis oder ein Ileus wird vorgetäuscht. Die Methode der Wahl besteht in der sofortigen Laparotomie mit Splenektomie. Bei verlagerter Milz ist die Splenektomie ebenfalls indiziert, weil die Splenopexie kaum zum Erfolg führt.

Aneurysma der Milzarterie. Diese Gefäßveränderung ist selten. Kommt es zur Ruptur, dann ist die Prognose infaust. Klinisch ist in etwa 10% der Fälle das pulsierende Aneurysma vor der Perforation palpier- und auskultierbar.

Bei Ruptur treten plötzlich heftigste epigastrische Schmerzen auf, begleitet von Übelkeit und Erbrechen. Eine tastbare Resistenz im linken Oberbauch weist auf eine „scheinbare" Milzvergrößerung hin. Kommt die Splenektomie noch rechtzeitig, dann sollte das aneurysmatisch erweiterte oder perforierte Arteriensegment stets mitentfernt werden. Dasselbe trifft zu für die *arterioportale Fistel* und die sehr seltene *isolierte Milzvenenthrombose.*

Thorotrastosen. Bei Thorotrastosen ist die Splenektomie angezeigt, wenn die Hauptmasse der radioaktiven Substanz in der Milz gespeichert und dadurch ein Hypersplenismus verursacht ist [14].

Gut- und bösartige Milztumoren. Die gutartigen Tumoren der Milz (Myom, Hämangiom, Lymphangiom u.a.) sind sehr selten. Sie erreichen klinische Bedeutung, sobald sie an Größe zunehmen. Zur Beseitigung der Beschwerden und zur Vorbeugung einer Spontanruptur sollten sie im Rahmen der Splenektomie entfernt werden. Dasselbe trifft zu für die häufiger vorkommenden bösartigen Tumoren (Lymphosarkom, Lymphogranulomatose, Reticulosarkom, Fibrosarkom, metastatische Tumoren), selbst dann, wenn die Dauererfolge unbefriedigend sind [13].

Relative chirurgische Indikationen

Operationstechnisch bedingte Splenektomie

Vor allem bei erweiterten operativen Eingriffen am Verdauungstrakt wegen Carcinom des Magens, des Pankreas und der linken Colonflexur ist es oftmals notwendig, die Milz mitzuentfernen. Vorwiegend sind es schwierige topographische Verhältnisse infolge breitbasiger Verwachsungen, Tumorpenetrationen in die Milzkapsel, Absiedelung von Metastasen im retrolienalen Gebiet und Einrisse der Milzkapsel und des Milzgewebes, die zu diesem Vorgehen zwingen. Milzeinrisse entstehen auch durch Zug am Magen bei der Darstellung des abdominalen Oesophagus, z.B. bei der Vagotomie oder bei der Hiatushernien-Operation, oder durch Zug am Ligamentum lienocolicum bei Operationen am Colon transversum. Im Bereich des Milzhilus bluten solche Einrisse recht stark und lassen sich mit Durchstechungsnähten nicht stillen [4, 10, 14].

Splenomegalien bei Veränderungen der Leber und des portalen Systems

Die Splenektomie bei *Lebercirrhose mit portaler Hypertension* und Oesophagusvaricen stellt einen palliativen Eingriff dar, der im Vergleich zur Shunt-Operation risikoärmer ist. Schlechter Allgemeinzustand, größere Blutungen im Verdauungskanal und höheres Lebensalter sind Kriterien für diesen operativen Eingriff. Zumindest wird vorübergehend eine Senkung des portalen Druckes und damit eine Verminderung der Blutungsgefahr erreicht. Die Indikation zur Splenektomie ist gegeben zur Anlegung eines splenorenalen Shunts bei nicht durchführbarer oder kontraindizierter porto-cavaler Anastomose infolge Mißbildungen oder Unwegsamkeiten der Pfortader, ferner bei ausgeprägten hypersplenischen Symptomen mit oder ohne Splenomegalie und ohne Druckerhöhung im portalen System und schließlich beim extrahepatischen Block, der sich auf den Milzraum beschränkt (Milzvenenthrombose, isolierte Milzvenenstenose). Besteht nach einer porto-cavalen Anastomose der Hypersplenismus weiter, dann ist die sekundäre Splenektomie angezeigt, um dadurch ein besseres hämatologisches Ergebnis zu erzielen [9, 10].

Bei *chronischer Hepatitis* mit Hypersplenismus konnte in etwa $^2/_3$ der Fälle nach Splenektomie eine Besserung der Leberfunktion und des histologischen Befundes beobachtet werden. Bescheidener allerdings waren die Therapieerfolge der Splenektomie bei fortgeschrittener Cirrhose [14].

Organtransplantationen

Die Milzfunktion ist von Bedeutung für beabsichtigte Organtransplantationen, für die zur Reduzierung des lymphatischen Gewebes die Splenektomie, eventuell in Kombination mit Thymektomie durchgeführt wird. Ganz allgemein ist aber der Wert der Splenektomie aus dieser Indikation heraus noch nicht klar umrissen, wenngleich über längere Transplantat-Überlebenszeiten berichtet wurde.

Internistische Indikationen

Die Splenektomie bei inneren Krankheiten bedarf der gemeinsamen Indikationsstellung mit dem Internisten bzw. Hämatologen. Entscheidend ist dabei der Nachweis einer für das vorhandene Krankheitsbild pathogenetisch bedeutsamen Milzfunktion. Dafür stehen vor allem die modernen nuclearmedizinischen Verfahren (Bestimmung der Lebensdauer der Erythrocyten, Thrombocyten und Leukocyten, Feststellung des Abbauortes der Blutzellen durch Messung der Oberflächenaktivität über Milz, Leber und Knochenmark) zur Verfügung. Meist, aber nicht immer, besteht neben der pathogenetisch bedeutsamen Milzfunktion bzw. dem Hypersplenismus auch eine Splenomegalie, welche am sichersten mit der Milzszintigraphie nachgewiesen werden kann. Im allgemeinen besteht eine Indikation zur Splenektomie

1. bei Nachweis der Milz-bedingten Cytolyse;
2. bei Hypersplenismus mit der Trias Splenomegalie, Cytopenie im peripheren Blut und hyperplastischem oder normal zellreichem Knochenmark. Wenn auch die aufgeführten Untersuchungsmaßnahmen nicht alle im Einzelfall anzuwenden sind, so seien sie doch übersichtshalber tabellarisch dargestellt.

Regelmäßige Indikationen zur Splenektomie

Familiärer hämolytischer Ikterus (Kugelzellenanämie, hereditäre Mikrosphärocytose). Bei diesem Krankheitsbild ist die Splenektomie die Therapie der Wahl. Sie führt zur klinischen Heilung und — vorausgesetzt, daß noch keine Komplikationen von seiten der Gallenblase und Leber entstanden sind — zur Normalisierung der Lebenserwartung. Die Splenektomie soll mit Ausnahme symptomarmer Fälle („ein Hauch von Krankheit") stets durchgeführt werden und zwar so frühzeitig wie möglich. Bei Kindern sollte allerdings erst im 6.—7. Lebensjahr exstirpiert werden, vorausgesetzt, daß vorher keine vitale Indikation vorliegt. Der Grund hierfür liegt in der erhöhten Infektionsgefahr mit schwerem Verlauf der Infekte (Sepsis!) nach Splenektomie. Die frühzeitige Splenektomie stellt gleichzeitig eine Prophylaxe gegen später auftretende Entwicklungsstörungen, Cholelithiasis und Leberschäden dar. Auch werden hämolytische und aplastische Krisen vermieden. Hämatologisch kommt es zum Rückgang der Hämolyse mit Normalisierung der peripheren Erythrocyten, deren Durchmesser zu- und deren Dicke abnimmt und nahezu vollständiger Normalisierung der Erythrocyten-Lebensdauer mit Rückgang der kompensatorischen Erythropoese und Reticulocytose. Jolly-Körperchen in den Erythrocyten und Siderocyten bleiben nach der Splenektomie regelmäßig nachweisbar. Nach der Splenektomie zeigt sich eine passagere Thrombocytose und Leukocytose mit Linksverschiebung, die bei späteren Infekten erneut wieder stärker in Erscheinung treten kann.

Bleibt bei gesicherter Diagnose der Behandlungserfolg aus, dann muß an eine oder mehrere Nebenmilzen gedacht werden, die bei der Splenektomie übersehen und zurückgelassen wurden. Nebenmilzen lassen sich durch die Szintigraphie nachweisen.

Bei *Refraktärität* gegenüber der Splenektomie und Ausschluß von Nebenmilzen muß die Diagnose revidiert werden.

Idiopathische Thrombopenie (Idiopathische thrombopenische Purpura, Morbus Werlhof). Bei diesem Krankheitsbild ist die Indikation zur Splenektomie erst dann gegeben, wenn mit Corticosteroiden kein bleibender Erfolg erzielbar war oder wenn die Erhaltungsdosis über 15 mg Prednison pro Tag liegt. Vorher kann noch ein Versuch mit Immunsuppressiva (6-Mercaptopurin, Azathioprin, Actinomycin C) gemacht werden. Bringt auch diese Therapie keinen Erfolg, dann ist bei weiterbestehender ausgeprägter Thrombopenie mit klinischer Symptomatik die Splenektomie angezeigt [10, 12, 15].

Die Indikation zur Splenektomie kann heute durch die neueren nuclearhämatologischen Untersuchungsmethoden besser als früher herausgearbeitet werden. Besonders günstig sind die Ergebnisse der Splenektomie beim lienalen Typ des Thrombocytenabbaus. In über 50% aller Fälle von Morbus Werlhof führt die Splenektomie zur klinischen und hämatologischen Remission.

Der Wirkungsmechanismus der Splenektomie besteht wahrscheinlich in der Entfernung des wesentlichen Sequestrationsorgans. Die für die Pathogenese des Morbus Werlhof bedeutsame Bildung von thrombocytären Autoantikörpern wird dagegen durch die Entfernung der Milz nicht entscheidend beeinflußt. Nach der Splenektomie kommt es zum deutlichen Anstieg der Blutplättchen, der bei ansprechbaren Fällen anhält.

Das nur passagere oder völlige Nichtansprechen des Morbus Werlhof auf die Splenektomie läßt vermuten, daß es sich wohl um ein nicht einheitliches Krankheitsbild handelt.

Hypersplenismus (Hypersplenie-Syndrom). Unter Hypersplenismus verstehen wir einen klinischen Zustand, der durch die periphere Cytopenie, das zellreiche Knochenmark und die Splenomegalie gekennzeichnet ist und der durch Splenektomie beseitigt oder zumindest deutlich gebessert wird. Die Milz-Szintigraphie hat gezeigt, daß ein Hypersplenismus gelegentlich auch ohne Milzvergrößerung auftreten kann. Hinzu kommt, daß mit der Palpation nicht alle geringen bis mäßigen Milzvergrößerungen erfaßt werden können, sondern nur durch die Milz-Szintigraphie.

Die Splenektomie ist nicht bei jedem Fall von Hypersplenismus indiziert, sondern nur dann, wenn eine krankheitsdominante Milz vorliegt, d. h. durch die funktionell hyperaktive Milz entsprechend schwere klinische Symptome in Form von Anämisierung, Granulocytopenie mit Infektneigung und Thrombopenie mit hämorrhagischer Diathese ausgelöst werden. In einzelnen Fällen kann sich schon aus der Größe der Milz die Indikation zur Splenektomie ergeben. Die Exstirpation solcher Riesenmilzen verbessert darüber hinaus oft den Allgemein- und Ernährungszustand.

Hypersplenismus tritt meist bei bestimmten Grundkrankheiten auf, man spricht dann auch von *sekundärem Hypersplenismus*. Natürlich steht dabei in erster Linie die Behandlung der Grundkrankheit im Vordergrund. Bei krankheitsdominanter Milz ist aber die Splenektomie angezeigt und kann zur Rückbildung oder Mitigierung der hämatologischen Symptomatik mit allgemeiner Besserung führen. Zu den möglichen Ursachen eines sekundären Hypersplenismus gehören entzündliche und rheumatische Erkrankungen, Erkrankungen mit portaler Hypertension, hyperplastische Milzerkrankungen (insbesondere Speicherkrankheiten wie Morbus Gaucher und Morbus Niemann-Pick) und Tumorbildungen in der Milz und hämolytische Anämien mit langdauernder Splenomegalie.

Neben dem sekundären Hypersplenismus existiert auch ein *primärer oder idiopathischer Hypersplenismus* (ca. 10%), bei dem bisher eine Ursache nicht nachweisbar war. Auch bei ihm gilt die Indikation zur Splenektomie immer erst dann, wenn der Patient an den Folgen seines Hypersplenismus oder am Milztumor leidet.

Beim primären Hypersplenismus muß differentialdiagnostisch an den *Morbus Banti* gedacht werden, dessen Anfangsstadium in einer fibrokongestiven Splenomegalie mit Hypersplenismus besteht, während sich später ein Übergangsstadium mit zusätzlicher Leberbeteiligung und das Endstadium mit Lebercirrhose und portaler Hypertension entwickeln soll. Die Splenektomie würde bei diesem Krankheitsbild — dessen Existenz nach wie vor umstritten ist — im Anfangsstadium die Ausbildung einer chronischen Leberkrankheit verhindern. Die praktische Konsequenz bei Annahme eines solchen Krankheitsbildes besteht in der sorgfältigen Überwachung der Leber von Patienten mit „idiopathischem" Hypersplenismus und die Durchführung der Splenektomie beim Auftreten einer Leberbeteiligung.

Häufige Indikationen der Splenektomie

Erworbene hämolytische Anämien. Bei den chronischen *autoimmun-hämolytischen Anämien vom Wärmeantikörpertyp* ist die Splenektomie indiziert, wenn die Therapie mit Corticosteroiden oder Immunsuppressiva ohne Erfolg geblieben ist oder wenn für die Langzeittherapie zu hohe Corticosteroiddosen benötigt werden [7, 10, 11]. Das beste Kriterium für die Indikation der Splenektomie ist die Messung der Oberflächenaktivität über Milz, Leber und Knochenmark nach ^{51}Cr-Markierung der Erythrocyten. Liegt ein „lienaler Typ" vor oder ist der Milz-Leber-Quotient über 1, so spricht das für einen vorwiegenden Erythrocytenabbau in der Milz. Die Splenektomie führt in ca. 50% der Fälle zu einer wesentlichen Besserung der hämolytischen Anämie [12, 15]. Manchmal wird auch ein besseres Ansprechen auf niedrigere Corticosteroiddosen erreicht.

Nicht indiziert ist die Splenektomie bei den autoimmunhämolytischen Anämien vom Kälteantikörper-Typ, also bei der akuten und chronischen Kälteagglutininkrankheit und der paroxysmalen Kältehämoglobinurie, da hier die Hämolyse vorwiegend intravasal und nicht lienal stattfindet.

Bei der *paroxysmalen nächtlichen Hämoglobinurie* sind die Ergebnisse der Splenektomie unterschiedlich. Zur Vermeidung des Operationsrisikos (postoperative Thrombocytose und letale *Thrombosen!*) ist hier die prophylaktische Anticoagulantientherapie zusätzlich indiziert.

Elliptocytose. Bei dieser seltenen Membranopathie der Erythrocyten sind Anomalieträger ohne gesteigerte Hämolyse und die eigentliche Elliptocytenanämie zu unterscheiden. Wie bei Kugelzellenanämie sind auch die Patienten mit Elliptocytenanämie durch hämolytische und aplastische Krisen sowie durch komplizierende Cholelithiasis und Unterschenkelgeschwüre gefährdet. In solchen Fällen ist die Splenektomie die Methode der Wahl. Zwar bleibt danach die Formveränderung der Erythrocyten bestehen, doch wird eine entscheidende Normalisierung der Erythrocyten-Lebensdauer mit klinischer Heilung der Anämie erzielt. Der Operationserfolg läßt sich durch den erythrokinetisch nachweisbaren erhöhten Erythrocytenabbau in der Milz vorhersagen.

Hämolytische Anämien durch instabile Hämoglobine. Bisher sind unter den 150 anomalen Hämoglobinen 30 instabile Hämoglobine bekannt, die zu hämolytischer Anämie führen können. Besonders typisch für diese Anämiegruppe ist das spontane oder regelmäßig nach der Splenektomie zu beobachtende Auftreten von Heinzschen Innenkörpern, so daß auch von hereditärer Heinz-Körper-Anämie gesprochen wird. Bei entsprechenden klinischen Symptomen und Ergebnissen der erythrokinetischen Untersuchung ist die Splenektomie indiziert.

Indikation zur Splenektomie in Einzelfällen

Panmyelopathien. Die Splenektomie wird bei diesen Blutkrankheiten erst nach dem Mißerfolg oder Versagen der bisher möglichen medikamentösen Therapie mit Corticosteroiden, Anabolica und Testosteron eingesetzt. Für gewöhnlich wird vorher noch die gezielte Hämosubstitution angewandt. Die Knochenmarktransplantation, d. h. die Transplantation von Stammzellen ist auf die wenigen Fälle beschränkt, in denen ein HL-A kompatibles Geschwister als Spender vorhanden ist. Nach den bisherigen Erfahrungen hat die Splenektomie bei Panmyelopathien dann eine besondere Aussicht, wenn mit den Isotopenmethoden ein signifikant gesteigerter Abbau der Blutzellen in der Milz nachweisbar ist. Nach Gross u. Mitarb. sollte die Splenektomie spätestens 6—12 Monate nach einer erfolglosen konservativen Therapie durchgeführt werden. Manchmal ist sie auch die ultima ratio. In 20—50% der Fälle wird über Besserungen berichtet [15], die in einem geringeren Transfusionsbedarf und besserem Ansprechen auf Corticosteroide gesehen werden. Panmyelopathien mit hyperplastischem Knochenmark zeigen meist ein besseres Ansprechen auf die Splenektomie als solche mit aplastischem Befund. Operationsrisiko und Operationsletalität sind bei Panmyelopathien erhöht (Blutungen und Infektionen!).

Thalassämien und Hämoglobinopathien. Ähnlich liegen die Verhältnisse bei manchen chronischen hämolytischen Anämien, insbesondere bei der *Thalassaemia maior (Cooley-Anämie)* und der *Sichelzellenanämie*. Bei klinischer Dringlichkeit und entsprechendem Ausfall der Isotopenuntersuchungen ist die Splenektomie indiziert und bringt in einem Teil der Patienten Hilfe [12]. Eine sichere Vorhersage über den therapeutischen Effekt der Splenektomie ist dabei nicht möglich. Wenn sich gleichzeitig ein Hypersplenismus entwickelt hat, kann die Indikation zur Splenektomie großzügiger gestellt werden.

Osteomyelosklerosen. Bei den Osteomyelosklerosen galt bis zum Anfang der fünfziger Jahre die Splenektomie absolut kontraindiziert, da die Milzvergrößerung Ausdruck einer kompensatorischen Blutbildung (extramedulläre Hämopoese!) darstellt. Mit Hilfe der Isotopentechnik (Markierung der Erythrocyten mit ^{59}Fe und ^{51}Cr) kann der Aufbau und Abbau von Erythrocyten sicher erfaßt werden. Bei einer ganzen Reihe von Patienten mit deutlich überwiegendem Abbau von Blutzellen in der Milz und hohem Transfusionsbedarf wegen starker Anämisierung hat die Splenektomie eine Besserung erbracht. Häufig kommt es nach der Splenektomie zu einer enormen Vergrößerung der Leber. Unserer Erfahrung nach sollte die Splenektomie bei Osteomyelosklerosen auf besonders gelagerte Einzelfälle beschränkt bleiben.

Hämoblastome und Hämoblastosen. Hier sind in erster Linie die malignen Lymphome, die chronische lymphatische Leukämie und die malignen Retikulosen zu nennen. Besteht der Verdacht, daß der Prozeß klinisch auf die Milz beschränkt ist, liegen Riesenmilzen mit schmerzhafter mechanischer Verdrängung der Nachbarorgane vor und entwickelt sich ein zusätzlicher konservativ nicht beherrschbarer Hypersplenismus, so kann die Splenektomie als Palliativ-Maßnahme lebenserleichternd und lebensverlängernd wirken [2, 6, 7, 12]. Bei der Lymphogranulomatose wird neuerdings die diagnostische Laparotomie und Splenektomie empfohlen. Die Entfernung der Milz soll außerdem die Verträglichkeit der Cytostaticatherapie verbessern.

Zugang zur Splenektomie

Als Zugangswege zur Milzloge sind eine Reihe von Schnittführungen bekannt. Aufgrund unserer Erfahrungen [4] eignet sich der Mittellinienschnitt bei Rupturen der Milz besonders dann, wenn Verdacht auf gleichzeitige Verletzung anderer Oberbauchorgane besteht. Den epigastrischen Querschnitt wählen wir bei familiärer hämolytischer Anämie, um gleichzeitig die Gallenwege revidieren zu können. In allen anderen Fällen hat sich der linksseitige Rippenbogenrandschnitt bewährt. Um größere Blutungen zu vermeiden, ist die präliminare Ligatur der Milzgefäße ein gangbarer Weg. Bei zu weit proximaler Ligatur der Milzgefäße kann im Einzelfall eine Pankreatitis im Pankreasschwanz-Bereich oder Pankreasnekrose die Folge sein. Bestehen erhebliche Verwachsungen, dann muß die Blutstillung sehr exakt vorgenommen werden, desgleichen wenn die Splenektomie wegen einer Blutkrankheit ausgeführt wird. Auf eine kurzzeitige postoperative Drainage der Milzloge verzichten wir nicht.

Die Splenektomie wegen traumatischer Verletzung der Milz erfordert unbedingt die Revision des übrigen Abdomens zum Ausschluß von Kombinationsverletzungen. Jede Splenektomie wegen Verletzung, Blutkrankheiten, gutoder bösartigen Tumoren und Splenomegalien verschiedenster Art erfordert die Suche nach *Nebenmilzen*. Diese finden sich nahe dem Milzhilus im Omentum gastrosplenicum, im großen Netz, im Mesenterium von Dünn- und Dickdarm und im Ligamentum pancreaticosplenicum. Seltenere Lokalisationen sind das linke Ovar oder der linke Hoden. Kommt es bei der Splenektomie zum Losreißen von autoplastischen Milzteilchen, dann entsteht eine *Splenosis,* wodurch bei gewissen Erkrankungen, — so vor allem bei idiopathischer thrombocytopenischer Purpura und bei hereditärer Mikrosphärocytose — sehr uncharakteristische abdominale Beschwerden weiter bestehen. Dadurch ist der Wert der Splenektomie sehr in Frage gestellt.

Literatur

1. Amorosi, E. I., Ultmann, J. E.: Thrombotic thrombocytopenic purpura. Medicine (Baltimore) **45**, 139 (1966).
2. André, R.: Indications de la splenectomie dans les pancytopenies et l'hypersplenisme. Hemostase **4**, 157 (1964).
3. Astor, R. H., Keene, W. R.: Sites of Platelet Destruction in Idiopathic Thrombocytopenic Purpura. Brit. J. Haemat. **16**, 61 (1969).
4. Bedacht, R., Hamelmann, H., Otto, R.: Die Indikation zur Milzexstirpation. Ärztl. Prax. **37**, 2398 (1970).
5. Berchtold, R.: Chirurgie der Milz. Chirurg **11**, 489 (1971).
6. Croizet, P., Viala, J.: Les indications generales de la splenectomie. Hemostase **4**, 111 (1964).
7. Crosby, W. H., Waelen, T. S., Heaton, L. D.: Splenectomy in elderly. Med. Clin. N. Amer. **50**, 1533 (1966).
8. Gross, R., Hellriegel, K. P., Zach, J.: Die Behandlung aplastischer Syndrome. Internist (Berl.) **12**, 186 (1971).
9. Hamelmann, H.: Indikationen zur Splenektomie bei portalem Hochdruck. Langenbecks Arch. Chir. **313**, 204 (1965).
10. Körtge, P.: Indikationen zur Splenektomie. Internist **8**, 357 (1967).
11. Nowicki, L., Schubert, H., Martin, H.: Zur Frage der Splenektomie bei Hämoglobinopathien und erythrocytären Enzymopathien. In: Die Milz/The Spleen (Lennert, K.,

Harms, D., Hrsg.). Berlin-Heidelberg-New York: Springer 1970.
12. Schulte, P., Siegenthaler, W.: Internistische Indikationen zur Splenektomie. Chirurg **11**, 481 (1971).
13. Sträuli, P.: Häufigkeit und Morphologie der Tumormetastasierung in der Milz. In: Die Milz/The Spleen (Lennert, K.,

Harms, D., Hrsg.). Berlin-Heidelberg-New York: Springer 1970.
14. Streicher, H.J.: Chirurgische Behandlung von Milzkrankheiten. Chirurg **11**, 485 (1971).
15. Viard, H., Viala, J. H., Gaillard, P., Michaud, P.: La Splenectomie en Hematologie. Ann. Chir. **18**, 1550 (1964).

Portale Hypertension

H. Hamelmann und J. Nitschke

Die große Anzahl der innerhalb der letzten Jahre veröffentlichten Erfahrungsberichte aus dem Gebiete der Pfortaderchirurgie unterstreicht die anhaltende Diskussion um die Indikationsstellung zur chirurgischen Therapie und die Wahl der einzelnen Operationsverfahren. Die in ihren Folgen meist katastrophale Oesophagusvaricenblutung stellt klinisch ein Notfallereignis dar. Trotz der zahlreichen klinisch-statistischen Studien sowie experimenteller Untersuchungen zur hepatoportalen Hämodynamik sind die Fragen nach dem geeigneten Zeitpunkt zum operativen Eingriff bei drohender Blutung sowie zur Wahl des Operationsverfahrens noch nicht endgültig geklärt.

Die progrediente cirrhotische Umwandlung des Leberparenchyms als primäre Krankheitsursache *verbietet jeden Eingriff*, der die ohnehin schon verminderte Leberdurchblutung zusätzlich reduziert. Dagegen zwingt die Oesophagusvaricenblutung als Zeichen des zunehmenden Stauungsdruckes im Portalsystem oftmals aus vitaler Indikation zu eingreifenden Maßnahmen, bei denen eine *verminderte Leberdurchblutung in Kauf* genommen werden muß.

Um unter Berücksichtigung der Schwere des Krankheitsbildes definierte Richtlinien für die operative Blutungsbehandlung festzulegen, wurden klinische, laborchemische und pathohistologische Kriterien zu einem sogenannten Leberindex zusammengefaßt [9, 12]. Dieser sollte eine ungefähre Beurteilung des Operationsrisikos und eine Patientenauswahl ermöglichen. Durch die zu starre Anwendung dieser Richtlinien muß es jedoch zur extremen Selektion der Patienten kommen, die der vernünftigen Einstellung zur Operationsindikation ebenso wenig gerecht wird, wie im Gegensatz dazu die kritiklose Durchführung von Shuntoperationen als Routinemaßnahmen bei jeder Oesophagusvaricenblutung.

Krankheitsstadium

Leberfunktion

Die Korrelation zwischen präoperativem Gesamtzustand des Patienten, insbesondere aber dem Schädigungsgrad seines Leberparenchyms und der postoperativen Überlebenszeit ist durch zahlreiche, über Jahre sich erstreckende Nachuntersuchungsreihen belegt [4, 6, 7, 9, 12, 14]. Je schlechter die Leberfunktion zur Zeit der Operation, desto höher ist das unmittelbare Operationsrisiko einzuschätzen, desto kürzer wird die postoperative Überlebenszeit und desto häufiger manifestiert sich eine portocavale Encephalopathie im weiteren Verlauf nach der Operation. Präoperativ bereits vorhandene Zeichen der Leberdekompensation, wie Koma, Praecoma hepaticum oder auch leichtere encephalopathische Erscheinungen, die mit Konzentrationsschwäche und intellektueller Verlangsamung einhergehen, sowie eine Ödemneigung weisen auf die hochgradig eingeschränkte Operationstoleranz hin. In der Tabelle 1 sind prognostisch wichtige Grenzwerte angegeben, bei deren Mißachtung mit einem erheblich ansteigenden Risiko gerechnet werden muß.

Tabelle 1. Indikationskriterium „Krankheitsstadium"

I. *Ausmaß des Leberschadens*	
a) enzymologisch	
SGOT	beide < 50 mU/ml
SGPT	
b) humoral	
Bilirubin	< 2 mg-%
Albumin	> 3 g-%
Prothrombin (Quick)	> 50 %
Bromthalein	< 25%/45 min
c) histologisch	
keine ausgeprägte Aktivität	
II. *Belastende krankheitstypische Komplikationen*	
Blutung	> 1 ×
Ascites	rezidivierend
Encephalopathie	
III. *Allgemeine Operabilität*	
Alter	> 65 Jahre
keine Begleiterkrankungen	
(z. B. Diabetes, Herzinsuffizienz)	

Varicenblutung

Die klassische Indikation zur Shuntoperation stellt die akute Varicenblutung dar, die mit einer primären Letalität von 40—70% belastet ist. Die Anastomosenoperationen senken den durch intrahepatischen Block verursachten Pfortaderhochdruck und gewährleisten einen weitgehenden Blutungsschutz. Die Rezidivblutungen nach trunculären Anastomosen liegen in ihrer Häufigkeit um 5%, nach radiculären Anastomosen der Pfortadergefäße betragen diese aufgrund der oftmals weniger effektiven Blutableitung 10—20%.

Bauchchirurgie

Ascites

Gelegentlich wird zur operativen Behandlung einer excessiven, durch internistische Maßnahmen nicht beeinflußbaren Ascitesbildung bei Lebercirrhose der portocavale Shunt empfohlen [9]. Dieser ist jedoch nur in jenen wenigen Fällen indiziert, in denen es sich um die seltene Form eines mechanisch vasculären Dekompensationsascites mit relativ guter Leberfunktion handelt. Bei diesen Patienten kann die Ascitesbildung durch eine Seit-zu-Seit angelegte portocavale Anastomose beseitigt werden. In der überwiegenden Anzahl der Fälle weist der Ascites dagegen auf eine Progredienz der parenchymatösen Dekompensation der Leber hin und ist als ein prognostisch ungünstiges Zeichen fortgeschrittenen Krankheitsstadiums zu werten. Die Indikation zur Shuntoperation als spezielle Ascitestherapie verbietet sich hierbei.

Encephalopathie

Flüchtige Symptome einer hepatoportalen Encephalopathie treten gelegentlich bereits präoperativ in Erscheinung und lassen auf eine deutliche Funktionseinschränkung des Leberparenchyms schließen. Als typische postoperative Komplikation nach portocavalem Shunt ist die klinische Symptomatik meistens wesentlich stärker ausgeprägt, schwere Unruhezustände und stuporöses Verhalten sind hierfür charakteristisch. Diese Komplikation tritt bei etwa 10—15% derjenigen Patienten mit mäßiggradigem Leberzellschaden in Erscheinung. Bei präoperativ bereits fortgeschrittenem Leberausfall kann deren Häufigkeit im postoperativen Verlauf sogar 30% erreichen.

Blutungszeitpunkt

Betrachtet man die Indikationsstellung zur Shuntoperation in Abhängigkeit vom Blutungszeitpunkt, so zeigt sich wiederum die Bedeutung des bereits vorhandenen Leberschadens für die prognostische Beurteilung.

Intervalloperation

Das vergleichbar niedrigste Operationsrisiko mit durchschnittlich 10—15% finden wir, wenn sich an die erste Blutung eine intensive konservative Behandlung anschloß und dadurch eine deutliche Besserung des Gesamtzustandes des Patienten, insbesondere aber auch seiner Leberfunktionswerte erreicht werden konnte [1, 8, 9]. Diese Patienten stellen allerdings bereits eine natürliche Auslese unter allen Kranken mit Varicenblutungen dar. Die Shuntoperation im blutungsfreien Intervall nach gründlicher internistischer Vorbehandlung ist daher als Standardindikation anzusehen.

Notshunt

Mit einer besonders hohen Operationsletalität von 35—70% ist bei Shuntoperationen als Notmaßnahme in der anhaltenden Blutungsphase zu rechnen [5, 8, 9, 12]. Die Mehrzahl dieser Patienten verstirbt postoperativ am Leberversagen. Esser konnte durch Anwendung des „verzögerten Shunts unter Notindikation" diese hohe Letalitätsquote auf 15% senken [6]. Hierbei wird die Anastomosenoperation bei liegender Sengstaken-Sonde 24—48 Std nach Auftreten der Blutung durchgeführt und die Zwischenzeit zur intensiven Operationsvorbereitung benutzt.

Prophylaktische Shuntoperation

Die Anastomosenoperation als prophylaktische Maßnahme im prähämorrhagischen Stadium fand ihre Rechtfertigung in der hohen Letalität der ersten Blutung sowie der nur begrenzten Wirksamkeit der konservativen Maßnahmen zur Blutstillung. Untersuchungsreihen [1, 8, 13] an randomisierten Patienten haben jedoch neuerdings gezeigt, daß die Gesamtletalität des Patientenkollektivs mit prophylaktisch angelegten Anastomosen sogar höher war als bei lediglich konservativer Behandlung. Zwar konnte eine effektive Drucksenkung und damit ein sicherer Blutungsschutz durch die Operation erreicht werden, die Anzahl derjenigen Patienten, die im weiteren postoperativen Verlauf jedoch an einem Coma hepaticum verstarben, sowie die unmittelbare Operationsletalität ergaben zusammen eine Gesamtletalität, die zur Ablehnung dieser operativen Maßnahme führte [1, 3, 8, 13].

Eine relative Indikation zum prophylaktischen Shunt besteht unter Einschränkung nur dann, wenn bei hohem Pfortaderdruck und röntgenologischem Nachweis ausgeprägter Oesophagusvaricen eine erhöhte Blutungsgefahr angenommen werden muß, und wenn von seiten der Leberfunktion die Operationsprognose nicht belastet wird. Conn empfahl vorübergehend die prophylaktische Operation bei Patienten mit Ascites, der in den meisten Fällen seiner Untersuchungsreihe als Zeichen besonderer Blutungsgefährdung einer Hämatemesis vorausging [1]. In seiner jüngsten zusammenfassenden Arbeit über „Prophylactic portocaval anastomosis" nimmt er jedoch aufgrund von Langzeitergebnissen seines Patientengutes hiervon Abstand.

Operationsverfahren

Direkteingriffe am Ort der Blutung

Diese Operationen, wie z. B. die Lintonsche Varicenumstechung, haben als Blutungsschutz lediglich begrenzten palliativen Charakter. Recidivblutungen treten hiernach frühzeitig und in großer Häufigkeit auf. Soll ein anhaltender Blutungsschutz erreicht werden, so muß die endgültige Drucksenkung durch eine nachfolgende Anastomosenoperation als Zweiteingriff angestrebt werden. Beide Eingriffe haben eine Gesamtletalität von 30—50%. Nach unserer Ansicht ist die Lintonsche Varicenumstechung als die häufigste derjenigen Operationen, die die Blutungsquelle direkt angehen, sowie deren Modifikationen für den Patienten nicht weniger belastend als eine Shuntoperation, die daher auch im Blutungsstadium möglichst in der Form des verzögerten Shunts unter Notindikation vorzuziehen ist.

Trunculäre Anastomosen

Die portocavale Anastomose in der Form des End-zu-Seit- oder Seit-zu-Seit-Shunts ist die ideale Methode zur Herabsetzung des Pfortaderdruckes und zur Verhinderung von Varicenblutung. Aufgrund von Nachuntersuchungen an zahlreichen Patienten, die bis zu 10 Jahren zurückliegen, weiß man heute, daß die Ergebnisse der End-zu-Seit- und Seit-zu-Seit-Anastomosen gleichwertig sind. Ein Nachteil dieser direkten trunculären Anastomosen ist die eingreifende Veränderung der portalen Leberdurchblutung mit ihrer Auswirkung auf den Entgiftungsmetabolismus, die bei Anwendung der radiculären Anastomosenformen infolge des geringeren Shuntvolumens nicht derartig ausgeprägt ist. Auf die Bedeutung der Anastomosenweite für die portale Hämodynamik einerseits und den Lebermetabolismus andererseits wurde erst kürzlich wieder hingewiesen [2]. Die effektive Druckentlastung verlangt eine möglichst breit angelegte Anastomose, die ihrerseits jedoch das Auftreten der postoperativen Encephalopathie begünstigt. Die Weite der portocavalen Anastomose sollte daher streng der tatsächlichen Erfordernis desjenigen Shuntvolumens angepaßt sein, das zur definitiven Drucksenkung gerade ausreicht. Inwieweit die Arterialisation des portalen Lebergefäßbettes nach portocavaler End-zu-Seit-Anastomose einen günstigen Einfluß auf die Langzeitergebnisse hat [10, 11], bleibt vorerst noch abzuwarten.

Radiculäre Anastomosen

Die splenorenale Anastomose als häufigste Form der Anastomosen im Wurzelgebiet der Pfortader wird als Alternativverfahren diskutiert. Sie ist allerdings der technisch schwierigere Eingriff. Außerdem sind Recidivblutungen infolge Shuntthrombosen mit 10—20% wesentlich häufiger als nach portocavaler Anastomose. Eine eventuelle zusätzliche Schädigung der Leberfunktion durch die Ableitung des Portalblutes wird im besonderen Maße bei der von Warren inaugurierten Form der splenorenalen Anastomose vermieden [14]. Die Häufigkeit der postoperativen Encephalopathie trat in seinem Patientenkollektiv lediglich in 2% der Fälle auf.

Zusammenfassend sollten die folgenden Kriterien bei der Indikationsstellung zur operativen Behandlung der portalen Hypertension auf dem Boden einer Lebercirrhose berücksichtigt werden:
1. Je ausgeprägter der Leberschaden ist, desto größer ist das Operationsrisiko und desto ungünstiger die postoperative Prognose. Unter diesem Gesichtspunkt ist jede Anastomosenoperation zu sehen, unabhängig davon, ob diese als Noteingriff oder posthämorrhagisch nach entsprechender Vorbereitung des Patienten zum Zeitpunkt der Wahl geplant ist.
2. Unter dem Gesichtspunkt eines definitiven Blutungsschutzes sind die direkten portocavalen Anastomosen als Operationsmethoden der Wahl anzusehen, wobei End-zu-Seit- und Seit-zu-Seit-Anastomosen gleich gute Ergebnisse bringen. Hinsichtlich der Leberfunktion ist die splenorenale Anastomose der schonendere Eingriff.

Als optimale Operationsmethode muß der Eingriff bezeichnet werden, der unter weitgehender Erhaltung der Leberfunktion einen sicheren und dauerhaften Blutungsschutz gewährleistet und die Häufigkeit der postoperativen Encephalopathie so niedrig wie möglich hält.

Literatur

1. Conn, H.O., Lindenmuth, W.W., May, C.J., Ramsby, G.R.: Prophylactic Portocaval Anastomosis. Medicine (Baltimore) **51**, 25 (1972).
2. Barnes, B.A., Ackroyd, F.W., Battit, G.E., Kantrowitz, P.A., Schapiro, R.H., Strole, W.E., Todd, D.P., McDermott, W.V.: Elective Portasystemic Shunts: Morbidity and Survival Data. Ann. Surg. **174**, 76 (1971).
3. Callow, A.D., Resnick, R.H., Chalmers, Th.C., Ishihara, A.M., Garceau, A.J., O'Hara, E.T.: Conclusions from a Controlled Trial of the Prophylatic Portacaval Shunt. Surgery **67**, 97 (1970).
4. Deimer, E., Wenzl, M.: Indikationsrichtlinien zu Shuntoperationen bei Zirrhotikern. Wien. klin. Wschr. **81**, 641 (1969).
5. Edmondson, H.T., Jackson, F.C., Juler, G.L., Sigel, B., Perrin, E.B.: Clinical Investigation of the Portacaval Shunt: IV. A Report of Early Survival from the Emergency Operation. Ann. Surg. **173**, 372 (1971).
6. Esser, G., Gütgemann, A.: Die akute Oesophagusvaricenblutung. Dtsch. med. Wschr. **94**, 1476 (1969).
7. Grace, N.D., Muench, H., Chalmers, T.C.: The Present Status of Shunts for Portal Hypertension in Cirrhosis. Gastroenterology **50**, 684 (1966).
8. Jackson, F.C., Perrin, E.B., Felix, R.F., Smith, A.G.: A Clinical Investigation of the Portacaval Shunt: V. Survival Analysis of the Therapeutic Operation. Ann. Surg. **174**, 672 (1971).
9. Hamelmann, H., Nitschke, J.: Indikationsstellung und Operationsrisiko bei portocavalen Anastomosen. Münch. med. Wschr. **108**, 747 (1966).
10. Maillard, J.N., Benhamou, J.P., Rueff, B.: Arterialization of the Liver with Portocaval Shunt in the Treatment of Portal Hypertension due to Intrahepatic Block. Surgery **67**, 883 (1970).
11. Matzander, U.: Arterialisation des intrahepatischen Pfortaderkreislaufes. Langenbecks Arch. Chir. **322**, 1155 (1968).
12. Orloff, M.J.: Emergency Portocaval Shunt: A Comparative Study of Shunt, Varix Ligation and Nonsurgical Treatment of Bleeding Esophageal Varices in Unselected Patients with Cirrhosis. Ann. Surg. **166**, 456 (1967).
13. Resnick, R.H., Chalmers, T.C., Ishihara, A., Garceau, M., Callow, A.J., Schimmel, E.M., O'Hara, E.T., the Boston Inter-Hospital Liver Group: A Controlled Study of the Prophylactic Portacaval Shunt. A Final Report. New Engl. J. Med. **70**, 675 (1969).
14. Salam, A.A., Warren, W.D., LePage, J.R., Viamonte, M.R., Hutson, D., Zeppa, R.: Hemodynamic Contrasts Between Selective and Total Portal-Systemic Decompression. Ann. Surg. **173**, 827 (1971).
15. Thaler, H.: Die Shuntoperation bei portaler Hypertension aus internistischer Sicht. Dtsch. med. Wschr. **96**, 1653 (1971).

Bauchchirurgie

Primäre Retroperitoneal-Tumoren

P. HERMANEK und R. BÖTTICHER

Pathohistologie

Die primär im Retroperitoneum vorkommenden Tumoren können aus morphologischer Sicht in 4 Hauptgruppen unterteilt werden:
1. Tumoren der Weichteile, ca. 50—70% (maligne ca. 40—60%).
2. Maligne Lymphome, soweit es sich nicht um eine Mitbeteiligung der retroperitonealen Lymphknoten bei generalisierten malignen Lymphomen handelt, ca. 20—30%.
3. Teratome, ca. 5%.
4. Ektopische epitheliale Tumoren, einschließlich nichtteratoider Cysten, ca. 5—10%.

Zur Klassifikation der *Weichteiltumoren* sei auf die im Abschnitt „periphere maligne Weichteiltumoren" (S. 39) ersichtliche Einteilung der WHO [2] verwiesen. Zusätzlich zu den dort angeführten Typen kommen im Retroperitoneum noch folgende Arten von Weichteiltumoren zur Beobachtung:
1. Extraadrenale Tumoren der sympathischen Ganglien: benigne: Ganglioneurom; maligne: Neuroblastom (Sympathicoblastom, Sympathicogoniom) und Ganglioneuroblastom.
2. Extraadrenale Tumoren paraganglionärer Strukturen:
   a) Phäochromocytom: benigne, maligne (etwa 10% aller Phäochromocytome liegen retroperitoneal-extraadrenal);
   b) Chemodektom (nicht chromaffines Paragangliom): benigne, maligne;
   c) unklassifiziertes Paragangliom.

Echt retroperitoneal gelegene, vom Peritoneum isolierte Mesotheliome sind excessive Raritäten, ebenso Chordome, die nicht vom Knochen ausgehen.

Die häufigsten malignen Weichteiltumoren im Retroperitoneum sind Liposarkome, Leio- und Rhabdomyosarkome [6, 7].

Unter den benignen Weichteiltumoren wurden im älteren Schrifttum und bisweilen auch heute noch als häufigste Geschwülste *Lipome und Fibrome* angegeben. Der Chirurg muß wissen, daß dem Befund Lipom oder Fibrom immer mit Mißtrauen zu begegnen ist. Viele sog. Lipome rezidivieren und bieten dann im ersten oder auch erst im zweiten Rezidiv das eindeutige histologische Bild eines Liposarkoms. Heute wird von allen Kennern angenommen, daß in solchen Fällen die Erstdiagnose eine Fehldiagnose war, dadurch bedingt, daß nicht hinreichend Material vom Ersttumor untersucht wurde. Viele hochdifferenzierte Liposarkome lassen die Malignität histologisch nur an sehr umschriebenen Stellen erkennen. Gerade bei lipomatösen Tumoren ist daher eine ausgiebige histologische Untersuchung der meist großen Tumoren zur exakten Einstufung unbedingt notwendig.

Teratome (benigne und maligne) des Retroperitoneum unterscheiden sich histologisch und biologisch nicht von denen im Genitalbereich, 10% aller Teratome liegen retroperitoneal, der häufigste retroperitoneale Typ ist das benigne sacrococcygeale Teratom.

Unter den seltenen *nicht teratoiden Cysten* sind im Mesenterium vor allem lymphogene Cysten (cystische kavernöse Lymphangiome) zu nennen, im Retroperitoneum auch urogenitale (nephrogene) (von Resten des Wolffschen Ganges ausgehend) sowie mesocolische und enterogene Cysten.

Diagnostik

Alle raumfordernden Prozesse im Retroperitoneum verursachen erst Symptome, wenn sie beachtliche Größe aufweisen. Die klinischen Manifestationen werden durch Druck auf benachbarte Organe und Nerven verursacht und sind für die einzelnen Tumortypen weitgehend unspezifisch. Eine klinische Typenbestimmung ist unmöglich.

Unklare ziehende Schmerzen im Abdomen, in der Leistengegend und im Gesäß, auch Ausstrahlen der Schmerzen in die Beine, sind nicht selten erste Symptome. Nicht selten wird die Palpation — im Zweifelsfall bei optimaler Entspannung in Narkose — viel zu spät vorgenommen. Der durchschnittliche Zeitraum zwischen Erstsymptomen und erster Konsultation des Arztes betrug im Untersuchungsgut von Donnelly 9,4 Monate, von Pack und Ariel 4,2 Monate. Zwischen erster Konsultation des Arztes und Therapiebeginn verstreichen durchschnittlich 2 Monate [6].

Besteht der Verdacht auf einen raumfordernden Prozeß im Retroperitoneum, so haben wir in kurzer Folge mehrere diagnostische Fragen zu klären (Tabelle 1).

Zusätzliche Untersuchungen wie Sonographie, Aortographie, Venographie, Szintigraphie, Pneumoperitoneum, Pneumoretroperitoneum können weitere Aufschlüsse über die Lokalisation bringen, werden aber wohl nur ausnahmsweise das weitere therapeutische Vorgehen beeinflussen. Vor jeder Operation von Retroperitonealtumoren muß präoperativ geklärt sein, ob gegebenenfalls eine Nephrektomie durchführbar ist.

Die präoperative Diagnose eines *Phäochromocytoms* ist wegen präventiver Maßnahmen gegen etwaige endokrin ausgelöste Operations- bzw. Anaesthesiezwischenfälle wichtig. *Neuroblastome* unterliegen in der Behandlung besonderen Regeln. Ihre Diagnose sollte daher nach Möglichkeit schon präoperativ gestellt werden; besonders bei Tumoren des frühen Kindesalters (80% aller Neuroblastome finden sich bei Patienten unter 6 Jahren) sollten daher immer entsprechende biochemische Untersuchungen vorgenommen werden. Erhärtet sich der Verdacht auf Neuroblastom, müssen auch Übersichtsaufnahmen des gesamten

Tabelle 1. Präoperative Diagnostik bei raumfordernden Prozessen des Retroperitoneums

Fragen	Untersuchungsmethoden
1. Tatsächlich primärer Retroperitonealtumor?	Palpation des Bauches in Narkose
a) Retroperitoneale Metastasen anderer Primärtumoren?	Hodenpalpation!!
	Cystoskopie
	Prostata?
	Rectoskopie
	gynäkol. Untersuchung
b) Generalisiertes malignes Lymphom?	periphere Lymphknoten?
	mediastinale Lymphknoten?
c) Aortenaneurysma?	
d) Tumoren und Erkrankungen anderer Organe?	Magen-Darm-Passage
2. Topographische Beziehungen zwischen Tumor und Nachbarorganen?	Röntgenkontrasteinlauf i.v. Urographie
3. Einnierigkeit?	
Funktionszustand der Nieren?	
4. Biochem. Untersuchungen: Phäochromocytom?	Catecholamine, Vanillinmandelsäure, Homo-
Neuroblastom?	vanillinmandelsäure, Dopamin im Harn

Skelets angefertigt werden, um etwaige Knochenmetastasen zu entdecken, da dies die Indikation beeinflußt.

Indikation zum chirurgischen Eingriff

Besteht der Verdacht auf einen primären Retroperitonealtumor, so ist die Indikation zum chirurgischen Eingriff immer gegeben, wenn nicht Fernmetastasen bestehen, bzw. wenn nicht ein generalisiertes malignes Lymphom vorliegt (Sondersituation bei Neuroblastom s. später).

Die Indikation zur Freilegung besteht auch dann, wenn der Tumor höchstwahrscheinlich lokal inoperabel ist. Die Beurteilung der Operabilität ist ohne Freilegung unzuverlässig. Auch die unradikale palliative Entfernung des Tumors bringt zuweilen Besserungen durch Beseitigung von Drucksymptomen auf die Nachbarschaft, erhöht die Aussichten der Strahlen- und Chemotherapie, gibt Hinweise für eine evtl. empfehlenswerte Chemotherapie und sichert die Diagnose.

Die Indikation zur Operation ist bei Erwachsenen wie Kindern gleich (15% aller Retroperitonealtumoren beobachtet man bei Kindern unter 10 Jahren).

Der chirurgische Eingriff bei Retroperitonealtumoren ist wegen der oft beträchtlichen Größe der Tumoren, wegen der durch präoperative Untersuchungen nicht genau voraussehbaren Notwendigkeit der Mitresektion von Nachbarorganen und wegen der möglichen Verletzung von großen Gefäßen oder Harnleiter vielfach mit Schwierigkeiten verbunden. Retroperitonealtumoren sollten daher nur dort operativ angegangen werden, wo alle Möglichkeiten der modernen Chirurgie einschließlich rekonstruktiver Gefäß- und Harnleiterchirurgie und intraoperativer Schnellschnittdiagnostik gegeben sind.

Chirurgisches Vorgehen

Zugangswege

Das transperitoneale Vorgehen durch große Laparotomie ist in der überwiegenden Zahl der Fälle das Verfahren der Wahl. Bei Tumoren des oberen Retroperitoneum ist der thorakoabdominale Weg zu erwägen. Extraperitoneallumbaler Zugang kommt wegen der schlechten Übersicht nur ausnahmsweise in Frage.

Präliminares Vorgehen zur Planung des definitiven Eingriffs

Bevor die Entscheidung zum definitiven Vorgehen gefällt werden kann, haben wir 5 Punkte zu beachten:

Ausschluß von Fernmetastasen in Leber und Bauchfell. Fernmetastasenverdächtige Gebilde in der Leber oder am Bauchfell müssen im Schnellschnitt untersucht werden, denn bisweilen täuschen knötchenartige Fremdkörperreaktionen oder alte Fettgewebsnekrosen am Peritoneum, Granulome oder Adenome und andere herdförmige Veränderungen in der Leber Fernmetastasen vor [5]. Der positive Metastasenbefund gibt zugleich Aufschluß über die Art des zugrundeliegenden Tumors.

Feststellung von Lymphknotenmetastasen. Alle auffälligen retroperitonealen Lymphknoten sollen im Schnellschnittverfahren untersucht werden, um lymphogene Metastasierung festzustellen.

Ausschluß einer retroperitonealen Fibrose (Morbus Ormond). Bei unscharf begrenzten, mehr diffusen Verhärtungsprozessen im Retroperitoneum ist makroskopisch nicht mit Sicherheit zwischen einem diffus wachsenden Neoplasma oder einer retroperitonealen Fibrose (Morbus Ormond) zu unterscheiden. Die Schnellschnittdiagnose mehrerer Incisionsbiopsien bringt hier Klarheit und weist gegebenenfalls den Weg für konservatives chirurgisches Vorgehen, in erster Linie Ureterolyse und intraperitoneale Verlagerung des Ureters.

Malignes Lymphom. Findet sich ein aus multiplen Knoten zusammengesetzter „Tumor", so handelt es sich oft um ein malignes Lymphom. In diesen Fällen soll die Schnellschnittuntersuchung eines oder auch mehrerer Lymphknoten die Diagnose verifizieren, denn bei malignen Lymphomen ist die chirurgische Therapie nur ausnahmsweise indiziert, nämlich dann, wenn es sich um lokale Tumoren handelt, die noch nicht größere Abschnitte des Lymphknotensystems befallen haben.

Ist eine Incisionsbiopsie nötig? Jede Incisionsbiopsie aus einem Weichteilsarkom bringt die Gefahr der Verschleppung von Tumorzellen im Operationsgebiet mit sich und erhöht dadurch die Rezidivgefahr. Dies gilt ganz besonders für das Retroperitoneum mit seiner schlechten Übersichtlichkeit und den nur beschränkten Möglichkeiten der Radikalität der nachfolgenden Excision des Tumors. Daher dürfen Incisionsbiopsien nicht routinemäßig vorgenommen werden, sondern nur dann, wenn sie für das weitere chirurgische Handeln von Bedeutung sind. Entscheidend ist hierfür, ob die Excision des Tumors im Gesunden ohne Mitentfernung von Nachbarorganen oder Gefäßen erfolgen kann oder nicht. Bei benignen Tumoren ist wohl die Entfernung im Gesunden anzustreben, aber eine Erweiterung der Operation auf Nachbarorgane oder große Gefäße ist nur ausnahmsweise zu rechtfertigen. Bevor wir daher eine Incisionsbiopsie durchführen, muß durch übersichtliche Darstellung des Tumors und Feststellung seiner Beziehungen zu den großen Gefäßen und Nachbarorganen die Situation geklärt werden. Nach vorgenommener Incisionsbiopsie sollten Instrumente und Handschuhe gewechselt werden.

Kurative Operationen

Grundsatz der Behandlung von Retroperitonealtumoren ist (ebenso wie bei der Behandlung von Weichteiltumoren der Extremitäten oder des Stammes), daß die Enucleation ein ungeeignetes Verfahren darstellt. Das Vorhandensein einer mikroskopisch noch so eindeutig erscheinenden Kapsel beweist in keiner Weise, daß nicht ein Sarkom vorliegt, und daß diese Kapsel etwa histologisch tumorfrei wäre. Jede Enucleation von Weichteilsarkomen führt unweigerlich zum Lokalrezidiv.

Ziel jeder kurativen Operation ist die radikale Entfernung mit einem Randsaum normalen Gewebes, ohne daß der Tumor eröffnet oder in ihn eingeschnitten wird.

Bei der Indikation zur Mitresektion von Nachbarorganen, Magen, Darm, Pankreas, Leber, zur Splenektomie, zur Harnleiterresektion bzw. zur Nephrektomie, zur Ligatur und Excision der V. cava inf. oder zur Resektion und Rekonstruktion großer arterieller Gefäße ist davon auszugehen, daß diese Erweiterungen im allgemeinen nur dann vorgenommen werden sollen, wenn hierdurch eine kurative radikale Tumorentfernung möglich ist.

Eine Dissektion der entsprechenden Lymphknotengruppe soll der Tumorexcision nur bei nachgewiesener Metastasierung in regionäre Lymphknoten (am ehesten bei Rhabdomyosarkomen, von Gefäßen ausgehenden Sarkomen und Neuroblastomen) angeschlossen werden. Sonst ist die Lymphonodulektomie angesichts der insgesamt seltenen lymphogenen Metastasierung und der in der Regel anzuschließenden Strahlentherapie nicht indiziert.

Jeder radikalen Excision eines Retroperitonealtumors muß die sofortige histologische Untersuchung im Schnellverfahren folgen. Am besten markiert der Chirurg das Gesamtpräparat topographisch. Überdies sollen jene Stellen, die dem Operateur aufgrund des Operationsbefundes hinsichtlich Radikalität fraglich erscheinen, eigens bezeichnet werden. Die Schnellschnittuntersuchung hat zwei Fragestellungen:
a) Überprüfung der Radikalität.
b) Handelt es sich um ein Phäochromocytom?

Die bereits intraoperativ vorliegende Diagnose eines *Phäochromocytoms* ist notwendig, damit der Operateur in diesem Fall vor Abschluß der Operation noch nach weiteren gleichartigen Tumoren sucht. Bei Erwachsenen sind rund 10%, bei Kindern sogar $1/3$ der Phäochromocytome multipel. Daher sind die beiden Nebennieren, die Gegend des Nierenhilus, der Sympathicus und die Umgebung der distalen Aorta und Aortenbifurkation sorgfältig zu revidieren.

Die *Beurteilung der Operabilität* ist in hohem Maße von der Erfahrung und den Möglichkeiten des Operateurs abhängig. Pack und Ariel berichten über 65 primär an anderen Kliniken behandelte Patienten mit Retroperitonealtumoren. 54 dieser Patienten wurden auswärts als inoperabel oder nur palliativ behandelbar bezeichnet. Am Memorial-Hospital konnten dann 14 dieser 54 Patienten kurativ operiert werden, 5 hiervon waren nach 5 Jahren tumorfrei und gesund.

Auch bei den erfahrensten Operateuren sind aber nur 20—25% aller malignen Retroperitonealtumoren *kurativ operabel*. Jedes retroperitoneale Weichteilsarkom hat eine schlechtere Prognose als ein Weichteilsarkom der Extremitäten, denn die Mitentfernung eines allseitigen Saumes gesunden Gewebes ist hier vielfach nicht möglich. Daher ist die *Rezidivquote* auch höher, bei Pack und Ariel bei genauer und langfristiger Beobachtung fast 50%. Diese Zahlen zwingen zur Ergänzung des chirurgischen Vorgehens durch Strahlentherapie.

Palliative Operationen

Die bewußt unradikale operative Tumorentfernung — vorausgesetzt es liegen nicht bereits Fernmetastasen vor — ist aus mehreren Gründen indiziert:
a) Bisweilen werden die subjektiven Beschwerden des Patienten durch Wegfall von Druck auf Nachbarorgane beträchtlich gelindert.
b) Die anschließende Strahlen- und Chemotherapie ist aussichtsreicher, wenn die Tumormasse geringer geworden ist. Die Mitentfernung von Nachbarorganen bei palliativer Tumorresektion kommt nur in Frage, wenn es sich um bereits irreversibel geschädigte Organe handelt, wenn also z.B. durch Ureterstenose ein Untergang der zugehörigen Niere vorliegt, oder wenn Stenosierung von Darmabschnitten vorliegt. Bei jeder palliativen Tumorentfernung sollten die Gebiete zurückgelassenen Tumorgewebes für die Nachbestrahlung durch Silberclips markiert werden.

Neuroblastom

Das Neuroblastom nimmt besonders im frühen Kindesalter eine biologische Sonderstellung ein. Umwandlung zu benignem Ganglioneurom, völlige bindegewebige Vernarbung und Dauerheilung auch bei multipler Fernmetastasierung sind möglich (immunologische Phänomene?). Die moderne Konzeption der Behandlung fußt überwiegend auf den Erfahrungen von Koop am Children's Hospital in Philadelphia und auf der klinischen Stadieneinteilung der Children's Cancer Study Group A [3].

Auch beim Neuroblastom ist die *operative Entfernung* des Primärtumors und etwaiger regionärer Lymphknotenmetastasen die Methode der Wahl. Dies soll beim Neuroblastom auch dann durchgeführt werden, wenn Fernmetastasen bestehen. Ist der Tumor lokal nicht radikal entfernbar, so soll möglichst viel Tumorgewebe reseziert werden.

Diese gegebenenfalls auch unradikale chirurgische Therapie wird im allgemeinen primär ausgeführt. Nur wenn der Tumor nach den präoperativen Befunden lokal nicht radikal operabel erscheint *und* Knochenmetastasen erfaßbar sind, werden Primärtumor und Knochenmetastasen zunächst vorbestrahlt. Die Operation erfolgt dann 6—8 Wochen nach Ende der Bestrahlung.

Die operative Entfernung des Primärtumors, auch die unradikale, hat nach den Erfahrungen von Koop auch bei vorliegender Fernmetastasierung einen günstigen Einfluß auf die Überlebenszeiten; auch Dauerheilungen sind möglich.

Ob eine *Nachbestrahlung* durchgeführt wird, hängt nicht davon ab, ob der Tumor komplett oder nur inkomplett entfernt wurde, sondern allein vom klinischen Stadium. Die Nachbestrahlung ist nur im Stadium III nach Evans u. Mitarb. sinnreich [4]. Hierbei handelt es sich um Tumoren, die sich vom Ursprungsort in Kontinuität über die Mittellinie ausbreiten und/oder bilaterale regionäre Lymphknotenmetastasen, aber keine Fernmetastasen gesetzt haben. An vielen Kliniken wird allerdings unbeschadet des klinischen Stadiums grundsätzlich nachbestrahlt, z.T. schon unmittelbar nach der Operation. Koop zeigte, daß dies ohne Wert ist und die Resultate infolge von Nebenwirkungen sogar etwas verschlechtert.

Ergänzung der chirurgischen Therapie

Strahlentherapie

Einmütigkeit besteht heute darüber, daß die Nachbestrahlung *nach jeder unradikalen Entfernung* eines malignen retroperitonealen Tumors zu erfolgen hat (abgesehen bei Neuroblastomen, s. o.). Mit der Bestrahlung soll im allgemeinen etwa 4—6 Wochen nach der Operation begonnen werden. Auch die Nachbestrahlung nach operativer Behandlung von Rezidiven ist unbestritten.

Keinem Zweifel unterliegt auch die Tatsache, daß *technisch inoperable Retroperitonealtumoren* durch Bestrahlung sich derart verkleinern können, daß nachfolgend Operabilität möglich wird, unter Umständen auch kurative Operabilität (Operation etwa 6—8 Wochen nach Abschluß der Bestrahlung).

Noch umstritten ist die prinzipielle Strahlenbehandlung *nach radikaler Excision* von Retroperitonealtumoren. Die auch bei den erfahrensten Operateuren hohe Rezidivrate (bis zu 50%) und die bei der modernen Hochvoltbestrahlung gegebenen Möglichkeiten veranlassen uns, die prinzipielle Nachbestrahlung für alle malignen Retroperitonealtumoren zu empfehlen. Wir glauben, daß nicht nur Rhabdomyosarkome und undifferenzierte Sarkome, sondern auch die höher differenzierten Weichteilsarkome nachbestrahlt werden sollen. Nur bei Neuroblastomen weichen wir von dieser Regel ab (s. o.).

Chemotherapie

Der Wert einer zusätzlichen Chemotherapie bei Retroperitonealtumoren ist bis heute nicht erwiesen. Wir verweisen hierzu auf die diesbezüglichen Ausführungen im Beitrag periphere Weichteiltumoren S. 39.

Literatur

1. Donnelly, B. A.: Primary retroperitoneal tumors—report of 95 cases and review of literature. Surg. Gynec. Obstet. **83**, 705 (1946).
2. Enzinger, F. M., Lattes, R., Torloni, H.: Histological Typing of Soft Tissue Tumors. International Histological Classification of Tumours No. 3. World Health Organization: Geneva 1969.
3. Evans, E. A., D'Angio, G. J., Randolph, J.: A proposed staging for children with neuroblastoma. Cancer (Philad.) **27**, 374 (1971).
4. Koop, C. E.: The Neuroblastoma. In: Bill, A. H. (Ed.): Progress in Pediatric Surgery, Vol. 4. München, Berlin, Wien: Urban & Schwarzenberg 1972.
5. Mühe, E., Gerlach, D., Hermanek, P.: Zur Differentialdiagnose der Metastasenleber. Münch. med. Wschr. **113**, 1376 (1971).
6. Pack, G. T., Ariel, I. M.: Tumors of the soft somatic tissues. London, Toronto, Melbourne: Cassell 1958.
7. Stout, A. P.: Persönl. Mitteilung. Ackerman, L. V.: Tumors of the retroperitoneum, mesentery and peritoneum. Atlas of Tumor Pathology, Sect. VI, Fasc. 23 and 24. Washington: Armed Forces Institute of Pathology 1954.

Bauchchirurgie

Leisten- und Schenkelhernien

A. ROSENTHAL

Die *Operationsindikation* für Leisten- und Schenkelbrüche konnte in den letzten zwei Jahrzehnten besonders auf das frühe Kindes- und hohe Lebensalter ausgedehnt werden. Eine intensive prä- und postoperative Therapie bei Incarceration, Ileus und Peritonitis sowie eine gezielte Vorbereitung bei Begleitkrankheiten wie Hypertonie, Emphysembronchitis, Diabetes mellitus und cardiovasculären Störungen sowie die Thromboembolieprophylaxe haben das Operationsrisiko erheblich gesenkt. Heute ist daher praktisch *in jedem Alter die Indikation für die Radikaloperation des Leisten- und Schenkelbruchs dann gegeben, wenn ein Bruch festgestellt ist und keine absolute Kontraindikation vorliegt*. Ein abwartendes Verhalten und eine falsche Indikation bei unkomplizierter Hernie — so z. B. die grundsätzliche Verordnung eines Bruchbandes von der 6. Lebensdekade ab — können Komplikationen heraufbeschwören, die besonders in der Alterschirurgie bei incarcerierten Hernien mit Darmgangrän und Peritonitis einen Großteil der Mißerfolge verursachen. Aus sozusagen *prophylaktischer Operationsindikation* kann man daher heute jedem Bruchträger raten, sofern es sein Allgemeinzustand erlaubt, sich unter den besten Voraussetzungen zu einem von ihm gewählten Zeitpunkt operieren zu lassen und nicht erst das Ereignis der Einklemmung abzuwarten [3]. Voraussetzung für die extreme Indikationsstellung bei Leisten- und Schenkelhernien, auch im frühesten Kindes- und hohen Lebensalter, ist aber die optimale chirurgische Versorgung durch erfahrene und geschickte Operateure. Der zeitweilige Verschluß der Bruchpforte mit Hilfe angepaßter Bruchbandpelotten verliert immer mehr die Bedeutung einer alternativen Versorgung gegenüber der operativen Therapie. Das Bruchband ist und bleibt auch beim Erwachsenen ein Notbehelf zur Retention von Brüchen in der Leistengegend.

Leistenhernie

Für die Leistenbruchoperation beim Erwachsenen gelten nach wie vor die von Bassini aufgestellten Grundprinzipien der Hernienchirurgie [1]. Bei der Auswahl des geeigneten Verfahrens und der technischen Einzelheiten sind die anatomischen Besonderheiten des Leistenkanals und die Kenntnisse über die Ursachen der Bruchrezidive von ausschlaggebender Bedeutung. Zwei schwache Stellen sind besonders zu beachten: 1. der innere Leistenring, der Durchlaß für den Samenstrang und Entstehungsort für die *indirekten*, lateralen Brüche; 2. das Trigonum inguinale, jenes muskelfreie Dreieck in der Hinterwand des Leistenkanals, das cranial vom Musculus obliquus internus, medial vom Rectusrand und lateral vom Ligamentum inguinale begrenzt wird. Es wird somit nur von zwei Schichten, dem Bauchfell und der Fascia transversalis bzw. Transversusaponeurose gebildet und ist besonders beim Internushochstand die Austrittsstelle für die *direkten*, medialen Hernien. Rezidive pflegen vorwiegend an den gleichen Stellen aufzutreten. Gar nicht so selten tritt eine Hernia cruralis praevascularis als crurales Rezidiv nach vorausgegangener Leistenbruch- bzw. Rezidivoperation auf. Es wird verursacht durch die Beschädigung oder Zerstörung des Ligamentum inguinale. Übersehene Bruchsäcke sind häufig der Grund für Mißerfolge. Es handelt sich hierbei um die unechten Rezidive oder Scheinrezidive. Eine der Hauptursachen für die echte Rezidivbildung einer lateralen Hernie ist die unvollständige Abtragung des Bruchsacks. Bei der Beseitigung der indirekten Leistenhernie soll daher die vollständige *Resektion des Bruchsacks* durchgeführt und grundsätzlich der Bruchsackstumpf so hoch wie möglich am trichterförmigen Übergang in das Peritoneum parietale durch zentrale Umstechungsnaht oder innere Tabaksbeutelnaht verschlossen werden. Nach unseren Erfahrungen kann man auf eine zusätzliche Verlagerung und Fixierung des Bruchsackstumpfes nach lateral unter die Bauchwand verzichten. Grundsätzlich überprüfen wir bei jedem Leistenbrucheingriff die Weite des inneren Leistenrings und engen diesen bei Bedarf ein, wobei die Fascia transversalis separat an das Leistenband durch einige Nähte geheftet wird [14]. Bei dieser Methode unterbleibt, sofern die anschließende Revision nicht eine gleichzeitig bestehende direkte Hernie oder Bauchwandschwäche an dieser Stelle ergibt, jede weitere Verstärkung der Hinterwand im Sinne von Bassini. Es erscheint fraglich, daß die alleinige Raffung der relativ dünnen Fascia transversalis auf die Dauer der Bauchwand den nötigen Halt verleiht.

Schließt man den *dorsalen Verschluß des Leistenkanals* nach Bassini an, dann soll die letzte Naht möglichst nahe an den Samenstrang heranreichen, ohne diesen zu strangulieren. Grundsätzlich legen wir sowohl bei Ersthernien- als auch Rezidivoperationen 2—3 Nähte auch oberhalb der Durchtrittsstelle des Samenstrangs. Bei 72 Rezidivoperationen fanden wir nämlich 7× einen Bruchsack, der oberhalb und lateral des Samenstrangs ausgetreten war. In Deutschland ist, wie jüngst eine Umfrage ergeben hat [7], die Methode nach Bassini das gebräuchlichste Verfahren zur Radikaloperation einer Leistenhernie. So ist es verständlich, daß auch bei den meisten Rezidiven die Bassinische Operation vorausgegangen ist. Ein großer Teil der Mißerfolge beruht aber auf einer fehlerhaften Ausführung der Methode. Ein wesentlicher Bestandteil des Verfahrens wird vielfach nicht beachtet [2]. Nach der Originalvorschrift ist die Fascia transversalis zu spalten. Danach erfolgt unter stumpfer Präparation die Ablösung des Peritoneums von der vorderen Bauchwand nach medial, so daß man nunmehr bei der Bassini-Naht in voller Dicke den Rand des Rectus und des Internus mitsamt dem Transversus und seiner Aponeurose fassen kann. Persönlich halte ich mich routinemäßig bei der *Primäroperation* einer Leistenhernie an das von Zenker empfohlene Vorgehen, wonach *ohne* Spaltung der Fascia transversalis Muskelbündel und die Aponeurose des Internus sowie die Aponeurose des Transversus in breiter Fläche an das Leistenband genäht werden [13]. Routinemäßig wird auch die Externusaponeurose nach Kirschner direkt über der Bassini-Naht vereinigt. Dadurch gewinnt das Bassinische Verfahren zweifellos an Zuverlässigkeit, wie wir uns anhand von 873 (1959—1971) auf diese Weise durchgeführten Bruchoperationen überzeugen konnten. Bei den medialen Hernien ist allerdings die Fascia transversalis bis etwa in Höhe der epigastrischen Gefäße zu spalten und danach der Bruchsack abzutragen, falls er schmalbasig und sackförmig ist. Nach der Abtragung des Bruchsacks beim weiblichen Leistenbruch ist die Hinterwand des Leistenkanals zweckmäßigerweise nach Bassini zu verstärken, wobei das Ligamentum rotundum mitgefaßt werden soll.

Leistenbruchrezidiv

Während die Rückfallhäufigkeit in den 30er und 50er Jahren noch recht beträchtlich war und erhebliche Schwankungen aufwies (nach Literaturangaben 1,5—40%), liegt die *Rezidivquote* heute zwischen 3,5 und 5%. Bei Leistenbruchrezidiv-Operationen steigt die Quote allerdings um das Dreifache an gegenüber den Ersteingriffen.

Grundsätzlich ist auch bei der Rezidivoperation des Leistenbruchs beim Erwachsenen die *Indikation* für das gleiche, bereits beschriebene modifizierte Bassinische Verfahren gegeben. Das Vorgehen gestaltet sich wie bei der Erstoperation. Fast immer ist es möglich, die Bassini-Naht durch Aufsteppen oder Doppelung der Externusaponeurose zu verstärken. Beim *lateralen* Rezidiv dürfte zur zusätzlichen Sicherung der Entschluß zur Semicastratio bei Patienten von über 60 Jahren nicht schwer fallen. Liegt ein *mediales* Rezidiv vor, so ist immer eine Erweiterung der Bruchpforte mit Spaltung der Fascia transversalis erforderlich, um den Bruchsack völlig versenken und den Leistenkanal auf das Vorhandensein weiterer Brüche revidieren zu können. Der Bruchpfortenverschluß sollte durch Lappenbildung aus der Externusaponeurose abgesichert werden. Wir streben immer einen direkten Nahtverschluß an, was bis auf wenige Ausnahmen gelungen ist. In diesen Fällen wurde entweder zur Verstärkung der nicht ganz sicheren Bruchpfortennaht oder auch zum Verschluß einer kleinen Restlücke eine gestielte Lappenplastik angeschlossen, so z. B. nach McVay die Lappenbildung aus dem vorderen Blatt der Rectusscheide [2, 9]. Bei insgesamt 67 Eingriffen an 64 Erwachsenen mit Leistenbruchrezidiven in den Jahren 1959—1969 war es möglich, das geschilderte operative Vorgehen zu verwirklichen. Von 38 nachuntersuchten Patienten waren die Bruchpforten bei 35 Kranken fest verschlossen. Einmal fand sich ein kleines direktes Rezidiv, zweimal war ein Schenkelbruch nachweisbar. So ergibt sich eine Rezidivquote von 7,9%. Wegen der *erhöhten Rezidivgefahr haben wir niemals die einzeitige Versorgung doppelseitiger Leistenbrüche durchgeführt.*

Grundsätzlich verwenden wir bei primären Leistenbruch- und bei Rezidivoperationen zur Bassini-Naht und Naht der Fascia transversalis sowie zur Fixation der Internusmuskulatur an das Leistenband bei Kindern als nichtresorbierbares Nahtmaterial Zwirn, von 1959 bis jetzt bei insgesamt 2391 Eingriffen. Fadenfisteln sind uns bisher nicht bekannt geworden. Bei Operationen von größeren Brüchen und bei allen Rezidiveingriffen machen wir von der Saugdrainage nach Redon Gebrauch. Grundsätzlich wird weder nach Primäroperationen noch nach Rezidiveingriffen strikte Bettruhe eingehalten, wodurch sich pulmonale und thromboembolische Komplikationen weitgehend vermeiden lassen.

Unter anderen Verfahren zur Beseitigung medialer Rezidive ist die Nahtmethode nach Bassini-Lotheissen zu beachten. Hierbei werden die drei oder vier ersten medialen Bassini-Nähte zusätzlich durch das kräftig ausgebildete Periost am Schambeinkamm (Ligamentum Cooperi) gelegt, wo sie eine feste Verankerung finden. Von der *freien Fascienplastik* nach Kirschner und der Cutis- und Coriumplastik nach E. Rehn bzw. Stengel wird man Gebrauch machen, wenn der erzielte Bruchpfortenverschluß unzuverlässig ist oder wenn der direkte Nahtverschluß nicht gelingt. Brücke empfiehlt zur Versorgung des schwer zu beseitigenden Rezidivs der Hernia cruralis praevascularis die freie Verpflanzung eines größeren geschlitzten Lappens aus der Fascia lata [2]. Das Verfahren kommt vorwiegend nach wiederholten Rezidiven in Betracht. Das Transplantat wird medial der Gefäße auf das Schambeinperiost und lateral auf den Musculus iliacus geheftet. Es folgt dann die Vernähung des nach oben hochgeschlagenen Fascienlappens mit der Externusaponeurose. Die mit diesem Verfahren erzielten guten Resultate konnten in jüngster Zeit unter ergänzender Technik bestätigt werden [8]. In Übereinstimmung mit Zenker möchte ich ebenfalls von der Verwendung alloplastischen Materials abraten. Bei der plastischen Versorgung von Leisten- und Schenkelbruchrezidiven durch Implantation von Fremdmaterialien ist bisher der Beweis ihrer Überlegenheit gegenüber dem Gebrauch von körpereigenem Fascien- und Coriumgewebe nicht erbracht worden. Man sollte daher, wie auch zuletzt in einer Arbeit aus der Gelbkeschen Klinik hervorgehoben wird, im Bedarfsfall der Autoplastik immer den Vorzug vor alloplastischem Gewebeersatz geben.

Kindliche Leistenhernie

Über die *Indikation* zur Operation der kindlichen Leistenhernie jenseits des ersten Lebensjahres besteht bei Vorhandensein klinischer Symptome allgemein Übereinstimmung. Bei der Diskussion über die Operationsnotwendigkeit und den geeigneten Operationstermin der komplikationslosen Säuglingshernie wurde die abwartende Haltung vor allem mit der Möglichkeit der Spontanheilung und der Heilung durch ein Bruchband begründet. Wegen der großen Incarcerationsgefahr und anderer Komplikationen, besonders im frühkindlichen Alter, und wegen des geringen Operationsrisikos wird aber heute in zunehmendem Maße die

Auffassung vertreten, die *Operation auch im ersten Lebensjahr nach dem Einsetzen klinischer Symptome und der Erkennung des Bruchs durchzuführen,* sofern von seiten des Allgemeinzustandes keine Kontraindikationen bestehen [6, 4].

Zu den *Kontraindikationen* des operativen Vorgehens gehören floride Infekte, Verdauungsinsuffizienzen, Untergewicht, schwerwiegende Begleitkrankheiten und Mißbildungen sowie auch die Rachitis [4]. Vielfach handelt es sich hierbei nur um relative Kontraindikationen, die einen Aufschub der Hernienoperation zur Folge haben. In solchen Fällen kann ausnahmsweise das Anlegen eines Bruchbandes vorübergehend erforderlich sein. Grundsätzlich ist das Tragen eines Bruchbandes bei Säuglingen und Kindern abzulehnen, da eine Heilung nicht zu erwarten ist und die Unzulänglichkeiten und Nachteile sehr groß sind. Es drohen Muskelatrophie in der Leistengegend und Hodenatrophie. *Unbedingte Operationsindikationen* sind bei Schmerzen, Strangulation und Einklemmung gegeben. Wiederholt aufgetretene Irreponibilität oder auch nur eine einmalige Incarceration sollten der Anlaß zur sofortigen Operation sein.

Die *Indikation* zur *Frühoperation* der kindlichen Leistenhernie ist ganz besonders im Hinblick auf den dadurch erreichten Rückgang der Incarcerationshäufigkeit gegeben, wie er zuletzt bereits beobachtet wurde [4]. Bei eingeklemmter Hernie ist das Operationsrisiko beträchtlich erhöht. So beträgt laut einer Sammelstatistik die Letalitätsquote bei Incarcerationen 1,8%, während die elektive Herniotomie eine Sterblichkeit von 0,02% aufweist [6, 4]. Bei der Indikationsstellung zur Frühoperation ist auch die höhere Quote von Komplikationen zu beachten, die nach Operationen eingeklemmter Hernien auftreten und die vor allem in häufigeren Rezidiven und Hodenatrophien bestehen. Liegt eine eingeklemmte, kindliche Leistenhernie besonders im Säuglingsalter vor, so ist nach den heutigen Erfahrungen ein *vorsichtiger Repositionsversuch,* vor allem im Frühstadium angezeigt. Er bringt in ca. 80% Erfolg [4]. Bestehen aber Zweifel über eine geglückte Reposition oder Schwierigkeiten bei der differentialdiagnostischen Abklärung zwischen eingeklemmter Hernie und Hydrocele, so ist die *Indikation* zur sofortigen Operation gegeben.

Auch für die Radikaloperation der Leistenhernie im Säuglings- und Kindesalter gilt heute die Forderung nach der hohen Bruchsackabtragung [5, 11, 4]. Sie läßt sich im Hinblick auf die beträchtliche Distanz zwischen innerem und äußerem Leistenring auch bei Säuglingen und Kleinkindern nur *unter Spaltung* der Externusaponeurose verwirklichen. Die Anzeige zur Eröffnung des Leistenkanals ist aber auch wegen der besseren Übersicht und Möglichkeit zur schonenden Operationstechnik gegeben. Vor allem aber wird dadurch der Rezidivgefahr vorgebeugt. Das Übersehen eines offenen Processus vaginalis und die nicht genügend hohe Bruchsackabtragung sind die Hauptursachen für das Leistenbruchrezidiv beim Kind. Die Verfahren *ohne* Spaltung der Externusaponeurose nach Mitchel-Banks, Czerny, Kocher und McEven werden daher heute zunehmend verlassen.

Zur Vermeidung postoperativer Komplikationen und zur Erzielung guter Spätergebnisse erscheinen uns folgende Einzelheiten des technischen Vorgehens von besonderer Bedeutung: Nach Spaltung der Externusaponeurose und stumpfem Auseinanderdrängen der Cremasterhülle wird der Bruchsack bei unveränderter Lage des Samenstrangs schonend isoliert und nach hoher Umstechung abgetragen. Bei einer Hernia scrotalis erfolgt in gleicher Weise nach querer Durchtrennung des Bruchsacks die Versorgung des proximalen Anteils. Der distale Anteil wird belassen, um eine Schädigung der Samenstranggebilde zu vermeiden. Aus dem gleichen Grunde sollen Cremasternähte unterbleiben. Plastische Eingriffe an der Hinterwand des Leistenkanals mit Vorverlagerung des Samenstrangs sind nicht angezeigt. Bei uns hat sich die zusätzliche Abdeckung des inneren Leistenrings durch eine technisch einfache Plastik bewährt, wobei nach Grob durch 2—3 Zwirnnähte die Internusmuskulatur mit dem Leistenband lateral des Samenstrangs vereinigt wird. Nach Verschluß der Externusaponeurose und lockeren Nähten der Subcutis werden die Hautränder durch intracutane Naht mit einem fortlaufenden Supramidfaden vereinigt. Die Wunde wird mit Nobecutan-Spray abgedeckt und sonst nicht verbunden. Bei Nachuntersuchungen (1963) an 252 nach Ferguson und Grob operierten Kindern ergab sich eine Rezidivhäufigkeit von 0,4% und eine Hodenatrophie in 0,5% [11]. Inzwischen wurden seitdem weitere 1 182 Säuglinge und Kleinkinder unter hoher Bruchsackabtragung und nachfolgender Internusplastik operiert. Die Letalitätsquote beträgt 0,07%. Wundinfektionen oder Fadenfisteln traten nicht auf.

Das Bassinische Verfahren ist zur Beseitigung der kindlichen Leistenhernie ungeeignet. Es ist belastet mit einem hohen Prozentsatz nachfolgender Hodenatrophien [12]. Nur ausnahmsweise kommt es zur Versorgung einer Rezidivhernie im höheren Kindesalter in Betracht. Meist gelingt aber auch bei Rezidivhernien ein zuverlässiger Bruchpfortenverschluß durch die Plastik nach Grob. Liegt eine doppelseitige Leistenhernie vor, so kann die bilaterale einzeitige Operation ohne besondere Gefahr durchgeführt werden [4]. Dagegen ist die routinemäßige, doppelseitige Herniotomie bei nur einseitig festgestellter Hernie abzulehnen. Nur in etwa 5—10% der Fälle tritt nach einseitiger Herniotomie später ein Leistenbruch auf der Gegenseite auf.

Schenkelhernie

Wie eingangs erwähnt, ist auch bei der Schenkelhernie heute die *Indikation* zur Operation dann gegeben, wenn ein Bruch diagnostiziert wurde und keine absolute Kontraindikation besteht. Die großzügigere Indikationsstellung bei der chirurgischen Versorgung des Schenkelbruchs beruht aber nicht so sehr auf der Entwicklung eines besonderen Operationsverfahrens, sondern vielmehr auf neuen Möglichkeiten zur wirksamen Behandlung von Begleitkrankheiten. Mitbestimmend sind auch die hinzugekommenen Erkenntnisse über die funktionelle Anatomie der Schenkel-Leistenregion und die Verbesserung der allgemeinen und speziellen operativen Technik. Immer mehr setzt sich heute die Ansicht durch, bei der Operation des Schenkelbruchs dem *inguinalen Zugangsweg gegenüber dem cruralen den Vorzug zu geben*. So ist es beim femoralen Vorgehen nicht möglich, die Grundprinzipien der Hernienradikaloperation zu befolgen, nämlich den Bruchsack möglichst hoch abzutragen und die Bruchpforte am Eingang des Schenkelbruchs zu verschließen. Zu den Nachteilen dieses Zugangsweges zählt auch die Unzugänglichkeit des Schenkelkanals, die damit verbundene schlechte Übersicht und das unkontrollierte Zurückgleiten von gangränösem Bruchinhalt. Die Vorteile des inguinalen Verfahrens bestehen vor allem in der Übersichtlichkeit des Operationsgebietes; alle Bruchpforten können kontrolliert und verschlossen werden. Es ist daher besonders indiziert bei gleichzeitigem Bestehen eines Leisten- und Schenkelbruchs. Zur zuverlässigen Beseitigung eines *Schenkelbruchrezidivs* sollte daher *nur* der inguinale Zugangsweg gewählt werden. Für die routinemäßige Beseitigung eines Schenkelbruchs kommt das abdominale Verfahren als selbständiger Eingriff wegen technischer Mängel und erhöhter Gefahr für den Kranken nicht in Betracht. Der Eingriff erweist sich gelegentlich als notwendig, wenn die Bauchhöhle bei unerkannter incarcerierter Hernie eröffnet wird. Mitunter kann auch bei eingeklemmter Schenkelhernie die Erweiterung des Eingriffs im Sinne einer Herniolaparotomie erforderlich sein.

Daß der inguinale Zugangsweg sich trotz besseren Wissens nicht so richtig durchsetzt, dürfte auf die größeren damit verbundenen technischen Schwierigkeiten zurückzuführen sein. Es wird daher vor allem von jüngeren Operateuren das crurale Verfahren nach wie vor bevorzugt, zumal ein relativ guter Bruchpfortenverschluß durch die einfache Naht des Leistenbandes an das Ligamentum pubicum nach Payr zu erzielen ist. Man muß zugestehen, daß dieses Verfahren weniger eingreifend und technisch leichter ist. Es erscheint auch schonender bei Eingriffen im höheren Alter, vor allem bei Incarcerationen. Andererseits bietet der inguinale Weg in der Hand des Geübten die besten Möglichkeiten zur Überwindung der vorliegenden Schwierigkeiten.

Bewährt hat sich das Verfahren nach Lotheissen-Reich bzw. Bassini-Lotheissen. Eine alleinige Naht zwischen dem Leistenband und dem Ligamentum pubicum dürfte nicht genügen [2]. Die zur Verstärkung der Hinterwand erforderliche tiefe Kanalnaht soll den Rand des M. obliquus internus und transversus sowie das Schambeinperiost und das Leistenband umfassen. Falls ein Internushochstand vorliegt und der Internus und Transversus nur schwach entwickelt sind, kann nach Hackenbruch die craniale Lefze der gespaltenen Externusaponeurose in die Naht mit einbezogen werden. Recht geeignet zum Bruchpfortenverschluß ist auch das Verfahren nach Zimmermann [13, 14]. Mit einem caudalen Lappen aus der Externusaponeurose wird durch mediale Verlagerung und Vernähung des Lappens am Schambeinperiost die Schenkelbruchpforte verschlossen, ohne daß hierbei durch Verziehung an einer anderen Stelle eine Lücke eröffnet wird. Muß man in Ausnahmefällen von einem direkten Nahtverschluß Abstand nehmen, weil wegen der brüchigen Beschaffenheit des Gewebes die Naht insuffizient zu werden droht, so kann der Eingriff mit einer freien Lappenplastik erfolgreich abgeschlossen werden.

Literatur

1. Bassini, E.: Über die Behandlung des Leistenbruchs. Langenbecks Arch. Chir. **40**, 429 (1890).
2. Brücke, H.: Die Operation der Hernien. In: Chirurgische Operationslehre, Bd. 3 (Breitner, B., Hrsg.). Wien: Urban & Schwarzenberg 1957.
3. Baumgartner, W.: Probleme der Allgemeinchirurgie im hohen Lebensalter. Chirurg **43**, 148 (1972).
4. Daum, R., Meinel, A.: Die operative Behandlung der kindlichen Leistenhernie. Analyse von 3111 Fällen. Chirurg **43**, 49 (1972).
5. Grob, M.: Lehrbuch der Kinderchirurgie. Stuttgart: Thieme 1957.
6. Hecker, W.Ch., Popp, H.: Zur Behandlung des kindlichen Leistenbruchs, Erfahrungen bei 2502 Fällen. Bruns' Beitr. klin. Chir. **216**, 687 (1968).
7. Koslowski, L., Geisbe, H., Weber, V., Domres, B.: Zur Behandlung und Beurteilung von Leistenbrüchen im Erwachsenenalter. Chirurg **43**, 54 (1972).
8. Kemlein, W.: Plastischer Bauchhöhlenabschluß bei Leisten- und Schenkelbruchrezidiven. Chir. Praxis, **14**, 23 (1970).
9. McVay, C.B., Anson, B.J.: A fundamental error in current methods of inguinal herniorrhaphy. Surg. Gynec. Obstet. **74**, 746 (1942).
10. Mittelbach, H.R., Hoffmann, R.: Rezidiveingriffe bei Leisten- und Schenkelbrüchen. Chirurg **43**, 61 (1972).
11. Rosenthal, A.: Zur Radikaloperation des kindlichen Leistenbruchs. Langenbecks Arch. Chir. **313**, 436 (1965).
12. Wachsmuth, W.: Zur Radikaloperation des kindlichen Leistenbruchs. Dtsch. Z. Chir. **232**, 406 (1931).
13. Zenker, R.: Allgemeine und spezielle chirurgische Operationslehre, 7. Band, 2. Teil: Die Eingriffe bei den Bauchbrüchen einschließlich der Zwerchfellbrüche. Berlin-Göttingen-Heidelberg: Springer 1957.
14. Zimmermann, L.M., Anson, B.J.: Anatomy and Surgery of Hernia. Baltimore: Williams & Wilkins 1953.

Bauchchirurgie

2. Magen — Darm

Massive intestinale Blutung

R. Berchtold, W. A. Fuchs und F. Halter

Definition

Wir verstehen darunter die massive Blutung in das Darmlumen, deren Ursache irgendwo im Darm vom duodenojejunalen Übergang bis zum Anus lokalisiert ist. Der Anteil dieser Blutungen an allen gastrointestinalen Blutungen zusammen beträgt ungefähr 15%.

Eine intestinale Blutung ist dann massiv, wenn zur Aufrechterhaltung eines arteriellen peripheren Blutdruckes von über 100 und von einer Pulszahl von unter 100 und eines Zentralvenendruckes von über 2 cm 500 ml Blut oder mehr in 8 Std transfundiert werden müssen.

Wenn bei massiven Oesophago-Gastro-Duodenalblutungen (obere Intestinalblutungen) die Hämatemesis fast charakteristisches Symptom ist, so trifft das für die Blutungsquelle am duodenojejunalen Übergang (mittlere gastrointestinale Blutung) nicht mehr zu [6]. Führt aber eine solche Blutung zur Hämatemesis, ist sie immer massiv.

Dringliche Maßnahmen

Reanimation

Diese unterscheidet sich nicht von der akuten Behandlung eines sonstigen hypovolämischen Schocks. Eine möglichst frühzeitige Schockprophylaxe und -behandlung erfolgt häufig deswegen nicht, weil das Ausmaß der Blutungen im mittleren Intestinalbereich oft recht schwierig zu beurteilen ist.

Lokalisationsdiagnostik

Die Angaben über Beschwerden und über Blut- oder Teerstuhl sind zum Nachweis der Blutungsquelle selten von wesentlicher Relevanz. Die abdominale Palpation und die rectale Untersuchung sind in keinem Fall zu vernachlässigen.

Die *Lokalisation* massiver, intestinaler Blutungen durch *konventionelle röntgenologische Untersuchungsmethoden* (Abdomenleeraufnahme und Kontrastmittelpassage) ist unbefriedigend. Die ungünstigen Resultate sind hauptsächlich dadurch bedingt, daß die eine Blutung verursachenden pathologischen Prozesse nur dann erkannt werden, wenn sie zu Veränderungen an der Kontur der Kontrastmittelsäule führen. Dies ist nicht zu erwarten, wenn Blutcoagula den Krankheitsprozeß überdecken. Hingegen hat der direkte Nachweis der Blutungsquelle durch die *notfallmäßig durchgeführte Angiographie* die Diagnostik gastrointestinaler Blutungen verbessert [1, 4, 8, 15] (Abb. 1 a und b). Der Schockzustand, in dem sich der Patient häufig befindet, ist keine Kontraindikation zur Angiographie. Er wird damit nicht stärker belastet als durch die konventionelle Röntgenuntersuchung, die Endoskopie oder eine langdauernde Operation, bei der die Blutungsquelle in einem mit Blutcoagula gefüllten Darm nicht immer lokalisierbar ist und deshalb eine blinde Resektion vorgenommen werden muß [4, 5].

Der direkte angiographische Beweis der arteriellen Blutung ist der sichtbare Kontrastmittelaustritt in das Intestinallumen. *Experimentelle Untersuchungen* haben gezeigt, daß der direkte angiographische Nachweis einer arteriellen Blutung nur dann gelingt, wenn aus dem Gefäßlumen eine Blutmenge von mindestens 0,5—1,3 ml/min austritt. Voraussetzung dazu ist die selektive Kontrastmittelinjektion in die A. mesent. sup. oder A. mesent. inf. Die Übersichtsaortographie vermag dagegen eine Blutung nur dann zu objektivieren, wenn eine Blutungsstärke von mindestens 6,0 ml/min vorliegt [2]. Neben den diagnostisch wichtigen Röntgenaufnahmen in der arteriellen Frühphase muß die Aufnahmeserie bis auf 30 sec nach Beendigung der Kontrastmittelinjektion ausgedehnt werden, da Kontrastmittelextravasate wegen ihrer Kleinheit oft erst durch ihr Liegenbleiben erkannt werden.

Zur Lokalisation von Blutungsquellen kann die Endoskopie mit den langen Fiberskopen sehr leistungsfähig sein. Technisch und zeitlich weniger aufwendig ist die konventionelle Recto- und fiberoptische Sigmoidoskopie zur Eruierung von Blutungsquellen im distalen Sigma und im Rectum.

Wenn auch die Reanimation in der Reihenfolge der dringlichen Maßnahmen an erster Stelle steht, so schließt dies keinesfalls aus, daß bei massiver Blutung unverzüglich und parallel die Lokalisationsdiagnostik erzwungen wird. Die selektive Angiographie ist für den blutenden Patienten keine zusätzliche Belastung. Sie erlaubt zudem Maßnahmen zur lokalen Blutstillung.

Indikationsstellung

Sie ist abhängig von der Wirksamkeit der Reanimation, von der Blutungsursache und von deren Lokalisation.

Die Wirksamkeit der *Reanimation* muß laufend mit der Pulsfrequenz, dem peripheren arteriellen Blutdruck, dem Zentralvenendruck, dem Hämatokritwert und der stündlichen Urinausscheidung beurteilt werden. Gelingt die Blutungslokalisation mittels selektiver Angiographie, ist es zweckmäßig, diesen Katheter möglichst im zuführenden Gefäß der Blutungsquelle liegen zu lassen und ihn an eine

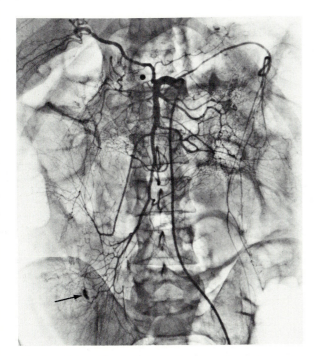 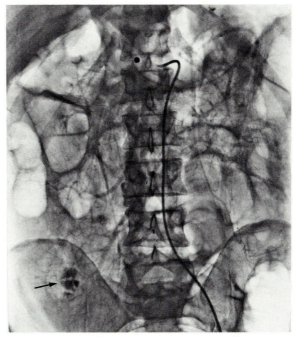

Abb. 1 a und b. V. H., 05.06.22. *Ileitis regionalis Crohn*. Angiographie der A. mesenterica superior; a arterielle Phase, b venöse Phase. Kontrastmittelaustritt aus einer Ileumarterie im Bereiche der Hämorrhagie im unteren Ileum (→)

Infusionslösung mit *Vasopressin* anzuschließen. Pro min soll 0,1 ml Vasopressin[1] einlaufen [11]. 10 min später kontrolliert man mit einer erneuten Angiographie, ob sich immer noch ein Kontrastmittelaustritt aus dem Gefäß nachweisen läßt. Ist dies der Fall, muß die Vasopressindosis auf 0,2 ml/min erhöht werden. Läßt sich keine Blutung mehr nachweisen, soll mit reduzierter Dosis perfundiert werden. Bei dieser lokalen Vasopressinapplikation muß darauf geachtet werden, die A. hepatica wegen der Gefahr ischämischer Lebernekrosen nicht direkt zu perfundieren. Der Nutzen einer solchen Pharmakotherapie liegt nicht nur in der Möglichkeit einer konservativen Behandlung gastrointestinaler Blutungen, sondern auch darin, bei unumgänglich gewordener Operation Zeit für die Vorbereitung des chirurgischen Eingriffes zu gewinnen.

Wenn die lokale Perfusion von Vasopressin nicht möglich ist, so sei hier an die periphere venöse Vasopressin-Infusion erinnert. Die initiale Vasopressindosis muß allerdings hoch sein: 60 I.E. in den ersten 15 min. Treten abdominale Krämpfe auf, ist die Dosis zu reduzieren. Neuerdings wird auch empfohlen, intraperitoneal 2 ml 1-Nor-Adrenalin in 250 cm³ Ringerlösung zu verabreichen [10]. Eine Gegenindikation besteht allerdings bei Arteriosklerose und älteren Patienten und bei Verdacht auf ischämischen Prozeß.

Die Indikationsstellung ist auch abhängig von der *Blutungsursache*. Bei jeder Darmblutung dürfen allgemeine Blutungsursachen wie latente Hämophilie, iatrogene Hy-

---
[1] Synthet. Vasopressin (Sandoz) 1 ml = 10 I.E.

pocoagulabilität, Thrombocytopathien oder eine urämische Blutung nicht übersehen werden.

Die Indikationsstellung ist eng verknüpft mit der *Lokalisationsmöglichkeit* der massiven intestinalen Blutung. Ist der Nachweis der Blutungslokalisation erbracht, ist die Indikation leicht zu stellen, ob laparotomiert werden muß, oder ob die Blutung transanal, resp. durch das Rectoskop gestillt werden kann. Bei der fraglichen oder unbekannten Blutungslokalisation hilft die Empirie etwas weiter, da von allen Blutungen des Magen-Darm-Traktes 85% oesophago-gastroduodenale Blutungen sind, 1—2% im Dünndarm und 13—14% im Dickdarm auftreten [12]. Ein weiterer Hinweis dürfte die relative Häufigkeit von Blutungen im ileocöcalen und sigmoidorectalen Bereich sein.

Spezielle Indikationen bei Blutungsursachen im Dünndarm
(in der Reihenfolge ihrer klinischen Häufigkeit)

Gutartige Tumoren (Hämangiome, Leiomyome, Adenome, Polypose, Oslersche Krankheit, Neurinome): Wir haben an anderer Stelle anhand eines angiektatischen Leiomyoms des Dünndarms gezeigt, daß mit der konventionellen Untersuchungstechnik weder die Ursache noch deren Lokalisation eruiert werden konnte [3]. Erst die selektive Angiographie der A. coeliaca und der A. mesenterica sup. ließ die Diagnose stellen und den Tumor lokalisieren. Dieses Beispiel zeigte eindeutig, wie eine durch massive Blutung notwendige Probelaparotomie durch die vorherige Angiographie eine gezielte Laparotomie wird.

Dünndarmdivertikel. Im Kindesalter ist das Meckelsche Divertikel gelegentlich die Quelle massiver Blutungen. Der Grund ist, daß die Hälfte der Meckelschen Divertikel heterotope Magenschleimhaut enthält [6]. Therapeutisch ist die Resektion des Meckelschen Divertikels indiziert, wobei wir bei breiter Divertikelbasis die Resektion des divertikeltragenden Dünndarmsegmentes und die einreihige End-zu-End-Anastomose vornehmen. Blutungen aus erworbenen solitären oder multiplen Jejunaldivertikeln sind beschrieben [6, 9].

Entzündliche Veränderungen. Blutungen bei infektiösen Erkrankungen stellen sehr selten die Indikation zur Operation. Unter den nichtinfektiösen Veränderungen können solitäre oder multiple Dünndarmulcerationen zu massiven intestinalen Blutungen führen. Dabei ist gelegentlich auch an die massive Blutungskomplikation bei der Ileocolitis granulomatosa Crohn zu denken, weil bei dieser Krankheit die Entzündung die Tendenz hat, transmural fortzuschreiten, so daß die Arrosion von Arterien möglich ist. Blutungen bei bekanntem Morbus Crohn sind deshalb gefährlicher als bei der Colitis ulcerosa (Abb. 1).

Spontan auftretende, blutende peptische Jejunalulcera sind stets verdächtig auf das Vorliegen eines Zollinger-Ellison-Syndroms. Massive Intestinalblutungen werden auch bei vasculären Läsionen beobachtet, seltener in der Folge einer Dünndarminvagination.

Der diagnostische Nachweis eines Aneurysmas als Ursache einer akuten Intestinalblutung gelingt nur durch die Angiographie.

Maligne Tumoren im Dünndarm sind ohnehin selten. Die massive Blutung stellt hier viel seltener die Indikation zum chirurgischen Eingriff als die anderen Komplikationen (Stenosierung und Perforation).

Spezielle Indikationen bei Blutungsursache in Colon, Rectum und Anus

Hämorrhoidalblutungen sind die häufigsten aller Dickdarmblutungen. Allerdings sind sie selten so massiv, daß sie deswegen zu einer Operation zwingen. Seit alters her ist bekannt, daß man aus einer „güldenen Ader" kaum verblutet. Von wesentlicher Bedeutung ist, daß mit der Erklärung „Hämorrhoidalblutung" dringliche Indikationen zur Behandlung einer höher gelegenen Blutungsursache oft verpaßt werden.

Colondivertikel führen in 25% zu Blutungen, wobei hier alle, kleine bis massive Blutungen, miteingerechnet sind. In der Literatur gehen die Meinungen auseinander, ob Colondivertikel auch ohne Entzündung bluten können [16]. Jedenfalls scheinen Komplikationen der Diverticulitis nach Divertikelblutungen häufiger zu sein [7]. Die Tendenz ist, bei Diverticulosen mit Symptomen (also auch mit einer Blutung) chirurgische Indikationen zu erwägen [7]. Handelt es sich um eine massive Blutung, die eindeutig mit einer Diverticulose oder Diverticulitis im Sigma in Zusammenhang gebracht werden kann, dürfte über die operative Indikation kein Zweifel bestehen. In einem solchen Fall wird man der Resektionsbehandlung vor der Myotomie nach Reilly den Vorzug geben.

Beim *adenomatösen Colonpolypen* ist die Blutung das häufigste Symptom. Nur gelegentlich ist eine solche Blutung massiv. Auch bei der massiven Blutung spielt für die Indikationsstellung die Lokalisationsdiagnostik eine entscheidende Rolle. Dank der heutigen endoskopischen diagnostischen Möglichkeiten mit dem langen Coloskop tritt das intraoperative Suchen nach einem blutenden Polypen in den Hintergrund.

Villöse Papillome bluten später, wobei die Blutung ein Zeichen der malignen Entartung sein kann.

Ein *Colonpolyp* kann auch sekundär, d.h. nach seiner Abtragung, zu einer massiven Blutung führen und eine chirurgische Indikationsstellung fordern.

Die *Colitis ulcerosa* bietet selten die Indikation zur Colektomie wegen massiver Blutung, desgleichen die ischämische Colitis oder die aktinische Proktitis.

Solitäre Ulcera können im Colon eine massive Blutungsquelle sein [13]. Auch hier muß vor einer chirurgischen Indikationsstellung die Möglichkeit der Lokalisationsdiagnostik mittels Angiographie [14] oder Rectosigmoidoskopie benützt werden.

Literatur

1. Baum, S., Nusbaum, M., Blakemore, W.S., Finkelstein, A.K.: The preoperative radiographic demonstration of intraabdominal bleeding from undetermined sites by percutaneous selective celiac and superior mesenteric arteriography. Surgery **58**, 797 (1965).
2. Baum, S., Ward, S., Nusbaum, M.: Stress bleeding from the mid-duodenum. Radiology **95**, 595 (1970).
3. Berchtold, R., Fuchs, W.A.: Zur Lokalisationsdiagnostik einer recidivierenden massiven Intestinalblutung. Helv. chir. Acta **33**, 56 (1966).
4. Boijsen, E., Göthlin, J., Hallböök, T., Sandblom, Ph.: Preoperative angiographic diagnosis of bleeding aneurysms of abdominal visceral arteries. Radiology **93**, 781 (1969).
5. Clark, R.A., Rösch, J.: Arteriography in the diagnosis of large bowel bleeding. Radiology **94**, 83 (1970).
6. Cole, J.W., Coppola, E.: In: Ulin, A.W., Gollub, S.S.: Surgical bleeding, p. 183. New York: McGraw-Hill 1966.
7. Colcock, B.P.: Diverticulitis — a surgical challenge. Surg. Clin. N. America **51**, 791 (1971).
8. Koehler, P.R.: Die Darstellung von massiven akuten Blutungen des Magen-Darm-Kanals durch Arteriographie. Fortschr. Röntgenstr. **110**, 1 (1969).
9. Larena, A., von Brehm, H.: Massive Dünndarmblutungen. Chirurg **40**, 117 (1969).
10. Le Veen, H.H., et al.: Control of gastrointestinal bleeding. Amer. J. Surg. **123**, 154 (1972).
11. Nusbaum, M., Baum, S., Blakemore, W.S., Turunen, H.: Clinical experience with selective intraarterial infusion of vasopressin in the control of gastrointestinal bleeding from arterial source. Amer. J. Surg. **123**, 165 (1972).
12. Reifferscheid, M., Kanters, A.: Die akute gastrointestinale Blutung. Chirurg **40**, 105 (1969).
13. Riek, M., Halter, F.: Das solitäre Ulcus des Rektums. Dtsch. med. Wschr. **196**, 1721 (1971).
14. Sutherland, D., Frech, R.S., Weil, R., Najarian, J.S., Simmons, R.L.: The bleeding cecal ulcer: pathogenesis, angiographic diagnosis and non-operative control. Surgery **71**, 290 (1972).
15. Wenz, W., Brückner, U.: Die Angiographie bei der akuten Gastrointestinalblutung. Fortschr. Röntgenstr. **110**, 616 (1969).
16. Zollinger, R.W., Zollinger, R.M.: Diverticular disease of the colon. Advanc. Surg. (Chic.) **5**, 255 (1971).

Blutungen aus peptischen Ulcerationen und streßbedingten gastroduodenalen Schleimhautläsionen

G. FEIFEL, W. SEIDEL und K. REICHEL

Häufigste Blutungsquellen

Die Kenntnis der Pathogenese und Morphologie gastroduodenaler Blutungen ist eine der wichtigsten Voraussetzungen der chirurgischen Indikationsstellung. Blutungen im Einflußbereich des Magensaftes unterscheiden sich grundsätzlich von anderen Gefäßläsionen. Die aggressive Eigenschaft des Magensekretes in Verbindung mit Besonderheiten der Blutversorgung, zum Beispiel die arteriovenösen Anastomosen im submucösen Plexus und das dichte Netz feinster Capillaren in der obersten Schleimhautschicht erklären die ausgesprochene *Rezidivneigung* und Stärke gastroduodenaler Blutungen.

Von blutenden *Tumoren, Gerinnungsstörungen* und selteneren Blutungsquellen, wie der *Exulceratio simplex Dieulafoy* und dem *Mallory-Weiss-Syndrom* abgesehen, finden wir bei Blutungen aus dem Magen und Duodenum zwei Arten von Schleimhautdefekten:

1. Umschriebene, isolierte Defekte peptischer Genese — einzeln oder multipel — vorwiegend als **Ulcus penetrans**. Der narbige Geschwürsgrund verhindert bei Gefäßläsionen Intimaeinstülpung und Retraktion [16], vor allem, wenn die Arrosion einer Arterie tangential erfolgt.

2. **Multiple Erosionen** oder flächenhafte Defekte, atypisch lokalisiert, als deren Ursache wahrscheinlich eine Kombination von Mikrozirkulationsstörung und Sekretionsstörung der Magenschleimhaut gelten kann. Diese Defekte führen selten zur Arrosion einer großen Arterie, sondern zeichnen sich durch anhaltende, profuse flächenhafte Blutungen aus. Typisch ist ein fließender Übergang zwischen Erosion und Ulcus. Vielfach werden die akuten hämorrhagischen Erosionen und Ulcerationen unter dem Oberbegriff *Streßulcus* oder perakutes Ulcus zusammengefaßt.

Nach ulcerogenen Medikamenten (Cortison, Phenylbutazon, Salicylate u.a.) zeigt das morphologische Bild der gastroduodenalen Schleimhaut teils Schädigungen vom peptischen Typ, teils diffuse, vasculäre Läsionen.

Häufigkeit, Lokalisation und Diagnostik gastroduodenaler Blutungen

Peptische Geschwüre im Magen und Duodenum sind die weitaus häufigste Blutungsursache, gefolgt von Oesophagusvaricenblutungen [6, 15]. Diese Aussage muß jedoch im Hinblick auf neuere Befunde ergänzt werden. Für das chirurgische Krankengut trifft dies sicher zu. Unter den Ulcuskomplikationen ist die akute Blutung die häufigste und gefährlichste. 20—25% aller Ulcuskranken müssen mit diesem Ereignis rechnen. Eine der häufigsten Blutungsquellen peptischer Geschwüre ist dabei das chronische Ulcus duodeni an der Hinterwand mit Arrosion der A. gastroduodenalis. Die Mortalität des Ulcusleidens wird entscheidend durch die Blutung bestimmt; in der Hälfte aller Fälle wird sie zur unmittelbaren Todesursache [5].

Inzwischen bestätigen jedoch klinisch-endoskopische Untersuchungen pathologisch-anatomische Befunde, nach denen **hämorrhagische Erosionen** die häufigste Blutungsquelle im oberen Verdauungstrakt sind [5, 9, 10, 13]. Mit dem Einsatz moderner endoskopischer Methoden sinkt die Zahl unbekannter Blutungsquellen, während akute Erosionen und Ulcera in 15—30% gefunden werden. Es ist allerdings zu berücksichtigen, daß die sog. Streßulcera regional gehäuft beobachtet werden (Intensivpflegestationen). In eigenen retrospektiven Untersuchungen von 110 Patienten mit der klinischen Diagnose „Streßulcus" hielten nur 54% der Patienten strengen Kriterien streßbedingter Schleimhautdefekte — einschließlich histologischer Auswertung — stand. Ein Viertel der Patienten hatte eine Ulcusanamnese und nachweisbar peptische Ulcera; 21% standen unter dem Einfluß ulcerogener Medikamente (Abb. 1).

Eine präoperative Differenzierung der Defekte wird durch die Kenntnis der gefährdeten Patientenkollektive (Mehrfachtraumen, Ateminsuffizienz, Sepsis, Verbrennung), durch eine sorgfältige *Anamnese*, durch frühzeitige *Endoskopie* und Ausschluß einer *Gerinnungsstörung* möglich. Wie die eigenen Untersuchungen zeigen, muß bei 40—50% der Intensivpflegepatienten mit dem Auftreten einer gastroduodenalen Blutung gerechnet werden. Charakteristisch für die akuten Erosionen ist ihre atypische Lokalisation, z.B. im Magenfundus.

Eine Röntgenuntersuchung erlaubt zwar auch während der Blutung in 60—70% die Lokalisation des Defektes, sie vermag jedoch nicht die flachen, akuten Schleimhautläsionen darzustellen. Der Einsatz einer selektiven Angiographie als einer neuen diagnostischen Möglichkeit bleibt aus technischen und personellen Gründen nur wenigen Zentren vorbehalten und gibt nur bei starken Blutungen verwertbare Resultate. Demgegenüber wurde durch die modernen

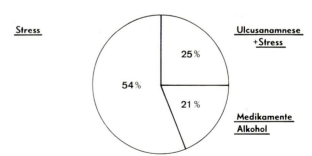

Abb. 1. Differenzierung sog. „Streßulcera" nach anamnestischen und histologischen Kriterien 110 Patienten. (Chirurg. Univ.-Klinik München)

endoskopischen Methoden die diagnostische Sicherheit und damit auch die Prognose für den Patienten erheblich verbessert. Auch der negative endoskopische Befund — Ausschluß einer Blutung — bedeutet für den Operateur einen wichtigen und relativ verläßlichen präoperativen Anhaltspunkt [3].

Die Indikation zur Operation

Die an sich ideale Forderung, im blutungsfreien Intervall zu operieren, darf nicht zu einer Verzögerung der Operationsindikation führen. Die Indikation zur Operation wird sowohl bei chronisch peptischen Geschwüren als auch bei Schleimhautläsionen unter Streß ausschließlich von der *Intensität und Dauer der Blutung* bestimmt. Voraussetzung ist die rasche Erfassung des Blutverlustes. Die Registrierung der nach außen verlorenen Blutmenge (Hämatemesis, Melaena, Dauerabsaugung) ist notwendig, aber unzuverlässig. Wichtiger ist die *kontinuierliche Überwachung* mit wiederholter klinischer Untersuchung. Aus manifesten klinischen Schocksymptomen kann geschlossen werden, daß wenigstens 30% des Blutvolumens akut verloren gegangen sind. Im Gegensatz zur direkten Messung des zirkulierenden Blutvolumens, die in der Praxis kaum durchgeführt werden kann, hat sich die fortlaufende Überwachung von zentralem Venendruck, Puls, arteriellem Druck, stündlicher Urinausscheidung, Hämoglobin und Hämatokrit bewährt [12]. Die Messung des zentralen Venendrucks ist darüber hinaus vor allem zur Überwachung der Infusionsgeschwindigkeit vorteilhaft.

Die Größe der für die Stabilisierung des Kreislaufs benötigten Infusions- bzw. Transfusionsmenge ist ein praktisch sehr wichtiges Maß für den Blutverlust. Erfahrungsgemäß steigt die Letalität bei denjenigen Patienten sprunghaft an, die zur Stabilisierung des Kreislaufs mehr als 5 Konserven Blut benötigen [1, 7]. Es scheint daher sinnvoll, die Stärke der Blutung in 3 Gruppen einzuteilen:

Leichte Blutung (0—2 Konserven),
Mittelstarke Blutung (3—5 Konserven),
Massive Blutung (mehr als 5 Konserven).

Nach Hegemann gelingt es zwar, rund 80% der Blutungen konservativ zu beherrschen, bei Zweidrittel dieser Kranken tritt jedoch eine erneute Blutung auf [8]. Hieraus erklärt sich, daß die Wahl des Operationszeitpunktes nicht starr festgelegt werden kann. Grundsätzlich wird zunächst die konservative Therapie eingeleitet und das blutungsfreie Intervall angestrebt. Als Richtlinie für die Entscheidung zum operativen Eingriff kann folgendes Vorgehen gelten:

1. **Massive Blutung:** Tritt trotz ausreichendem Volumen- bzw. Blutersatz keine Stabilisierung des Kreislaufs ein, sollte unverzüglich — nach Ausschluß von Oesophagusvaricen — operiert werden.
2. **Mittelstarke Blutung:** Findet sich bei einer mittelstarken bis massiven Blutung ein chronisch peptisches Ulcus, so kann nach den morphologischen Kriterien nicht mit einer sicheren Blutstillung gerechnet werden. Gleiches gilt für den Befund einer starken Blutung bei flächenhafter bzw. multipler Schädigung der Schleimhaut unter Streßbedingungen. Der Entschluß zur Operation wird deshalb innerhalb der ersten 12—24 Std nach Blutungsbeginn zu treffen sein.
3. **Leichte Blutung:** Handelt es sich um eine leichte Blutung ohne Schocksymptome, wird die konservative Behandlung fortgesetzt. Kommt diese Blutung nach 2—3 Tagen nicht zum Stillstand und werden mehr als 2 Konserven pro 24 Std benötigt, ist gleichfalls die chirurgische Therapie angezeigt. Auch bei kurzfristig rezidivierenden Blutungen innerhalb von Tagen oder Wochen sollte nach Lokalisation der Blutungsquelle die konservative Therapie beendet werden.

Die **Prognose** der gastroduodenalen Blutung aus peptischen Geschwüren wird entscheidend beeinflußt durch die *Stärke der Blutung*, den *Zeitpunkt der Operation* und durch *das operative Vorgehen*. Ferner bestimmen *Lebensalter* und *Begleitkrankheiten* den Ausgang ganz wesentlich. Bei nicht erkannter Blutungsquelle muß mit einer höheren Letalität gerechnet werden [4]. Bei Patienten über 50 Jahren wird man sich daher früher als bei Jugendlichen zur Operation entschließen müssen.

Bei streßbedingten Blutungen hängt die Prognose in erster Linie vom Grundleiden und von der Blutungsintensität ab. Lebensalter über 60 Jahre und begleitende Komplikationen (Gerinnungsstörungen) erhöhen die Letalität von 50% auf über 80%. Da streßbedingte Schleimhautschäden nach Ende der Behandlung folgenlos abheilen, hat die konservative Behandlung — mit Ausnahme starker und anhaltender Blutungen — die beste Prognose. Ist jedoch mit einer anhaltenden Streßsituation zu rechnen (z. B. Dauerbeatmung, Verbrennung), sollte der Operationszeitpunkt relativ früh gewählt werden.

Die Wahl des operativen Eingriffs

Gastroduodenale Blutungen aus peptischen Geschwüren

Die chirurgische Behandlung der starken gastroduodenalen Blutung aus peptischen Geschwüren setzt eine sichere Diagnose und die Kenntnis der pathogenetischen Besonderheiten voraus. Zur Vermeidung einer diagnostischen Laparotomie sollte heute nur bei Patienten mit bekannter Diagnose auf die Notfallendoskopie verzichtet werden. Ziel des Eingriffs ist die sichere und dauerhafte Blutstillung bei kleinstem Risiko für den Patienten.

Bei massiver Blutung aus einem **Duodenalulcus**, vor allem bei älteren Patienten, hat die sofortige Blutstillung Vorrang vor der chirurgischen Therapie des Ulcusleidens. Allerdings hat sich die alleinige Umstechung der Blutungsquelle als unbefriedigend erwiesen [7]. Die Reduzierung der Säurebildung ist deshalb der Umstechung hinzuzufügen. Die Umstechung des blutenden Geschwürs in Verbindung mit einer selektiven Vagotomie und Pyloroplastik muß gegenwärtig als der kleinste sichere Eingriff angesehen werden [14].

Im Gegensatz zu meist erstaunlich niedrigen Sterblichkeitsraten ergab sich in einer der wenigen prospektiven Untersuchungsreihen aus England bei 55 Patienten mit blutenden Ulcera duodeni eine Letalität von 18% nach

Anwendung der Resektion bzw. 7% (bei 57 Patienten) nach Vagotomie und Pyloroplastik [2]. Auch im eigenen Krankengut der letzten 5 Jahre konnte mit dieser Methode die Letalität im Gegensatz zur $^2/_3$-Resektion unter 10% gesenkt werden. Läßt sich durch die Umstechung keine sichere Blutstillung erreichen oder liegen Doppelulcera vor, empfiehlt sich die Resektion des geschwürtragenden Abschnitts.

Auch beim **Ulcus ventriculi** hat die sichere Blutstillung Vorrang vor allen anderen Überlegungen. In der Regel streben wir jedoch die definitive Versorgung mit Hilfe einer der Resektionsmethoden an, soweit der Gesamtzustand dies erlaubt. Häufig gelingt es, das blutende Geschwür mit einer Hemigastrektomie zu entfernen, die durch eine selektive Vagotomie ergänzt wird.

Streßbedingte Schleimhautläsionen

Bei Patienten mit streßbedingten Erosionen handelt es sich fast ausschließlich um schwerstkranke Risikopatienten der Intensivpflege. Die Wahl des operativen Vorgehens richtet sich hier nach der besonderen Art der Schleimhautschädigung, wobei Patienten mit Ulcusanamnese (reaktivierte Ulcera) wie Patienten mit peptischen Ulcera zu behandeln sind.

Ist die bevorzugte konservative Therapie (Dauerabsaugung, Antacida, Anticholinergica, Eiswasserspülung) erfolglos und die Indikation zur Operation gegeben, so muß unter allen Umständen bei Patienten unter Streßbedingungen eine Rezidivblutung vermieden werden. Das Prinzip: Je kränker der Patient, desto kleiner der Eingriff, erscheint nach den bisherigen Erfahrungen nicht unbedingt richtig.

Die Umstechung der Blutungsquelle mit Vagotomie und Pyloroplastik kann nur dann erfolgreich sein, wenn isolierte Schleimhautdefekte vorliegen. Bei multiplen Erosionen und Ulcera wird jedoch nach bisheriger Erfahrung bei diesem Vorgehen mit einer höheren Quote von Rezidivblutungen zu rechnen sein. Trotz des schlechten Allgemeinzustandes empfiehlt sich in diesen Fällen eine Resektion unter Mitnahme des Defektes und eine zusätzliche Vagotomie. Von einigen Autoren wird sogar die vollständige Beseitigung der Blutungsquelle, notfalls durch Gastrektomie, gefordert [11, 14].

Literatur

1. Boulos, P. B., Harris, J., Wyllie, J. H., Clark, C. G.: Conservative surgery in 100 patients with bleeding peptic ulcer. Brit. J. Surg. **58**, 817 (1971).
2. Carruthers, R. K., Giles, G. R., Clark, C. G., Goligher, J. C.: Conservative surgery for bleeding peptic ulcer. Brit. med. J. **1967 I**, 80.
3. Dagradi, A. E., Stempien, St. J.: Esophagogastroscopy active upper gastrointestinal bleeding. Amer. J. Gastroent. **51**, 498 (1969).
4. Devitt, J. E.: Upper gastrointestinal bleeding with special reference to peptic ulcer. Gastroenterology **57**, 89 (1969).
5. Eder, M., Castrup, H. J.: Die gastrointestinale Blutung aus der Sicht des Pathologen. Chirurg **40**, 97 (1969).
6. Finsterer, H.: Das akut blutende Magen- und Duodenalgeschwür. Ergebn. Chir. Orthop. **35**, (1944).
7. Foster, J. H., Hall, A. D., Dunphy, J. E.: Surgical management of bleeding ulcers. Surg. Clin. N. Amer. **46**, 387 (1966).
8. Hegemann, G.: Problematisches in der Chirurgie des Magen-Duodenal-Geschwürs. Chirurg **35**, 256 (1964).
9. Liebegott, G.: Über die Ursachen der akuten Magen-Darmblutung. In: Streicher, H. J., Rolle, J.: Der Notfall: Gastrointestinalblutung. I. Wuppertaler Notfallsymposion, 1970, S. 157. Stuttgart: Thieme 1972.
10. Lüdinghausen, M. v., Eder, M.: Gastrointestinale Blutungen im Obduktionsgut. Münch. med. Wschr. **114**, 1111 (1971).
11. Menguy, R., Gadacz, Th., Zaitchuk, R.: The surgical management of acute gastric mucosal bleeding. Arch. Surg. **99**, 198 (1969).
12. Messmer, K.: Kreislauf vor Noteingriffen. Arch. klin. Chir. **327**, 1017 (1970).
13. Rösch, W., Ottenjann, R.: Magenerosionen. Med. Klin. **65**, 2018 (1970).
14. Williams, J. A.: Emergency surgery—bleeding and perforation. In: Williams, J. A., Cox, A. G.: After Vagotomy. London: Butterworths 1969.
15. Zenker, R., Rueff, F. L.: Die Behandlung der massiven Magenblutung. Münch. med. Wschr. **107**, 1642 (1965).
16. Zukschwerdt, L., Farthmann, E.: Die massive Blutung beim peptischen Geschwür. Chirurg **39**, 491 (1968).

Perforiertes Magen- oder Duodenalulcus

W. Seidel, G. Feifel und K. Reichel

Das Unterliegen der defensiven Kräfte der Magen- oder Duodenalschleimhaut gegenüber den aggressiven des Magensaftes führt in meist akutem Krankheitsverlauf zur peptischen Perforation der Magen- oder Duodenalwand. Sie finden sich überwiegend in der prä- und postpylorischen Region. Männer sind 4—6mal häufiger als Frauen betroffen, mit 35% liegt der Anteil alter Patienten außerordentlich hoch.

Von der Genese her sind die Perforationen eines **chronischen Magen- oder Duodenalulcus** und deren Rezidive zu unterscheiden von der Perforation eines **akuten Streßulcus.** Die Klassifizierung als akutes oder perakutes Ulcus kann präoperativ aufgrund der *fehlenden Anamnese* beim akuten Ulcus, intraoperativ durch den *„ausgestanzten"* Aspekt der Perforation ohne marginale Wandverdickung und postoperativ durch *Fehlen chronischer entzündlicher Reaktionen* im histologischen Bild angestrebt werden. Über die verschiedenen kausalen Mechanismen ist die Diskussion noch nicht abgeschlossen [5, 6].

Bauchchirurgie

Diagnose

Leitsymptom der akuten Ulcusperforation ist das *akute Abdomen* mit Schmerz und Abwehrspannung. Der Beginn der meist sehr starken Schmerzen kann, muß aber durchaus nicht perakut sein. Die gewöhnlich chemisch bedingte Peritonitis kann Leukocytose und paralytischen Ileus, unter Umständen sogar Schocksymptomatik hervorrufen.

Die klinische Diagnose einer Perforation, an die bei entsprechender Schmerzlokalisation immer zu denken ist, kann durch röntgenologische Darstellung einer *Luftsichel* subphrenisch im Stehen oder beim liegenden Patienten unter der Bauchdecke gesichert werden. Der Nachweis der Perforation gelingt oft besser durch Einblasen von Luft in den Magen (300 ml) und Nachweis des Austritts in die freie Bauchhöhle in den nächsten 30 min oder direkt durch Darstellung der Perforation mit Hilfe von *Gastrografin*. Letzteres ist besonders bei weniger charakteristischer Symptomatik, z.B. bei alten Leuten, und bei Perforationen in die Bursa omentalis eine wesentliche Hilfe.

Indikation zur Operation

Die nachgewiesene Perforation eines Magen- oder Duodenalulcus ist immer eine Indikation zur **sofortigen Operation.** Auch in Zweifelsfällen scheint uns eine Probelaparotomie indiziert. Nur bei *extrem* schlechtem Allgemeinzustand kann eine *konservative* Behandlung mittels kontinuierlicher oder intermittierender Absaugung des Magensekretes über eine transnasale Sonde bei gleichzeitiger Verminderung der Magensekretion durch Gabe von Atropin in relativ kurzen Abständen (4—6 Std) gerechtfertigt sein.

Operationsmethoden

1. *Übernähen* der Perforationsstelle.
2. Wetzsteinförmige *Excision* des Ulcus und Vernähen der Excisionsstelle.
3. *Distale $^2/_3$-Resektion*
4. Beim Duodenalulcus oder juxtapylorischen Ulcus Erweiterung der Perforation zur *Pyloroplastik*, evtl. Excision des Ulcus, und zusätzliche *selektive Vagotomie*.

Wahl des optimalen operativen Eingriffes

Die einfachste, risikoärmste Maßnahme ist ohne Zweifel die Übernähung der Perforationsstelle. Unterstützt durch die postoperative Entleerung des Magens über eine transnasale Magensonde heilt sie praktisch immer ohne Folgen ab, sofern es sich nicht um die Perforation eines Malignoms handelt. Die Übernähung sollte daher immer bei *kachektischen* oder *alten Patienten* sowie bei einer *mehr als 6— 10 Std* zurückliegenden Perforation als kleinstmögliche Maßnahme gewählt werden. Die Letalität kann somit um 1% gehalten werden [3].

Die Gefahr einer intraabdominalen Abseßbildung ist nach der meist chemischen Peritonitis durch den stark aciden Magensaft sehr gering, auch wenn bereits dicke Fibrinbeläge entstanden sind. Die einfache Absaugung des aus der Perforation ausgetretenen Mageninhaltes aus der Bauchhöhle genügt daher. Durch Spülung des Peritoneums können Keime verschleppt werden.

Beim perforierten **streßbedingten Ulcus** oder beim **Arzneimittelulcus** ist die *Übernähung* ohnehin die Therapie der Wahl, da hier nach Behebung der Grundkrankheit in der Regel keine Ulcusdiathese zurückbleibt. Eine Ausnahme bilden streßgefährdete Patienten mit hypersekretorischem Verhalten der Magenschleimhaut, z.B. Patienten mit *Schädel-Hirn-Traumen*. Bei solchen Patienten ist die Durchführung einer *Vagotomie*—wenn immer möglich selektiv—und Übernähung der Perforationsstelle indiziert.

Eine **Gefahr ist die Stenosierung** im Übernähungsbereich, sofern die Perforation in Pylorusnähe oder am Duodenum erfolgte. Aus diesem Grunde ist unter Umständen ein *plastischer Verschluß* (Längsincision für 4—5 cm und Quervernähung, wobei die Ulcusränder in die Ecken der Quernaht kommen [4]) unumgänglich.

Bei der Perforation eines Magenulcus sollte eine **Excision** möglichst immer vorgenommen werden. Der Eingriff wird dadurch nicht wesentlich verlängert, der Verschluß der Magenwand gestaltet sich unter Umständen einfacher. Andererseits wird möglicherweise gleich kausal der erkrankte Magenwandabschnitt entfernt. Schließlich ist auch die Erkennung eines Magencarcinoms auf diese Weise im Excidat möglich.

Als *kausale Therapie* kann **beim chronischen Ulcus,** wenn eine entsprechende Anamnese bekannt ist oder wenn intraoperativ ein „typisches" chronisches Ulcus gefunden wird, auch nach stattgehabter Perforation sofort die **endgültige Korrektur** angestrebt werden. Voraussetzung ist, daß

der Patient in einem *guten Allgemeinzustand* ist,
die Perforation *nicht mehr als 8 Std* zurückliegt,
die Beschwerden im Falle eines Magenulcus wenigstens 6 Monate angedauert haben oder der Patient älter als 40 Jahre ist, und
im Falle eines Duodenalulcus die Vorgeschichte bereits länger als 1 Jahr andauert.

Ferner ist die definitive Therapie von Vorteil bei Kombination der Perforation mit einer Blutung.

Bei Perforation eines bekannten *chronischen Duodenal*ulcus hat die **Vagotomie mit Pyloroplastik** besonders weite Verbreitung gefunden [7]. Im Rahmen der Pyloroplastik kann evtl. das meist in der Vorderwand gelegene Ulcus excidiert werden. Hierdurch wird die Gefahr von Stenosierungen wesentlich vermindert.

Bei bekanntem *chronischem Magen*ulcus kann eine typische $^2/_3$-Resektion unter den oben angegebenen Voraussetzungen vorgenommen werden. Sie wird in der Regel winkelförmig nach Hoffmeister-Finsterer-Schoemaker durchgeführt und muß jedenfalls das Antrum und den Bereich des perforierten Ulcus entfernen, um Rezidive möglichst zu verhüten. Bedingung ist ein erfahrener Chirurg [2], damit keine zusätzlichen Komplikationen auftreten und der Eingriff bei dem häufig schwerkranken Patienten nicht zu lange dauert.

Nachbehandlung und Reoperation

Bei Perforationen kommt der sorgfältig durchgeführten *Absaugung* des Mageninhaltes über eine transnasale Magensonde für die ersten 2—3 Tage bis zum Beginn einer geregelten Peristaltik eine wahrscheinlich umso größere Bedeutung zu, je ausgeprägter die Peritonitis bereits war.

Bei Streßulcerationen, die zu Rezidiven und auch Blutungen neigen, kann eine vorsichtige *Spülung* mit kleineren Quantitäten Eiswasser und Antacida zweckmäßig sein. Auf die Behebung der auslösenden Streßursache ist größte Mühe zu verwenden.

Kann nicht gleich eine definitive chirurgische Therapie eines perforierten chronischen Ulcus durchgeführt werden, so ist der Patient kurzfristig röntgenologisch und endoskopisch zu kontrollieren. Reperforationen im späteren Verlauf sind nicht selten.

Die **Indikation zur Reoperation** wird nicht zuletzt durch die Kenntnis des Sekretionsverhaltens der Magenschleimhaut bestimmt. Jeder nicht definitiv versorgte Patient sollte daher 6—8 Wochen nach dem Ersteingriff einer Nachuntersuchung einschließlich Magensekretionsanalyse zugeführt werden. Bei erhöhten Säurewerten ist die Indikation zur Reoperation eines Duodenalulcus oder eines präpylorischen Magenulcus gegeben. Im übrigen werden die in den entsprechenden Kapiteln aufgestellten Regeln für die Indikation zur Ulcusoperation empfohlen, wobei die Indikation nach stattgehabter Perforation relativ großzügig gestellt und der Eingriff eher radikaler gestaltet werden sollte.

Als **Zeitpunkt der Reoperation** scheint die 6. bis 8. Woche nach der Perforation besonders geeignet. Die Verwachsungen und Verklebungen des Peritoneum sind dann meist noch nicht sehr fest, jedoch nicht mehr zu stark vascularisiert, und der Patient ist unter dem Eindruck der vorangegangenen Erkrankung leichter von der Notwendigkeit der Operation zu überzeugen.

Literatur

1. Ching, E., Remine, W. H.: Surgical Management of Emergency Complications of Duodenal Ulcer. Surg. Clin. N. Amer. **51**, 851—855 (1971).
2. Desmont, A. M., Seargeant, P. W.: The place of primary gastric resection in the treatment of perforated peptic ulcer. Brit. J. Surg. **45**, 283—286 (1957).
3. Khan, I. H., Ralston, G. J.: Perforated duodenal ulcer treated by vagotomy and drainage. J. Roy. Coll. Surg. Edinb. **15**, 41—44 (1970).
4. Kingannon, W. N., McLenathen, C. W., Weinberg, J. A.: Vagotomy and Pyloroplasty for Acute Perforated Duodenal Ulcer. Amer. Surg. **29**, 692—694 (1963).
5. Lorenz, W., Feifel, G.: Neue Gesichtspunkte zur Pathogenese des Stress- und Steroidulcus. Dtsch. med. Wschr. **95**, 1848—1850 (1970).
6. Wanke. M.: Das Magen- und Duodenalulcus. In: Spezielle pathologische Anatomie (Dörr, W., Seifert, G., Uehlinger, H., Hrsg.), Bd. 2, 1. Teil, S. 366 ff. Berlin-Heidelberg-New York: Springer 1971.
7. Williams, J. A.: The current use of vagotomy in the treatment of peptic ulceration. In: Williams, Cox: After Vagotomy. London: Butterworths 1969.

Chronisches Magenulcus

K. Reichel, W. Seidel und G. Feifel

Ätiologie der Ulcusentstehung

Keine Theorie der Ulcusentstehung hat absolute Gültigkeit. Mehrere Faktoren sind für das Entstehen einer Ulceration verantwortlich. Grundsätzlich besteht bei jedem Ulcus ein Versagen der Schutzfaktoren der Schleimhaut gegenüber der Aggression durch die peptische Aktivität des Magensaftes. Hierfür spricht beim Magenulcus die vorwiegende Lokalisation der Ulcerationen im Antrum bzw. in dessen Randzonen und das meist gleichzeitige Vorhandensein einer Umbaugastritis [9, 11]. Bei fehlerhafter Schleimproduktion oder -zusammensetzung werden Salzsäure und Proteasen vermehrt wirksam; der Reflux von Galle, der beim Magenulcus in 97% gefunden wurde, führt ebenfalls zu einer Erhöhung der peptischen Aktivität des Magensaftes. Eine gestörte Motilität des Antrum-Pylorusbereiches [15] bewirkt einen verlängerten Kontakt der in normalen Dimensionen sezernierten Magensäure mit der Schleimhaut. Die Bedeutung einer lokal gestörten Durchblutung wurde seit Virchow und Hauser wenigstens für klinische Einzelfälle und bestimmte experimentelle Versuchsanordnungen bewiesen [13].

Konservative Therapie

Die konservative Therapie muß sich im wesentlichen auf die Vermeidung zusätzlicher Schädigung und die Schmerzbekämpfung beschränken. Von der Förderung der Schleimproduktion durch Carbenoxolon-Natrium[1] wurde eine gewisse Beschleunigung der Heilung gesehen, die im übrigen, unabhängig von Größe und Lokalisation des Ulcus, prinzipiellen Regeln der Wundheilung zu folgen scheint [13].

Chirurgische Therapie

Die chirurgische Therapie kann unter der Voraussetzung, daß es sich um eine Erkrankung des Antrumbereiches des Magens handelt, insofern als kausal bezeichnet werden,

---

[1] Biogastrone d. Fa. Homburg, Frankfurt/Main.

Bauchchirurgie

als das erkrankte Organ entfernt wird. Zur Vermeidung postoperativer peptischer Ulcera muß gleichzeitig eine weitgehende Reduktion der Säureproduktionskapazität des Magens erfolgen. Diese radikale Verminderung der Säureproduktion sowie die erhebliche Verkleinerung des Magenreservoirs mit Ausschaltung der wichtigsten Gastrinproduktionsstelle bedeutet zusätzlich zum eigentlichen Operationsrisiko einen schwerwiegenden Eingriff in den Verdauungsakt, so daß die Indikation zum Eingriff sorgfältig zu stellen ist.

Indikation zur Operation

Im allgemeinen wird zwischen absoluten und relativen Indikationen zur Operation des Magenulcus unterschieden. Als absolute Indikation gelten:
1. Massive, evtl. rezidivierende Blutungen,
2. Perforation,
3. Persistierende Beschwerden bei eindeutiger Ulcuspenetration,
4. Langjährige Ulcusanamnese bei erfolgloser konservativer Therapie (Gefahr der malignen Entartung),
5. Narbenstenose im präpylorischen Bereich.

Die maligne Entartung eines konservativ behandelten Ulcus wurde in 3—6% beobachtet [1]; unerwartete Carcinome fanden sich intraoperativ in 5—9% der resezierten Magenulcera [2].

Besteht trotz konsequenter konservativer Therapie über 4—6 Wochen keine Tendenz zur Rückbildung, so soll operiert werden. Bei kardianahen Ulcera und hohen Säuresekretionsleistungen besteht eine verminderte Rückbildungstendenz, so daß eine Resektion vorgenommen werden muß. Ebenfalls ist eine excessive Größe der Ulcera (Ulcera mit einem Durchmesser von mehr als 2,5 cm heilen fast nie aus) [2] ein Grund, zu operieren. Ein Ulcus bei einer Anamnesedauer über 5 Jahre oder ein zweites bis viertes Rezidiv, sollten nicht weiter konservativ behandelt werden.

Operationsverfahren

Beim Ulcus ventriculi ist eine Anpassung der Operationsform an die im Einzelfall meist weitgehend ungeklärte Pathogenese schwierig. Das Ziel der chirurgischen Therapie ist die Entfernung des Ulcus und Reduktion des peptischen Potentials, selbst wenn dieses normal oder sogar vermindert ist. Die Entfernung des Ulcus geschieht unter dem Gesichtspunkt der möglichen Malignität; darüber hinaus wird mit einer Resektion lokalen Faktoren der Ulcusentstehung Rechnung getragen.

Motilitätsstörung des Antrum, Umbaugastritis im Antrum und Korpus, Prädilektion der Ulcusentstehung an der Korpus-Antrumgrenze, muskuläre Dysfunktion, vasculär bedingte Durchblutungsstörungen und potentielle Malignität sind die Argumente für eine Resektionsbehandlung.

Die distale Zweidrittelresektion des Magens wird zweckmäßigerweise zur sicheren Entfernung aller Antrumschleimhaut winkelförmig nach Shoemaker durchgeführt. Die Anastomose erfolgt am einfachsten großkurvaturseitig in der Modifikation nach Hoffmeister-Finsterer, wobei wir Durchstechungsnähte der Submucosa nach v. Haberer zur Verhütung von Anastomosenblutungen empfehlen.

Die einreihige Nahttechnik kann durch eine lockere Adaptation der Mucosa durch Catgut oder Dexon in großen Abständen wenigstens an der Hinterwand ergänzt werden.

Die Gastroduodenostomie (B I) ist beim Magenulcus fast immer ohne Schwierigkeiten möglich. Sie ist — wenn die anatomischen Verhältnisse dies zulassen — der Gastrojejunostomie vorzuziehen.

Antrektomie und selektive Vagotomie
(sog. A-V-Resektion)

Sofern es gelingt die Antrumschleimhaut durch eine sparsamere Resektion sicher zu entfernen, ist zur Verhütung von peptischen Anastomosen- oder Rezidivulcerationen eine zusätzliche selektive Vagotomie gerechtfertigt oder gar zweckmäßig.

Man reseziert wiederum winkelförmig nach Shoemaker, da das normale Antrum von der großen Kurvatur etwa die distalen 15% und von der kleinen Kurvatur dagegen 45% einnimmt und legt eine Gastroduodenostomie an.

Excision des Magenulcus und Vagotomie

In Risikofällen, insbesondere bei älteren Patienten, läßt sich auch bei hohem Sitz des Ulcus seine Excision durchführen; es sollte aber in jedem Fall eine Vagotomie und Drainage-Operation angefügt werden [5]. Eine alleinige Excision des Ulcus führt zu häufigen Rezidiven und ist als Operationsmethode verlassen.

Zur Verhütung von peptischen Ulcerationen ist über eine Antrumresektion hinaus die Reduzierung der Säuresekretionskapazität um insgesamt wenigstens 70%, bzw. die Verhütung eines pH unter 3,5 notwendig. Hohe Säurewerte nach stimulierter Sekretion am resezierten Magen sind fast immer beweisend für peptische Ulcerationen. Die Erhaltung eines größeren Magenreservoirs im Falle der Vagotomie und Pyloroplastik bietet zunächst offensichtliche Vorteile, da von der Verkleinerung des Magenvolumens und der Entfernung des Entleerungsmechanismus die wesentlichen schwerwiegenden postoperativen Folgen der chirurgischen Ulcustherapie zu erwarten sind (Dumping, Diarrhoe, Ernährungsstörung). Der Ausfall der Verdauungsfunktion des Magensaftes wie auch Störungen in der Resorption von Eisen und Vitamin B_{12} können leicht medikamentös kompensiert werden.

In wieweit sich Spätfolgen, z.B. durch fortschreitende Umbaugastritis, verhüten lassen, bleibt abzuwarten.

Standardmethode bleibt beim chronischen Magenulcus vorerst die distale Zweidrittelresektion überwiegend nach der Modifikation B I.

Die Rate von Ulcusrezidiven kann unter der Bedingung, daß wenigstens Zweidrittel des Magens entfernt werden und keine Antrumschleimhaut zurückbleibt, bei 1% gehalten werden. Die Letalität liegt nur in den Händen erfahrener Chirurgen in der gleichen niedrigen Größenordnung [6, 12]. Die Erhaltung der Duodenalpassage bringt gewisse physiologische Vorteile und verursacht selten operative Beschwerden wie Dumping oder Diarrhoen. Der Eingriff ist auch schneller durchzuführen, jedoch in weniger geübten Händen eher von Komplikationen, wie Stenose oder Nahtinsuffizienz, gefolgt. Beim sehr hochsitzenden Ulcus und bei Malignomgefahr stellt eine B-II-Anastomose das geringere Risiko dar.

Das intrapylorische oder das präpylorische Ulcus verhalten sich wie ein Duodenalulcus. Die Therapie wird bei derartiger Lokalisation folglich entsprechend der für das chronische Duodenalulcus festgelegten Richtlinien durchgeführt.

Literatur

1. Cameron, A.J.: Medical Treatment of Gastric Ulcer. Surg. Clin. N. Amer. **51**, 893 (1971).
2. Clagett, O.T.: The Surgical Management of Gastric Ulcer. Surg. Clin. N. Amer. **51**, 901 (1971).
3. Douglas, M.C., Duthie, H.L.: Vagotomy for Gastric Ulcer combined with Duodenal Ulcer. Brit. J. Surg. **58**, 721 (1971).
4. Edwards, L.W., Edwards, W.H., Sawyers, J.L., Gobbel, W.G., Herrington, J.L., Scott, H.W.: The Surgical Treatment of Duodenal Ulcer by Vagotomy and Antral Resection. Amer. J. Surg. **105**, 352 (1963).
5. Holle, F.: Spezielle Magenchirurgie. Berlin-Heidelberg-New York: Springer 1968.
6. Kemp, D.: An Evaluation and Comparison of the Early and Late Results of Standardized Polya Gastrectomy. Gut **8**, 151 (1967).
7. Liebermann-Meffert, D., Allgöwer, M.: Untersuchungen am normalen und am krankhaft veränderten Magenausgang beim Magengeschwür. Langenbecks Arch. Chir. Suppl. Chirurg. Forum 257 (1972).
8. Ochsner, A., Zehnder, P.R., Trammel, S.W.: The Surgical Treatment of Peptic Ulcer: A critical Analysis of Results from subtotal Gastrectomy and from Vagotomy plus Partial Gastrectomy. Surgery **67**, 1017 (1970).
9. Oi, T.: Relation of the Gastric Mucosal Boundary between Fundic Gland and Pyloric Gland Areas to the Development of Anastomic Ulcers. Ann. Surg. **163**, 25 (1968).
10. Orr, I.M.: Selective Surgery for Peptic Ulcer. J. roy. Coll. Surg. Edingb. **8**, 270 (1963).
11. Stadelmann, O., Miederer, S.E., Werning, C., Zimmermann, K.G., Frost, H.: Aktuelle Probleme der Pathogenese und Therapie des Magen-Duodenal-Ulcus. Fortschr. Med. **90**, 123 (1972).
12. Strauss, A.A., Strauss, S.F., Schwarz, A.H., Kram, D.D., Masur, W.W.: Results of Subtotal Gastrectomy for Gastric and Duodenal Ulcers since 1917. J. Amer. med. Ass. **1952**, 1095.
13. Wanke, M.: Magen. In: Spezielle pathologische Anatomie (Doerr, W., Seifert, G., Uehlinger, H., Hrsg.) Berlin-Heidelberg-New York: Springer 1971.
14. Zenker, R., Reichel, K., Rueff, G.: Indikation zur klassischen Resektion und Vagotomie beim peptischen Ulcus. Langenbeck Arch. Chir. **320**, 223 (1968).
15. Zuckschwerdt, L., Lindenschmidt, T.O.: Zur Pathogenese des peptischen Geschwürs. In: Fortschritte der Gastroenterologie (Waldhirt, E., Hrsg.). München: Urban & Schwarzenberg 1960.

Chronisches Duodenalulcus

W. Seidel, K. Reichel, G. Feifel und W. Lorenz

Pathogenetische Grundlagen der Indikationsstellung

Die Bemühungen um eine Aufklärung der pathogenetischen Vorgänge beim chronischen Duodenalulcus haben zu einer Modifikation der therapeutischen Konzeption geführt. Die Nüchternsekretion sowie die maximale Säuresekretionskapazität nach Pentagastrin übersteigen in der Hälfte der Fälle die Normgrenzen. Dies kann als Folge eines *verstärkten Vagustonus* erklärt werden, wodurch die vagale Denervierung des Magens gerechtfertigt wird, zumal die Vagotomie unabhängig vom Duodenalulcus in fast allen Fällen zu einer entscheidenden Reduktion der Sekretionskapazität führt [1, 12, 15]. Eine der Sekretionsleistung korrelierte *Vermehrung der Belegzellmasse* wurde nachgewiesen [15]. Sie wird bei der Indikation zu manchen Resektionsverfahren therapeutisch berücksichtigt. Der Erhöhung des *Gastrinspiegels* fällt nur beim Zollinger-Ellison-Tumor mit Sicherheit eine pathogenetische Rolle zu.

Wahrscheinlich ebenfalls ulcerogen wirksame Störungen der *Motilität* des Antrum- und Duodenalbereiches und ihre Regulation, speziell die beschleunigte Entleerung sauren Mageninhaltes ins Duodenum, sowie mögliche *Lokalisationsfaktoren* finden bislang keine gezielte therapeutische Berücksichtigung. Dagegen muß die der klinischen Erfahrung entsprechende Bedeutung von *Umweltfaktoren* (chronische Belastung, Rauchen, Medikamente) wenigstens im Falle einer relativen Indikation zur Operation einkalkuliert werden. Auf die Einwirkung *genetischer* Faktoren besonders bei der Ulcuserkrankung Jugendlicher deuten die Ergebnisse der Zwillingsforschung und die Untersuchungen der Blutgruppenfaktoren [12].

Die Behandlung des chronischen Duodenalulcus ist im wesentlichen *symptomatisch*. Da darüberhinaus auch im Falle der bekannten Ulcusursachen noch verläßliche diagnostische Methoden für eine *individuelle* Faktorenanalyse fehlen, muß bei summarischer Anwendung therapeutischer Konzeptionen in einem gewissen Prozentsatz der Patienten mit Mißerfolgen gerechnet werden.

Konservativ bemüht man sich um die Ausschaltung der als schädigend erkannten Faktoren, um die Schmerzbeseitigung, sowie um eine psychische Betreuung des Patienten. Die Beschleunigung der Heilung vorhandener Ulcerationen im Duodenum durch konservative Maßnahmen ist statistisch kaum zu sichern, die Neigung zu Rezidiven in etwa 75% der Fälle bislang nicht sicher zu beeinflussen [4].

Auf *chirurgischem* Wege wird versucht, durch Elimination der Nüchternsekretion und drastische Reduktion der maximalen Säureproduktionskapazität die Entstehung von Rezidivulcerationen zu verhindern. Voraussetzung ist hierfür wahrscheinlich, daß das pH im Duodenum nicht mehr unter 3,5 absinkt. Gestaltet man allerdings die therapeutischen Maßnahmen so radikal, daß zusammen mit der ulcerogenen Potenz des Organes auch seine normale Funktion weitgehend beseitigt wird, muß der Anteil therapiebedingter Störungen ansteigen.

Operationsverfahren

Für die *Vagotomie* empfehlen wir das *selektive* Vorgehen. Alle den Magen versorgenden Vagusfasern werden durchtrennt, diejenigen des Pylorus und der übrigen Eingeweide werden im Ramus hepaticus und Ramus coeliacus geschont [2, 11]. Zwei Wege stehen zur Verfügung: Entweder werden die zum Magen ziehenden Nerven unter Präparation der zu erhaltenden Fasern *magenfern* durchtrennt [15], oder sie werden durch *magennahe Skeletierung* des Erfolgsorganes (zusammen mit den Gefäßen und der sympathischen Versorgung) erfaßt [2, 11].

Beim *selektiv proximalen* Vorgehen wird mit Rücksicht auf die Antrummotilität die vagale Antruminnervation erhalten [7]. Der Eingriff ist infolge der subtilen Präparation hart an der Magen- und Oesophaguswand etwas langwieriger, die funktionellen Vorteile bleiben noch eindeutig nachzuweisen [8]. Auch eine ausreichende Rezidivprophylaxe ist noch nicht gesichert, zumal das Ausmaß der Denervierung und damit auch die Radikalität der Säurereduktion (sowohl nach Insulin als nach Pentagastrin [13]) offenbar großen Schwankungen unterliegt.

Die *trunculäre* Vagotomie (vagale Denervierung aller Oberbauchorgane) ist besonders schnell und einfach durchzuführen, jedoch mit Rücksicht auf Vollständigkeit und Nebenwirkungen (schwere Diarrhoen in 6—8% [1]) ausgesprochenen Notfällen vorbehalten. Sie wird zweckmäßig transabdominal direkt supradiaphragmal vorgenommen [15].

Als *Drainageoperation* ist eine sparsame Pyloroplastik nach Heineke-Mikulicz-Weinberg bei trunculärer Vagotomie immer, bei den selektiven Verfahren wenigstens in jedem Falle eines Verdachtes auf Behinderung der Magenentleerung anzuschließen, solange noch keine genügende Langzeiterfahrung derjenigen Autoren vorliegt, die die Drainagemaßnahmen mit Rücksicht auf wahrscheinliche Nebenwirkungen ablehnen. Kleine, in Abheilung begriffene Ulcerationen der Vorderwand können in diesem Rahmen excidiert oder längsincidiert und zur Seite gezogen werden. Bei ausgeprägten Entzündungserscheinungen im vorderen Pylorusbereich stellt eine pylorusnahe, kleinere (2—3 cm) hintere G.E. mit kurzer zuführender Schlinge das geringere Risiko dar [5]. Die operativ-technischen Anforderungen wie auch die Gefahr der Stenosierung wären in der entzündlich veränderten Pylorusvorderwand ungleich größer, die annähernde funktionelle Gleichwertigkeit beider Verfahren ist inzwischen sicher bewiesen [15].

Die distale *Magenresektion* nach BI oder BII empfehlen wir wegen der kleinkurvaturseitigen Ausdehnung der Antrumschleimhaut in der winkelförmigen Modifikation nach Hoffmeister-Shoemaker-Finsterer. Durchstechungsligaturen nach von Haberer, die einreihige Nahttechnik und beim BII die kurze retrocolische Gastrojejunostomie haben sich bei uns besonders bewährt.

Die Kombination der *Vagotomie mit einer Antrektomie* (sog. A-V-Resektion) führt durch Ausschaltung sowohl des Vagusreizes als auch wesentlicher Anteile der Gastrinproduktion zu einer weitgehenden Reduktion der Säureproduktion. Sie bietet daher eine gewisse Kompensation für etwaige inkomplette Vagotomien und damit eine hohe Gewähr für Rezidivfreiheit. Durch das geringere Resektionsausmaß (insgesamt gut 40% des distalen Magens, davon 30% an der großen Kurvatur, 60% kleinkurvaturseitig) wird ein größeres Magenreservoir erhalten und die technische Durchführung etwas erleichtert.

Indikation zur Operation

Als *absolute Indikation* haben lebensbedrohliche Komplikationen zu gelten:
1. *Perforation,*
2. Schwere *Blutung,*
3. Hochgradige *Stenose* des Magenausganges.

Relative Indikation besteht bei Therapieresistenz:
1. Fehlende *Rückbildung* unter mehr als 6 Wochen konservativer Behandlung, insbesondere bei Penetration oder bei nicht zu beseitigenden Schmerzen;
2. 3—6 *Rezidive*, besonders bei Tendenz zu leichten *Blutungen;*
3. *Anamnese* länger als 8—10 Jahre bei seltenen und unregelmäßig auftretenden, aber eindeutige Beschwerden verursachenden Rezidiven.

Vor zu früher Operation, besonders bei Jugendlichen, wird gewarnt. Hinsichtlich der erwiesenen Heilungstendenz einerseits und der Operationsbedürftigkeit andererseits kann eine längere Anamnese eine zweckmäßige Selektionsmethodik darstellen. Das gilt besonders für Beschwerden bei geringfügigem oder fraglichem Befund und bei Patienten mit allgemeiner vegetativer Symptomatik, die zuweilen schlecht auf eine operative Behandlung ansprechen [15].

Bei Eingriffen mit nachweislich niedriger Komplikationsrate kann eine *Erweiterung der Indikation* gerechtfertigt sein:
1. *Soziale* Indikation (Seemann und ähnliche Berufe [10]);
2. *prophylaktische* Operation bei Transplantation oder sonstiger langdauernder hochdosierter Immunsuppression [15].

Optimales Operationsverfahren

Die zur sicheren Verhütung eines Rezidivulcus notwendige Operation ist für viele Patienten zu radikal und muß mit höherer Letalität und vermehrten Komplikationen erkauft werden. Wichtigstes Kriterium der Verfahrenswahl dürfen nicht klinische und laborchemische Gesichtspunkte sein, sondern die *Gefährdung des Patienten* durch den Eingriff muß die Reihenfolge der Bedingungen anführen, nach denen eine Operationsmethode zu beurteilen ist:

1. Die *Letalität* des Eingriffes muß auf das unvermeidbare Minimum beschränkt bleiben (weniger als 1% durch Embolie, Herzinfarkt oder dergleichen).
2. Das Risiko einer *zusätzlichen Schädigung* des Patienten durch Folgen des operativen Eingriffes (Diarrhoe, Dumping, Malabsorption etc.) muß möglichst gering gehalten werden.
3. Die Wahrscheinlichkeit postoperativer *Ulcusrezidive* sollte klein sein.

Da also die Vermeidung von Letalität und von Komplikationen unbedingt den Vorrang vor dem Bemühen um eine Verhütung von Rezidivulcerationen hat, ist die *selektive Vagotomie* als Eingriff der Wahl jedenfalls für alle gefährdeten Patienten, insbesondere für solche im *schlechten AZ* und *höheren Alter* (Letalität steigt um mehr als das 10fache) anzusehen [12,15]. Die Belastung des Patienten durch Schwere und Länge des Eingriffes wie auch die Gefahr von Komplikationen sind bei der Vagotomie eindeutig am geringsten. Die Tatsache, daß auch die Letalität nach typischer $^2/_3$-Resektion des Magens gelegentlich in großen Kollektiven sehr gering gehalten werden kann, vermag diese Argumente nicht zu entkräften [5].

Die Ulcusrezidivrate nach komplett durchgeführter Vagotomie (Insulintest!) liegt wenig über 1%. Da darüberhinaus inkomplette Vagotomien in rund 10% der Operationen offenbar kaum zu vermeiden sind und im mehrjährigen Verlauf in etwa $^1/_3$ der Fälle zu Rezidiven führen, ist mit sehr gutem Erfolg versucht worden, den gelegentlichen und partiellen Mängeln der Vagotomie durch eine *zusätzliche Antrektomie* bzw. Hemigastrektomie vorzubeugen [9]. Das relativ große verbleibende Magenreservoir wird als Vorteil gegenüber der Resektion gepriesen. Schwerwiegende Nachteile des weitgehenden Verlustes des Säurebildungsvermögens durch die gleichzeitige Ausschaltung der Vagusimpulse *und* der antralen Gastrinbildung wurden bisher nicht nachgewiesen. Voraussetzung für die bei diesem Vorgehen meist erzielte niedrige Letalität ist, daß in allen Risikofällen auf die zusätzliche Antrumresektion verzichtet, also nur eine Vagotomie mit Drainage durchgeführt wird (Fluchtklausel).

Die Verhütung von Komplikationen ist schließlich bei der *Wahl des speziellen chirurgischen Vorgehens* zu berücksichtigen. Bei entzündlichen Veränderungen im Pylorusbereich wird anstelle der Pyloroplastik eine fingerdurchgängige, pylorusnahe hintere G.E. mit sehr kurzer zuführender Schlinge empfohlen [5, 15]. Im Falle der Resektion ist bei ausgedehnter Ulcuspenetration oder starken Verziehungen des Duodenum die Anastomose nach BII einfacher und sicherer als die Gastroduodenostomie. Die wahrscheinlich geringfügigen physiologischen Vorteile des BI können andererseits auch vom weniger Geübten ausgenutzt werden, wenn infolge einer gleichzeitigen selektiven Vagotomie nur die Hemigastrektomie notwendig ist.

Die Häufung von gewissen Komplikationen bei speziellen Patientenkollektiven läßt die *Bevorzugung der Vagotomie in Sonderfällen* besonders ratsam erscheinen:
1. *Frauen* haben eine höhere, schwerer korrigierbare Beschwerderate nach Resektionen,
2. *Hagere Patienten* benötigen eine ausreichende Reservoirfunktion des Magens [6],
3. Bei *Jugendlichen* ist die Gefahr, die im chronischen Schleimhautumbau nach Resektion liegt, schwer abzuschätzen.

Bei Patienten mit präoperativer Neigung zu Diarrhoe kann die Vagotomie dagegen jedenfalls in ihrer trunculären Form eine erhebliche Verschlimmerung dieser Beschwerden bringen [1].

Prospektive Auswahlkriterien, wie sie sich z.B. aus der *Testung der Sekretionsleistung* des Magens ergeben [10, 14, 15], werden hinsichtlich ihrer Zweckmäßigkeit und Wirksamkeit in der gebräuchlichen Form bezweifelt. So kann die Nüchtern-(Basal-)Sekretion bei einzelnen Kranken in wenigen Tagen um nahezu 1000% schwanken. Die schematische Ausrichtung der Operationsindikation nach Säurewerten allein ist jedenfalls nicht vertretbar [3]. Immerhin vermag die präoperative Sekretionstestung die eben beschriebenen Kriterien der Verfahrenswahl besonders in Grenzfällen zu ergänzen:

1. Liegt die maximale Sekretionsleistung des Magens nach Pentagastrinstimulierung unter 30 mval/Std so müßte das Rezidivrisiko durch die alleinige Vagotomie in der Regel hinreichend sicher ausgeschaltet werden können. Vorläufig ist allerdings präoperativ nicht zu sichern, ob bei diesen Patienten der Vagus überhaupt eine wesentliche physiologische oder pathogenetische Rolle spielt. Sichern konnten wir bislang nur, daß seine vollständige (!) Ausschaltung bei einzelnen Kranken keinerlei Effekt auf die durch Pentagastrin induzierte Sekretionsleistung hat [15].
2. Übersteigt präoperativ die maximale Sekretionsleistung 40 mval/Std., so dürfte das Rezidivrisiko jedenfalls bei inkompletter Vagotomie besonders hoch sein. Eine Hemigastrektomie ist in diesen Fällen zweckmäßig der Vagotomie hinzuzufügen, sofern der Allgemeinzustand des Patienten dies zuläßt.

Sekretionsteste sind darüberhinaus von differentialdiagnostischer Bedeutung z.B. zur Abgrenzung des Zollinger-Ellison-Syndroms. Unentbehrlich sind sie ferner bislang in der wissenschaftlichen Beurteilung und Nachuntersuchung der verschiedenen Operationsmethoden.

Wahl des Operationsverfahrens

1. Als Methode der Wahl wird die *selektive* oder selektiv-proximale *Vagotomie* empfohlen, da sie für den Patienten das geringste Risiko bedeutet und bei sachgemäßer, sorgfältiger Durchführung in der überwiegenden Zahl der Fälle zur Rezidivprophylaxe ausreicht.
2. Die Hemigastrektomie oder *Antrektomie* ist dann *der Vagotomie hinzuzufügen,* wenn der gute Zustand des Patienten dieses rechtfertigt und wenn eine zusätzliche Siche-

rung der Rezidivprophylaxe z. B. infolge excessiv hoher Sekretionskapazität notwendig erscheint.

3. Die typische $^2/_3$-*Resektion* bleibt dem geübten Chirurgen vorbehalten. Außer bei hageren und vegetativ labilen Frauen vermag sie sehr gute Resultate zu erbringen. Bei Jugendlichen ist die Gefahr einer Spätschädigung zu bedenken.

4. Frische, schwere Entzündungen, Penetrationen und starke Verziehungen im Pylorus- und Duodenalbereich stellen die Indikation für eine G. E. anstelle der *Pyloroplastik* bzw. für eine Gastrojejunostomie anstatt der *B I-Anastomose* dar.

Literatur

1. Barnes, A.D., Cox, A.G.: Diarrhoea. In: Williams, Cox: After Vagotomy, pg. 211—221. London: Butterworths 1969.
2. Burge, H., Frohn, M.J.N.: The Technique of Bilateral Selective Vagotomy with the Electrical Stimulation Test. Brit. J. Surg. **56**, 452—460 (1969).
3. Feifel, G., Lorenz, W., Heimann, A., Wörsching, I.: Bestimmung der basalen und maximal stimulierten Magensaftsekretion: Kritische Untersuchung zur Durchführung, Auswertung und Beurteilung von Magensekretionstesten. Klin. Wschr. **50**, 413—422 (1972).
4. Fleischer, K.: Die konservative Behandlung des Magen- und Duodenalulcus. Dtsch. Ärztebl. 1048—1051 (1972).
5. Goligher, J.C.: The Comparative Results of Different Operations in the Elective Treatment of Duodenal Ulcer. Brit. J. Surg. **57**, 780—783 (1970).
6. Hallenbeck, G.A.: What is the best elective operation for duodenal ulcer? Canad. med. Ass. J. **103**, 1255—1262 (1970).
7. Holle, F.: Spezielle Magenchirurgie. Berlin-Heidelberg-New York: Springer 1968.
8. John, St., Häring, R., Matzen, K., Stallkamp, B., Tung, B.J., Tung, L.C.: Frühe Nachuntersuchungsergebnisse nach Magenresektion und nach selektiver proximaler Vagotomie. Langenbecks Arch. Chir. Suppl. Chirurg. Forum 223—225 (1972).
9. Jordan, P.H., und Condon, R.E.: A prospective evaluation of vagotomy-pyloroplasty and vagotomy-antrectomy for treatment of duodenal ulcer. Ann. Surg. **172**, 547—563 (1970).
10. Sircus, W., Small, W.P.: The problem of peptic ulcer. Schott. med. J. **9**, 453—468 (1964).
11. Tanner, N.C.: A Technique of Selective Vagotomy. Brit. J. Surg. **53**, 185—189 (1966).
12. Wanke, M.: Das Magen- und Duodenalulcus, in: Spezielle pathologische Anatomie (Dörr, W., Seifert, G., Uehlinger, E., Hrsg.), 2. Bd., 2. Teil, S. 366 ff. Berlin-Heidelberg-New York: Springer 1971.
13. Welsch, K.H., Holle, F., Bauer, H.: Klinische Untersuchungen der Magensekretion nach selektiver proximaler Vagotomie. Langenbecks Arch. Chir. Suppl. 227—230 (1972). Chirurg. Forum.
14. Zenker, R., Reichel, K., Lorenz, W.: Zur Wahl der operativen Eingriffe bei unkomplizierten Magen- und Zwölffingerdarmgeschwüren. Chirurg **11**, 488 (1968).
15. Weitere Literatur beim Verfasser.

Magencarcinom

K. SCHWEMMLE

Die Ergebnisse nach Resektion eines Magencarcinoms sind schlecht. Nur etwa jeder Fünfte der Resezierten überlebt den Eingriff 5 Jahre (Abb. 1). Die Operation ist bis heute der einzige Weg zu dieser Heilungschance. Demnach ist bei der Diagnose eines Magencarcinoms die Indikation für ein aktives chirurgisches Vorgehen gegeben. Seit Einführung der erweiterten Magenresektion (radikale, subtotale Resektion) und der Gastrektomie mit Wegnahme mög- lichst vieler Lymphknotenstationen kann die chirurgische Technik nicht mehr weiter verbessert werden. Die Überlebenszeit der Patienten mit einem Magencarcinom ist daher nur zu verlängern, wenn die Diagnose frühzeitig gestellt wird.

Wir beobachteten zwischen 1956 und 1971 1669 Magencarcinome (Abb. 2). Davon waren 12,5% primär inkurabel, 87,5% der Kranken wurden laparotomiert. Nur bei 43% konnte der Tumor mit einer Resektion entfernt werden. Daran hat sich in den letzten 2 Jahrzehnten nichts geändert. Wir haben das Krankengut unserer Klinik in 3 Gruppen eingeteilt (Abb. 3) und mußten feststellen, daß der Anteil der primär Inoperablen in diesem Zeitraum nicht abnahm. Eine Änderung ist nur möglich, wenn die Patienten frühzeitiger in einem noch heilbaren Zustand zum Chirurgen geschickt werden. Für die Heilbarkeit sind Tiefenpenetration des Magencarcinoms und Lymphknotenbefall wichtiger als die Flächenausdehnung [14]. Der Tumor muß diagnostiziert werden, bevor er die Muscularis mucosae penetriert hat. Bei den auf die Schleimhaut beschränkten Carcinomen beträgt die Fünfjahres-Überlebenszeit der Patienten 90% und mehr [4, 13].

Die Gastroskopie sollte in viel größerem Umfange eingesetzt werden, um die Frühdiagnose zu verbessern. Mit den modernen Geräten kann jeder Winkel des Magens einge-

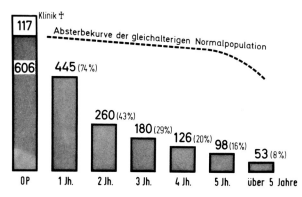

Abb. 1. Absterberate in 5 Jahren nach 723 Magenresektionen

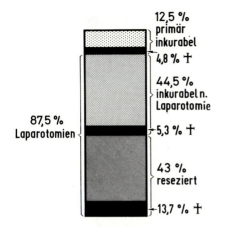

Abb. 2. Konservative und operative Therapie, sowie Klinikletalität bei 1669 Patienten mit Magencarcinom (Chirurg. Univ.-Klinik Erlangen 1956—1971)

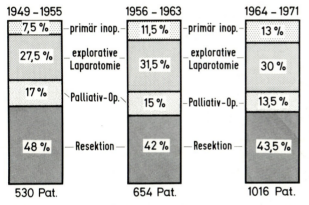

Abb. 3. Der Anteil der inoperalen Patienten hat sich nicht geändert

hen werden [2]. Wenn alle Patienten mit einem „empfindlichen Magen" endoskopiert werden, können mehr Schleimhautcarcinome erkannt und mit guter Prognose operiert werden.

Oft werden Carcinome als Magenulcera verkannt und monatelang konservativ behandelt. Larson u. Mitarb. [10] haben 664 Patienten mit Magenulcera 5—11 Jahre nachbeobachtet und konnten bei 8,9% ein Magencarcinom feststellen. Die Regel, Patienten mit nicht heilenden Magengeschwüren dem Chirurgen zuzuweisen, hat nach wie vor ihre Berechtigung. Auch die präoperative Biopsie kann eine maligne Degeneration nicht sicher ausschließen.

Präoperative Vorbereitung

Die Entscheidung für die Operation muß den *Allgemeinzustand* des Patienten berücksichtigen. Häufig sind ältere Menschen betroffen. Das Durchschnittsalter im eigenen Krankengut liegt bei 58 Jahren. Elektrolytstörungen, Eiweißmangel und Blutungsanämie sollten entsprechend behandelt werden.

Eine Prüfung der Lungenfunktion ist vor allem dann erforderlich, wenn ein Zwei-Höhlen-Eingriff geplant ist. Auf Tabelle 1 sind die Untersuchungen angeführt, die wir routinemäßig bei jedem Patienten vor einer Magenoperation veranlassen. Je älter der Patient und je größer der geplante Eingriff, desto wichtiger ist eine längere präoperative Vorbereitung.

Prüfung der Operabilität

Fortgeschrittene Magencarcinome können Metastasen nach oben entlang der Aorta bis in die Halsgegend setzen. Umgekehrt muß man mit mediastinalen Metastasen rechnen, wenn sich nach Excision tastbarer Lymphknoten am Hals bei der histologischen Untersuchung eine Tumorabsiedlung gefunden hat. Wir sehen bei diesen Patienten von jedem Eingriff ab. Eine Röntgenuntersuchung des Magens kann niemals mit genügender Sicherheit über die lo-

Tabelle 1. Obligate präoperative Untersuchungen bei Patienten mit Magencarcinom

Lunge	Thoraxaufnahme (Emphysem?) Lungenfunktion (Ventilationsstörung?)	Expectorantien Inhalationstherapie
Herz	EKG (Herzinsuffizienz, Coronarerkrankung?)	Digitalisierung
	Blutdruck Thoraxaufnahme (Lungenstauung?)	
Blut	Serumeiweiß (Albumin über 3,0 g-%) (Gesamteiweiß über 6,0 g-%)	Plasma- und Aminosäureninfusionen
	Blutbild (Hämoglobin über 14,0 g-%)	Bluttransfusionen
	Elektrolytverschiebungen (Erbrechen, Durchfall) Säure-Basen-Haushalt	je nach Befund Ausgleich mit Elektrolytkonzentraten
Niere	Blutdruck Harnstoff-N Urinbefund (Harninfekt? Eiweißverlust?)	bei manifester Niereninsuffizienz Op.-Indikation überprüfen

Bauchchirurgie

kale Operabilität entscheiden. In einer Untersuchung der Mayo-Klinik konnten 14% der Patienten, die der Röntgenologe für nicht operabel hielt, dennoch reseziert werden [12].

Zwischen 1949 und 1971 wurden an unserer Klinik 1952 Patienten wegen eines Magencarcinoms laparotomiert. Davon konnten nur 975 (50%) reseziert werden (Abb. 4). Wenn sich bei der Laparotomie eine diffuse peritoneale Aussaat findet, schließen wir das Abdomen sofort wieder und verzichten auf Palliativoperationen, die in dieser Situation mit einer hohen primären Letalität belastet sind. Die mittlere Überlebenszeit inkurabler Patienten ist nach explorativen Laparotomien mit 5,8 Monaten geringer als bei den nicht operierten Kranken (6,9 Monate, Tabelle 2). In diesen Fällen versuchen wir mit Nebennierenrindenhormonen die subjektiven Beschwerden zu lindern (z. B. 6—12 mg Dexamethason, Millicorten).

Die intraoperative *Metastasensuche* beginnt im Unterbauch, um Tumorabsiedelungen im Douglasraum und an den Ovarien (Krukenberg-Tumor) auszuschließen. Danach werden die paraaortalen Lymphknoten unterhalb des Mesocolon transversum untersucht. Werden hier Metastasen gefunden, ist eine kurative Operation ebenso wenig möglich, wie bei multiplen Absiedelungen in der Leber, dem Ligamentum hepato-duodenale und unmittelbar an der A. coeliaca. Metastasen im kleinen und großen Netz, im Ligamentum gastrolienale sowie im Bereich der A. lienalis können dagegen öfter durch eine ausgedehnte Resektion entfernt werden.

Eine *Penetration* des Tumors in benachbarte Organe wie Pankreasschwanz, Leber und Milz stellt keine Kontraindikation für die chirurgische Therapie dar. Durch Splenektomie, Pankreasschwanzresektion und Leberteilresektion werden diese Tumoranteile entfernt. Die Größe des Primärtumors ist nicht proportional der Lymphknotenmetastasierung [5]. Ohne Mitnahme aller Lymphknotenmetastasen muß die Resektion aber palliativ bleiben. Hierbei darf man sich keinesfalls auf Aussehen und Palpationsbefund verlassen, sondern bei verdächtigen Lymphknoten sollte die Diagnose mit einer histologischen Schnellschnittuntersuchung gesichert werden.

Bei den chronischen Magengeschwüren ist eine *intraoperative histologische Untersuchung* besonders zu empfehlen, um ein Carcinom nicht zu übersehen. Sicherer als Biopsien über eine Gastrotomie ist dabei die Excision des gesamten Ulcus. Findet sich ein Malignom, führen wir auch bei kleinen Carcinomen eine Gastrektomie durch, wenn nach oral kein ausreichender Sicherheitsabstand eingehalten werden kann.

Gelegentlich steht der Operateur vor der Situation, daß trotz verdächtigen Röntgenbefundes ein Carcinom auch nach Öffnung des Magens nicht festzustellen ist. Bei zweifelhaften röntgenologischen Befunden ist daher eine präoperative endoskopische Untersuchung des Magens mit gezielter Biopsie zu empfehlen. Legt sich der Pathologe auf ein Carcinom fest, ist eine partielle oder totale Magenresektion auch dann durchzuführen, wenn intraoperativ die Inspektion und Palpation des Magens keinen pathologischen Befund ergibt [3].

Palliativeingriffe

Mit Ausnahme der Resektion verlängern palliative Maßnahmen das Leben nicht oder nur unwesentlich (Tabelle 2, Abb. 5). Wir legen daher Magenfisteln nicht mehr an und sind auch mit Gastroenterostomien sehr zurückhaltend geworden. Die mittlere Überlebenszeit bei der palliativen

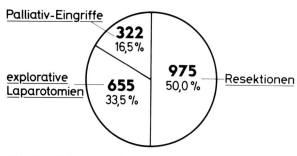

Abb. 4. 1952 Laparotomien wegen Magencarcinoms

Tabelle 2. Mittlere Überlebenszeit von nicht kurablen Patienten mit Magencarcinom 1956—1971 (Chirurg.-Klinik Erlangen)

	Anzahl	Monate
Keine Operation	208	6,9
Explorative Laparotomie	510	5,8
Witzelfistel und Häringtubus	126	6,3
Thermosonde	7	2,0
Palliative Resektion	48	12,2

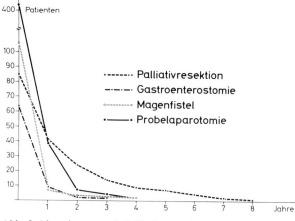

Abb. 5. Absterberate nach Palliativoperation beim Magencarcinom (Chirurg. Univ.-Klinik Erlangen 1971)

Resektion war bei 48 Patienten immerhin 12,2 Monate. Dennoch ist dieser Eingriff nur bei Patienten in gutem Allgemeinzustand geeignet. Außerdem ist zu prüfen, ob eine Anastomose mit tumorfreien Magenanteilen durchgeführt werden kann. Die Sterblichkeit ist doppelt so hoch wie bei der kurativen Resektion [8]. Eine palliative Gastrektomie ist unzweckmäßig. Man fügt dann zur Carcinomkachexie noch die Ernährungsprobleme des magenlosen Kranken hinzu.

Die Überbrückung einer Kardiastenose mit einem Kunststofftubus verlängert zwar das Leben nicht, kann jedoch dem Patienten subjektive Erleichterung bringen. In letzter Zeit haben wir mehrfach versucht, unter oesophagoskopischer Kontrolle mit einer Thermosonde die Passage wiederherzustellen. Durch die lokalisierte Erhitzung werden die oberflächlichen Tumoranteile nekrotisch.

Resektion

In Tabelle 3 sind die *Fünfjahres-Überlebenszeiten* getrennt nach Operationsverfahren aufgeführt. Mit 37,8% hat die Billroth I-Resektion die besten Ergebnisse. Sie werden dadurch erklärt, daß nur kleine Frühcarcinome oder Ulcuscarcinome in dieser Form operiert worden sind. Als Routineverfahren bei Magencarcinom empfehlen wir die Billroth I-Operation nicht. Es besteht dabei die Gefahr, daß das Duodenum nicht weit genug reseziert wird, um eine spannungsfreie Anastomose mit dem Magenrest zu ermöglichen. Gerade am Anfangsteil des Zwölffingerdarmes befinden sich jedoch Lymphknotengruppen, in die das Magencarcinom frühzeitig metastasiert und die daher unbedingt entfernt werden müssen [15].

Die Notwendigkeit eines ausreichenden *Sicherheitsabstandes* muß betont werden, da das Carcinom die makroskopisch faßbare Grenze oft weit überschreitet [9]. Wir bevorzugen eine hohe subtotale Magenresektion mit retrocolischer Gastrojejunostomie nach Hofmeister-Finsterer. Beim geringsten Verdacht auf Tumorwachstum noch innerhalb der Resektionslinie werden orale und aborale Schnittfläche im Schnellschnitt histologisch untersucht. Die obligate Entfernung der Milz bei den unteren Teilresektionen des Magens verbesserte in unserem Krankengut die Ergebnisse nicht.

Eine routinemäßige Splenektomie führen wir daher nicht durch. Die Ausräumung möglichst aller Lymphknotengruppen unter Mitnahme des großen und kleinen Netzes sowie des Ligamentum gastrocolicum ist dagegen unbedingt notwendig [1].

Gastrektomie

Die Gastrektomie scheint geeignet, beim Magencarcinom die Forderung der Krebschirurgie — Entfernung des Primärtumors und Ausrottung aller regionären Lymphknoten — zu erfüllen. Tatsächlich wurde vorübergehend die generelle Gastrektomie beim Magencarcinom als Therapie der Wahl propagiert. Die höhere operative Letalität und die nach jeder Methode auftretenden Verdauungsstörungen und Refluxbeschwerden sowie fehlende bessere Spätergebnisse lassen aber eine routinemäßige Anwendung der totalen Magenentfernung nicht angezeigt erscheinen [6]. Im eigenen Krankengut war zwar die Fünfjahres-Überlebenszeit nach Gastrektomien wegen der höheren Operationsletalität mit 10,7% geringer als nach den unteren Teilresektionen (Tabelle 3), aber gerade unter den länger als 10 Jahre nach der Operation noch Lebenden sind totale Magenresektionen (Abb. 7).

Da die Operationssterblichkeit besonders bei den älteren Patienten bei 20% und mehr liegt, ist die Prüfung der Operabilität besonders verantwortungsvoll. Als Palliativmaßnahme führen wir die Gastrektomie nicht durch [11]. Umgekehrt sollte man den Eingriff aber nicht scheuen,

Tabelle 3. Fünfjahres-Überlebenszeit nach Resektion wegen Magencarcinom (Chirurg. Univ.-Klinik Erlangen 1956—1967)

	Zahl	Nach 5 Jahren leben	%
Billroth I	45	17	37,8
Billroth II	139	29	20,8
Subt. Resektion	98	21	21,4
Gastrektomie	112	12	10,7
Fundektomie	81	16	19,8
	475	95	20,0

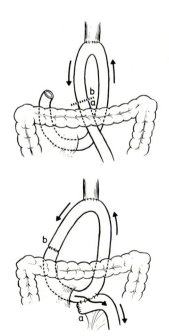

Abb. 6. Bildung eines ringförmigen Ersatzmagens nach Gastrektomie

Bauchchirurgie

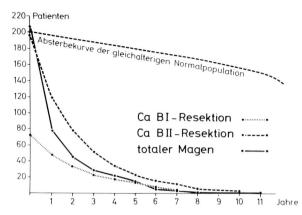

Abb. 7. Absterbekurven nach Resektion und Gastrektomie wegen Magencarcinoms

wenn dabei das Carcinom mit hinreichender Wahrscheinlichkeit im Gesunden entfernt werden kann.

Bei *Tumoren der Kardia und des Magenfundus* ziehen wir die Gastrektomie der oberen Teilresektion vor [6]. Die Milz wird dabei grundsätzlich entfernt. Wenn der Tumor in Nachbarorgane penetriert ist, kann die Mitentfernung des Pankreasschwanzes, des Quercolons oder von Teilen der Leber notwendig werden.

In den Fällen, in denen das *Carcinom die untere Speiseröhre* mit einbezieht, ist die Radikalität des Eingriffes nur gesichert, wenn durch einen zusätzlichen thorakalen Zugang die Speiseröhre weit im Gesunden durchtrennt wird. Sie läßt sich zwar vom Bauch her über den Hiatus einige Zentimeter mobilisieren und nach unten verlagern, die Anastomose kann jedoch dann oft nur unter Spannung angelegt werden und ist von einem erhöhten Insuffizienzrisiko bedroht. Wir legen in solchen Fällen eine getrennte Thorakotomie im 6. oder 7. Intercostalraum rechts an, weil sich von hier aus die Speiseröhre beliebig weit mobilisieren und ausreichend im Gesunden resezieren läßt. Die orale Schnittfläche wird immer intraoperativ histologisch untersucht, da sich im Oesophagus die Carcinome besonders weit intramural ausbreiten.

Bei über 200 Gastrektomien haben wir am häufigsten eine 2schichtige End-zu-Seit-Anastomose mit der retrocolisch hochgezogenen obersten Dünndarmschlinge durchgeführt. Zu- und abführender Schenkel werden mit einer Braunschen Anastomose kurzgeschlossen. Die vordere Nahtreihe kann durch sandwichartiges Anheften der zuführenden Dünndarmschlinge gesichert werden.

Um den nach Gastrektomien oft sehr lästigen *Reflux* zu vermeiden, haben wir seit Jahren versucht, ein ringförmiges Magenreservoir anzulegen. Nach der Oesophago-Jejunostomie wird der abführende Schenkel durchtrennt und mit dem Duodenum End-zu-End verbunden. Der untere Stumpf wird möglichst isoperistaltisch seitlich mit der Flexura duodeno-jejunalis dicht hinter dem Treitzschen Band anastomosiert (Abb. 6). Bei den Nachuntersuchungen mit Oesophagoskopie zeigte sich zwar noch eine Oeso-

phagitis, röntgenologisch war jedoch eine sehr gute Reservoirfunktion nachweisbar.

Lebensalter

Das Alter der Patienten muß bei der Indikationsstellung für die Operation mitberücksichtigt werden. Auch bei gutem Allgemeinzustand kann hohes Alter einen limitierenden Faktor für eine Operation darstellen. Die Sterblichkeit der über 65jährigen nach totaler Magenresektion war mit 62,1% wesentlich höher als bei der Altersgruppe unter 50 Jahren mit 17,4% [6]. Untere Teilresektionen kann man auch 75jährigen noch zumuten. Gastrektomien sollten jedoch auf Patienten unter 70 Jahren beschränkt werden. Wenn ein abdomino-thorakaler Zugang erforderlich ist, setzen wir die Grenze bei etwa 65 Jahren. Nur bei Kranken in besonders gutem Allgemeinzustand, bei denen das biologische Alter niedriger liegt, werden die angegebenen Altersgrenzen gelegentlich überschritten.

Postoperative Betreuung

Wie alle Tumorkranke unserer Klinik werden auch Patienten mit einem Magencarcinom in einer besonderen Kartei erfaßt und in der sogenannten T-Sprechstunde nach 3, 6 und 12 Monaten, danach in jährlichen Abständen nachuntersucht. Diese Untersuchungen halten wir vor allem zur rechtzeitigen Erkennung von Rezidiven für besonders wichtig, da nur bei frühzeitiger Diagnose eine Chance besteht, dem Patienten mit dem Zweiteingriff zu helfen. Von den Patienten, die nach einer scheinbar radikalen Resektion später verstorben sind, hatten 50% Rezidive im Restmagen. Für deren frühzeitige Diagnose sind endoskopische Nachuntersuchungen in regelmäßigen Abständen sinnvoll. Im eigenen Krankengut beobachteten wir 44 Carcinomrezidive. Von ihnen wurden 43 operiert, aber nur bei 10 Patienten war eine subtotale Resektion (4 Patienten) oder eine Gastrektomie (6 Fälle) möglich.

Bei den Nachuntersuchungen sind Gewichtskontrollen unerläßlich, da nach unseren Erfahrungen das Körpergewicht ein recht empfindlicher Indikator ist. Patienten, die einige Zeit nach einer Operation wegen eines Magencarcinoms aus gutem Allgemeinbefinden heraus an Gewicht abnehmen, haben mit hoher Wahrscheinlichkeit ein Rezidiv. Selbstverständlich muß bei allen Gastrektomierten eine regelmäßige Vitamin B_{12}-Substitution durchgeführt werden.

Literatur

1. Bartsch, W. M., Schreiber, H. W.: Die gegenwärtige Situation der chirurgischen Behandlung des Magenkarzinoms. Landarzt **10**, 401 (1965).
2. Demling, L.: Die diagnostische Leistungsfähigkeit der Gastroendoskopie. Langenbecks Arch. Chir. **325**, 435 (1969).
3. Elster, K.: Med. Trib. med. News (N.Y.) **24**, 12 (1972).
4. Friesen, G., Dockerty, M. B., ReMine, W. H.: Superficial carcinoma of the stomach. Surgery **51**, 300 (1962).
5. Hegemann, G.: Metastasenprobleme in der Chirurgie. Wien. med. Wschr. **117**, 175 (1967).

6. Hegemann, G., Gall, F.: Die Behandlung des Magenkarzinoms durch totale Magenentfernung. Dtsch. med. Wschr. **93**, 329 (1968).
7. Huppler, E.G., Priestley, J.T., Morlock, C.G., Gage, R.P.: Diagnosis and results of treatment in gastric polyps. Surg. Gynec. Obstet. **110**, 309 (1960).
8. Kelsey, J.R.: In: Cancer of the stomach. Springfield Ill.: Ch.C. Thomas 1967.
9. Kuyjer, P.J.: The spread of gastric cancer into the section lines. Arch. chir. neederl. **4**,255 (1952).
10. Larson, N.E., Cain, J.C., Bartholomew, L.E.: Prognosis of the medically treated small gastric ulcer. New. Engl. J. Med **264**, 330 (1961).
11. Maki, T.: Ergebnisse der totalen Gastrektomie beim Magencarcinom. Langenbecks Arch. Chir. **325**, 450 (1969).
12. Mine, M., Majima, S., Harada, M., Etani, S.: End results of gastrectomy for gastric cancer: Effect of extensive lymph node dissection. Surgery **68**, 753 (1970).
13. Muto, M., Maki, T., Majima, S., Yamaguchi, I.: Improvement in the end-results of surgical treatment of gastric cancer. Surgery **63**, 229 (1968).
14. Öhman, U., Wetterfors, J., Moberg, A.: Primary gastric cancer and its prognosis. Acta chir. scand. **138**, 378 (1972).
15. ReMine, W.H.: In: Cancer of the stomach, p. 86. Philadelphia, London: Saunders 1964.

Frühkomplikationen nach Magenresektionen und Gastroenterostomien

H. Bross

Im Rahmen der konventionellen Resektionsverfahren ist mit typischen lokalen Frühkomplikationen zu rechnen (Tabelle 1). Die hohe Letalität dieser Störungen verpflichtet zur Beachtung bewährter prophylaktischer Prinzipien und therapeutischer Gesichtspunkte.

Tabelle 1. Frühkomplikationen nach Magenresektionen und Gastroenterostomien

1. Insuffizienz des Duodenalstumpfes
2. Postoperative Atonie bzw. Stenose der Anastomose
3. Postoperative Nachblutung
4. Nahtinsuffizienz der Anastomose
5. Torsion der Anastomose nach Billroth-II-Resektion
6. Pankreasnekrose und Pankreatitis
7. Stenose der Gallenwege
8. Adhäsionsileus
9. Platzbauch

Insuffizienz des Duodenalstumpfes

Hauptursache der Duodenalstumpfinsuffizienz sind vor allem beim tiefsitzenden Duodenalulcus unter Spannung angelegte Verschlußnähte. Von praktischer Bedeutung sind darüber hinaus Abflußhindernisse der zuführenden Schlinge, während eine lokale Abscedierung und eine Autodigestion bei Verletzung des Pankreas zu den selteneren Ursachen zählt [1, 2, 5].

Die Duodenalstumpfinsuffizienz ist mit ca. 2% die häufigste lokale Komplikation nach Magenresektion. Ihre Letalität liegt bei 40% [4, 5, 12, 13]. Die wichtigsten Maßnahmen der Prophylaxe sind die postpylorische Resektion zur Ausschaltung, die atypische Stumpfversorgung nach Nissen, die stets mit einer kurzschließenden Braunschen Enteroanastomose zu kombinieren ist, sowie die Duodenojejunostomie End-zu-Seit mit einer ausgeschalteten Jejunumschlinge vor allem beim penetrierenden Ulcus der duodenalen Vorderwand [11].

Aus prognostischen und therapeutischen Gründen ist eine Unterteilung der Duodenalstumpfinsuffizienz in *Frühinsuffizienz* innerhalb der ersten 6 postoperativen Tage, *Spätinsuffizienz* nach der ersten postoperativen Woche und *chronische Duodenalfistel* ratsam [5].

Bei der *Frühinsuffizienz* mit den Zeichen der diffusen Peritonitis ist die Relaparotomie indiziert. Oberstes Gebot ist es dabei, für eine ausreichende Drainage der Bauchhöhle ggf. mit Hilfe eines intraluminären Katheters unter Zuhilfenahme einer Neumannschen Netzmanschette, in Verbindung mit äußerer und innerer Dauerabsaugung, zu sorgen. Eine erneute Stumpfeinstülpung oder die Anastomosierung des Duodenalstumpfes mit einer Jejunumschlinge sollte wegen der hohen Rezidivgefahr unterbleiben. Pathologische Veränderungen der Stoffwechsellage müssen durch Zufuhr der abgesaugten Sekrete durch eine in den absteigenden Jejunumschenkel gelegte Sonde und alsbaldige Wiederaufnahme der enteralen Ernährung vermieden werden. In Einzelfällen kann das Anlegen einer jejunalen Ernährungsfistel in Verbindung mit einer transjejunalen Dauerabsaugung des Magens angezeigt sein.

Bei der *Spätinsuffizienz* mit eindeutigen Symptomen erst in der zweiten postoperativen Woche fehlen in der Regel diffuse peritonitische Symptome. Nur unter der Voraussetzung, daß der Duodenalsaft freien Abfluß hat, ist ein abwartendes Verhalten berechtigt, da mit einer Spontanheilung der Fistel zu rechnen ist. Bestehen jedoch lokale peritonitische Symptome und entleert sich kein Duodenalsaft aus der intraoperativ eingelegten Drainage, ist die Revision des Stumpfgebietes unumgänglich.

Nach Ausbildung einer *chronischen Duodenalfistel* ist die Indikation zum operativen Vorgehen wegen der Möglichkeit der Spontanheilung zurückzustellen und nur auf die Entwicklung einer Lippenfistel oder das Vorliegen eines Abflußhindernisses im absteigenden Duodenum zu beschränken. Dabei stellt die Duodenojejunostomie mit Braunscher Enteroanastomose ein aussichtsreiches Verfahren dar. Für die Indikationsstellung ist eine röntgenologische Abklärung mit Darstellung der Fistel unerläßlich.

Bauchchirurgie

Postoperative Atonie bzw. Stenose der Anastomose

Die postoperative Atonie tritt meist als Frühatonie in den ersten postoperativen Tagen unter dem Bilde einer verzögerten Entleerung des Magens auf. Sie läßt sich durch eine Dauerabsaugung des Magens und parenterale Flüssigkeits- bzw. Elektrolytzufuhr normalerweise überbrücken. Liegen Retentionserscheinungen bis in die zweite Woche hinein vor oder kommt es in der zweiten postoperativen Woche zu einer Spätatonie, so muß die Möglichkeit eines mechanischen Hindernisses vorwiegend in Form eines Anastomosenödems oder einer Spornbildung im Bereich der abführenden Schlinge im Vordergrund aller Überlegungen stehen [67]. Auf eine röntgenologische und ebenfalls endoskopische Kontrolle sollte nicht verzichtet werden, obwohl kein sicherer Hinweis über die Art des Abflußhindernisses zu erwarten ist. Die Indikation zur Relaparotomie ist angezeigt, wenn konservative Maßnahmen nicht zum Ziele führen und das Passagehindernis auch bei wiederholten Röntgenkontrollen unverändert nachweisbar ist. Als Limit der konservativen Maßnahmen sollte das Ende der zweiten postoperativen Woche angesehen werden. Liegt ein Anastomosenödem oder ein Ventilmechanismus vor, genügt das Einlegen einer Sonde in die abführende Schlinge. Handelt es sich jedoch um eine fixierte Anastomosenstenose, sollte diese unberührt bleiben und die Wiederherstellung der Passage durch eine neue antecolische Gastroenterostomie mit der zweiten jejunalen Schlinge und Kurzschließen der Braunschen Enteroanastomose angestrebt werden.

Postoperative Nachblutung

Die postoperative Nachblutung wird als intraperitoneale und intragastrale Blutung beobachtet.

Die *intraperitoneale Nachblutung* entsteht häufig durch Abgleiten einer Ligatur im Bereich des Lig. gastrocolicum oder Lig. hepatogastricum [7, 13]. Die Zeichen des hämorrhagischen Schocks werden im postoperativen Zustand des Kranken leicht verkannt und das Funktionieren einer intraoperativ eingelegten Drainage überschätzt, da diese durch Koagelbildung verlegt sein kann und so für die Beurteilung der Blutung nicht zu verwerten ist. Bei begründetem Verdacht ist die Relaparotomie unverzüglich auszuführen. Zur Abgrenzung gegenüber einer intragastralen Nachblutung muß die eingelegte Magensonde vorher auf einwandfreien Sitz und Durchgängigkeit überprüft werden.

Die *intragastrale Nachblutung* entsteht vorwiegend aus nicht umstochenen Schleimhautgefäßen des Anastomosenringes. Seit Einführung der von Habererschen submucösen Umstechungsnähte und zusätzlicher Unterbindung arterieller Gefäße gelangt sie nur selten in einem Ausmaß zur Beobachtung, daß die Indikation zur Relaparotomie erwogen werden muß. Hierbei sollte man sich auf die abgesaugte Blutmenge nicht verlassen, sondern die Blutungsintensität nach dem zentralen Venendruck, der Pulsfrequenz und den Hb- und Hämatokritwerten zu beurteilen versuchen.

Die Blutstillung wird durch fortlaufende Naht nach querer Gastrotomie etwa 3—4 cm oberhalb der Anastomose vorgenommen.

Als weitere Blutungsursachen kommen allgemeine Blutungsübel, Streßulcera, Oesophagusvaricen, zurückgelassene Ulcera in Frage. In der Differentialdiagnose leistet die Notfallendoskopie oft wertvolle Dienste.

Nahtinsuffizienz der Anastomose

Die Insuffizienz der Gastroenterostomie hat ihre Ursache vorwiegend in einer fehlerhaften Nahttechnik, die zu Nekrosen besonders an den Endpunkten der Anastomose führt. Am häufigsten ist die Minorseite der Anastomose, die sog. „Jammerecke" betroffen. Bei der subtotalen, treppenförmigen Resektion spielt sicher auch die Endarterienfunktion der A. gastrica sin. und ihre hohe Unterbindung eine erhebliche Rolle [3, 14].

Selten kann das Ausmaß der Wandischämie noch intraoperativ erkannt werden, so daß die Gefahr der Insuffizienz durch eine zusätzliche Nahtreihe gebannt werden kann. Da die Anastomoseninsuffizienz klinisch meist in Erscheinung tritt, wenn bereits Verklebungen zur freien Bauchhöhle vorhanden sind, besteht keine unmittelbare Gefahr einer diffusen Peritonitis. Die Relaparotomie mit ausreichender Drainage des Abszeßgebietes ist aber unerläßlich. Darüber hinaus ist die Trockenlegung der Fistel durch innere und äußere Dauerabsaugung des Magens sowie die Sicherung der enteralen Ernährung durch eine Jejunalsonde oder Jejunostomie erforderlich.

Viel häufiger als bei der Billroth-II-Resektion wird die Anastomoseninsuffizienz nach der Kardia-Fundus-Resektion beim hochsitzenden Ulcus ventriculi beobachtet. Diese Technik sollte heute nicht mehr zur Ausführung kommen, sondern durch die treppenförmige Resektion oder die alleinige Excision mit Vagotomie und Pyloroplastik ersetzt werden. Darüber hinaus führt die Fundektomie zur Refluxoesophagitis mit der Gefahr der Anastomosenschrumpfung. Der Nahtinsuffizienz nach Fundektomie kann durch eine Pyloroplastik wirksam begegnet werden.

Torsion der Anastomose nach Billroth-II-Resektion

Die Torsion der Anastomose stellt ein prognostisch ungünstiges Ereignis dar, weil die Indikation zur Relaparotomie meist zu spät gestellt wird. Nach dem Grade der axialen Verdrehung der Mesenterialwurzel, die 180 bzw. 360° betragen kann, werden Retentionserscheinungen im Sinne einer Spätatonie und Ernährungsstörungen des Darmes bis zur totalen Nekrose der zu- und abführenden Schlinge beobachtet. Das Mißgeschick läßt sich durch ausreichenden Zugang und Anlage der 8—10 cm langen zuführenden Schlinge an der kleinen Kurvatur des Magens am ehesten vermeiden.

Alarmierende Symptome sind kolikartige Schmerzen, die durch Opiate nur wenig beeinflußt werden können. Nach röntgenologischer Sicherung des Passagehindernisses mit flüssigem, resorbierbarem Kontrastmittel muß die Indikation zur Relaparotomie unverzüglich gestellt werden. Nur die frühzeitige Nahtlösung an der Anastomose kann den ungünstigen Ausgang verhindern.

Pankreasnekrose und Pankreatitis

Die Verletzung eines Pankreasganges oder des Pankreasparenchyms, insbesondere beim tiefsitzenden Duodenalulcus sind die häufigsten Ursachen der postoperativen Pankreatitis, die in unkomplizierten Fällen nur laborchemisch faßbar ist, aber auch unter dramatischer Symptomatik unter dem Bilde der Pankreasnekrose auftritt [8, 10]. Pankreasaffektionen sind durch die postpylorische Resektion zur Ausschaltung und Unterlassung einer zu weit reichenden Einstülpung des Duodenalstumpfes weitgehend vermeidbar. Zur Diagnostik der nekrotisierenden Pankreatitis sind die Bestimmungen der α-Amylase und der Lipase unerläßlich. Das Krankheitsbild der totalen Pankreasnekrose ist auf operativem Wege nur dann zu beherrschen, wenn die Nekrosen frühzeitig entfernt werden. Bei leichteren Formen der Pankreatitis ist unter strenger Überwachung die Indikation zum operativen Vorgehen zugunsten konservativer Maßnahmen zurückzustellen.

Stenose der Gallenwege

Neben einer geringfügigen Erhöhung des Serum-Bilirubins kann es im unmittelbaren postoperativen Verlauf nach einer Magenresektion zu einem *schweren, anhaltenden Ikterus* kommen. Diese Frühkomplikation wird vorwiegend bei tiefsitzendem Duodenalulcus mit erzwungener Resektion und Einstülpung beobachtet, und zwar kommt es in der Regel zur Verlegung der Papilla Vateri, seltener zur völligen Unterbindung oder Durchtrennung des Ductus choledochus [5]. Bei allen Zwischenfällen sollten während der Operation durch eine intraoperative Cholangiographie von der Gallenblase oder dem Ductus choledochus die Abflußverhältnisse überprüft werden. Wird während der Operation eine irreparable Gallengangsverletzung entdeckt, so ist die Choledocho-Jejunostomie oder Choledocho-Duodenostomie angezeigt. Die Ursache des Ikterus der unmittelbaren postoperativen Phase kann u. U. durch die transhepatische Cholangiographie geklärt werden. Dies trifft auch für die sog. sekundäre Einengung der Gallenwege nach abgelaufener Duodenalstumpfinsuffizienz oder Pankreatitis zu. Beim Nachweis eines derartigen mechanischen Hindernisses stellt eine Umgehungsanastomose mit ausgeschalteter Jejunumschlinge das beste Verfahren dar.

Adhäsionsileus

Wie nach allen intraabdominellen Eingriffen kann es auch nach Magenresektionen zum Adhäsionsileus kommen, dessen Entstehung durch früher abgelaufene lokale oder diffuse Peritonitiden begünstigt wird. Nach klinischem oder röntgenologischem Ausschluß einer Anastomosenschwellung als Ursache der Passagebehinderung ist bei jeder Ileussymptomatik die frühzeitige Relaparotomie indiziert.

Platzbauch

Adipositas und schlechter Ernährungszustand sind die häufigsten Ursachen einer Bauchdeckenruptur. Störungen im Eiweißhaushalt und Gesamtstoffwechsel sowie Erkrankungen des Respirationstraktes in Kombination mit Husten oder Zwerchfelltiefstand verhindern oder verzögern die normale Wundheilung und müssen daher möglichst vor dem Eingriff beseitigt, zumindest aber postoperativ sofort gezielt bekämpft werden.

Die primäre, prophylaktische Anwendung von die Wundnaht entlastenden, weitgreifenden Drahtnähten mit breiter Pelotte bei allen Wunddehiscenzgefährdeten hat sich sehr bewährt und in vielen Fällen trotz eingetretener Teilruptur eine erneute Operation erspart. Nach eingetretener Wundruptur stellen diese Entlastungsnähte die wesentlichste Maßnahme zur Verhinderung eines erneuten Auseinanderweichens der wiedervereinigten Wundränder dar.

Literatur

1. Brandt, G., Kunz, H, Nissen, R.: Intra- und postoperative Zwischenfälle; ihre Verhütung und Behandlung. Stuttgart: Thieme 1965.
2. Brauner, G.: Die Chirurgie des Ulcus ventriculi und duodeni und die dabei auftretenden Frühkomplikationen am mittleren Krankenhaus. Chirurg 37, 193 (1966).
3. Bugyi, I., Bado, Z., Tary, G.: Die unvermeidlichen tödlichen Komplikationen der Magenresektion. Chirurg 39, 277 (1968).
4. Fessler, A.: Beitrag zur Versorgung des unsicheren Duodenalstumpfes. Chirurg 35, 219 (1964).
5. Heberer, G., Stücker, F.J., Larena, A., Fuchs, K., Kallenberg, A.: Intra- und postoperative Zwischenfälle bei Operationen an Magen und Duodenum und die Ergebnisse der Korrektureingriffe. Langenbecks Arch. Chir. 320, 269 (1968).
6. Hegemann, G.: Problematisches in der Chirurgie des Magen-Duodenal-Geschwürs. Chirurg 35, 256 (1964).
7. Hegemann, G., Schaudig, H., Schnabelmaier, H.: Komplikationen nach Magenresektionen. Chirurg 36, 222 (1965).
8. Hentschel, M.: Variationen der Pankreasgang-Anatomie und Duodenalstumpfverschluß. Chirurg 39, 181 (1968).
9. Larena, A., Fuchs, K. Laufenberg, E.: Beurteilung und Behandlung der „hämorrhagischen Gastritis" im Resektionsmagen. Bruns' Beitr. klin. Chir. 217, 589 (1969).
10. Maurer, G.: Postoperative Pankreatitis. Langenbecks Arch. Chir. 292, 601 (1959).
11. Nissen, R., Hess, W.: Operationen am Magen und Duodenum. In: Breitner, B., Zukschwerdt, L., Kraus, H.: Chirurgische Operationslehre, Bd. 4, Teil 1. Wien-Innsbruck: Urban & Schwarzenberg 1958.
12. Spath, F., Kronenberger, L.: Die akuten Komplikationen und Korrekturoperationen nach der klassischen Resektionstherapie. Klin. Med. (Wien) 22, 16 (1962).
13. Szêll, K.: Frühkomplikationen nach Magenresektionen. Auswertung von 2 700 operierten Fällen. Z. ärztl. Fortbild. 61, 9 (1967).
14. Zenker, R.: Chirurgie des peptischen Geschwürs von Magen, Duodenum und Anastomose. Langenbecks Arch. Chir. 308, 335 (1964).
15. Zenker, R., Rueff; F.: Die Behandlung der massiven Magenblutung. Münch. med. Wschr. 107, 1642 (1965).

Bauchchirurgie

Spätstörungen nach Magenresektion und Gastroenterostomie

A. LARENA-AVELLANEDA, A. KALLENBERG und F. ZIMMERMANN

Nach Magenresektion können sich Nachkrankheiten entwickeln, wie das Anastomosenulcus, das Magenstumpfcarcinom oder eine hämorrhagische Gastritis. Daneben werden Passagestörungen beobachtet, das Syndrom der zuführenden Schlinge, Anastomosenstenosen nach B I, die Gastroileostomie, der Circulus vitiosus, das Dumping-Syndrom, das Syndrom der abführenden Schlinge und die Invagination der zu- und abführenden Schlinge.

Die Indikation zur operativen Therapie dieser Krankheitsbilder wird aufgrund des Krankengutes der Chirurgischen Universitätsklinik Köln-Lindenthal anhand der in den letzten 19 Jahren beobachteten Spätstörungen beantwortet (Tabelle 1). Es handelte sich dabei in erster Linie um Spätstörungen nach resezierenden Verfahren, nur bei 40 Kranken wurde als Erstoperation eine alleinige Gastroenterostomie vorgenommen. Sämtliche Ersteingriffe erfolgten wegen Ulcus duodeni oder ventriculi, davon ca. $^2/_3$ in auswärtigen Krankenhäusern.

Nicht berücksichtigt wurden jene Kranken mit nicht objektivierbaren, z.T. vom Ulcusleiden unabhängigen Beschwerden sowie Patienten mit operativ nicht zu beeinflussenden Mangelzuständen nach Magenresektion, wie Eisenmangel, Vitamin B_{12}- und Folsäuremangel, Steatorrhoe, Malabsorption u.a. [3, 5, 13].

Nachkrankheiten

Anastomosenulcus

Anastomosenulcera finden sich nach Magenresektion in 1—4%. In der überwiegenden Mehrzahl der Fälle sind diese Patienten wegen eines Ulcus duodeni reseziert worden, während Rezidivgeschwüre nach Operation wegen Ulcus ventriculi seltener beobachtet werden [2, 3, 7, 9, 14]. Die Rückfallquote nach Billroth I liegt wesentlich höher als nach Billroth II [5, 9]. Da im allgemeinen bei Kranken

Tabelle 1. Spätstörungen nach Magenresektion und Gastroenterostomie wegen Ulcusleidens mit Aufschlüsselung ihrer Korrektur- und Sekundäreingriffe (Chirurgische Universitätsklinik Köln-Lindenthal 1.1.1953 bis 31.12.1971)

Diagnose	Eingriffe	Anzahl	Gesamt
I. Nachkrankheiten			
1. Anastomosenulcus	Nachresektion + Vagotomie	193	233
nach Billroth II oder Billroth I	Gastrektomie	1	
nach G.E.	en bloc-Resektion + Vagotomie	38	
nach Billroth I + G.E.	Degastroenterostomie + Ulcusexcision	1	
2. Carcinom im Magenstumpf	Gastrektomie	10	33
	subtotale Resektion	3	
	Ernährungsfistel	8	
	G.E.	4	
	Probelaparotomie	8	
3. Hämorrhagische Gastritis	Vagotomie	19	24
nach Billroth II	Nachresektion + Vagotomie	3	
	Gastrotomie	2	
II. Passagestörungen			
1. Syndrom der zuführenden Schlinge	Braunsche Anastomose	4	6
	Braunsche Anastomose + Vagotomie	1	
	Resektion der zuführenden Schlinge + Rouxsche Anastomose	1	
2. Anastomosenstenose nach Billroth I bzw. Querresektion	Billroth II	4	4
3. Gastroileostomie	Degastroenterostomie + Gastrojejunostomie	3	3
4. Circulus vitiosus	en bloc-Resektion	2	2
5. Dumping-Frühsyndrom nach Billroth II	Wiederherstellung der Duodenalpassage durch Jejunuminterposition	2	2
6. Syndrom der abführenden Schlinge	Lösung von Verwachsungen	1	2
	Lösung von Verwachsungen + Erweiterungsplastik	1	
7. Einklemmung des Dünndarms im Mesocolonschlitz	Reposition, Verschluß des Mesocolonschlitzes	1	1
8. Akute retrograde Invagination der abführenden Darmschlinge	Nachresektion	1	1
			311

mit Anastomosenulcera norm- oder sogar hyperacide Magensaftwerte festgestellt werden, ist anzunehmen, daß die Ursache der Duodenal- und Anastomosenulcera die gleichen sind und daß für ihre Entstehung in erster Linie die Säure-Pepsin-Sekretion des Restmagens in Frage kommt, die zu einer Läsion der Duodenal- oder Jejunalschleimhaut führt [3, 13].

Man darf annehmen, daß es oft mangelhafte Indikation oder vermeidbare technische Fehler sind, die das Auftreten eines Ulcus nach Magenoperation begünstigen. So finden sie sich am häufigsten, in über 25% der Fälle, nach der einfachen Gastroenterostomie [1, 7, 11, 14]. Häufig ist das Ausmaß der Resektion ungenügend oder die Schlinge der Gastroenterostomie zu lang; in seltenen Fällen aber blieb ein Antrumrest am Duodenalstumpf zurück, was eine Dauerstimulation der Salzsäuresekretion durch ungezügelte Gastrinausschüttung bedingt. Bei erhöhtem Vagustonus und exzessiven Salzsäurewerten müßte grundsätzlich eine selektive Vagotomie hinzugefügt werden, da die Resektion alleine nicht ausreicht, die Salzsäurewerte im subaciden Bereich zu halten. Bei gleichzeitig vorausgegangener Vagotomie in der chirurgischen Behandlung des Ulcusleidens muß auch an die Zurücklassung intakter Vagusfasern als Ursache des Rezidivulcus gedacht werden. Sehr selten wird ein Zollinger-Ellison-Syndrom mit Hypergastrinismus übersehen. Stets sollte beim Anastomosenulcus ein primärer Hyperparathyreoidismus erwogen werden, der über eine Hypercalcämie die HCl-Sekretion stimuliert [2, 3, 5, 7].

Da im Gegensatz zum primären Magen- oder Duodenalulcus Anastomosengeschwüre gegenüber einer konservativen Therapie im allgemeinen refraktär sind [3, 7, 13, 14], ist man heute übereinstimmend der Auffassung, das Anastomosengeschwür einer operativen Therapie zuzuführen. Die *Indikation* zu dem einen oder anderen Eingriff kann im Einzelfall schwierig sein, besonders auch in Anbetracht des relativ hohen Operationsrisikos (Tabelle 2).

Im Gegensatz zu unserer früheren Ansicht [6, 11], bei jedem Kranken mit Anastomosenulcus eine Nachresektion mit doppelseitiger, trunculärer Vagotomie durchzuführen, neigen wir heute dazu, auch Kranke mit Anastomosenulcera einer funktionsgerechteren Operation unter Berücksichtigung der Pathogenese zuzuführen.

Aus den oben erwähnten pathogenetischen Faktoren lassen sich folgende Richtlinien zur *Indikation* und speziellen operativen Therapie des *unkomplizierten Anastomosenulcus* ableiten, wobei die gleichzeitige — selektive — Vagotomie ein obligatorischer Schritt bei jedem Anastomosengeschwür ist:

a) Bei ungenügender primärer Resektion muß eine Nachresektion unter Mitnahme des ulcustragenden Anastomosenanteils angeschlossen werden.
b) Nach einfacher G. E. führen wir die sekundäre Antrumresektion durch, ebenfalls mit Anastomosenresektion und erneuter Gastrojejunostomie.
c) Findet man einen einwandfreien Antrumrest im Duodenalstumpf, genügt die Stumpfnachresektion.
d) Beim Zollinger-Ellison-Syndrom ist die Exstirpation des Tumors bzw. die Teilpankreatektomie das Verfahren der Wahl, wobei die zusätzliche Gastrektomie immer für erforderlich gehalten wird.
e) Beim primären Hyperparathyreoidismus ist die Revision der Nebenschilddrüsen der erste kausale Schritt des Vorgehens.
f) War das Ausmaß der Resektion ausreichend, kein Antrumrest im Duodenalstumpf zurückgeblieben und liegt kein Anhalt für ein Zollinger-Ellison-Syndrom sowie für einen Hyperparathyreoidismus vor, so genügt u. E. die alleinige Vagotomie.

Bei Einhaltung dieser Richtlinien kann nicht nur das Anastomosenulcus kausal-pathogenetisch und damit erfolgreich behandelt, sondern auch die Letalität wesentlich herabgesetzt werden, worauf z. B. die Statistik von Wychulis u. Mitarb. hinweist (vgl. [5] und Tabelle 2). Beim Vorliegen einer Komplikation —massive Blutung, Penetration in die Nachbarorgane, frei perforiertes Anastomosenulcus, gastro-jejuno-colische Fistel — muß die Operationstaktik von diesen Prinzipien abweichen, da dabei eine Nachresektion fast immer erforderlich ist. Folgende *Indikationen* sind hierbei zu empfehlen:

Tabelle 2. Überblick über die Letalität nach operativer Behandlung des Anastomosengeschwürs nach Magenresektion und Gastroenterostomie im letzten Jahrzehnt. Es handelte sich in erster Linie um resezierende Verfahren mit oder ohne zusätzliche Vagotomie. (In den Zahlen der mit * gekennzeichneten Autoren sind auch zahlreiche Patienten, bei denen lediglich eine Vagotomie vorgenommen wurde; diese Eingriffe verliefen ohne Todesfall. Die Zahl der nur vagotomierten Kranken beträgt etwa $^1/_3$ der Gesamtzahl der jeweiligen Verfasser)

Jahr	Zeitschrift	Autor	Patientenzahl	Letalität in %
1961	Chirurg **32**, 324	Schramm	42	4,8
1964	J. roy. Coll. Surg. Edinb. **9**, 255	Small*	68	8,9
1965	Chirurg **36**, 222	Hegemann u. Mitarb.	28	10,7
1965	Zbl. Chir. **90**, 1911	Schreiber u. Bartsch	57	20,0
1966	Chirurg **37**, 343	Streicher u. Schlosser	22	9,0
1966	Surg. Gynec. Obstet. **122**, 89	Wychulis u. Mitarb.*	360	2,8
1967	Amer. Surg. **165**, 965	Andros u. Mitarb.*	239	6,7
1967	Zbl. Chir. **92**, 2367	Ringler u. Wedell	52	11,3
1972		Chir. Univ.-Klinik Köln-Lindenthal	233	8,1
		Gesamt	1101	9,1

Die *massive Blutung* sollte nur dann zu einem Noteingriff zwingen, wenn die Hämorrhagie unter konservativer Behandlung nicht aufhört. Im allgemeinen liegt dem blutenden Anastomosenulcus eine *Penetration* mit Arrosion von Nachbargefäßen zugrunde, so daß aber die *Indikation* zur Nachresektion mit Vagotomie im blutungsfreien Intervall unumgänglich ist.

Beim *frei perforierten Anastomosenulcus* sollte man wegen der sehr hohen Letalität von einer primären Nachresektion im allgemeinen absehen und die einfache Übernähung vorziehen. Im Gegensatz zum primären Magen- und Duodenalulcus heilen diese übernähten Ulcera fast niemals ab [2, 6, 11], so daß in der Regel nach Erholung des Kranken die oben dargestellte gezielte kausale operative Therapie durchzuführen ist.

Die *gastro-jejuno-colische Fistel* ist eine schwerwiegende Spätkomplikation mit hohem Operationsrisiko [1, 11]. Deshalb ist hierbei die Wahl des Korrektureingriffes besonders sorgfältig zu treffen. Die Operationsindikation ist unbedingt gegeben. Von manchen Autoren wird empfohlen, im vorgeschalteten Colonabschnitt präliminär einen Anus praeter anzulegen und die Radikaloperation in einer späteren Sitzung vorzunehmen [1, 5]. Im Gegensatz dazu treten wir — nach sorgfältiger Vorbereitung mit Transfusionen, Eiweißinfusionen sowie nach Bilanzierung des Wasser- und Elektrolythaushaltes und evtl. Darmkeimverminderung — für eine en bloc-Resektion des fistelragenden Magen-Darm-Abschnittes mit Übernähung der Dickdarmfistel oder, wenn erforderlich, für eine End-zu-End-Quercolonanastomose nach ausgiebiger Mobilisierung der beiden Colonflexuren ein. Ist der Colondefekt nicht durch direkte Naht zu verschließen und eine Resektion unumgänglich, der Patient aber in einer sehr ungünstigen Ausgangslage oder der Resektionsdefekt so groß, daß eine Wiedervereinigung nur unter Spannung möglich wäre, so verschließt man nach der Resektion den aboralen Stumpf und näht den oralen als Anus praeter in die Bauchdecken ein. Die definitive Versorgung kann 2—3 Monate später erfolgen.

Magenstumpfcarcinom

Unter einem Magenstumpfcarcinom versteht man ein Carcinom im Resektionsmagen nach wenigstens 5 Jahren zurückliegender Resektion eines Ulcus ventriculi oder duodeni [12]. Im Gegensatz zum Anastomosenulcus erkranken hierbei Patienten nach Resektion wegen Ulcus ventriculi bedeutend häufiger als nach Resektion eines Ulcus duodeni an einem Magenstumpfcarcinom [5]. Die Kranken haben meist ein beschwerdefreies Intervall von durchschnittlich 20 Jahren nach der Erstoperation, also wesentlich länger als bei den übrigen Nachkrankheiten. Häufige Beschwerden sind Schmerzen im Oberbauch, Völlegefühl, Erbrechen, Appetitlosigkeit und Gewichtsabnahme. Das sicherste Mittel zur Frühdiagnose ist die Gastroskopie. Sie ist der Röntgenuntersuchung in den Anfangsstadien deutlich überlegen [12].

Der Eingriff ist aus vitalen Gründen stets indiziert. Nur der Nachweis von Fernmetastasen, fortgeschrittenes Lebensalter oder andere Risikofaktoren von seiten des Allgemeinzustandes könnten Kontraindikationen darstellen. Bei Operabilität kommt stets die Gastrektomie und nur selten, bei sehr langem Magenrest, die subtotale Resektion in Betracht. Leider ist die radikale Operation in mehr als der Hälfte der Fälle nicht mehr möglich, so daß man sich auf palliative Eingriffe, wie Überlauf-Gastroenterostomie oder Ernährungsfistel, beschränken muß [1, 12].

Hämorrhagische Gastritis im Billroth-II-Magen

Unter dem Krankheitsbild der hämorrhagischen Gastritis versteht man jene Magenblutungen, die sich aus lokalisierten oder generalisierten, funktionellen oder organischen Veränderungen der Kapillaren der Magenschleimhaut herleiten [10]. In dieser Gruppe der Nachkrankheiten haben wir nur Patienten berücksichtigt, bei denen der Eingriff mindestens 6 Monate zurücklag, so daß ein unmittelbarer Zusammenhang mit der Erstoperation ausgeschlossen werden konnte.

In der Ätiologie ist einerseits die Granulombildung bei Anwendung nicht resorbierbaren Nahtmaterials, andererseits die Einwirkung von Salicylaten und anderen Medikamenten sowie übermäßiger Alkoholgenuß von Bedeutung [10]. Das Kardinalsymptom ist die akute Blutung. Schmerzen, Druckgefühl und Übelkeit werden selten in der Anamnese angegeben. Die Diagnose der hämorrhagischen Gastritis trägt meist den Charakter einer Verdachtsdiagnose, bei negativem Röntgenbefund und Fehlen von Begleitsymptomen ist stets an dieses Krankheitsbild zu denken, wobei heute beim Abwägen der *Indikation* zur konservativen oder operativen Behandlung die notfallmäßige Gastroskopie ein sehr wertvolles diagnostisches Mittel geworden ist.

Die *Indikation* zur Laparotomie ist erst bei einer Rezidivblutung gegeben, da sich solche Blutungsepisoden bei adäquater konservativer Behandlung oft nicht wiederholen. In der operativen Behandlung hat sich bei uns die Vagotomie bewährt, die wir in den letzten Jahren in der Regel selektiv durchführen. Ihr Prinzip beruht im wesentlichen auf der Eröffnung der arteriovenösen Anastomosen im Bereiche der Submucosa. Bei der Laparotomie sollte stets eine diagnostische Gastrotomie vorgenommen werden, um einerseits ein Anastomosenulcus oder ein Neoplasma im Magenstumpf auszuschließen, andererseits um morphologisches Substrat für eine histologische Untersuchung zu gewinnen. Bei richtiger *Indikation* und postoperativer Vermeidung von Schleimhautnoxen (Tabak, Alkohol, kalte Getränke, Salicylate) stellt die Vagotomie ein erfolgreiches operatives Verfahren dar, wie unsere Ergebnisse zeigen [10].

Passagestörungen

Relative und absolute Indikationen zum Korrektureingriff wegen Spätstörungen und -komplikationen nach Magenresektion sind nach längerem zeitlichem Abstand zur Erstoperation auch wegen Passagestörungen gegeben. Der

Häufigkeit nach beobachteten wir in unserem Kölner Krankengut folgende Krankheitsbilder:

Syndrom der zuführenden Schlinge

Dieses Krankheitsbild entsteht im allgemeinen infolge einer zu langen afferenten Schlinge und läßt sich bei einwandfreier Technik sowohl bei der ante- als auch retrocolischen Anastomosenschlinge der Billroth-II-Resektion fast stets vermeiden. Bei Abflußbehinderung treten Sekretstase und Dehnung der zuführenden Schlinge auf, die Diagnose ist im allgemeinen leicht zu stellen: Völlegefühl und unterschiedlich starke Schmerzen im rechten Mittelbauch, die nach Erbrechen mehr oder minder großer Mengen reiner Galle sistieren. Wenn die Speisen infolge fehlangelegter Anastomose vorwiegend in die zuführende Schlinge gelangen, so besteht das Erbrochene aus Speiseresten und Galle. Die Beschwerden treten meistens intermittierend und vor allem nach fettreichen Mahlzeiten auf [2—4, 8, 9]. Wenn die klinische und röntgenologische Diagnose übereinstimmen, so ist die *Operationsindikation* stets gegeben, da die Patienten mit konservativen Maßnahmen nicht beschwerdefrei werden [5]. Mit der Indikation sollte man jedoch zurückhaltend sein, wenn die Diagnose rein röntgenologisch gestellt wurde. Die relative Operationsanzeige wird aber zur absoluten Indikation, wenn das Syndrom der zuführenden Schlinge die Folgeerscheinung einer Schrumpfung der Anastomose auf dem Boden eines vernarbenden Anastomosengeschwürs oder eines Neoplasmas im Resektionsmagen ist.

Die kurzschließende Braunsche Enteroanastomose ist das einfachste Korrekturverfahren. Beim symptomatischen Syndrom der zuführenden Schlinge müßte aber die Grundkrankheit entsprechend den für die jeweiligen Krankheitsbilder angegebenen Richtlinien behandelt werden. In unserem Krankengut wurde das Syndrom 6mal beobachtet, in allen Fällen war ein klarer technischer Fehler als Ursache zu erkennen: 1mal war die zuführende Schlinge an die große Kurvatur angelegt worden, bei 5 weiteren Patienten war das Syndrom durch Abknickung der langen zuführenden Schlinge im Bereiche der „Jammerecke" hervorgerufen. In 5 Fällen konnte die Indikation zur Braunschen Enteroanastomose (1mal mit zusätzlicher Vagotomie) gestellt und 1mal mußte die Resektion der zuführenden Schlinge mit Wiederherstellung der Passage durch eine Rouxsche Anastomose durchgeführt werden.

Anastomosenstenose nach Billroth I bzw. Querresektion

Die geschwürsfreie, auf einer sekundären narbigen Schrumpfung beruhende Stenose der Anastomose nach Billroth I bzw. der heute kaum noch angewandten Querresektion läßt sich vorzugsweise durch Umwandlung zum Billroth II bzw. durch $^2/_3$-Resektion und Interposition einer Jejunumschlinge zur Erhaltung der Duodenalpassage beseitigen. Das Anlegen einer zweiten Anastomose bringt erfahrungsgemäß dem Kranken keine Beschwerdefreiheit [5, 6, 8]. Die *Indikation* zu einer solchen Korrekturoperation ist bei typischer Anamnese mit Stenosebeschwerden und eindeutiger radiologischer Diagnose stets gegeben.

Gastroileostomie

Die Anastomosierung des Magenrestes mit einer unteren Ileum- statt mit der obersten Jejunumschlinge, die Gastroileostomie, stellt ein allein auf einem technischen Fehler beruhendes Kranheitsbild dar. Die Patienten werden nach der Operation nicht beschwerdefrei und klagen über Abgang von fast unverdauten Speisen, über großen Gewichtsverlust, manchmal über Erbrechen und kotigen Mundgeruch [2—4]. Die schon innerhalb weniger Monate auftretende Kachexie ist die zwangsläufige Folge des röntgenologisch leicht darstellbaren, raschen Übertritts des Mageninhaltes in das Colon. Differentialdiagnostisch muß auch an die Möglichkeit einer gastrojejunocolischen Fistel gedacht werden, die sich allerdings im allgemeinen nicht so kurzfristig nach einer Ulcusresektion entwickelt. Als Ursache für das versehentliche Anlegen einer Gastroileostomie werden ausgedehnte Verwachsungen, Malrotation, Überlagerung des oberen Jejunums durch eine untere Ileumschlinge, Fettleibigkeit und mangelhafte Erfahrung des Operateurs genannt [4—6].

Bei der stets absoluten *Operationsindikation* sollte mit dem Korrektureingriff nicht lange gewartet werden. Die Therapie der Wahl ist die Degastroenterostomie und das Anlegen einer Gastrojejunostomie, ein Eingriff, der allerdings mit einer Letalität von mehr als 10% belastet ist [1, 4, 5, 9]. Er sollte einem erfahrenen Operateur anvertraut werden. In unserem Krankengut beobachteten wir 3 Patienten mit Gastroileostomie: 2mal nach Billroth-II-Resektion wegen Ulcus duodeni und 1mal bei Nachresektion und Vagotomie wegen Anastomosengeschwürs. Bei 2 Kranken war die fehlerhafte Anastomose in unserer Klinik angelegt worden, wobei in ersterem Fall Verwachsungen und im zweiten Fall die Überlagerung des oberen Jejunums durch eine Ileumschlinge als Ursache zu nennen sind. Eine Kranke verstarb nach dem Korrektureingriff.

Circulus vitiosus

Bei fehlerhaft langer zuführender Schlinge einer alleinigen Gastroenterostomie stagnieren darin die Speisen und fließen später wieder in den Magen zurück [9]. Dieser Circulus vitiosus macht sich bemerkbar durch anfallsweise auftretende Schmerzen im Oberbauch und leicht fäkulent riechendes Erbrochenes. Die Röntgenuntersuchung zeigt die Stagnation in der erweiterten Schlinge [9]. Diese falsche Wegrichtung ist stets zu vermeiden, wenn man den antecolischen oder retrocolischen Weg mit zusätzlicher Braunscher Enteroanastomose wählt. Wurde sie unterlassen, so ist ihre nachträgliche Anlegung das einfachste Verfahren zur Wiederherstellung des Speiseweges. Allerdings empfiehlt es sich, wegen der erhöhten Gefahr eines Anastomosengeschwürs [7], eine Vagotomie hinzuzufügen, welche obligatorisch wird, wenn die G.E. sehr hoch am Magen und nicht pylorusnahe lokalisiert ist [3, 5]. Dieses Verfahren sollte aber lediglich Risikopatienten und jenen Kranken vorbehalten bleiben, bei denen die Operation mindestens 10 Jahre zurückliegt, so daß die Gefahr eines Anastomosenulcus äußerst gering ist. Sonst ist bei entsprechendem Beschwerdebild und vorausgesetzt, daß keine Kontraindikationen von seiten des Allgemeinzustandes vorliegen, entweder die en bloc-Resektion durchzuführen mit Wiederherstellung durch Billroth-I- bzw. Billroth-II-Anastomose, wie wir sie 2mal in unserem Krankengut ausführten, oder Degastroenterostomie mit anschließender selektiver proximaler Vagotomie und Pyloroplastik.

Dumping-Syndrom

Das Dumping-*Früh*syndrom setzt sich aus intestinalen und kardiovasculären Symptomen zusammen, die während oder in einem Zeitraum bis zu 30 min nach der Nahrungsaufnahme auftreten. Angaben über die Häufigkeit dieses Krankheitsbildes sind sehr unterschiedlich; es wird nach allen resezierenden Magenoperationen sowie nach Pyloroplastik und Gastroenterostomie beobachtet [2, 3, 5, 8, 13, 15]. Die meisten Patienten mit Dumping-Frühsyndrom werden beschwerdefrei oder zumindest weitgehend beschwerdearm, wenn sie gewisse Diätrichtlinien einhalten [3, 13]. Die *Indikation* zur Operation des Dumping-Frühsyndroms ist auch heutzutage noch problematisch; daß es kein ideales Operationsverfahren gibt, beweist allein schon die in der Literatur angegebene erhebliche Zahl von verschiedenen operativen Methoden [1, 5, 8, 15]. Wird beim Versagen der konservativen Therapie dennoch ein operativer Eingriff vom Kranken gewünscht — stets soziale Indikation! — so ist nach sorgfältigem Ausschluß von Nebenerkrankungen (Hiatushernie, Gallensteinleiden, Pankreopathie usw.) eine operative Korrektur durchaus zu erwägen. Sie zielt darauf hin, die Passage der Ingesta aus dem Magenstumpf bzw. dem Magen in den Dünndarm zu verzögern.

Wir haben im vorliegenden Krankengut 2 Patienten mit einem Dumping-Frühsyndrom operativ behandelt. In beiden Fällen war eine antecolische $^2/_3$-Billroth-II-Resektion vorausgegangen; bei beiden Kranken wurde die Duodenalpassage, unter Erhaltung der gut durchgängigen, geschwürsfreien Gastroenterostomie, durch eine End-zu-Seit-Jejuno-Duodenostomie wiederhergestellt. Die Eingriffe liegen mittlerweile $2^3/_4$ Jahre bzw. 1 Jahr zurück, beide Kranke berichten über eine wesentliche Besserung ihrer früheren Beschwerden.

Der Vollständigkeit halber sei hier das Dumping-Spätsyndrom erwähnt, das durch Vermeidung zuckerhaltiger Nahrungsmittel diätetisch beeinflußt werden kann; bei diesem Krankheitsbild ist praktisch niemals eine Operationsindikation gegeben [3, 13].

Syndrom der abführenden Schlinge bzw. Einklemmung des Darms im Mesocolonschlitz

Die vermeidbare Einklemmung von Dünndarmschlingen im Mesocolonschlitz bei retrocolischer Anastomosentechnik und der nur ganz selten zu beobachtende Adhäsionsileus nach Magenresektion (Strangbildungen im Oberbauch sind Ausnahmen), den wir 2mal beobachteten, sind Krankheitsbilder, welche mit den Symptomen eines hohen Dünndarmileus einhergehen. Ihre dringliche *Operationsindikation* ist stets mit der Diagnose gegeben.

Akute retrograde Invagination der zu- oder abführenden Schlinge

Sie stellt ein zwar seltenes, aber dramatisches Ereignis dar. Das Krankheitsbild imitiert einen hohen Dünndarmileus, die Strangulation des Invaginats kündigt sich meist durch Bluterbrechen an [3, 5]. Mit der röntgenologischen Diagnose ist stets auch die *absolute Operationsindikation* gegeben. Therapeutisch ist dann die Resektion der alleinigen Reposition vorzuziehen [6]. Bei *intermittierender jejuno-gastrischer Invagination* klagen die Patienten über Druck- und Völlegefühl sowie Brechreiz und Erbrechen. Die Diagnose wird ebenfalls röntgenologisch, evtl. auch endoskopisch gesichert. Die chirurgische Intervention bei intermittierender Invagination wurde von einzelnen Autoren für nicht erforderlich gehalten [3]. Wegen der sicherlich nicht geringen Gefahr der Infarcierung des Invaginats möchten

Tabelle 3. Indikationen zur operativen Therapie von Spätstörungen nach Magenresektion und Gastroenterostomie

	Nachkrankheiten	Passagestörungen

Absolute Indikation	A. Anastomosenulcus
	  a) freie Perforation
	  b) konservativ nicht zu beherrschende Blutung
	  c) gastro-jejuno-colische Fistel
	B. Carcinom im Magenstumpf
	C. Hämorrhagische Gastritis bei konservativ nicht zu beherrschender Blutung
		A. Sekundäres Syndrom der zuführenden Schlinge (bei Anastomosenulcus oder Carcinom)
		B. Gastroileostomie
		C. Retrograde Invagination der G.E.
		D. Hoher Obturations- oder Strangulationsileus

Relative bzw. soziale Indikation	A. Anastomosenulcus
	  a) unkompliziertes Ulcus
	  b) Zustand nach Übernähung eines frei perforierten Ulcus
	  c) Zustand nach massiver oder rezidivierender Blutung
	B. Hämorrhagische Gastritis im freien Intervall der Rezidivblutung
		A. Syndrom der zuführenden Schlinge
		B. Anastomosenstenose
		C. Circulus vitiosus
		D. Dumping-Syndrom

wir aber stets zur Operation raten, wobei man sich in geeigneten Fällen auf die Reposition des Invaginats mit Fixation der Darmschlinge beschränken kann.

Literatur

1. Baumgartl, F., Kremer, K., Schreiber, H. W.: Spezielle Chirurgie für die Praxis, Bd. II, Teil 1: Verdauungssystem I. Stuttgart: Thieme 1969.
2. Bockus, H. L.: Gastroenterologia, Bd. I. Barcelona: Salvat Editores, S. A. 1969.
3. Demling, L.: Der kranke Magen. München-Berlin-Wien: Urban & Schwarzenberg 1970.
4. Gall, F.: Spätkomplikationen in der Magenchirurgie. Langenbecks Arch. Chir. **322**, 171 (1968).
5. Harkins, H. N., Nyhus, L. M.: Surgery of the stomach and duodenum. Boston: Little, Brown and Co 1969.
6. Heberer, G., Stücker, F.-J., Larena, A., Fuchs, K., Kallenberg, A.: Intra- und postoperative Zwischenfälle bei Operationen an Magen und Duodenum und die Ergebnisse der Korrektureingriffe. Langenbecks Arch. Chir. **320**, 269 (1968).
7. Hegemann, G.: Problematisches in der Chirurgie des Magen-Duodenal-Geschwürs. Chirurg **35**, 256 (1964).
8. Herrington, I. L., jr.: Remedial operations for postgastrectomy syndromes. In: Current problems in surgery. Chicago: Year Book Medical Publishers, April 1970.
9. Hoffmann, V.: Beschwerden nach Magenoperationen. Münch. med. Wschr. **94**, 1 (1952).
10. Larena, A., Fuchs, K., Laufenberg, E.: Beurteilung und Behandlung der „haemorrhagischen Gastritis" im Resektionsmagen. Bruns' Beitr. klin. Chir. **217**, 589 (1969).
11. Larena, A., Wellmer, H.-K.: La ulcera de boca anastomotica. Rev. exp. enf. apar. dig. nutr. **25**, 627 (1966).
12. Morgenstern, L., Yamakawa, T., Shapiro, S.: Carcinoma of the gastric stump. An annotated bibliography. Chicago, Oktober 1970.
13. Schmidt, H. A., Martini, G. A.: Internistische Behandlung von Patienten nach partieller und totaler Magenresektion. Chirurg 1972.
14. Zenker, R.: Chirurgie des peptischen Geschwürs von Magen, Duodenum und Anastomose. Langenbecks Arch. Chir. **308**, 335 (1964).
15. Zenker, R., Rueff, F.: Das Dumping-Syndrom und seine chirurgische Therapie. Med. Klin. **60**, 886 (1965).

Divertikel des oberen Gastrointestinaltraktes

A. LARENA-AVELLANEDA und W. STOCK

Divertikel des oberen Gastrointestinaltraktes können kongenital sein oder erworben werden: Das kongenitale oder echte Divertikel ist eine Folge der Schwäche der Tunica muscularis; das erworbene oder falsche Divertikel kann Ausdruck eines erhöhten intraluminalen Druckes (Pulsionsdivertikel), einer erworbenen Schwäche der Wand oder von extraluminal ziehenden Adhäsionen (Traktionsdivertikel) sein. Das stets angeborene, im unteren Ileum lokalisierte Meckelsche Divertikel nimmt vor allem in therapeutischer Hinsicht eine Sonderstellung ein [2, 9, 15].

Die Mehrzahl der Divertikel des Magens und des Dünndarmes sind gewöhnlich asymptomatisch und werden zufällig entdeckt. Sind sie zum selbständigen Krankheitsbild geworden, so können einerseits Symptome der primär stummen Divertikel durch Besonderheiten ihrer Lokalisation auftreten; andererseits bestehen Gemeinsamkeiten, die durch das Zustandekommen der für alle Lokalisationen möglichen Komplikationen bedingt sind, wie Entzündung, Peridiverticulitis, Blutung, Perforation und schließlich maligne Entartung [1].

Mit Ausnahme des Meckelschen Divertikels kann übereinstimmend festgestellt werden, daß eine *operative Behandlung der unkomplizierten Divertikel* nur dann erfolgen sollte, wenn andere Erkrankungen als Ursache der Beschwerden ausgeschlossen und die konservativen Behandlungsmöglichkeiten erschöpft sind.

Magendivertikel

In $^3/_4$ aller Fälle sind sie an der Hinterwand der Kardiagegend lokalisiert; die zweithäufigste Lokalisation ist die präpylorische Region und seltener die große Kurvatur. Während die kardianahen Divertikel nur selten zu Komplikationen führen, sind die präpylorischen Divertikel häufig mit anderen Krankheiten kombiniert (Traktionsdivertikel) und entstehen als Folge von Entzündungen von Nachbarorganen, wie z. B. Gallenblase, Pankreas, Milz, Leber oder Lymphknoten [1, 13, 15).

Die echten Magendivertikel treten in der Regel solitär auf. Sie können bohnen- bis faustgroß sein, gewöhnlich haben sie einen Durchmesser von 2—4 cm. Falls Beschwerden auftreten, gleichen die Symptome den typischen Ulcusbeschwerden, mit Schmerzen im Epigastrium sowie Völlegefühl und Erbrechen. Infolge Retention kann es zur Entzündung der Schleimhaut mit Abszeßbildung, Perforation oder Arrosionsblutung kommen. Als weitere Komplikation sind Stieldrehung sowie Geschwürsbildung bekannt. Außerdem wurden einige Beobachtungen mitgeteilt, bei denen sich eine maligne Geschwulst im Divertikel entwickelt hatte [1].

Die meisten Magendivertikel bedürfen keiner Therapie, da sie symptomlos sind. Bestehen ulcusähnliche Beschwerden, ist zunächst stets eine konservative Therapie angezeigt. Führt diese nicht zur Beschwerdefreiheit, so ist die *relative Indikation* zur operativen Beseitigung des Divertikels gegeben (Abb. 1). In solchen Fällen ist im allgemeinen die Abtragung der Einstülpung vorzuziehen [8].

Bei *Divertikelkomplikationen* ist ein chirurgischer Eingriff *absolut angezeigt*, wobei je nach der zugrundeliegenden Komplikation verschiedene Verfahren angebracht sein können. Bei Perforationen und Blutungen empfiehlt es sich stets die Abtragung vorzunehmen und sich nicht auf die einfache Übernähung nach Umstechung zu verlassen.

Bauchchirurgie

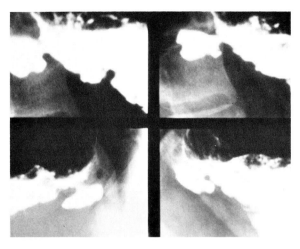

Abb. 1. T. P., 22 J., männl. Seit $1^{1}/_{2}$ Jahren Druckgefühl im Epigastrium unabhängig von der Nahrungsaufnahme. Seit 6 Monaten Übelkeit und Erbrechen. Rö.-Unters. des Magens: Kastaniengroßes, hochsitzendes, kardianahes gestieltes Magendivertikel mit Verdacht auf Diverticulitis. Da unter der konsequent durchgeführten konservativen Behandlung keine Besserung eintrat, war hier die chirurgische Behandlung (Einstülpung) indiziert

Duodenaldivertikel

Divertikel des Duodenum werden bei Routineautopsien zu 2,2% und bei gezielten Untersuchungen bis zu 22% gefunden [10]. Sailer (1968) errechnete auf 100000 Röntgenuntersuchungen des Verdauungstraktes eine Häufigkeit von 0,9%. Dabei findet man rund $^{3}/_{4}$ aller Divertikel im absteigenden Abschnitt des Zwölffingerdarmes. Das Beschwerdebild gleicht dem der Magendivertikel: epigastrische Schmerzen in Abhängigkeit zur Nahrungsaufnahme, Übelkeit, Aufstoßen, Obstipation und seltener Diarrhoe sowie Erbrechen. Nicht selten bestehen gleichzeitig eine Divertikulose des Oesophagus, des Colon und eine Hiatushernie als Ausdruck einer konstitutionellen Bindegewebsschwäche. Operativ oder autoptisch finden sich ausnahmsweise chronisch-entzündliche Veränderungen im Divertikel oder seiner Umgebung. Klinisch ist eine chronische Diverticulitis des Duodenums kaum zu diagnostizieren. Akute Diverticulitis und Perforation, Verlegung des Darmlumens, Enterolithen sowie eine bilio-digestive Fistel infolge spontaner Perforation in die Gallenblase oder den Gallengang sind mögliche Komplikationen der Duodenaldivertikel. Liegt dieses in der Nähe der Papille oder intrapankreatisch, so kann es durch Füllung oder entzündliche Prozesse den Choledochus und Ductus pancreaticus komprimieren und Gallenstauung mit ihren Folgen oder eine chronische Pankreopathie verursachen [5].

Eine *operative Behandlung* der Duodenaldiverticulitis soll nur ausnahmsweise erwogen werden, wenn anzunehmen ist, daß intensive Beschwerden mit ihr im Zusammenhang stehen. Auch dann sind bei der Laparotomie alle Nachbarorgane zu revidieren, bevor das Divertikel angegangen wird. Ein im Rahmen einer Laparotomie zufällig entdecktes, asymptomatisches Duodenaldivertikel sollte nicht entfernt werden, zumal die *Operationsindikation* bei weniger als 5% aller Divertikelträger gegeben ist [1, 2]. Ziel der Operation ist die Einstülpung oder die Abtragung des Divertikels. Als Hilfsmittel zur intraoperativen Lokalisation der Divertikel haben sich die präoperative Kontrastmittelauffüllung sowie die Luft- und Kochsalzfüllung des Divertikels mittels Punktion zwischen 2 Darmklemmen bewährt. Beim frei perforierten Divertikel sollte eine seitliche Anastomosierung mit einer nach Roux oder nach Braun ausgeschalteten Jejunumschlinge durchgeführt werden [6]. Die Divertikelabtragung ist nach Hollender (1959) und Handelsmann (1960) mit einer Letalität von 10% belastet. Eine Sterblichkeit von 50%, wie sie von Pimparkar [2] für die akute Perforation angegeben wird, erscheint uns ungewöhnlich hoch und beruht vielleicht auf alten Statistiken. Bei *Operationsindikation* eines Divertikels im zweiten Duodenalabschnitt empfiehlt es sich, vor der Freilegung eine transpapilläre Choledochusdrainage einzulegen, um Choledochusverletzungen zu vermeiden. Hierbei sollte die Einstülpung der Excision vorgezogen werden, da der Verschluß der excidierten Darmwand auf Schwierigkeiten stoßen kann. Um diesen Schwierigkeiten zu begegnen, empfehlen Localio und Stahl (1968) solche Divertikel transduodenal zu operieren [6]. Nach querer Duodenotomie und Darstellung der Papilla Vateri wird der Divertikelsack in das Duodenallumen eingestülpt und excidiert; der Verschluß des Divertikelhalses erfolgt dann unter Sicht ohne Verletzung des Pankreasgewebes.

Wenn beide Gänge in den Divertikelsack einmünden (präoperative Klärung durch transduodenoskopische Darstellung) und eine Operationsindikation auf dem Boden einer Obstruktion der Papilla Vateri besteht, so ist vor allem bei älteren Kranken die Umgehungsanastomose (Choledocho-Jejunostomie mit Rouxscher Schlinge) der Exstirpation mit Reimplantation ins Duodenum vorzuziehen (Abb. 2).

Spätergebnisse [2, 9] beweisen, daß es lediglich bei der Hälfte der Operierten, selbst nach streng gestellter Indikation, zur Beschwerdefreiheit kommt.

Divertikel des Jejunum und Ileum

Divertikelbildungen im Dünndarm werden bei Routine-Röntgenuntersuchungen bis zu 1,3% gefunden [7]. Im Gegensatz zum angeborenen Meckelschen Divertikel finden sie sich nur an der mesenterialen Seite entlang den Gefäßdurchtritten der Muskulatur. Sie manifestieren sich erst jenseits des 50. Lebensjahres. Dünndarmdivertikel finden sich zu 80% im Jejunum und zu 20% im Ileum. Patienten mit klinisch manifesten Dünndarmdivertikeln lassen sich in 2 Gruppen einteilen [14, 15]:

Kranke mit chronischen Oberbauchbeschwerden, wobei Schmerzen, Durchfall und Gewichtsabnahme am häufigsten vor Meteorismus, Aufstoßen und Appetitlosigkeit stehen. Pathophysiologisch bedeutungsvoll ist die intensive Keimbesiedelung des retinierten Nahrungsbreis in den Divertikeln, was zu Beschwerden wie beim Syndrom

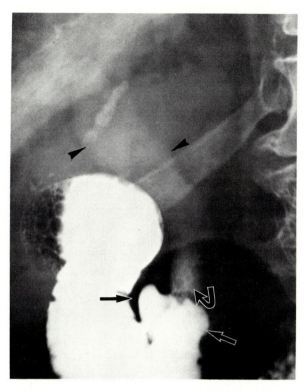
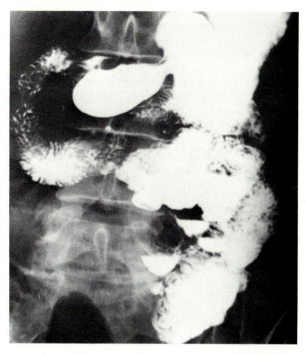

Abb. 2. S. M., 64 J., weibl. 1965 Cholecystektomie. 1966 Ikterus. Seitdem rezidivierende cholangitische Schübe. Hypotone Duodenographie unter gleichzeitiger Infusionscholangiographie: Kirschgroßes, papillennahes, offensichtlich doppeltes Duodenaldivertikel (↗) mit Stau des Ductus hepatocholedochus (◂). Der radiologisch nachweisbare Kontrastmittelreflux in den Gallengang (↻) weist auf dessen wahrscheinliche Einmündung in den Divertikelsack hin. Die Kranke konnte sich zu dem ihr dringend empfohlenen Eingriff nicht entschließen

Abb. 3. S. K., 58 J., männl. Langjährige Ulcus-duodeni-Anamnese. Aufnahme in unsere Klinik wegen massiver intestinaler Blutung ohne Hämatemesis. MDP: Neben einem narbig deformierten Bulbus duodeni Nachweis zahlreicher, mit Kontrastmittel angefüllter Aussackungen im oberen Dünndarm. Die Diverticulose als Blutungsquelle wurde erst intraop. erkannt. Resektion des 70 cm langen, divertikeltragenden Jejunumabschnittes mit anschließender End-zu-End-Anastomose

der blinden Schlinge führen kann. Diese Bakterien bilden durch Abbau von Kohlehydraten und Cellulose Stoffwechselprodukte, die für den Dünndarm unphysiologisch sind und Meteorismus, Durchfall sowie gesteigerte Peristaltik mit Schmerzen hervorrufen. Malabsorption von Vitamin B_{12}, Fett und Eiweiß sind unmittelbare Folgen. Die konservative Behandlung basiert auf der Reduzierung der abnorm gewucherten Darmflora in den Divertikeln. Neben diätetischen Maßnahmen führt eine 8tägige Behandlung mit Tetracyclinen zu oft langanhaltenden Remissionen. Bei Versagen dieser Therapie ist die Dünndarmresektion indiziert.

Die zweite Gruppe umfaßt die eigentlichen Komplikationen, wobei ein Ileus, seltener eine Blutung oder Perforation gefunden werden können. Hierbei steht die akute Symptomatik ganz im Vordergrund, so daß stets die *absolute Operationsindikation* gegeben ist (Abb. 3). Bei Blutung sollte eine Dünndarmteilresektion unter Mitnahme des divertikeltragenden Dünndarmabschnittes mit End-zu-End-Anastomose vorgenommen werden. Eine Perforation erfordert die Excision mit Übernähung des betroffenen Darmabschnittes [12].

Das Meckelsche Divertikel

Das Meckelsche Divertikel entspricht einem Rest des Ductus omphalo-entericus. Es entspringt aus dem Ileum, meist zwischen 30 und 90 cm proximal der Ileocoecalklappe, antimesenterial und wird bei 1—3% aller Individuen gefunden. In $1/3$ der Fälle manifestiert es sich durch typische Komplikationen bereits im ersten Lebensjahr. Ein weiterer Teil wird bei Appendektomien entweder als Nebenbefund oder als eigentlicher Entzündungsherd bei einem unauffälligen Wurmfortsatz entdeckt [11].

Die für die Entstehung von Komplikationen pathogenetisch bedeutsame Abnormität des Meckelschen Divertikels beruht meist auf einer der drei folgenden Besonderheiten:
1. Vorkommen von ektopischer Schleimhaut,
2. Vorliegen eines Blindsackes im Darmrohr und
3. kongenitale oder sekundär entstandene pathologische Fixation des Ileum.

Die häufigste Komplikation ist der *Ileus* durch Strangbildung oder die Darminvagination mit Ursprung im Meckelschen Divertikel. Die Indikation zur Abtragung ist auch in diesem Stadium immer gegeben. Die zweithäufigste Komplikation stellt die *akute Blutung* dar. Ursache sind heterotope Magenschleimhautinseln im Divertikel, wobei 32% der Ulcera perforieren unter den typischen Zeichen der Perforationsperitonitis mit gleichzeitiger intestinaler Blutung. Bei den restlichen 68% macht sich das Ulcus allein durch die Blutung, die chronischen Mittel- und Unterbauchschmerzen, seltener durch Nüchternschmerz und Erbrechen bemerkbar [9]. Die klinische Diagnose des blutenden Meckelschen Divertikels ist schwer zu stellen und letztlich nur durch Laparotomie endgültig zu klären. Tödliche Divertikelblutungen wurden sehr selten beschrieben [9]. Wir konnten kürzlich bei einem 13jährigen Mädchen mit einer außerhalb fast letal verlaufenen Blutung im Stadium der erneuten Blutung durch selektive Angiographie ein blutendes Meckelsches Divertikel diagnostizieren (Abb. 4). *Blutung und Perforation* stellen immer eine absolute dringliche Operationsindikation dar.

Eine akute Meckelsche Diverticulitis ohne Ulcus ist in Symptomatologie und Verlauf nicht von einer akuten Appendicitis zu unterscheiden. Die Diagnose wird fast ausschließlich bei der Laparotomie gestellt. Dabei ist zu fordern, daß bei jeder Appendektomie das terminale Ileum nach einem Meckelschen Divertikel abgesucht werden muß. Wegen der möglichen schweren Komplikationen soll nicht nur ein erkranktes, sondern auch ein während der Operation gefundenes asymptomatisches Divertikel abgetragen werden, insbesondere im Kindesalter, sofern der Zustand des Patienten und die lokalen Verhältnisse es gestatten. Ligatur und Einstülpung sind nicht zu empfehlen, da danach Invagination oder Obstruktion des Darmes vorkommen können. Um eine Dünndarmstenose zu verhindern, soll die Excision keilförmig erfolgen, wobei die Ränder sorgfältig inspiziert werden müssen, da durch Zurücklassen von heterotopem Pankreasgewebe oder Magenschleimhaut eine Nahtinsuffizienz oder erneute Blutungen entstehen können.

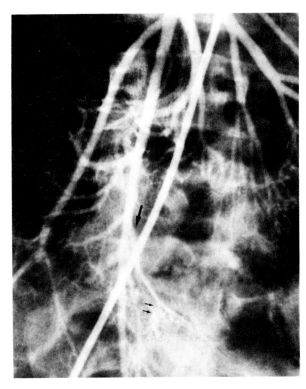

Abb. 4. S.B., 13 J., weibl. 2 Tage vor der Aufnahme massive rezidivierende intestinale Blutung mit Abgang von dunklem Blut. Kein Bluterbrechen. Die unmittelbar nach Aufnahme und Schockbekämpfung durchgeführte selektive Darstellung der A. mesenterica sup. zeigt ein atypisches Gefäß (↗), das vom letzten Ileumast abgeht und sich auf die Kreuzbeinbasis projiziert. Die Endaufzweigungen (↗ ↗) dieses Gefäßes lassen kleinste Konturunregelmäßigkeiten sowie punktförmige Kontrastmittelextravasate erkennen. Sofortige Operation unter der Diagnose blutendes Meckelsches Divertikel. Offene Abtragung des Divertikels unter Excision seiner Basis und quere Darmübernähung. Der Blutung lag eine basisnahe flache Ulceration zugrunde

Literatur

1. Alnor, P.C., Gabler, H.: Die Divertikel des Magens und Dünndarms. Chirurg **41**, 246 (1970).
2. Bockus, H.L.: Gastroenterology, Vol. II. Philadelphia, London: Saunders 1966.
3. Handelsman, J.C., Murphy, G., Fishbein, R.: Duodenal diverticulum, clinical significance and surgical treatment. Amer. Surg. **26**, 272 (1960).
4. Hollender, L.: Les Diverticules du Duodenum. Arch. Mal. Appar. dig. **48**, 1062 (1959).
5. Köle, W., Müller, V.: Zur Klinik und operativen Therapie des Duodenaldivertikels, insbesondere bei intrapankreatischer Lokalisation. Zbl. Chir. **92**, 441 (1967).
6. Localio, S.A., Stahl, W.M.: Diverticular disease of the alimentary tract. Part II: The esophagus, stomach, duodenum and small intestine. In: Current Problems in Surgery. Chicago: Year Book Medical Publishers January 1968.
7. Noer, R.: Non-Meckelian diverticula of the small bowel. Acta chir. scand. **120**, 175 (1960).
8. Palmer, E.D.: Gastric Diverticula. Surg. Gynec. Obstet. Suppl. **92**, 417 (1951).
9. Reiferscheid, M.: Darmchirurgie. Stuttgart: Thieme 1962.
10. Sailer, R., Kuipers, G.: Duodenaldivertikel. Zbl. Chir. **33**, 1137 (1968).
11. Schwei, G.P., Jackson, A.S.: Meckel's Diverticulum. Amer. J. Surg. **78**, 804 (1949).
12. Silen, W., Brown, W.H., Orloff, M.J., Watkins, D.H.: Complications of jejunal diverticulosis. Amer. Med. Arch. Surg. **80**, 597 (1960).
13. Tillander, H., Hesselsjö, R.: Juxtacardial gastric diverticula and their surgery. Acta chir. scand. **134**, 255 (1968).
14. Wagner, A.: Zur Klinik der Dünndarmdivertikel. Dtsch. med. Wschr. **41**, 2097 (1969).
15. Winkelbauer, A.: Die Divertikel des Verdauungstraktes. II. Die Divertikel des Magens und des Dünndarms. Med. Klin. **24**, 1054 (1957).

Gutartige Tumoren des Magens und Dünndarms

V. ZUMTOBEL, A. ZEHLE und R. R. OLBRISCH

Im Vergleich zum Ulcusleiden und den Carcinomen kommen gutartige Geschwülste des Magens nur relativ selten vor. Dies gilt ähnlich auch für die benignen Dünndarmtumoren. Ihre klinische Bedeutung erlangen sie durch ihre Neigung zu lebensbedrohlichen Komplikationen und maligner Entartung bei einer infolge diagnostischer Schwierigkeiten kaum gewährleisteten Früherkennung. Um die Problematik der Indikationsstellung zur operativen Therapie dieser Geschwülste verständlich zu machen, ist es erforderlich, anhand einer pathologischen Klassifizierung auf ihre Häufigkeit, Symptomatologie und Diagnostik einzugehen. Entsprechend dem Ausgangsgewebe unterscheidet man [5, 9]:

Epitheliale Tumoren: Polypen, Papillome, Endotheliome, Enterocystome, Endometriome, Cysten und Zelldystopien (Pancreas aberrans).

Nichtepitheliale Tumoren: Myome, Myxome, neurogene Geschwülste (Neurinome), Fibrome, Angiome, Lipome, Mesotheliome und Osteome.

Mischformen: Neurofibrome, Fibroadenome, Fibromyome, Fibrolipome, Fibromyxome, Xantofibrome und Teratome.

Die Häufigkeitsangaben über gutartige Tumoren des Magen-Darm-Traktes in der Literatur schwanken erheblich. Im Mittel machen sie 8—10% aller Tumoren des Gastro-Intestinaltraktes aus. Klinisch erfaßte Dünndarmtumoren sind hierbei mit einer Häufigkeit von 0,6—2% noch seltener als Magentumoren mit 0,5—8% [1, 3, 9, 15].

Epitheliale Tumoren

Polypen sind die häufigsten benignen epithelialen Tumoren *des Magens* und kommen sowohl einzeln als auch vielfach in allen Abschnitten des Magens unter besonderer Bevorzugung des Antrums und der präpylorischen Region vor. Ihre klinische Bedeutung liegt in der Möglichkeit der malignen Entartung, die mit 10—20% angegeben wird [1, 4, 5, 14]. Unter den verschiedenen Polypenformen lassen sich wiederum unterschiedliche Entartungstendenzen feststellen. Dabei zeigen Schleimhautpolypen mit stark entzündlichen Reaktionen besonders ausgeprägte Epithelumwandlungen mit gehäuften Mitosen und eine Neigung des Epithels, durch die Muscularis mucosae hindurchzuwachsen. So fanden z.B. Kurakowa u. Mitarb. [7] unter 274 sog. „Frühkrebsen des Magens" 14mal (6%) entartete adenomatöse Polypen und bei 98 Patienten mit multiplen Polypen 7mal (7,2%) bereits mehr als zwei entartete Polypen.

Von den zahlreichen im Schrifttum vorliegenden Einteilungen erscheint aus praktischen Überlegungen für den Kliniker die von Gieseler [4] vorgenommene Unterscheidung empfehlenswert:

1. Die sog. *Regenerationspolypen* Konjetznys, die aus einer atrophischen oder hypoplastischen Gastritis in Form einer adenomatösen, zunächst beetförmigen Schleimhautwucherung entstehen und später breitbasig oder papillomatös der chronisch-entzündlich veränderten Schleimhaut aufsitzen. Diese Polypen besitzen eine hohe Entartungsneigung und finden sich in allen Magenpartien.

2. *Primär breitbasige papillomatöse Formen* bei geringer oder fehlender Schleimhautalteration mit überwiegendem Sitz im Antrum- oder Pylorusbereich. Auch diese Polypen zeigen eine starke Entartungstendenz.

3. *Schmalbasige, gestielte,* meist solitär vorkommende *Polypen,* die fast ausschließlich in der Antrum- und Pylorusregion lokalisiert sind und sehr selten entarten.

Die *Symptome* eines, mehrerer oder vieler Magenpolypen sind — wenn überhaupt vorhanden — ausgesprochen uncharakteristisch. In den meisten Fällen führt eine wegen unklarer Oberbauchbeschwerden vorgenommene Röntgen-Magen-Darm-Passage zur Diagnose. Relativ häufig findet man okkulte Blutungen, gelegentlich auch massive Hämorrhagien mit Hämatemesis und Melaena. Gestielte, bewegliche, pylorusnahe Polypen können sich in den Pyloruskanal einklemmen oder in das Duodenum eindringen und den Pylorus ventilartig verschließen, so daß intermittierend Verschlußsymptome entstehen. Die *Diagnose* wird in nahezu allen Fällen vom Röntgenologen gestellt, der bei Kompression glatt begrenzte, meist rundliche Füllungsdefekte bei sonst kaum veränderter Schleimhaut sieht. Breitbasige, mitunter exulcerierte Polypen sind oft nicht gegen ein Neoplasma ventriculi abzugrenzen. Zur weiteren Klärung leistet die in den letzten Jahren erheblich verbesserte Gastroskopie und Gastrophotografie wesentliche Hilfe, jedoch lassen auch die endoskopisch gewonnenen Gewebeproben jeweils nur eine feingewebliche Aussage über bestimmte Teile des Polypen zu.

Die *Malignitätsrate* der solitären, gestielten Magenpolypen ist gering und wird mit etwa 1% angegeben. Wesentlich größer ist die Gefahr der Entartung bei den breitbasigen oder zottigen Formen, besonders, wenn sie in der Mehrzahl auftreten; hier ist eine Bösartigkeit bis zu 20% anzunehmen [1, 4, 5, 11, 14].

Bei klarer Diagnose ist die *operative Entfernung* der Polypen indiziert. Da es sich bei Polypträgern meist um Patienten im 6.—8. Lebensjahrzehnt handelt, muß in jedem Fall das Risiko der Erkrankung gegen das Operationsrisiko abgewogen werden. Solitäre, gestielte Polypen, ohne wesentliche Symptomatik können demnach bei Kranken in schlechtem Allgemeinzustand durchaus über längere Zeit beobachtet werden. Im allgemeinen lassen sie sich von einer kleinen Gastrotomie aus gut unter Mitnahme einer ausreichend großen Schleimhautbasis entfernen. Breitbasige, zottige oder vielfache Polypen sind wegen ihrer hohen Entartungsquote als echte Krebsrisikoerkrankungen anzusehen und daher wie Carcinome möglichst radikal, u. U. sogar mit Lymphdrüsenausräumung, anzugehen. In der Regel wird vor allem bei der Lokalisation der Polypen im Antrum eine Zweidrittel-Resektion genügen, bei höher gelegenen Polypen werden oft auch größere Eingriffe bis zur Gastrektomie erforderlich. Nach Möglichkeit sollten die entfernten Polypen immer, besonders aber bei weniger radikalem Vorgehen, bereits intraoperativ durch Gefrierschnittuntersuchung auf ihre Gutartigkeit überprüft werden. Bei weniger radikaler Operation sind in mehr als 10% Rezidive zu erwarten [1, 14].

Tabelle 1. 60 Patienten mit gutartigen Tumoren und tumorimponierenden Wandveränderungen des Magens (Chir. Univ-Klinik Köln-Lindenthal 1954 bis 1971)

Epitheliale Tumoren		*Nichtepitheliale Tumoren*	
Polypen	19	Myome	8
Pancreas aberrans	3	Neurinome	6
Cysten	1	Fibrome	1
		Angiome	2
		Glomustumoren	1

Mischformen		*Tumorimponierende Wandveränderungen*	
Neurofibrome	2	Polypöse Gastritis	8
Myofibrome	1	Morbus Menetrier	4
Angiolipofibroneurinome	1	Onkocytäre Hyperplasie	1
Fibrolipome	1		
Hämangiofibrome	1		

Im *eigenen Krankengut* wurden in den letzten 18 Jahren 19 Patienten mit Magenpolypen operativ behandelt (Tabelle 1). Hierbei lagen 8mal breitbasige oder zottige Polypen der Gruppe I und II nach Gieseler zwischen Erbs- und Hühnereigröße vor, davon bei drei Kranken multipel. Histologisch handelte es sich einmal um ein sicheres Carcinom, dreimal um hochgradige Epithelatypien und 5mal um sicher gutartige Polypen. Therapeutisch wurde bei 5 Kranken eine Zweidrittel-Resektion des Magens, bei zweien eine Fundus- und Korpusresektion mit Oesophago-Antrostomie und bei einem wegen hohen Alters lediglich eine großzügige Polypektomie vorgenommen. Solitäre Polypen fanden sich bei 11 Patienten und waren histologisch alle gutartig. Die Behandlung bestand 9mal in einer Zweidrittel-Resektion des Magens und 2mal in einer Polypektomie. In einem Fall bestand unabhängig von einem gutartigen Antrumpolypen ein röntgenologisch nicht erfaßtes Korpus-Carcinom. Polypenrezidive haben wir bisher nicht beobachtet.

Im Dünndarm machen alle echten solitären und multiplen *Polypen* mit 30% den Hauptanteil der benignen Tumoren aus (Tabelle 2). Sie sind etwa gleichmäßig auf Duodenum, Jejunum und Ileum verteilt und wachsen, häufig gestielt, ausschließlich in das Darmlumen hinein. Im Vordergrund der *Symptomatologie* stehen bei zwei Drittel der Patienten Obstruktionserscheinungen. Leitsymptom sind rezidivierende, kolikartige Schmerzen, Übelkeit, Erbrechen und Unregelmäßigkeiten der Verdauung. Häufige Ursache dieser klinischen Zeichen ist eine, mitunter intermittierende Invagination des Dünndarms. Blutungen durch Schleimhautarrosion treten in etwa einem Drittel der Fälle auf. Die Entartungsneigung scheint geringer zu sein als bei Magenpolypen. Obwohl exakte Angaben im Schrifttum fehlen, wird jedoch die Möglichkeit des Übergangs in malignes Wachstum allgemein angenommen [6, 13]. Die *Diagnose* erfolgt in der Regel röntgenologisch, wo der intraluminale Füllungsdefekt bei größeren Tumoren zur Darstellung kommt. Die Scineradiographie ist hier bei gestielten Polypen eine wertvolle diagnostische Hilfe. Im Bereich des Duodenums kommt heute der Duodenoskopie und der hypotonen Duodenographie eine besondere Bedeutung zu.

Die *operative Entfernung* asymptomatischer Polypen, die anläßlich einer Routineuntersuchung röntgenologisch zur Darstellung kommen oder im Rahmen einer Laparotomie palpiert werden, ist gerechtfertigt und ratsam. Im Dünndarm steht nämlich jedem gutartigen Polypen die drei- bis fünffache Zahl Adenocarcinome gegenüber [6, 10]. Weniger die Gefahr der direkten Entartung als die schlechte diagnostische Abgrenzbarkeit gegenüber den Malignomen ist für die klinische Indikation zur Entfernung dieser Polypen entscheidend. Obwohl das Risiko der operativen Therapie eines Duodenal- und Dünndarmpolypen gering ist, wird die Indikationsstellung im Einzelfall durch den Allgemeinzustand und die Lebenserwartung begrenzt. Symptomatische Polypen müssen auch unter Inkaufnahme eines erhöhten Operationsrisikos entfernt werden, da häufig der Invaginationsileus oder seltener die massive Blutung drohen.

Die Wahl des Operationsverfahrens richtet sich nach der Lokalisation und Ausdehnung des Befundes. Im Bereich des Duodenums wird man versuchen, mit der Excision des Polypen einschließlich seiner Basis auszukommen und nur bei intraoperativ nachgewiesener Malignität die risikoreichere Resektion vornehmen. Im Bereich des freibeweglichen, intraperitonealen Dünndarms können gestielte Polypen durch Enterotomie abgetragen werden. Bei vorliegender Invagination mit Schädigung angrenzender Dünndarmabschnitte oder sehr breiter Basis muß die ebenfalls risikoarme Resektion vorgenommen werden.

Eine Sonderstellung nehmen *versprengte Pankreasadenome* ein, denen als möglichen ulcerogenen Gastrinbildnern eine besondere Bedeutung zukommt [13]. Bei extrem saurer Hypersekretion des Magens ist auch die Entfernung derartiger Adenome indiziert.

Bei einer *Polyposis intestini*, einer *Neurofibromatose* oder bei dem mit Pigmentanomalien verbundenen *Peutz-Jeghers-Syndrom* stehen wegen ihrer Generalisierung der chirurgischen Therapie erhebliche technische Schwierigkeiten gegenüber. Die meist auf das Colon beschränkte hereditäre Polyposis intestini zeigt eine starke Neigung zur malignen

Gutartige Tumoren des Magens und Dünndarms

Tabelle 2. Häufigkeit benigner Dünndarmtumoren. (Nach Angaben des Schrifttums)

Autor und Literatur	Adenom, adenomat. Polypen	Leiomyom	Lipom	Fibrom	Angiom	Neurog. Tumor	Lymph-angiom	Fibro-myxom	Fibro-myom	Fibro-adenom	Sonstige inkl. heterotop. Pankreas	Gesamt
River et al. Int. Abstr. Surg. **102**, 1 (1956)	456	179	219	163	127	90	18	26	81	15	25	1399
Ostermiller et al. Amer. J. Surg. **111**, 403 (1966)	25	20	4	—	9	7	4	—	—	—	8	77
Sawyer et al. Amer. Surg. **29**, 268 (1963)	1	7	1	—	2	—	3	—	—	—	4	18
Croom et al. Sth. med. J. (Bgham, Ala.) **61**, 270 (1968)	4	7	1	—	1	2	—	—	—	—	10	25
Cohen et al. Amer. J. dig. Dis. **16**, 815 (1971)	10	8	5	1	2	—	1	—	—	—	7	34
Hoferichter et al. Brun's Beitr. klin. Chir. **206**, 75 (1963)	5	7	2	—	—	3	—	—	—	—	—	17
Good, C. A. Amer. J. Roentgenol. **89**, 685 (1963)	67	119	53	—	43	—	—	—	—	—	46	328
Termansen et al. Scand. J. Gastroent. **6**, 119 (1971)	2	2	5	—	2	—	—	—	—	—	1	12
Braasch et al. Surg. Clin. N. Amer. **44**, 791 (1964)	6	5	1	1	1	—	2	—	—	—	3	19
	576 (30%)	354 (18%)	291 (15%)	165 (9%)	187 (10%)	102 (5%)	28 (1,5%)	26 (1,5%)	81 (4%)	15 (1%)	104 (5%)	1929

259

Entartung mit einer Malignitätsrate von 20—30%. Sind Abschnitte des Dünndarms von dieser Erkrankung befallen, so ist die Resektion indiziert. Beim Peutz-Jeghers-Syndrom sind Einzelfälle maligner Entartung beobachtet worden [6], doch ist die Entartungsneigung allgemein sehr gering [13]. Die Indikation zur operativen Therapie besteht hier lediglich bei mechanischem Ileus durch Obstruktion und der massiven Blutung. Auch die von der Mucosa ausgehende ausgedehnte Adenomatose mit multiplen warzenförmigen Drüsenknospen bedeutet keine Indikation zur prophylaktischen operativen Entfernung [12].

Nicht epitheliale Tumoren

Unter den nicht epithelialen Tumoren des Magens und Dünndarms haben wegen der Häufigkeit ihres Vorkommens und der Gefahr der malignen Entartung die *Leiomyome* und *neurogenen Geschwülste* mit ihren Mischformen die größte Bedeutung. Außerdem sind wegen ihrer Blutungsgefahr die Angiome und im Bereich des Dünndarms wegen ihrer großen Zahl, allerdings ohne Entartungstendenz, die *Lipome* hervorzuheben. Die übrigen nicht epithelialen Tumoren sind bei geringer Entartungstendenz sehr selten.

Leiomyome gehen von der glatten Muskulatur der Magen- und Darmwand aus. Man unterscheidet je nach der Wachstumsrichtung innere, intramurale und äußere Myome. Histologisch bestehen sie hauptsächlich aus glatten Muskelfasern. In Abhängigkeit von der Menge des beteiligten Bindegewebes spricht man von reinen Myomen, Myofibromen oder Fibromyomen.

Myome des Magens wachsen in der Regel langsam und bleiben oft symptomlos und unbemerkt. Zum Teil werden sie bei einer Röntgenuntersuchung zufällig entdeckt und dabei häufig mit Polypen verwechselt, oder sie machen durch gastrale Blutungen auf sich aufmerksam. Diese Blutungen werden durch Ulcerationen der über dem Tumor gelegenen Schleimhaut ausgelöst, wobei wegen der großen submukösen Gefäße selbst bei kleineren Ulcerationen massive Blutungen entstehen können. Die Diagnose kann sehr schwierig sein. Intraluminale Tumoren lassen sich häufig weder röntgenologisch noch endoskopisch von Polypen unterscheiden. Intramurale Tumoren können ein Carcinom vortäuschen und die äußeren, subserösen Formen werden erst bei erheblicher Größenzunahme entdeckt. Die Leiomyome des Magens neigen sehr zu *maligner Degeneration*. In der Literatur findet man Angaben von 20—50% [1, 5, 7, 9]. Das Wachstum bleibt auch bei den maligne entarteten Geschwülsten langsam und die überwiegend in der Leber beobachtete Metastasierung erfolgt spät. Wegen des hohen Entartungsrisikos ist die Indikation zur Tumorentfernung und histologischen Abklärung auch bei fehlenden Komplikationen dringlich gegeben. Die Therapie besteht möglichst in der lokalen Excision mit intraoperativer Gefrierschnittuntersuchung oder einer kleinen Resektion. Im *eigenen Krankengut* beobachteten wir 8 Leiomyome und ein Myofibrom des Magens (Tabelle 1).

Myome des Dünndarms bilden mit 18% die nach den adenomatösen Polypen größte Gruppe benigner Geschwülste (Tabelle 2). Ihre Häufigkeit nimmt vom Duodenum zum Ileum hin zu. Extraluminales Wachstum ist am häufigsten, gefolgt von intraluminaler Ausbreitung. Asymptomatische Leiomyome bleiben häufig unentdeckt. Ihr Anteil in älteren Statistiken beträgt bis zu 25% [12]. Symptomatische Leiomyome werden hingegen relativ rasch diagnostiziert. Als mittlere Beobachtungsdauer gibt Hoferichter [6] vom Einsetzen der ersten Symptomatik bis zur Stellung der Diagnose für die Leiomyome 22 Monate an (Neurofibrome 50, Adenome 60 und Lipome 96 Monate).

Zum *klinischen Bild* gehören bei zwei Drittel der Patienten Schmerzen, bei rund einem Drittel Erbrechen und Übelkeit. Leitsymptom ist jedoch auch im Bereich des Dünndarms die massive Blutung, die in rund 50% der Patienten auftritt; die Arrosion des Tumors vom Darmlumen her und die zentrale Nekrose mit Blutung in den Tumor hinein und deren Durchbruch in das Darmlumen sind die Ursachen hierfür. Kaum weniger häufig sind Obstruktionserscheinungen. Gestielte Myome können wie Polypen zu Invaginationserscheinungen und zum Ileus führen.

Die Darstellbarkeit im Röntgen-Kontrastverfahren setzt in der Regel intraluminale Ausbreitung voraus. Das häufigere, extraluminale Wachstum ist im Bereich des freibeweglichen Dünndarms röntgenologisch erst faßbar, wenn infolge erheblicher Größenzunahme Verdrängungserscheinungen auftreten. Entscheidende Bedeutung kommt der diagnostischen Sicherung eines Leiomyoms im Stadium der Blutung zu. Führen bei einer massiven gastrointestinalen Blutung die Untersuchung mit wasserlöslichem Kontrastmittel neben der Notfallendoskopie und anderen Maßnahmen nicht zur Feststellung einer der häufigen Blutungsquellen des oberen Gastrointestinaltraktes (Oesophagusvaricen, Magen- und Duodenalulcus, erosive Gastritis, Carcinom), so sollte auch an seltene Blutungsquellen, wie benigne Tumoren gedacht und im Stadium der Blutung die selektive Coeliaco- und Mesentericographie vorgenommen werden (Abb. 1).

Obwohl exakte Angaben über den Übergang benigner Dünndarm-Leiomyome in Leiomyosarkome nicht vorliegen, kann eine maligne Entartung nicht ausgeschlossen werden. Wegen der Schwierigkeit, die Benignität dieser häufig zentral nekrotisierten, mesenchymalen Geschwülste durch intraoperative Schnellschnittuntersuchungen exakt festzulegen, empfiehlt sich auch im Bereich des Dünndarms eine möglichst radikale Entfernung asymptomatischer Tumoren. Im Bereich des Duodenums wird man sich bei nicht gesicherter Malignität auf die lokale Excision beschränken können. Im Jejunum und Ileum ist auf jeden Fall die Indikation zur Resektion des betroffenen Darmabschnittes gegeben.

Neurinome sind die häufigsten neurogenen Tumoren des Magens und Dünndarms. Sie entwickeln sich von den Zellen der Schwannschen Scheiden aus und weisen wie die Myome entsprechend ihrer Hauptwachstumsrichtung eine

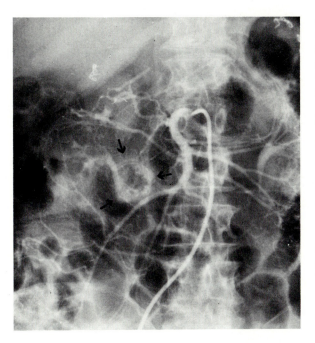

Abb. 1. B. E., ♀, 68 J. Selektive Angiographie der A. mesenterica sup. mit Darstellung eines gut vascularisierten Tumors (↗ ↗). Exstirpation eines walnußgroßen, submukösen Duodenalleiomyoms. (Angiogramm: Radiologisches Institut der Universität Köln, Direktor: Prof. Dr. G. Friedmann)

submuköse, intramurale oder subseröse Lokalisation auf. Makroskopisch handelt es sich um derbe, gut abgekapselte gelblich-weiße Geschwülste mit einer meist regelmäßigen Oberfläche. Histologisch zeigen sie eine Polymorphie und charakteristische Palisadenstellung der Zellkerne. Neurinome kommen fast immer solitär vor und sind am häufigsten im Magen, wesentlich seltener im proximalen Jejunum und distalen Ileum anzutreffen. Hier machen sie 5% aller Dünndarmtumoren aus (Tabelle 2).

Ihre *Symptomatik* ist ebenso uncharakteristisch wie die der Leiomyome. Neben dyspeptischen Beschwerden, Völle- und Druckgefühl oder Sodbrennen, geben intestinale Blutungen oder Passagestörungen im Dünndarm erste Hinweise auf diese Tumorformen. Die Blutungen stammen aus Tumorulcerationen und können infolge der starken Vascularisation der Neurinome erhebliche Ausmaße annehmen. Röntgenologisch findet man glatt begrenzte Kontrastmittelaussparungen, manchmal mit divertikelartiger Kontur bei sonst unauffälliger Schleimhaut. Im Bereich des Magens findet man auch Kuppenulcerationen mit kaskadenartigen Konturen der Magenwand. Hier kann die endoskopische Gewebeentnahme oft eine weitere Klärung bringen.

Die *Gefahr der malignen Entartung* wird in der Literatur mit 10—20% angegeben [1, 5, 11]. Hieraus ergibt sich die Indikation zur Entfernung und histologischen Untersuchung derartiger Tumoren. Je nach Lokalisation und Ausdehnung wird man eine lokale Excision oder eine mehr oder weniger ausgedehnte Resektion des Magens oder Dünndarms vornehmen. In jedem Fall sollte bei dem geringsten intraoperativen Entartungsverdacht eine sofortige Schnellschnittuntersuchung durchgeführt werden, um ggf. das Ausmaß der Operation zu erweitern. Im *eigenen Krankengut* beobachteten wir sechs Magenneurinome, zwei Neurofibrome und ein Angioliponeurofibrom (Tabelle 1).

Angiome machen rund 10% der gutartigen Tumoren des Magens und Dünndarms aus. Ihr Wachstum erfolgt überwiegend submukös. Arrosionsbedingte, massive Blutungen mit der Gefahr des hämorrhagischen Schocks und der nicht konservativ zu behandelnden Anämie geben deshalb diesen Geschwülsten ihre besondere klinische Bedeutung [8]. In selteneren Fällen sind auch Obstruktionserscheinungen beschrieben worden [12]. Asymptomatische Angiome sind aufgrund röntgenologischer Kriterien nicht von den übrigen genannten Tumoren zu unterscheiden. Im Stadium der Blutung kommt der selektiven Angiographie eine besondere Bedeutung zu, mit der es gerade auch bei diesen Tumoren gelingen kann, die Blutungsquelle und damit die Geschwulst zu lokalisieren.

Die *Indikation zur operativen Entfernung* ist bei nachgewiesenen Angiomen vorwiegend wegen der Blutungsgefahr und nur selten wegen einer möglichen malignen Entartung gegeben. Die Therapie der Wahl besteht in der radikalen lokalen Excision des Tumors im Bereich des Magens und Duodenums und in der Resektion des betroffenen Darmabschnittes in Jejunum und Ileum. Keine Indikation zur operativen Behandlung wird man auch hier bei generalisierten Formen wie z.B. beim Osler-Weber-Rendu-Syndrom mit multiplen Teleangiektasien stellen. Im eigenen Krankengut beobachteten wir neben dem genannten cavernösen Hämangiom des Jejunums zwei Angiome des Magens. Die Therapie bestand hier in der lokalen Tumorexstirpation und einer Magenteilresektion nach Billroth II.

Lipome wurden im eigenen Krankengut abgesehen von einem Fibrolipom des Duodenums weder im Bereich des Magens noch des Dünndarms beobachtet. In größeren Statistiken machen diese vorwiegend intramural wachsenden Tumoren im Bereich des Dünndarms den zahlenmäßig bedeutenden Anteil von 15% aus (Tabelle 2). Die langsam wachsenden, stets gutartigen Tumoren bleiben häufig asymptomatisch, werden jedoch bei bestehender Symptomatik oft verkannt. Im Vordergrund des Beschwerdebildes stehen Schmerzen und wegen des intraluminalen Wachstums Obstruktionserscheinungen bei rund der Hälfte der Patienten. Blutungen treten nur in einem Siebtel der Fälle auf [12]. Die Indikation zur operativen Behandlung ist lediglich bei symptomatischen Lipomen gegeben.

Die **übrigen Tumoren** sind sehr selten und lassen sich meist weder durch ihre Symptomatik noch röntgenologisch oder gastroskopisch exakt diagnostizieren. Daher werden sie in der Regel der größeren Wahrscheinlichkeit nach einer der genannten Gruppen zugeordnet und entsprechend operativ behandelt. Die endgültige Diagnose stellt dann erst der Pathologe bei der intra- oder postoperativen feingeweblichen Untersuchung.

Unter bestimmten Voraussetzungen können auch entzündliche Veränderungen je nach Lokalisation und Ausdehnung *Tumoren vortäuschen*. Im Magen führen besonders im Antrumbereich gelegentlich die atrophisch-hyperplastische Gastritis, die polypöse Gastritis oder der Morbus Ménétrier zu Verwechslungen mit breitbasigen Polypen oder kleineren, intramuralen Tumoren. Da auch diese Veränderungen z. T. gehäuft und im Zusammenhang mit Magenkrebs gesehen wurden, bedürfen sie einer regelmäßigen Überwachung. Meist wird man aber die Diagnose und histologische Befundklärung mit Hilfe der Gastroskopie erreichen und auf ein operatives Vorgehen verzichten können.

Literatur

1. Bockus, H..: Gastroenterology. London: W. B. Saunders 1964.
2. Braasch, J. W., Denbo, H. E.: Tumors of the small intestine. Surg. Clin. N. America **44**, 791 (1964).
3. Croom, R. D., Newsome, J. F.: Benign and malignant tumors of the small intestine. Sth. med. J. (Bgham, Ala.) **61**, 270 (1968).
4. Gieseler, H.: Zur Klinik und Pathologie der Magenpolypen. Langenbecks Arch. Chir. **299**, 637 (1962).
5. Heberer, G., Larena, A., Zumtobel, V.: Krebsrisikoerkrankungen und gutartige Geschwülste der Speiseröhre und des Magens. Chirurg **41**, 107 (1970).
6. Hoferichter, J., Stahlgren, L. H.: Klinik und Behandlung der Dünndarmgeschwülste. Bruns' Beitr. klin. Chir. **206**, 75 (1963).
7. Kurakowa, T., Kahitani, T., Oota, K.: Carcinoma of the stomach in early phase. Tokoyo: Nakayama Shoten 1967.
8. Larena-Avellaneda, A., v. Brehm, H.: Massive Dünndarmblutungen. Chirurg **40**, 117 (1969).
9. Meyer, A.: Gutartige Geschwülste des Magen-Darm-Traktes. Münch. med. Wschr. **108**, 1101 (1966).
10. Ostermiller, W., Joergenson, E. J., Weibel, L.: A clinical review of tumors of the small bowel. Amer. J. Surg. **111**, 403 (1966).
11. Peiper, H. J.: Zum Krankheitsbild der Magenneurinome. Bruns' Beitr. klin. Chir. **194**, 139 (1957).
12. River, L., Silverstein, J., Tope, J. W.: Benign neoplasms of the small intestine. A critical comprehensive review with reports of 20 new cases. Internat. Abstr. Surg. **102**, 1 (1956).
13. Schreiber, H. W.: In: Spezielle Chirurgie für die Praxis, II. Teil 2: Verdauungssystem II, Stuttgart: Thieme 1972.
14. Stout, A. F.: Tumors of the stomach. Atlas of tumor pathology, Sect. VI, Fasc. 21, Washington: Armed Forces Institute of Pathology 1953.
15. Termansen, N. B., Linde, N. C.: Primary tumors of the small intestine. Scand. J. Gastroent. **6**, Suppl. 9, 119 (1971).

Carcinoide des Gastrointestinaltraktes

P. Hermanek und R. Decker

Pathoanatomische und pathophysiologische Grundlagen

Carcinoide sind epitheliale Neoplasmen, die sich histologisch, histochemisch und biologisch sowohl von gutartigen Adenomen als auch von Carcinomen unterscheiden.

Histologisch-strukturelle Besonderheiten: vorwiegend submuköse Lage; vielfach infiltratives Wachstum; solide Haufen meist regelmäßiger Zellen mit betonter peripherer Reihe mehr zylindrischer Zellen (dadurch „basaliomartig"); auch bandförmige solide Zellstränge; auch rosettenförmige und drüsige Strukturen möglich; oft reichlich entfaltetes Tumorstroma mit glatter Muskulatur und Fibrose.

Histochemische Besonderheiten: Tumorzellen meist entweder argentaffin (enterochromaffin) oder argyrophil (zum Nachweis rasch nach Entnahme erfolgende, nicht zu kurze Formolfixation erforderlich). Bei chemischer Untersuchung nativen Tumorgewebes ist in einem Teil der Fälle Serotonin nachweisbar. Elektronenmikroskopisch meist charakteristische Granula.

Einzelne argentaffine oder argyrophile Zellen (z. B. in Magen- oder Coloncarcinomen) berechtigen noch nicht zur Diagnose eines Carcinoids, dazu muß die charakteristische histologische Struktur kommen [1, 11].

Biologische Besonderheiten

Aus dem histologischen Bild des Tumors ist eine Aussage über Benignität oder Malignität vielfach nicht möglich („Tumor fraglicher Dignität"), zur Beurteilung der biologischen Dignität sind Tumorgröße und Lokalisation wesentlich.

Für Malignität sprechen vermehrte Mitosen, Zellpolymorphie und unregelmäßige histologische Struktur, doch kann auch ohne diese histologischen Befunde bereits Metastasierung vorliegen.

Tumoren mit einem Durchmesser von über 2 cm sind stets verdächtig. Metastasierung wird bei Appendixcarcinoiden nur ausnahmsweise, bei Rectumcarcinoiden selten, bei Ileumcarcinoiden am häufigsten beobachtet.

Von manchen amerikanischen Autoren werden alle gastrointestinalen Carcinoide als Carcinome niedrigen Malignitätsgrades bezeichnet. Die biologische Sonderstellung soll aber in der Namengebung klar zum Ausdruck kommen [3].

Auch nach erfolgter Metastasierung beobachtet man auffallend langen Verlauf, Überlebenszeiten von 10 Jahren und mehr sind auch bei Fernmetastasierung durchaus möglich.

Ein Teil der Carcinoide ist endokrin wirksam und verursacht dann ein Carcinoidsyndrom.

Histogenese: Carcinoide werden als Tumoren des Helle-Zellen-Systems bzw. der diffusen peripheren parakrinen Organe (Feyrter) bzw. des argentaffinen Zellsystems (Campbell) aufgefaßt. Nach den Unterarten der Angehörigen dieses Zellsystems wird auch zwischen Tumoren der enterochromaffinen (argentaffinen) Zellen (Argentaffinom, argentaffine Tumoren) und Tumoren der APUD- (*a*mine *p*recursor *u*ptake and *d*ecarboxylating) Zellen (argyrophile Tumoren, APUD-Tumoren) unterschieden [4, 9].

Das Carcinoidsyndrom

Das klinische Bild ist gekennzeichnet durch:
1. Cutan-vasculäre Symptome: sog. Flush. Anfallsweise tritt unter Hitzegefühl und Brennen in kurzer Zeit eine fleckige Rötung im Gesicht, am Hals und Stamm auf, die zuerst hellrot ist, dann dunkelrotlivid wird. Zum Teil wird der Flush von Herzklopfen, Tachykardie und Blutdruckabfall begleitet.
2. Kolikartige Leibschmerzen mit Durchfällen (Hyperperistaltik).
3. Asthma-bronchiale-artige Beschwerden (Bronchoconstriction).

Die Symptome sind häufig nur teilweise ausgeprägt.

In fortgeschrittenen Fällen findet sich oft ein sog. stehender Flush, das sind Hautveränderungen mit Cyanose der Extremitäten und Teleangiektasien im Gesicht und am Hals. Selten beobachtet man auch pellagra- oder sklerodermieähnliche Hautveränderungen sowie Gelenkbeschwerden. Weitere Spätsymptome bzw. Komplikationen sind fibrotische Veränderungen des Endokards der rechten Herzhälfte (Endokardfibrose), die zu Tricuspidalklappenveränderungen (Stenose und/oder Insuffizienz) und/oder Pulmonalklappenveränderungen (meist Stenose) und schließlich zur Herzdekompensation führen.

Kombination mit gastroduodenalen Ulcera wird überdurchschnittlich häufig beobachtet.

Biochemisch liegt eine anfallsweise und auch konstante Erhöhung des Spiegels von 5-Hydroxytryptamin (Serotonin) im Blut vor, wahrscheinlich spielen auch Bradykinine, Kallikrein und andere biogene Amine eine Rolle [10].

Das Carcinoidsyndrom hat zwei Ursachen: Carcinoide oder Nichtcarcinoidtumoren.

Liegt ein Carcinoid mit Produktion und Abgabe überreichlicher Mengen von Serotonin im Portalkreislauf, so wird das produzierte Serotonin bei intakter Leber durch deren Monoaminooxydasen abgebaut. Das Carcinoidsyndrom entsteht erst dann, wenn Serotonin unter Umgehung der Lebersinusoide in den allgemeinen Kreislauf gelangt. Dies ist der Fall, wenn Lebermetastasen vorliegen und diese Serotonin direkt in Lebervenen abgeben, oder bei Metastasierung in Regionen außerhalb des Portalkreislaufes, z.B. in paraaortale Lymphknoten oder in die Lungen.

Ist ein Carcinoid außerhalb des Portalkreislaufes gelegen, z.B. in der Lunge, im Ovar oder sacrococcygeal, kann ein Carcinoidsyndrom auch ohne Vorliegen von Metastasen auftreten, dann aber nur, wenn die Tumoren relativ groß sind und sehr reichlich Serotonin abgeben.

Insgesamt geht nur ein kleiner Teil (etwa 5%) aller Carcinoide mit endokriner Symptomatik einher, unter den metastasierenden Carcinoiden etwa $^1/_4$ der Fälle.

Nichtcarcinoidtumoren mit Produktion von Serotonin und anderen biogenen Aminen sind (endokrines paraneoplastisches Syndrom) vorwiegend kleinzellige Lungencarcinome, selten auch Carcinome von Magen, Pankreas, Cervix uteri u.a..

In diesen Fällen findet man gewisse klinische und biochemische Abweichungen vom klassischen Bild des Carcinoidsyndroms, aber eine sichere Unterscheidung von einem Carcinoidsyndrom durch Carcinoide ist weder klinisch noch biochemisch möglich. Man verwendet für Carcinoidsyndrome durch Nichtcarcinoidtumoren auch den Ausdruck „atypisches Carcinoidsyndrom" [7].

Die *Lokalisation der Carcinoide* unterscheidet sich wesentlich, je nachdem, ob ein Carcinoidsyndrom vorliegt oder nicht (Tabelle 1).

Tabelle 1. Lokalisation von abdominalen Carcinoiden

Ohne Carcinoidsyndrom
etwa 60% Appendix
etwa 25% Ileum (einschl. Meckelsches Divertikel)
selten: Rectum, Jejunum, Colon, Magen, Duodenum
äußerst selten: Gallenblase, Gallenwege, Ovar-, Hoden- oder sacrococcygeale Teratome

Mit Carcinoidsyndrom
ganz überwiegend Ileum
(alle anderen möglichen Lokalisationen selten bis sehr selten)

In dieser Tabelle sind histologisch *carcinoidähnliche Pankreastumoren* nicht angeführt, da diese eine Sonderstellung einnehmen [3]; hierbei werden nur selten Carcinoidsyndrome, vielmehr meist andere endokrine Syndrome beobachtet.

Extraabdominale Carcinoide finden sich vor allem in den Bronchien. Carcinoidähnliche Tumoren in Parotis, Schilddrüse, Prostata, Harnblase sind in ihrer systematischen Stellung noch umstritten, als Ursachen von Carcinoidsyndromen jedenfalls noch nicht gesichert.

Multiple Carcinoide sind vor allem im Ileum häufig (30% der Fälle), werden aber gelegentlich auch bei Carcinoiden anderer Lokalisation beobachtet.

Innerhalb der einzelnen Abschnitte des Intestinaltraktes stellen Carcinoide im Dünndarm neben Lymphomen die häufigsten Tumoren dar. Unter den Tumoren der Appendix stehen Carcinoide an erster Stelle, man findet sie in etwa 0,5% der Appendektomien. In allen übrigen Abschnitten des Intestinaltraktes sind Carcinoide seltene Tumoren.

Indikationen beim Carcinoidsyndrom

Die *konservative Therapie* des Carcinoidsyndroms mit Serotoninantagonisten (Methysergid, Chlorpromazin, Cy-

Bauchchirurgie

proheptadin), Corticosteroiden, tryptophanarmer Diät hat bisher enttäuscht. Bei Metastasen der Leber wurden gewisse palliative Erfolge durch Cyclophosphamid und bei Strahlentherapie berichtet. Jedenfalls ist die *chirurgische Therapie das Verfahren der Wahl* [8].

In der Mehrzahl der Fälle liegen Carcinoide mit Fernmetastasen zugrunde. Ziel der chirurgischen Therapie ist die Beseitigung sowohl des Primärtumors als auch der Metastasen. Insoweit stellen Carcinoide eine Ausnahme von der chirurgischen Regel dar, daß bei Vorliegen multipler Fernmetastasen eine chirurgische Therapie sinnlos ist. Die an sich palliative Therapie ist im Fall der Carcinoide aber berechtigt und sinnreich, weil auch nach erfolgter Fernmetastasierung jahrelange Überlebenszeiten möglich sind und durch die Entfernung größerer Tumorgewebsmengen eine wesentliche Besserung der endokrinen Symptomatik erreichbar ist.

Voraussetzungen operativen Vorgehens sind:
1. Biochemische Sicherung der Carcinoidsyndroms.
2. Versuch der präoperativen Lokalisation des Tumors.

Die Sicherung erfolgt am einfachsten durch Bestimmung der 5-Hydroxyindolessigsäure (Abbauprodukt von Serotonin) im 24-Std-Harn. Werte über 25 mg sind nahezu beweisend (Normalwert 2—10 mg). Bananen, Ananas, Johannisbeeren, Stachelbeeren, Pflaumen, Tomaten, Walnüsse sollen vor der Bestimmung nicht gegessen werden. Bei kolorimetrischer Bestimmung können durch Phenothiazin falsch negative, durch Phenacetin, Tranquilizer u.a. falsch positive Befunde verursacht werden, exakter ist daher die fluorometrische Bestimmung [2].

Mäßig erhöhte Werte von 5-Hydroxyindolessigsäure findet man bei idiopathischer, gelegentlich auch symptomatischer Sprue, Morbus Whipple, portaler Hypertension, Laxantienabusus [6]. Bei negativen oder unklaren Befunden sollten die Bestimmungen mehrfach wiederholt werden, da die Ausscheidung von 5-Hydroxyindolessigsäure beim Carcinoidsyndrom schwanken kann. Ergeben sich auch dann keine klaren Befunde, empfiehlt sich die Bestimmung von 5-Hydroxytryptophan im Harn und von Serotonin in Blut und Harn, u.U. auch Provokationsteste, z.B. mit Reserpin oder Histamin.

In erster Linie stellt sich die Frage: thorakale oder abdominale Lokalisation? Die sehr seltene Lokalisation im Hoden läßt sich durch sorgfältige Palpation ausschließen. Zum Ausschluß eines Bronchuscarcinoid empfiehlt sich neben genauer radiologischer Untersuchung (auch Tomographie) die Bronchoskopie. Findet man hierbei das Carcinoid nicht, soll — wie bei jedem Verdacht auf intraabdominellen Tumor — der Versuch der Tumorlokalisation mit radiologischer Diagnostik, Sonographie, Endoskopie, eventuell auch Isotopenverfahren vorgenommen werden.

Liefern diese Untersuchungen keine Tumorlokalisation, ist die explorative Laparotomie indiziert. Finden sich in der Leber, mesenterial oder retroperitoneal *Metastasen*, soll eine Biopsie im Schnellschnittverfahren zunächst klären, ob es sich tatsächlich um ein metastasiertes Carcinoid handelt. Ist dies der Fall, sollen der Primärtumor und möglichst viel der Metastasen (Leberteilresektion!) entfernt

werden. Das Ziel ist die Reduktion der Tumormasse, natürlich nicht eine etwaige Radikalität. Die Sicherheitsgrenze der Resektion des Primärtumors darf daher eng gehalten werden. Zeigt jedoch die Schnellschnittuntersuchung, daß ein anderes Malignom Ursache des Carcinoidsyndroms ist (paraneoplastisches Syndrom eines gewöhnlichen Krebses), sollte man auf die Beseitigung des Tumorgewebes verzichten, da die Progredienz des Leidens — im Gegensatz zum metastasierten Carcinoid — die Ergebnisse illusorisch macht.

Finden sich bei der Probelaparotomie *keine Metastasen*, so sind in erster Linie das Retroperitoneum, das Ovar, eventuell auch die oralen Magenteile zu explorieren. Denn ohne Metastasierung wird ein Carcinoidsyndrom in der Regel nur von Carcinoiden verursacht, die nicht im Portalkreislauf liegen.

Auch wenn ein Carcinoid und Metastasen gefunden werden, sollte stets nach weiteren Tumoren gesucht werden, damit nicht bei etwaigen multiplen Carcinoiden solche zurückgelassen werden.

Erbringt die Laparotomie keinen Tumorhinweis, soll in einer zweiten Sitzung eine Thorakotomie angeschlossen werden, um ein kleines peripheres Bronchialcarcinoid zu entdecken.

Jeder operative Eingriff beim Carcinoidsyndrom bringt wegen der abnormen endokrinen Situation erhöhte Gefahren. Mit schwerer Bronchoconstriction und bedrohlichem Blutdruckabfall bei Einleitung der Narkose und während der Operation ist zu rechnen. Vorsicht ist bei Gabe von Adrenalin oder Noradrenalin geboten, da hierdurch typische Flush-Anfälle und auch Blutdruckabfall bewirkt werden kann [2]. Die prophylaktische Gabe von Antiserotonin-Substanzen ist zu erwägen.

Symptomatische Tumoren des Gastrointestinaltraktes ohne Carcinoid-Syndrom

Das wesentliche Problem besteht darin, *an Carcinoide zu denken*. Nicht selten wird der meist nur kleine Tumor einfach als Carcinom angesehen und unter dieser Vermutungsdiagnose eine typische Radikaloperation vorgenommen. Dies ist aber in vielen Fällen nicht nötig, weshalb eine histologische Artdiagnose im Schnellschnittverfahren angestrebt werden muß.

Das Ausmaß der operativen Therapie bei gesichertem Carcinoid bestimmt sich nach der Tumorgröße und etwaigem Vorliegen von regionären und Fernmetastasen. Das operative Handeln muß daher im Einzelfall unter Heranziehung von multiplen Schnellschnittuntersuchungen geplant werden (Abb. 1).

Zusätzlich sollte bei gesichertem Carcinoid sorgfältig nach weiteren (multiplen) Carcinoiden gesucht werden. Dies gilt ganz besonders für Carcinoide des Ileum.

Ergibt sich aufgrund der durchgeführten Revision und Schnellschnittuntersuchungen, daß eine *sparsame lokale Entfernung im Gesunden* ausreicht, wird man je nach Lokalisation verfahren. Im mittleren und oberen Magendrittel

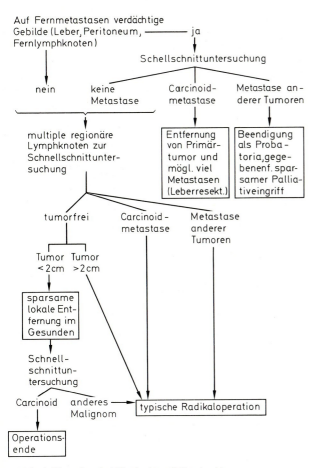

Abb. 1. Vorgehen bei Verdacht auf Carcinoid

wird die lokale Excision mit sparsamem Saum umgebender Magenwand genügen, bei Lokalisation im Antrum wird man die aborale Resektion nach B I durchführen. Im Duodenum ist die lokale Excision im Gesunden, im Jejunum und Ileum die kleine Segmentresektion das Verfahren der Wahl. An der Appendix genügt meist die Appendektomie, nur wenn die Tumoren direkt an der Basis der Appendix sitzen, soll die rechtsseitige Hemicolektomie vorgenommen werden. Diese empfiehlt sich auch bei Lokalisation im Coecum oder Colon ascendens. Bei Sitz in den übrigen Abschnitten des Colons ist die kleine Segmentresektion angezeigt. Bei Lokalisation im Rectum genügt die lokale Excision im Gesunden, je nach Lage abdominal oder transanal ausgeführt.

Indikationen bei Carcinoiden als Zufallsbefund

Carcinoiden als Zufallsbefund begegnen wir bei Operationen unter der Diagnose Appendicitis. Vielfach fallen in der Appendix gelegene kleine Carcinoide dem Operateur gar nicht auf. Der Befund des Pathologen „Carcinoid" führt zu keinen praktischen Konsequenzen. Bemerkt der Operateur aber an der Appendix den Tumor, so bestimmt sich das Vorgehen nach den im obigen Abschnitt und in Abb. 1 dargelegten Richtlinien.

Findet man als Zufallsbefund an anderen Abschnitten des Gastrointestinaltraktes auf Carcinoide verdächtige Tumoren, sollte ebenfalls entsprechend Abb. 1 vorgegangen werden. Auf die Wichtigkeit der Schnellschnittuntersuchung sei nochmals hingewiesen, nur auf ihrer Grundlage ist optimales chirurgisches Vorgehen gewährleistet.

Literatur

1. Azzopardi, J.G., Pollock, D.J.: Argentaffin and argyrophil cells in gastric carcinoma. J. Path. Bact. **86**, 443 (1963).
2. Brown, H., Kahil, M.E., Gregory, C.H.: Functioning carcinoid tumors. In: Cancer of the gastrointestinal tract. 10th Annual Clinical Conference on Cancer, 1965, University of Texas. Chicago: Year Book Medial Publishers 1967.
3. Campbell, A.C.P.: The argentaffin cell system. In: Bloodworth, J.M.B., jr. (Ed.): Endocrine pathology. Baltimore: Williams & Wilkins 1968.
4. Dawson, I.M.P.: The endocrine cells of the gastrointestinal tract. Histochem. J. **2**, 527 (1970).
5. Feyrter, F.: Über die peripheren endokrinen (parakrinen) Drüsen des Menschen. Wien-Düsseldorf: Maudrich 1953.
6. Hafter, E.: Praktische Gastroenterologie, 4. Aufl. Stuttgart: Thieme 1970.
7. Hedinger, Chr.: Pathologische Anatomie des Carcinoid-Syndroms. Verh. dtsch. Ges. inn. Med. **68**, 182 (1963).
8. Martin, R.G.: Management of carcinoid tumors. Cancer (Philad.) **26**, 547 (1970).
9. Morson, B.C., Dawson, I.M.P.: Gastrointestinal pathology. Oxford, London, Edinburgh: Blackwell 1972.
10. Sjoerdsma, A., Melmon, K.L.: The carcinoid spectrum. Gastroenterology **47**, 104 (1964).
11. Toker, C.: Observations on the composition of certain colonic tumors. Cancer (Philad.) **24**, (1969).

Bauchchirurgie

Y-Anastomose nach Roux

K. SCHWEMMLE

Seit der Einführung der Y-Schlinge durch Roux [4] hat sich deren Indikation wesentlich erweitert. Das Rouxsche Verfahren ist in der Pankreas- und Magenchirurgie, sowie bei der Rekonstruktion der extrahepatischen Gallenwege zu einem wichtigen Bestandteil der chirurgischen Therapie geworden.

Der Vorteil der Rouxschen Schlinge liegt in der zentrifugal gerichteten Peristaltik. Der Darminhalt wird dadurch von der Anastomose abgeleitet und die Gefahr einer Insuffizienz verringert. Y-Schlingen lassen sich röntgenologisch fast nie darstellen, weil auch das Kontrastmittel gegen die Peristaltik nicht weiterbefördert wird. Voraussetzung dafür ist eine ausreichende Länge des ausgeschalteten Darmsegmentes. Es sollte mindestens 15, besser 25—30 cm lang sein.

Von 1956—1972 wurden in der Erlanger Chirurgischen Klinik 116 Y-Anastomosen ausgeführt (Tabelle 1). Gestützt auf die Erfahrungen mit diesem Krankengut soll zur Indikation Stellung genommen werden.

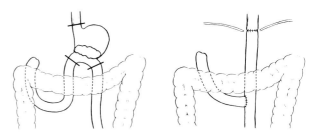

Abb. 1. Y-förmige Oesophago-Jejunostomie nach Resektion eines Billroth-II-Restmagens

Tabelle 1. Chirurgische Universitätsklinik Erlangen. Y-Anastomosen 1956—1972

	Gesamt	†	%
Mit Speiseröhre nach Gastrektomie	19	5	26,3
Mit Duodenalstumpf	23	6	26,1
Mit den Gallenwegen	30	5	16,7
Mit Pankreas	44	2	4,6
	116	18	15,5

Tabelle 2. Y-Oesophago-Jejunostomie

		†
Gastrektomie wegen Carcinoms	7	4
Gastrektomie nach B-II-Resektion		
Stumpfcarcinom	9	1
Anastomoseninsuffizienz	1	—
Rezidivierende Anastomosenulcera (Zollinger-Ellison-Syndrom)	2	—
	19	5

Gastrektomie

Die Rouxsche Schlinge bietet sich besonders dann an, wenn der Restmagen nach einer Billroth-II-Resektion wegen eines Stumpfcarcinoms, einer Anastomoseninsuffizienz oder rezidivierender Anastomosenulcera entfernt werden muß. Der ehemals zuführende Schenkel wird in den abführenden Dünndarmanteil End-zu-Seit anastomosiert und der dadurch entstandene Y-Schenkel kann mit der Speiseröhre End-zu-End oder End-zu-Seit verbunden werden (Abb. 1). War bei dem Ersteingriff eine Braunsche Anastomose angelegt worden, wird der zuführende Dünndarmschenkel bis zur Enteroanastomose reseziert und der abführende Schenkel für die Oesophagojejunostomie verwendet. Von 12 nach dieser Art operierten Patienten haben wir nur einen verloren (Tabelle 2). Wesentlich ungünstiger war das Ergebnis bei primärer Gastrektomie wegen eines Carcinoms. Von 7 Patienten verstarben 4. Wir bevorzugen daher bei den primären Gastrektomien eine End-zu-Seit-Oesophago-Jejunostomie mit Braunscher Enteroanastomose.

Versorgung des „schwierigen" Duodenalstumpfes

Nach der Resektion des Magens wegen eines chronischen Duodenalulcus treten gelegentlich Schwierigkeiten beim Verschluß des Duodenalstumpfes auf [3]. Manchmal ist die Vorderwand des Duodenums durch Narben, frische Ulcera und entzündliche Schwellung so verbraucht, daß auch nach Kocherscher Mobilisierung des Zwölffingerdarmes eine spannungsfreie, einstülpende Naht nicht mehr angelegt werden kann. In dieser Situation ist die End-zu-End-Duodenojejunostomie nach Roux eine einfache und sichere Möglichkeit, den Stumpf zu versorgen. (Abb. 2).

In den Narbenschwielen finden die Nähte guten Halt, so daß keine wesentlichen technischen Probleme auftreten. Ein unsicherer Verschluß des Duodenalstumpfes bei Billroth-II-Resektionen gefährdet den Patienten wegen der drohenden Stumpfinsuffizienz mehr als die gering verlängerte Operationszeit und die zusätzlichen Anastomosen bei der Y-förmigen Duodenojejunostomie.

Duodenalstumpfinsuffizienz

Die *akute Insuffizienz* des Duodenalstumpfes zählt zu den schweren Komplikationen der Billroth-II-Resektion. Versuche, den Stumpf erneut einzustülpen, sind wegen der

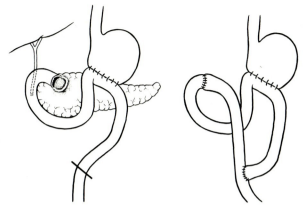

Abb. 2. Duodeno-Jejunostomie zur Versorgung des Duodenalstumpfes

bestehenden Peritonitis unsicher, vor allem wenn die Entleerung der zuführenden Schlinge in den Restmagen behindert ist. Auch Dauerabsaugung über eine im Duodenalstumpf plazierte Sonde oder durch in die Bauchdecken eingelegte Zieldrainagen haben sich nicht bewährt. Demgegenüber bietet die Y-Anastomose bessere Chancen, da Galle- und Pankreassekrete durch die zentrifugal gerichtete Peristaltik aktiv abgeleitet werden. Wir haben den insuffizienten Stumpf bei acht Patienten mit einer Rouxschen Schlinge versorgt. Bei allen Kranken bestand eine schwere Peritonitis. Vier überlebten den Zweiteingriff nicht. Die Sektion hat aber in keinem Fall eine Insuffizienz der Anastomose ergeben. Todesursachen waren Lungenembolie, Hirnabsceß und zweimal fortbestehende Peritonitis. Zwei Verstorbene waren zusätzlich dadurch gefährdet, daß in auswärtigen Krankenhäusern bei der Erstoperation eine Gastroileostomie angelegt worden war, die bei der Relaparotomie trotz der bestehenden Peritonitis beseitigt und durch eine Gastrojejunostomie ersetzt werden mußte.

Bei den *chronischen Duodenalstumpffisteln* sind die Voraussetzungen wesentlich günstiger. Da es sich nicht um einen Noteingriff handelt, können die Patienten auf die Operation vorbereitet werden. Nach Excision der Fistel und Wiedereröffnung des Duodenalstumpfes wird eine Y-Schlinge aufgesteppt (5 eigene Patienten) (Tabelle 3).

Tabelle 3. Y-Anastomosen mit Duodenalstumpf

		†
Typ. Duodenalstumpfverschluß nicht möglich	8	1
Akute Duodenalstumpfinsuffizienz	7	4
Chronische Duodenalstumpfinsuffizienz	5	–
Afferent-loop-Syndrom	1	–
Nekrose der zuführenden Schlinge nach B II	1	1
Duodenalstenose infolge Sprue	1	–
	23	6

Anastomosen mit den Gallenwegen

Bei allen Stenosen des Choledochus, die nicht durch eine kurzstreckige Resektion oder durch eine transduodenale Papillotomie beseitigt werden können, empfiehlt sich eine breite Anastomose mit einer ausgeschalteten Y-Schlinge. Mit Choledocho-Duodenostomien sind wir in letzter Zeit zurückhaltend geworden, nachdem wir wiederholt rezidivierende Cholangitiden und Reflux von Nahrungsbestandteilen in den Choledochus beobachteten konnten. Eine primäre Rekonstruktion des Choledochus mit End-zu-End-Naht ist wegen der immer vorhandenen starken entzündlichen Veränderungen nur selten möglich. Außerdem besteht oft ein Mißverhältnis zwischen dem stark erweiterten zentralen und dem verengten, manchmal nicht mehr darzustellenden peripheren Anteil des Choledochus. Die Ursachen der Stenosen im eigenen Krankengut sind in Tabelle 4 aufgeführt. Zweimal wurden Choledochuscysten drainiert, einmal mußte der Choledochus wegen eines Aneurysmas der A. hepatica durchtrennt und anschließend mit einer Y-Schlinge anastomosiert werden. Bei 17 Patienten waren Fisteln oder Stenosen nach Cholecystektomien oder biliodigestiven Anastomosen aufgetreten. Drei der Operationen waren Vierteingriffe, 10 Patienten wurden zum dritten Mal und 11 zum zweiten Mal laparotomiert.

Tabelle 4. Y-Anastomosen mit den Gallenwegen

		†
Stenose oder Fistel nach iatrogener Choledochusläsion	9	1
Stenose einer biliodigestiven Anastomose:		
Y-Anastomose	4	1
Choledochoduodenostomie	2	–
Ausgeschaltete Dünndarmschlinge	2	–
Choledochuscyste	2	–
Choledochusstenose infolge Pankreatitis	3	–
Choledochusstenose n. B-II-Resektion	2	–
Palliativeingriffe bei malignen Stenosen	5	2
Aneurysma der A. hepatica	1	1
	30	5

Bei jedem Stauungsikterus führen wir am Operationstag in Lokalanaesthesie eine *percutane, transhepatische Cholangiographie* durch. Das taktische Vorgehen wird dadurch wesentlich erleichtert, da Lokalisation und Längenausdehnung der Stenose festgestellt werden können. Intraoperative Röntgenaufnahmen sind dann überflüssig.

Da alle bilio-digestiven Anastomosen zur Schrumpfung neigen, sollte immer eine möglichst *breite Anastomose* angelegt werden. Ob die Y-Schlinge dabei seitlich oder endständig angeheftet wird, ist nach unseren Erfahrungen weniger wichtig. Für die innere Nahtreihe muß immer resorbierbares Nahtmaterial verwendet werden, Dünndarm- und Choledochusschleimhaut sollten exakt adaptiert werden.

Bauchchirurgie

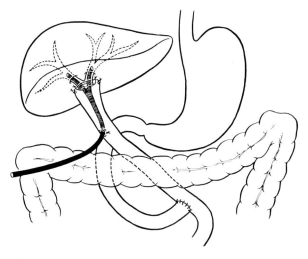

Abb. 3. Hepato-Jejunostomie mit eingelegter Y-Gummirohr-Drainage

Stenosen dicht an der Leberpforte oder bereits innerhalb der Leber können nicht beliebig erweitert werden. In diesen Fällen legen wir daher grundsätzlich eine *Y-Drainage* in die beiden Ductus hepatici ein, deren freier Schenkel durch den Dünndarm und nach der Technik einer Kaderfistel durch die Bauchdecken nach außen geführt wird (Abb. 3).

In den im Dünndarm liegenden Anteil des Gummirohres werden zusätzliche Löcher eingeschnitten, um der Galle ausreichenden Abfluß zu verschaffen. Diese Drainagen bleiben 6—12 Monate liegen. Je länger sie belassen werden, desto geringer wird die Gefahr einer späteren Stenose. Warren u. Mitarb. haben das in einer Studie mit 108 Patienten eindeutig belegen können (Abb. 4).

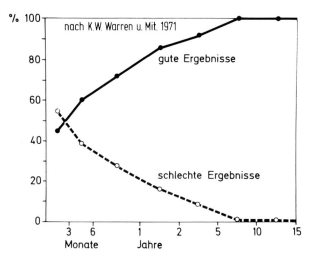

Abb. 4. Ergebnisse nach Korrektur einer Striktur des Hepato-Choledochus über einem Y-Rohr (108 Patienten). [6]

Bauchspeicheldrüse

Die Zahl der Patienten mit akuter, vor allem aber mit chronischer Pankreatitis hat in den letzten Jahren stark zugenommen. Ätiologisch spielt dabei wahrscheinlich der steigende Alkoholkonsum eine wesentliche Rolle. In der Diagnostik der chronischen Pankreaserkrankungen hat die Duodenoskopie einen wesentlichen Fortschritt erbracht [2].

Es wird hierbei über einen in der Papille liegenden kleinen Katheter der Ductus Wirsungianus mit Kontrastmittel aufgefüllt. Papillenstrikturen und Stenosen in anderen Bezirken des Ganges sowie Erweiterungen, Pseudocysten und Verdrängung des Ductus durch raumfordernde Prozesse lassen sich damit differenzieren. Der Chirurg kann jetzt vor dem Eingriff festlegen, welches Operationsverfahren im Einzelfall erforderlich ist. Die Y-Anastomose hat in der Pankreaschirurgie verschiedene Anwendungsmöglichkeiten: Drainage von Cysten, Anastomosen mit dem eröffneten Ductus pancreaticus bzw. der Pankreasschnittfläche nach Pankreasresektionen, sowie die definitive Versorgung von Pankreasfisteln (Tabelle 5).

Tabelle 5. Y-Anastomosen mit Pankreas

		†
Drainage nach Pseudocysten	25	1
Pankreasanastom. wegen chron. Pankreatitis	14	—
Ableitung von Pankreasfisteln:		
nach B-II-Resektion	1	1
nach Marsupialisation	1	—
nach PE	2	—
Traumat. Pankreasdurchtrennung	1	
	44	2

Wir haben in unserer Klinik 25 *Pseudocysten* über eine Y-Anastomose drainiert. Um dem Cysteninhalt ausreichenden Abfluß zu verschaffen, sollte die Anastomose mindestens 6 cm messen. Die retrocolisch angelegte Cysto-Jejunostomie halten wir für wesentlich günstiger als Verbindungen der Pseudocysten mit dem Magen und dem Duodenum. Cysto-Gastrostomien oder Cysto-Duodenostomien legen wir nur bei kleinen Cysten im Kopfbereich an, bei denen weder eine Resektion noch eine innere Drainage über eine Y-Schlinge möglich ist. Bei unbehindertem Abfluß des Cysteninhaltes über den Dünndarm kann sich die Pseudocyste völlig zurückbilden und die ausgeschaltete Darmschlinge verliert jede Verbindung zur Bauchspeicheldrüse, wie wir das in einem Fall bei einer späteren Relaparotomie beobachten konnten.

Eine *retrograde Drainage* der Bauchspeicheldrüse wegen zentraler Gangstenosen, die mit einer Papillotomie nicht erreicht werden konnten, haben wir bisher bei 14 Patienten durchgeführt.

Bei einer Patientin hatten die entzündlichen Veränderungen das ganze Drüsengewebe erfaßt, so daß wir den

Ductus pancreaticus fast in ganzer Länge gespalten und eine breite Seit-zu-Seit-Anastomose angelegt haben. Bei den anderen Patienten war nach einer linksseitigen Pankreasschwanzteilresektion die Schnittfläche mit der Dünndarmschlinge End-zu-End anastomosiert worden.

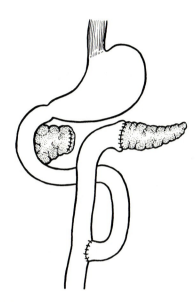

Abb. 5. Y-förmige Pankreo-Jejunostomie nach traumatischer Pankreasdurchtrennung

Pankreasfisteln heilen häufig spontan, gelegentlich müssen sie aber operativ beseitigt werden. Der einfache Fistelverschluß ist mit Rezidiven belastet. Wir halten es für besser, die Fistel in eine Y-Schlinge zu drainieren und den Patienten damit definitiv von der lästigen Sekretion zu befreien. Von vier in dieser Weise behandelten Pankreasfisteln waren zwei nach einer Probeexcision und je eine nach Marsupialisation einer Pseudocyste und nach B-II-Resektion aufgetreten.

Isolierte *Pankreasverletzungen* sind bei Kindern relativ häufig. Sie entstehen durch eine umschriebene Gewalteinwirkung (z. B. Lenkstange eines Fahrrades oder eines Rollers), wobei die vor der Wirbelsäule fixierte Bauchspeicheldrüse nicht ausweichen kann. Bei fünf Kindern haben wir wegen kompletter Durchtrennung des Pankreas Schwanz und Teile des Körpers reseziert, die Pankreaswunde mit Nähten versorgt umd retroperitoneal verlagert. Ein Diabetes mellitus ist postoperativ bei keinem Patienten aufgetreten. Bei Messungen des Insulinspiegels nach maximaler Stimulation konnten wir jedoch eine erhebliche Minderung der Insulinreserven feststellen. Wir haben daher bei unserem letzten Patienten, einem 2jährigen Mädchen, dem Vorschlag von Letton und Wilson [5] folgend, den abgetrennten Teil der Bauchspeicheldrüse mit einer Y-Schlinge End-zu-End vereinigt und den zentralen Stumpf durch Naht der Pankreaskapsel verschlossen. Die organerhaltende Verbindung mit der Dünndarmschlinge ist sicher günstiger als die Pankreasschwanzresektion mit Verminderung der Insulinreserven.

Literatur

1. Barnett, W.O., Tucker, F.H.: Management of the difficult duodenal stump. Ann. Surg. **159**, 794 (1964).
2. Classen, M., Demling, L.: Praeoperative Pankreasdiagnostik mit der Duodenoskopie. Chirurg **43**, 247 (1972).
3. Gall, F.: Duodenalinsuffizienz nach B II-Resektion. Verhütung und Behandlung durch Rouxsche Dünndarmschlinge. Bruns' Beitr. klin. Chir. **216**, 23 (1968).
4. Roux, C.: De la gstroentérostomie. Étude basée sur les opérations pratiquées du 21 juin 1888 au 1er Septembre 1896. Revue Gynéc. 67—122, (1897).
5. Letton, A.H., Wilson, J.P.: Application of the Roux-en-Y-anastomosis to diseases of the pancreas. J. int. Coll. Surg. **32**, 123 (1959).
6. Warren, K.W., Mountain, J.C., Midell, A.J.: Management of strictures of the biliary tract. Surg. Clin. N. Amer. **51**, 711 (1971).

Ileus

H. BÜNTE

Zu einem Ileus können ganz verschiedene Erkrankungen führen. Die Beurteilung der Operationsindikation setzt die Kenntnis der Ursachen des Darmverschlusses voraus (Abb. 1).

Fast jeder *mechanische* Ileus bedeutet eine Indikation zur Laparotomie. Beim *paralytischen Ileus* ist eine Operation nur dann angezeigt, wenn eine Peritonitis, Appendicitis, Cholecystitis oder ähnliche chirurgisch behandelbare Erkrankungen vorliegen. Demgegenüber sind Eingriffe sinnlos bei Pneumonie, Diabetes und Querschnittslähmung. Bei älteren Patienten täuscht eine dekompensierte chronische Obstipation gelegentlich einen Darmverschluß vor.

Da der unbehandelte Ileus fast ausnahmslos tödlich endet, wird die Indikation zur Laparotomie auch dann weit gestellt, wenn ein erhöhtes Operationsrisiko besteht. Dann ist aber eine besonders sorgfältige Operationsvorbereitung

Bauchchirurgie

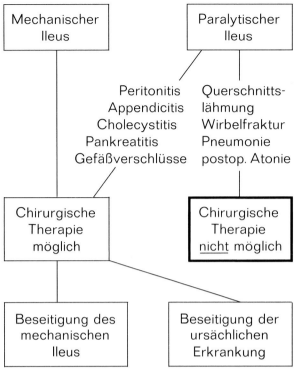

Abb. 1. Die verschiedenen Ileusursachen und ihre Beziehung zur Indikation

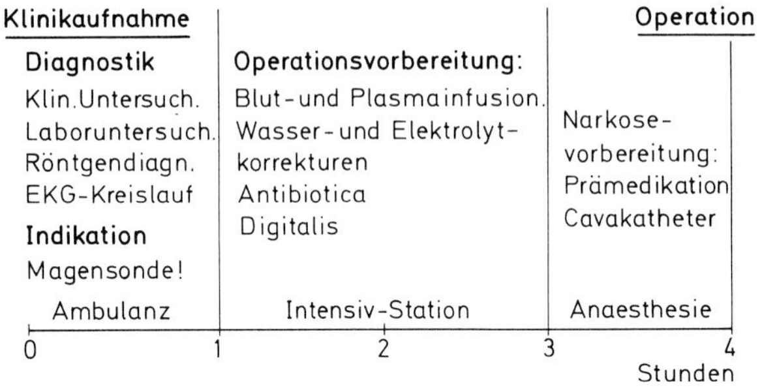

Abb. 2. Operationsvorbereitung beim älteren Ileuspatienten mit hohem Risiko

und ein Aufschub des Operationstermins um einige Stunden angezeigt (Abb. 2).

Mechanischer Dünndarmileus

Der mechanische Dünndarmileus wird in 90% der Fälle durch Adhäsionen oder Hernien hervorgerufen. Bei Kindern ist die Invagination, bei älteren Menschen der Gallensteinileus relativ häufig. Adhäsionen, überwiegend durch vorausgegangene Operationen bedingt, führen oft erst nach Jahren zur Abknickung oder Strangulation des Dünndarms oder des Mesenterium (Abb. 3).

Das Vorhandensein der entsprechenden Narben erleichtert die Wahrscheinlichkeitsdiagnose und den Entschluß zur Operation. Die Diagnose eines Adhäsionsileus bedeutet mit wenigen Ausnahmen eine Indikation zur Laparotomie.

Von einem *Unterbauchmittelschnitt* aus werden sämtliche Adhäsionen durchtrennt und der gesamte Darm vom Duodenum bis zum Rectum von Verwachsungen befreit. Nur bei besonders hohem Operationsrisiko, sehr alten Menschen oder einem gleichzeitig bestehenden inkurablen Carcinomleiden darf man sich darauf beschränken, nur diejenigen Verwachsungen zu lösen, die eben zum Darmverschluß geführt haben.

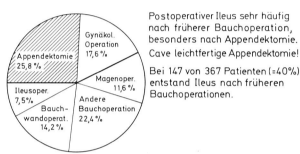

Abb. 3. Bei 40% unserer Patienten entstand der Ileus längere Zeit nach früheren Bauchoperationen [1]

Vor dem Anlegen von *Umgehungsanastomosen,* die überhaupt nur in Ausnahmefällen, z.B. zur Umgehung eines inoperablen Tumors diskutabel sind, wird gewarnt. Sie werden häufig insuffizient, weil die Wundheilung am Ileusdarm gestört ist.

Das Anlegen eines *Anus praeter im Dünndarmbereich* ist nur als terminaler Ileumafter bei Dickdarmerkrankungen erlaubt. Werden höhere Dünndarmabschnitte nach außen geleitet, so erliegt der Patient kurze Zeit nach der Operation unbeherrschbaren Komplikationen im Wasser- und Elektrolythaushalt.

Dünndarmresektionen sind unvermeidbar, wenn eine irreparable Schädigung der Darmwand vorliegt. Dies ist um so wahrscheinlicher, je länger bis zur Operation zugewartet wird. Die Dünndarmanastomose muß immer im gut durchbluteten, nicht geschädigten Darm End-zu-End angelegt werden, auch dann, wenn größere Abschnitte reseziert werden müssen.

Mit modernen Ernährungsmethoden kann man den Verlust von $2/3$ des Dünndarms ohne weiteres ausgleichen. Nur wenn die Wandschädigung zur Resektion und Eröffnung des Darmes zwingt, wird an dieser Stelle der Darminhalt nach sorgfältigem Abdecken der Bauchhöhle abgesaugt.

Die *Eröffnung des überblähten Darmes* nur zum Zwecke der Entleerung setzt das Operationsrisiko wesentlich hinauf und ist kontraindiziert. Der Darminhalt wird vorsichtig in Richtung Magen ausgestreift und hier durch Sonden abgesaugt.

Das Ziel der chirurgischen Behandlung des mechanischen Dünndarmileus ist immer *die primäre einzeitige Versorgung* und die Wiederherstellung der natürlichen Kontinuität (ohne Ausschaltungen, ohne blinde Schlingen, bei unvermeidbaren Resektionen immer End-zu-End-Anastomosen, keine Umgehungsanastomosen, kein Anus praeter im Bereich des Dünndarms).

Rezidivierender Adhäsionsileus

In 10—20% der Fälle, in unserem Krankengut bei 14%, ist mit einem Rezidiv nach Operation eines mechanischen Dünndarmileus zu rechnen.

Sofern zwischen Erstoperation und Ileusrezidiv ein größerer Zeitraum, etwa von Monaten oder Jahren liegt, wird jeder weitere Darmverschluß wie der erste behandelt. Selten sind einmal mehr als 4 Rezidivoperationen erforderlich. Gelegentlich führt eine besondere Verklebungstendenz *innerhalb von kurzer Zeit* immer wieder zur mechanischen Behinderung der Dünndarmpassage.

Der Operateur gewinnt die Überzeugung, daß jede weitere Laparotomie nur kurzfristig zum Erfolg führt und mit einem immer höheren Operationsrisiko behaftet ist. In dieser Situation ist die Anwendung der *Miller-Abbot-Sonde* die Methode der Wahl. Sie wird am besten bei der Rezidivoperation im Dünndarm plaziert. Sie bleibt dann mehrere Tage, gelegentlich 2—3 Wochen liegen und schient den Dünndarm so lange, bis Verwachsungen entstanden und definitiv die Miller-Abbot-Sonde entfernt werden kann. In den allermeisten Fällen tritt dann kein Frührezidivileus mehr auf. Späte Rezidive sind dadurch nicht vermeidbar. Wenn eine Miller-Abbot-Sonde längere Zeit liegen bleiben muß, so darf der Ballon nicht aufgeblasen sein, da es sonst zu Wandschädigungen kommen kann. Einige Autoren [5] empfehlen auch die lokale Anwendung von Trasylol[1] intraperitoneal.

Noblesche Operation [2]

Die Fixierung der Dünndarmschlingen aneinander (Noblesche Operation) war früher beim Rezidivileus beliebt. Die meisten Chirurgen haben diese Operation heute verlassen. Wir wissen, daß durch die Noblesche Operation und ihre Modifikation ein Ileusrezidiv nicht mit ausreichender Sicherheit vermieden werden kann und dann, wenn es trotz Noblescher Operation zu einem Rezidiv kommt, das Operationsrisiko ganz besonders hoch ist.

Die aneinander fixierten Dünndarmschlingen lassen sich ohne Verletzung der Dünndarmwand nicht mehr voneinander trennen. Die Eröffnung der Dünndarmschlingen

---
1 Fa. Bayer Leverkusen

an mehreren Stellen ist praktisch unvermeidbar und führt recht häufig zu Nahtinsuffizienz und postoperativer Peritonitis, der Haupttodesursache des mechanischen Dünndarmileus.

Hernien

Jede Hernie, die zu einem mechanischen Darmverschluß geführt hat, sollte typisch versorgt werden. Der Zeitpunkt der Operation hängt davon ab, ob sich der Bruchinhalt ohne Gewaltanwendung reponieren läßt. Treten nach einem Repositionsmanöver Bauchsymptome auf, ist eine sofortige Unterbauchlaparotomie angezeigt. Meistens liegt dann eine Perforation der Dünndarmwand vor, die übernäht oder durch Resektion beseitigt wird.

Die Bruchpforte von Leistenhernien wird bei der Laparotomie von innen provisorisch verschlossen. Die definitive Versorgung der Hernie erfolgt ebenso wie nach gelungenem Repositionsmanöver erst nach sorgfältiger Vorbereitung des Patienten auf diese Operation. Ein längerer Aufschub der Hernienoperation nach Incarceration und mechanischem Ileus ist nicht zu raten, da der provisorische Verschluß ein erneutes Austreten von Darmschlingen nur für kurze Zeit verhindert.

Gelingt die Reposition nicht, sollte die Operation unverzüglich, noch bevor es zu einer Schädigung der Darmwand gekommen ist, angeschlossen werden.

Bei *Leistenhernien* wird die Bruchpforte von einem Inguinalschnitt aus freigelegt, erweitert und der Inhalt des Bruches sorgfältig inspiziert. Geschädigte Dünndarmabschnitte können von hier aus meistens ohne Laparotomie reseziert werden. Die Bruchpforte wird dann typisch verschlossen.

Bei *Bauchwandbrüchen* wird ebenfalls zunächst die Bruchpforte aufgesucht, erweitert und nach der Reposition des Bruchinhaltes verschlossen. Die Muskulatur wird freigelegt, adaptiert und die Fascie sicher verschlossen. Ist es bei der Versorgung des Ileus zu einer Berührung der Eingeweide und der Wundflächen mit infektiösem Darminhalt gekommen, empfiehlt es sich, die Versorgung größerer Narbenbrüche zu verschieben, bis die Wunde reizlos abgeheilt ist.

Invagination

Die Diagnose Invaginationsileus bedeutet von wenigen Ausnahmen abgesehen, eine klare Indikation zur Laparotomie. Gelegentlich kann eine Invagination des Enddarmes digital reponiert werden oder der Darm entfaltet sich bei dem diagnostischen Kontrasteinlauf spontan.

Von einer Unterbauchlaparotomie aus werden die invaginierten Darmabschnitte gelöst. Danach muß durch sorgfältiges Abtasten nach einem Polypen oder anderen Tumoren als mögliche Invaginationsursache gesucht und dieser gegebenenfalls entfernt werden. Gelingt die Lösung des Invaginates nicht, wird dieser Darmabschnitt reseziert.

Bauchchirurgie

Gallensteinileus

Große Gallensteine, die in den Dünndarm perforieren, überwinden häufig nicht die Bauhinsche Klappe und führen zum Dünndarmverschluß.

Mit der Diagnose ist die Indikation zur Entfernung des Gallensteines angezeigt. Von einer Unterbauchlaparotomie aus wird der Dünndarm knapp oberhalb der Bauhinschen Klappe eröffnet und der Gallenstein entfernt. Die Versorgung der Gallenwege — Verschluß des Perforationskanals und Cholecystektomie — wird aufgeschoben, bis sich der meist ältere Patient vom Ileus erholt hat.

Primäre Erkrankungen des Dünndarmes als Ursache des mechanischen Ileus

Unter den Erkrankungen des Dünndarms, die zu einer mechanischen Behinderung führen, stehen an der Spitze der Häufigkeit der Morbus Crohn, Dünndarmtumoren oder eine peritoneale Carcinomaussaat.

Bei einer generalisierten Tumoraussaat im Abdomen verbietet sich jede Maßnahme. Bei diesen Patienten wird die Operation als Probelaparotomie beendet und lediglich eine Sonde im Magen plaziert.

Operable *Tumoren* des Dünndarmes werden typisch reseziert, der Dünndarm im Gesunden End-zu-End anastomosiert.

Der *Morbus Crohn,* vorwiegend im Bereich des terminalen Ileum lokalisiert, zwingt dann zu einer Darmresektion, wenn die Darmpassage behindert ist. Beim Befall eines höher gelegenen Dünndarmabschnittes wird eine Dünndarmresektion mit genügendem Sicherheitsabstand, jedoch um so sparsamer, je jünger der Patient und je kürzer die Anamnese ist, durchgeführt. Bei der Ileitis terminalis mit dem Befall des Coecum führen wir eine rechtsseitige Hemicolektomie möglichst mit End-zu-End-Anastomose durch. Der Sicherheitsabstand oberhalb des makroskopisch sichtbar befallenen Dünndarmabschnittes beträgt etwa 20—25 cm.

Mechanischer Dickdarmileus

Der mechanische Dickdarmileus ist eine Erkrankung der gehobenen Altersklassen. Er wird zu 80% durch maligne Tumoren verursacht. Seltener sind Diverticulitis, Dickdarmvolvulus und die dekompensierte, chronische Obstipation.

Das hohe Alter und der schlechte Allgemeinzustand infolge eines lange vorher bestehenden Subileus sind Faktoren, die das Operationsrisiko erhöhen.

Deshalb ist man überall bestrebt, die chirurgische Therapie so schonend wie möglich, am besten durch Unterteilung des Operationstraumas durchzuführen (Abb. 4).

Die geringste Belastung für den Patienten bedeutet zunächst einen Anus praeter anzulegen und die definitive Versorgung dann anzuschließen, wenn er sich vom Ileus erholt hat. Nur bei Jugendlichen und dann, wenn durch frühzeitige Diagnose nur geringe Allgemeinveränderungen bestehen, ist ausnahmsweise eine Amputation oder Resektion des Dickdarms erlaubt.

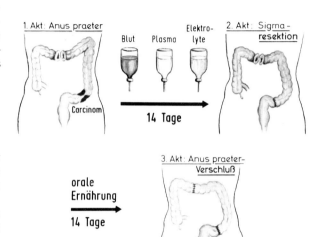

Abb. 4. 3zeitiges Vorgehen beim Dickdarmileus älterer Patienten

Dickdarmcarcinome

Stenosierende Dickdarmcarcinome führen in der überwiegenden Zahl jenseits des 65. Lebensjahres zum mechanischen Ileus (Abb. 5).

Sie sind vorzugsweise im linken Hemicolon lokalisiert. Von allen Malignomen des Dickdarmes finden sich rund 60% im Rectum, aber nur 15%, die stenosierend wachsen und zu einem mechanischen Ileus führen. Viele Patienten leiden wochenlang unter einem chronischen Subileuszustand, bis die Diagnose gestellt wird. In diesem Zeitraum verschlechtert sich der Allgemeinzustand so sehr, daß bei

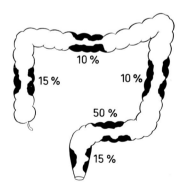

Abb. 5. Stenosierende Dickdarmcarcinome bei 70jährigen

der Klinikaufnahme gewöhnlich eine sofortige Operation nicht möglich ist. Sie ist auch nicht nötig! Es stehen ohne nennenswerte Gefährdung des Patienten fast immer *6—8 Std zur Operationsvorbereitung* zur Verfügung. Sobald das Blutvolumen, Wasser- und Elektrolythaushalt, Harnproduktion, Blutdruck- und Pulsfrequenz normalisiert sind, der Patient voll digitalisiert ist und durch einen Kontrasteinlauf die Lokalisation des Hindernisses gesichert ist, wird die Laparotomie angeschlossen.

Hauptziel ist die Beseitigung des Ileuszustandes. Bei dem Anlegen eines Anus praeter wird aber die *Diagnose gesichert* und die *Operabilität geprüft,* damit nur dann eine weitere Operation angeschlossen wird, wenn sie Aussicht auf Erfolg hat.

Beim *Anlegen des Anus praeter* muß die spätere definitive Versorgung des Leidens berücksichtigt werden. Die Resektion von Tumoren im Colon descendens und Sigmabereich erfordert die spätere Mobilisation der linken Colonflexur, deshalb wird dann der Anus praeter im Colon transversum möglichst nahe der rechten Flexur angelegt. Bei Quercolontumoren, die später durch eine Colektomie behandelt werden müssen, empfiehlt sich das Anlegen einer breiten Cöcalfistel, die dann später bei der Zweitoperation mitsamt dem Colon beseitigt wird.

Tumoren im Coecumbereich werden primär durch rechtsseitige Hemicolektomie reseziert, ohne Anlegen eines Dünndarm-Anus praeter, der den Patienten durch Sekretverluste zusätzlich gefährden würde.

Stellt sich bei der Laparotomie ein inkurables Carcinomleiden heraus, so wird der Anus praeter so angelegt, daß er später möglichst gut versorgt werden kann, also gewöhnlich in der Nähe des Nabels auf einer Verbindungslinie zwischen Nabel und Spina iliaca anterior. Die Distanz zwischen dem Anus praeter und Tumor sollte möglichst kurz sein. Zeigt sich bei der Laparotomie eine peritoneale Aussaat des Tumors, so unterbleibt jede chirurgische Maßnahme.

Ist die Operabilität wegen des hohen Alters oder des Allgemeinzustandes fragwürdig und der Dickdarmtumor gut beweglich, kann der tumortragende Darmabschnitt auch einmal vor die Bauchdecken verlagert und hier später abgetragen werden.

Die *Diverticulitis* ist ebenfalls eine Erkrankung der gehobenen Altersklassen und bei adipösen Patienten wesentlich häufiger als bei Normalgewichtigen. Führt die Diverticulitis zu einem mechanischen Dickdarmileus, so verhalten wir uns prinzipiell wie beim Dickdarmcarcinom.

Die *Operation wird in 3 Abschnitte* unterteilt, allerdings ist das Intervall zwischen dem Anlegen des Anus praeter und der Sigmaresektion im allgemeinen wesentlich größer. Der Patient wird nach dem Anlegen des Anus praeter im Quercolon zunächst nach Hause entlassen und die Sigmaresektion etwa 5–6 Monate später, wenn sich die akute Entzündung zurückgebildet hat, reseziert. Dann läßt sich die Operation mit viel geringerem Risiko und ohne postoperative Komplikationen durchführen.

Der *Volvulus* des Dickdarmes ist eine seltene Ileusursache. Bei der möglichst frühzeitigen Laparotomie wird die normale anatomische Lage des Dickdarms wiederhergestellt. Zwingen Veränderungen der Darmwand zu einer Resektion, so werden wir stets einen Anus praeter vorschalten, um die Anastomose zu sichern. Meistens genügt hier eine Cöcalfistel, die überdies den Vorteil hat, sich selbst zu schließen. Bei Patienten in schlechtem Allgemeinzustand lagern wir den geschädigten Darmabschnitt vor die Bauchdecke und schließen die Resektion später an. Der Vorteil liegt in der Unterteilung des Operationstraumas, der Vermeidung einer Dickdarmanastomose bei geschädigter Darmwand und der Möglichkeit einer gezielten Vorbereitung der definitiven Operation.

Chronische Obstipation

In unserem Krankengut ließ sich bei rund $1/3$ der über 70jährigen, die mit mechanischem Dickdarmileus zur stationären Behandlung kamen, durch die präoperative Röntgendiagnostik ein stenosierender Prozeß ausschließen. Bei diesen Patienten handelte es sich um eine dekompensierte chronische Obstipation.

Die meist atherosklerotischen, zahnlosen Patienten leiden jahrelang unter chronischer Verstopfung. Durch den Genuß cellulosereicher, mechanisch ungenügend zerkleinerter Nahrung kann es dann zu einem ileusartigen Zustand kommen. Eine Operation würde die Patienten nur gefährden. Mit Hilfe des Colonkontrasteinlaufes wird die Diagnose meistens gestellt. Die Therapie besteht aus Reinigungseinläufen, Sphincterdehnung, Laxantien, Prostigmin und nach Normalisierung der Darmpassage evtl. der Resektion eines Dickdarmabschnittes, z. B. eines elongierten Sigma.

Indikation beim paralytischen Ileus

Dem paralytischen Ileus liegt eine Lähmung der Darmmuskulatur durch Unterbrechung der Nervenleitung, z.B. bei Querschnittslähmung oder reflektorischer Ausschaltung, etwa bei akuten Entzündungsprozessen, z.B. akuter Pankreatitis, zugrunde. Häufigste Ursache ist die Peritonitis mit entzündlichen Veränderungen an der Darmwand selbst. Die chirurgische Behandlung des paralytischen Ileus besteht in der Beseitigung der ursächlichen Erkrankung, z.B. durch Appendektomie, Cholecystektomie, Ureterolithotomie.

Bei Störungen der Blutzirkulation, bei Mesenterialvenenthrombose oder arteriellen Gefäßverschlüssen werden Teile des Magen-Darm-Kanals durch den Versorgungsschaden stillgelegt.

Die *Peritonitis* entsteht durch Eindringen von Bakterien aus dem Magen-Darm-Kanal selbst, z. B. der perforierten Appendix oder einem Nachbarorgan, z. B. der Gallenblase. Wird die Infektionsquelle nicht verschlossen, kann der Patient nur ausnahmsweise überleben. Die Mortalität nach chirurgischer Behandlung hängt vom *Zeitpunkt der Operation* ab. Die *Indikation* zur Laparotomie muß auch auf die Gefahr einer Fehldiagnose, z. B. bei der Pseudoperitonitis diabetica, frühzeitig und ohne allzuweit gehende Voruntersuchungen und Operationsvorbereitungen gestellt werden.

Mehr als bei allen anderen Formen des Darmverschlusses hängt das Schicksal des Patienten bei der Peritonitis von der Erfahrung des Chirurgen und seinem raschen Entschluß zur Operation ab.

Ziel ist der *Verschluß der Infektionsquelle. Der Darminhalt wird über den Magen entleert, die Bauchhöhle grob mechanisch gereinigt.* Die entzündlich veränderte Appendix oder Gallenblase wird entfernt, größere vermeidbare Eingriffe aber aufgeschoben: z. B. anstelle der Resektion die Übernähung eines perforierten Ulcus ventriculi.

Perforationen im Bereich des Dickdarmes, z. B. bei der Diverticulitis, stellen ein besonderes Problem dar. Jede Resektion ist verboten. Bei einem kleineren Loch und geringen Entzündungszeichen ist eine Übernähung und die Entlastung des betroffenen Darmabschnittes durch einen doppelläufigen Anus praeter anzuraten. Bei stark phlegmonösen Darmveränderungen oder einer breiten Eröffnung der Darmwand ist gelegentlich die Resektion nicht zu umgehen. Dabei kann man bei beweglichem Darm den betroffenen Abschnitt vorlagern; bei fixierten Darmabschnitten bietet die Methode nach Hartmann — Resektion des betroffenen Darmabschnittes, endständiger Anus praeter und blinder Verschluß des Rectums — die Möglichkeit, solch eine schwierige Situation zu lösen.

Verschlüsse der Mesenterialgefäße können durch arterielle Embolie und arterielle oder venöse Thrombose, durch Aneurysmen der Aorta, Kompression der Arterien von außen und durch traumatische Verletzungen entstehen. Nach einem Initialstadium von 1—2 Std kommt es zu einem beschwerdefreien stillen Intervall. Unbehandelt sterben die Kranken an der Durchwanderungsperitonitis [3]. Die operative Behandlung hat nur in den ersten Stunden Aussicht auf Erfolg. Beim arteriellen Verschluß beträgt die Letalität 60—90%, beim venösen Verschluß zwischen 11 und 50%. Sobald die Durchblutungsstörung zu hochgradigen irreversiblen Veränderungen der Darmwand geführt hat, ist eine chirurgische Therapie nur noch in Form von Resektion betroffener Darmabschnitte möglich.

Totalnekrosen des gesamten Dünn- oder Dickdarmes sind nicht heilbar. Wegen der hohen Mortalität dieser Erkrankungen ist die chirurgische Indikation im Initialstadium immer gerechtfertigt. Die Verschlüsse werden durch Endarteriektomie, Embolektomie, durch Reinsertion oder einen Bypass behandelt [4]. Sind nur kleine Darmabschnitte befallen, resezieren wir ohne den Versuch einer Gefäßrekonstruktion.

Manchmal kann man die Darmnekrose nicht sicher abgrenzen. Um nicht gefährlich lange Dünndarmabschnitte resezieren zu müssen, kann man den Eingriff in 2 Sitzungen unterteilen. Zuerst wird die Ursache der Gangrän behoben. Nach 12 Std hat sich die Gangrän endgültig abgegrenzt und in der 2. Sitzung kann der dann noch betroffene Dünndarmabschnitt reseziert werden (Second look).

Paralytischer Ileus als Begleitsymptom akuter Erkrankungen der parenchymatösen Organe

Akute Erkrankungen der parenchymatösen Bauchorgane können zu einem reflektorischen Ileus führen, z. B. die akute Pankreatitis, Cholecystitis, Cholangitis oder Pyelitis. Eine Indikation zur Laparotomie besteht dann, wenn die ursächliche Erkrankung einer chirurgischen Behandlung zugänglich ist. Hier ist aber immer auch ein konservativer Versuch gerechtfertigt, wenn *keine diffuse Peritonitis* besteht.

Beim Verdacht auf Perforation der Gallenwege, Pankreascyste oder abscedierenden Entzündungen in die freie Bauchhöhle ist eine Laparotomie angezeigt mit dem Ziele des Verschlusses dieser Perforationsstelle oder wirksamer Drainagemaßnahmen.

Gelegentlich sind auch eine dekompensierte Lebercirrhose, ein retroperitoneales Hämatom, z. B. nach Aortographie, die Herzinsuffizienz oder Wirbelmetastasen Ursachen der Darmparalyse. Es fehlen die Symptome der Peritonitis, eine Operation ist nicht angezeigt.

Literatur

1. Hegemann, G., Grimm, H.: Ileus. Chir. Praxis **1**, 15 (1961).
2. Noble, T. J.: Plication. Amer. J. Surg. **35**, 574 (1939).
3. Reifferscheid, M.: Darmchirurgie. Stuttgart: Thieme 1962.
4. Vollmar, J.: Rekonstruktive Chirurgie der Arterien. Stuttgart: Thieme 1967.
5. Wachsmuth, W.: Peritonitis. Langenbecks Arch. Chir. **313**, 146 (1965).

Enteritis regionalis (Morbus Crohn)

K. HOFFMANN und N. MESTROVIC

Als Van Patter u. Mitarb. [16] 1954 in ihrer klassischen Arbeit die 5—10 Jahresergebnisse der chirurgischen Behandlung des Morbus Crohn in der Mayo-Klinik veröffentlichten und von einer Rezidivquote von 50—80% berichteten, war dies Anlaß, in der Folgezeit bei der operativen Indikationsstellung mehr konservativen Richtlinien zu folgen. Seitdem hat sich jedoch gezeigt, daß auch eine rein internistische Behandlung das Rezidivproblem des Morbus Crohn nicht zu lösen vermag. Wie auch immer die operative Indikation beim Morbus Crohn gestellt wird, es kann davon ausgegangen werden, daß sich noch immer mindestens 70% der Patienten letztlich einer Operation unterziehen müssen [1]. Dem muß bei der chirurgischen Indikationsstellung Rechnung getragen werden.

Bei der *akuten Form* des Morbus Crohn wird unter dem klinischen *Bild einer akuten Appendicitis* bei der Laparotomie die terminale Ileumschlinge stark ödematös, „gartenschlauch-ähnlich" verändert angetroffen. Das zugehörige Mesenterium ist ebenfalls ödematös verdickt, und die Lymphknoten sind geschwollen. Die Appendix selbst ist charakteristischerweise dabei völlig unauffällig. In der Regel bildet sich die Symptomatik innerhalb von 2—3 Wochen völlig zurück, ohne in das chronische Stadium überzugehen. Gump u. Mitarb. [7] fanden bei 234 Beobachtungen im Schrifttum nur in 35 Fällen ein Fortschreiten in das chronische Stadium. Es sollte deshalb von einer Resektion oder einer Umgehungsanastomose Abstand genommen werden. Obwohl in der Vergangenheit eine Appendektomie als kontraindiziert angesehen wurde, kann die Durchführung einer Appendektomie empfohlen werden, wenn das Coecum nicht beteiligt ist. Von 93 aus dem Schrifttum zusammengestellten Patienten mit einem akuten Morbus Crohn wurden 83 einer Appendektomie unterzogen. Nur in zwei Fällen wurde eine Fistelbildung beobachtet.

Von 68 Patienten des eigenen Krankengutes wurde bei 4 Kranken mit akutem Morbus Crohn der terminalen Ileumschlinge bei unauffälligem Coecum eine Appendektomie durchgeführt, die in keinem Fall zur Fistelbildung führte. Auch hier bildete sich die Symptomatik nach 10–22 Tagen völlig zurück. Auch unter *differentialdiagnostischen Gesichtspunkten*, die sich bei weiteren Exacerbationen ergeben würden, ist die Appendektomie zum späteren Ausschluß einer akuten Appendicitis *indiziert*.

Bei der *chronischen Form* des Morbus Crohn ist die Beteiligung des *Oesophagus* bisher nur vereinzelt beschrieben worden [15]. Das Leitsymptom ist die *Dysphagie* infolge einer teilweise erheblichen Stenose des Oesophagus. Die Erkrankung kann isoliert oder in Kombination mit anderen Manifestationen im distalen Gastrointestinaltrakt auftreten. Größere Erfahrungen über Indikationsstellung und Behandlung liegen noch nicht vor und müssen abgewartet werden.

Dagegen ist der Morbus Crohn von *Magen* und *Duodenum* häufiger anzutreffen als bisher angenommen wurde. Eine Analyse des Schrifttums von 1937—1972 ergab 53 histologisch verifizierte Fälle, wovon allein 13 Beobachtungen innerhalb der vergangenen 2 Jahre mitgeteilt wurden. In fast allen Fällen war die Operationsanzeige gegeben durch *Gewichtsverlust, starke Oberbauchbeschwerden* und eine *subakute hohe Subileussymptomatik*. Differentialdiagnostisch ist die Abgrenzung von dem Krankheitsbild eines peptischen Ulcus häufig nicht einfach. Nachbeobachtungszeiten bis zu 20 Jahren [4] zeigen, daß ein Bypassverfahren in Form der Gastroenterostomie die Methode der Wahl ist. Es wird Resorptionsfläche erhalten, und die Methode kann leicht und schnell ausgeführt werden. Sie sollte mit einer *beidseitigen selectiven Vagotomie* kombiniert werden, um die spätere Entwicklung eines peptischen Ulcus zu verhindern. Bei der selektiven Form der Vagotomie ist eine zusätzliche Belastung der Grundkrankheit durch eine Postvagotomie-Diarrhoe nur in seltenen Fällen gegeben. Eine Pyloroplastik mit Vagotomie brachte nur unbefriedigende Ergebnisse. Auch die totale Resektion wäre gleichbedeutend mit einer Duodeno-Pankreatectomie und ist deshalb hier nicht indiziert. Liegt eine hochgradige Stenose des 1. und 3. Duodenalabschnittes vor, so kann eine zusätzliche Duodeno-Jejunostomie durchgeführt werden, um die Sekretstase von Galle und Pankreas zu verhindern [10]. Im eigenen Kölner Krankengut wurde ein Morbus Crohn des Duodenum bei drei Patienten angetroffen. Eine Gastroenterostomie wurde vorgenommen und hat zu Beschwerde- und Rezidivfreiheit geführt.

Die Indikationsstellung zur operativen Behandlung des Morbus Crohn des *Dünn-* und *Dickdarms* wird noch sehr unterschiedlich gehandhabt, da aus Unkenntnis über Ätiologie und Eigenart der Erkrankung eine wirklich kausale Therapie zum augenblicklichen Zeitpunkt noch nicht möglich ist. Die Richtigkeit und Qualität jeder operativen Indikationsstellung beim Morbus Crohn kann daran gemessen werden, inwieweit es gelingt, das Rezidiv zu verhindern. Die *Operationsanzeige* des Morbus Crohn wird durch folgende Faktoren bestimmt:

1. Ergebnis einer konservativen Vorbehandlung,
2. Symptomatologie und Allgemeinzustand des Patienten,
3. Anamnesedauer,
4. Alter des Patienten,
5. Anatomische Lokalisation und Ausdehnung der Erkrankung,
6. Art des operativen Eingriffes und
7. Radikalität des operativen Eingriffes.

Es kann heute bezweifelt werden, ob eine *konservative Behandlung* mit den herkömmlichen Mitteln in der Lage ist, den Morbus Crohn zu heilen. [13]. Eine Doppelblindstudie, ähnlich der von Truelove und Witts [14] über die Wirkung der konservativen Behandlung der Colitis ulcerosa, fehlt leider bisher. Eine Behandlungsdauer mit *Corticosteroiden von mehr als 2 Jahren* scheint den Krankheitsablauf zu komplizieren und die postoperative Spätletalitätsrate zu erhöhen [5]. Tritt nach einer gewissen konservativen Behandlungszeit keine Besserung der Symptomatik ein, so sollte nicht länger zugewartet und die *relative Indikation zur chirurgischen Behandlung* gestellt werden. Im Krankengut der Chirurgischen Universitätsklinik Köln von 68 Patienten (1953 bis 15. 8. 1972) wurde bei 40 Patienten über einen durchschnittlichen Zeitraum von 2 Jahren eine konservative Behandlung erfolglos durchgeführt.

Häufig ist dann der Krankheitsprozeß und damit die *Symptomatologie vom rein chronischen* zum *chronisch-komplizierten Stadium* fortgeschritten, d. h. die klinische Symptomatik ist ganz von dem typischen Bild der jeweiligen Komplikation bestimmt und eine operative Behandlung ist wesentlich erschwert. Die relative Indikation ist dann nicht selten zur *absoluten Indikation* geworden. Deshalb sollte die operative Indikation *etwas früher und weiter gestellt werden* und die Chirurgie des Morbus Crohn nicht mehr ausschließlich die seiner Komplikationen sein [13].

Die Leitsymptome des *chronisch-unkomplizierten Stadiums* sind *Schmerzen, Diarrhoen* und *Gewichtsverlust*, die einen schubweisen oder kontinuierlichen Verlauf nehmen können. Häufig ist ein entzündlicher Tumor tastbar, und es zeigen sich die Zeichen einer chronischen Passagebehinderung. Im fortgeschrittenen, *chronisch-komplizierten Stadium* stehen *freie und gedeckte Perforationen, Blutungen, innere und äußere Fisteln, Subileus bzw. Ileus, Abscesse* und *anale Erkrankungen* ganz im Vordergrund des klinischen Bildes.

Konnte Van Patter 1954 [16] in seinem Krankengut noch das Vorkommen von *Fisteln* in 48% der Fälle feststellen, so hat seitdem die *Häufigkeit stetig abgenommen*, was möglicherweise auf die frühzeitige operative Indikationsstellung zurückgeführt werden kann. Meist finden sich Einbrüche von *inneren Fisteln in andere Hohlorgane wie Blase und Sigma*. Diese inneren Fisteln gehen meist vom terminalen Ileum und seltener vom Colon aus. Es ist charakteristisch, daß durch die Fisteln der Krankheitsprozeß nicht weitergegeben wird. Eine *Excision en bloc* ist die Methode der Wahl. Ist der *Urogenitaltrakt*, wie nicht selten, betroffen, sollte die Assistenz eines Urologen hinzugezogen werden. Eine immunsuppressive Therapie oder Corticosteroidbehandlung eventuell in Kombination mit einer sog. vollresorbierbaren Diät (Vivasorb) erscheint in diesen Fällen mehr indiziert, zumal die inneren Fisteln häufig von intraabdominellen **Abscessen** ihren Ausgang nehmen, die unter einer Corticosteroidbehandlung sich vergrößern und schließlich sekundär in die freie Bauchhöhle rupturieren können. **Externe Fisteln** treten meist postoperativ auf, wenn erkrankte Darmschlingen die Möglichkeit haben, mit aufgerauhtem Peritoneum zu verkleben. Da es sich um entzündliche Fisteln handelt, ist eine *spontane Heilung nicht zu erwarten* und eine operative Entfernung angezeigt. Im eigenen Krankengut wurde bei 27 Patienten (41,5%) eine Fistelbildung beobachtet, wobei es sich in 30% der Fälle um äußere und in 11% um innere Fisteln handelte.

Massive Blutungen als absolute operative Indikation sind beim Morbus Crohn *sehr selten*. Im Schrifttum sind 13 Patienten mit Blutungen von Ileum und Colon mitgeteilt [17]. Sonst finden sich Blutungen beim Morbus Crohn so selten, daß sie als differentialdiagnostisches Kriterium gegenüber der Colitis ulcerosa gelten können. Es sei daran erinnert, daß eine Blutung auch von einem **Ulcus duodeni** herrühren kann, das beim Morbus Crohn mit bis 12% der Fälle [9] auffallend gehäuft vorkommt. Durch die pathologischen Veränderungen oder die Resektion ausgedehnter Dünndarmteile könnte ein noch unbekannter Inhibitor der Magensekretion ausfallen und die Entstehung eines Gastroduodenal-Ulcus begünstigen. Die *Indikation zur prophylaktischen selektiven Vagotomie* bei massiver Dünndarmresektion wird bereits diskutiert [13]. Natürlich ist die *absolute Operationsanzeige* auch bei **freien Perforationen** gegeben, die in zunehmendem Maße angetroffen werden. Menguy [11] konnte 95 Mitteilungen im Schrifttum zusammenstellen und über 6 eigene Beobachtungen berichten. In der ausgeschalteten Schlinge nach Umgehungsanastomose sind freie Perforationen ebenfalls gesehen worden. Trotz der septischen Verhältnisse ist die *Resektion* der einfachen Übernähung vorzuziehen. Als *zweizeitiges Verfahren* kann die Resektion mit einer Ileo- oder Colostomie kombiniert werden.

Bei Patienten im Stadium des **Subileus** sollte zunächst der *konservativen Therapie* der Vorzug gegeben werden. Wenn die Patienten mit konservativen Maßnahmen nicht beschwerdefrei werden, oder der Subileus in das **Ileusstadium** übergeht, ist die *absolute Operationsindikation* gegeben. Gewöhnlich wird zweizeitig vorgegangen mit Anlegen einer Ileo- oder Colostomie und späterer Resektion, nachdem der akute Prozeß abgeklungen ist. In höherem Lebensalter und im Notfall, bei Fehlen der allgemeinen Kriterien der Operabilität, kann eine Umgehungsanastomose durchgeführt werden. Im eigenen Krankengut wurde bei je 7 Patienten im Stadium des Subileus und Ileus nach dieser Indikationsstellung mit Erfolg verfahren.

Die Anzeige zur operativen Behandlung von *analen Komplikationen* wie *Fissuren, Fisteln oder Abscessen* ist noch nicht klar abgegrenzt. Im Zusammenhang mit einer Crohnschen Colitis werden sie häufiger als bei Manifestationen am Dünndarm angetroffen. Im Schrifttum wird eine Häufigkeit von 9—30% bei Dünndarm- und von 50—80% bei Dickdarmbeteiligung angegeben [17]. Zahlreiche Operateure sehen im Vorliegen eines Analprozesses beim Morbus Crohn keine Indikation und verhalten sich konservativ, um nicht durch eine verfrühte Intervention den Prozeß, der gewöhnlich indolent verläuft, zu exacerbieren. Meist wird jedoch die Ansicht vertreten, daß die Freilegung von Fisteln und endgültige Ausräumung von perianalen Abscessen nur Aussicht auf Erfolg hat, wenn der Primärprozeß auf konservativem oder chirurgischem Wege zum Stillstand gekommen ist, obwohl bis zum gegenwärtigen Zeitpunkt der endgültige Beweis für diese Hypothese noch nicht erbracht werden konnte [13]. Auch die einfache Stillegung des Enddarms durch eine proximale Ileo- oder Colostomie ist meist frustran. In 11 Fällen (17%) des eigenen

Krankengutes führte die Resektion des Primärherdes und die sekundäre Behandlung des Analprozesses zu komplikationslosem Verlauf und rezidivfreier Ausheilung.

Die *Anamnesedauer*, die beim Morbus Crohn meist nicht mit der Erkrankungsdauer übereinstimmt, muß bei der Indikationsstellung auch Berücksichtigung finden. Es ist eines der auffallendsten Charakteristiken des Morbus Crohn, daß die Symptomatik der Erkrankung bei Beginn ein hohes Maß an Variabilität aufweist, und die Frühdiagnostik erschwert ist. So wurde an einem Kollektiv von 161 Patienten ein durchschnittlicher diagnostischer Verzögerungsfaktor von 4,3 Jahren ermittelt [3]. Die Diagnoseverzögerung findet sich besonders häufig bei Kindern und Jugendlichen. Zwischen Anamnesedauer und Rezidivrate scheinen Beziehungen zu bestehen. Bei einer Anamnesedauer von mehr als 1 Jahr steigt die Rezidivrate eindeutig an [9]. Dieses Problem ist eng verknüpft mit der Frage eines möglichen Fortschreitens der Erkrankung während der internistischen Behandlung. Es scheint denkbar, daß der Darm während der konservativen Behandlung in zunehmenden Maße von der Erkrankung erfaßt wird [9]. Das nach distal gerichtete Fortschreiten der Crohnschen Colitis („descending colitis") ist bekannt. So entwickeln sich eine Enddarmbeteiligung und anale Komplikationen häufig im Verlauf einer langwierigen konservativen Behandlung, und machen nicht selten aus *sozialer Indikation* eine Proktocolektomie erforderlich, wo bei frühzeitigerer *relativer Indikationsstellung* eine ileorectale Anastomose noch hätte durchgeführt werden können [13].

Ein wichtiger Faktor bei der Operationsanzeige des Morbus Crohn ist das *Alter des Patienten*. Patienten im jugendlichen Alter, besonders vor Eintritt der Pubertät, weisen meist eine Symptomatik auf, die so ausgeprägt ist, daß die physische und geistige Entwicklung retardiert sein kann. Auch eine Amyloidose wird nicht selten angetroffen [9]. Ein konservatives Vorgehen verbietet sich und ist kontraindiziert. Patienten jenseits des 40. Lebensjahres hingegen zeigen meist eine bedeutend mildere Symptomatik, so daß einer zeitgerechten konservativen Therapie eine Chance gegeben und mit einem operativen Eingriff eher zugewartet werden kann. Auch die *Faktoren der operativen Rezidivprophylaxe* müssen in den einzelnen Lebensabschnitten besonders beachtet werden, da die Neigung zur Rezidiventstehung bei Kindern und Jugendlichen am größten ist, bis zum 40. Lebensjahr abnimmt und jenseits des 60. Lebensjahres am geringsten ist [2].

Anatomische Lokalisation und Ausdehnung des Prozesses müssen in die Überlegungen bei der Indikationsstellung zur Operation einbezogen werden. Aussagen über die relative Häufigkeit des Vorkommens des Morbus Crohn in den verschiedenen Abschnitten des Gastrointestinaltraktes sind schwer zu machen, da der Begriff des Morbus Crohn sich in den letzten Jahren ständig ausgeweitet hat, und eine zuverlässige Diagnostik noch immer Schwierigkeiten bereitet. Verläßliche Daten geben am ehesten die großen Patientenkollektive. Goligher u. Mitarb. [2] sahen bei 332 Patienten der Jahre 1939—1968 im Vergleich zu der Crohnschen Colitis eine ungefähr doppelt so hohe Dünndarmbeteiligung. Es ist bemerkenswert, daß gegenwärtig jedoch die Erkrankung in beiden Darmabschnitten gleich häufig angetroffen wird. Dies scheint eine echte Zunahme der Dickdarmbeteiligung zu sein, da ähnliche Beobachtungen auch in anderen Zentren gemacht werden [2]. Die Colitis ulcerosa ist jedoch im gleichen Zeitraum proportional nicht zurückgegangen [13]. Im eigenen Kölner Krankengut konnte eine ähnliche Tendenz bisher nicht festgestellt werden.

Resektions- und Bypassverfahren sind die grundsätzlichen operativ-technischen Möglichkeiten der chirurgischen Behandlung des Morbus Crohn. Trotz der teilweise guten operativen Ergebnisse der Umgehungsanastomose mit Ausschaltung [6] wurde im letzten Jahrzehnt die *Resektionsbehandlung zunehmend bevorzugt*, weil zahlreiche Untersuchungen zeigten, daß signifikante Unterschiede hinsichtlich der Rezidivrate zugunsten der Resektionsverfahren bestehen [17]. Bei Erkrankung eines *solitären Dünndarmabschnittes* ist die einfache Dünndarmresektion mit End-zu-End-Anastomose angezeigt. Ist die *terminale Ileumschlinge* betroffen, empfiehlt sich die Resektion mit Ileoascendostomie oder Ileotransversostomie als End-zu-End-Anastomose, um möglichst viel Resorptionsfläche zu belassen. Bei zusätzlichem segmentalem Befall des proximalen Dünndarms sollte von multiplen Resektionen Abstand genommen werden; bei zu eng aneinanderliegenden Resektionsstellen kommt es zu Stauungen zwischen den Anastomosen. Eine *konservative Nachbehandlung* mit Corticosteroiden oder Immunsuppressiva kann sich anschließen.

Ein ähnliches Vorgehen ist bei der *Crohnschen Colitis* indiziert. Dabei folgt operationstaktisch die Festlegung der Resektionsgrenzen den üblichen Richtlinien der Colonchirurgie. Die Durchführung einer Colektomie mit Ileorectostomie als Seit-zu-End oder vorzugsweise End-zu-End-Anastomose sollte immer angestrebt werden. Insbesondere bei *jugendlichen Patienten* ist aus *sozialer Indikation* von einer Rectumexstirpation, selbst bei beginnendem Morbus Crohn des Rectums, solange wie möglich abzusehen. Bei einer Rezidivrate von 50% an der Ileorectostomie, aber unbedeutender Malignitätstendenz der Grundkrankheit, lohnt sich ein Aufschub der Rectumexstirpation um einige Jahre [12]. Die Indikation zur *Umgehungsanastomose* sollte dann gestellt werden, wenn das allgemeine *Operationsrisiko deutlich erhöht* ist. Hier hat die operationstechnisch schneller durchzuführende Umgehungsanastomose mit oder ohne Ausschaltung, d.h. als End-zu-Seit oder Seit-zu-Seit-Anastomose, ihre volle Berechtigung.

Die *Radikalität des operativen Eingriffs* beim Morbus Crohn soll das Rezidiv verhindern, aber nicht zu *Ernährungsstörungen* des Patienten führen. Da die Ausdehnung der Erkrankung in direkter Proportion zu ihrer Rezidivneigung zu stehen scheint [13], ist eine Anpassung der Resektionsausdehnung an den jeweiligen Befund angezeigt. Die intraoperative *Gefrierschnittuntersuchung* vermag nur wenig zur Festlegung der Resektionsgrenzen beizutragen. Im Mittel sollte etwa 8—10 cm von den makroskopisch sichtbaren Veränderungen entfernt die Resektion vorgenommen werden. Häufig ist die Demarkierung im Colon makroskopisch nicht eindeutig feststellbar, weshalb eine *etwas großzügigere Resektion im Colonbereich* indiziert ist. Da die Funktion der *Lymphknoten* im Krankheitsprozeß noch nicht geklärt ist, und auch Erfahrungen über den Einfluß von belassenen oder entfernten, vergrößerten Lymphknoten auf den weiteren Krankheitsablauf bisher nicht vorliegen, erscheint eine generelle, radikale Entfernung vergrößerter Lymphknoten, die die Blutversorgung anastomosennaher Darmanteile nur gefährden könnte, zum augenblicklichen Zeitpunkt nicht angezeigt.

Die Beachtung dieser Faktoren, die bei der operativen Indikationsstellung des Morbus Crohn berücksichtigt werden sollten, führte nach operativer Behandlung von 68 Patienten an dieser Klinik aus den Jahren 1953—1972 zu einer Rezidivrate von 15%. Da die Entstehungshäufigkeit eines Rezidivs eine Funktion der Zeit zu sein scheint, liegen von den einzelnen Zentren unterschiedliche Rezidivquoten vor, die etwa 15—50% betragen. Rezidive, die zu Stenosen, Fisteln oder schweren Störungen des Allgemeinzustandes führen, sollten erneut operiert werden. Manchmal gelingt es, den Patienten erst durch den Zweiteingriff beschwerdefrei und arbeitsfähig zu machen. Ob diese Rezidivrate des Morbus Crohn durch die chirurgische Behandlung noch gesenkt werden kann, kann nur bei weiterer Kenntnis dieser rätselhaften Erkrankung die Zukunft zeigen.

Literatur

1. Banks, B. M., Zetzel, L., Richter, H. S.: Morbidity and Mortality in regional enteritis, Report of 168 cases. Amer. J. dig. Dis. **14**, 369 (1969).
2. DeDombal, F. F., Burton, J., Goligher, J. G.: The early and late results of surgical treatment for Crohn's disease. Brit. J. Surg. **58**, 805 (1971).
3. Dyer, N. H., Dawson, A. M.: Diagnosis of Crohn's disease: a continuing source of error. Brit. med. J. **1970 I**, 735.
4. Fielding, J. F., Toye, D. K. M., Beton, C. C., Cooke, W. T.: Crohn's disease of the stomach and duodenum. Gut **11**, 1001 (1970).
5. Fielding, J. F., Cooke, W. T.: ACTH and corticosteroids in Crohn's disease. 4th World Congress of Gastroenterology (Copenhagen) 1970. Advance Abstracts, p. 392.
6. Garlock, J. H.: An Appraisal of the Long-Term-Results of Surgical Treatment of Regional Enteritis. Gastroenterology **19**, 414 (1951).
7. Gump, F. E., Lepore, M., Barker, H. G.: A revised concept of acute regional enteritis. Ann. Surg. **166**, 942 (1967).
8. Jones, J. H., Lennard-Jones, J. E., Lockhart-Mummery, H. E.: Experience in the treatment of Crohn's disease of the large intestine. Gut **7**, 448 (1966).
9. Krause, V., Bergmann, L., Norlén, B. J.: Crohn's disease. A clinical study based on 186 patients. Scand. J. Gastroent. **6**, 97 (1971).
10. Lemmens, H. A. J.: 2nd World Congress of „Collegium Internationale Chirurgiae Digestivae", Straßburg/France 1972.
11. Menguy, R.: Le traitment chirurgical de la perforation intestinale en peritoine libre dans la maladie de Crohn. Chirurgie **97**, 205 (1971).
12. Morson, B. C.: Persönliche Mitteilung, 1972.
13. Skandia International Symposia: Regional Enteritis (Crohn's Disease) Engel, A., Larsson, R., Eds. Stockholm: Nordiska Bokhandelns Förlag 1971.
14. Truelove, S. C., Witts, L. J.: Cortisone in ulcerative colitis; final report on a therapeutic trial. Brit. med. J. **1955 II**, 1041.
15. Turina, M., Schamaun, M., Waldvogel, W.: Crohnsche Krankheit des Oesophagus. Dtsch. med. Wschr. **93**, 2097 (1968).
16. Van Patter, W. N., Bargen, J. A., Dockerty, M. B., Feldman, W. H., Mayo. C. W., Waugh, J. M.: Regional Enteritis. Gastroenterology **26**, 347 (1954).
17. Williams, J. A.: The place of surgery in Crohn's disease. Gut **12**, 739 (1971).

Colitis ulcerosa

B. Husemann

Für die Colitis ulcerosa, eine überwiegend chronisch-entzündliche Erkrankung unbekannter Ursache, ist ein Verlauf in Schüben charakteristisch. Es werden Remissionen von einigen Jahren beobachtet. Etwa 10% aller Fälle treten erstmals als fulminant toxische Erkrankung in Erscheinung [5, 11, 12]. Man unterscheidet vier Verlaufsformen (Tabelle 1).

Differentialdiagnose

Um die Operationsindikation richtig stellen und die zweckmäßige Operationstaktik auswählen zu können, ist eine sorgfältige Differentialdiagnose zwischen Morbus Crohn und Colitis ulcerosa erforderlich.

Hinweise ergeben sich in erster Linie aus der *Lokalisation:* Die *Colitis ulcerosa* befällt in 95% das *Rectum* und breitet sich von hier *kontinuierlich* oralwärts aus. Nur bei totalem Colonbefall wird sekundär und ohne wesentliche klinische Bedeutung auch das terminale Ileum auf eine kurze Strecke mitergriffen. Demgegenüber ist der *Morbus Crohn* vielfach durch *diskontinuierliche Ausbreitung* charakterisiert, d.h. man findet neben größeren befallenen Darmabschnitten häufig weitere kleinere isolierte Krankheitsherde. Hauptsitz ist das terminale Ileum; isolierte Erkrankungen im Rectum sind selten.

Weitere Hinweise ergeben sich aus dem Vorkommen begleitender *Analläsionen:* Sie finden sich in 10% bei Colitis ulcerosa, stets sekundär und sind meist schmerzhaft. Demgegenüber sind Analläsionen bei Morbus Crohn meist indolent. Sie gehen den intestinalen Läsionen bisweilen voran und werden insgesamt bei 80% der Patienten beobachtet.

Tabelle 1. Verlaufsformen der Colitis ulcerosa und ihre klinischen Zeichen

Verlauf	Symptomatik	Rectoskopie
Mild	Blut und Eiter im Stuhl	gekörnte, leicht verletzliche Schleimhaut
Mittelschwer	Diarrhoe abdominelle Symptomatik Hautreaktionen	Entzündung Ulcera
Schwer	Fieber Dehydratation Anämie Leukocytose	zusätzlich Hämorrhagien Analfisteln periproktitische Abscesse
Toxisches Megacolon	Fieber Sepsis Hypoproteinämie enorme Erweiterung von Sigma und Colon Perforation	

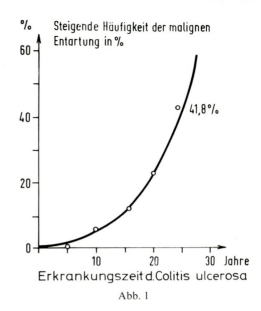

Abb. 1

Weder klinisch noch radiologisch noch rectoskopisch ist eine sichere Differentialdiagnose möglich. Von größter Bedeutung ist daher die *histologische Untersuchung von Rectumbiopsien*. Auch bei makroskopisch unauffälligem Rectum sollten Biopsien an mehreren Stellen entnommen werden. Schwere chronisch-atrophische Stadien der Colitis ulcerosa wie auch typische Veränderungen eines Morbus Crohn sind auch bei endoskopisch „normalen" Schleimhautbildern durchaus möglich. Die wesentlichen Unterschiede im histologischen Bild der Rectumbiopsie zeigt Tabelle 2 [7].

Operationsindikation

Die Indikation zur operativen Behandlung der Colitis ulcerosa leitet sich ab aus lokalen und allgemeinen Komplikationen, dem Verlauf und dem Versagen einer konservativen Behandlung (Tabelle 1).

Bei milden Colitis ulcerosa-Formen, die sich meist auf Rectum und Sigma beschränken, scheint durch konservative Methoden in seltenen Fällen eine weitgehende Heilung möglich: 4% aller Fälle bleiben über 15 Jahre rezidivfrei [2]. Bei einem Drittel aller Fälle besteht jedoch eine *primäre Resistenz* gegenüber der internistischen Behandlung. Hier kann eine Operation helfen. Aber bereits der erste Schub ist gefährlich: 11% Mortalität ergeben sich aus dem Krankengut der Chirurgischen Universitätsklinik Erlangen [6].

Die wichtigste Operationsindikation ist die *Erschöpfung einer internistischen Therapie* [3]. Leicht fällt die Entscheidung bei einer über Jahre rezidivierenden Form mit Abmagerung, Fieber, Blut- und Eiterabgängen, Analfisteln und Abscessen. Lange Krankenhausaufenthalte und Arbeitsunfähigkeit führen die Patienten zum Chirurgen. Histologisch zeigt die Rectumbiopsie irreversible Schäden der Darmwand [10].

Tabelle 2. Histologische Differentialdiagnose zwischen Colitis ulcerosa und Morbus Crohn bei der Rectumbiopsie (Hermanek)

	Colitis ulcerosa	M. Crohn
Nicht verkäsende Epitheloidzellgranulome	∅	beweisend (aber nicht obligat)
Lokalisation der Entzündung	*oberflächlich* Maximum der Entzündung in Mucosa, Submucosa, abseits von Ulcerationen höchstens in oberflächlichen Lagen befallen *kontinuierlich* Mucosa durchgängig entzündet	*sog. disproportioniert* Maximum der Entzündung in Submucosa, auch in tieferen Lagen der Submucosa und oft stärker als in Mucosa *diskontinuierlich* neben entzündeter Mucosa auch entzündungsfreie Areale
Fibrose der Submucosa	nein oder unbedeutend	oft ausgeprägt
Focale lymphadenoide Hyperplasie der Submucosa	∅	oft ausgeprägt
Geschwüre	seicht, flach	tief, spaltförmig (sog. Fissuren)
Becherzellzahl	verringert	nicht verringert

Bessern internistische Maßnahmen einen schweren Verlauf nicht kontinuierlich ohne Rückfall, ist sofort die absolute Indikation zur Operation zugegeben. *Je häufiger die Rezidive* auftreten, umso früher muß man resezieren. Im allgemeinen wird eine Grenze von 5—10 Jahren angegeben [8].

Längeres Abwarten erhöht die Gefahr der *malignen Entartung* (Abb. 1). Nach fünfjährigem Verlauf treten Carcinome bei einer Colitis ulcerosa fast nie, nach 20jährigem Verlauf aber in 40% der Fälle auf [1]. Durchschnittlich dürfte das Carcinomrisiko etwa 3,5% betragen [13]. Hinweise auf eine Gefährdung ergeben sich aus der Rectumbiopsie [10], in der sog. präanceröse Veränderungen zu sehen sind. Die Gefahr der malignen Entartung wächst, je jünger die Patienten bei Beginn der Erkrankung sind und je ausgedehnter der Colonprozeß ist. Gerade bei einer Colitis ulcerosa im Kindesalter ist nach mehreren Rezidiven die Frage einer chirurgischen Intervention ernsthaft zu prüfen [3].

Die Gefahr *septischer extraintestinaler Allgemeinreaktionen* und drohender lokaler Komplikationen wie Blutung (5—20%) und Perforation (2—10%) sollten den Ausschlag für eine operative Therapie geben. Eine absolute Operationsindikation liegt bei akuter, lebensbedrohlicher Blutung, Perforation, Peritonitis, Ileus und Carcinom vor (Abb. 2).

Bei der *fulminant-toxischen* Form der Colitis ulcerosa, dem sog. toxischen Megacolon, endet ein konservativer Therapieversuch oft letal. Hier ist eine sofortige chirurgische Intervention erforderlich. Ein konservativer Therapieversuch darf nur gewagt werden, so lange eine stetige Besserung erzielt wird.

Operationstaktik

Die Operationstaktik richtet sich nach der Lokalisation der Erkrankung, dem klinischen Verlauf und der individuellen Operabilität des Patienten (Tabelle 3).

Nur die *Proktocolektomie* mit endständigem Ileostoma bringt eine sichere Heilung bei Erkrankung von Colon und Rectum. Das Rectum zu erhalten ist erlaubt, wenn keine histologischen Veränderungen und keine perianalen Komplikationen bestehen [10]. Sonst riskiert man zu 50% eine gefährliche akute Verschlimmerung. Wegen der möglichen malignen Entartung ist eine laufende Kontrolle

Tabelle 3. Chirurgische Therapie bei Colitis ulcerosa

Befund	Therapie
Gesamter Dickdarm befallen Carcinom	Proktocolektomie und Ileostoma
„Toxisches Megacolon"	Manuelle Entleerung des Colons in Narkose, Proktocolektomie und Ileostoma
Proktosigmoid befallen	Entfernung von Colon descendens, Sigma und Rectum, endständiger Anus praeter
Segmentaler Colonbefall, Rectum histologisch frei	Colektomie, evtl. Colonteilresektion, ileorectale Seit-zu-End-Anastomose oder End-zu-End-Anastomose
Ältere Patienten	evtl. Colektomie und Ileostoma, Operation nach Hartmann I und II

selbstverständlich. Nur bei 15% aller Patienten bleibt die Ileorectostomie jahrelang erfolgreich. Auch beim toxischen Megacolon, massiver Blutung und Perforation ist die sofortige Proktocolektomie angezeigt.

Gelegentlich kann man auf die Amputation des erkrankten Rectumstumpfes in der ersten Sitzung verzichten und sie nach Erholung des Patienten nachholen (Op. nach Hartmann).

Bei segmentalem Colonbefall ist eine frühzeitige *Colonteilresektion* indiziert. Die Entscheidung fällt leicht, da die Kontinenz erhalten bleibt.

Anorectale Komplikationen bis zur Inkontinenz sind bei Fortbestehen einer Colitis ulcerosa lokal unheilbar. Abscesse und Fisteln werden eröffnet. Nach der Proktocolektomie heilen sie spontan aus.

Carcinome im Colitisdarm sind immer eine Indikation zur totalen Protocolektomie, da multiple Malignome bei dieser Erkrankung auftreten. Meist sitzen sie in den unteren Darmabschnitten.

Ileostoma

Die postoperative Morbidität hängt hauptsächlich mit dem Ileostoma zusammen. In 25% der Fälle kommt es zu Steno-

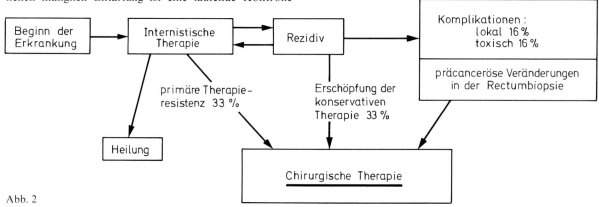

Abb. 2

sen, Fisteln, Prolaps oder Retraktion. Ein Viertel bedarf später der Korrektur.

Zur *Fistelprophylaxe* darf außer am freien Rand keine einzige Naht das Darmrohr, auch nicht in den äußersten Schichten, erfassen.

Die sog. *Ileostomiedysfunktion* bezeichnet ein Krankheitsbild, das durch eine Teilstenose des künstlichen Darmausganges zu erklären ist. Die Teilstenose ist auf dem Boden eines Granulationsgewebes und Ödems entstanden. Solche Patienten zeigen Brechreiz, aufgetriebenen Bauch und entleeren entweder nichts oder in großen Mengen.

Um *Stenose* und *Teilstenose* zu verhüten, muß weit oralwärts im Gesunden reseziert werden, wenigstens zwischen dem Versorgungsgebiet der A. mesenterica sup. und der A. colica dext. Die ganze Bauchwand wird zylinderförmig excidiert, das untere Ileumende 6 cm umgestülpt und der freie Ileumrand an das Subcutangewebe genäht. Die Haut wird sofort mit selbstklebenden Plastikbeuteln, die bis an den Darm reichen, abgedeckt.

Die rechtzeitige, oft frühzeitige chirurgische Therapie der Colitis ulcerosa entscheidet über Leben und Gesundheit der Patienten.

Die postoperative Letalität nach einer Proktocolektomie liegt bei chronisch rezidivierendem Verlauf bei 40%, bei akut fulminanter Form bei 30%. Nach der chirurgischen Therapie sterben innerhalb der nächsten 5 Jahre 15% aller Patienten, überwiegend durch Komplikationen des Ileostomas; um so sorgfältiger muß dieser delikate Darmausgang angelegt werden.

Literatur

1. Bargen, J. A., Gage, R. P.: Carcinoma and ulcerative colitis. Gastroenterology **39**, 385 (1960).
2. Demling, L: Die Colitis ulcerosa. Fortschr. Med. **84**, 265 (1966).
3. Dukes, C. E.: Prognosis in ulcerative colitis. Med. Press **239**, 324 (1955).
4. Günther, F. W.: Colitis ulcerosa im Kindesalter. Zur Ursache und Behandlung. Fortschr. Med. **84**, 965 (1966).
5. Hawk, W. A., Turnbull, R. B., Schofield, P. F.: Nonspecific ulcerative colitis. Surgery **66**, 953 (1969).
6. Hegemann, G.: Chirurgische Behandlung der Colitis ulcerosa. Dtsch. med. Wschr. **88**, 415 (1963).
7. Hermanek, P.: Zur Differentialdiagnose zwischen Colitis ulcerosa und M. Crohn. In Vorbereitung.
8. Koch, H., Classen, M.: Colitis ulcerosa. Fortschr. Med. **87**, 1199 (1969).
9. Maingot, R.: Abdominal operations. New York: Appleton Century Crofts 1961.
10. Morson, B. C.: Pathology of ulcerative colitis. Rendic. R. Gastroenterol. **3**, 183 (1971).
11. Roth, J. L.: Ulcerative Colitis. In: Bockus: Gastroenterology, Vol. II, p. 817. Philadelphia, London: Saunders 1964.
12. Turnbull, R. B., Schofield, P. F., Hawk, W. A.: Nonspecific ulcerativ colitis. In: Advances in Surgery, Vol. III, p. 161. Chicago: Year Book Medical Publishers 1968.
13. Watts, J. Mck., DeDombal, F. T., Watkinson, G., Goligher, J. C.: Longterm prognosis of ulcerative colitis. Brit. med. J. **1966**, 1447.

Dickdarm-Diverticulitis

H. von Brehm und J. Hirschfeld

Die *Diverticulose* des Dickdarmes, hervorgerufen durch mehrere oder zahlreiche Grasersche Divertikel, oft als Nebenbefund anläßlich eines Colon-Kontrasteinlaufes aufgedeckt, bedeutet *keine Operationsindikation*.

Kommt es in den Divertikeln aber zu akuten, rezidivierenden oder chronischen *Entzündungserscheinungen,* so kann sich ein *Anlaß zum Eingriff* ergeben. Insbesondere wenn die Entzündung zu Komplikationen wie Stenose, Ileus, freie oder gedeckte Perforation, Fistelbildung, Carcinomverdacht u. a. führt, besteht immer Operationsindikation. Zurückhaltung mit einem chirurgischen Eingriff empfiehlt sich dagegen bei akuter unkomplizierter Diverticulitis und bei der Divertikelblutung [13, 14].

Befallener Darmabschnitt (vgl. Tabelle 1), Verlaufsform der Diverticulitis sowie Art und Ausmaß der möglichen Komplikationen können sehr unterschiedlich sein. Einheitliche Richtlinien zur chirurgischen Behandlung lassen sich daher kaum aufstellen [11]. Hohes Alter und/oder schlechter Allgemeinzustand sowie der intraoperative Befund schränken oft genug die operativen Möglichkeiten ein. Nicht selten muß man sich allein mit palliativen Maßnahmen begnügen.

Diagnose und Therapie

Die **Diagnose** einer Dickdarm-Diverticulitis kann klinisch, röntgenologisch und selbst intraoperativ schwierig, gelegentlich sogar unmöglich sein. In akuten Fällen und bei Perforationsverdacht sind z.B. Rectoskopie und Colon-Kontrasteinlauf zur Bestätigung der klinischen Diagnose kaum zulässig [4]. Die *Rectoskopie* — notwendig zum Ausschluß eines Carcinoms — ist bei chronischer Diverticulitis des Sigma unergiebig, da sich bei dieser Erkrankung das Instrument bis in den betroffenen Darmabschnitt meist nicht hochführen läßt. Ein intravenöses *Urogramm* ist differentialdiagnostisch zwar notwendig, ergibt jedoch nur

Tabelle 1. Lokalisation von Colondivertikeln bei 503 Erwachsenen. (Nach Horner, 1958)

Befallener Abschnitt	Häufigkeit des Befalls in %
Sigma allein	47
Sigma und Descendens	33
Sigma, Descendens und Transversum	7
Sigma, Transversum	1
Descendens allein	2
Gesamtes Colon ohne Coecum	4
Gesamtes Colon	1
Unterschiedliche Kombinationen	5

selten einen pathologischen Befund. Beim *Colon-Kontrasteinlauf* ist man vielfach auf indirekte Zeichen einer Diverticulitis angewiesen, da sich entzündlich erkrankte Divertikel mit Kontrastmittel meist nicht füllen lassen [4, 8].

Tabelle 2. Differentialdiagnose zwischen Sigmadiverticulitis und Sigmacarcinom (in Anlehnung an Becker und Ungeheuer, 1967)

	Sigmadiverticulitis	Sigmacarcinom
Dauer der Anamnese	oft über Jahre	meist nur einige Monate
Druckschmerz und Resistenz im linken Unterbauch	erheblich, bei fast allen Patienten	häufig indolent
Tumorpalpation	in 75% großer, schlecht abgrenzbarer oder walzenförmiger Tumor	selten
Fieber	häufig über 38°C	meist fieberfrei
Leukocytose	oft hohe Leukocytose	meist keine Leukocytose
BKS	stark erhöht	normal bis beschleunigt
Pathologischer Urinbefund	bei ca. 25% der Patienten	sehr selten
Kontrasteinlauf	langstreckige Stenose bei erhaltenem Schleimhautrelief	kurzstreckige Stenose bei zerstörtem Schleimhautrelief

Als wertvolle röntgenologische Hinweise auf die Diverticulitis gelten der Nachweis von kompletten, inkompletten oder intramuralen Divertikeln oral oder aboral vom erkrankten Darmabschnitt sowie Wandstarre oder der Nachweis anhaltender Muskelkontraktionen mit segmentierender Haustrierung im erkrankten Darmabschnitt selbst [13]. Wegen dieser diagnostischen Unsicherheiten muß man sich in der Indikation zur Operation vielfach mehr nach dem klinischen Krankheitsbild als dem pathologisch-anatomischen Befund richten. — Auch *intraoperativ* kann die Diagnose einer Diverticulitis schwierig sein: Die Divertikel verstecken sich im Mesocolonansatz oder in den Appendices epiploicae [4]. Bei chronischem Verlauf ist durch fibroplastische Umwandlung der befallene Darmteil verdickt, verkürzt, verhärtet und durch innige Verklebungen mit Bauchwand und Nachbarorganen fixiert. Dadurch kann malignes infiltratives Wachstum vorgetäuscht werden (Differentialdiagnose gegenüber dem Carcinom s. Tabelle 2). Nicht selten kann die endgültige Diagnose erst durch Untersuchung des resezierten Darmabschnittes gestellt werden [1].

Unter den operativen Maßnahmen, die uns zur Verfügung stehen (vgl. Tabelle 3), sind kurative von palliativen Eingriffen zu unterscheiden. Unter einem *kurativen Eingriff* ist die *Resektion* des befallenen Darmabschnittes zu verstehen. Nur in Ausnahmefällen wird eine vorübergehende Colostomie zur rezidivfreien Ausheilung einer Dickdarm-Diverticulitis führen [13]. — Zu einem *palliativen Eingriff* gehört in der Regel zumindest die Anlegung eines *doppel-*

Tabelle 3. Operationstechnisches Vorgehen bei Dickdarmdiverticulitis

Indikation	1. Eingriff	2. Eingriff	3. Eingriff
Elektive oder Frühresektion (s. Text, Vgl. Tabelle 4)	Resektion + Anastomose (+ Colostomie)	(Rückverlagerung der Colostomie)	
Noteingriffe			
1. Ileus	doppelläufiger Anus praeter transversalis	Resektion + Anastomose	Rückverlagerung der Colostomie
2. freie Perforation	a) Resektion + Anastomose + Colostomie	Rückverlagerung der Colostomie	
	b) Resektion + Herausleitung beider Darmschenkel	Anastomose + Colostomie	Rückverlagerung der Colostomie
	c) Resektion + Herausleitung des oralen Darmschenkels + blinder Verschluß und Versenkung des aboralen Darmschenkels	Anastomose + Colostomie	Rückverlagerung der Colostomie
	d) nur wenn Resektion nicht möglich: doppelläufiger Anus praeter transversalis + Verschluß der Perforationsstelle + Drainage	Resektion + Anastomose	Rückverlagerung der Colostomie
Gedeckte Perforation, Diverticulitis als Focalherd	doppelläufiger Anus praeter transversalis	Resektion + Anastomose	Rückverlagerung der Colostomie
Fistelbildung	a) Resektion + Verschluß der Fistelöffnung zum Nachbarorgan + Anastomose (+ Colostomie)	(Verschluß der Colostomie)	
	b) doppelläufiger Anus praeter transversalis	Resektion + Verschluß der Fistelöffnung zum Nachbarorgan + Anastomose	Rückverlagerung der Colostomie

läufigen Anus praeter zur dauernden und kompletten Stuhlableitung. Eine Coecalfistel genügt diesen Anforderungen nicht. Für die Colostomie ist ein Darmabschnitt zu wählen, der möglichst weit oral vor dem Krankheitsprozeß gelegen ist, meist also der rechte Teil des Colon transversum. Damit läßt man sich die Möglichkeit offen, zu einem späteren Zeitpunkt die vorerst nicht zulässige Resektion des Sigma mit End-zu-End-Anastomose unter dem Schutz des Anus praeter vornehmen zu können (Über weitere Palliativmaßnahmen s.u.).

Akute Dickdarm-Diverticulitis

Die **unkomplizierte akute Dickdarm-Diverticulitis** befällt, wie die meisten Diverticulitiden, in ca. 95% aller Fälle das Sigma, oft unter Mitbeteiligung des Colon descendens [4, 9]. Sie tritt uns klinisch als „Linksappendicitis" entgegen. Hier ist konservative Therapie mit Bettruhe, parenteraler Flüssigkeitszufuhr, Spasmolytica und Antibiotica angezeigt [7, 8, 13]. Gehen unter dieser Behandlung die Beschwerden nicht zurück oder handelt es sich um einen *schweren Erstanfall,* so ist die *Indikation zum Eingriff* gegeben. Bestätigt sich dabei die Diverticulitis, so sollte man sich zur sofortigen Resektion (sog. Frühresektion; vgl. Tabelle 3) entschließen, wenn dieser Eingriff durchführbar und zumutbar erscheint. Anderenfalls sollte lediglich eine Colostomie angelegt werden.

Die **freie Divertikelperforation** ist im Verlauf einer akuten Diverticulitis selten [6, 7]. Die *absolute Indikation* zum Eingriff wird kaum verfehlt, da akutes Ereignis, alle Anzeichen einer Peritonitis und oft auch der Nachweis von freier Luft im Abdomen genügend sichere Hinweise geben. Am ehesten wird an die Perforation eines gastro-duodenalen Ulcus gedacht. Der kotige Charakter der Peritonitis führt jedoch zur richtigen Diagnose. Das operative Vorgehen ist in Tabelle 3 angegeben. Die primäre Resektion mit oder ohne Anastomose ist anzustreben [4, 7, 8, 15].

Die **chirurgische Behandlung der Divertikelblutung**, bei der große Mengen frischen koagulierten Blutes ohne Stuhlbeimengungen entleert werden, gilt als *problematisch,* da weder rectoskopisch noch intraoperativ sich die Blutungsquelle hinreichend sicher lokalisieren läßt [6]. Erfahrungen zur angiographischen Lokalisation einer Divertikelblutung sind uns bisher nicht bekannt. Die Anlegung einer Colostomie leistet in der Behandlung der Divertikelblutung nichts. Eine blinde Resektion schützt, auch wenn der gesamte entzündlich veränderte Darmteil entfernt wird, nicht vor einer Rezidivblutung [10], da eine Blutung auch von nicht entzündlich veränderten zurückgelassenen Divertikeln herrühren kann [1]. Im Stadium der Blutung ist die Resektion zudem mit hohem Risiko belastet [13, 14]. Es sind verschiedene Möglichkeiten angegeben worden, um intraoperativ den blutenden Darmabschnitt zu ermitteln, so z.B. die Colotomie in Transversummitte, um zu klären, ob die Blutung aus dem zuführenden oder abführenden Schenkel stammt; je nachdem soll dann die rechtsseitige oder linksseitige Hemicolektomie in gleicher Sitzung durchgeführt werden [7]. Einzelne Autoren empfehlen für die Notsituation oder um einer Rezidivblutung zuvorzukommen die *totale Colektomie* mit Ileorectostomie als den sichersten Eingriff [6, 7, 10, 11]. Da fast jede massive Divertikelblutung unter konservativer Behandlung zum Stehen kommt, sollte man die *Operation im Stadium der Blutung vermeiden* [8, 11, 14]. Bei *rezidivierenden massiven Divertikelblutungen* und nachweislich auf einen Darmabschnitt beschränkter Diverticulose besteht jedoch die *Indikation zur Resektion* dieses Dickdarmanteiles im blutungsfreien Intervall [8, 14].

Rezidivierende Dickdarm-Diverticulitis

Bei **rezidivierender Diverticulitis** mit Fieberschüben, Leukocytose, hoher BKS und entzündlichem Tumor sowie bei dysurischen Beschwerden wird heute in zunehmendem Maße die *Resektionsbehandlung im freien Intervall* als elektive Resektion empfohlen [1,4,11,13] (vgl. Tabellen 3 und 4). Klinische und röntgenologische Merkmale geben den Ausschlag (vgl. Tabelle 4). Das Bestechende an diesem Vorgehen sind die auffallend niedrige Letalität von 3—4% und die Möglichkeit, die Darmresektion in einem einzeitigen Verfahren durchzuführen. Die Dauererfolge sind gut, bei geringer Rezidivquote. Diese Erfolge der Resektionsbehandlung im entzündungsfreien Intervall hängen im wesentlichen von folgenden Richtlinien ab, die auch für Resektionen bei Diverticulitis in anderen Stadien Geltung haben: Der aborale Resektionsrand soll am Übergang zum Rektum liegen, d.h. in seinem ganzen Umfang Längsmuskulatur enthalten; die A. haemorrhoidalis sup. soll geschont werden; nach oral reicht die Resektion bis ins entzündungsfreie Gebiet, soll aber mindestens 20 cm umfassen; oral davor gelegene Divertikel, die keine Entzündungserscheinungen zeigen, dürfen zurückgelassen werden; die Anastomose sollte stets in End-zu-End-Technik durchgeführt werden; um Spannungsfreiheit der Anastomose zu erreichen, ist gegebenenfalls die Mobilisation der Flexura coli lienalis erforderlich. Die Anlegung eines Anus praeter zur Entlastung der Anastomose ist unter solchen Umständen nicht notwendig.

Tabelle 4. Indikationen zur Frühresektion bei unkomplizierter Sigmadiverticulitis (Nach Reifferscheid, 1967; sowie Aeberhard u. Mitarb. 1969)

Klinik	Röntgenbefund
Schwerer Erstanfall	provozierbare andauernde Segmentierung
Rezidivanfall	Wandstarre, spontane andauernde Segmentierung
Therapieresistente chronische Diverticulitis	
Therapieresistente dysurische Beschwerden	

Bauchchirurgie

Chronische Dickdarm-Diverticulitis

Eine **therapieresistente chronische Diverticulitis** mit und ohne Stenose sollte stets chirurgisch behandelt werden. Damit wird mit hoher Wahrscheinlichkeit gefährlichen Komplikationen wie Ileus, gedeckter oder freier Perforation, paracolischen Abscessen mit und ohne Fistelbildung, septischen Schüben usw. zuvorgekommen [8, 11]. Ist in diesem Stadium die *primäre Resektion mit Anastomose* nicht möglich, so sollte vorerst ein doppelläufiger Anus praeter transversalis angelegt werden. Die Resektion kann man nach Abklingen der entzündlichen Erscheinungen (Normalisierung der BKS!) unter wesentlich günstigeren Umständen nachholen.

Hat sich ein *Ileus* entwickelt, so verbietet sich nach allgemeinchirurgischen Grundsätzen die sofortige Resektion. Bei sehr schlechtem Allgemeinzustand darf als Ultima ratio eine Coecalfistel in Lokalanaesthesie angelegt werden. Wenn möglich, sollte man jedoch *laparotomieren*, um den Prozeß beurteilen, einen Doppelileus durch Verklebung mit Dünndarmschlingen [1, 13] erkennen und gleichzeitig einen *doppelläufigen Anus praeter* anlegen zu können.

Gedeckte Divertikelperforationen können zweizeitig in eine freie Perforation übergehen oder Fistelbildungen zur Haut oder zu Nachbarorganen verursachen. Unter konservativer Therapie kann durch Reperforation in den Dickdarm Selbstheilung eintreten. Gelegentlich werden gedeckte Perforationen anläßlich eines Colon-Kontrasteinlaufes entdeckt. Die *Anlegung eines doppelläufigen Auns praeter zur Vorbereitung auf eine spätere Resektion* ist damit indiziert [8] (vgl. Tabelle 3). Ein Eingriff ist gleichfalls indiziert, wenn bei bekannter Diverticulose bzw. Diverticulitis septische Temperaturen, Unterbauchschmerzen mit Zeichen der umschriebenen Peritonitis, druckempfindlicher Douglas und hohe Leukocytose das Krankheitsbild verschlimmern. Ist die gedeckte bereits in eine *freie Perforation* mit diffuser Peritonitis übergegangen, so soll die *sofortige Resektion* mit oder ohne Anastomose durchgeführt werden, da diese die besseren Überlebenschancen bietet als ein Palliativeingriff [5, 15] (vgl. Tabelle 3).

Fistelbildungen zur Haut (meist nach vorangegangenem Eingriff) oder zu Nachbarorganen wie Harnblase, Vagina, Uterus, Dünndarm, Harnröhre [1] oder Ureter (eigene Beobachtung) lassen sich durch Anlegung einer doppelläufigen *Colostomie* in ihrer Symptomatik regelmäßig bessern. Nach dieser Maßnahme verschließt sich die Fistel in der Regel jedoch nicht [5, 6, 8]. Wenn zumutbar, kann bereits in der ersten, gegebenenfalls in der zweiten Sitzung der *fisteltragende Dickdarmabschnitt* nach den angegebenen Richtlinien (s. o.) *reseziert werden, unter Verschluß der Fistelöffnung zum Nachbarorgan* [6, 8, 11, 12]. Bei einer Dickdarm-Dünndarmfistel empfiehlt sich eine en-bloc-Resektion mit jeweiligen Anastomosen zur Wiederherstellung der Darmkontinuität.

Mit der Differentialdiagnose zwischen chronischer Dickdarmdiverticulitis und *Colon-Carcinom* wird man immer wieder konfrontiert. Die Unterscheidungsmerkmale sind in Tabelle 2 angegeben. In etwa 25% aller Fälle führen die präoperativen Untersuchungen einschließlich Rectoskopie zu *keiner hinreichenden Abklärung* [4, 5]. Damit ist die *Operationsindikation* gegeben. Das operativ technische Vorgehen richtet sich nach dem intraoperativen Befund. Ist eine Resektion technisch nicht möglich, so wird eine Colostomie angelegt. Eine Probeexcision sollte in solchen Fällen die Diagnose zu erhärten suchen. Jedoch nur Carcinom-positive Histologiebefunde sind verwertbar. Vielfach entscheidet erst der weitere klinische Verlauf über die Art der Erkrankung. Da beide Erkrankungen nebeneinander vorkommen können [7], schließt die eine Erkrankung die andere nicht aus. — Besonders schwierig wird die Differentialdiagnose, wenn ein *Sigmatumor anläßlich einer Laparotomie überraschend festgestellt* wird. Befunde gezielter präoperativer Untersuchungen pflegen dann zu fehlen. Das operative Vorgehen richtet sich danach, ob es sich um einen Nebenbefund oder den Hauptbefund handelt, der präoperativ falsch gedeutet wurde. Der kleine mobile Tumor ist meist ein Carcinom, der nicht abgrenzbare große fixierte Tumor ist dagegen meist entzündlicher Genese.

Operationsindikationen bei Zustand nach Anlegung einer Colostomie wegen Dickdarm-Diverticulitis

Im Rahmen der Palliativbehandlung einer Dickdarmdiverticulitis wird nicht selten eine Colostomie angelegt. Sobald sich der Kranke vom Eingriff erholt hat, äußert er den Wunsch, sich die künstliche Darmöffnung wieder beseitigen zu lassen. Geschieht dieses, ohne daß der erkrankte Darmabschnitt vorher reseziert wird, muß man mit einer *hohen Rezidivquote der Diverticulitis* rechnen [1, 11]. Dies gilt selbst dann, wenn Rectoskopie, Colon-Kontrasteinlauf und Urogramm keinen wesentlichen pathologischen Befund mehr bieten. In der Regel ist dem Patienten die Resektion mit Anastomose unter dem Schutz des Anus praeter zu empfehlen. Erst in der dritten Sitzung darf die Rückverlagerung des Anus praeter vorgenommen werden.

Diverticulitis des Coecum

Eine Coecumdiverticulitis ist selten. In der Mehrzahl der Fälle handelt es sich dabei um eine Entzündung in einem *angeborenen solitären echten Divertikel*, das Daumengröße erreichen kann. Es können aber auch Grasersche Divertikel Ausgangspunkt der Erkrankung sein. Präoperativ kann die Diagnose nur durch einen Kontrasteinlauf gestellt werden. Die *Operationsindikation* ergibt sich aus den klinischen Befunden, die bei dem seltenen Krankheitsbild in rund 95% aller Fälle falsch interpretiert werden (vgl. Tabelle 5). Die operativen Maßnahmen richten sich nach der örtlichen Situation und der intraoperativen Diagnose, die wenigstens in einem Drittel der Fälle richtig ist (vgl. Tabelle 5). Die Prognose gilt als gut.

Tabelle 5. Coecumdiverticulitis. Sammelstatistik von Asch und Markowitz (1969)

Präoperative Diagnose	n	Intraoperative Diagnose	n	Operatives Vorgehen	n
Akute Appendicitis	93	Coecumdiverticulitis	46	Divertikelentfernung und Appendektomie	31
Perityphlitisches Infiltrat	16	entzündlicher Coecumtumor	24	Divertikelentfernung	21
Coecumdiverticulitis	6	Coecumcarcinom	7	rechtsseitige Hemicolektomie	42
Coecumcarcinom	8	keine Angabe	55	Ileocoecalresektion	12
Andere Diagnosen	9			Teilresektion des Coecum	8
				Drainagen mit oder ohne Appendektomie	7
				andere	11
Gesamtzahl	132		132		132

Literatur

1. Aeberhard, P., Arma, S., Akovbiantz, A.: Über Colondivertikulitis. Langenbecks Arch. Chir. **323**, 189 (1969).
2. Asch, M. J., Markowitz, A. M.: Cecal diverticulitis: Report of 16 cases and a review of the literature. Surgery **65**, 906 (1968).
3. Becker, H., Ungeheuer, E.: Zur Differentialdiagnose der stenosierenden Peridivertikulitis des Dickdarms. Fortschr. Med. **85**, 1000 (1967).
4. Deucher, F.: Die chirurgische Behandlung der Divertikel des Magendarmtraktes. Helv. chir. Acta **24**, 435 (1957).
5. Elmendorff, H., Frhr. v., Marx, E., Hansmann, M.: Sigmoiditis und Divertikulitis. Langenbecks Arch. Chir. **312**, 333 (1965).
6. Gütgemann, A., Schreiber, H. W., Wülfing, D.: Zur Therapie der Dickdarmdivertikulitis. Langenbecks Arch. Chir. **302**, 716 (1963).
7. Havia, T.: Diverticulosis of the colon. Acta chir. scand. suppl. **415**, 7 (1971).
8. Heberer, G., v. Brehm, H., Hirschfeld, J.: Die Divertikelerkrankungen des Dickdarms. Chirurg **41**, 252 (1970).
9. Horner, J. L.: Natural history of diverticulosis of the colon. Amer. J. dig. Dis. **3**, 343 (1958).
10. Klein, R. R., Gallagher, D. M.: Massive colonic bleeding from diverticular disease. Amer. J. Surg. **118**, 533 (1969).
11. Mappes, G., Pross, E., Kempf, P.: Zur chirurgischen Therapie der Divertikulitis. Chirurg **41**, 270 (1970).
12. Mayo, Ch. W., Blunt, Ch. P.: Vesicosigmoidal fistulas complicating diverticulitis. Surg. Gynec. Obstet. **91**, 612 (1950).
13. Reifferscheid, M.: Pathogenese der Sigma-Diverticulitis und die Indikation zur Resektionsbehandlung. Langenbecks Arch. Chir. **318**, 134 (1967).
14. Rigg, B. M., Ewing, M. R.: Current attitudes on diverticulitis with particular reference to colonic bleeding. Arch. Surg. **92**, 321 (1966).
15. Watkins, G. L., Oliver, G. A.: Management of perforative sigmoid diverticulitis with diffusing peritonitis. Arch. Surg. **92**, 928 (1966).

Appendicitis

R. Pichlmayr, A. J. Coburg und K. Wiegrefe

Die 1884 erstmals von Krönlein vorgenommene Appendektomie hat die zuvor in etwa 20% letal verlaufende Appendicitis einer weitgehend sicheren Heilung zugeführt [23]. Die *Indikation* zu dieser Operation wurde 1886 durch Fitz für die akute Appendicitis präzisiert. Die Bedeutung der Frühoperation wurde 1888 von McBurney erkannt [23]. Diese entscheidende Wende in der Behandlungsmöglichkeit der Appendicitis hat rasch zu einer großzügigen Indikationsstellung unter Chirurgen und praktizierenden Ärzten geführt; bald blieb sie nicht mehr auf die akute Appendicitis beschränkt, sondern schloß chronische und subakute Stadien mit ein. Diese Einstellung, die sich in Richtlinien wie „lieber zu häufig, als einmal zu spät" widerspiegelt, beruht auf fünf wesentlichen Argumenten:

1. Die Appendektomie als solche ist ein risikoarmer Eingriff sowohl in bezug auf postoperative Letalität und Morbidität [7, 8, 16], als auch auf Spätstörungen [1]. Das Fehlen dieses Organs bleibt ohne feststellbare Folgen.
2. Die Prognose nach Appendektomie hängt entscheidend vom Stadium der Appendicitis ab (Tabelle 1). Eine verzögerte Therapie bei akuter Appendicitis muß somit sicher vermieden werden.
3. Der spontane Verlauf einer unbehandelten Appendicitis ist nicht vorhersehbar und mit hoher Sterblichkeit verbunden. Eine konservative Behandlung weist ebenfalls eine hohe Letalität von 6,1% auf [23]. Die einzig mögliche zuverlässige Behandlungsweise stellt somit die Operation dar.
4. Die Symptome einer Appendicitis auch im akuten Stadium sind keineswegs stets eindeutig [12, 18]. Hinter vielen unklaren abdominellen Beschwerden kann eine Appendicitis verborgen sein. Es ist häufig nicht möglich, eine Appendicitis mit Sicherheit auszuschließen.

Bauchchirurgie

Tabelle 1. Letalität der Appendektomie

Autor	Zeitraum	n	Unkomplizierte akute Appendicitis	Lokale Peritonitis gedeckte Perforation	Diffuse Peritonitis freie Perforation	Chron. Appendicitis bzw. ohne path. Befund	Gesamt %
Vale [23]	vor 1890		nicht operierte Appendicitis vor 1890		**40**		6,6
Elfving [3]	1945–1950	70864	**0,13** (n=49710)	**2,03** (n=6362)	**7,2** (n=3747)	0 (n=11045)	0,7
Welcker [27]	1958–1962	2385	**0,39** (n=2318)	**2,99** (n=67)	**3,8** (n=67)		0,75
Bircher [2]	1965–1970	2646	**0,21** (n=1443)	**2,7** (n=329)		**0,57** (n=874)	0,64
Hecker [7]	1953–1962	3999	**0,17** (n=2882)	**4,1** (n=534)		0 (n=583)	0,67
Storer [24]	1969	50000	**0,1**	3			
Schuster [20]	1956–1966	702	**0,1** (n=317)	1 (n=92)		? (n=293)	
Schütze [19]	1943–1970	3377	**0,29** (n=2354)	**4,1** (n=629)			
Hecker [7]	1943–1962 1953–1962	2348	**0,4** (n=1732) 0 (n=940)	**5,9** (n=435) 2,7 (n=257)		0 (n=171)	1,4 0,58
Fowler [5]	1950–1970	5566	**0,03** (n=3902)	**0,35** (n=576)	**0,9** (n=937)		0,23
Kronberger [9]	1949–1968	706 (>60 J.)	**3,3** (n=360)	**5,5** (n=109)	**27,8** (n=24)	**6,7** (n=150)	7,4
Hecker [7]	1943–1962	228	4 (n=125)	22 (n=91)			10,9
Uteshev [26]	1959–1965	500 (>75 J.)	**12,4** (n=500)				12,4

5. Die Rezidivhäufigkeit leichter Appendicitisformen ist hoch [12]; bei intervallartig auftretenden Beschwerden ist eine chronisch-rezidivierende Appendicitis kaum auszuschließen.

Diese Gründe rechtfertigen eine großzügige, keinesfalls aber leichtfertige Indikationsstellung zur Operation. Denn auch die unkomplizierte Appendektomie ist neben der unmittelbaren Operationsletalität, die vorwiegend durch Narkose- und postnarkotische Zwischenfälle bedingt ist und auf 0,06% beziffert wird [25], mit postoperativen Komplikationen wie Thromboembolie, Pneumonie etc. [13] belastet. Daneben sind die späten Folgen von Peritonealadhäsionen zu berücksichtigen, die bei etwa 1% der Kranken später zum Ileus führen [2, 13]. Gerade in den letzten Jahren wird deshalb zunehmend eine enge Indikationsstellung zur Operation gefordert [1, 2, 24]. Diese Tendenz schlägt sich einerseits in einem Rückgang der Appendektomiehäufigkeit nieder [11, 24], andererseits ist zugleich der Anteil der Appendektomien mit histologisch bestätigter akuter Erkrankungsform angestiegen [2], in den USA von 50 auf 73% [24]. Im deutschen Sprachraum wird die Incidenz der Appendektomie mit 600/100000/Jahr noch recht hoch angegeben [11].

Die noch nicht voll geklärte, sicher nicht einheitliche Pathogenese der Appendicitis (Kotstein [24], Dehnungsfaktoren [23a], Mikrothombosen [28], immunologische Reaktion [24, 28], schlackenarme Kost) hat keinen Einfluß auf die Indikationsstellung, da nur *eine* Behandlungsmethode zur Verfügung steht.

Indikationsstellungen bei verschiedenen Formen der Appendicitis

Akute Appendicitis

Da sich aus einer akut-katarrhalischen Appendicitis über die bakteriell bedingte Wandzerstörung eine Perforation entwickeln kann, und sich dieser Ablauf medikamentös nicht oder nicht sicher beeinflussen läßt, ist die Operationsindikation bei jeder klaren Diagnose oder berechtigten Verdachtsdiagnose prinzipiell gegeben. Die Diagnosestellung ist vielfach auf Grund der klassischen anamnestischen sowie klinischen und laborchemischen Befunde eindeutig möglich, doch sind gerade bei dieser Erkrankung zugleich große differentialdiagnostische Schwierigkeiten bekannt [1, 12]. Die Dringlichkeit der Operation muß sich am Stadium der Entzündung und an der Geschwindigkeit ihres Fortschreitens orientieren. Darüber kann jedoch die klinische Untersuchung nur sehr bedingt Auskunft geben. Die Empirie lehrt, daß eine Perforation sehr wohl innerhalb des ersten Tages [12, 27], sogar innerhalb mehrerer Stunden [9, 25, 27] oder auch noch eine Woche nach Anamnesebeginn auftreten kann. Die einzige Möglichkeit, ein prognostisch ungünstiges Weiterschreiten der Entzündung bis zur Wandzerstörung zu vermeiden, ist die möglichst frühzeitige Ausführung der Operation. Dabei ist die Zeit von ein bis zwei Stunden für die Vorbereitung durchaus gegeben. Die 6-Std-Grenze nach Nahrungsaufnahme muß jedoch häufig vom Operateur in Absprache mit dem Anaesthesisten bewußt und verantwortlich unterschritten werden, wobei

Tabelle 2. Stadien der akuten Appendicitis

katarrhalische Appendicitis
ulceröse Appendicitis
ulcero-phlegmonöse Appendicitis
gangränöse Appendicitis
blandes appendicitisches Infiltrat
progredientes appendicitisches Infiltrat
perityphlitischer Absceß
freie Perforation, diffuse Peritonitis

spontanes, krankheitsbedingtes Erbrechen die Aspirationsgefahr mindern kann und eine Intubationsnarkose angezeigt ist, während der Wert der Magenspülung als unzuverlässig gilt.

Sowohl beim *Kleinkind* als auch beim *alten Menschen* muß die Operationsindikation Besonderheiten des klinischen Befundes und Verlaufes einer Appendicitis berücksichtigen: In beiden extremen Altersgruppen ist die Perforationsgefahr größer als beim Jugendlichen und Erwachsenen in mittleren Jahren [5, 7, 9, 12, 18]. Die Dringlichkeit der Operation ist somit höher. Andererseits werden beim Kind die einer Appendicitis ähnlichen Symptome häufig von einer Enteritis oder Lymphadenitis mesenterica hervorgerufen [1]; die Unterscheidung zwischen diesen Erkrankungen gelingt am besten durch eine Beobachtung über einige Stunden: bei akuter Appendicitis verstärken sich die Symptome, bei Lymphadenitis mesenterica nehmen sie nicht selten rasch ab. Bei unsicherer Diagnose und beobachtend konservativem Vorgehen muß somit die Kontrolle bestmöglich sein, um bei vorliegender akuter Appendicitis einer Perforation zuvorzukommen. Beim alten Menschen muß die Indikation ebenfalls zwei entgegenlaufende Argumente berücksichtigen: die vergleichsweise mildere Symptomatik bei erhöhter Perforationsgefahr sowie die größere Operationsgefährdung.

Ein solches relativ geringes Beschwerdebild bei akutem und schwerem Entzündungszustand entsprechend der „Altersappendicitis" kann im übrigen auch bei adipösen Erwachsenen in jüngeren und mittleren Altersstufen sowie besonders während der Gravidität beobachtet werden.

Appendicitis mit Perforation

Die Operationsindikation bei jeder Form der Perforation einer Appendicitis ist absolut und dringend. Die Differentialdiagnose zwischen der gedeckten Perforation und einer schweren Appendicitis ohne Perforation ist nicht immer möglich, was jedoch für die Indikationsstellung von untergeordneter Bedeutung ist. Die Diagnose einer freien Perforation ist meist aufgrund des Bildes einer diffusen Peritonitis, häufig mit Betonung der Symptomatik im Unterbauch, klar zu stellen.

So dringend die Operationsindikation bei jedem Verdacht auf Perforation auch ist, so sehr ist vor einer überstürzten Operation in schlechtem Kreislaufzustand, bei stark pathologischen Elektrolytwerten, Störungen der Flüssigkeits- und Säurebasenbilanz, sowie besonders bei Oligo- oder Anurie zu warnen, bevor nicht der Versuch unternommen wurde, in einer ein- bis dreistündigen, sehr gezielt und rasch erfolgenden Substitutionstherapie eine Besserung der Parameter zu erreichen.

Appendicitis mit entzündlicher Tumorbildung

Diese beiden, auf die unmittelbare Umgebung der Appendix lokalisierten Entzündungsformen unterscheiden sich sehr im Krankheitswert, in der Indikationsstellung zur Operation und in der operativen Methodik [23]. Der *Absceß* stellt eine größere Gefährdung dar und muß operativ entleert werden — mit oder ohne Appendektomie. Das *Infiltrat* wird zunächst konservativ behandelt. Die Differentialdiagnose zwischen beiden durch eine mehrtägige Anamnese charakterisierten Entzündungsformen wird erleichtert durch eine gewisse Beobachtungsdauer; dieser Aufschub ist hier erlaubt, da akute Verschlechterungen selten sind. Die beiden Entzündungsformen kommen in Betracht, wenn eine lokale Resistenz getastet wird bei sonst freiem Bauchbefund. Dem Absceß liegt meist eine ältere gedeckte Perforation mit guter Abgrenzung zugrunde. Beim Infiltrat hat eine ebenfalls einige Tage bestehende akute eitrige Appendicitis zu stark ausgeprägter lokaler Entzündungs- und Verklebungsreaktion geführt; ohne daß sich eine Absceßmembran ausgebildet hat, finden sich oft Eitereinschlüsse [23]. Symptome und allgemeine Krankheitserscheinungen sind meist beim Absceß stärker ausgeprägt. Eine frische gedeckte Perforation unterscheidet sich vom Absceß durch Fehlen einer lokal abgegrenzten Resistenz und durch stärkere allgemeine Bauchsymptomatik. Die Indikation zum konservativen Vorgehen bei periappendicitischem Infiltrat beruht einerseits auf der spontanen Rückbildungsfähigkeit der Entzündungserscheinungen und andererseits auf der Gefahr, die Bauchhöhle intraoperativ durch sich entleerenden Eiter zu infizieren. Ist die Diagnose eines lokal begrenzten Entzündungsvorganges gestellt, die Differentialdiagnose zwischen Absceß und Infiltrat jedoch nicht möglich, so ist eine Antibioticatherapie berechtigt und angezeigt [6]. Eine rasche Rückbildung der Resistenz innerhalb von ein bis zwei Tagen spricht für Infiltrat und ergibt die Indikation zu weiterem konservativen Vorgehen [23]. Eine mangelhafte Rückbildung und stärkere Betonung der lokalen Entzündungsreaktionen deuten auf einen Absceß hin, eine Ausbreitung der Resistenz auf ein progredientes appendicitisches Infiltrat [23]. In den beiden letzteren Fällen ist die Operation indiziert.

Ein perityphlitischer Absceß wird drainiert (Incision, vom Operationsschnitt getrennte Stichincision, Douglas-Drainage o. ä.) Die Appendix wird nur mitentfernt, wenn sie im eröffneten Absceß leicht zugänglich ist. Beim fehldiagnostizierten oder fortschreitenden Infiltrat wird appendektomiert und drainiert. Nach konservativer Behandlung eines Infiltrats oder ausschließlicher Drainagebehandlung eines Abscesses ist die Appendektomie in einigen Monaten nachzuholen; jedoch ist diese bisher gültige Regel wieder in Frage gestellt worden [4].

Subakute Appendicitis

Die Indikation zur Appendektomie bei der sogenannten subakuten Appendicitis ist ebenso problematisch wie der Begriff und die Diagnose dieser Entzündungsform selbst. Die Operationsindikation wird meist dann gestellt, wenn das klinische Bild besonders wegen fehlender Abwehrspannung nicht typisch für eine akute Appendicitis ist, Schmerzen und Druckschmerz im rechten Unterbauch aber doch für einen leichten Entzündungszustand in der Appendixgegend sprechen. Bei der Operation findet man dann entweder das Bild einer akuten Appendicitis, wobei somit unter falscher Diagnose eine richtige Operationsindikation gestellt wurde, oder einen weitgehend unauffälligen Befund. Auch das dann meist vom Pathologen beschriebene histologische Bild einer vor allem lymphocytär ausgerichteten Entzündung kann nicht darüber hinwegtäuschen, daß eine pathologische Veränderung mit Krankheitswert nicht vorgelegen hat [21]. Wenn überhaupt, so ist das klinische Bild einer subakuten Appendicitis nur äußerst selten ein Prodromalstadium einer akuten Appendicitis. Die Indikation zur Appendektomie bei „subakuter Appendicitis" müßte somit in Wahrheit heißen: Indikation zur Appendektomie bei Verdacht auf akute, atypisch verlaufende Appendicitis. Hier sollte in jedem Fall die Indikation zurückhaltend und erst nach angemessener Beobachtungszeit gestellt werden.

Rezidivierende Appendicitis

Von Patienten mit dem klinischen Bild einer akuten Appendicitis werden gelegentlich anamnestisch eine oder mehrere Erkrankungsphasen mit ähnlichen Beschwerden angegeben [12]. Es ist zweifelsfrei richtig, daß eine akute Appendicitis spontan abklingen und rezidivieren kann. Prinzipiell entspricht die Indikation zur Operation beim akuten Schub einer rezidivierenden Appendicitis derjenigen bei einer erstmalig aufgetretenen akuten Appendicitis. Das Abwarten eines erneuten spontanen Abklingens zur Durchführung einer Intervalloperation erscheint problematisch.

Die chronisch rezidivierende subakute Appendicitis hat dieselbe Problematik wie die subakute Appendicitis. Ein Teil der Patienten, die unter dieser Diagnose appendektomiert werden, verliert die Beschwerden; dies gilt jedoch bei weitem nicht für alle Patienten [21].

Bei aller Unklarheit der Definition einer subakuten und chronisch-rezidivierenden subakuten Appendicitis muß jedoch festgehalten werden, daß wir es in der Klinik zweifelsfrei mit Krankheitsbildern zu tun haben, die wir z.Z. nicht anders als unter diese Begriffe einordnen können, und daß eine Operationsindikation dabei berechtigt ist. Da es sich hierbei um eine relative Operationsindikation handelt, muß die Gefährdung des Patienten im Hinblick auf seinen Allgemeinzustand hierbei sehr genau abgewogen werden.

Appendektomie bei fehlendem klinischen Befund
(Gelegenheitsappendektomie oder eigener Eingriff)

Die Indikation zu Entfernung eines nicht entzündenden Wurmfortsatzes im Sinne der *Gelegenheits*appendektomie als zusätzlicher Eingriff anläßlich einer Operation der Bauchhöhle gründet sich auf folgende Argumente: dem Patienten wird u.U. eine später auftretende Appendicitis mit Operation erspart, die Appendicitishäufigkeit ist möglicherweise im postoperativen Zeitraum höher als es der normalen Incidenz entspricht, und die Diagnose einer akuten Appendicitis ist in den ersten postoperativen Tagen schwierig und wird erfahrungsgemäß häufig sehr verschleppt. Weiter ist die Erhöhung des Operationsrisikos durch gleichzeitige Appendektomie minimal [10] und betrifft nur lokale Komplikationen wie die bei Entfernung einer reizlosen Appendix äußerst seltene Stumpfinsuffizienz. Wenngleich der Vorteil einer solchen Appendektomie nicht sicher beweisbar ist, erscheint sie somit berechtigt unter der Voraussetzung eines ausreichend guten Zugangs zur Appendix und unter Berücksichtigung der nur bedingt aseptischen Situation dieses Operationsabschnittes.

Wird unter dem Verdacht auf Appendicitis acuta operiert und findet sich weder an der Appendix noch im übrigen Bauchraum ein pathologischer Befund oder eine Veränderung ohne chirurgische Konsequenz (Lymphadenitis mesenterica), so wird man selbstverständlich appendektomieren, da man das Operationsrisiko ohnehin eingegangen ist und die Abtragung der Appendix selbst keine nennenswerte weitere Belastung bedeutet. Findet man dagegen einen chirurgisch zu behandelnden Befund wie ein cystisches oder stielgedrehtes Ovar oder eine Extrauteringravidität, so wird nach entsprechender Therapie des Hauptbefundes die Appendektomie nur dann angeschlossen, wenn sie ohne wesentliche Verschmutzung und ohne Infektionsgefahr für den Erstbefund durchgeführt werden kann.

Eine besondere Situation ergibt sich, wenn intraoperativ anstelle der vermuteten Entzündung des Wurmfortsatzes eine Ileitis terminalis gefunden wird, die in Frühstadien oft unter dem Bild einer akuten Appendicitis verläuft. Bei der bekannten Neigung dieser Erkrankung zur Fistelbildung darf hier nur appendektomiert werden, wenn der Coecumpol sicher nicht von der Crohnschen Erkrankung mitbefallen ist. In diesem Fall ist jedoch eine Appendektomie zu empfehlen, da im späteren Verlauf bei fortbestehender Ileitis terminalis klinisch eine Appendicitis weiterhin nie sicher auszuschließen ist.

Dagegen ist eine vom beschwerdefreien „Patienten" ausgehende Indikation zur Appendektomie als *eigener Eingriff* im Rahmen einer Vorbereitung auf eine größere Reise o.ä. individuell streng zu prüfen und eher zu negieren, da der zu dieser Zeit nicht notwendige Eingriff mit dem gesamten Operationsrisiko belastet ist.

Appendicitis bei Patienten mit hoher Operationsgefährdung

Bei diesem Personenkreis ist die Operationsindikation klar gegeben, wenn der Verdacht auf Appendicitis mit Perforation besteht. Auch ein perityphlitischer Abscess ist entsprechend zu operieren. Bei Vorliegen von Symptomen einer nicht progredient verlaufenden akuten Appendicitis ohne Perforation wird, je nach Bewertung des momentanen Operationsrisikos, ggf. ein Behandlungsversuch mit Antibiotica verantwortet werden. Verschiedentlich kann die Vornahme der Operation in Lokalanaesthesie [26] den Entschluß zur Appendektomie erleichtern.

Indikation zu speziellen Maßnahmen

Revision des übrigen Bauchraumes

Eine palpatorische bzw. visuelle Revision anderer Bauchorgane im Rahmen einer Appendektomie ist geboten, wenn intraoperativ eine Appendicitis ausgeschlossen wird, der präoperative Befund aber mit großer Wahrscheinlichkeit für ein akut entzündliches Geschehen sprach. Desgleichen ist die Suche nach dem Meckelschen Divertikel auch nur unter diesen Umständen indiziert. Sie ist ebenso wie die Revision anderer Bauchorgane nur statthaft, wenn die Größe der Operationswunde ein atraumatisches Vorgehen erlaubt.

Bei kongruentem Befund ist eine weitere Revision nicht angezeigt; bei erheblicher lokaler Entzündung, insbesondere Abscedierung, ist sie kontraindiziert.

Drainage und Spülbehandlung

Eine Drainage der Appendixgegend ist nur sinnvoll bei drohender Stumpfinsuffizienz infolge schlechter Wandverhältnisse des Coecums, Zurücklassen der Appendix oder von Teilen derselben (Entzündungsherd nicht beseitigt) sowie lokalen Entzündungsvorgängen, die eine weitere Absonderung von eitrigem Sekret erwarten lassen (perityphlitischer Absceß, appendicitisches Infiltrat). Bei frischer gedeckter wie auch bei freier Perforation ist der Wert des Einlegens von Peritonealdrainagen strittig, wenngleich dies meist geübt wird. Erfahrungsgemäß gelingt es kaum, nennenswerte Mengen eitrigen Exsudats in den postoperativen Tagen abzuleiten, Residualabscesse werden nicht verhütet. Im Gegenteil ist die Zahl der Wundinfektionen und der postoperativen Tage mit Fieber nach Anwendung von Drainagen signifikant erhöht gegenüber einer Vergleichsgruppe ohne Drainage [14]. Dagegen scheint es auch aufgrund experimenteller Ergebnisse bei der diffusen Peritonitis geboten, unter großzügiger Schnitterweiterung das eitrige Exsudat aus dem gesamten Abdomen so weit wie möglich zu entfernen und durch Verklebungen abgegrenzte Empyeme zu eröffnen. Der Wert einer intraoperativen und postoperativen unter Antibioticazusatz fortgesetzten Spülung des Peritonealraums zur Verminderung der Keimzahl ist noch nicht endgültig geklärt, doch scheint der Vorteil dieser Maßnahme größer als die Gefahr einer weiteren Keimverschleppung sowie des Eiweißverlustes zu sein. Eine solche Peritonealspülung kann jedoch nicht gleichzeitig als effektive Peritonealdialyse zur Behandlung einer Niereninsuffizienz infolge einer Peritonitis angesehen werden. Hierzu ist nur eine frühzeitige und häufige (tägliche) Hämodialyse ausreichend.

Antibioticagabe

Eine lokale Verabreichung von Antibiotica als Zusatz zur Peritonealspülbehandlung ist angezeigt. Der Wert eines einmalig eingebrachten Antibioticums ist gering; vereinzelt wird jedoch die lokale Verwendung von Antibiotica zur Verminderung der Frequenz der Wundinfektion empfohlen. Die parenterale Antibioticazufuhr ist bei der diffusen Peritonitis sowie beim appendicitischen Infiltrat, evtl. beim perityphlitischen Absceß indiziert. Eine alternierende Studie [14] hat gezeigt, daß Antibiotica, systemisch verabreicht, nur bei perforierten Appendicitiden von signifikantem Wert sind.

Abgesehen von der Anwendung von Antibiotica zur Behandlung des peritonealen Infektes, können sie ggf. bei alten Patienten zur Prophylaxe oder Therapie einer pulmonalen Komplikation angebracht sein.

Problematisches bei der Indikationsstellung zur Appendektomie

In einer epidemiologischen Studie [11] wird darauf hingewiesen, daß die Appendektomiehäufigkeit in Deutschland mit ca. 600 Appendektomien/100000/Jahr etwa dreimal so groß ist, wie in anderen vergleichbaren Ländern (England sowie USA, ca. 200/100000/Jahr). Weiter ist nach dieser Untersuchung auch die Gesamtmortalität an Appendicitis in Deutschland um denselben Faktor höher (BRD 3,3; England 0,9; USA 0,8/100000/Jahr). Diese Beobachtungen haben zu dem Rückschluß geführt, daß die hohe Mortalität an Appendicitis bzw. Appendektomie in Deutschland auf die hohe Appendektomierate zurückzuführen ist. Dies ist jedoch aus zwei Gründen nicht der Fall: erstens liegt nach biostatistischen Untersuchungen von Dahm der Gipfel der Appendektomiehäufigkeit im 2. Lebensjahrzehnt, der Gipfel der Todesfälle jedoch bei Kleinkindern und Greisen. Eine dreifach höhere Appendektomiehäufigkeit, die durch unkomplizierte Appendektomien mit der viel geringeren Letalität zustandekommt, kann nicht eine drei- bis vierfach höhere Mortalität verursachen. Zweitens betrifft die weit überwiegende Mehrzahl aller Todesfälle an Appendicitis solche Patienten, die zum Zeitpunkt der Operation ein fortgeschrittenes Stadium einer akuten Appendicitis bzw. bereits eine diffuse Perforationsperitonitis aufwiesen. Im Raum Hannover hatte bei 63% der Todesfälle eine Perforation vorgelegen, bei insgesamt 83% hatte zur Zeit der Krankenhausaufnahme eine absolute Operationsindikation bestanden [15]. Die erwähnten Beobachtungen [11] haben ferner zu Mutmaßungen über die Ursache der hohen Appendektomiehäufigkeit in Deutschland geführt: Bei oberflächlicher Betrachtung könnten hier folgende Motivationen vorgebracht werden: Operationsfreudigkeit jüngerer Chirurgen zum Ziel der Ausbildung, Operationsbereitschaft des Patienten, Rücksichtnahme auf den einweisenden Arzt sowie vielzählige Gründe des Krankenhausträgers.

Abgesehen von der Notwendigkeit der Nachprüfung des international verschiedenartig aufgebauten Zahlenmaterials der genannten Studie, muß von chirurgischer Seite folgender Standpunkt vertreten werden: Die verheerenden Folgen des Übersehens einer Appendicitis einerseits und die relativ gefahrlose Appendektomie andererseits müssen also weiterhin die dem gesamten Fragenkomplex übergeordneten Gesichtspunkte bei einer großzügigen medizinischen Indikationsstellung zur Appendektomie bleiben. Eine absolute Operationsindikation ist einwandfrei gegeben, wenn ein akutes Stadium einer Appendicitis nachweisbar ist oder nicht ausreichend sicher ausgeschlossen werden kann. Andererseits kann jedoch auch festgestellt werden, daß eine Verminderung der Appendektomiehäufigkeit bei nicht akuten Appendiciditen, also bei den sogenannten subakuten und chronisch-rezidivierenden Formen, möglich ist [2, 24]. Dabei braucht nicht, wie anfangs befürchtet, eine Häufung von übersehenen Perforationsstadien aufzutreten [1, 2, 24]. Eine solche Verminderung der Operationszahlen ist zweifelsfrei anzustreben wegen der auch bei diesen Operationen vorhandenen Letalitätsquote und besonders wegen der späteren Ileusgefahr. Es muß also einerseits der Grundsatz aufrechterhalten werden, eine akute Appendicitis keinesfalls zu übersehen, sowie andererseits die Forderung erhoben werden, unnötige Appendektomien zu vermeiden. Dies ist eine gemeinsame Aufgabe der Krankenhausärzte *und der praktizierenden Ärzte*, die viele Jahre in Anspruch nehmen wird. Daneben muß gefordert werden, daß zeitlich nicht dringende Appendektomien keinesfalls unter Notfallbedingungen ohne ausreichende Voruntersuchungen und Vorbereitung, durch noch unzureichend ausgebildete Operateure ohne leitende Assistenz oder unter unzureichenden Anaesthesiebedingungen etc. ausgeführt, sondern daß gerade diese Operationen unter den bestmöglichen Bedingungen vorgenommen werden. Das Aufschieben einer Operation um einige Stunden ist selbst bei akuter Appendicitis ein kleineres Übel als die Risiken dieser nur bedingt harmlosen Operation unter ungünstigen Verhältnissen.

Was die Rücksichtnahme auf den einweisenden Arzt betrifft, so handelt es sich hier meist um eine Berücksichtigung seiner Einweisungsdiagnose. Bei der großen Variabilität des klinischen Bildes kann durchaus eine hausärztliche Untersuchung Verdachtsmomente auf Appendicitis ergeben haben, die unter dem Eindruck der Krankenhauseinweisung vom Patienten negiert werden. Eine Kontaktaufnahme mit dem einweisenden Arzt ist somit im Fall der Ablehnung einer Krankenhausaufnahme obligat; hierdurch kann eine Brüskierung des einweisenden Arztes vermieden werden. Insgesamt ist der Entschluß die durch die Einweisungsdiagnose gestellte Operationsindikation zu revidieren sicher schwieriger und verantwortungsvoller, als die Appendektomie durchzuführen.

Zusammenfassung

Alle akuten Stadien der Appendicitis erfordern baldmöglichst eine operative Behandlung. Aufgrund der Schwierigkeit einer exakten Diagnosestellung gilt dies auch für Erkrankungsbilder, bei denen die Diagnose Appendicitis nicht sicher, der Verdacht hierauf aber berechtigt ist. Erscheint bei unklarem oder geringem Befund eine sofortige Operation vermeidbar, so ist einem abwartenden Vorgehen unter genauer stationärer oder ambulanter Kontrolle gegenüber der häufig geübten „Verlegenheitsappendektomie" unbedingt der Vorrang zu geben. Alle anderen Indikationen, wie Intervallappendektomie, prophylaktische Appendektomie, Appendektomie bei der sogenannten subakuten Appendicitis sind stark einzuschränken und streng individuell zu beurteilen. Andere als krankheitsbezogene ärztliche Indikationen dürfen keine Bedeutung haben.

Tabelle 3. Histologische Befunde bei verschiedenen klinischen Indikationen zur Appendektomie

Autor	Jahr	n Indikation	Akut oder phlegmonös	Subakut	Chronisch	Sonst. pathol. Befund Kotstein	Ohne Befund, der Beschwerden erklärt
Steiner (22)	1971	896 Notfallappendektomien	28,1%	3,6%	4,4%	4,4%	59%
Swink (25)	1969	500 Notfallappendektomien	70,3%	9,2%		13,2%	7%
Howie (8a)	1968	933 Notfallappendektomien	70%				29,6%
Prinz (16)	1967	1884 Appendektomien[a]	41,6%	33%	23,4%		2%
Bircher (2)	1956–1964 1965–1970	4573 2646 Appendektomien[a]	53% 67%	47% 33%			
Krone (10)	1970	281 Gelegenheitsappendektomien	12,8%	79% (Obliteration oder Vernarbung)			7,1%

[a] Nur intraoperative Befunde.

Das Problem des Sterbens „am Blinddarm" wird nicht durch Entfernen dieses Organs bei möglichst vielen Menschen, sondern durch Beschränkung des Eingriffs auf die daran wirklich Erkrankten bestmöglich gelöst. Die Mahnung zur Beschränkung der Operationshäufigkeit darf jedoch keinesfalls zur Verzögerung oder gar Unterlassung der Therapie bei den Erkrankten führen. Diagnose und Therapie einer Appendicitis erfordern somit größere Kompetenz und Verantwortung, als oft angenommen wird.

Literatur

1. Baumann, S.: Zur Treffsicherheit der Diagnose Appendicitis acuta im Kindesalter. Bruns Beitr. klin. Chir. **219**, 146 (1971).
2. Bircher, J.L., Hell, K.: Indikationen zur Appendektomie. Ther. Umsch. **28**, 782 (1971).
3. Elfving, G., Railo, J.: Appendicitis mortality at present. Zbl. Chir. **27**, 1161 (1954).
4. Engkvist, O.: Appendectomy à froid superfluous routine operation? Acta chir. scand. **137**, 797 (1971).
5. Fowler, R.: Childhood mortality from acute appendicitis. Med. J. Aust. **2**, 1009 (1971).
6. Gästrin, U., Josephson, S.: Appendiceal abscess — acute appendectomy or conservative treatment. Acta chir. scand. **135**, 539 (1969).
7. Hecker, W.C., Ruef, J., Dudeck, J., Rüter, E., Noky, A.: Untersuchungen zur Charakteristik der Appendicitis in den vier verschiedenen Lebensabschnitten. Ergebn. Chir. Orthop. **48**, 37 (1966).
8. Howie, J.G.R.: The place of appendicectomy in the treatment of young adult patients with possible appendicitis. Lancet **1968 I**, 1365.
8a. ders. The morbidity of appendicectomy. Scot. med. J. **13**, 72 (1968).
9. Kronberger-Schönecker, D., Rigler, B.: Die Altersappendizitis. Zbl. Chir. **49**, 1680 (1969).
10. Krone, H.A., Bergauer, O.: Histologische Befunde bei prophylaktisch entfernten Appendizes. Geburtsh. u. Frauenheilk. **30**, 738 (1970).
11. Lichtner, S., Pflanz, M.: Appendectomy in the Federal Republic of Germany: Epidemiology and Medical Care Patterns. Med. Care **9**, 311 (1971).
12. Lindemann, K., Schlachetzki, J.: Über die Altersappendizitis. Ther. d. Gegenw. **110**, 1261 (1971).
13. Madden, J.L.: Immediate Complications Following Appendectomy. Surg. Clin. N. Amer. **44**, 411 (1964).
14. Margarey, C.T., Chant, A.D.B., Rickford, C.R.K., Magarey, J.R.: Peritoneal Drainage and Systemic Antibiotics after Appendicectomy. Lancet **1971 II**, 179.
15. Pichlmayr, R., Coburg, A.J., Wiegrefe, K.: Indikationsprobleme der Appendicitis. (Kritische Betrachtung der Statistik.) Langenbecks Arch. Chir. 1973, im Druck.
16. Prinz, P.: Zur Frage der Frühoperation der Appendicitis. Zbl. Chir. **92**, 546 (1967.
17. Rickett, J.W., Jackson, B.T.: Topical Ampicillin in the Appendicectomy Wound: Report of Double-blind Trial. Brit. Med. J. **1969 IV**, 206.
18. Schmolke, M., Kern, E.: Zur Klinik der Appendicitis. Bruns. Beitr. klin. Chir. **217**, 200 (1969).
19. Schütze, U., Daum, R., Tessmar, J.: Die Problematik der Appendicitis im Säuglings- und Kindesalter. Langenbecks Arch. Chir. **259** (1972).
20. Schuster, J., Drömer, H.: Zur Appendizitis im Kindesalter. Zbl. Chir. **96**, 1743 (1971).
21. Sege, D.: Die sogenannte chronische Appendizitis aus der Sicht des Chirurgen. Helv. chir. Acta **37**, 177 (1970).
22. Steiner, H., Thurner, J., Zimmermann, G.: Zum Problem der Appendizitis. Wien. med. Wschr. **121**, 320 (1971.
23. Stelzner, F.: Appendicitis. In: Diebold, O., Junghanns, H., Zukschwerdt, L. (Hrsg.): Klinische Chirurgie für die Praxis, Bd. III. Stuttgart: Thieme 1962.
23a. Stelzner, F., Lierse, W.: Über die Ursache der Appendicitis. Langenbecks Arch. Chir. **330**, 273 (1972).
24. Storer, E.H.: Appendix. In: Schwartz, S.I., (ed): Principles of Surgery. New York, London: McGraw-Hill 1969.
25. Swink, R.L.: Five Hundred Operations for Appendicitis. Amer. Surg. **35**, 149 (1969).
26. Uteshev, N.S.: Mortality after appendectomy in older patients. Khirurgiya (Mosk.) **45**, 74 (1969).
27. Welcker, E.R.: Bemerkungen zur Appendizitis-Statistik. Zbl. Chir. **89**, 1494 (1964).
28. Ziegler, H.-K.: Zur Ätiologie und Pathogenese der Appendicitis. Langenbecks Arch. Chir. **330**, 209 (1972).

Maligne Tumoren des Colon und Rectum

R. PICHLMAYR und A.J. COBURG

Jeder maligne Tumor des Dickdarms stellt prinzipiell eine *Operationsindikation* dar. Ähnlich zwingend ist die Indikation zur Präventivoperation bei der echten Präcancerose des Dickdarms, der familiären Polypose. Differenter muß die Operationsindikation bei den Dickdarmerkrankungen getroffen werden, die mit einem erhöhten Entartungsrisiko belastet oder vermehrt mit malignen Tumoren vergesellschaftet sind. Hierzu gehören die adenomatösen und villösen Polypen, die Colitis ulcerosa und der Morbus Crohn. Für beide Gruppen, die der Carcinome und die der Vorerkrankungen, sollen sowohl die generelle Operationsindikation als auch die individuelle Auswahl des geeigneten Operationsverfahrens besprochen werden.

Dickdarmcarcinom

Die Ergebnisse der operativen Behandlung von Colon- und Rectumcarcinomen liegen bei 70% 5-Jahres-Überlebensquote, sofern die Lymphknoten zum Zeitpunkt der Operation frei waren und bei 32%, wenn Lymphknotenbefall vorlag [11e, 16]. Die Operationssterblichkeit beträgt bei Colonresektionen 5—7%, bei Rectumresektionen oder Rectumamputationen etwa 7% [5, 10, 11a, 16]. Da keine andere Behandlungsmethode zu ähnlichen Heilungsergebnissen führt [5] und die Prognose des unbehandelten Dickdarmcarcinoms mit einer durchschnittlichen Überlebenszeit von 6—18 Monaten nach Diagnosestellung [2] absolut infaust ist, geht aus diesen Zahlen die Notwendigkeit einer prinzipiellen Indikationsstellung zur Operation bei Dickdarmcarcinomen mit dem Ziel der Heilung bzw. Lebensverlängerung hervor. Die Behandlung von Symptomen, deren wichtigste die Blutung und Obstruktion sind, können zusätzliche Gründe sein oder stellen bei prognostischer Inoperabilität die Hauptindikation zum operativen Vorgehen dar.

Operabilität

Wie bei jedem Malignom kann beim Dickdarmcarcinom allgemeine Inoperabilität des Patienten, technische Inoperabilität des Tumors oder prognostische Inoperabilität des Tumorstadiums vorliegen.

Colon- und Rectumcarcinome haben ihren Häufigkeitsgipfel im 7. Lebensjahrzehnt [5, 10]. Das Alter eines Patienten ist jedoch in den seltensten Fällen eine Gegenindikation zu einer Resektionsoperation. Der früher häufig vertretene Standpunkt, ein Rectumcarcinom bei einem Alter über 60—65 Jahre wegen der Größe des Eingriffes nicht zu entfernen, sondern palliativ mit einem Anus praeter zu behandeln, ist heute wegen der Möglichkeit der zeitsparenden synchronen abdominoperinealen Operationsweise nicht mehr berechtigt. Meist läßt sich auch der Allgemeinzustand eines Patienten gegebenenfalls soweit bessern, daß eine Dickdarmoperation mit vertretbarem Risiko ausgeführt werden kann. In Golighers Krankengut [5] waren nur 2% der Fälle wegen schlechten Allgemeinzustands inoperabel.

Bei technischer Operabilität des Tumors, aber bereits eingetretener Fernmetastasierung (*prognostische Inoperabilität*) ist die Indikation zur Tumorresektion als Palliativresektion ebenfalls großzügig zu stellen und diese einer anderen Palliativmaßnahme vorzuziehen [4]. Die Beseitigung oder Verhütung der Tumorsymptome, vor allem der Blutung und des nekrotischen Zerfalls, ist von so großem Wert für die Qualität des restlichen Lebens, daß hierfür ein größerer Eingriff gerechtfertigt ist, zumal dadurch häufig eine Lebensverlängerung erzielt werden kann [2, 4]. Sowohl beim besonders alten Patienten wie bei einer Palliativresektion wird im Einzelfall das kleinere von zwei möglichen Resektionsverfahren vorgezogen werden, etwa eine Segmentresektion vor einer Hemicolektomie. Weiter wird man bei einer Palliativresektion danach trachten, einen Anus praeter für den Rest des Lebens zu vermeiden und so etwa bei einem hochsitzenden Rectumcarcinom eine kontinenzerhaltende Resektion bevorzugen, selbst wenn hier aus Gründen der lokalen Radikalität eine Amputation günstiger wäre.

Technisch operabel, d.h. resezierbar, sind selbst große Colon- und Rectumcarcinome. Eine umschriebene Infiltration in Nachbarorgane bedeutet noch nicht technische Inoperabilität. Sehr wohl kann durch Entfernung eines infiltrierenden Sigmacarcinoms mit Uterus- und Blasenteilresektion ein Überleben über mehrere Jahre erreicht werden. Technische Inoperabilität bei einem Coloncarcinom liegt vor, wenn eine ausgedehnte Infiltration des Mesocolons und der Mesosteniumwurzel oder eine breite Infiltration großer Bauchdeckenabschnitte stattgefunden hat. Letztere ist meist präoperativ zu erkennen. Nur bei starker Blutung oder septischem Zerfall des Tumors besteht eine Indikation, den Darmtumor subtotal zu resezieren; in diesen Fällen ist jedoch eine Umgehungsanastomose meist vorzuziehen. Ein Rectumcarcinom ist technisch inoperabel, wenn es die Fascia pelvis parietalis Waldeyer durchbrochen und zu einer breiten Infiltration in das Kreuzbeinperiost geführt oder den Blasenhals und die Ureteren befallen hat. Eine Teilresektion kann bei starker Blutung des Tumors, ein supraradikaler Eingriff mit Entfernung der Harnblase in einzelnen Fällen indiziert sein. Bei technischer Inoperabilität ist jedoch im allgemeinen die Anlage eines Anus praeter gegenüber Tumorteilresektion oder supraradikalen Eingriffen vorzuziehen. Da hierdurch die Blutung und die quälenden durchfälligen Stuhlentleerungen vermindert werden.

Präoperative Sicherung der Diagnose

Die Diagnose eines *Rectum*carcinoms muß präoperativ stets durch eine Biopsie histologisch gesichert werden. Diese bedeutet für den Patienten keine nennenswerte Gefahr und schützt vor Verwechslungen eines Carcinoms mit adenomatösen oder villösen Polypen, die makroskopisch-palpatorisch sowie röntgenologisch möglich sind; das operative Vorgehen hängt sehr wesentlich von dieser Differentialdiagnose ab. Durch die Colonoskopie ist es prinzipiell möglich geworden, auch *Colon*carcinome präoperativ histologisch zu sichern. Dies stellt einen wesentlichen diagnostischen Fortschritt, jedoch keine absolute Forderung bei der Indikationsstellung zur Operation dar. Selbst bei einer Fehldiagnose zwischen großem Polyp und Carcinom des Colon ist das operative Vorgehen ähnlich und kann intraoperativ nach makroskopischem oder mikroskopischem Befund leicht geändert werden. Auf die Bedeutung der Biopsie bei Polypen wird später eingegangen.

Für die Indikationsstellung bedeutsame pathologisch-anatomische Eigenschaften der Dickdarmcarcinome

Beim Dickdarmcarcinom sind, ähnlich dem Magencarcinom, Frühformen gefunden worden, die eine auf Dukes zurückgehende Stadieneinteilung [16] berücksichtigt. Diese korreliert gut mit der Prognose (Tabelle 1). Bei Frühcarcinomen, die auf die Mucosa beschränkt sind, finden sich fast nie Lymphknotenmetastasen [18e]; von den die Muscularis mucosae durchbrechenden Carcinomen zeigen jedoch auch kleine Tumoren (unter 3 cm Durchmesser) fast ebenso häufig Lymphknotenmetastasen wie ausgedehnte Tumoren [16, 18e]. Bei den zur Operation gelangenden Dickdarmcarcinomen findet sich ein regionaler Lymphknotenbefall in 40—70% der Fälle [11a, 18e, 19]. Eine Empfehlung, bei Dickdarmcarcinomen des Stadiums A und B eine theoretisch ausreichende beschränkte Darm- bzw. Darmwandresektion ohne Mitnahme der Lymphabflußwege durchzuführen, kann nicht gegeben werden, da diese Stadien weder prä- noch intraoperativ mit Sicherheit

Tabelle 1. Stadium und Prognose (Stadieneinteilung in Anlehnung an Dukes [5, 16, 18e])

		5-Jahres-Heilungen in Prozent	
		Goligher [5]	Krain [9]
Stadium A	Tumor auf Mucosa beschränkt	81 (98)[a]	84 (97)[a]
Stadium B	ohne Lymphknotenmetastasen	65 (80)	57 (71)
Stadium B1	Tumor auf Darmwand beschränkt		
Stadium B2	Tumor hat Darmwand durchbrochen		
Stadium C	*mit* Lymphknotenmetastasen	27 (31)	34 (41)
	Tumor auf Darmwand beschränkt		
	Tumor hat Darmwand durchbrochen		
Stadium D	Fernmetastasen		6 (7)

[a] In Klammern: Korrigiert bezüglich der durchschnittlichen Lebenserwartung.

festzulegen sind. Aus dieser Stadieneinteilung kann also vorläufig lediglich postoperativ ein Hinweis auf die individuelle Prognose entnommen und die Hoffnung abgeleitet werden, beim Dickdarmcarcinom durch Erkennung der Frühformen, ähnlich dem Magencarcinom, zu hervorragenden Endresultaten zu kommen.

Die Ausbreitungsrichtung der *Lymphbahnmetastasierung* ist im Colonbereich zentripetal radiär, aber auch tangential entlang des Darmes. Den letzteren Ausbreitungsweg erfaßt eine Hemicolektomie vollständiger als eine Segmentresektion (siehe unten). Beim Rectumcarcinom findet die Metastasierung fast ausschließlich in proximalcranialer Richtung entlang der A. rectalis sup., dagegen nur in seltensten Fällen (besonders bei Tumorsitz im unteren Rectumdrittel) in die Iliacal- oder Inguinalbahnen statt [15, 19]. Hierin besteht der wesentliche Unterschied zum Plattenepithelcarcinom des Analbereichs. Diese Verlaufsrichtung der Lymphbahnmetastasierung beim Rectumcarcinom ist das entscheidende Argument für die Berechtigung zu einer kontinenzerhaltenden anterioren Resektion, sofern die Durchtrennung des Darmes mit ausreichender Entfernung distal vom Tumor erfolgen kann. Dieser Abstand hat sich an der intramuralen Ausbreitung des Tumors zu orientieren. Histologisch finden sich Tumorinfiltrate nie weiter als 5 cm von der makroskopischen Tumorgrenze entfernt [11c, 18e], weshalb 5 cm Sicherheitsabstand der Resektionslinie distal vom Tumor als ausreichend betrachtet wird. Eine seltene Ausnahme bildet die Lymphangiosis carcinomatosa, die sich in der Darmwand weiter ausbreiten kann [19].

Indikation zu verschiedenen Operationsverfahren

Coloncarcinom

Hemicolektomie rechts und links, Quercolonresektion und Kombinationen: Diese Operationen stellen das typische Vorgehen bei einer kurativen Resektion eines Coloncarcinoms dar. Die Mitwegnahme von weit größeren Darmabschnitten, als es dem vorher erwähnten Sicherheitsabstand von 5 cm entspricht, berücksichtigt die beiden Metastasierungsrichtungen in den Lymphbahnen: Die tangential verlaufenden Lymphbahnen können nur zusammen mit den entsprechenden Darmabschnitten, die zentripital ausgerichteten nur mit den entsprechend großen Dickdarmgefäßen weitmöglichst entfernt werden. Die von der Durchblutung der durchtrennten Gefäße abhängigen Darmbereiche müssen reseziert werden. Die für das operative Vorgehen wichtigen anatomischen Verhältnisse der Gefäß- und Lymphbahnen und die sich daraus ergebenden Resektionsgrenzen sind in Abb. 1a u. b dargestellt. Danach ist bei einem Carcinomsitz zwischen Coecum und rechter Flexur eine Hemicolektomie rechts, bei Tumorsitz zwischen den beiden Flexuren eine Transversumresektion einschließlich der Flexuren, bei einem Tumor im Descendens eine Hemicolektomie links und bei einem Sigmacarcinom eine Sigmaresektion mit Hemicolektomie links oder eine Sigmaresektion allein (s. unten) angebracht. Sowohl beim Sigma als auch beim Descendenscarcinom wird die radikale Hemicolektomie links empfohlen [5, 18f], wobei die A. mesenterica inf. an ihrem Abgang aus der Aorta abgetragen wird. Durch den Fortfall der A. rectalis sup. wird das Rectum nur retrograd über die mittleren Hämorrhoidalgefäße versorgt. Die Durchblutung ist jedoch ausreichend bis etwa 10 cm oberhalb der peritonealen Umschlagfalte.

Die relative Häufigkeit der erforderlichen Resektionsformen geht aus der prozentualen Verteilung der Dickdarmcarcinome in den verschiedenen Abschnitten hervor (Tabelle 2).

Tabelle 2. Relative Häufigkeit der Dickdarmcarcinome [16] in Prozent

Rectum	40
Sigma	20
Descendens	5
Linke Flexur	2
Quercolon	7
Rechte Flexur	2
Ascendens	6
Coecum	8

Begrenzte Resektionen am Colon (Segmentresektion): Für eine palliative Resektion eines Carcinoms oder die Entfernung eines Polypen mit Malignitätsverdacht sind die eben besprochenen ausgedehnten Resektionen zu eingreifend; hier ist die Segmentresektion angebracht. Der Begriff Segmentresektion ist nicht genau definiert; im Gegensatz etwa zur Lunge finden sich am Dickdarm keine Strukturen, die eine Einteilung in Segmente erlauben. Durch eine Segmentresektion wird der Darm in ausreichendem Abstand

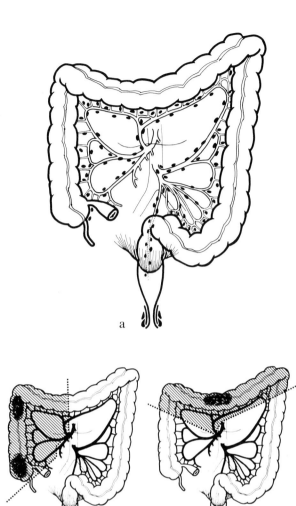

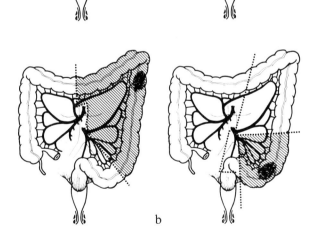

Abb. 1a und b. Die Gefäßversorgung des Dickdarms und seine Lymphbahnen, die sich sowohl radiär-zentripetal als auch tangential-peripher an den Gefäßverläufen orientieren. Daraus resultieren typische Resektionen: Hemicolektomie rechts, Quercolonresektion, Hemicolektomie links und Sigmaresektion (mit Hemicolektomie oder radikaler Hemicolektomie links)

vom Tumor reseziert und die im zentral benachbarten Mesocolon liegenden Lymphknoten mitentfernt. Tangentiale und weit zentral verlaufende Lymphbahnen bleiben unberührt, die entsprechenden Gefäßdurchtrennungen erfolgen weiter peripher als bei den ausgedehnten Resektionen. Im Sigmabereich verlaufen die Blut- und Lymphbahnen mehr radiär und weniger tangential als am übrigen Dickdarm [1]. Hier erfüllt eine Segmentresektion (Sigmaresektion) nahezu die Forderung einer ausgedehnten Dickdarmresektion, so daß auch zu kurativen Resektion eines Sigmacarcinoms die alleinige Sigmaresektion gerechtfertigt sein kann [11e]. Eine zusätzliche Hemicolektomie links oder die radikale Hemicolektomie links (s. oben) erhöhen jedoch die Radikalität. Diese Erweiterung des Eingriffs ist indiziert, wenn Lymphknoten am Abgang der Sigmoidalgefäße befallen sind und die nächstfolgende Lymphsammelstation der A. mesenterica inf. mitentfernt werden muß.

Andere Verfahren: Eine ovaläre oder keilförmige Excision der Darmwand ist für die Behandlung eines Carcinoms nicht ausreichend. Eine endoskopisch durchgeführte (Teil-) Resektion eines malignen Tumors mit der Kauterschlinge ist nur von beschränktem palliativen Wert und lediglich bei Patienten in inoperablem Zustand erlaubt. Operationsverfahren bei inoperablem Coloncarcinomen und Bestrahlung von Coloncarcinomen s. unten.

Rectumcarcinom

Für eine kurative Resektion eines Rectumcarcinoms müssen entsprechend den pathologisch-anatomischen Verhältnissen die Forderungen nach einem Sicherheitsabstand von 5 cm zwischen distalem Tumorrand und Resektionslinie und nach der Mitwegnahme der zentral-cranialwärts verlaufenden Lymphbahnen erfüllt sein. Die distal der Resektionslinie gelegenen Lymphbahnen können außer acht gelassen werden. Somit sind abdomino-perineale Rectumamputation (= Rectumexcision) und anteriore sowie tiefe anteriore Rectumresektion (evtl. auch ein Durchzugsverfahren) geeignete Verfahren, die bei richtiger Indikationsstellung prinzipiell gleiche Radikalität besitzen. Dies zeigen auch die Langzeitergebnisse, die sich zwischen Amputation und Resektion nicht wesentlich unterscheiden [5, 11a]. Ein günstigeres Abschneiden der Resektion ist dabei auf die Auswahl kleinerer Carcinome zurückzuführen (Tabelle 3). Für die richtige Indikationsstellung zum jeweils

Tabelle 3. Ergebnisse der verschiedenen Operationsverfahren beim Rectumcarcinom (5-Jahres-Heilungen in Prozent ohne/mit Lymphknotenmetastasen)

	Bacon [11a]	Mayo [5]	Deddish u. Stearns [5]	Waugh u. Turner [5]
Rectumamputation	52,4 (72/28)	53	65	51,1 (75,5/25)
Anteriore Resektion	47	60	70	
Durchzug	53,3 (70/29,6)			52,7 (72,6/27,6)

Tabelle 4. Indikationsschema zu verschiedenen Operationsverfahren beim Rectumcarcinom

Tumorsitz	Tumorgröße	Methode der Wahl	Alternativverfahren
Oberhalb 10 cm (oberes Rectumdrittel)	groß klein	Amputation − anteriore Resektion Anteriore Resektion	entsprechend Amputation
7−10 cm (mittleres Rectumdrittel)	groß klein	Amputation Tiefe anteriore Resektion	− Amputation Durchzugsverfahren
Unter 7 cm (unteres Rectumdrittel)	jede Größe	Amputation	−

angemessenen Verfahren sind Tumorsitz und Tumorgröße am wichtigsten (Tabelle 4). Lokale Operationsverhältnisse (Adipositas, Weite des kleinen Beckens) und die individuelle Erfahrung der Operationsgruppe müssen gleichfalls bewertet werden.

Abdomino-perineale Rectumamputation (Rectumexcision): Die abdomino-perineale Rectumamputation beim Rectumcarcinom ist in jedem Fall ein geeignetes Verfahren zur kurativen oder palliativen Tumorresektion. Bei großen Carcinomen in jeder Höhe des Rectums, zumindest bei solchen unterhalb von 10 cm, ist die Amputation erforderlich. Bei kleineren Carcinomen im mittleren und besonders im oberen Rectumdrittel *kann* eine anteriore Resektion gerechtfertigt sein (Höhenangaben s. unten).

Die Ausdehnung der Resektion des Darmes nach proximal wird unterschiedlich gehandhabt. Nach der klassischen Methode wird im mittleren oder oberen Sigmabereich reseziert und die A. mesenterica inf. mit ihrem Stamm und mit dem oberen Sigmagefäßen oder nur mit der A. colica sin. erhalten. Die Radikalität kann durch Absetzen der A. mesenterica inf. und Resektion von Sigma und unterem Descendensabschnitt erhöht werden. In diesem Fall wird die linke Colonflexur mobilisiert und der Anus praeter im nach caudal verlagerten Colon descendens angelegt [5]. Die Durchblutung über die Gefäßarkaden reicht meist bis zum Descendens-Sigma-Übergang [18 b]. Die Indikation zu dieser erweiterten Operation wird man vor allem bei jüngeren Patienten stellen, bei denen die Lymphknoten entlang der A. rectalis sup. befallen sind. Über die Ergebnisse dieser erweiterten Resektion sind die Ansichten in der Literatur geteilt [5, 18 b].

Als geeignetstes Vorgehen bei der Rectumamputation kann heute das *synchrone perineale Vorgehen* gelten. Der perineale Eingriff beginnt, sobald von abdominal her die Operabilität des Tumors festgestellt wurde. Das Vermeiden der Umlagerung mit ihren Kreislaufreaktionen und die Zeitersparnis haben mit dazu beigetragen, die Indikationsstellung zur Rectumamputation auch auf Patienten im hohen Alter oder schlechten Allgemeinzustand auszudehnen.

Anteriore und tiefe anteriore Rectumresektion: Die Berechtigung, eine kontinenzerhaltende Operation bei geeigneten Fällen von Rectumcarcinom durchzuführen, wurde bereits dargelegt. Voraussetzung ist, daß der Sicherheitsabstand von 5 cm distal der makroskopischen Tumorgrenze eingehalten und bis zur Resektionsebene in gleicher

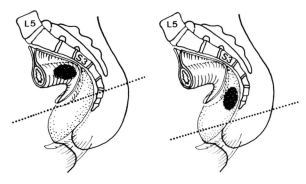

Abb. 2. Die Resektionsebenen im präoperativen Situs für die anteriore Rectumresektion (links) und die tiefe anteriore Resektion (rechts)

Radikalität, d.h. in der gleichen Schicht operiert wird, wie bei der Amputation. Da Anastomosen in der Tiefe des kleinen Beckens technisch schwierig sind, ist eine starke Adipositas des Patienten meist eine Gegenindikation. Große Tumoren mit ausgedehnten Lymphknotenmetastasen oder mit Überschreiten der Organgrenze und Infiltration des kleinen Beckens eignen sich nicht für eine anteriore Resektion, da lokale Rezidive zu erwarten sind, die zu einer erneuten Passagestörung führen und somit eine weitere Operation erforderlich machen können. Durch eine primäre Amputation lassen sich diese Lokalrezidive zwar nicht vermeiden, sie erfordern jedoch keine Zweitoperation. Somit eignen sich vor allem kleine, gut operable Carcinome für die anteriore Resektion.

Die genauen Höhenangaben für eine anteriore oder tiefe anteriore Resektion schwanken in der Literatur etwas. Die Gründe hierfür liegen in unterschiedlichen Meßtechniken am Eingang in den Analkanal, in individuell unterschiedlicher Länge des Analkanals und besonders in der Tatsache, daß sich das Rectum nach Mobilisation aus der Sacralhöhle wesentlich streckt. Beispielsweise ist ein unterer Tumorrand von 7,5 cm Höhe nach kompletter Mobilisation des Rectums in 12,5 cm [5]. Der Fixpunkt der Messung ist stets der äußere Analring, die Grenze zwischen Haut und Übergangsepithel des Analkanals. Der Analkanal ist in der Regel 3 cm lang. Dies zugrundelegend, gelten etwa folgende Höhenangaben: Bleibt nach Präparation ein anorectaler Stumpf von 7−8 cm und mehr (entsprechend einer präoperativen Resektionsebene von etwa 5 cm und höher), so spricht man von einer *anterioren Resektion.* Bei einer *tiefen anterioren Resektion* kann eine Anastomose im äußersten Falle mit einem anorectalen Stumpf von 4 bis 5 cm (entsprechend einer präoperativen Ebene von 3—4 cm) angelegt werden.

Für die Indikation zur Entfernung eines Rectumcarcinoms durch kontinenzerhaltende Resektion bedeutet dies, daß das Carcinom mit seinem unteren, makroskopisch definierten Rand mindestens 10 cm hoch liegen muß, um durch eine anteriore Resektion und mindestens 7 bis 8 cm, um durch ein *tiefe* anteriore Resektion ausreichend radikal behandelt werden zu können (Berechnung: *anteriore Resektion:* 10 cm präoperativ = 13—15 cm nach Präparation; −5 cm Sicherheitsabstand = 8—10 cm anorectaler Stumpf. *Tiefe anteriore Resektion:* 7 cm präoperativ = 10—12 cm nach Präparation −5 cm Sicherheitsabstand = 5—7 cm anorectaler Stumpf). Während eine anteriore Resektion bei einem Carcinom über 10 cm Höhe durchaus empfohlen werden kann, bleibt eine tiefe anteriore Resektion bei einem Carcinomsitz zwischen 7 und 10 cm auf ausnehmend kleine Tumoren beschränkt. Bestehen Zweifel an der Radikalität, so ist stets die Amputation vorzuziehen.

Technisch unterscheidet sich die anteriore von einer tiefen anterioren Resektion vor allem dadurch, daß bei der letzteren das Rectum nicht nur dorsal bis zur Steißbeinspitze (wie auch bei der anterioren Resektion), sondern auch im ventralen Spatium freipräpariert werden muß, und daß die seitlichen Bänder durchtrennt werden müssen. Die Anastomose läßt sich erleichtern durch Hochdrücken des Anus von außen; zur Nahttechnik eignet sich ausschließlich die einreihige Naht.

Für die proximale Resektionsgrenze bei anterioren Resektionen gilt das bei der Rectumamputation Gesagte. Vor der Entscheidung zu einer anterioren Resektion und bei der Festlegung des oberen Resektionsrandes muß geprüft werden, ob das Mesocolon des Sigma bzw. Descendens eine ausreichende Länge für die Caudalverlagerung des betreffenden Darmabschnittes zur Anastomose mit dem Rectumstumpf besitzt. Eine präoperativ gestellte Indikation zu einer anterioren Rectumresektion muß somit intraoperativ überprüft und gegebenenfalls in eine Amputation umgewandelt werden. Ein protektiver Anus praeter ist bei einer anterioren meist, bei einer tiefen anterioren Resektion stets angezeigt (s. unten).

Andere Verfahren: Technisch leichter als eine tiefe anteriore Resektion sind Durchzugsverfahren [11a, 18a, 18c]. Da jedoch die zu erwartenden Kontinenzstörungen (s. unten) bei gleicher Länge des anorectalen Stumpfes nach einer Durchzugsoperation stärker ausgeprägt sind als nach einer tiefen anterioren Resektion, sollte der tiefen anterioren Resektion der Vorzug gegeben werden.

Eine Anastomosierungstechnik des Durchquetschens der primär blind verschlossenen proximalen und distalen Resektionsränder mittels Klemmen nach Duhamel [3, 5] hat bei einer kurativen Resektion kaum Bedeutung. Die hierzu notwendige Länge des distalen Rectumstumpfes erlaubt auch eine exakte Anastomose von abdominal her, die sicher vorzuziehen ist. Kann diese Anastomose aus bestimmten Gründen zum Zeitpunkt der Resektion nicht durchgeführt werden, so kann zunächst die Resektion mit Blindverschluß des distalen Stumpfes und Anlage eines Anus praeter am proximalen Colonstumpf vorgenommen werden (Hartmannsche Operation) und in einer zweiten Sitzung die Reanastomosierung erfolgen. Die Hartmannsche Operation ohne spätere Reanastomosierung ist gelegentlich indiziert, wenn bei prognostischer Inoperabilität oder hohem Alter des Patienten die Operation kleingehalten werden soll. Die Operationszeit ist kürzer und es werden keine großen Wundflächen im kleinen Becken geschaffen. Der distale Rectumstumpf läßt sich dabei rasch mit dem Nahtapparat TA 90 verschließen.

Nicht geeignet für eine kurative Behandlung des Rectumcarcinoms ist die Rectotomia posterior nach Kraske [6]. Die hierbei vorgenommene zirkuläre oder keilförmige Darmresektion läßt die Lymphabflußgebiete außer acht und gestattet kaum je eine ausreichende lokale Radikalität. Sie kann in seltenen Fällen bei prognostischer Inoperabilität sowie bei einem villösen Polypen angebracht sein [6].

Palliativoperationen und Vorgehen bei Inoperabilität eines Dickdarmcarcinoms: Auf die Berechtigung, bei prognostischer Inoperabilität die Indikation zur palliativen Resektion großzügig zu stellen [4], wurde bereits mehrfach hingewiesen. Bei einer palliativen Resektion wird auf lokale Radikalität weniger Wert gelegt. Ist der Tumor technisch inoperabel oder erscheint bei technischer Operabilität die Resektion ausnahmsweise wegen diffuser Metastasierung, insbesondere peritonealer Aussaat, Carcinomkachexie o. ä. nicht angebracht, so sind bei Coloncarcinomen bis zum Sigma Enteroanastomosen, bei Sigmacarcinom ein Anus praeter transversalis und beim Rectumcarcinom ein Anus praeter sigmoideus (jeweils doppelläufig) angezeigt. Anastomose oder Anus praeter dürfen nicht zu nahe am Tumor angelegt werden, um einen baldigen Verschluß der Anastomose sowie Spannung bzw. Retraktion zu vermeiden. Mußten bei einer Amputation Teile des Rectumcarcinoms im kleinen Becken belassen werden, so empfiehlt es sich, die Sacralhöhle nicht primär zu verschließen, sondern per secundam granulieren zu lassen, da sonst rezidivierende Abszeßbildungen auftreten. Lokale Maßnahmen, wie die chirurgische Abtragung eines Tumors transanal, elektrochirurgische oder kryochirurgische Entfernung auf rectoskopischem bzw. coloskopischem Wege haben nur vorübergehenden palliativen Wert. Sie können als Palliativmaßnahmen jedoch durchaus berechtigt sein und sind gegebenenfalls wiederholt anzuwenden. Die Gefahr einer Perforation ist dabei allerdings stets gegeben.

Indikationen zur radiologischen und cytostatischen Behandlung des Dickdarmcarcinoms: Colon- und Rectumcarcinome weisen eine geringe Strahlensensibilität auf. Die Bestrahlung eines operablen Coloncarcinoms kommt nicht in Frage, die eines inoperablen selten, da die Nebenwirkungen auf den übrigen Darm und andere Organe im Verhältnis zum Effekt auf den Tumor zu groß sind.

Beim Rectumcarcinom hat die konventionelle Röntgenbestrahlung häufig zu einer Verstärkung der schmerzhaften

Absonderung geführt und wurde deshalb auch bei Inoperabilität kaum angewandt. Eine präoperative Vorbestrahlung mit Hochvoltgeräten wird zur Zeit in größeren Serien erprobt und scheint einen Vorteil zu bieten [11f, 18]; insbesondere bei ausgeprägter regionaler Lymphknotenmetastasierung ist die Vorbestrahlung oft empfohlen worden [4, 11f, 18]. Die Anwendung der energiereichen Strahlenqualitäten beim inoperablen Rektumcarcinom dürfte etwas besser als die der konventionellen sein; ein Anus praeter ist jedoch auch hierbei meist erforderlich. Die Bestrahlungsergebnisse beim Rectumcarcinom liegen bei unter 10% 5-Jahres-Überlebensquote [9, 11f, 18], wobei zu berücksichtigen ist, daß nur die prognostisch ungünstigsten Fälle der Bestrahlung zugeführt werden. Eine Indikation zur Strahlentherapie beim Dickdarmcarcinom ist somit derzeit selten gegeben.

Die Ergebnisse einer cytostatischen Therapie beim Dickdarmcarcinom sind schlecht. Eine Kombinationstherapie mehrerer Cytostatica mit Einbeziehung von 5-Fluor-urazil weist gewisse Erfolge, aber auch eine hohe Toxicität auf. Eine generelle Indikation zur Anwendung dieser Methode besteht zur Zeit nicht [5].

Dickdarmpolypen und familiäre Polypose

Dickdarmpolypen werden ausführlich auf S. 301 abgehandelt. Hier sollen wegen der Beziehung zu Malignomen und der daraus resultierenden Indikationsstellung nur die adenomatösen und villösen Polypen sowie die familiäre Polyposis kurz behandelt werden.

Für beide Polypenarten gilt, daß die Gefahr der Malignität mit der Größe und der Wachstumsgeschwindigkeit, dem Vorhandensein oder Auftreten von Symptomen und der Entwicklung einer unregelmäßigen Konsistenz steigt. Insgesamt gilt für röntgenologisch nachgewiesene Polypen bzw. Tumoren folgendes Carcinomrisiko [11d]: Bei Tumorgröße von weniger als 1 cm beträgt die Carcinomhäufigkeit 2%; 1—1,5 cm 14%; 1,5—2 cm 30%; 2—5 cm 67%. Dabei weisen *villöse Polypen* eine wesentlich häufigere maligne Entartung auf als *adenomatöse*. So finden sich bei Diagnosestellung in etwa 20—30% der villösen Polypen [8, 14] und in etwa 7% der adenomatösen Polypen [8] Entartungszeichen. Liegen Beschwerden in Form von Blut- oder Schleimabgang vor und zeigt die Rectoskopie einen Polypen, so muß in 27,3% [8, 13] mit dem Vorhandensein eines Carcinoms gerechnet werden, entweder im Bereich des betreffenden Polypen, eines anderen Polypen oder auch an nicht polypös veränderter Schleimhaut [13]. Für beide Polypenarten gilt folgende graduelle Einteilung der Dignität auf Grund histologischer Kriterien: ohne Besonderheiten — vermehrt Zellatypien — Carcinoma in situ — oberflächliches Carcinom — invasives Carcinom. Die Stufen bis einschließlich zum oberflächlichen Carcinom sind gekennzeichnet durch Fehlen der Infiltration der Muscularis mucosae. Nur beim invasiven Carcinom ist diese Schicht befallen. Liegt eine carcinomatöse Infiltration der Muscularis mucosae innerhalb eines Polypen vor, so ist die Erkrankung als Carcinom zu behandeln, d. h. eine Radikaloperation durchzuführen. Bei den früheren Stadien ohne Infiltration der Muscularis mucosae reicht eine lokale Entfernung des Polypen an der Basis aus. Somit kommt der genauen histologischen Differenzierung eine entscheidende Bedeutung für die Indikationsstellung zum therapeutischen Vorgehen zu.

Bei der dominant vererbten *familiären Polyposis coli* treten meist im 2. Lebensjahrzehnt multiple Schleimhautadenome im gesamten Colon, betont im rectosigmoidalen Übergang auf. Auf dem Boden dieser Polyposis kommt es regelmäßig zur Carcinomentwicklung; mit 30 Jahren finden sich bereits bei 50% der erkrankten Familienmitglieder Carcinome [12]. Die Indikation zu einer Präventivoperation bei dieser klassischen Präcancerose ist somit prinzipiell gegeben.

Indikationen zum operativem Vorgehen

Adenomatöse Polypen

Kleine, klinisch unauffällige adenomatöse Polypen sind selten maligne. Das Risiko einer Entfernung muß somit minimal sein. Transanal (direkt oder rectoskopisch) erreichbare Polypen können ohne nennenswerte Gefahr chirurgisch oder elektorchirurgisch abgetragen werden. Die genaue histologische Untersuchung soll am total abgetragenen Polypen erfolgen, eine vorherige Probebiopsie erscheint in diesen Fällen unnötig bzw. nicht günstig. Bei höherem Sitz ist, soweit der Polyp nicht coloskopisch entfernt werden kann, zunächst ein konservatives Vorgehen mit regelmäßigen Kontrollen ausreichend (vgl. Tabelle 5).

Bei *großen,* wachsenden und klinisch auffälligen adenomatösen Polypen ist wegen der erhöhten Gefahr der Malignität neben der Notwendigkeit, das gesamte Colon genauer zu untersuchen, die Indikation zur Entfernung prinzipiell gegeben [11d]. Hier stellt sich die Frage, ob vor der Polypentfernung durch Biopsie eine exakte histologische Diagnose versucht werden soll. Hiervon könnte eine gezielte Indikationsstellung zu sehr verschiedenartigem operativen Vorgehen abgeleitet werden; nachteilig ist, daß eine Biopsie aus einem Polypen oft nicht repräsentativ ist und eine nachfolgende histologische Aufarbeitung des gesamten Polypen durch eine vorausgegangene Probeexcision erschwert wird. Folgendes Vorgehen ist zu empfehlen: Nur bei besonders großen, klinisch sehr suspekten adenomatösen Polypen und bei makroskopischer Schwierigkeit der Differenzierung zwischen adenomatösen und villösen Polypen soll vor Abtragung eine histologische Untersuchung durch Probeexcision erfolgen. Der Befund eines eindeutig invasiven Carcinoms macht die entsprechende Radikaloperation erforderlich. In allen anderen Fällen soll ein transanal erreichbarer Polyp an der Basis chirurgisch oder elektrochirurgisch abgetragen, die Höhe und Lokalisation genau fixiert und der Polyp in toto histologisch aufgearbeitet werden. Jeder Polyp mit einem histologischen Befund ohne Infiltration der Muscularis mucosae ist hiermit ausreichend behandelt. Der Nachweis eines invasiven Carcinoms erfordert prinzipiell eine Radikaloperation. Nur bei sehr opera-

Tabelle 5. Vorgehen bei adenomatösen Polypen

Klinischer Befund bzw. Malignität	Erreichbarkeit	Indikationen zur Entfernung	Methode der Wahl	Vorherige Histologie durch PE
Unauffällig, klein	transanal	gegeben, da Entfernung risikolos	Abtragung am Stiel, Elektroresektion (direkt, rectoskopisch, coloskopisch)	nein
	nur transabdominal	nicht dringend, nicht bei hoher Op.-gefährdung	transabdominal Abtragung durch Colotomie	nein
Auffällig, groß	transanal	immer gegeben	Abtragung am Stiel, Elektroresektion (direkt, rectoskopisch, coloskopisch)	meist nicht evtl. bei bes. großen u. verdächtigen Polypen
	nur transabdominal	prinzipiell gegeben, Ausnahme: hohe Op.-gefährdung	transabdominale Abtragung durch Colotomie besser: Darmwandresektion u. Segmentresektion evtl. Hemicolektomie o.ä.	nein evtl. intraop Schnellschnittdiagnose des Polypen

tionsgefährdeten Patienten wird ausnahmsweise davon Abstand genommen.

Ein transanal nicht erreichbarer größerer adenomatöser Polyp (>1—2 cm) soll prinzipiell durch Laparotomie angegangen werden. Denn bei diesen Polypen ist das Krebsrisiko generell größer als das Laparotomierisiko [11d]. Die Entfernung kann durch Colotomie und Abtragung des Polypen am Stiel ohne Darmwandresektion erfolgen (nicht zu empfehlen bei malignitätsverdächtigen Polypen), besser durch ovaläre bzw. keilförmige Excision der die Polypbasis tragenden Darmwand oder durch Segmentresektion. Die Indikation zu diesen verschiedenen Möglichkeiten wird sehr vom makroskopischen Aussehen des Polypen bzw. der intraoperativen histologischen Schnellschnittuntersuchung des vorläufig abgetragenen Polypen abhängen. Beim Nachweis eines infiltrierenden Carcinoms ist eine entsprechende Hemicolektomie indiziert (Tabelle 5).

Eine Fulgurisation oder Entnahme eines adenomatösen Polypen ohne histologische Untersuchung erscheint nicht zulässig.

Villöse Polypen

Synonyme: Zottenadenom — papillomatöses Adenom — villöses Papillom. Ein villöser Polyp stellt wegen seines hohen Malignitätsrisikos stets eine Indikation zur operativen Entfernung dar. Wegen der großen Rezidivhäufigkeit nach unvollständiger Entfernung scheiden eine Abtragung durch Zange oder durch Schlinge sowie eine Fulgurisation als kurative Methoden aus. Je nach dem Sitz des villösen Polypen kommen mehrere Operationsverfahren in Frage (Tabelle 6):

Bis zu einer Höhe von 10 cm kann bei guter Einstellung von transanal her nach Infiltration der Submucosa eine exakte submuköse Entfernung eines Zottenadenoms durchgeführt werden. Die entstehende Wundfläche wird durch längsgerichtete Raffnähte der Muscularis verkleinert. Dieses Vorgehen stellt die Methode der Wahl bei tiefsitzenden villösen Polypen mit einer oberen Begrenzung nicht über 10 cm und einem Durchmesser bis etwa 6 cm dar. Die Rectotomia posterior (Kraske) ist ein Alternativverfahren [6].

Tabelle 6. Vorgehen bei villösen Polypen

Lokalisation	Methode der Wahl	Vorherige Histologie durch PE
Tiefer Sitz im Rectum (obere Grenze <10 cm)	submuköse Excision	wichtig (Carcinom bedeutet Amputation)
Hoher Sitz im Rectum (untere Grenze >5 cm)	anteriore bzw. tiefe anteriore Resektion	wichtig wegen Sicherheitsabstand und evtl. alternative Amputation zusätzlich intraop. Schnellschnittdiagnostik
Sitz im Sigma oder höher	Segmentresektion	nicht entscheidend (stets ausreichende Resektion)

Alternativverfahren: Durchzugsmethoden (zur tiefen anterioren Resektion)
posteriore Rectotomie (zur tiefen anterioren Resektion und submukösen Excision)
Ungeeignete Methoden: Entfernung mit Zange, Schlinge, Elektrocoagulation

Bei einer oberen Begrenzung des villösen Polypen höher als 10 cm ist ein transabdominelles Vorgehen angezeigt. Durch eine anteriore bzw. tiefe anteriore Resektion (s. oben) kann ein Polyp mit einem Sicherheitsabstand des Resektionsrandes vom Tumor von 1—2 cm entfernt werden, wenn seine untere Begrenzung mindestens 5 cm über dem äußeren Analring liegt. Eine Durchzugsmethode kommt in zweiter Wahl in Frage.

Durch diese beiden Methoden läßt sich eine abdominoperineale Rectumamputation mit wenigen Ausnahmen, wie bei besonders ausgedehntem zirkulären Polypwachstum im unteren Rectumdrittel vermeiden. Bei dem seltenen höheren Sitz ist eine entsprechende Segmentresektion des Colon problemlos durchzuführen.

Die Problematik der präoperativen Sicherung des Malignitätsgrades eines villösen Polypen ist folgende: ähnlich der Situation bei einem adenomatösen Polypen ist auch hier die Probeexcision oft nicht repräsentativ [14], jedoch können von einem villösen Polypen mehrere Biopsien von unterschiedlichen Stellen entnommen werden, was die Sicherheit der Diagnose erhöht und die spätere Aufarbeitung des Polypen — im Gegensatz zu einem kleinen adenomatösen — nicht gefährdet. Die präoperative Entnahme mehrerer Biopsien ist deshalb beim villösen Polypen besonders bei tiefem Sitz zu empfehlen. Wegen einer trotzdem möglichen Fehldiagnose soll bei einer Segmentresektion ausreichend reseziert werden; bei einer anterioren oder tiefen anterioren Resektion, wenn der Sicherheitsabstand kleiner ist als für ein Carcinom gefordert, muß das Zottenadenom und speziell sein Rand noch intraoperativ histologisch untersucht werden. Einer submukösen Excision muß bei Nachweis eines infiltrierenden Carcinoms eine abdominoperineale Operation folgen, die wegen der entzündlichen Reaktion der Umgebung etwas erschwert ist.

Familiäre Polyposis coli

Die prinzipiell zur Carcinomprophylaxe notwendige Operation muß jedenfalls bei Auftreten von Symptomen, am besten jedoch im Alter von 16 bis 20 Jahren durchgeführt werden.

Drei Operationsmethoden stehen zur Verfügung [5, 12]: die totale Proktocolektomie beseitigt — rechtzeitig ausgeführt — die Carcinomgefahr vollständig; ihr Nachteil ist die dauerhafte Ileostomie.

Die Colektomie mit Ileorectostomie und laufender Kontrolle mit Entfernung der Polypen im Rectum erhält die Kontinenz auf Kosten eines weiterbestehenden Carcinomrisikos.

Die Colektomie mit Schleimhautauslösung des Rectums und Ileoanostomie [12, 13a] befreit von Carcinomrisiko und gewährleistet eine Teilkontinenz.

Die Indikationsstellung zu einem der drei Verfahren muß individuell erfolgen, wobei Polypendichte im Rectum sowie psychische, geistige und soziale Situation des Patienten zu berücksichtigen sind.

Colitis ulcerosa und Morbus Crohn des Dickdarms

Die Carcinomgefährdung bei der Colitis ulcerosa steigt mit der Dauer und Schwere bzw. Ausdehnung der Erkrankung. Nach 10 jährigem Verlauf mit Symptomen hat sich bei 5% der Kranken [7], nach 25jährigem bei 40% [5] ein Coloncarcinom entwickelt. Die relative Verteilung des Carcinoms bei der Colitis ulcerosa ist über das gesamte Colon gleichmäßig, die Entstehung ist häufig multiloculär und die Prognose deutlich schlechter als beim Coloncarcinom allgemein. Der Anteil der unreifzelligen Carcinome ist ungleich höher [5, 7]. Die Indikation zur Präventivoperation ist somit besonders bei ausgedehntem Colonbefall und schwerem symptomatischen Verlauf über mehrere Jahre gegeben. Da fast obligat der distale Dickdarmabschnitt am stärksten befallen ist, ist fast stets eine Rectumamputation mit Sigmaresektion, meist jedoch eine totale Proktocolektomie erforderlich.

Die in den letzten Jahrzehnten zunehmend beobachtete Lokalisation des Morbus Crohn im Dickdarm geht mit einer deutlich über der Normalincidenz liegenden Carcinomhäufigkeit einher [17]. Die Indikation zur Segmentresektion des befallenen Abschnittes ist jedoch meist ohnehin vor der eventuell zu erwartenden Carcinomentwicklung aus Gründen einer Stenose oder einer Fistelung gegeben.

Spezielle Probleme bei Rectumoperationen

Neben Radikalität sind Kontinenz des Sphincterapparates und Sicherheit einer Anastomosennaht bei der Indikationsstellung zu einer Rectumoperation besonders zu beachten. Zwischen voller Kontinenz und voller Inkontinenz besteht ein weites Spektrum von Störungen, die vom Patienten willkürlich oder unwillkürlich kompensiert werden können, wobei im Ausmaß der Kompensation große individuelle Unterschiede bestehen. In Tabelle 7 sind die Hauptstörungen nach Rectumoperationen zusammengefaßt.

Die Sicherheit von Anastomosen oder Nähten im serosafreien Rectum kann durch einen entlastenden Anus praeter wesentlich verbessert werden. Die Indikation hierzu ist großzügig zu stellen, besonders bei gefährdeter Nahtsituation. Eine Coecostomie vermag eine gewisse Entlastung zu bringen, sie reicht aber zumindest bei eingetretener Insuffizienz nicht aus [1, 20]. Eine lokale Tumorabtragung, auch eine submuköse Ausschälung erfordern keinen protektiven Anus praeter. Eine lokale Excision aller Wandschichten (Kraske-Operation) wird besser mit einem Anus praeter kombiniert. Eine einwandfrei gelungene anteriore Resektion braucht nicht entlastet zu werden. In den meisten Fällen ist jedoch ein protektiver Anus praeter indiziert, wozu man den Anus praeter transversus wählt; bei der tiefen anterioren Resektion wird stets entlastet. Bei einem Durchzugsverfahren erübrigt sich eine Entlastung meist, bei der Colektomie mit Schleimhautauslösung des Rectums und Ileoanostomie kommt sie nicht in Betracht. Eine abdomino-perineale Rectumamputation, bei der früher aus anderen Gründen häufig vor der Amputation ein Anus prae-

Tabelle 7. Störungen der Kontinenzfunktion bei „kontinenzerhaltenden" Rectum-Operationen wegen tiefsitzender Neoplasien

Art der Operation	Störung		Wiederherstellung zu erwarten
	durch Entfernung von	Art	
I. Lokale Entfernung einfache Abtragung submuköse Excision lokale Excision aller Wandschichten	keine	keine	
II. Anteriore Resektion (>7 cm anorectaler Stumpf)	Teil der Ampulle Teil der Rectumschleimhaut	häufige Entleerungen geringe Sensibilitätsstörung	weitgehend vollständig
III. Tiefe anteriore Resektion (>4–5 cm anorectaler Stumpf)	Ampulle Teil der Rectumschleimhaut	häufige Entleerungen partielle Sensib.-Störung (betr. Konsistenz-Wind-Stuhl)	partiell weitgehend od. vollständig innerhalb eines Jahres
	Teil des Schwellkörpers u.d. Musc. sphincter internus	Dauertonus vermindert (evtl. inkontinent bei Durchfall)	partiell
IV. Durchzugsverfahren (4–5 cm anorectaler Stumpf)	wie II zusätzl. stärkere Schäd. der verbleib. Rectumschleimhaut u.d. Musc. internus	wie II	wie II jedoch inkonstant
V. Schleimhautauslösung mit Ileoanostomie	Ampulle Rectumschleimhaut total Schwellkörper	häufige Entleerungen schwere Sensib.-Störungen partielle Inkontinenz	höchstens partiell

ter angelegt wurde, wird heute fast ausschließlich einzeitig durchgeführt; nur ein Ileus stellt eine Indikation zum zweizeitigen Vorgehen dar.

Literatur

1. Allgöwer, M., Hasse, J. Herzog, B.: Colonresektionen. Chirurg **42**, 1—10 (1971).
2. Bacon, H. E. Martin, P. V.: Palliative resection for primary cancer of the colon and rectum in the presence of distant metastases. Progr. clin. Cancer **1**, 620—624 (1965).
3. Böttger, G.: Taktisches Vorgehen beim Colon- und Rektumcarcinom. Langenbecks Arch. Chir. **329**, 311—320 (1971).
4. Deucher, F., Munz, W.: Palliativmaßnahmen beim inkurablen Colon-Rektum-Carcinom. Langenbecks Arch. Chir. **329**, 328—334 (1971).
5. Goligher, J. C.: Surgery of the anus, rectum and colon. London: Balière, Tindall & Cassel 1967.
6. Häring, R.: Mastdarm und Analregion. In: Spezielle Chirurgie für die Praxis (Baumgartl, F., Kremer, K., Schreiber, H. W., Hrsg.), Band II/2. Stuttgart: Thieme 1972.
7. Hinton, J. M.: Risk of malignant change in ulcerative colitis. Gut **7**, 427—432, (1966).
8. Jackson, B. R.: Adenomas of the colon: The rationale for resection as the treatment of choice. Dis. Colon Rect. **13**, 47—58 (1970).
9. Krain, L. S.: Cancer of the colon in California 1945—1966: The California tumor registry experience. J. Surg. Oncol. **2**, 323—334 (1970).
10. Linder, F.: Colon- und Rectumcarcinom. Langenbecks Arch. Chir. **329**, 302—311 (1971).
11. National Conference on Cancer of the Colon and Rectum. San Diego Calif., 1971. Cancer **28**, (Philad.), 1—238 (1971). a=Bacon, S. 196; b=Burkitt, S. 3; c=Butcher, S. 204, d=Spratt, S. 153; e=Staerns, S. 165; f=Stein, S. 190.
12. Pichlmayr, R.: Familiäre Polypose des Dickdarms. In: Spezielle Chirurgie für die Praxis (Baumgartl, F., Kremer, K., Schreiber, H. W., Hrsg.), Band II/2). Stuttgart: Thieme 1972.
13. Reifferscheid, M: Die klinische Bedeutung der Krebsvorstufen im Dünn-, Dick- und Mastdarm. Chirurg **41**, 116—122 (1970).
13. a=ders. Kontinenzerhaltung bei Radikaloperation der diffusen präkanzerösen Kolon- und Rektumpolypen. Dtsch. med. Wschr. **96**, 1997—2000 (1971).
14. Quan, S. H. Q., Castro, E. B.: Papillary adenomas (villous tumours): A review of 215 cases. Dis. Colon rect. **14**, 267—280 (1971).
15. Stelzner, F.: Das fortgeschrittene Rektumcarcinom an der Grenze der Operabilität und das intraluminale Rezidiv. Langenbecks Arch. Chir. **329**, 335—340 (1971).
16. Storer, H. E., Lockwood, R. A.: Colon, Rectum and Anus. In: Schwartz, S. I. (ed.): Principles of Surgery. New York, London: McGraw-Hill 1969.
17. Thayer, W. R.: Crohn's disease (regional enteritis). Scand. J. Gastroent. Suppl. **6**, 165—185.
18. Turell, R.: Diseases of the colon and anorectum, Bd. I. Philadelphia, London: W. B. Saunders 1969. a=Black, S. 555; b=Child, S. 501; c=Dunphy, S. 533; d=Gerst, S. 548; e=dePeyster, S. 428; f=Rosi, S. 478.
19. Westhues, H.: Die pathologisch-anatomischen Grundlagen der Chirurgie des Rektumcarcinoms. Leipzig: Thieme 1934.
20. Zenker, R.: Allgemeine und spezielle Technik der wichtigsten Dickdarmoperationen. Langenbecks Arch. Chir. **276**, 501—517 (1953).

Dickdarmpolypen

J. GUSINDE

Polypen im Colon und Rectum

Umschriebene Wulstungen der Mucosa des Colon und Rectum werden als Polypen bezeichnet [10].

Lokale Komplikationen wie Blutung, Prolaps, Invagination, Stenoseerscheinungen, Elektrolyt- und Wasserverlust (bei großen villösen Adenomen) zwingen zu Exstirpation von Polypen aus Colon und Rectum.

Die *Möglichkeit maligner Entartung*, die bei etwa einem Drittel aller Polypen eintritt [1, 4, 6, 8], verlangt auch bei Symptomfreiheit die operative Beseitigung. *Lokalisation, Größe, Form, Anzahl und Histologie* der exstirpierten Polypen bestimmen *das Vorgehen* im Einzelnen.

Neoplastische Polypen (Adenome)

Mit zunehmendem Lebensalter werden neoplastische Polypen häufiger. Ihre Verteilung im Colon entspricht der der Carcinome (Abb. 1).

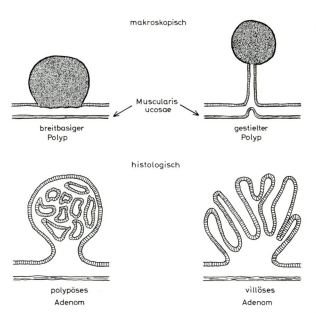

Abb. 1. Polypenformen

Bei allen neoplastischen Polypen besteht die Möglichkeit maligner Entartung [3, 4]. Besonders ausgeprägt ist diese Tendenz bei villösen Adenomen [5, 6]. Es muß deshalb bei jedem Adenom des Colon und Rectum geklärt werden, ob bereits malignes Wachstum vorliegt. Diese Entscheidung läßt sich nicht durch makroskopische Inspektion und nicht durch Teilexcision erreichen, sondern nur durch histologische Untersuchung des Polypen in Stufenschnitten nach Totalexstirpation. In großen Polypen finden sich öfter neben gutartigen Bezirken maligne entartete Bereiche. Auch in erbsengroßen villösen Adenomen konnten Carcinome nachgewiesen werden.

Bei Vorliegen maligner Bezirke (verkrebster Polyp) ist die Polypektomie ausreichend, auch wenn invasives Wachstum ins Stroma des Polypen nachweisbar ist, vorausgesetzt, daß die Abtragung histologisch nachgewiesen im Gesunden erfolgt. Eine Ausnahme bildet das seltene *anaplastische Carcinom* in einem Polypen. Hier muß nach Sicherung der Diagnose der betroffene Dickdarmabschnitt nach den Regeln der Carcinomchirurgie reseziert werden, weil auch bei noch intakter Muscularis mucosae mit Lymphknotenmetastasen zu rechnen ist.

Zu gleichem Vorgehen zwingt infiltratives Wachstum durch die Muscularis mucosae. Dabei handelt es sich nicht mehr um einen verkrebsten Polypen, sondern um ein Carcinom, das zur Resektion des befallenen Colonabschnittes zwingt.

Stärkere Atypien des Oberflächen- und Drüsenepithels in Adenomen ohne infiltratives Wachstum werden von manchen Untersuchern als sog. Carcinoma in situ bezeichnet. Klinisch ist hierbei die Polypektomie ebenso wie bei benignen Adenomen die Methode der Wahl.

Vor jedem Eingriff ist durch Röntgenuntersuchung des Colons im Doppelkontrast oder Coloskopie das Vorkommen weiterer Polypen nachzuweisen oder auszuschließen.

Indikation zur transanalen Exstirpation: Mit dem *Sigmoidoskop erreichbare Polypen* können endoskopisch entfernt werden, wenn sie mit der Excisionszange mit schmalem Saum gesunder Mucosa abzutragen sind. Dazu hat sich ein verlängertes Conchotom besonders bewährt. *Gestielte Polypen* werden mit der Schlinge unter Elektrokoagulation

Tabelle 1. Histologische Klassifizierung gutartiger Dickdarmpolypen nach Morson [4]

Typ	Solitär	Multipel
1. Neoplastischer Polyp = Adenom	polypöses Adenom (papilläres Adenom) villöses Adenom	familiäre Polyposis coli
2. Hamartom	juveniler Polyp Peutz-Jeghers-Polyp	juvenile Polyposis Peutz-Jeghers-Syndrom
3. Unklassifizierter Polyp	metaplastischer Polyp	multiple metaplastische Polypen
4. Entzündlicher Polyp	gutartiger lymphoider Polyp	lymphoide Polyposis; Pseudopolypen

Tabelle 2. Differentialdiagnose der polypoiden Tumoren modifiziert nach Turell [7]

1. *Benigne Tumoren*	2. *Tumoren fraglicher Dignität*
Pseudolymphom	Carcinoid
Lipom	
Leiomyom	3. *Maligne Tumoren*
Hämangiom	Polypöses Carcinom
Lymphangiom	Malignes Lymphom (Lymphosarkom, Reticulosarkom, Plasmocytom)
Granularzelltumor	
Fibrom	Leiomyosarkom
Neurofibrom	Rhabdomyosarkom
Ganglioneurom	Neurogenes Sarkom
(Endometriose)	Malignes Melanom

des Stieles excidiert. Die Elektrokoagulation kleinerer Polypen ist möglich, hat aber den entscheidenden Nachteil, daß eine aussagekräftige histologische Befundung nicht mehr vorgenommen werden kann [5].

Breitbasig aufsitzende Polypen des Rectum unterhalb von 10—15 cm Höhe, die für die Excisionszange zu groß sind, stellen wir mit Haken ein und exstirpieren sie nach Unterspritzen der Schleimhaut mit Kochsalzlösung.

Prolabierende Polypen müssen nach Einstellen der Basis abgetragen werden. Ausgedehnte villöse Adenome im Rectum zwingen, wenn sie lokal nicht zu entfernen sind, auch ohne maligne Entartung zur Rectumamputation. Bei Komplikationen (Stenose, Elektrolytverlust etc.) und allgemeiner Inoperabilität ist hier die Elektrokoagulation angezeigt.

Indikation zur coloskopischen Polypektomie: Singuläre gestielte Polypen des Colon können mit der Schlinge von Deyhle und Seubert[1] nach Elektrokoagulation des Stieles mit dem Coloskop abgetragen werden.

Indikation zur transabdominellen Polypektomie: Große breitbasige Polypen oberhalb von 10—15 cm Höhe, die noch sigmoidoskopisch einstellbar sind, lassen sich nur nach Enterotomie sicher abtragen. Das Gleiche gilt für noch höher sitzende Polypen, die nur röntgenologisch oder coloskopisch nachzuweisen sind. Die Colotomie erfolgt im Bereich der Taenia libera. Gestielte Adenome werden nach Durchstichligatur des Stieles exstirpiert. Breitbasige Polypen können nach Unterspritzen der Basis mit Kochsalzlösung excidiert werden. Der Mucosadefekt ist durch Naht zu versorgen. Immer ist das Colon durch Palpation, Diaphanie oder mit dem Rectoskop von Incisionen aus auf weitere Pathologica abzusuchen. Multiples Vorkommen von Polypen oder ausgedehnte villöse Adenome können zur Resektion von Colonabschnitten zwingen.

Alle breitbasigen Gebilde werden noch bei offenem Abdomen im Schnellschnitt auf das Vorliegen von Tumorfreiheit an der Basis oder auf ein anaplastisches Carcinom untersucht.

Familiäre Polyposis coli: Bei der autosomal erblichen Polyposis coli finden sich multipel *adenomatöse Polypen*. Die Anzahl der Adenome nimmt vom Rectum zum Coecum ab. Das Rectum ist immer befallen, das Leiden ist *durch Rectoskopie* und Probeexcision *zu diagnostizieren* [1].

Die Adenombildung kann ab dem 9. Lebensjahr einsetzen. Maximum des zeitlichen Auftretens ist das 30. Lebensjahr. Frühzeitig, d.h., ab dem 18. Lebensjahr, kann es multizentrisch zu malignem Wachstum kommen. Beschwerden und carcinomatöse Entartung korrelieren nicht. Bei der ersten Blutung muß schon mit einem Carcinom gerechnet werden. Das Leiden ist deshalb so bald wie möglich operativ zu behandeln. Die Exstirpation der einzelnen Polypen ist nicht möglich. Auch wenn ein Krebs nicht nachweisbar ist, muß die Exstirpation des ganzen Colon und oft auch des Rectum vorgenommen werden. Das Rectum kann nur dann belassen werden (ileorectale Anastomose), wenn sich die Polypen des Rectum endoskopisch abtragen lassen und sichergestellt ist, daß sich neubildende Polypen zuerst monatlich, später in vierteljährlichen Abständen exstirpiert werden. Beim Vorliegen eines Carcinoms ist immer die Prokto-Colektomie angezeigt. In der Familie eines an Polyposis Erkrankten muß wegen der dominanten Vererbung mit weiterem Vorkommen der Krankheit gerechnet werden. Alle blutsverwandte Familienmitglieder sollen deshalb rectoskopisch untersucht werden.

Hamartome

Zu den Hamartomen zählen die *juvenilen Polypen* und die *Polypen bei der Peutz-Jeghers-Erkrankung*. Sie sind in der Regel gutartig. Juvenile Polypen werden meist bei Komplikationen (Blutung, Prolaps) entdeckt und *werden exstirpiert*. Die Abtragung von Polypen bei Peutz-Jeghers-Erkrankung ist nur beim Vorliegen von Komplikationen (Invagination, Stenose) angezeigt.

Metaplastische Polypen

Metaplastische Polypen sind flache bis linsengroße Knötchen in der Mucosa. Sie sind farblich nicht von dieser zu unterscheiden und entstehen durch Verlängerung und cystische Dilatation von Krypten. Eine Exstirpation ist nicht notwendig; sie verursachen keine Beschwerden, sind gutartig ohne Tendenz zur malignen Entartung. Komplikationen sind unbekannt. Tritt der Verdacht auf, es könne sich um einen kleinen adenomatösen Polypen handeln, soll die Excision mit der Biopsiezange zur histologischen Untersuchung vorgenommen werden.

Entzündliche Polypen (Pseudopolypen)

Bei *Colitis ulcerosa, Morbus Crohn, Dysenterie und Diverticulitis* lassen sich oft Polypen im Dickdarm beobachten. Die Exstirpation ist nicht angezeigt, es ist vielmehr das Grundleiden zu behandeln. Bei chronischer Colitis ulcerosa mit Polypen ist immer auch an Carcinom zu denken, obwohl bei diesem Leiden Krebs in der flachen Mucosa entsteht [3, 4].

Sehr selten finden sich bei *Kindern lymphoide Polypen im Rectum*. Histologisch bestehen sie aus lymphoretikulärem Gewebe. Die Oberfläche dieser Polypen ist normale

---

[1] Herst.: Fa. K. Storz, 7200 Tuttlingen.

Rectummucosa. Komplikationen (Stenose) erfordern die lokale Excision.

Polypoide Tumoren, die mit Polypen des Colon und Rectum verwechselbar sind

Abgesehen von den polypösen Carcinomen sind alle anderen Tumoren sehr selten und können klinisch als Polypen imponieren. Nach Exstirpation oder Probeexcision muß die histologische Differenzierung erfolgen. Bei benignen Prozessen ist die Exstirpation ausreichend, bei Malignität muß nach den Regeln der Carcinomchirurgie verfahren werden.

Literatur

1. Arnold, K., Zitzmann, R.: Familiäre Polyposis coli. Dtsch. med. Wschr. **95**, 454 (1970).
2. Lockart-Mummery, H.E., Dukes, C.E., Bussey, M.J.R.: The surgical treatment of familial polyposis of the colon. Brit. J. Surg. **43**, 476 (1956).
3. Morson, B.C.: Precancerous lesions of the colon and rectum. J. Amer. med. Ass. **179**, 316 (1962).
4. Morson, B.C.: Diseases of the colon, rectum and anus, p. 91. London: Heinemann 1969.
5. Reifferscheid, M.: Die klinische Bedeutung der Krebsvorstufen im Dünn-, Dick- und Mastdarm. Chirurg **41**, S. 110 (1970).
6. Schmieden, V., Westhues, H.: Zur Klinik und Pathologie der Dickdarmpolypen und deren klinischen und pathologisch-anatomischen Beziehung zum Dickdarmkarzinom. Zbl. Chir. **202**, 1—124 (1927).
7. Turell, R.: Diseases of the colon and anorectum, p. 306. Philadelphia: Saunders 1969.
8. Westhues, H.: Präkanzeröse Erkrankungen des Dickdarmes. Zbl. Path. **39**, 7 (1927).
9. Westhues, H.: Zur Klinik der Dickdarmpolypen und deren Beziehungen zum Dickdarmkarzinom. Ther. d. Gegenw. **69**, 385—388 (1928).
10. Westhues, H.: Die pathologisch-anatomischen Grundlagen der Chirurgie des Rektumkarzinoms. Leipzig: Thieme 1934.

Hämorrhoiden, Rectumprolaps, Analfissur und Analfistel

K. Arnold

Hämorrhoiden

Für den Patienten ist alles, was ihm am After und darum Beschwerden macht, „Hämorrhoiden". Nach der Anatomie, das heißt nach ihrem Ursprungsort, unterscheiden wir innere und äußere Hämorrhoiden:
1. Die *äußeren Hämorrhoiden,* besser *Thrombosen des äußeren Hämorrhoidalplexus,* sind erbs- bis hühnereigroße Anschwellungen, die sich unmittelbar aus der Haut der anocutanen Grenze erheben, im Bereich dichter sensibler Nervenversorgung.
Im *akuten Stadium* bereiten Knoten von mehr als Kirschgröße dem Patienten erhebliche Schmerzen. Eine sofortige Öffnung des Knotens in Lokalanaesthesie mit rautenförmiger Excision eines Haut-Anodermsegmentes ist angezeigt und bringt dem Patienten augenblickliche Beschwerdefreiheit.
Zeigt eine schrumpelige Oberfläche des Knotens an, daß das Ödem abklingt, und damit das akute Stadium vorüber ist, braucht man nicht mehr zu incidieren. Unter lokaler und allgemeiner antiphlogistischer Behandlung verkleinert sich der Knoten und trocknet zu einem Hautzipfel (Mariske) ein. Diesen kann man in Lokalanaesthesie entfernen, wenn er dem Patienten Beschwerden bei der Säuberung des Afters bereitet.
2. Die *inneren Hämorrhoiden* entstehen im oberen analen Kanal im Bereich insensibler Schleimhaut als Hypertrophie des arteriell gespeisten inneren Hämorrhoidalplexus. Sie sind auch bei erheblicher Größe nur selten schmerzhaft [6].

Eine Therapie ist angezeigt bei Auftreten von Beschwerden wie Bluten, Nässen mit Pruritus und mehr oder minder ausgeprägten Formen von Prolaps. Finden sich diese Symptome bei Hämorrhoidalknoten des I. und II. Grades, so sind konservative Maßnahmen, — zum Beispiel sklerosierende Injektionen —, angezeigt; diese Injektionen können auch wiederholt werden, wenn nach einem längerdauernden Behandlungserfolg die Symptome wieder auftreten.

Stammt das Bluten und Nässen von Hämorrhoiden III. Grades, dann ist die Operation indiziert. Nur bei älteren Patienten in schlechtem Allgemeinzustand sollte man konservativ verfahren, zumal die sklerosierenden Injektionen auch starke und bedrohliche Hämorrhoidalblutungen schnell und wirksam beenden.

Die *Wahl der Operationsmethode* richtet sich nach der Größe und Lokalisation der Knoten:
1. Handelt es sich um *nicht mehr als drei* Hämorrhoiden, die durch mindestens 7—8 mm normales Anoderm und Schleimhaut voneinander separiert sind, führen wir die Ligatur- und Excisionsmethode nach Milligan-Morgan durch. Dieses Verfahren ist technisch einfach und rasch durchzuführen. Eine Re-Epithelisierung des analen Kanals erfolgt von den Haut- und Schleimhautbrücken aus [2].
2. Bei mehr als drei Knoten oder bei partiellem oder totalem Analprolaps kann man nach der Technik von Milligan-Morgan keine Brücken von genügender Breite mehr erhalten. Stenosen und Inkontinenz drohen wie nach der Whitehead-Methode. Durch sumuköse Excision der Hämorrhoiden und plastische Rekonstruktion des ana-

Bauchchirurgie

len Kanales nach Parks operiert man radikal und zugleich sicher genug [4].

3. Nur selten sieht man eine *circuläre Thrombose* des inneren und äußeren Hämorrhoidalplexus. Mit redressierenden und kühlenden Verbänden unter Hochlagerung des Fußendes des Bettes sowie mit antiphlogistischer und antithrombotischer Behandlung versucht man die akute Thrombose zu beseitigen und erst dann zu operieren, wenn die anatomischen Zustände im analen Kanal wieder übersichtlich geworden sind. Zwingen aber stärkste Schmerzen zum operativen Eingreifen, ist ein Erfolg nur mit der Park'schen Methode in langwieriger Präparation zu erreichen.

Rectumprolaps

Die Differentialdiagnose des Prolapses bereitet oft Schwierigkeiten. Verschiedene anatomisch-pathologische Veränderungen, die unterschiedlicher Behandlung bedürfen, werden unter der Sammeldiagnose „Darmvorfall" eingereiht. Handelt es sich um prolabierende Hämorrhoiden oder um einen Vorfall der Auskleidung des analen Kanales (Analprolaps), gelten die oben aufgestellten Indikationen. Der Rectumprolaps mit Hervortreten der ganzen Darmwand, oft als Duplikatur tastbar mit Eingeweideanteilen in dem dazwischen liegenden rectovesicalen oder rectovaginalen Bruchsack, erfordert eine sehr genaue Diagnostik. Da die therapeutischen Maßnahmen sowohl das Heraustreten des Darmes verhindern als auch die mit dem Prolaps meist gekoppelte Inkontinenz beseitigen sollen, ist eine exakte Beurteilung der Funktion der Beckenbodenmuskulatur erforderlich.

Eine operative Korrektur ist zur Beseitigung der quälenden Beschwerden und zur Verhütung einer Einklemmung von Darmschlingen immer angezeigt.

Die einfachste Operation ist das Verfahren nach Thiersch, bei dem wir heute statt des Silberdrahtes, da er häufig bricht, ein Mersilenebändchen verwenden. Für den Erfolg ist wichtig, den Ring weder zu eng noch zu weit zu bemessen. Bei einem Mißerfolg mit dem Thiersch-Ring hat man keinesfalls die Voraussetzung für einen größeren Eingriff verschlechtert. Diese Operation ist bei geringen Graden des Rectumprolapses und bei älteren Patienten, die man nicht mit einer abdominellen Operation belasten möchte, indiciert.

Eine sichere Fixation des Rectum an seinem angestammten Platz zusammen mit der Rekonstruktion der peritonealen Umschlagsfalte ist nur durch eine abdominelle Operation möglich; sie ist bei allen Prolapsen größerer Länge erforderlich. Bei uns hat sich die Fixation des Rectum mit Hilfe eines am Kreuzbein fixierten, vorn geöffneten Mantels aus gefriergetrockneter Dura oder eines Polyvinyl-Alkohol-Schwammes (Ivalon) bewährt. Nur bei überlangem Sigma oder stärkeren Veränderungen des Sigma im Sinne einer Diverticulitis sollte gleichzeitig ein Darmsegment reseziert werden [5].

Damit ist aber nur der Prolaps korrigiert und noch nicht die Inkontinenz beseitigt, dies kann nur durch eine Verkleinerung des ano-rectalen Winkels erreicht werden. Wir haben dabei bessere Ergebnisse mit der Einengung der Pubo-Rectalisschlinge und der Levator-Muskulatur vom intersphincterischen Spalt [3], als mit der Sphincterraffung von abdominell und oben.

Bleibt dann noch ein leichtes Schmieren des Anus, empfehlen sich intensives Sphinctertraining und sklerosierende Injektionen bei lockerer Mucosa.

Analfissur

Wenn ein Patient wegen starker und schneidender Schmerzen während und nach der Defäkation den Arzt aufsucht, leidet er meist unter einer Analfissur. Jede Behandlung zielt auf die Beseitigung des schmerzhaften Sphincterspasmus und die Wiederherstellung einer normalen Durchblutung. Die Wahl der Methode richtet sich nach dem Alter und den Begleiterscheinungen der Fissur.

Die frische Fissur entsteht aus einem oberflächlichen Ulcus, stets im Bereich des hochsensiblen Anoderm des unteren analen Kanales. Sind am Grund der Fissur noch rosa-rötliche Muskelfasern zu erkennen und tastet man darunter keine Induration, so ist eine Dilatationsbehandlung durch den Patienten mit einem Glas-Dilatator für etwa 14 Tage angezeigt. Wenn die Fissur nach zwei Wochen nicht abheilt, muß operiert werden.

Für die therapieresistente frische und die ältere Fissur (weißliche, degenerierte Fasern des Musculus sphincter internus am Grund) ohne darunterliegende Induration empfiehlt sich die laterale Sphincterotomie nach Parks. Dabei wird der Musculus sphincter internus links lateral bei 3 Uhr subanodermal durchschnitten, die Fissur selbst wird nicht tangiert.

Deutet eine Induration unter der Fissur auf einen chronischen Kryptenabsceß hin, so ist diese Operationsmethode nicht angezeigt.

Die *chronische Fissur* mit einer sogenannten Vorpostenfalte nach außen und einer hypertrophen Papille an der inneren, oberen Begrenzung kann man nicht konservativ behandeln. Diese Fissur wird nach den Angaben von Eisenhammer excidiert [1]. Dabei sollte der Musculus sphincter internus vom intersphincterischen Spalt her freipräpariert und bis knapp oberhalb der Dentatalinie gespalten werden. Nur so kann die im Fissurbereich am Grunde einer Analkrypte liegende entzündete Proktodealdrüse mit entfernt werden, von welcher der chronische intersphincterische Absceß ausgeht, der Fissur und Sphincterspasmus unterhält.

Die *Sphincterdehnung* in Lokalanaesthesie oder Narkose wenden wir nicht mehr an. Je nach dem Grad der Relaxation und dem Temperament des Operateurs kann entweder zu wenig (Rezidivgefahr) oder zu viel (Möglichkeit der Inkontinenz durch Schädigung des Musculus sphincter externus) Muskulatur zerrissen werden. In jedem Falle ist die Sphincterotomie unter Sicht dem „blinden Verfahren" überlegen.

Analfistel

Mit der Diagnose einer Analfistel ist die Indikation zur Operation gestellt.

Konservative Maßnahmen wie das Einbringen von Flüssigkeiten bzw. von Salben in den Fistelgang oder die Anwendung von Antibiotica führen nicht zum Erfolg.

Mit wenigen Ausnahmen beginnen die Fisteln mit einem *Absceß*, der von einer entzündeten Proktodealdrüse ausgeht. Dieser perianale oder periproktitische Absceß muß so früh wie möglich eröffnet werden. Es ist falsch, bei diesen Abscessen auf eine sichere Fluktuation zu warten, große Mengen Eiter können in dem benachbarten Fettgewebe versacken und entziehen sich der Palpation. Bereits eine Rötung und eine leicht schmerzhafte Schwellung sind die Indikation zur Operation. Der Absceß wird durch eine Incision eröffnet und mit dem Finger bis in seine Verzweigungen ausgetastet und gespreizt. Dann excidiert man die gesamte unterminierte Haut, so daß eine trichterförmige Wunde entsteht. Die Heilung dieser großen Wunde vollzieht sich schneller als erwartet. Die Ausbildung einer Analfistel wird so am besten verhütet.

Der intersphincterisch gelegende Analabsceß ist eine Sonderform. Er ist charakterisiert durch stärkste Schmerzen und eine Schwellung, die man nur vom analen Kanal her tasten kann. Hier verlangen bereits die Schmerzen allein das sofortige Freilegen des Abscesses zum analen Kanal hin unter breiter Spaltung des Musculus sphincter internus.

Gelang es bei der Eröffnung des perianalen oder periproktitischen Abscesses nicht, primär den Fistelgang zu finden und freizulegen oder durch die großzügige Excision die Ausbildung eines Ganges zu verhindern, wartet man bis zur Abheilung des Abscesses und der Markierung und Konsolidierung des Fistelganges.

Die Behandlung der *Analfistel* ist eine dankbare und reizvolle Aufgabe für den erfahrenen Darmchirurgen. Voraussetzung für eine erfolgreiche Therapie ist eine exakte Diagnose des Verlaufes des Fistelganges.

Wir untersuchen die Analfisteln immer *histologisch*, um nicht eine spezifische Fistel, z. B. bei Colitis ulcerosa oder Morbus Crohn zu übersehen. In solchen Fällen muß vor jeder Fisteltherapie das Grundleiden behandelt werden.

Palpiert man circulär um den Anus herum und tastet man den Fistelgang als radiären Strang zwischen äußerer Fistelöffnung und dem Anus, so handelt es sich meist um eine einfache transsphincterische Fistel (Vergleich Abb. 1, A_1 nach A).

Ist ein solcher Strang nicht sichtbar, so liegt irgendeine der vielen komplizierten Fistelformen vor. Hat man zwei äußere Fistelöffnungen (oder Narben nach Abscessen), muß man an eine Hufeisenfistel denken, die von einem hohen Absceß der hinteren Medianlinie ausgeht. Der Eiter bahnt sich seinen Weg links und rechts um den analen Kanal herum (Abb. 1, B nach B 1 und B2).

Die Behandlung der Fistel mit dem durchschneidenden Faden stellt keine Alternative zur Operation dar. Die Freilegung des Ganges mit Entfernung der entzündeten Prokto-

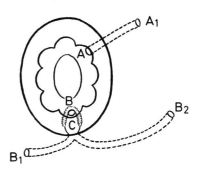

Abb. 1. Diagnostik des Fistelganges. 1. Tastbarer, radiärer Strang von der äußeren Fistelöffnung A_1 zum After hin = einfache, meist direkte, transsphincterische Fistel. 2. Kein radiärer Strang zwischen B_1 und dem Anus = Verdacht auf komplizierte, hohe Fistel (z. B. supralevatorische Fistel). 3. Zwei äußere Fistelöffnungen oder Narben (B_1 und B_2), kein tastbarer radiärer Strang = Verdacht auf Hufeisenfistel; innere Fistelöffnung dann in der hinteren Medianlinie *ober*halb der Dentatalinie; manchmal tastbare Absceßhöhle C

dealdrüse nahe der inneren Fistelöffnung und Abschrägen der Wundränder bedeutet rascheste Beseitigung der Fistel und ist der sicherste Schutz vor einem Rezidiv. Der Faden hat seine Berechtigung zur Drainage eines hohen Restganges, wenn man nicht wagt, primär den unterminierten Sphincteranteil vollständig zu durchtrennen. Bei einer Re-Operation nach einer Woche sehen die anatomischen Verhältnisse nach der Drainage meist erheblich übersichtlicher aus.

Bei aller Radikalität der Freilegung muß man aber immer die *Pubo-Rectalisschlinge erhalten*. Ist sie durchtrennt, verschwindet der ano-rectale Winkel und der Patient ist vollkommen inkontinent.

Bei tiefen oder verzweigten Fistelgängen ist es unbedingt indiziert, in wöchentlichen Abständen die Wundkavität operativ zu revidieren, überschießendes Granulationsgewebe zu entfernen und die Wundränder zurückzuschneiden, damit eine solide Heilung von der Tiefe her erfolgt. Nur wenn man als Operateur seine Fistelpatienten bis zur völligen Epithelisierung der Wunde überwacht, wird man rechtzeitig intervenieren können und unnötige Rezidive vermeiden.

Literatur

1. Eisenhammer, S.: Treatment of fissure- in- ano. S. Afr. med. J. **25**, 486 (1951).
2. Lockhart-Mummery, H.E.: Haemorrhoidectomy. In: Operative Surgery, Vol. 5. London: Butterworths 1969.
3. Parks, A.G.: Postanal repair. Proc. roy. Soc. Med. **9**, 920 (1967).
4. Parks, A.G.: Surgical Treatment of Haemorrhoids. In: Operative Surgery, Vol. 5. London: Butterworths 1969.
5. Porter, N.H., Morgan, Sir Cl. N.: Rectal Prolapse. In: Operative Surgery, Vol. 5. London: Butterworths 1969.
6. Stelzner, F.: Über die Hämorrhoiden. Deutsche med. Wsch. **14**, 569 (1958).
7. Stelzner, F.: Die anorektalen Fisteln. Berlin-Göttingen-Heidelberg: Springer 1959.

Bauchchirurgie

3. Galle — Leber — Pankreas

Gallensteinerkrankung

F. L. RUEFF und H. MEISNER

Die Leber sezerniert täglich etwa 500—1200 ml Gallenflüssigkeit, die in der Gallenblase auf das Zehnfache konzentriert und bei Bedarf ins Duodenum abgegeben wird. Die wesentlichen Bestandteile der Gallenflüssigkeit sind neben Wasser und Elektrolyten Cholesterin und Bilirubin, welche durch Gallensäuren in Lösung gehalten werden. Eine Störung dieses Mechanismus führt zur Ablagerung von Cholesterin oder auch Bilirubin. Diese Auskristallisierung erfolgt um Epithelien, Mikroorganismen oder Kalkpartikel, welche dann den Kern von Gallensteinen bilden [6, 15].

Als auslösende *Ursachen* der Bildung von Steinen in der Gallenblase kommen vor allem in Frage: Stase — Infektion — Veränderungen in der Zusammensetzung der Gallenflüssigkeit. Trotz ausgedehnter experimenteller Untersuchungen sind die Kenntnisse über die Ursache der Gallensteinbildung noch unvollkommen [13]. Während früher in erster Linie der Stase und der Infektion die Schuld zugemessen wurde, haben in letzter Zeit die Vermutungen, daß die Veränderung in der Zusammensetzung der Gallenflüssigkeit bei der Steinentstehung wesentlich ist, an Bedeutung gewonnen.

Häufigkeit: Es darf als gesichert gelten, daß Frauen, die geboren haben, dreimal häufiger Gallensteine haben als Nullipara [6, 15]. In Europa finden sich bei etwa 15% der Erwachsenen Gallensteine, in Japan bei 4%, in Rußland nur bei 2,2%. Das Verhältnis Frauen zu Männer ist in Deutschland 4:1, in Japan soll kein Unterschied nach dem Geschlecht bestehen. Eindeutig ist eine Zunahme der Cholelithiasis im Alter. Etwa 20—40% aller Personen über dem 50. Lebensjahr haben Konkremente in der Gallenblase. Aber nicht nur Gallensteine im Kindesalter, sondern auch schon eine fetale Cholelithiasis sind beschrieben [4].

Lokalisation: Bei vorhandener Gallenblase erfolgt die Steinbildung nahezu immer in der Gallenblase — nur ganz selten in den intra- oder extrahepatischen Gallengängen [6,9]. Allerdings scheint auch hier eine rassisch bedingte Bevorzugung zu existieren. So gibt es nach neuesten Berichten in Südostasien eine hohe Quote von Patienten mit primären intrahepatischen Konkrementen oder sog. Lebersteinen, deren Entstehung hauptsächlich auf metabolischen Störungen beruht.

Klinik

Viele Gallenblasensteine sind und bleiben klinisch stumm. Nach Hess [6] und Rathke [9] haben nur etwa 5—10% aller Gallensteinträger Beschwerden. Nahezu nie symptomlos aber verhalten sich Steine im extrahepatischen und intrahepatischen Gallenwegssystem. Die Diagnose gelingt mit der Röntgenkontrastdarstellung, evtl. in Kombination mit der Tomographie. Dabei geben die Konkremente in Abhängigkeit von ihrem Mineralgehalt entweder ein positives oder negatives Bild.

Die klinischen Erscheinungen der Gallenblasensteine sind wesentlich bestimmt durch ihre Zahl und ihre Größe. Am wenigsten sind Beschwerden zu erwarten von einem großen Solitärstein in der Gallenblase. Oft ohne jede Symptomatik können auch mehrere größere Gallenblasensteine vorhanden sein. Je kleiner Gallenkonkremente sind, desto mehr nimmt die Gefahr zu, daß sie den Cysticus verschließen und Koliken verursachen.

Jede Passage von Proteinen, Fett oder Salzsäure im Duodenum führt zur Ausschüttung von Cholecystokinin, was die Kontraktion und Entleerung der Gallenblase bewirkt. Ein plötzlicher Verschluß des Ductus cysticus, sei es durch einen vorgelagerten oder eingeklemmten Stein und aber auch durch einen entzündlichen Vorgang im Sinne einer Schwellung, führt zur *Gallenblasenkolik* und zur Entleerungsbehinderung der Gallenblase. Die Gallenblasenkolik verursacht einen typischen Schmerz im rechten Oberbauch mit Ausstrahlung zur Mitte und zur rechten Schulter. Charakteristisch sind weniger typische Schmerzwellen als vielmehr ein plötzlicher Anfall mit einem Schmerzmaximum, das häufig in einen Dauerschmerz übergeht, bis es zur Lysis kommt. Da Gallensteine durchaus ohne Entzündung der Gallenblase oder Gallenwege vorkommen können, fehlt in solchen Fällen eine echte Abwehrspannung (die Ausdruck einer peritonealen Reizung wäre), eine Leukocytose oder auch Temperaturerhöhung.

Löst sich der Verschluß der Gallenblase am Ductus cysticus nicht, so kommt es zur Überdehnung und dann zum *Hydrops,* der als praller Tumor tastbar ist. Sind Bakterien vorhanden, so entwickelt sich die typische Cholecystitis, evtl. sogar ein *Gallenblasenempyem.* Der hohe Innendruck der Gallenblase zusammen mit der Infektion können zu Durchblutungsstörungen der Gallenblasenwand mit Ödem, perivasculärer Infiltration, Mikroabscessen und schließlich Nekrosen führen. Eine solche Wandgangrän der Gallenblase bedingt schwere Reaktionen in der Umgebung — so in der angelagerten Leber (Gallenblasenbett), am Duodenum, am Quercolon und am großen Netz. Die Gebilde der Nachbarschaft werden durch das Entzündungsgeschehen an die Gallenblase herangezogen. Diese Verbarrikadierung des Entzündungsprozesses durch die umgebenden Organe erklärt die im Vergleich zur Appendicitis viel geringere Gefahr einer freien Perforation beim Gallenblasenempyem.

Bestehen *entzündliche Zeichen* im Bereiche der Gallenblase oder überwiegen solche beim gleichzeitigen Vorhandensein von Konkrementen, dann wird das klinische Bild völlig anders sein als bei der reinen Steinkolik. Im Vordergrund steht jetzt eine zunächst örtliche Peritonitis mit Abwehrspannung, Leukocytose, Temperaturerhöhung, paralytischem Ileus, Erbrechen etc. Die prall gefüllte Gallenblase ist meist nur im Anfangsstadium zu tasten, also noch im Zustand des Hydrops. Später läßt die Abwehrspannung und das herangezogene entzündete Nachbarschaftsgewebe eine tiefe Palpation nicht mehr zu. Bei einer akuten Cholecystitis mit Cholangitis ist eine Begleitpankreatitis nicht selten.

Der Versuch einer Röntgenkontrastdarstellung der Gallenblase gelingt beim Steinverschluß des Cysticus ebensowenig wie bei der akuten Entzündung. Da diese Maßnahme außerdem einen Reiz darstellt, sollte darauf verzichtet werden.

Durch entsprechende konservative Therapie gehen zwar die akuten Entzündungserscheinungen der Gallenblase meist zurück. Die bakterielle Kontamination des Gallenblasenlumens bleibt jedoch in der Mehrzahl der Fälle bestehen, ebenso wie eine Funktionsstörung mit Entleerungsbeeinträchtigung [3]. Im Extremfall entwickelt sich eine sog. *Schrumpf-* oder auch *Porzellangallenblase*. Diese chronischen Entzündungen, die vielfach klinisch stumm verlaufen können, sind für die Betroffenen von schwerwiegender Bedeutung, einerseits wegen der Gefahr einer ascendierenden Cholangitis — schließlich mit Leberzellbeteiligung — und andererseits wegen der Focuswirkung mit hämatogener Streuung.

Entsteht bei einer steingefüllten Gallenblase eine örtliche Wandnekrose, so kann ein *Stein durchbrechen,* entweder — seltener — in den Choledochus, oder — öfter — in das nahegelegene Duodenum bzw. auch den Dickdarm. Tritt dabei ein großer solitärer Stein in den Darm über, so kann dieser einen *Gallensteinileus* verursachen, der klinisch gegenüber dem Geschehen an der Gallenblase dann im Vordergrund steht. Manchmal vollzieht sich eine solche Steinperforation ohne klinische Erscheinungen.

Ein grundlegend anderes Krankheitsbild ergibt sich beim Gallensteinleiden mit Abflußbehinderung aus der Leber, d.h. also bei einem Stein im Choledochus oder in einem größeren intrahepatischen Gallengang.

Weitaus die meisten Gallensteinkoliken enden mit einem Übertritt des Konkrements aus der Gallenblase über den Cysticus in den Choledochus und dann Abgang über die Papille ins Duodenum. Zwar bestehen, solange der Stein sich im Choledochus befindet, meist noch Koliken. Vielfach berichtet der Patient am nächsten Tag über einen etwas dunkleren Urin, evtl. auch eine flüchtige Gelbfärbung der Skleren. Ein manifester Ikterus aber fehlt. Mit der Austreibung des Steins aus dem Gallengangssystem ist dann das akute Krankheitsgeschehen abgeschlossen — bis zur nächsten Kolik. Nur wenn der Choledochusstein für die Papillenpassage zu groß ist, kommt es zum Verschluß und dann zum Bild des *mechanischen Ikterus*. Ist bei der präpapillären Steineinklemmung die Passage nur temporär behindert — bei einer Papillenstenose können auch sehr kleine Steine vor der Öffnung ballotieren —, so kann dies Anlaß für wiederholte Koliken, eine Abflußbehinderung und auch eine ascendierende Infektion bzw. Cholangitis — schließlich mit Leberbeteiligung — werden. Beim Choledochusstein, der keinen völligen Ikterus verursacht, steht im Vordergrund die temporäre Gallenabflußbehinderung, eine Erweiterung des Choledochus im Röntgenbild und eine Cholangitis mit u.U. septischen Temperaturen, Schüttelfrost und Irritation des Allgemeinzustandes in wechselnden Phasen.

Da nach Kleitsch [7] in 60—90% der Fälle Ductus choledochus und Ductus pancreaticus major gemeinsam in das Duodenum münden, ist bei der Abflußstörung im Bereiche der Papille die Gefahr für einen Reflux von Gallenflüssigkeit in die Bauchspeicheldrüse und eine Pankreatitis groß.

Der mechanische Ikterus erfordert die eindeutige Abgrenzung gegenüber einem Ikterus anderer Genese, für den keine Operationsindikation besteht. Eine Röntgendarstellung des Choledochus gelingt nicht bei einem Bilirubinwert über 3 mg-%. Eine starke Erhöhung der alkalischen Phosphatase oder der Leucinaminopeptidase im Serum, eine Erhöhung des direkten Bilirubinwertes sowie normale bzw. nur gering erhöhte Transaminasen weisen auf einen mechanischen Ikterus hin.

Schließlich ist noch zu erwähnen, daß bei einer Cholelithiasis in 2—3% eine *maligne Entartung der Gallenblase* auftreten kann [6]. Beim Gallenblasen-Carcinom sind in 80—100% der Fälle Gallenblasensteine vorhanden. Derartige Entartungen sind besonders bei Frauen im Alter zwischen 60 und 80 Jahren zu beobachten. Nur sehr selten werden dabei Gallensteinkoliken in der Anamnese angegeben.

Indikation und Technik

Beim zufälligen Nachweis eines solitären Gallenblasensteins oder auch mehrerer kleinerer Gallenblasensteine ist eine Operationsindikation noch keineswegs gegeben, wenn Beschwerden bzw. klinische Symptome fehlen. Zu diskutieren wäre allenfalls eine gelegentliche Cholecystektomie wegen der doch nicht zu unterschätzenden Gefahr einer späteren malignen Entartung. Selbst eine erstmalige Gallenkolik ergibt noch keine Indikation zur umgehenden Operation. Sie sollte aber in jedem Fall Anlaß für eine exakte Diagnostik vor allem in Hinsicht auf entzündliche Begleiterscheinungen sein. Je mehr und je kleiner Konkremente in der Gallenblase vorhanden sind, desto dringender wird der Entschluß zur Operation. Finden sich Steine in der Gallenblase mit einer begleitenden Entzündung, so ist — wie bei der Cholecystitis überhaupt — im akuten Zustand die Operation tunlichst zu vermeiden, denn das Operationsrisiko ist weit überhöht. *Konservative Maßnahmen* mit Antibiotica, Eisbeutel, Nahrungskarenz und parenteraler Ernährung führen kurzfristig zum Intervallstadium in dem eine Operation mit geringerem Risiko ausgeführt werden kann. Das nach einer akuten Entzündung wieder eingetretene sog. freie Intervall sollte nicht darüber hinwegtäuschen, daß die Gallenblase meist infiziert und funktionsgestört bleibt. Eine chronische Gallenblasenentzündung (mit oder ohne Konkremente) sollte im Intervallstadium operiert werden.

Voraussetzung für eine unter modernen Bedingungen durchgeführte *Operation am Gallenwegssystem* ist ein Röntgengerät zur intraoperativen Cholangiographie, ein Röntgen-Operationstisch, ein für Röntgenstrahlen durchlässiger Wundsperrer und ein Druckmeßgerät.

Der Zugang bei der Operation an der Gallenblase oder den Gallenwegen unterliegt der individuellen Erfahrung des jeweiligen Chirurgen. Weit verbreitet ist die subcostale oder quere Incision nach Kocher, welche sich bei adipösen Patienten mit weitem subcostalen Winkel anbietet. Wir bevorzugen den Längsschnitt nach Kehr in der Modifikation nach Masson-Mayo mit der Spaltung des mittleren vom lateralen Drittel des M. rectus abd. Die Cholecystektomie kann nun entweder vom Fundus zur Leberpforte (anterograd) oder von der Pforte zum Fundus (retrograd) ausgeführt werden. Der Vorteil der retrograden Technik liegt:

a) in der Möglichkeit, die Cysticus-Choledochusverhältnisse als erstes klar und übersichtlich darzustellen und den von der Gallenblase kommenden Cysticusteil umgehend unterbinden zu können, was die Verschiebung von Konkrementen aus der Gallenblase in den Choledochus vermeidet;

b) in der Möglichkeit, die A. cystica frühzeitig ligieren zu können, was ein weitgehend trockenes Operationsfeld bietet und Blutverluste beim Ausschälen der Gallenblase vermeidet.

Die anterograde Technik dagegen bietet Vorteile bei der Schrumpfgallenblase sowie bei Entzündungen oder Vernarbungen im Bereiche des Cysticus oder Lig. hepato-duodenale. In besonders unübersichtlichen Fällen kann man die Gallenblase nach Absaugung eröffnen. Dann läßt sich der Cysticus am tiefsten Punkt des Trichters finden. Nach unseren Erfahrungen ist bei schweren entzündlichen Veränderungen bei der anterograden Technik die Gefahr einer Choledochusverletzung oder einer Schädigung der rechten A. hepatica gemindert.

Gleich aber, welche Technik man wählt, ist es in jedem Fall — vor allem wegen der hohen Rate von Anomalien der Gallenwege und -gefäße — nötig, jedes Gebilde eindeutig zu verifizieren, bevor man es durchtrennt [14]. Die Gallengangsläsionen ereignen sich besonders bei den sog. leichten Gallenblasen, die in kürzester Operationszeit exstirpiert werden. Dies soll vor allem für jüngere Chirurgen eine Warnung sein, die glauben, die Operationszeit sei ein Kriterium für die Qualifikation des Operators. Zu warnen ist auch vor der Belassung eines zu langen Cysticusstumpfes, der eine Art Restgallenblase mit Entzündung und sogar neuer Steinbildung ergeben kann.

Grundsätzlich soll bei jeder Cholecystektomie eine intraoperative transcystische Röntgendarstellung der Gallenwege und eine Messung des intraductalen Druckes (Radiomanometrie) vorgenommen werden. Der Passagedruck im Choledochus sollte 30 cm Wassersäule nicht übersteigen, jeder Residualdruck über 15 cm Wassersäule ist als pathologisch zu bezeichnen. Der Choledochus ist in solchen Fällen meist dilatiert. Bei eröffnetem Choledochus hat sich die Röntgendarstellung der Gallenwege mit Hilfe kleiner Ballonkatheter bewährt. Eine gute Übersicht kann man mit dem Choledochoskop gewinnen. Bei Verwendung älterer Choledochoskope ist allerdings die Gefahr einer Perforation bzw. Wandläsion nicht zu unterschätzen. Durch die neueren beweglichen Instrumente (fibre-optic) ist diese Gefahr wesentlich vermindert. Jeder Choledochus sollte nach Entfernung der gröberen Konkremente mit der Steinfaßzange oder dem Löffel noch sorgfältig unter Druck gespült werden. Besonderer Wert ist darauf zu legen, auch proximal die intrahepatischen Gallengänge zu prüfen. Zur Beseitigung evtl. von Restkonkrementen ist hier die Fogarty-Sonde bestens geeignet.

Nach jeder Choledochuseröffnung ist mit einer Sonde bzw. einem Bougie die freie Durchgängigkeit der Papille zum Duodenum nachzuweisen. Eine entzündlich-fibröse Papillenstenose kann allerdings durch eine Bougierung nicht mit ausreichender Sicherheit beseitigt werden. Branch, Bailey und Zollinger [1] konnten nachweisen, daß nach einer solchen Dilatation der Papille häufig eine Narbenbildung mit Restenosierung entsteht. Vor allem sollte hier die Anwendung zu großer Dilatatoren (über 8 mm) vermieden werden. In jedem Fall, bei dem der Chirurg keine normale Funktion der Papilla Vateri findet, empfiehlt sich die transduodenale Papillotomie [11, 12]. Über das längs incidierte (und später quer zu vernähende) Duodenum ist die Papille darzustellen und mit Hilfe der Hessschen Sonde (lateral) die offene Sphincterotomie vorzunehmen. Im Bedarfsfall kann die Darstellung des Ductus Wirsungianus angeschlossen werden. Herzog u. Mitarb. [5] empfehlen zur histologischen Verifizierung der Sphincterstenose eine Biopsie.

Eine Choledocho-Duodenostomie zur Umgehung eines eingeklemmten Papillensteins oder einer Papillenstenose erscheint uns nur als Palliativmaßnahme bei Tumoren bzw. Leiden mit nur kurzer Lebenserwartung gerechtfertigt. Die Gefahr der Choledocho-Duodenostomie ist die ascendierende, recidivierende Cholangitis [8, 10, 11].

Jeder Eingriff am Choledochus wird in unserer Klinik mit Einlage eines T-Rohrs — am besten eines zarten Gerling-Drains — abgeschlossen. Gegen einen primären Verschluß ohne temporäre Drainage spricht, daß nach der Manipulation an der Papille ein Spasmus oder eine Schleimhautschwellung resultieren. Gestaute Galle tritt dann aus der kleinsten Stichöffnung aus. Die unvermeidbare operativ bedingte lokale Peritonitis würde dann durch eine gallige Peritonitis intensiviert.

Unerwünschter Galleverlust kann dadurch vermieden werden, daß man außerhalb des Körpers den Drainageschlauch mit einem Y-Glasstück verbindet und dieses in einem Niveau von ca. 20 cm über der Choledochushöhe fixiert. Nur bei einem höheren Druck als 20 cm wird die Gallenflüssigkeit dann nach außen abfließen. Das T-Rohr ermöglicht bei einer Cholangitis auch eine (nach Erregertestung!) antibiotische Spülung. Nie sollte ein Drain entfernt werden, ohne daß vorher nochmals röntgenologisch der freie Ablauf der Galle ins Duodenum nachgewiesen wurde.

Die Perforation der Gallenblase behandeln wir im allgemeinen mit der Cholecystektomie, einer Oberbauchdrainage und hochdosierte Gabe von Antibiotica. Eine Choledochusrevision ist bei hochakuter Entzündung möglichst zu vermeiden. Auch heute noch liegt die Letalität der Gallenblasenperforation bei 20% [5]. Nur wenn der Allgemeinzustand eines Kranken stark reduziert ist und die örtlichen Verhältnisse außergewöhnlich erschwert sind, erscheint die Berechtigung für eine Cholecystotomie mit Ausräumung der Gallenblase und Drainage nach außen gegeben. Völlig abzulehnen ist die Cholecystotomie zur Entfernung eines Solitärsteines, da das Organ mit gestörter Funktion zurückbleibt und Rezidivsteine schon nach Monaten wieder auftreten können [6].

Jeder Eingriff am Gallensystem sollte routinemäßig mit einem bakteriologischen Abstrich der Gallenblasen- oder Choledochusgalle und mit einer Leberbiopsie verbunden werden.

Entsteht bei einer Gallenoperation iatrogen eine Choledochusläsion, so ist meist die Wiederherstellung des Gallenabflusses durch eine End-zu-End-Anastomose mit Schienung über ein T-Rohr für die Dauer von 6 Monaten möglich. Andernfalls empfiehlt sich eine Gallengangsplastik mit Hilfe einer nach Roux ausgeschalteten Jejunumschlinge [10, 12].

Literatur

1. Branch, C.D., Bailey, O.T., Zollinger, R.: Consequences of instrumental dilation of the papilla of Vater: an experimental study. Arch. Surg. **38**, 358 (1939).
2. Chung-Chieh, W., Hsin-Chao, L.: Intrahepatic stones. Ann. Surg. **175**, 166 (1972).
3. Dalichau, H., Ungeheuer, E.: Welche Kriterien rechtfertigen die Cholecystektomie ohne Cholelithiasis. Chirurg **36**, 406 (1965).
4. De Toni, G.: Über Gallenblasenerkrankungen im Kindesalter. Ciba Symp. **7**, 50 (1959).
5. Herzog, K.R., Pietsch, P., Schade, R.: Operationswahl in der Gallenchirurgie. Zbl. Chir. **97**, 225 (1972).
6. Hess, W.: Die Erkrankungen der Gallenwege und des Pankreas. Stuttgart: Thieme 1961.
7. Kleitsch, W.P.: Anatomy of the pancreas. A study with special reference to the duct system. Arch. Surg. **71**, 795 (1965).
8. Puestow, Ch.P.: Surgery of the biliary tract, pancreas and spleen. Chicago: Year Book Medical Publishers 1964.
9. Rathcke, L.: Steinrezidiv und Gallenwegsanastomosen. Stuttgart: Enke 1956.
10. Rueff, F.L., Meisner, H.: Zur Therapie der Gallengangsläsion. Langenbecks Arch. Chir., im Druck.
11. Stuart, M., Hoerr, S.O.: Late results of side to side choledochoduodenostomy and of transduodenal sphincterotomy for benign dicorders. Amer. J. Surg. **123**, 67 (1972).
12. Walters, W., Nixon, I.W., Ramsdell, I.A.: Stricture of the common and hepatic bile ducts. Ann. Surg. **149**, 781 (1959).
13. Westphal, K., Gleichmann, F., Mann, W.: Gallenwegsfunktion und Gallensteinleiden. Z. klin. Med. 115 (1931).
14. Zenker, R., Hamelmann, H.: Wiederherstellungsoperationen an den Gallengängen. Chirurg **9**, 385 (1958).
15. Zollinger, R.M., Williams, R.D.: Cholecystectomy. J. Amer. med. Ass. **190**, 145 (1964).

Gutartige Gallengangsstenosen

H.-J. Peiper und V. Zühlke

Der Formenkreis gutartiger Gallengangsstenosen ist auf eine Vielzahl ätiologischer Faktoren zurückzuführen. Jede Gallenstauung verursacht früher oder später einen Leberparenchymschaden, aus dem sich schließlich eine biliäre Cirrhose entwickeln kann. Wird eine Abflußstörung vermutet oder nachgewiesen, so ist die Operationsindikation ernsthaft zu überprüfen. Wahl und Erfolg des chirurgischen Vorgehens sind bei der ungünstigen Prognose für das Schicksal des Patienten entscheidend. Das Ziel eines jeden Eingriffes sollte die dauerhafte Wiederherstellung des ungehinderten Gallenabflusses sein. Nur dadurch kann die Entstehung oder Verschlimmerung einer Cholangitis verhindert und das Fortschreiten eines Leberparenchymschadens vermieden werden. Das Ergebnis hängt ganz wesentlich vom Zeitpunkt der Indikationsstellung ab, da eine entzündlich-schwielige Cholangitis zur Progredienz neigt, die Schrumpfungstendenz entlastender Anastomosen dadurch begünstigt wird und die Fortentwicklung einer cholestatischen Cirrhose trotz Beseitigung des Gallenabflußhindernisses dann nicht mehr sicher aufgehalten werden kann.

Diese Erkenntnis spricht für eine frühzeitige Indikationsstellung. Dabei ist die *Diagnose* einer Behinderung des Gallenabflusses keineswegs immer an das klinische Bild des Ikterus gebunden. Das Lumen eines stenotischen Gallenganges kann noch so weit sein, daß es zwar nicht zur Hyperbilirubinämie, wohl aber zur Cholangitis mit ihren Folgen kommen kann. Entzündliche Veränderungen in BSG, Blutbild und Elektrophorese, pathologische Werte der alkalischen Phosphatase, verzögerte BSP-Ausscheidung in das Duodenum und eine Erweiterung der Gallenwege bei der intravenösen Cholangiographie vermögen in dieser Situation Hinweise zu geben. Eher wird im allgemeinen die Ausbildung einer Gelbsucht Anlaß zur Suche nach einer Stenose bieten.

Dabei kann die *Differentialdiagnose* zwischen extrahepatischem mechanischem und intrahepatischem hepatocellulärem Ikterus trotz aller Laboruntersuchungen Schwierigkeiten bereiten. So entsprechen gelegentlich die Leberfunktionsproben einer Virushepatitis infolge intrahepatischer Cholestase dem Bilde eines Verschlußikterus, während ein

Bauchchirurgie

mechanischer Gallengangsverschluß bei längerem Bestehen nicht selten von einem Leberparenchymschaden mit pathologischen Transaminasewerten überlagert ist. Besondere Probleme bereitet die Abgrenzung der chirurgisch unzugänglichen, intrahepatischen Cholestase vom extrahepatischen Verschluß mit seinen operativen Konsequenzen. Selbst wenn ein mechanischer Verschluß angenommen werden darf, kann die intraoperative Abklärung von Art und Lokalisation des Hindernisses schwierig sein und ist meist erst durch zeitraubende präparatorische Arbeit zu erreichen.

Eine exakte, morphologische Abklärung ist nur durch *Kontrastdarstellung der Gallenwege* möglich. Die *orale* und auch die *intravenöse Cholangiographie* sind dabei jedoch nur von beschränktem Aussagewert und versagen bei Serum-Bilirubinwerten über 4 mg-%. Hingegen bietet die Punktion der Gallenwege eine Möglichkeit ihrer direkten röntgenologischen Darstellung. Von besonderer diagnostischer Bedeutung in Fällen mit bestehendem Ikterus sind daher die unmittelbar präoperativ durchzuführende *percutane transhepatische Cholangiographie* und insbesondere auch die *intraoperative Cholangiographie,* die neuerdings durch Einsatz einer Bildverstärker-Fernseheinrichtung zusätzlich die Beurteilung des Funktionsablaufs der abführenden Gallenwege ermöglicht.

Die präoperative percutane transhepatische Cholangiographie bewährt sich vor allem in der Beurteilung postoperativer Gallengangsstrikturen, wodurch fast immer der Nachweis einer Stenose als Ursache cholangitischer Schübe mit Klärung ihrer Form und Lokalisation gelingt. Dadurch wird die Indikationsstellung unterstützt und ein direktes, zeitsparendes operatives Vorgehen ermöglicht. Die percutane transhepatische Cholangiographie erscheint bei folgenden *Indikationen* mit relativ geringem Risiko und wertvollen Aussagemöglichkeiten gerechtfertigt [11]:

1. Beim Ikterus unklarer Genese.
2. Zur Differenzierung zwischen einem Carcinom der Gallenwege bzw. des Pankreas und einem Steinverschluß; ist jedoch anamnestisch eine Choledocholithiasis oder eine Papillenstenose anzunehmen, sollte die intraoperative Radiomanometrie bevorzugt werden.
3. Bei postoperativen Gallengangsstrikturen.
4. Bei angeborenen Gallengangsatresien.

Wenn man auch auf die präoperative transhepatische Cholangiographie verzichten kann, so ist eine intraoperative Cholangiographie, möglichst als Radiomanometrie, für alle Eingriffe am Gallengangssystem zu fordern. Das Kontrastmittel kann dabei transvesiculär, transcystisch oder durch direkte Punktion der extrahepatischen Gallenwege bzw. ihrer intrahepatischen Äste injiziert werden. Wertvolle zusätzliche Aufschlüsse sind durch *endoskopische Revision* eines eröffneten, gestauten Ductus choledochus zu erzielen.

Die *verschiedenen Formen gutartiger Gallengangsstenosen* lassen sich aufgrund ätiologischer Gesichtspunkte wie folgt differenzieren:

1. Kongenitale biliäre Atresie
2. Papillenstenose:
   a) primär
   b) sekundär
3. Chronische Pankreatitis
4. Primär sklerosierende Cholangitis
5. Postoperative Gallengangsstriktur

} erworbene, entzündliche Gallengangsstenosen

Kongenitale biliäre Atresie

Das Krankheitsbild des angeborenen Gallengangsverschlusses, das durch einen schon kurz nach der Geburt auftretenden Verschlußikterus gekennzeichnet ist, bietet auch heute noch therapeutisch wenig Hoffnung auf Erfolg. Nur vereinzelte Fälle, in denen eine Obliteration des Choledochus bzw. des Ductus hepaticus mit prästenotisch dilatiertem, proximalem Gangabschnitt vorliegt, bieten die Möglichkeit einer kurativen *bilio-digestiven Anastomose*. In der überwiegenden Mehrzahl handelt es sich bei diesen Fehlbildungen um eine sowohl intra- als auch extrahepatische Obliteration des biliären Gangsystems, so daß rekonstruktive Eingriffe bisher nicht indiziert erschienen. Neuerdings mehren sich Mitteilungen, daß gute Ergebnisse bei diesen sogenannten „inoperablen" Formen angeborener Gallengangsatresien durch Anwendung einer *Hepatoporto-Jejunostomie* [7 b] erzielt werden können. Feine Gallengangscapillaren im Ligamentum hepatoduodenale sollen nach Einpflanzung desselben in den Intestinaltrakt eine ausreichende Drainage ermöglichen. Da es noch keine anderen erfolgversprechenden Methoden gibt, sollte dieses Verfahren zunehmend angewandt werden. Möglicherweise gewinnt in der Zukunft auch die *allogene orthotope Lebertransplantation* an Bedeutung [14].

Papillenstenose

In etwa 8—10% aller Gallenoperationen ist mit dem Vorliegen einer behandlungsbedürftigen, organischen Stenose der *Papilla Vateri* zu rechnen [6, 7], während sie bei Rezidiveingriffen sogar in einer Häufigkeit von 35—45% gefunden wird (Abb. 1). Die Mehrzahl der Papillenstenosen ist mit einer Cholelithiasis vergesellschaftet, wobei in etwa 64% gleichzeitig Choledochussteine und in 26% Gallenblasensteine vorliegen [7]. Neben diesen *entzündlich-narbigen Formen der Papillenstenose* werden in etwa 10% *primäre Stenosen* der Papille gefunden [7], die durch die Ausbildung einer diffusen Sklerose des Stromas, degenerativen Veränderungen der Muskelfasern und Drüsenveränderungen histologisch gekennzeichnet sind und meist nicht von Gallensteinen begleitet werden. Differentialdiagnostisch bedeutsam, kann bei primären Papillenstenosen eine gestaute Gallenblase mit nur geringfügig dilatiertem Choledochus gefunden werden, während bei den sekundären Formen neben einem stark dilatierten Choledochus oft eine steinhaltige Schrumpfgallenblase vorliegt.

Eine Papillenstenose kann demnach vermutet werden: Bei einer Cholecystolithiasis ohne Choledocholithiasis,

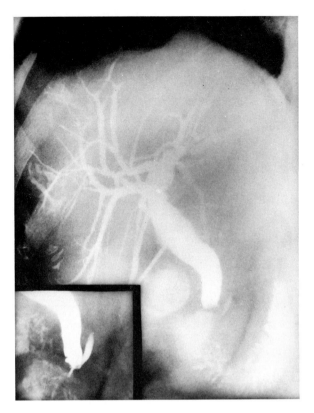

Abb. 1. Sekundäre Papillenstenose (H. H., weiblich, 65 Jahre), Cholecystektomie wegen Cholelithiasis und Cholangitis; intraoperative Cholangiographie zeigte dilatiertes Gallengangssystem. Revision mit Papillenbougierung, anschließend T-Drainage. Postoperative Kontrastmittelfüllung ergab unverminderte Gallengangsstauung infolge zuvor verkannter Papillenstenose. Wegen der Gefahr fortbestehender Cholangitis 5 Wochen später Indikation zur Reoperation mit transduodenaler Sphincterotomie

aber mit Ikterus, bei jeder Choledocholithiasis, bei steinfreien Gallenwegen mit Zeichen eines Gallenrückstaues und bei einer biliären, chronischen Pankreatitis. Im Falle einer Choledocholithiasis läßt sich die Papillenstenose gelegentlich schon präoperativ im intravenösen Cholangiogramm in Verbindung mit einer Tomographie der Papillenregion nachweisen; entscheidend ist jedoch die intraoperative Diagnose.

Dabei berechtigt die alleinige Feststellung erhöhter Druckwerte bei der intraoperativen Radiomanometrie noch keineswegs zur Diagnose einer organischen und irreversiblen Verengung des Sphincter Oddi, zumal sie durch ein reversibles, entzündliches Ödem oder durch einen Papillenspasmus bedingt sein können.

Eine Sicherung des Befundes wird erst durch weitere Kriterien möglich: ein unverändertes Stenosebild auf mehreren Aufnahmen, während der Bildverstärker-Fernsehdurchleuchtung fehlendes Papillenspiel, Ausbleiben einer pharmako-dynamischen Relaxation, schwierige Sondierbarkeit mit Bougies von 3—5 mm Durchmesser und Undurchgängigkeit für ein Choledochoskop.

Aus der Bestätigung einer Papillenstenose ergeben sich je nach Befund *unterschiedliche Indikationen:*

1. Eine *Dilatation durch Bougierung* eignet sich lediglich für ein Ödem der Papille (Choledochus mäßig dilatiert, Papillenspiel erhalten, Sondierung einfach). Dabei kann die leichte Bougierbarkeit zugleich als differentialdiagnostisches Kriterium gegenüber einer irreversiblen Stenose (Choledochus erweitert, fehlendes Papillenspiel, nur gewaltsames Sondieren) dienen. Sie ist bei der narbigen Stenose nicht angezeigt, da Läsionen des Sphincters zu erneuten Narbenbildungen, Perforationen und zu periductaler Entzündung mit darauf folgender Schrumpfung führen können.

Ist eine organische Stenose gesichert, so sollte eine *Choledocho-Duodenostomie* oder eine *Sphincterotomie* zur Ausführung gelangen.

2. Die bilio-digestive Umgehungsanastomose in Form einer laterolateralen *Choledocho-Duodenostomie* ist technisch leicht durchzuführen und klinisch effektiv. Sie sollte jedoch nur dann vorgenommen werden, wenn der Choledochus wirklich erweitert und mit Sicherheit eine abflußbedingte Pankreasaffektion auszuschließen ist. Auch bei nicht entfernbaren Hepaticussteinen erscheint eine Choledocho-Duodenostomie angezeigt. Richtige Indikationsstellung vorausgesetzt, liefert die Choledocho-Duodenostomie gute Resultate bei geringer Letalität. Mißerfolge, die zu Rezidivoperationen führen, sind durch ein Zurücklassen von Steinen (Steinnest im Blindsack!) oder eine zu eng angelegte, bzw. geschrumpfte Anastomose bedingt. In solchen Fällen mit wieder auftretenden Beschwerden sollten keine verzögernden, konservativen Therapieversuche unternommen werden. Vielmehr ist dann die Indikation zur Aufhebung der bilio-digestiven Anastomose, Sanierung der Gallenwege und Sphincterspaltung gegeben [2].

3. *Eine absolute Indikation zur transduodenalen Papillotomie* (Abb. 2) ist gegeben, wenn eine biliäre, chronisch-rezidivierende Pankreatitis durch eine Papillenstenose bedingt ist. Nur eine Sphincterotomie kann in diesen Fällen die Abflußverhältnisse des Pankreasgangsystems bessern; die Umgehungsanastomose in Form einer Choledocho-Duodenostomie wäre hier fehlindiziert. Weitere absolute Indikationen zur Papillotomie bestehen bei der relativ seltenen, primären Papillenstenose, besonders aber beim eingeklemmten Pappillenstein, wenn seine retrograde Entfernung Schwierigkeiten bereitet. Das gewaltsame Durchstoßen eines Steines ist unbedingt zu vermeiden, da auf diese Weise Verletzungen der Papille mit sekundärer Stenosierung entstehen. Eine Papillotomie wird ebenfalls dann notwendig, wenn der Verdacht auf einen Papillentumor nicht sicher ausgeschlossen werden kann, und eine Biopsie aus der Papille erforderlich erscheint. Als *relative Indikation* zur Revision der Papille kommt die Choledocholithiasis in Betracht, wenn bei Vorliegen vieler kleiner Steine nicht sicher entschieden werden kann, ob eine vollständige Sanierung erzielt wurde. Im übrigen ist unseres Erachtens die Papillotomie in Form der einfachen Sphincterspaltung, keinesfalls

Bauchchirurgie

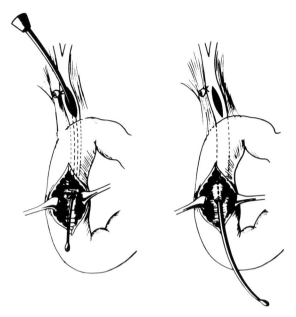

Abb. 2. Bei organischer Papillenstenose Indikation zur *transduodenalen Sphincterotomie*. Erleichtertes operatives Vorgehen durch Verwendung der Papillotomiesonde nach Soler-Roigg

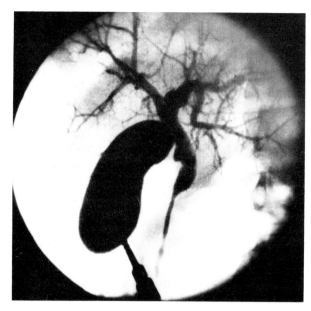

Abb. 3. *Röhrenstenose* bei chronischer Pankreatitis (F.H.-P., männlich, 28 Jahre). Intraoperativ zusätzliche Pankreaticographie angezeigt. Ikterus erforderte bilio-digestive Anastomose. Pankreasgangssystem nicht gestaut, daher *keine* Pankreato-Jejunostomie. Gegebenenfalls kommt Pankreasteilresektion in Frage

aber als Sphincterplastik, als Therapie bei jeder Form der Papillenstenose anzusehen. Da ein massiver Reflux vermieden und die Ventilfunktion des Sphincters erhalten wird, ziehen wir sie der Choledocho-Duodenostomie vor. Die von anderen Autoren [6] dagegen angeführte, größere operative Schwierigkeit und höhere Letalität können wir nicht bestätigen. So möchten wir die Choledocho-Duodenostomie wegen Unwegsamkeit des unteren Sphincterabschnittes auf ältere Kranke mit erhöhtem Operationsrisiko, insbesondere bei unklarer Ätiologie der Stenose (peripapilläres Carcinom?) beschränkt wissen.

Röhrenstenose bei chronischer Pankreatitis

Gegenüber der oben erwähnten, biliären Form einer chronisch-rezidivierenden Pankreatitis auf der Grundlage einer Papillenstenose mit Abflußbehinderung des Pankreasganges kann bei einer *chronisch-rezidivierenden Pankreatitis* der terminale Choledochus in seinem retroduodenalen Anteil sekundär betroffen sein. In diesen Fällen findet sich meist eine typische *röhrenförmige, mehr oder minder langstreckige Stenose des terminalen Choledochus* (Abb. 3). Die Röhrenstenose tritt anfänglich häufig nur angedeutet in Erscheinung. Mit Fortschreiten des Pankreasprozesses kommt es zu einer hochgradigen Verengerung des retroduodenalen Choledochus mit ausgeprägter prästenotischer Dilatation, wodurch ein intermittierender Ikterus entstehen kann. Da die Röhrenstenose eine typische Komplikation der autonomen Pankreatitis ist, findet sich nur selten gleichzeitig eine Choledocholithiasis. In solchen Fällen ist neben der intraoperativen Abklärung der morphologischen Verhältnisse am Choledochus auch eine *Ductographie des Pankreasganges indiziert*.

Eine bilio-digestive Anastomose sollte dann zur Entlastung des Gallengangssystems angelegt werden, wenn eine Röhrenstenose zum Ikterus geführt hat. Findet sich gleichzeitig eine Dilatation der Pankreasgänge, so ist zusätzlich die *Pankreato-Jejunostomie* (nach Puestow - Mercadier I) angezeigt. Fehlt ein Ikterus, beschränken wir uns auf diese Anastomose, da sie bei ausreichender Drainage das Pankreasödem und damit die Choledochuskompression zur Rückbildung bringt.

Für Fälle primär chronisch-rezidivierender Pankreatitiden mit röhrenförmiger Choledochusstenose ohne dilatiertes Pankreasgangsystem besteht heute die Tendenz, außer einer bilio-digestiven Anastomose großzügig die Indikation zur *subtotalen Pankreatektomie* zu stellen, wenn das Beschwerdebild des Patienten entsprechend schwerwiegend ist. Neben der Sicherstellung eines freien Gallenabflusses läßt sich durch die subtotale Pankreatektomie eine weitgehende Besserung der pankreatitischen Symptome erreichen.

Besondere Indikationsprobleme bieten jene Fälle, bei denen ein mechanischer Ikterus mit cholangiographisch *komplettem Verschluß des terminalen Choledochus durch einen unklaren Pankreaskopfprozeß* bedingt ist. Hierbei findet sich im intraoperativen Cholangiogramm ein Abbruch der Kontrastmittelfüllung am oberen Rand des Pankreaskopfes. Die Differentialdiagnose zwischen primär chronischer

Kopfpankreatitis und Pankreaskopfcarcinom ist oft erst intraoperativ zu klären.

Verwertbar erweist sich die Erfahrungstatsache, daß der prästenotisch dilatierte Choledochus beim Carcinom zart ist, während er infolge einer chronischen Kopfpankreatitits schwielig-entzündlich verändert erscheint [15]. Selbst wenn eine intraoperative Klärung nicht gelingt, sollte der Entschluß zur partiellen *Duodenopankreatektomie* nach Überprüfung der Resezierbarkeit gefaßt werden. Diese erscheint berechtigt, da die Operationsletalität mit durchschnittlich 20% nicht wesentlich über der palliativer Umgehungsanastomosen liegt und heute der radikale Eingriff auch bei einer chronischen Pankreatitis mit Steinbildung, vor allem im Kopfbereich, von verschiedenen Autoren empfohlen wird [3].

Primär-sklerosierende Cholangitis

Zu den erworbenen gutartigen Gallengangsstenosen ohne Steinleiden gehört auch das allerdings seltene Krankheitsbild der *primär-sklerosierenden Cholangitis,* bei dem es progredient zu einer Fibrosierung sowohl des extra- als auch des intrahepatischen Gallengangssystems kommt. Wenngleich die Ätiologie dieser *chronisch-sklerosierenden Cholangitis* bisher ungeklärt ist, so fällt ein gehäuftes Auftreten bei Patienten mit Colitis ulcerosa oder Morbus Crohn auf. Die *Diagnose* kann meist erst intraoperativ gestellt werden, wobei durch mehrere Biopsien mit Schnellschnittuntersuchung ein beginnendes, primäres Gallengangscarcinom auszuschließen ist [9]. Bei der Exploration fällt auf, daß die extrahepatischen Gallenwege dickwandig und fibrotisch verändert sind. Die intraoperative Cholangiographie bringt typischerweise langstreckig stenosierte, häufig unregelmäßig konfigurierte Gallengänge zur Darstellung.

Lediglich in früh diagnostizierten Fällen ist eine chirurgische *Indikation zu einer bilio-digestiven Anastomose,* meist in Form einer Hepatico-Jejunostomie, gegeben. Die verschiedentlich propagierte, langfristige T-Drainage stellt ebensowenig wie die bilio-digestive Anastomose eine kausale Therapie dar, wenn bereits das intrahepatische Gallengangssystem in die Veränderungen einbezogen ist. Selbst eine Steroidbehandlung vermag kaum den Verlauf der Erkrankung, der über Jahre zu einer irreversiblen biliären Cirrhose führt, nachhaltig günstig zu beeinflussen [13].

Postoperative Gallengangsstriktur

Die ernste Prognose von Gallengangsstrikturen und die technischen Schwierigkeiten ihrer plastischen Korrektur verursachen erhebliche indikatorische Probleme. Narbige Verengungen sind in der Mehrzahl der Fälle Folge einer übersehenen oder unzweckmäßig versorgten Operationsverletzung. Tabelle 1 gibt Aufschluß über die häufigsten iatrogenen Ursachen derartiger Zwischenfälle. Sie ereignen sich nach Cholecystektomien in 0,2%, nach Magenresektionen in 0,6% [4]. Somit sind sie meist Folge therapeutischer Maßnahmen bei gutartigen Grundkrankheiten und betreffen häufig jüngere Patienten. Eine länger bestehende, stärkere Behinderung des Gallenabflusses wird schicksals-

Tabelle 1. Ätiologie iatrogen bedingter Gallengangsstrikturen

a) Nicht bemerkte, direkte Durchtrennung der ableitenden Gallenwege.
b) Transfixation des Choledochus durch Naht.
c) Ligierung mit dem Ductus Cysticus.
d) Ligierung des Ductus Cysticus zu dicht am Choledochus.
e) Einengung nach Choledochotomie bzw. T-Drainage.
f) Einengung bei Magenresektionen.
g) Periductale Entzündung nach Perforation bei Gallengangssondierung.

bestimmend, da eine ascendierende Cholangitis schließlich zu Leberparenchymschäden und Abscessen führt. Entscheidende Bedeutung kommt deshalb dem Zeitpunkt und der Wahl des Eingriffes sowie der Lokalisation des Narbenprozesses zu.

Treten nach einer vorausgegangenen Gallengangsrekonstruktion oder im Anschluß an eine Cholecystektomie bzw. Magenresektion rezidivierende cholangitische Erscheinungen auf, so ist die *Indikation zum Rezidiveingriff* zu stellen. Ungeachtet der Anzahl vorausgegangener Operationen ist die Wiederherstellung eines freien Gallenabflusses anzustreben. Die Voraussetzungen hierfür werden mit jeder Revision schwieriger. Je länger man aber wartet, um so weiter dehnen sich die entzündlich-fibroblastischen Veränderungen der Gallengangswandung aus. Durch Einbeziehung des Confluens und der Hepatici verschlechtern sich die Aussichten auf eine dauerhafte Rekonstruktion. Leider ist die Mehrzahl der Gallengangsverletzungen im Bereich der Leberpforte gelegen [5].

Als *Operationsverfahren für Rekonstruktion oder Ersatz der großen Gallengänge* stehen zur Verfügung:
a) Direkte (bilio-biliäre) Anastomosierung der Gallengangsenden nach Resektion der Stenose;
b) Gallengang-Darmverbindung (bilio-digestive Anastomose):
   Hepatico-Duodenostomie,
   Hepatico-Jejunostomie mit Braunscher Anastomose,
   Hepatico-Jejunostomie mit Rouxscher Y-Anastomose.

Alle anderen Versuche einer Überbrückung durch Prothesen oder Transplantate haben sich als irrelevant erwiesen.

Die *Indikation zur Wiederherstellung der Gallenwege* durch *End-zu-End-Anastomose* der Gallengangsstümpfe ist bei Strikturen nur selten gegeben, wenn sie auch gerade im amerikanischen Schrifttum zeitweise sehr propagiert wurde [10]. Dies steht im Gegensatz zu den frischen Verletzungen, bei denen sie die Methode der Wahl ist. Lediglich bei den seltenen Fällen kurzstreckiger, oft sanduhrförmiger Strikturen oder Verschlüsse, kann mit einer Resektion unter Anschrägung der Stümpfe und End-zu-End-Anastomose über einen gesondert herausgeleiteten T-Drain ein bleibender Erfolg erzielt werden. Zuvor sollte sichergestellt sein, daß der Gang genügend weit ist, die distalen Gangabschnitte einschließlich der Papille frei durchgängig sind, entzündliche Veränderungen in den zu anastomosierenden Abschnitten fehlen und schließlich die Naht spannungsfrei ausgeführt werden kann. Da jedoch diese Voraussetzungen

Bauchchirurgie

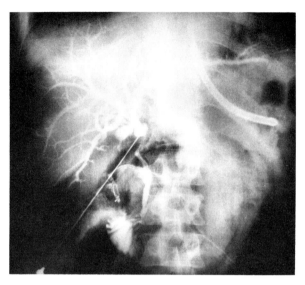

Abb. 4. *Narbige Hepaticusstenose* im percutanen transhepatischen Cholangiogramm (D.S., männlich, 44 Jahre). Läsion bei Magenresektion; Zustand 9 Monate nach End-zu-End-Anastomose; rezidivierende cholangitische Schübe, Bilirubin i.S. 4,0 mg-%. Klare Indikation zur Rekonstruktion mit bilio-digestiver Anastomose

meist nicht gegeben sind und eine über mehrere Monate zu belassende T-Drainage die Gefahr der Restenosierung fördert, ist im allgemeinen den bilio-digestiven Anastomosen der Vorzug zu geben [5, 6, 12] (Abb. 4).

Das zentrale Problem, dem sich jeder Chirurg bei der Durchführung einer bilio-digestiven Anastomose wegen einer Gallengangsstriktur gegenübergestellt sieht, ist die Forderung nach einer möglichst weiten, spannungsfreien Anastomose mit exakter Adaptation der Epithelien. Lassen sich diese, für einen Dauererfolg wesentlichen Bedingungen, nicht erfüllen, ist mit einer Stenosierung der Anastomose zu rechnen. Läßt sich intraoperativ durch ein vollständiges Hepaticogramm ein ausreichender, extrahepatischer Gallengangsstumpf nachweisen und freipräparieren, so ist die *Hepatico-Jejunostomie* mit langer Schlinge und Braunscher Fußpunktanastomose oder mit ausgeschaltetem, nach Roux Y-förmig anastomosiertem Schenkel indiziert (Abb. 5). Manche Autoren bevorzugen eine *Hepatico-Duodenostomie* [1].

Bei der Wahl des für die Anastomose zu verwendenden Darmabschnittes erscheint das Problem des Refluxes von untergeordneter Bedeutung, solange ein wirklich freier Abfluß hergestellt werden kann. Die Anastomose sollte in Form einer *adaptierenden Dreiecksplastik* nach Gütgemann durchgeführt werden (Abb. 6), da hiermit eine plastische Erweiterung des Lumens und eine Verlagerung der

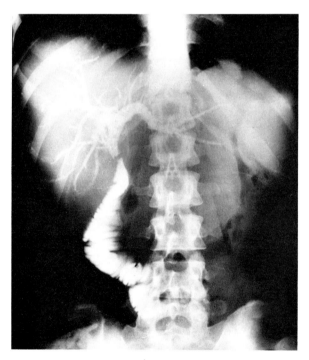

Abb. 5 *Stenosierung einer Hepato-Jejunostomie mit Y-förmiger Anastomose nach Roux* (Goetze-Plastik) nach Gallengangsläsion bei Cholecystektomie (N.E., weiblich, 34 Jahre). Intermittierende Cholangitis veranlaßte percutane transhepatische Cholangiographie. Stenose der Anastomose und intrahepatische Konkremente bedeuten absolute Indikation zur plastischen Erweiterung der Enge unter Schlitzung des linken D. hepaticus

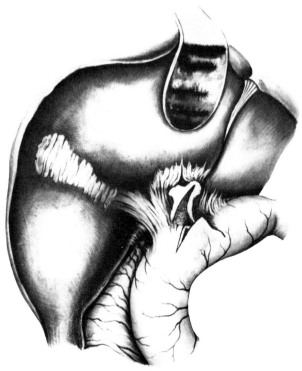

Abb. 6. *Technik der bilio-digestiven Anastomose* bei narbiger Gallengangsstenose (adaptierende Dreiecksplastik eventuell mit Excision des Confluensseptums)

Schrumpfungstendenz in die Längsrichtung gelingt. Diese Technik scheint, große Erfahrungen vorausgesetzt, befriedigende Langzeitergebnisse in 82—89% der Fälle zu ermöglichen [4].

Je näher die Striktur zur Leberpforte hin gelegen ist, um so größer werden aber auch die technischen Probleme. Bei *narbigen Strikturen im Bereich des Confluens* mit vollständigem Verlust der extrahepatischen Gallenwege empfiehlt sich eine Erweiterung des zentralen Gallengangslumens durch Spaltung des linken Hepaticus, eventuell auch die Freipräparation und Incision des rechten Hauptastes mit keilförmiger Excision der Scheidewand [1, 5]. Auch unter diesen Verhältnissen sollte eine exakte Schleimhautnaht angestrebt werden. Gerade im Bereich derartig ungünstig gelegener Anastomosen kommt es infolge Schrumpfungsneigung häufig zu neuen Stenosen.

Stellt sich bei der intrahepatischen Präparation der Gallengänge jedoch heraus, daß die narbige Striktur bis auf die distalen Abschnitte des linken und rechten Hepaticus ausgedehnt ist, sind die bisher genannten Verfahren nicht mehr anwendbar. In solchen Fällen ist eine langfristige *transhepatische Drainage* ohne Ende durch eine bilio-digestive Anastomose hindurch, oder das von R. Smith [13] angegebene *Mucosa-Transplantatverfahren* (mucosal graft operation) indiziert (Abb. 7). Bei diesem wird mit Hilfe von 1—2 perforierten, transhepatisch gelegten Latex-Schläuchen ein daran befestigter Schleimhautzylinder einer Y-förmig ausgeschalteten Jejunalschlinge durch die aufgedehnte Fibrosezone der distalen Hepatici hindurchgezogen, der dann Anschluß an gesundes Gallengangsepithel finden soll. Die hiermit erzielten Spätergebnisse lassen diese Methode für die Fälle gerechtfertigt erscheinen, in denen keine exakte Schleimhautnaht mehr vorgenommen werden kann.

Sind bereits mehrfache Eingriffe an der Leberpforte vorausgegangen, und ist es trotz wiederholter Versuche einer bilio-digestiven Anastomose zu einem völligen Verlust der Hepaticusbifurcation und beider Hauptäste gekommen, so bleibt als operatives Verfahren lediglich noch die *intrahepatische Cholangio-Jejunostomie* nach Longmire mit links- oder beidseitiger Leberteilresektion. Die Spätergebnisse bleiben fragwürdig.

Literatur

1. Baumann, J.: Biliodigestive Anastomosen im Leberhilus wegen Gallenwegsstrikturen. Chirurg **38**, 202 (1967).
2. Grill, W.: Fehlindikationen zur Choledochoduodenostomie. Akt. Chir. **6**, 373 (1971).
3. Guillemin, G., Dubois, J., Braillon, G., Cutilleret, J., Spay, G.: Langzeitergebnisse der Duodenopankreatektomie bei chronischer Pankreatitis mit Steinbildung, Akt. Chir. **6**, 17 (1971).
4. Gütgemann, A., Schriefers, K.-H., Philipp, R., Wülfing, D.: Zur rekonstruktiven Chirurgie des verletzten und strikturierten großen Gallenganges. Bruns' Beitr. klin. Chir. **210**, 129 (1965).
5. Hepp, J.: Richtlinien für die Wiederherstellungschirurgie der Gallenwege. Akt. Chir. **2**, 85 (1967).
6. Hess, W.: Probleme der Operationswahl in der Gallenchirurgie. Chirurg **38**, 197 (1967).
7. Hess, W.: Die Stenosen der Papilla Vateri. Akt. Chir. **3**, 81 (1968).
7b. Kasai, M., Kimura, S., Asakura, Y., Suzuki, H., Taira, Y., Ohashi, E.: Surgical Treatment of biliary atresia. J. pediat. Surg. **3**, 665 (1968).
8. Kern, E.: Operationstaktik der Gallenwegsrevision. Langenbecks Arch. Chir. **313**, 264 (1965).
9. Kern, E., Beck, K., Biancho, L., Gruenagel, H.-H., Strauss, I., Zwirner, R.: Das Krankheitsbild der primären, fibrösen Gallengangsstenose. Langenbecks Arch. Chir. **321**, 259 (1968).
10. Lahey, F.-H., Pyrtek, L.-J.: Experience with the operative management of 280 strictures of the bile ducts. Surg. Gynec. Obstet. **91**, 25 (1950).
11. Peiper, H.-J., Kallenberg, A., Giersberg, O.: Die percutane transhepatische Cholangiographie. Langenbecks Arch. Chir. **317**, 232 (1967).
12. Schriefers, K.-H.: Der plastische Gallengangsersatz. Chir. Praxis **12**, 211 (1968).
13. Smith, R.: Strictures of the bile ducts. In: Progress in Surgery, Allgöwer, M., Bergentz, S.-E., Calne, R.-Y., Gruber, U.-F., Hrsg., Vol. 9. Basel, München, Paris, New York: 1971.
14. Starzl, T.-E., Putnam, C.-W.: Experience in hepatic transplantation. Philadelphia, London, Toronto: Saunders 1969.
15. Warren, K.-W., Catell, R.-B., Blackborne, J.-P., Nora, P. F.: A long-term appraisal of pancreaticoduodenal resection for periampullary carcinoma. Ann. Surg. **155**, 653 (1962).

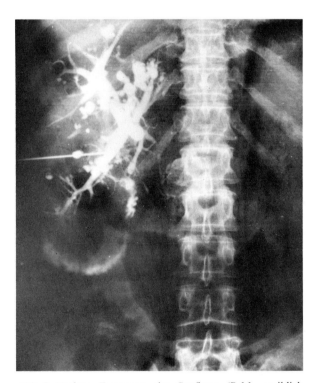

Abb. 7. *Narbige Zerstörung des Confluens* (P. M., weiblich, 54 Jahre). Zustand drei Jahre nach iatrogener Hepaticusverletzung und späterer Hepato-Jejunostomie mit Y-förmiger Anastomose nach Roux (Kirtley-Plastik). Septische Cholangitis veranlaßte percutane transhepatische Cholangiographie: intrahepatische Gallengangsstauung mit Leberabscessen, keine Füllung des linken D. hepaticus, Strikturierung des Confluens. Operative Indikation zum Mucosa-Transplantatverfahren

Bauchchirurgie

Hämobilie

F. W. SCHILDBERG

Unter den gastro-intestinalen Blutungen nimmt die Hämobilie, d. h. die Blutung aus den Gallenwegen in den Magen-Darm-Kanal, wegen ihrer Seltenheit und ihrer Folgen für die Leberdurchblutung und Leberfunktion eine gewisse Sonderstellung ein. Geringe Blutverluste, wie sie bei der Cholecysto- und Choledocholithiasis, bei Entzündungen der Gallengänge und nach operativen Eingriffen am Gallenwegsystem nicht selten sind, stehen hier nicht zur Diskussion, da sie kaum einmal eine operative Behandlung beanspruchen. Chirurgisch bedeutungsvoll sind nur größere Blutungen, die bei meist rezidivierendem Auftreten häufig ein bedrohliches Ausmaß annehmen.

Ätiologisch können dem Krankheitsbild der Hämobilie mehrere Faktoren zugrunde liegen [10]: Unter 545 publizierten Beobachtungen war in 55% der Hämobilie eine traumatische Schädigung der Leber, Gallenwege, Gallenblase oder extrahepatischer arterieller Gefäße vorausgegangen, worunter iatrogene Verletzungen mit ungefähr einem Drittel einen großen Anteil haben. Entzündliche Veränderungen wie Hepatitis, Leberabscesse, Echinococcuscysten, Cholecysto-Cholangitis und Pankreatitis geben nur sehr selten Anlaß zu einer Blutung in die Gallenwege, in orientalischen Ländern hingegen ist die „tropische Hämobilie" [13] eine häufige Komplikation von Wurmerkrankungen. Insgesamt sind die entzündlichen Erkrankungen mit 13% in der Ätiologie der Hämobilie annähernd so häufig wie Gallenblasen- und Gallengangsteine (14,9%) und übertreffen eindeutig die tumorösen Prozesse der Leber und Gallenwege (6,2%). Intra- und extrahepatische Gefäßveränderungen, insbesondere arterielle Aneurysmen mykotischer und arteriosklerotischer Genese, sind mit weiteren 10,7% in der Ätiologie der Hämobilie vertreten.

Spontanverlauf und Prognose der unbehandelten Hämobilie

Im Vordergrund des *klinischen Bildes* steht die Blutung in Form von Melaena, bei stärkeren Blutungen auch als Hämatemesis. In 68% kommt als weiteres Symptom der rechtsseitige, teilweise kolikartige Schmerz im Oberbauch hinzu [10], der in Dauer, Charakter und Ausstrahlung viel Ähnlichkeit mit einer Gallensteinkolik aufweist. Als typisch gilt das Nachlassen des Schmerzes mit dem Einsetzen der Blutung. Zweifellos ist der Schmerz Ausdruck des gesteigerten Binnendruckes im Ductus hepatocholedochus durch die arterielle Blutung in die Gallengänge oder deren Verschluß durch Blutkoagel. Das gleiche gilt für den mechanischen Ikterus, der in unterschiedlicher Ausprägung bei den meisten Kranken anzutreffen ist. In manchen Fällen kann eine kurzfristige Erhöhung der alkalischen Phosphatase-Konzentration im Serum einziger Hinweis auf eine flüchtige Abflußbehinderung bleiben.

Die *Prognose der unbehandelten Hämobilie* ist abhängig vom Grundleiden und dem Ausmaß der Blutung: Maligne Geschwülste der Leber oder des Gallenwegsystems führen regelmäßig in kurzer Zeit zum Tode, wobei der Hämobilie häufig nur untergeordnete Bedeutung zukommt. Entzündliche Veränderungen können nach konservativer Behandlung ausheilen, andererseits begünstigen Stauungen im Gallengangsystem, hervorgerufen durch Blutkoagel, die Ascension entzündlicher Prozesse. Wegen der Rupturgefahr ist die Prognose des Aneurysma der A. hepatica außerordentlich ungünstig, die Mortalität dieser Erkrankung liegt bei 80% [3,6]. Der Verlauf der unbehandelten traumatischen Hämobilie [9] ist für den Einzelfall nur schwer abzuschätzen, da statistisch verwertbare Untersuchungen zu dieser Frage nicht vorliegen. Die relative Seltenheit des Krankheitsbildes bei der Häufung traumatischer Leberschäden in unserer Zeit könnte darauf hinweisen, daß in vielen Fällen diese Komplikation nicht erkannt wird und ohne weitere therapeutische Maßnahmen ausheilt, zumal solche „Spontanheilungen" beschrieben sind [11]. Andererseits kann kein Zweifel daran bestehen, daß die Blutung häufig massiv ist, über Jahrzehnte hinweg rezidivierend auftreten kann und unbehandelt in 43% zum Tode führt [10].

Indikation zur operativen Behandlung

Angesichts der schlechten Prognose der unbehandelten Hämobilie wird man hinsichtlich der Therapie eine eher aktive Haltung gegenüber diesem Krankheitsbild einnehmen. Wichtig für die Indikation zum operativen Eingriff ist neben dem Ausmaß und der Häufigkeit der Blutung besonders die Kenntnis von Ätiologie und Lokalisation. Die diagnostische Klärung durch eine Angiographie ist in jedem Falle erforderlich, wobei die zahlreichen Variationen der hepatischen Blutversorgung [11] die selektive bzw. superselektive Darstellung der Aa. coeliaca oder hepatica und der A. mesenterica sup. verlangen.

Es hat sich aus therapeutischer Sicht als sinnvoll erwiesen, die Hämobilie bei intrahepatischen Prozessen von der Hämobilie extrahepatischer Lokalisation abzugrenzen und letztere wieder in eine biliäre und eine vasculäre Form zu unterteilen.

Die intrahepatische Hämobilie

Als Beispiel für die intrahepatische Hämobilie darf die traumatische Hämobilie gelten, bei der sich nach einem Unfall mit zentraler oder auch peripherer Leberruptur ein intrahepatisches Hämatom entwickelt, welches schließlich bei 2,5% der Verletzten [2] in die Gallenwege einbricht. Unabhängig davon können an anderen Stellen der Leber Rupturen kleiner Arterien auftreten, die nach Ausbildung eines Hämatoms oder eines falschen Aneurysmas ebenfalls Ursache einer Hämobilie werden können [1]. Hinsichtlich der Therapie sind die intrahepatischen Aneurysmen bakterieller oder arteriosklerotischer Genese [7] gleich.

Lokale chirurgische Maßnahmen wie Eröffnung des Hämatoms mit örtlicher Blutstillung und Drainage der Höhle sind möglich, führen jedoch nicht immer zum Erfolg. In ca. 45% muß mit einer erneuten Blutung gerechnet werden; die Letalität des Eingriffs liegt bei ca. 20% [10].

Bessere Ergebnisse zeigt die Ligatur der A. hepatica, bei der nur in ca. 25% mit einem Blutungsrezidiv zu rechnen ist (Letalität von 25%). Die Unterbindung der A. hepatica war lange Zeit neben lokalen chirurgischen Maßnahmen die einzige Behandlungsmethode der Hämobilie und wird auch heute noch empfohlen. Die Unterbrechung der Blutzufuhr zur Leber ist nur im Bereich der A. hepatica comm. zwischen der A. coeliaca und dem Abgang der A. gastroduodenalis erlaubt, da unter diesen Bedingungen eine ausreichende Leberdurchblutung mit allerdings erniedrigtem arteriellem Druck über die A. gastroduodenalis aufrechterhalten wird (Abb. 1). Bei Unterbindung der A. hepatica propria oder ihrer Äste besteht dagegen die Gefahr der Mangeldurchblutung mit nachfolgenden Leberparenchymnekrosen.

Ungeklärt ist bis heute die klinische Bedeutung tierexperimenteller Befunde, wonach sich in der Leber ständig vorhandene anaerobe Bakterien unter Ischämiebedingungen stark vermehren und Ursache einer Septicämie werden. Dementsprechend konnte die Überlebensrate im Experiment durch postoperative Gabe von Penicillin eindeutig verbessert werden. Obwohl für den Menschen der Beweis einer bakteriellen Besiedlung der Leber bisher nicht mit Sicherheit erbracht werden konnte, wird man nach Ligatur der A. hepatica auf Gaben von Antibiotica nicht verzichten wollen.

Ähnliche Ergebnisse wie bei Ligatur der A. hepatica können mit der Resektion des befallenen Leberabschnittes

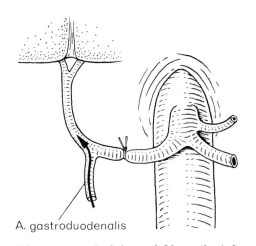

Abb. 1. Blutversorgung der Leber nach Ligatur der A. hepatica comm. (Aus: Wilkinson, G. M., et al.: Surg. clin. N. Amer. **48**, 1337 (1968))

erreicht werden [10]. Voraussetzung dafür ist allerdings, daß die Zugehörigkeit der Verletzung zum rechten oder linken Leberlappen genau bestimmt werden kann, was im eigenen Krankengut nicht immer möglich war. So empfiehlt sich diese Behandlung besonders bei peripher liegenden Verletzungen, wohingegen die Leberteilresektion bei Rupturen im Hilusbereich unmöglich sein kann.

Der therapeutische Wert der häufig angewandten Gallengangsdrainage ist umstritten. Möglicherweise kommt ihr in den ersten Tagen nach einer Leberruptur eine prophylaktische Bedeutung zu, eine längere Verweildauer sollte jedoch wegen der Gefahr der ascendierenden Infektion mit Ausbildung von Leberabscessen vermieden werden.

Auf die Besprechung der tropischen Hämobilie, die in europäischen Ländern nur extrem selten zur Beobachtung kommt, soll in dieser Übersicht verzichtet werden. Für ihre operative Behandlung bestehen heute klare Richtlinien, die anderenorts ausführlich dargelegt sind [10].

Nicht immer sind jedoch operative Maßnahmen zur Behandlung der intrahepatischen Hämobilie notwendig. Wie auch aus unserem Krankengut hervorgeht, besteht bei kleineren intrahepatischen Verletzungen die Möglichkeit, daß sie nach einmaliger Blutung folgenlos abheilen können. Es scheint uns aufgrund dieser Beobachtungen durchaus vertretbar, anfänglich eine mehr abwartende Haltung einzunehmen, sofern das Ausmaß der Blutung dies erlaubt, und erst bei rezidivierenden Blutverlusten die Indikation zur operativen Behandlung zu stellen.

Die extrahepatische Hämobilie

Die extrahepatische Hämobilie kann biliärer oder vasculärer Entstehung sein. Für die seltenere *biliäre Form* sind gelegentlich tumoröse Prozesse der ableitenden Gallenwege oder der Gallenblase verantwortlich. Hier kommen aus therapeutischer Sicht nur örtliche Behandlungsmaßnahmen zur Blutstillung in Frage, die ausschließlich palliativen Charakter haben, wenn nicht die Exstirpation des Tumors gelingt. Bei entzündlichen Veränderungen könnte die konservative Behandlung mit Antibiotica zu einer Herabsetzung der Blutungsbereitschaft beitragen. Blutungen aus einer entzündlich erkrankten Gallenblase werden am besten durch die Cholecystektomie behandelt.

Die häufigste Ursache der biliären extrahepatischen Hämobilie stellen Gallensteine dar. Okkulte Blutungen werden in 25% bei Gallenblasensteinen und in 37% bei Gallengangskonkrementen festgestellt [10]. Bedrohliche Blutungen sind jedoch in Anbetracht der Häufigkeit der Grunderkrankung selten. Immerhin machen sie aber 13% aller Hämobilien aus und weisen mit 55% eine hohe Letalität auf. Therapeutisch ist hier neben der Cholecystektomie und Choledochusrevision mit anschließender Drainage die lokale Blutstillung durch Umstechungsligaturen zu empfehlen.

Die *vasculäre Form* der extrahepatischen Hämobilie wird durch die Ruptur einer gestauten Pfortader oder häufiger eines Aneurysmas der A. hepatica oder A. cystica hervor-

Tabelle 1. Therapie der Hämobilie [Chirurg. Univ.-Kliniken Marburg (1957) und Köln-Lindenthal (1964—1971)]

Name, Alter	Ätiologie	Lokalisation	Therapie	Ergebnis
1. E. V., 34 J.	Aneurysma	A. hepatica propria	Aneurysmaresektion, Gefäßligatur	gut
2. D. L., 34 J.	Aneurysma	A. hepatica propria	Aneurysmaresektion, Gefäßligatur	† (Lungenembolie)
3. L. E., 56 J.	Aneurysma	A. hepatica propria	Aneurysmaresektion, Gefäßnaht	gut
4. H. H., 39 J.	Aneurysma	A. hepatica propria	Aneurysmaresektion, Gefäßligatur	gut
5. S. U., 27 J.	Gallengangperforation	intrahepatisch	konservativ	gut
6. T. H., 66 J.	Gallengangperforation	intrahepatisch	konservativ	gut
7. W. E., 56 J.	Gallengangperforation	intrahepatisch	konservativ	gut
8. S. J., 24 J.	Hämatom	intrahepatisch	Ligatur Aa. hepatica propr. et dextr.	† (Sepsis)

gerufen. Bei der venösen Blutung aus der Pfortader sind Behandlungserfolge bisher nicht bekannt geworden; theoretisch scheint jedoch die lokale Versorgung der Rupturstelle durch Naht, in Kombination mit der Dekompression der Pfortader durch eine Shuntoperation, neben medikamentösen Maßnahmen zur Vermeidung einer Leberinsuffizienz ein begründeter Vorschlag zu sein.

Bei Aneurysmen der A. hepatica ist die Resektion des erkrankten Gefäßabschnittes die Behandlungsmethode der Wahl. Liegt das Aneurysma im Bereich der A. hepatica comm., der A. gastroduodenalis oder der A. cystica, so darf der Eingriff sich auf die Aneurysmaresektion beschränken. Das gleiche gilt auch bei thrombotisch verschlossenen Aneurysmen der A. hepatica propria, wie wir das im eigenen Krankengut beobachteten (Tabelle 1, Fall Nr. 1) [5]. Ist die Durchblutung der A. hepatica propria jedoch ungestört, so ist die ausschließliche Resektion des Aneurysmas wegen der Gefahr der Lebernekrose mit hohem Risiko belastet. Die Wiederherstellung der Gefäßkontinuität durch Interposition einer autologen Vene [12] oder durch eine splenohepatische Anastomose [8] sollte in diesem Falle angestrebt werden, wenn die direkte End-zu-End-Anastomose der Arterie wegen der Länge des resezierten Gefäßabschnittes nicht gelingt.

Ergebnisse

Unter Berücksichtigung der genannten therapeutischen Richtlinien darf mit einer Verbesserung der Lebenserwartung von Hämobilie-Kranken gerechnet werden. So ist mit den zunehmenden therapeutischen und diagnostischen Erfahrungen in den letzten 10 Jahren ein deutlicher Rückgang der Hämobilie-Letalität von 43% bei unbehandelten Kranken auf 21% nach chirurgischer Behandlung erreicht worden, obwohl bei mehreren Kranken Eingriffe durchgeführt wurden, die der zugrunde liegenden Erkrankung nicht gerecht wurden. In unserem Krankengut wurden 8 Patienten wegen einer Hämobilie beobachtet. Ätiologie und Lokalisation gehen aus der Tabelle 1 hervor. Auffallend ist die Tatsache, daß es sich bei den Kranken um eine postoperative Hämobilie nach Eingriffen an den Gallenwegen handelte, nur bei einem Patienten lag eine traumatische Hämobilie nach zentraler Leberruptur vor. Das postoperative Auftreten der Hämobilie legt die Vermutung nahe, daß es sich dabei um iatrogene Verletzungen handelte. Drei Kranke mit intrahepatischen Verletzungen nach transhepatischer Drainage wegen entzündlicher Gallengangsstriktur bzw. nach Extraktion von intrahepatischen Gallenwegskonkrementen mit Hilfe des Fogarty-Katheters wurden nach konservativer Behandlung beschwerdefrei, von 5 operierten Kranken verloren wir einen durch ausgedehnte Lebernekrosen nach Ligatur der Aa. hepatica propria und dextra, eine weitere Kranke zwei Monate nach dem Eingriff an einer Lungenembolie. Die übrigen Patienten sind heute beschwerdefrei (Tabelle 1).

Literatur

1. Bismuth, H.: Mécanisme de l'hémobilie traumatique. Arch. mal. Appar. dig. **61**, 174c (1972).
2. Fékété, F., Guillet, R., Giuli, R., Goyer, S.: Hémobilies traumatiques. Ann. Chir. **23**, 1199 (1969).
3. Gordon-Taylor, G.: Rare cause of severe gastrointestinal hemorrhage, with note on aneurysm of hepatic artery. Brit. med. J. **1943 I**, 504.
4. Haberer, H.: Experimentelle Unterbindung der Leberarterie. Arch. klin. Chir. **78**, 557 (1906).
5. Heberer, G.: Zur Chirurgie der Aneurysmen der Bauchaorta, der Milz- und Leberarterien. Chirurg **30**, 193 (1959).
6. Heberer, G., Rau, G., Löhr, H. H.: Aorta und große Arterien. Berlin-Heidelberg-New York: Springer 1966.
7. Jones, C., Jones, H., Torrance, B.: Hemobilia arising from hepatic artery aneurysm. Arch. mal. Appar. dig. **61**, 178c (1972).
8. McCorriston, J. R., Allin, G. E., Crowell, D. E.: Splenohepatic arterial anastomosis for aneurysm of hepatic artery. Surgery **47**, 636 (1960).
9. Sandblom, Ph.: Hemorrhage into the biliary tract following trauma — „Traumatic Hemobilia". Surgery **24**, 571 (1948).
10. Sandblom, Ph.: Hemobilia. Springfield/Ill.: Ch. C. Thomas 1972.
11. Schildberg, F. W., Stücker, F. J.: Die Verletzungen der Arteria hepatica und ihrer intrahepatischen Aufzweigungen. Bruns' Beitr. klin. Chir. **218**, 193 (1970).
12. Sisteron, A., Duquesnel, J., Perrin, M., Faidutti, B.: Aneurisme de l'artère hépatique propre traité par résection et greffe veineuse. Mém. Acad. Chir. **92**, 782 (1966).
13. Tung, T. T., Quang, N. D., Mac, N. D.: Les hémobilies tropicales. Bull. Soc. Chirurgie Paris, 1965, S. 302, zit. nach Sandblom, Ph. (10).

Chronische Pankreatitis

W. Grill

Nicht jede chronische Pankreatitis muß operiert werden. Abgesehen davon, daß Beschwerden spontan verschwinden können, gibt es Kranke, die mit internistischen Maßnahmen in erträglichem bis gutem Zustand zu halten sind. Der Chirurg, der sich mit der Behandlung der chronischen Pankreatitis beschäftigt, hat keine leichte Aufgabe: Die Kranken sind nicht selten in schlechtem Zustand. Oft ist die Besserung nur um den Preis einer eingreifenden, riskanten und verstümmelnden Operation zu erzielen. Deshalb ist die Operation nur dort gerechtfertigt, wo konservative Maßnahmen kein erträgliches Leben mehr gewährleisten [1, 2, 3, 4, 6, 8].

Als **Operationsindikation** gelten neben der pathologischen Pankreasfunktion:
1. Unerträglicher Schmerz,
2. erheblicher Gewichtsverlust,
3. rezidivierende pankreatitische Schübe,
4. Abflußbehinderung im distalen Gallengang,
5. Pseudocysten,
6. gastrointestinale Blutungen.

Im Vordergrund des Krankheitsbildes der chronischen Pankreatitis steht der *unerträgliche Schmerz*. Oft bleibt als letzter Weg beim Dauerschmerz das Opiat. Der erhebliche *Gewichtsverlust* beruht vor allem auf der oft extremen Nahrungseinschränkung: die Kranken sind nur bei Nahrungskarenz schmerzfrei, weshalb nur minimale Nahrungsmengen zugeführt werden.

Als weitere Operationsindikation gelten *rezidivierende pankreatitische Schübe* und *Abflußbehinderung im distalen Choledochus*. Wegen des oft begleitenden Gallensteinleidens muß hier auch bei zunächst geringeren klinischen Symptomen die Indikation frühzeitig gestellt werden. Desgleichen zwingen *Pseudocysten* und *gastrointestinale Blutungen* zu frühzeitiger Operation. Über das unmittelbare *operative Vorgehen* entscheidet die Situationsdiagnostik bei eröffnetem Abdomen. Nach Inspektion und Palpation der gesamten Abdominalorgane beginnt die diagnostische Orientierung mit der Radiomanometrie der Gallenwege. Ihr folgt die Erhebung des genauen Befundes am Pankreas. Immer muß eine Pancreaticographie entweder — ascendierend — nach der Sphincterotomie, durch Direktpunktion oder — descendierend — nach Amputation der Spitze des Pankreasschwanzes vorgenommen werden [3, 4, 6, 7, 8].

Die *Pankreasbiopsie* kann nur ausnahmsweise zur Diagnostik herangezogen werden. Bei jeder diagnostisch ausreichenden Gewebsentnahme besteht die Gefahr der starken und schwer beherrschbaren Blutung sowie die der Pankreasfistel. Wird die Biopsie sehr vorsichtig aus dem Pankreasmantel entnommen, so zeigt sie meist nur entzündlich verändertes Gewebe und ist deshalb wertlos [4, 8, 2].

Als **operative Eingriffe** bei chronischer Pankreopathie kommen in Frage:

1. Pancreatico-Jejunostomie mit ventraler Teilresektion
2. distale Hemipankreatektomie,
3. proximale Hemipankreatektomie (Duodeno-Hemipankreatektomie nach Whipple),
4. transduodenale Sphincterotomie zur Beseitigung eines Abflußhindernisses im Papillenbereich mit Druckentlastung im Wirsungschen Gang.

Transduodenale Sphincterotomie

Die transduodenale Sphincterotomie reicht aus, wenn die Papillenstenose als Abflußhindernis für die gleichzeitig bestehende sekundäre Pankreopathie verantwortlich ist und das einzige Abflußhindernis darstellt. Die Beseitigung dieses Abflußhindernisses bringt die Cholangitis wie die Pankreopathie zur Ausheilung.

Wir gehen dabei so vor, daß wir zunächst die Papillenstenose röntgenologisch nachweisen (Abb. 1). Nach Einführen der Sonde legen wir die Papille transduodenal frei und führen die rechtslaterale Sphincterotomie durch. Nach Einlegen eines Venenkatheters wird nun die Pancreaticographie vorgenommen (Abb. 2). Sie ist zur Darstellung der Verhältnisse im Wirsungschen Gang unerläßlich. Reicht die Sphincterotomie zur Beseitigung der Stenose im Pan-

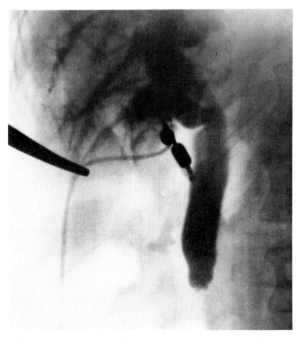

Abb. 1. Peroperative Radiomanometrie. Extreme Papillenstenose durch chronische Papillitis, in die der Wirsungsche Gang einbezogen ist

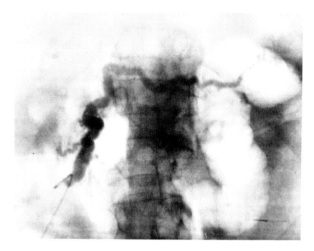

Abb. 2. Ascendierende Pancreaticographie nach transduodenaler Sphincterotomie. Die starke diffuse Pankreasgangerweiterung ist deutlich erkennbar

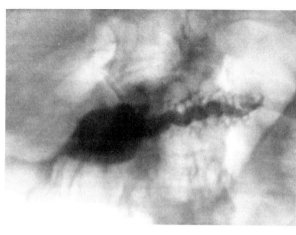

Abb. 3. Pancreaticographie durch Direktpunktion. Starke Gangerweiterung mit großer Pseudocyste im Kopfbereich

creaticus nicht aus, nehmen wir eine entsprechend große Resektion des Septum zwischen Choledochus und Pancreaticus vor. Die Drainage des Pancreaticus ist nicht notwendig, weshalb wir sie ablehnen.

Laterolaterale Pancreatico-Jejunostomie nach Cattell-Mercadier

Besteht eine besonders lange Striktur des Ductus pancreaticus im Kopfbereich, eine Stenosierung im Duodenum oder multiple Einengungen bei erweitertem Pankreasgang, bleibt nur die ventrale Teilresektion mit Pancreatico-Jejunostomie nach Cattell-Mercadier. Die starke Gangerweiterung ist dabei die conditio sine qua non, da schmale Anastomosen mit engem Gang sich spontan schließen. Bei geringen Parenchymveränderungen oder stärkeren Gangstrikturen sind dabei distale Pankreasresektionen nicht erforderlich.

Das operative Vorgehen: Durch Direktpunktion des Pancreaticus wird die starke cystische Erweiterung im Kopfbereich mit diffuser starker Erweiterung des Wirsungschen Ganges bis zur Cauda bei starker und langer Einengung im Papillenbereich dargestellt (Abb. 3). Der erweiterte Pankreasgang wird breit eröffnet, Teile der Vorderwand werden reseziert und mit der retrocolisch hochgezogenen Jejunumschlinge eine breite laterolaterale Pancreatico-Jejunostomie nach Cattell-Mercadier angelegt (Abb. 4).

Die transduodenale Sphincterotomie kann nicht grundsätzlich die durch Abflußbehinderung im Bereich der Papille hervorgerufene chronische Pankreopathie beseitigen. So wurde bei einem 66jährigen Mann viermal eine Operation im Bereich der Gallenwege und des Pankreas durchgeführt. Auch nach dem letzten Eingriff, bei dem die Abflußbehinderung im Papillenbereich durch Sphincterotomie beseitigt werden sollte, bestanden periodisch stärkste

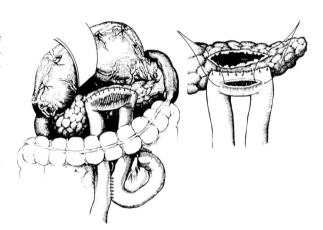

Abb. 4. Retrocolische laterolaterale Pancreatico-Jejunostomie nach Cattell-Mercadier

Schmerzen. Bei erheblicher Gewichtsabnahme traten zeitweise helle Stühle auf. Bei der normalen Magen-Breipassage füllte sich durch die insuffiziente Papille das ganze Gallenwegssystem. Die Abflußbehinderung im Pankreaskopfbereich wurde nachgewiesen, der stark erweiterte Pankreasgang eröffnet und breit freigelegt. Nach Entfernung der Pankreasgangsteine wurde die Pancreatico-Jejunostomie in gleicher Weise vorgenommen. Wegen der Papilleninsuffizienz mußte die $^2/_3$-Magenresektion durchgeführt werden. Danach ungestörter Heilverlauf, sofortige Schmerzfreiheit, rasche Gewichtszunahme.

Distale Hemipankreatektomie ohne pancreatico-digestive Anastomose

Befällt die chronische Pankreatitis nur die distalen Pankreasteile, handelt es sich also um eine autonome „Linkspankreatitis", kommen wir bei einwandfreien proximalen

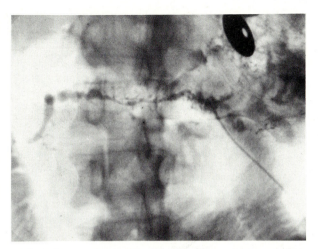

Abb. 5. Pancreaticographie bei chronischer „Linkspankreatitis". Die distalen Teile des Wirsungschen Ganges zeigen pseudocystische Erweiterungen mit Konkrementaussparungen. Die proximalen Pankreasgangbezirke sind unverändert

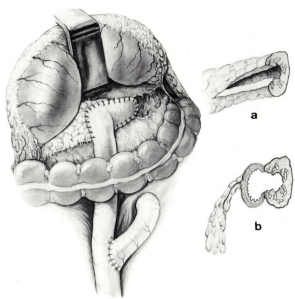

Abb. 6. Distale Hemipankreatektomie mit Pancreatico-Jejunostomie nach Mercadier-Puestow

Abflußverhältnissen mit der isolierten distalen Hemipankreatektomie ohne pancreatico-digestive Anastomose aus.

In diesen Fällen zeigt die Pancreaticographie starke Erweiterungen im distalen, jedoch normale Gangverhältnisse im proximalen Pankreasgang (Abb. 5). Es wird deshalb nur die distale Hemipankreatektomie mit Splenektomie vorgenommen. Nach Umstechungsligatur des Ductus pancreaticus wird die Resektionsfläche extraperitonealisiert.

Distale Hemipankreatektomie mit Pancreatico-Jejunostomie nach Mercadier-Puestow

Bestehen bei schwerer „Linkspankreatitis" zusätzlich im Kopfbereich stärkergradige Abflußbehinderungen mit Pseudocysten und nicht entfernbaren Pankreasgangsteinen, verzichten wir auf die mit hoher Letalität belastete proximale Duodeno-Hemipankreatektomie, auf die Whipplesche Operation. Dafür führen wir die distale Hemipankreatektomie mit Pancreatico-Jejunostomie nach Mercadier-Puestow aus. Mit diesem Vorgehen erreichen wir bei wesentlich leichterem Eingriff den gleichen therapeutischen Effekt.

Nach Cholangiographie und Pancreaticographie werden die Milz und die schwer veränderten distalen Pankreasteile entfernt. Es werden dann der Ductus pancreaticus breit geschlitzt und soweit wie möglich die Pankreasgangsteine entfernt. Das obere Jejunum wird dann als Roux-Schlinge mit dem Pankreas anastomosiert (Abb. 6).

Selbst bei großen pseudocystischen Erweiterungen im Pankreaskopf mit Gangstenosen muß der Kopfteil nicht reseziert werden (Abb. 7). Außerdem mußten wir — bis auf eine Ausnahme — diese großen Pseudocysten nicht nach außen drainieren. Besteht zusätzlich eine röhrenförmige Stenose des distalen Choledochus, legen wir zur Ent-

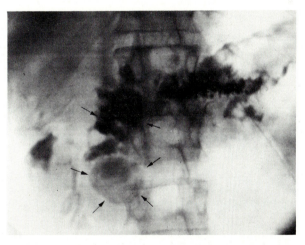

Abb. 7. Schwere chronische Pankreatitis mit extrem starken pseudocystischen Erweiterungen im Kopfbereich (mit Pfeilen gekennzeichnet)

lastung eine Choledocho-Jejunostomie an. Wir lehnen in solchen Fällen grundsätzlich die Choledocho-Duodenostomie nicht zuletzt wegen der klinisch sehr ernsten Cholangitis ab.

Man muß mit Nachdruck betonen, daß es in diesen Fällen nicht genügt, lediglich die Cysten im Pankreaskopf mit dem Jejunum zu anastomosieren. Die schwer entzündlich veränderten Pankreasschwanzteile müssen auch entfernt und der erweiterte Wirsungsche Gang breit eröffnet werden. Die Abflußbehinderungen im Kopf-Schwanzteil des Pankreas sorgen sonst für die Unterhaltung des ent-

Bauchchirurgie

zündlichen Prozesses und die schweren klinischen Erscheinungen.

Die proximale Hemipankreatektomie

Die proximale Hemipankreatektomie, die Duodeno-Hemipankreatektomie, als Whipplesche Operation in die Literatur eingegangen, kommt nur in Ausnahmefällen mit schweren chronisch-entzündlichen Veränderungen im Pankreaskopf und nur dann in Frage, wenn einfachere Verfahren versagt haben oder nicht möglich sind. Bei der Whippleschen Operation erfolgt die Anastomosierung zuerst End-zu-Seit zwischen Pankreasrest und retrocolisch hochgezogener Jejunumschlinge, dann End-zu-Seit mit dem Ductus hepaticus und in typischer Weise antecolisch mit dem Magenstumpf und Braunscher Enteroanastomose.

In einem Fall halbierte die V. mesenterica cran. das Pankreas. Da beide Pankreasgänge stark erweitert waren, wagten wir nicht die Teilligatur, sondern anastomosierten die craniale Hälfte End-zu-Seit und die caudale Hälfte Seit-zu-Seit mit dem Jejunum (Abb. 8).

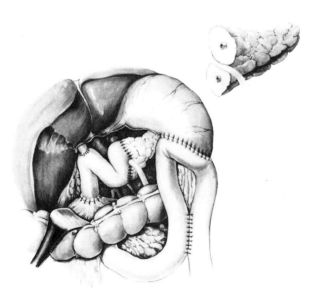

Abb. 8. Proximale Hemipankreatektomie (Duodeno-Hemipankreatektomie nach Whipple). Halbierung des Pankreas durch die V. mesenterica cran. End-zu-End-Anastomose mit der cranialen und End-zu-Seit-Anastomose mit der caudalen Hälfte

Eigenes Krankengut

Wir haben bei insgesamt 25 Kranken mit schwerer chronisch-rezidivierender Pankreatitis die Hemipankreatektomie durchgeführt: 22mal die distale Hemipankreatektomie mit 1 postoperativen Todesfall, der allerdings nicht der Methode zur Last zu legen war, und 3mal die proximale Hemipankreatektomie (Whipplesche Operation) ohne postoperativen Todesfall.

Als Komplikation erlebten wir bei der proximalen Hemipankreatektomie keine, bei der distalen Hemipankreatektomie 2 lokale Wundinfektionen, die spontan abheilten. Bei 2 Patienten traten bedrohliche postoperative Blutungen auf, die nur durch sofortige Relaparotomie mit Umstechungsligaturen bzw. ausgedehnter Nachresektion zu beherrschen waren.

Die *distale Hemipankreatektomie* ist technisch am leichtesten auszuführen. Sie ist mit der geringsten Letalität und postoperativen Morbidität belastet und deshalb im postoperativen Verlauf im allgemeinen nicht schwer. In unserem Krankengut hat dieser Eingriff in keinem Fall postoperativ zu einem Diabetes geführt. Dies bedeutet, daß der nach der Operation bestehende Diabetes grundsätzlich präoperativ vorgelegen hat.

Die *ventrale Teilresektion und die laterolaterale Pancreatico-Jejunostomie nach Cattell-Mercadier* haben wir bei drei Kranken durchgeführt. Dieses Vorgehen hat sich bewährt, wenn der Pankreasgang erheblich erweitert und das Pankreasparenchym besonders im distalen Bereich nicht stärker verändert war. Alle drei Kranke waren erfolglos voroperiert, jedoch nach der pancreatico-digestiven Anastomose sofort beschwerdefrei.

Die *proximale Hemipankreatektomie, die Whipplesche Operation,* wurde von uns nur bei schweren chronisch-entzündlichen und pseudocystischen Pankreaskopfveränderungen durchgeführt. Die Nachbehandlung erfordert größten Aufwand. Nennenswerte postoperative Störungen haben wir bei unseren drei Patienten nicht beobachtet.

Literatur

1. Cattell, R. B., Warren, K. W.: Surgery of the Pancreas. Philadelphia: Saunders 1961.
2. Creutzfeld, W., Kern, E., Kümmerle, F., Schumachner, J.: Die radikale Entfernung der Bauchspeicheldrüse beim Menschen. Indikationen, Ergebnisse, Folgeerscheinungen. Ergebnisse der inneren Medizin und Kinderheilkunde, 16. Band. Berlin-Göttingen-Heidelberg: Springer 1961.
3. Grill, W.: Fortschritte in der Behandlung der Pankreaticolithiasis. Wien. klin. Wschr. **21**, 385—386 (1970).
4. Grill, W., Lederhuber, H. A., Wolff, H. G.: Die distale pankreatico-digestive Anastomose. Fortschr. Med. **89**, 430—432 (1971).
5. Grill, W.: Die proximale und distale Hemipankreatectomie. Langenbecks Arch. Chir. Suppl. Chir. Forum 1972.
6. Hess, W.: Die chronische Pankreatitis. Klinik, Diagnostik und chirurgische Therapie der chronischen Pankreopathien, Band 6. Bern, Stuttgart: H. Huber 1969.
7. Husemann, B.: Pankreatitis und Pankreasgangstenose. Langenbecks Arch. Chir. Suppl. Chir. Forum 1972.
8. Mallet-Guy, P., De Roissard, J. P.: La Place des pancréatectomies dans les pankréatites chroniques. Bull. Soc. int. Chir. **2**, 1972.
9. Sarles, J. C.: Die chirurgische Behandlung der chronischen Pankreatitis. Dtsch. med. Wschr. **90**, 237 (1965).
10. Warren, K. W.: Surgery of Pancreatic Disease. London: Butterworths 1964.

Pankreastumoren

H.-J. PEIPER

Tumoren der Bauchspeicheldrüse führen erst in fortgeschrittenen Entwicklungsstadien zu Beschwerden, die eine differenzierte Diagnostik veranlassen. Deshalb konnte auch die für die Prognose einer chirurgischen Behandlung entscheidende Frühdiagnose durch die Weiterentwicklung und Verfeinerung der Untersuchungsverfahren nicht wesentlich verbessert werden. Die einzig sinnvolle Therapie der Pankreastumoren besteht in ihrer radikalen Exstirpation. Sie ist jedoch beim Auftreten der *klinischen Symptome*, wie Oberbauchschmerzen, Ikterus, Anorexie, Gewichtsverlust und Stenoseerbrechen, meist nicht mehr möglich. Uncharakteristische Beschwerden, besonders in fortgeschrittenem Lebensalter, sollten deshalb zu differentialdiagnostischen Erwägungen Anlaß geben. Hierzu zählen unklare Oberbauchbeschwerden, Appetitlosigkeit, krampfartige postprandiale Schmerzen (Stauung des Ductus Wirsungianus), Diarrhoe bzw. Obstipation, diabetische Stoffwechsellage, Leistungsknick, Gewichtsabnahme und psychopathologische Erscheinungen.

Die Notwendigkeit zum chirurgischen Eingriff bei Pankreastumoren ist mit der Verdachtsdiagnose gegeben; doch wird die *spezielle Indikationsstellung* erst nach Klärung von Art, Dignität und Lokalisation der Geschwulst (Tabelle 1) möglich sein. Hierfür bleibt häufig eine möglichst frühzeitige Probelaparotomie die entscheidende Maßnahme. Durch Überprüfung des Lokalbefundes, insbesondere seiner Beziehungen zu Nachbarschaftsorganen (Pfortader, Milzvene, A. u. V. mesenterica sup., Duodenum, Choledochus) und der Fahndung nach Lymphknoten- oder Lebermetastasen läßt sich die Indikation zu den einzelnen *Operationsverfahren* ableiten:

Radikale Eingriffe

Tumorenucleation.
Gezielte oder „blinde" distale Pankreatektomie.
Subtotale Pankreatektomie (evtl. als Nachresektion bei Insulinomverdacht).
Partielle Duodenopankreatektomie.
Totale Duodenopankreatektomie.

Palliative Eingriffe

Biliodigestive Anastomose.
Pancreaticodigestive Anastomose.
Gastroenteroanastomose.
Verkleinerung hormonaktiver Tumormassen durch Exstirpation von Lymphknotenmetastasen.

Eingriffe am Erfolgsorgan

Totale Gastrektomie beim Zollinger-Ellison-Syndrom.

Geschwülste im exokrinen Drüsenanteil

Gutartige Tumoren sind sehr selten. Ist die Dignität gesichert, so kann man sich auf eine Tumorenucleation beschränken, wenn dies ohne Zerstörung des umgebenden Parenchyms möglich ist. Wird dabei der Ductus Wirsungianus eröffnet, so ergibt sich hieraus die Indikation zur Drainage des Drüsendefektes in einen nach Roux Y-förmig ausgeschalteten Jejunumschenkel. Caudal oder im Korpus gelegene Geschwülste können ohne nennenswerte Funktionseinbuße auch durch distale Pankreasresektion beseitigt werden. Schwieriger gestaltet sich der Entschluß zur Resektion bei Lage im Drüsenkopf, doch wird man sich auch beim benignen Tumor gelegentlich einmal zur Duodenopankreatektomie entschließen müssen [16]. Bei Pankreascysten denke man an die Verwechslungsmöglichkeit mit einem Cystadenom. Hier kann eine histologische Untersuchung der Cystenwand die Wahl zwischen Jejunostomie oder Exstirpation bestimmen.

Größere klinische Bedeutung kommt dem **Adenocarcinom** zu. In der Mehrzahl der Fälle geht es vom Pankreaskopf aus, wo es früher Symptome auslöst (Verschlußikterus, Duodenalstenose) als bei einer Lage im Korpus- oder Schwanzbereich. Wegen eines klinisch einheitlichen Erscheinungsbildes werden die Neoplasmen der Papille, des benachbarten Duodenums, des distalen Choledochus und

Tabelle 1. Einteilung der Pankreastumoren (in Anlehnung an H. L. Bockus [1])

Geschwülste im exokrinen Drüsenanteil
A. Parenchym
  1. Acinus-Adenom (selten)
  2. Malignes Acinuszellcarcinom (selten)
B. Gangsystem
  1. Gutartiges solides Adenom (selten)
  2. Gutartiges Cystadenom (seltener als Pankreaspseudocysten)
  3. Adenocarcinom (das typische Pankreascarcinom)
  4. Cystadenocarcinom (sehr selten).
C. Interstitium
  1. Lipom
  2. Fibrom (sehr selten), auch als Sarkome möglich
  3. Neurom
  4. Hämangiom
  5. Lymphangiom u. a.

Geschwülste im endokrinen Drüsenanteil (Inselapparat)
(benigne oder maligne Nesotumoren)
1. Hormonell-inaktiver Tumor
2. Insulinom (B-Zellen-Tumor)
3. Gastrinom
4. Diarrhoeogener Tumor (nicht B-Zellen-Tumor)
5. Glucagonom
6. Polyhormonaler Tumor
7. Inselzelltumor im Rahmen einer multiplen endokrinen Adenomatose (MEA)

des umgebenden Pankreasgewebes als „peripapilläre Carcinome" zusammengefaßt.

Die Operabilitätsquote unterliegt den persönlichen Erfahrungen des Operateurs. Das Pankreaskopfcarcinom scheint in weniger als 10% radikal resezierbar zu sein, während sich die Quote bei Papillen-, Choledochus- und Duodenalcarcinomen auf etwa 40% erhöht. Die Spätergebnisse der Radikaloperation des Pankreascarcinoms sind insgesamt unbefriedigend. Die Auffassungen über die *Indikationsstellung* sind deshalb unterschiedlich. Beim Papillencarcinom sollte eine partielle Duodeno-Pankreatektomie angestrebt werden, da seine Prognose relativ günstig ist: frühe Symptomatik (Verschlußikterus), meist höher differenziert, begrenzte Ausdehnung und späte Metastasierung. Der Heilungsindex wird mit 27% gegenüber 5,7% beim Kopfcarcinom angegeben [7]. Auch besondere histologische Geschwulsttypen des Pankreaskopfes, wie Cystadenocarcinome, maligne Inselzellcarcinome und Carcinoide, scheinen eine bessere Prognose zu besitzen, so daß der Entschluß zur Radikaloperation ernsthaft zu erwägen ist. Desgleichen sollte man begrenzte, papillennahe Pankreaskopfcarcinome in die Indikationsstellung zur Resektion miteinbeziehen, da ihre klinische und histologische Abgrenzung vom Papillencarcinom oder den anderen günstigeren Geschwulsttypen während des Eingriffs unmöglich sein kann. Lypmphknoten-, Leber- oder Peritonealmetastasen, aber auch Infiltration von V. cava, Pfortader bzw. Mesenterialgefäßen haben neben fortgeschrittenem Alter (jenseits des 70. Lebensjahres), hochgradigem Ikterus und Adipositas als *Kontraindikation* zu gelten.

Bei schlechtem Allgemeinzustand und einem langfristigen, hochgradigen Ikterus läßt sich die hierdurch erhöhte Operationsletalität durch präliminare Gallendrainage (Cholecystostomie, T-Drainage oder percutane transhepatische Drainage) verbessern.

Außerordentlich belastend für die Indikationsstellung zur Radikaloperation ist die Unsicherheit bezüglich einer Abgrenzung von der Pankreatitis (Abb. 1 a u. b). Während ein Papillencarcinom mittels transduodenaler Freilegung histologisch abgeklärt werden kann, trägt die Biopsie relativ wenig zur Klärung des Pankreascarcinoms bei. Keilexcision oder Nadelbiopsie aus Tumornähe lassen im feingeweblichen Bild häufig eine chronische Pankreatitis erkennen (paraneoplastische Begleitpankreatitis), während Carcinomgewebe vermißt wird. Zudem ist die Biopsie mit dem Risiko schwerer Komplikationen belastet (Arrosionsblu-

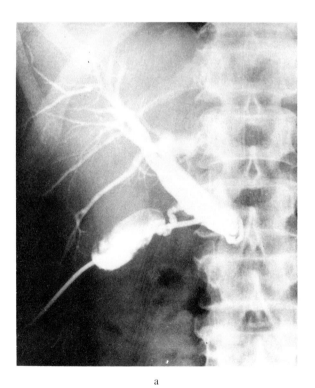
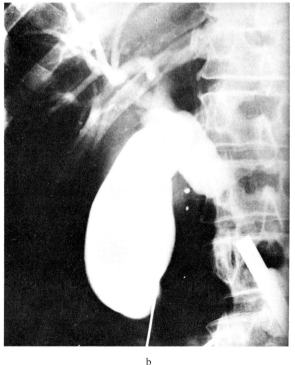

Abb. 1 a und b. Problematik der Operationsindikation beim Verschlußikterus infolge distaler Choledochusstenose: Weder intraoperative Cholangiogramme noch Palpationsbefunde lassen eine sichere Unterscheidung zwischen Pankreaskopfcarcinom und chronischer Pankreatitis zu. a Kompletter Choledochusabbruch durch Pankreaskopfcarcinom; partielle Duodeno-Pankreatektomie nach histologischer Sicherung durch Nadelbiopsie. b Kompletter Choledochusabbruch durch sequestrierende Kopfpankreatitis; partielle Duodeno-Pankreatektomie. Diagnose erst durch histologische Untersuchung des Präparates

tung, Pankreasfistel, akute Pankreatitis). Da es gerade die umschriebenen Geschwülste sind, die sich für eine Resektion eignen, wird man die Indikation in der Mehrzahl der Fälle aufgrund des Operationssitus stellen müssen. Dabei braucht ein „derber" Tumor keinesfalls carcinombedingt, sondern kann das Substrat einer Pankreatitis sein. Hingegen spricht ein zarter Choledochus von bläulicher Farbe für einen malignen Verschluß, während die chronische Pankreatitis zu schwielig-ödematösen Veränderungen der Periduodenalregion und der extrahepatischen Gallenwege führt [17]. Die Indikationsstellung sollte nicht mehr durch die Scheu beeinflußt werden, eine gutartige sequestrierende Kopfpankreatitis für ein Carcinom zu halten und irrtümlich eine Resektion durchzuführen. Für einen diesbezüglichen Befund stellt sich heute ohnehin die Frage seiner Beseitigung durch Duodeno-Pankratektomie.

Im Falle der *Inoperabilität* kommen palliative Maßnahmen in Frage: eine biliodigestive Anastomose zur Entlastung einer extrahepatischen Cholestase, eine Gastroenterostomie bei hochgradiger Behinderung der Duodenalpassage und schließlich in Einzelfällen die Drainage des Pankreasgangsystems durch Pancreatico-Jejunostomie zur Beseitigung stauungsbedingter Schmerzzustände. Röntgenbestrahlung und Chemotherapie sind wenig erfolgversprechend.

Geschwülste im endokrinen Drüsenanteil

Nur etwa 10% aller Pankreasgeschwülste gehen von den Langerhansschen Inseln aus (**Nesotumoren, Nesidioblastome**). Morphologisch handelt es sich um Adenome, Carcinome oder diffuse Hyperplasien (Mikroadenomatose). Meist hormonell aktiv, führen sie zu wohldefinierten Krankheitssyndromen, die durch rechtzeitige chirurgische Behandlung ausgeheilt werden können. In ihrer endokrininaktiven Form erlangen sie selten klinische Bedeutung.

Hormonell inaktiver Tumor: Für eine chirurgische Indikationsstellung werden inaktive Inselzellgeschwülste bedeutungsvoll, wenn sie zur Ursache eines Verschlußikterus geworden sind, oder es sich um ein Adenocarcinom handelt. Die Wahl des Eingriffs hängt dann von Größe, Typus und Lokalisation des Tumors ab.

Insulinom(B-Zellen-Tumor): Übermäßige Insulinproduktion führt bei diesen Geschwülsten zum Krankheitsbild des *Hyperinsulinismus*. Sie verursacht eine vegetative und zentralnervöse Symptomatik. Die *Abgrenzung der insulinbedingten Hypoglykämie* von den zahlreichen anderen Formen kann schwierig sein. Sie läßt sich durch Hungerversuch und intravenösen Tolbutamidtest ermöglichen, wenn andere Ursachen einer Spontanhypoglykämie klinisch ausgeschlossen wurden. Beweisend ist der radioimmunchemische Nachweis erhöhter Plasmainsulinmengen (unzuverlässig bei Adipositas und Lebercirrhose!). Chronische Neuroglykopenie führt zu schweren, schließlich irreversiblen Hirnschäden. Durch rechtzeitige Diagnosestellung und chirurgische Entfernung des Tumors kann die sonst infauste Krankheit ausgeheilt werden.

Die Geschwulstexstirpation ist auch heute noch die Methode der Wahl, da es bisher keine gefahrlose medikamentöse Behandlung gibt und stets mit der Möglichkeit einer malignen Entartung gerechnet werden muß. Eine pharmakologische Hemmung der Insulinsekretion ist durch das Thiazidderivat Diazoxid möglich, doch kommt es zu erheblichen Nebenwirkungen (Natriumretention, Hypokaliämie, Kreislauferscheinungen, Blutbildveränderungen etc.). Immerhin eignet sich diese Medikation (0,2—0,5 g/die) zur Operationsvorbereitung schwerkranker Insulinomträger und als Palliativbehandlung inoperabler B-Zellen-Carcinome [2]. Das Betacytotoxin Streptozotocin schädigt die Inselzellen direkt und wurde beim metastasierten B-Zellen-Carcinom vereinzelt mit palliativem Erfolg verabfolgt.

Von entscheidender Bedeutung ist das Auffinden des Insulinoms. Aus diesem Grunde sollte heute eine präoperative kombinierte selektive Arteriographie durchgeführt werden, die bei einer Tumorgröße von mehr als 1 cm Durchmesser einen positiven Befund bieten kann.

Die *spezielle chirurgische Indikation* ergibt sich aus der Tumorlokalisation: Intraoperativ muß zunächst die gesamte Drüse sorgfältig abgetastet werden, zumal Adenome in 10—15% multipel vorkommen. Nach dem Schrifttum besteht keine Bevorzugung bestimmter Abschnitte des Organs [13]. Findet sich kein Tumor, dann wird man eingedenk der Möglichkeit ektopischer Insulinome die Suche auf Duodenum, Magen, Jejunum, Ileum, Gallenblase, Mesenterium und Omentum majus ausdehnen.

Wird der Tumor im Pankreas lokalisiert, so strebt man seine Enucleation an. Dies gilt vor allem im Bereich des Drüsenkopfes (Abb. 2). Größere Adenome in Corpus oder Schwanz müssen gegebenenfalls durch distale Pankreatek-

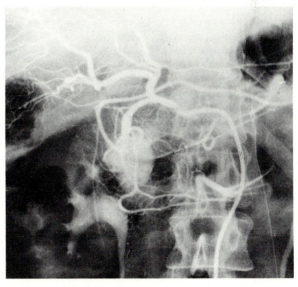

Abb. 2. Arteriographische Lokalisation eines großen Insulinoms im Pankreaskopfbereich bei Hyperinsulinismus. Indikation: Tumorenucleation

Bauchchirurgie

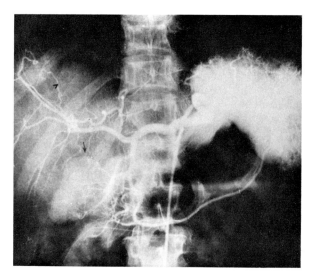

Abb. 3. Selektive Cöliacographie mit Darstellung großer Tumorknoten im Bereich des Pankreaskopfes und der Leber bei Hyperinsulinismus. Operation bestätigt metastasiertes Inselzellcarcinom. *Indikation*: Verkleinerung der Tumormasse (900 g) zur Besserung schwerster Hypoglykämien

tomie entfernt werden. Problematisch ist das Vorgehen, wenn ein sicherer Tumornachweis mißlingt. Wir bevorzugen dann eine Körper- und Schwanz-Resektion und haben dabei nicht palpable Adenome entfernen können. Mit dieser „blinden" distalen Pankreatektomie konnte eine Heilungsquote von 55% erzielt werden [8]. Eine primäre totale Duodenopankreatektomie ist wegen ihrer erheblichen Letalität kontraindiziert. Bei Fortbestehen des Hyperinsulinismus wird man sich auch später noch zur Nachresektion bzw. Duodeno-Pankreatektomie entschließen können.

Im Gegensatz zu den inaktiven Inselzellcarcinomen wird den hormonaktiven Formen eine sehr schlechte Prognose zugesprochen, die Palliativmaßnahmen erfolglos erscheinen lassen [1]. Wir halten hingegen doch den Versuch einer Tumorverkleinerung für gerechtfertigt, da wir bei schwerstem Hyperinsulinismus nach Exstirpation größerer peripankreatischer Lymphknotenmetastasen längere Symptomenfreiheit erzielen konnten (Abb. 3).

Gastrinom (ulcerogener Tumor): Zollinger und Ellison haben 1955 ein später nach ihnen benanntes Syndrom beschrieben [21], das durch Adenom, Carcinom oder Mikroadenomatose der Nicht-B-Zellen des Inselapparates verursacht wird. Es ist durch *excessive Magensafthypersekretion und rezidivierende Ulcera* charakterisiert. Die Geschwüre nehmen oft einen foudroyanten Verlauf (Perforation, Blutung, rasches Rezidiv), treten auch nach üblicher Magenresektion auf und finden sich nicht selten an atypischer Stelle (distales Duodenum, proximales Jejunum, Oesophagus). In etwa 30% verursacht die Hypersekretion *wäßrige Durchfälle*. Als wirksames Hormon wurde das *Gastrin* nachgewiesen, das normalerweise in der Antrumschleimhaut entsteht [5]. Dieses im Übermaß produzierte Polypeptidhormon führt zu einer enormen Zunahme der Belegzellmasse mit einer Vergrößerung des Magenfundus und starker Schleimhauthyperplasie. Neben der Röntgenuntersuchung kommt der Magensaftanalyse besondere diagnostische Bedeutung zu. Am wichtigsten ist hierbei die Feststellung einer hohen Basalsekretion (BAO > 15 mval HCl/Std) bei Fehlen einer Pylorusstenose. Der hierdurch gegebene Verdacht kann durch mangelhafte Stimulierbarkeit der schon durch den Tumor maximal stimulierten Magensekretion verstärkt werden. Auch eine gegenüber der Norm erheblich gesteigerte Säureproduktion im Calciuminfusionstest spricht für ein *Zollinger-Ellison-Syndrom* und gegen das übliche Geschwürsleiden [12].

Die *Indikation* für das operative Vorgehen wird trotz dieser Kriterien durch die Möglichkeit sehr viel häufigerer pathogenetischer Faktoren belastet: Pylorusstenose, Geschwürsleiden mit überhöhter Basalsekretion, ungenügende Magenresektion mit zurückgelassenem proximalen oder distalen Antrumrest, chronische Pankreatitis.

Ein entscheidender Fortschritt war deshalb die Einführung der radioimmunologischen Plasma-Gastrin-Bestimmung [11], einer allerdings schwierigen Methode, die bisher nur an wenigen Zentren durchgeführt werden kann. Während die Normwerte zwischen 100 und 200 pg/ml liegen, sind sie beim Zollinger-Ellison-Syndrom auf 800 bis 12000 pg/ml gesteigert und sichern damit die Diagnose.

Bevor man sich zum Eingriff entschließt, sollte ein möglichst vollständiger endokriner Status erhoben werden, da das Zollinger-Ellison-Syndrom Teilaspekt einer *pluriglandulären Adenomatose (multiple endokrine Adenomatose = MEA-Syndrom)* oder der Inseltumor polyhormonal veranlagt sein kann. Mindestens 20% der Kranken bieten einen Hyperparathyreoidismus. Nicht selten liegen gleichzeitige Veränderungen der Hypophyse vor, so z. B. ein hormonaktives Hypophysenadenom mit Akromegalie bei der familiären Polyadenomatose, dem Wermer-Syndrom (Akromegalie, Hyperparathyreoidismus und ulcerogener Tumor [18]).

Die *Indikation* bei Zollinger-Ellison-Syndrom wird bisher keineswegs einheitlich gehandhabt. Obwohl eine Tumorenucleation vereinzelt zur Heilung führte, haben sich damit doch meist Mißerfolge ergeben. Es ist dies die Folge eines häufig multiplen Vorkommens der Adenome (55%) bzw. ihrer malignen Entartung in über 60% der Fälle mit hoher Metastasierungsrate. Daher wird es eine Ausnahme darstellen, wenn der Chirurg alles Gastrin-produzierende Gewebe entfernen kann. Zunehmende klinische Erfahrungen ließen deshalb den Magen als Erfolgsorgan der Krankheit im Mittelpunkt therapeutischer Überlegungen erscheinen. Langzeitbeobachtungen ergaben, daß die Mehrzahl der Kranken, bei denen lediglich partielle Magenresektionen durchgeführt wurden, an Komplikationen rezidivierender Ulcera verstarben. Dagegen ist die Prognose nach totaler Gastrektomie wesentlich besser [19]. Erstaunlicherweise wurde nach totaler Gastrektomie sogar eine Rückbildung von Metastasen anläßlich von „second-look"-Operationen sowie Normalisierung der Serumgastrinwerte beobachtet [4], was Anlaß zur Theorie eines

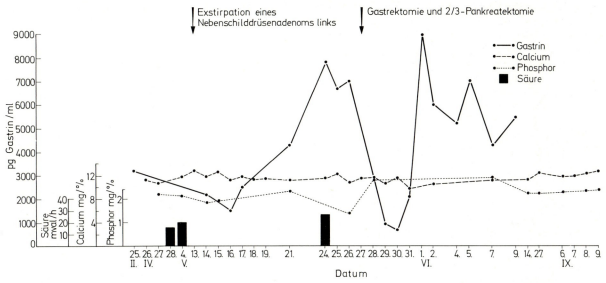

Abb. 4. Zollinger-Ellison-Syndrom bei multipler endokriner Adenomatose (MEA-Syndrom). *Indikationen*: 1. Epithelkörperchenadenomexstirpation wegen primären Hyperparathyreoidismus; 2. Pankreasschwanzresektion wegen multipler ulcerogener Adenome und totale Gastrektomie wegen rezidivierender Duodenalulcera. Verlaufskontrollen der Serumgastrinwerte zeigen ein vorübergehendes Absinken mit erneutem pathologischem Anstieg als Folge weiterer Gastrinome im Restpankreas. Dies bestätigt die Richtigkeit der Indikation zur operativen Entfernung des Erfolgsorgans (totale Gastrektomie)

„gastrischen Faktors" gegeben hat. Diese Erfahrungen berechtigen heute zur totalen Gastrektomie beim Zollinger-Ellison-Syndrom (Abb. 4).

Die *Indikation* stützt sich auf den Nachweis des Adenoms, wobei man die häufige extrapankreatische Lage (Milzhilus, Jejunum, Magenantrum, Omentum majus) berücksichtigen sollte. Besonders schwer sind gelegentlich nur wenige Millimeter große Adenome in der Submucosa des Duodenums aufzufinden. Es empfiehlt sich, das Duodenum zu eröffnen und auszutasten [3]. Eventuell gelingt die histologische Sicherung eines Carcinoms durch Untersuchung exstirpierter Lymphknoten. Anderenfalls ist eine Pankreasschwanzresektion angezeigt, um hier möglicherweise kleine Adenome bzw. eine diffuse Inselzellhyperplasie nachzuweisen. Solitäre Tumoren sollte man möglichst entfernen, um ihrer malignen Entartung vorzubeugen. Die beschriebene Indikationsstellung leitet sich aus den Erkenntnissen eines zentralen Tumorregisters über nunmehr rund 1000 diagnostizierte Fälle ab [19].

Diarrhoeogener Tumor: Erst 1957/1958 haben Priest-Alexander und Werner-Morrison auf ein heute mit ihren Namen verbundenes Syndrom hingewiesen, bei dem ein Nicht-B-Zellen-Tumor (solitärs Adenom, multiple Adenome oder Carcinom) bzw. eine diffuse Hyerplasie dieser noch nicht identifizierten Zellen zu *profusen wäßrigen Diarrhoen mit Hypokaliämie* führt. Es weist keine Magenhypersekretion auf und läßt deshalb peptische Geschwüre vermissen. Das Erscheinungsbild wird auch durch die Synonyma „*pankreatische Cholera*" [10] und WDHA *(wäßrige Diarrhoe, Hypokaliämie, Achlorhydrie)* — Syndrom [9] gekennzeichnet. Bis 1969 waren 33 Fälle beschrieben [18], von denen aber wohl nur ein Teil als wirklich bewiesen aufgefaßt werden darf [6]. Nur 10 Kranke konnten durch Exstirpation des Pankreastumors geheilt werden. Die erste erfolgreiche Operation in Deutschland teilten Zenker u. Mitarb. 1966 mit [20]. Häufig wurde die Diagnose zu spät gestellt, so daß ein Ausgleich des Flüssigkeits- und Elektrolytdefizits nicht mehr gelang und die Kranken an prärenalem Nierenversagen verstarben. Die Diagnose ist so schwierig, weil die Natur des verantwortlichen Hormons noch nicht sicher geklärt ist und sein Nachweis aussteht. Die pathophysiologischen Fakten des Syndroms und erste radioimmunologische Untersuchungen von Tumorextrakten und Blutproben [6] lassen die Existenz eines *Hormons mit Sekretinwirkung* als wahrscheinlich erscheinen. Charakteristische Röntgensymptome fehlen, wenn der Pankreastumor nicht zu Verdrängungserscheinungen geführt hat oder ein angiographischer Nachweis gelingt.

So wird man die *Indikation* zur operativen Freilegung der Bauchspeicheldrüse erst dann stellen, wenn andere Ursachen wäßriger Diarrhoen ausgeschlossen wurden. Die häufig festgestellte Hypercalcämie scheint einen direkten Zusammenhang mit dem Syndrom zu besitzen, da sie nach Beseitigung des Pankreastumors verschwindet. Eine Freilegung der Epithelkörperchen vor der Pankreasrevision ist also nicht erforderlich. Der intraoperative Befund einer gestauten Gallenblase und der analytische Nachweis eines hohen Bicarbonat- und Chlorgehaltes der Galle (Sekretineffekt?) kann dem Chirurgen als weiteres Kriterium für die Erkrankung dienen. Findet er ein Adenom, so wird die wäßrige Diarrhoe nach seiner Entfernung ausheilen. Andernfalls handelt es sich um ein metastasiertes Carcinom, dessen Auswirkungen u. U. durch Steroidmedikation zu bessern sind. Bei Vorliegen einer diffusen Hyperplasie ist durch Resektion des betroffenen Parenchyms eine Milderung der Symptome zu erwarten. Eingriffe am Magen sind keinesfalls indiziert!

Glukagonom: *Inseltumoren aus Glukagon-produzierenden A_2-Zellen* wurden vereinzelt beobachtet, ohne daß ihnen klinische Bedeutung zukam. Lediglich eine *Hypoglykämie mit leichtem Diabetes* dürfte Folge einer erhöhten Glukagoninkretion, möglicherweise bei funktionell schwachem B-Zellsystem, sein.

Da diese Tumoren ohnehin nicht diagnostiziert werden können, ergeben sie *keine chirurgische Indikation.*

Literatur

1. Bockus, H. W.: Gastroenterology, Vol. III, 2. Aufl. Philadelphia, London: W. B. Saunders 1966.
2. Creutzfeldt, W., Frerichs, H., Ketterer, H., Feuerle, G., Arnold, R.: Die klinischen Syndrome hormonell aktiver Pankreastumoren. Chirurg **42**, 97 (1971).
3. Enderlin, F.: Einige Aspekte des Zollinger-Ellison-Syndroms aus chirurgischer Sicht. Chirurg **42**, 106 (1971).
4. Friesen, St. R.: Zollinger-Ellison-Syndrome. Current problems in surgery, April 1972.
5. Gregory, R. A., Grossman, M. I., Tracy, H. J., P. H. Bentley: Nature of the gastric secretagogue in Zollinger-Ellisontumors. Lancet **1967 II**, 543.
6. Kraft, A. R., Tompkins, R. K., Zollinger, R. M.: Recognition and management of the diarrhoe syndrome caused by nonbeta islet cell tumors of the pancreas. Amer. J. Surg. **119**, 164 (1970).
7. Kremer, K., Berghaus, H., Düwell, F., Filthaut, W.: Erfolgsaussichten von Radikaleingriffen bei den sogen. peripapillären Carcinomen. Chirurg **38**, 278 (1967).
8. Laroche, G. P., Ferris, D. O., Priestley, J. I., Scholz, A. D., Dockarty, M. B.: Hyperinsulinismus. Arch. Surg. **96**, 763 (1968).
9. Marks I. V., Bank, S., Louw, J. H.: Islet cell tumor of the pancreas with reversible watery diarrhoe and achlorhydria. Gastroenterology **52**, 695 (1967).
10. Matsumoto, K. K., Peter, J. B., Schultze, R. G., Hakim, A. A., Franck, P. T.: Watery diarrhoe and hypokalemia associated with pancreatic islet cell adenoma. Gastroenterology **50**, 231 (1966).
11. McGuigan, J. E., Trudeau, W. W.: Immunochemical measurement of elevated levels of gastrin in the serum of patients with pancreatic tumors in the Zollinger-Ellison a variety. New England J. med. **278**, 1308 (1968).
12. Passaro, E., Basso, N., Sanchez, R. E., Gordon, H. E.: Newer studies in the Zollinger-Ellison-syndrom. Amer. J. Surg. **120**, 138 (1970).
13. Peiper, H.-J., Becker, H.-D.: Chirurgie des Hyperinsulinismus. Chirurg **42**, 111 (1971).
14. Smith, R.: Pers. Mitteilung, 1971.
15. Verner, J. V.: Clinical syndromes associated with noninsulin producing tumours of the pancreas. (Demling, L. Ottenjahn, R., Hrsg.). Stuttgart: Thieme 1969.
16. Voßschulte, K., Sailer, F. X., Schultis, K.: Diagnose und Therapie benigner Pankreastumoren. Deutsch. med. Wschr. **96**, 1461 (1971).
17. Warren, K. W., Cattell, R. B., Blackburn, J. P., Nora, P. F.: A long-term appraisal of pancreaticoduodenal resection for peripapillary carcinoma. Amer. Surg. **155**, 653 (1962).
18. Wermer, F.: Genetic aspects of adenomatosis of endocrine glands. Amer. J. Med. **16**, 363 (1954).
19. Wilson, St. D., Schulte, W. J., Meade, R. C.: Longevity studies following total gastrectomy. Arch. Surg. **103**, 108 (1971).
20. Zenker, R., Forell, M. M., Erpenbeck, R.: Zur Kenntnis eines seltenen durch ein Pankreasadenom verursachten Krankheitssyndroms. Dtsch. med. Wschr. 634 (1966).
21. Zollinger, R. M., Ellison, E. H.: Primary peptic ulceration of the jejunum associated with islet cell tumors of the pancreas. Surgery **142**, 709 (1955).

Leberchirurgie

R. BERCHTOLD

Die Leberchirurgie zeigt beispielhaft, wie die exakte anatomische Kenntnis des Organs und die voroperative angiographische und szintigraphische Darstellung dessen anatomischer Strukturen für den Erfolg einer Operation maßgeblich sind. Grundlegende Arbeiten darüber stammen von chirurgischer Seite. Während Couinaud [6] durch exakte anatomische Studien die heute üblichen Leberresektionen entwickelte, ging Bengmark [1] bereits einen Schritt weiter, indem er die funktionellen Leberveränderungen vor und nach der Leberresektion und Desarterialisation der Leber untersuchte. Das führte zur dritten Tatsache, daß für die Leberchirurgie die Berücksichtigung der Leberfunktion und der Leberdurchblutung unerläßlich ist. Zu dieser Erkenntnis haben Preisig und seine Mitarbeiter [4] in neuerer Zeit wesentliches beigetragen. Die modernen Indikationsstellungen zu chirurgischen Eingriffen an der Leber müssen auf diesen drei Erkenntnissen basieren.

Indikationen

Im Gegensatz zu den eher gutartigen penetrierenden Verletzungen durch Stiche und Schüsse nehmen die meist im Straßenverkehr erworbenen, **nicht penetrierenden oder subcutanen Leberrupturen** zu. Die Sterblichkeit an stumpfen Bauchtraumen ist höher, einerseits wegen der Verzögerung der Diagnose infolge Nichterkennens der Läsion und andererseits wegen der gleichzeitigen Verletzung anderer Organe [11]. In ungefähr der Hälfte der stumpfen Leberverletzungen sind Komplikationen zu erwarten, wie intrahepatisches Hämatom, Gallenfistel, Ischämie und Nekrose von Leberteilen und spätere Abszeßbildung. Diese Entwicklung kann durch aktive Diagnostik und Indikationsstellung vermieden werden.

Ist ein Patient mit Verdacht auf stumpfes Bauchtrauma und Leberruptur im drohenden oder manifesten hypovolämischen Schock, muß die Indikation zur Laparotomie und operativen Blutstillung rasch gestellt werden. Der Blutnachweis durch Peritoneallavage oder Laparoskopie genügt zur Indikationsstellung. So wertvoll die selektive Angiographie zur Lokalisationsdiagnostik der Blutung ist, so sollte sie bei der vermuteten Leberruptur nur dort verwendet werden, wo die apparative und personelle Leistungsfähigkeit voraussetzt, daß damit keine Zeit verloren geht. Die chirurgische Hämostase ist ein wesentlicher Teil der Behandlung des hämorrhagischen Schocks [2]. In diesem Zusammenhang sind die intraoperativen Indikationen zu erwähnen, die zur möglichst raschen und effektiven Blutstillung beitragen:

1. Das *Abklemmen des Ligamentum hepato-duodenale* (temporärer Verschluß der Leberarterie und der Pfortader) bis maximal 15 min [2, 8].
2. Bei Verletzungen der Lebervenen oder der Vena cava das *Abklemmen der Vena cava caudal und cranial der Leber* (hier auf transdiaphragmalem, transperikardialem Weg) für 15—20 min, wenn gleichzeitig die Aorta gedrosselt wird [2].
3. Bei größerem und unübersichtlichem Riß der Vena cava die *Kanülierung der Vena cava inferior* vom rechten Herzohr aus und die Ligatur der Vena cava supraphrenisch und subhepatisch auf die Kanüle [13]. Dazu ist aber die Erweiterung des Zuganges in den rechten Thorax nötig.

Bei unübersichtlichen und stark blutenden Leberverletzungen soll man sich daran erinnern, daß das Abstopfen und Tamponieren mit Kompressen unter Umständen dem Verletzten das Leben retten kann [10]. Während der Zeit der Tamponade können Blutkonserven und chirurgisches Rüstzeug bereitgestellt werden. Über einer solchen Tamponade darf das Abdomen auch provisorisch verschlossen und der Patient in das nächstgrößere und leistungsfähigere Krankenhaus verlegt werden.

Für die weitere intraoperative Indikationsstellung zur Sanierung der Leberruptur sind folgende drei Punkte hervorzuheben:

1. keine Parenchymnähte, sondern Resektion des lädierten Lebergewebes,
2. ausgiebige Drainage der Resektionsstelle nach außen,
3. Drainage des Gallenwegssystems.

Spezielle Indikationen

Für die chirurgische Behandlung des **Echinococcus cysticus (hydatidosus)** sind drei Tatsachen wichtig:

1. daß eine sichere klinische Diagnose meist nicht möglich ist, da eine diagnostische Punktion wegen der Verschleppung von Scolices und wegen der Antigen-Antikörperreaktion gefährlich ist,
2. daß cirka 90% der cystischen Leberechinokokken Verbindungen mit dem Gallengangssystem haben,
3. daß diese Cysten Tendenz zu Komplikationen, nämlich Vereiterung, Ruptur, Verkalkung und Kompression des noch erhaltenen, benachbarten Lebergewebes und der Lebergefäße haben.

Die chirurgische Therapie kann nach den drei folgenden operativen Prinzipien geschehen:

1. Die *Cyst- oder Pericystektomie*.

   Darunter versteht man die partielle oder totale Resektion der Wirtskapsel. Aufgrund der tatsächlichen Verbindung des Gallengangssystems mit dem parasitären Anteil der Cyste ist es zweckmäßig, sowohl bei der totalen wie partiellen Cystektomie die Cyste unter den nötigen Vorsichtsmaßnahmen gegen den Kontakt des Cysteninhaltes mit der Bauchhöhle zu entleeren und mit Formalin oder besser hypertonischer Lösung [3] zu sterilisieren. Die totale Cystektomie ist nur dann indiziert, wenn die Cyste in der Leber oberflächlich liegt oder gar gestielt ist. Bei allen tief in der Leber liegenden Cysten ist die partielle Cystektomie indiziert.

2. Die *anatomiegerechte Leberresektion oder Hepatektomie* kommt nur ausnahmsweise, bei großen Cysten, die zu ausgedehnten Parenchymdestruktionen geführt haben, in Frage.

3. Handelt es sich um sehr große Cysten mit Kompressionseffekt auf die Lebergefäße und Gallenwege und um Patienten mit erhöhtem Operationsrisiko, soll die Indikation zur *Marsupialisation*, d.h. zur Ableitung der Cyste nach außen, evtl. nach vorgängiger Adhäsionserzeugung zwischen Cyste und Bauchwand, gestellt werden. Eventuell ist später, in einer weiteren Operation, die Cystektomie oder eine innere Drainage angezeigt [9].

Der **Echinococcus alveolaris** ist ein in Süddeutschland und in der Schweiz endemisch vorkommender Parasit und befällt in über 50% ausschließlich die Leber. Zur einzig effektiven Behandlung ist stets die anatomiegerechte Resektion des parasitentragenden Leberabschnittes angezeigt. Eine atypische Resektion ist dann vorzunehmen, wenn

1. der alveoläre Echinococcus im frühen Stadium diagnostiziert wird,
2. der Echinococcus im Spätstadium bereits den Leberhilus befallen hat und nur eine Teilresektion möglich ist (z.B. zur Dekompression des Leberhilus bei vorhandenem mechanischem Ikterus) und
3. wenn die nicht seltenen nekrobiotischen Veränderungen des Leberechinococcus zu Teilresektionen oder Drainagen zwingen.

Beim **Leberabsceß** sind zwei Hauptformen zu unterscheiden:

Die häufigeren multiplen Abscesse *cholangitischer* Herkunft. Das Grundleiden und der akute Verlauf erleichtern die Diagnose und damit auch eine früheinsetzende Therapie.

Die großen, oft solitären Abscesse *pyogenen* Ursprungs oder *parasitär* durch Amöben. Für die immer noch hohe Sterblichkeit dieser solitären Abscesse sind verantwortlich [5]:
1. der eher protrahierte Verlauf und deshalb die verzögerte Diagnose,
2. die ungenügende chirurgische Drainage und
3. keine oder eine ungenaue bakteriologische Untersuchung ohne Antibiogramm.

Für die Diagnose und für die Indikation über den Zugangsweg spielen heute die Szintigraphie und die Leberangiographie eine eminente Rolle. Da die meisten großen, solitären Abscesse in der rechten Leberhälfte liegen, ist der übliche Zugangsweg für ventral gelegene Abscesse unmittelbar subcostal, bei dorsaler Absceßlage caudal-intercostal.

Bei Leberabscessen cholangitischer Ursache ist in erster Linie die Indikation zur Cholecystektomie und zur Beseitigung des Gallengangshindernisses und zur Drainage des Ductus choledochus gegeben.

Einfache **solitäre Lebercysten** sind selten. Sie liegen meist subcapsulär rechts und bieten keine therapeutischen Schwierigkeiten. Indiziert ist die Abtragung des freien Cystenanteils.

Das **primäre Lebercarcinom** ist sehr selten. Dazu kommt, daß die Diagnose schwierig ist und daß sie deshalb erst spät, d.h. für chirurgische Indikationen zu spät gestellt wird.

Häufiger wird der Chirurg konfrontiert mit der Indikationsstellung bei sekundären Lebertumoren, bei **Metastasen**. Die solitäre Lebermetastase kann entweder atypisch oder anatomiegerecht reseziert werden. Zur gezielten Behandlung multipler Lebermetastasen steht heute die Desarterialisation der Leber zur Diskussion [1, 7]. Für dieses Verfahren sprechen die bekannte Tatsache, daß die Lebermetastasen vorwiegend arteriell versorgt werden, und der experimentelle und klinische Nachweis, daß die Leber bei erhaltenem, normalem Pfortaderzustrom für ihre Vitalität und Funktion genügend Sauerstoffzufuhr hat, wenn die arterielle Zufuhr unterbrochen wird.

Zur kritischen Einstellung gegenüber dieser Indikation mahnen die Tatsachen, daß

eine totale Unterbrechung des arteriellen Zustroms zur Leber technisch schwierig ist,

daß die Unterbrechung nur temporär aufrechterhalten werden kann, weil sich in relativ kurzer Zeit aus der Umgebung der Leber wieder arterielle, hepatopetale Wege eröffnen und

daß der Effekt der Leberdesarterialisation auf die Lebermetastasen größer ist, wenn sie mit einer cytostatischen Dauerinfusion durch einen Verweilkatheter kombiniert wird. Diese Dauerinfusion ist aber organisatorisch und apparativ aufwendig. Deshalb können einstweilen die Indikation und die Durchführung dieser Maßnahmen nur Spezialkliniken vorbehalten bleiben.

Ganz ausnahmsweise ist beim **Gallenblasencarcinom** bei nicht zu alten Patienten die erweiterte Hepatektomie rechts indiziert. Bei diesem gar nicht so seltenen und prognostisch infausten Leiden sollte die Indikation viel früher und prophylaktisch gestellt werden; nämlich die Indikation zur Entfernung der meist steinhaltigen Gallenblase.

Eine kritische Stellungnahme gilt noch viel mehr für die Indikation zur **Lebertransplantation.** Als Hauptindikationen dazu gelten heute die angeborene Gallengangsatresie, die Wilsonsche Krankheit und die schwere Cirrhose [12].

Literatur

1. Bengmark, S.: Liver surgery. Progr. Surg. (Basel) **6**, 1 (1968).
2. Bengmark, S., et al.: Chirurgische Behandlung von traumatischen Leberschäden. Chirurg **40**, 458 (1969).
3. Berchtold, R.: Zur operativen Sanierung beim Echinococcus alveolaris und cysticus. Helv. chir. Acta **36**, 48 (1969).
4. Bircher, J., Blankart, R., Halpern, A., Häcki, W., Laissue, J., Preisig, R.: Volumetric and functional criteria for assessment of severity in patients with cirrhosis of the liver. Europ. J. clin. Invest., in press.
5. Block, M.A.: Principles in the management of liver abscess. Amer. J. Surg. **115**, 587 (1968).
6. Couinaud, C.: Le foie (études anatomiques et chirurgicales). Paris: Masson 1957.
7. Couinaud, C., Juin, Weinfeld, C.: Ligature délibérée de l'artère hépatique. Mémoires l'Acad. Chir. **96**, 494 (1970).
8. Fékété, F., Guillet, R.: Les traumatism du foie. J. Chir. (Paris) **98**, 55 (1969).
9. Guntz, M.: Traitement chirurgical du kyste hydatique du foie. J. Chir. (Paris) **103**, 86 (1972).
10. Longmire, W.P., jr.: Hepatic surgery. Ann. Surg. **161**, 1 (1965).
11. Madding, G.F., Kennedy, P.A.: Trauma to the liver. In: Major problems in clinical surgery, Vol. III. Philadelphia, London: Saunders 1965.
12. Penn, I., Starzl, T.E.: Experience in the human liver transplantation—Indication, Prognosis and Perspectives. I[st] International Symposium of liver transplantation, Bonn 1972.
13. Schrock, Th., Blaisdell, F.W., Mathewson, C.: Management of blunt trauma to the liver and hepatic veins. Arch. Surg. **96**, 698 (1968).

Lebertransplantation

E. Struck und H. Hamelmann

Stand der Lebertransplantation

Seit am 3.1.1963 von T. E. Starzl [11] erstmalig eine humane orthotope Lebertransplantation durchgeführt wurde, ist dieses Operationsverfahren zunehmend in den Bereich klinischer Erwägungen gerückt. Von 35 Operationsteams waren bis 1972 insgesamt 182 Lebern transplantiert worden [1]. Die erfahrensten Chirurgen sind Starzl [10] und Calne [4], die über die Hälfte aller Lebertransplantationen ausgeführt haben, sowie Fortner [7] und Birtch [2]. Die Gesamtzahl der Lebertransplantationen wird heute mit etwa 200 angegeben. In Deutschland wurden bisher 3 humane Lebertransplantationen von Gütgemann durchgeführt [8].

Operatives Risiko der Lebertransplantation

Das operative Risiko der Lebertransplantation ist aus zwei Gründen als besonders hoch anzusehen. Erstens ist die methodisch relativ wenig gefährdende Implantation einer zusätzlichen Leber als assistierendes Organ nicht möglich, da diese heterotope Verpflanzung des Organs in das Bekken, in den Retroperitonealraum, ins Milzlager und den subhepatischen Raum wegen der Möglichkeit von Kompressionen oder Abknickung der vasculären Anschlüsse und auch aus immunologischen Gründen mit einer besonders hohen Letalität belastet ist [3, 11]. Daraus ergibt sich die Notwendigkeit einer orthotopen Transplantation. Hierbei liegt nun zum anderen das erhöhte Operationsrisiko darin, daß für die postoperative Therapie bei anfänglich nicht ausreichender Organfunktion die Möglichkeit einer zuverlässigen extrakorporalen Assistenz des Organs, wie sie nach Nierentransplantation durch die Hämodialyse gegeben ist, bisher nicht besteht. Die orthotope Lebertransplantation ist auch wegen des insgesamt größeren Eingriffes und der vorübergehend gestörten Hämodynamik besonders gefährlich. Diese Überlegungen geben zu der Forderung Anlaß, die Transplantation der Leber nur nach entsprechendem organisatorischen und methodischen Training durchzuführen. Diese methodischen Schwierigkeiten erklären zum Teil die relativ geringe Anzahl von Chirurgen (s. o.), die dieses Operationsverfahren bisher in der Klinik verwirklicht haben.

Spezielle chirurgisch-technische Faktoren

Die orthotope Leberverpflanzung erfordert einen Eingriff in die Hämodynamik mit wenigstens kurzzeitiger Unterbrechung des Portalkreislaufes und der Abklemmung der unteren Hohlvene, auch wenn nach kurzer Stauungsperiode Kurzschlußverbindungen zum oberen Hohlvenensystem geschaffen werden können. Allerdings ist es nicht unter allen Umständen erforderlich, venovenöse Kurzschlußverbindungen herzustellen, wie aus bisherigen Erfahrungsberichten hervorgeht [8]. Nach entsprechender Vorbereitung der Spenderleber können die Hepatektomie und die Implantation der Leber beim Empfänger vorgenommen werden. Dabei müssen zunächst alle Gefäßanschlüsse wieder hergestellt werden. Mit der Zielsetzung, eine schnelle Wiederdurchblutung der Leber zu erreichen, wird im Anschluß an die zuerst durchgeführte fortlaufende Naht der Hohlvene oberhalb der Leber, deren Exposition besonders schwierig sein kann, die Pfortader End-zu-End anastomosiert. Bereits jetzt kann die portale Zirkulation freigegeben werden, womit die anhepatische Operationsphase beendet ist. Als weitere Gefäßverbindungen schließen sich die Anastomose der V. cava unterhalb der Leber und die A. hepatica-Anastomose an (s. Abb. 1). Die A. hepatica des Transplantats kann außer mit der A. hepatica des Empfängers direkt auch mit der A. renalis, der A. lienalis oder der Aorta des Patienten verbunden werden, technische Variationen von unterschiedlichem Schwierigkeitsgrad. Schließlich muß die Gallendrainage gesichert werden. Zur Vermeidung ascendierender Infektionen bei einer Choledocho-Duodenostomie oder einer Cholecysto-Jejunostomie hat sich die direkte Verbindung der Gallenwege im Choledochusbereich bewährt [3]. Eine Cholecysto-Jejunostomie birgt neben dem Infektionsrisiko die Gefahr einer behinderten Gallendrainage am Übergang vom Ductus hepaticus zum Ductus cysticus in sich [11]. Weitere chirurgisch-technische Risikofaktoren für die Indikations-

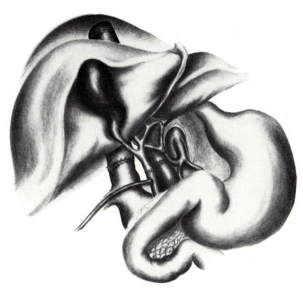

Abb. 1. Darstellung einer Leber nach orthotoper Transplantation. Drainageschlauch im Ductus choledochus. Anastomosen im V. cava-Bereich und an der Pfortader durch fortlaufende Nähte. Verbindung der A. hepatica und des Ductus choledochus durch Einzelknopfnähte

stellung ergeben sich aus der Variationsbreite des Verlaufes der A. hepatica, aus Mißbildungen der Venen und der Arterien sowie aus Lumendifferenzen der Gefäße bei unterschiedlicher Größe von Empfänger und Spender. Erwachsene scheiden als Transplantatspender bei Kindern wegen räumlicher Begrenzung des Abdomens aus, dagegen sind sehr kleine Organe von Jugendlichen durchaus in der Lage, die Leberfunktion eines Erwachsenen voll zu übernehmen. Bei den Gefäßanastomosen müssen hier die Anschlüsse am Transplantat durch spezielle Zuschneidung und Dehnung entsprechend vergrößert werden. Stenosen oder thrombotische Verschlüsse der Gefäße müssen trotzdem bei postoperativen Komplikationen in die differentialdiagnostischen Erwägungen einbezogen werden.

Da viele Lebererkrankungen, die eine Indikation zur Lebertransplantation darstellen können (s. u.), von einer portalen Hypertension begleitet sind (vorwiegend benigne Erkrankung), kann bei diesen Patienten die Technik der chirurgischen Blutstillung das Operationsrisiko wesentlich erhöhen. Auch das System der ableitenden Gallenwege kann wegen seines anatomisch unterschiedlich möglichen Verlaufes Anlaß zu chirurgisch-technischen Komplikationen geben, wie Abflußstörungen, Cholangitis und Stenosen der Anastomose.

Spezielle Indikationen zur Lebertransplantation

Die Indikation zur Lebertransplantation ist dann gegeben, wenn sich das Organ im Stadium beginnender Funktionsdekompensation befindet oder dasselbe mit konservativen Methoden wie Austauschtransfusion und extrakorporaler Leberassistenz nur teilweise rekompensiert werden kann, die Kreislaufsituation aber so stabil ist, daß ein chirurgischer Eingriff verantwortet werden kann. Die Lebertransplantation kann bei bösartigen Erkrankungen jedoch auch im Zustand guter Organfunktion indiziert sein, wenn der weitere Krankheitsverlauf erwarten läßt, daß in absehbarer Zeit eine Operation des Kranken wegen lokaler Ausbreitung des Krankheitsprozesses nicht mehr möglich ist (relative Indikation). Als wesentliches Problem bei begründeter Indikation zur Lebertransplantation ist die Bereitstellung eines Spenders anzusehen. Da die Leber kein paariges Organ ist, scheidet der Gedanke an eine freiwillige Organspende grundsätzlich aus. Es kommen nur durch Unfall getötete Personen, deren Kreislauf bis zur Organentnahme aufrecht erhalten werden kann oder decerebrierte Patienten in Betracht. Hierbei sind jedoch Schwierigkeiten von seiten der Transportorganisation, der Organkonservierung und der rechtlichen Situation oft nicht zu lösen. Die Initiative und Bereitschaft zu sehr enger Zusammenarbeit auf nationaler Ebene stellt eine entscheidende Voraussetzung dar, speziell der Lebertransplantation hinsichtlich der Organspende eine reale klinische Chance einzuräumen. Auf die Notwendigkeit der klinischen Ausnutzung und Weiterentwicklung aller Methoden zur Behandlung der Leberinsuffizienz soll aber gezielt hingewiesen werden, da innerhalb einer Bevölkerung von etwa 200 Millionen Menschen 15 000 pro Jahr wegen eines Leberleidens sterben, und 3 000—4 000 Kranken davon könnte pro Jahr durch eine Lebertransplantation geholfen werden [14]. Indikationen für diese Operation stellen Hepatome, Gallengangscarcinome, Gallengangsatresien, die Wilsonsche Erkrankung, Lebercirrhosen und die Hepatitis dar (Tabelle 1).

Tabelle 1. Häufigkeit verschiedener Indikationen zur Lebertransplantation

Indikation	Starzl	Calne	Fortner	Birtch	Gütgemann
Gallengangsatresie	26	2	1	2	—
Cirrhose	10	3	—	—	1
Carcinom	13	8	5	2	2
Wilsonsche Degeneration	2	—	—	—	—
Hepatitis	5	1	—	—	—
Leberinsuffizienz nach Transplantation	4	—	—	—	—

Lebertransplantation bei malignen Erkrankungen

Bei malignen Erkrankungen der Leber und der ableitenden Gallenwege handelt es sich in der Regel um relative Indikationen zur Operation. Angesichts der bisherigen Erfahrungen von Starzl und Calne ist man allerdings in der Indikationsstellung zur Lebertransplantation bei malignen Hepatomen und Gallengangscarcinomen zurückhaltender geworden [3, 12]. In den meisten Fällen war es bei diesen Patienten nach der Operation zum Auftreten von Metastasen gekommen. Daraus ergibt sich eine relativ kurze Überlebenszeit. Das Auftreten der Metastasen war zum Teil bedingt durch den mit der immunsuppressiven Therapie verbundenen Zusammenbruch der Abwehrreaktionen. Bei Vergleich mit der durchschnittlichen Überlebenszeit bei Carcinomen der ableitenden Gallenwege von $1^1/_2$ Jahren und von 11 Monaten beim primären Lebercarcinom nach palliativer Operation [5, 15] sind die Ergebnisse der Lebertransplantation wegen maligner Erkrankungen als ungünstig anzusehen. In einem Kollektiv des Starzl-Teams [12] war die Überlebenszeit unter 12 Kranken bei 6 Patienten nur mehr als 2 Monate und bei nur 2 mehr als 1 Jahr, die längste Überlebenszeit knapp 15 Monate. Bei 4 von 6 länger überlebenden Kranken war ein Tumorrezidiv aufgetreten. Allerdings haben sowohl Starzl als auch Calne [10] inzwischen Patienten, die nach Lebertransplantation wegen eines Lebercarcinoms länger als 1 Jahr leben und dabei keine Anzeichen für ein Tumorrezidiv haben. Für diese Patienten trifft die Erwartung an den operativen Eingriff zu, daß er dem Patienten zu einem längeren und besseren Leben verhilft, als es sich ohne diese Therapieform gestalten würde. Im Gesamtdurchschnitt sind die Ergebnisse der Lebertransplantation wegen maligner Erkrankungen jedoch noch schlecht. Da intraoperativ bereits vorhandene Metastasen in Einzelfällen möglicherweise nicht erkannt worden waren, würde sich die Forderung ergeben, durch verbesserte präoperative Diagnostik die Indikationsstellung zur Lebertransplantation einzuschränken. Nach den bisher vorliegenden geringen Zahlen scheint es jedoch nicht gerechtfertigt, das Hepatom oder Gallengangscarcinom als Indikation zur Lebertransplantation ganz auszuschließen.

Lebertransplantation bei benignen Lebererkrankungen

Unter den benignen Erkrankungen stellen die angeborene Gallengangsatresie und die Lebercirrhose die Hauptindikation zur Lebertransplantation dar [2, 3, 10, 11, 12]. Es wurden außerdem Transplantationen bei Hepatitis, Wilsonscher Erkrankung und Lipoidcirrhose durchgeführt. Bei einigen Patienten waren Retransplantationen in Abstoßungskrisen oder bei Transplantatinsuffizienz erforderlich.

Lebertransplantation bei Gallengangsatresie: Die Überlebenschance bei intrahepatischen Gallengangsatresien wird heute mit 3% angegeben. Allerdings leben die meisten Kinder mit Gallengangsatresien in unbehandeltem Zustand bis zum 5. Lebensjahr. Auch bei dieser Erkrankung ist auf die Notwendigkeit einer exakten präoperativen Diagnostik hinzuweisen. Das Syndrom der eingedickten Galle muß durch präzise Methoden von der Choledochusatresie abgegrenzt werden. Bei gesicherter Diagnose hat im Alter von 4—6 Wochen eine Probelaparotomie zu erfolgen. Ist eine Drainage der Galle durch operative Maßnahmen nicht möglich, bietet sich als einzige therapeutische Maßnahme im Rahmen einer relativen Indikation die Lebertransplantation im Alter von etwa einem Jahr an [9]. Dieses Operationsverfahren ist auch dann in Erwägung zu ziehen, wenn die anfangs mögliche Gallendrainage nicht von dauerndem Erfolg ist. Bei Gallengangsatresien sind zusätzliche Gefäßanomalien (s. o.) besonders häufig, wodurch sich das Operationsrisiko erhöhen kann. Bei Starzl [12] lebten 60% von 15 Kindern länger als 1 Monat nach der Operation, in einem Drittel überlebten die Kinder mehr als 1 Jahr bis längstens 2 1/2 Jahre nach dem Eingriff. Bei Berücksichtigung dieser Ergebnisse scheint die Prognose nach Lebertransplantation wegen Gallengangsatresie am günstigsten, legt man eine 1-Jahres-Überlebenschance im Gesamtdurchschnitt von 26% zugrunde [10].

Lebertransplantation bei Lebercirrhose: Die Indikation zur Lebertransplantation bei Cirrhose ist nur dann gegeben, wenn alle konservativen Maßnahmen nicht zum Erfolg führen. Das akute Leberversagen bei Lebercirrhose oder aktiver Hepatitis kommt nicht als Transplantationsindikation in Betracht. Hier ist in jedem Falle mit einer Letalität von 80—90% zu rechnen. Bei später Diagnose einer chronisch verlaufenden Cirrhose ist die Durchschnittsüberlebenszeit nur 4 1/2 Monate [6]. Die Kranken sterben schließlich im Koma, wegen einer Blutung, einer Elektrolytstoffwechselstörung oder eines Kreislaufkollapses. Bei Lebercirrhose stellen im früheren Stadium mehrere prognostische Negativparameter die Indikation zur Lebertransplantation dar [6]. Dieses sind eine kleine Leber, zunehmender Ascites, eine Encephalopathie, eine Blutungsneigung mit einem Prothrombinindex von weniger als 30%, ein Ikterus mit Bilirubinwerten über 8 mg-%, ein Serumalbuminwert unter 2,5 g-%, die Risikoätiologie einer Hepatitis, eine Hyponatriämie und die Neigung zur Spontandekompensation. Das würde einer Entscheidung zur Operation im Sinne einer vitalen Indikation gleichkommen. Entsprechend dem besonders hohen Risiko bei der Grunderkrankung mit der Tendenz zu stärkeren Blutungen und zur Entgleisung des Gerinnungssystems sind die Operationserfolge hier auch in den erfahrensten Zentren schlecht. Dazu kommt das Risiko des durchschnittlich höheren Lebensalters bei diesen Patienten. Einzelne Erfolge mit Überlebenszeiten von länger als einem Jahr nach der Operation bei Cirrhose lassen jedoch die Transplantation der Leber in ausgesuchten Fällen weiterhin angezeigt erscheinen [3].

Lebertransplantation bei anderen benignen Erkrankungen: Die Anzahl der bisher durchgeführten Lebertransplantationen bei anderen benignen Erkrankungen ist nur gering (Tabelle 2). Nach Wilsonscher Erkrankung war die Prognose bei Lebertransplantation günstig. Auch die Operation bei chronisch aktiver Hepatitis war erfolgreich [12]. Da die Hepatitis-Kranken häufig antigenpositives Serum haben, ist postoperativ allerdings die Gefahr des Aufflammens der Infektion im Rahmen der immunsuppressiven Therapie gegeben. Bei dieser Diagnose wurde nur in einem Fall der Kranke nach der Lebertransplantation antigennegativ. Es ist noch nicht möglich, im Rahmen einer speziellen Indikationsstellung für diese Krankheitsbilder definierte Gesichtspunkte für das Risiko der Lebertransplantation abzuleiten, da noch nicht genügend Erfahrungen vorliegen.

Tabelle 2. Indikation und Kontraindikation zur Lebertransplantation.

Relative Indikation
 Gallengangsatresie
 primäres Lebercarcinom
 Gallengangscarcinom
 isolierte Carcinommetastase [1]
 Leberechinococcus

Absolute Indikation
 postnekrotische Alkoholcirrhose [2]
 biliäre Cirrhose [2]
 Wilsonsche Degeneration [2]
 inoperable Gallengangsverletzungen
 akutes Leberversagen [3]

Kontraindikation
 schwere Mißbildungen
 allgemeine Gefäß-Sklerose
 Lungenaffektionen
 Blutungsneigung
 Niereninsuffizienz
 Koma
 Hypoglykämie

[1] Nur bei Resektion des Primärtumors vor längerer Zeit.
[2] Bei beginnender Dekompensation und Versagen aller konservativer Mittel.
[3] Bei fulminanter Hepatitis und akuter gelber Leberatrophie

Bauchchirurgie

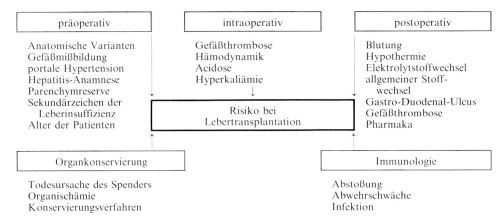

Abb. 2. Darstellung der wichtigsten Risikofaktoren bei Lebertransplantation

Prognose der Lebertransplantation im Einzelfall

Bei allem Optimismus gegenüber der Lebertransplantation, die im Gesamtdurchschnitt in der 1-Jahres-Überlebenschance der Nierentransplantation mit Kadaverorganen (30% 1-Jahres-Überlebenszeit) nur unwesentlich nachsteht [10], muß bei der Verpflanzung der Leber doch einschränkend bemerkt werden, daß im Gegensatz zu einer breit gestreuten Erfahrung nach Nierentransplantation konzentrierte Operationsstatistiken unter gleichen oder ähnlichen Bedingungen bei Leberverpflanzungen in einem Zentrum bisher nicht ausgewertet werden konnten. Selbst bei einer Gesamtzahl von 80 Transplantationen innerhalb eines Operationsteams ist die prognostische Beurteilung der Lebertransplantation in Abhängigkeit von den präoperativen Erkrankungen und im Licht vieler anderer das Ergebnis beeinflussender Faktoren (Abb. 2) heute nicht eindeutig möglich. Es sind bei der Lebertransplantation weniger immunbiologische Reaktionen, die über die Prognose maßgeblich entscheiden, als vielmehr individuell unterschiedlich stark ausgebildete Sekundärzeichen der Grunderkrankung, der Gesamtzustand des Empfängers, Organkonservierungsschwierigkeiten [13], Fragen der Spenderwahl, operative Komplikationen, Störungen des Gerinnungssystems, metabolische Entgleisungen in der postoperativen Phase, hypotherme Zustände, Infektionen im Gefolge der Immunsuppression, das Risiko der Hepatitisübertragung sowie die im einzelnen nicht abschätzbare Lebertoxicität der für die postoperative Behandlung notwendigen Medikamente. Alle diese Komponenten, die in ihrem Ausmaß und in ihrer Kombination von Patient zu Patient unterschiedlich sein können, können präoperativ nur bedingt einkalkuliert werden. Unter Berücksichtigung prognostischer Erwägungen ergibt sich daher eine gewisse Unsicherheit der Indikationsstellung zur Lebertransplantation im Einzelfall. Unter den bisher in der Literatur mitgeteilten Erfahrungen bei humaner Lebertransplantation können dennoch als zum Teil repräsentativ für die Prognose die von Starzl und Calne erzielten Ergebnisse angesehen werden, da sie die meisten Transplantationen ausgeführt haben.

Literatur

1. Bergan, J.J.: Organ Transplant Registry of the American College of Surgeons. Newsletter, September 1972.
2. Birtch, A.G., Moore, F.D.: Experience in Liver Transplantation. Transplant. Rev. **2**, 90 (1969).
3. Calne, R.Y.: Surgical Aspects of Clinical Liver Transplantation in 14 Cases. Brit. J. Surg. **56**, 729 (1969).
4. Calne, R.Y.: Persönl. Mitt.
5. Dent, D.M., Terblanche, J.: Human Liver Replacement. An Interim Evaluation. S. Afr. med. J. **46**, 577 (1972).
6. Eisenburg, J.: Therapie der terminalen Leberzirrhose und ihre Prognose — wann ist eine Lebertransplantation indiziert? 1. Internationales Bonner Lebertransplantationssymposium, 23.—25.6.1972.
7. Fortner, J.G., Beattie, E.J., Shiu, M.H., Kawano, N., Howland, W.S.: Orthotopic and Heterotopic Liver Homografts in Man. Ann. Surg. **172**, 23 (1970).
8. Gütgemann, A., Lie, T.S., Esser, G., Schriefers, K.H.: Operative Aspekte der orthotopen, humanen Lebertransplantation. Erfahrungen bei drei Lebertransplantationen. Chirurg **42**, 167 (1971).
9. Helbig, D., Welte, W.: Angeborene Gallengangsatresie, Therapie und Prognose. 1. Internationales Bonner Lebertransplantationssymposium, 23.—25.6.1972.
10. Penn, J., Starzl, T.E.: Experience in the Human Liver Transplantation — Indication, Prognosis and Perspectives. 1. Internationales Bonner Lebertransplantationssymposium, 23.—25.6.1972.
11. Starzl, T.E.: Experience in Hepatic Transplantation. Philadelphia: Saunders 1969.
12. Starzl, T.E., Giles, G., Lilly, J.R., Takagi, H., Martineau, G., Schroter, G., Halgrimson, C.G., Penn, J., Putnam, C.W.: Indications for Orthotopic Liver Transplantation with Particular Reference to Hepatomas, Biliary Atresia, Cirrhosis, Wilson's Disease and Serum Hepatitis. Transplant. Proc. **3**, 308 (1971).
13. Struck, E., Lie, T.S., Homoth, U., Totovic, V., Tauber, R., Nitschke, J., Hamelmann, H.: Konservierung der Schweineleber über 4 Stunden durch einfache Hypothermie. Biochemische Befunde und Transplantationsergebnisse. Arch. klin. Chir. 256 (Kongressbericht) 1971.
14. Terblanche, J. and A.G. Riddell: In: Read, A.E.A.: The Liver. London: Butterworth 1967.
15. Tien-Yu, L.: Primary Cancer of the Liver. Scand. J. Gastroent. **6**, 223 (1970).

V. Endokrine Chirurgie

Gutartige Schilddrüsenerkrankungen

V. ZUMTOBEL, B. GÜNTHER, O. GIERSBERG und H. KUTZIM

Zunehmende Erkenntnisse und Erfahrungen auf dem Gebiet der Schilddrüsenfunktions-Diagnostik und Radio-Jod-Therapie in den letzten Jahren haben sich wesentlich auf die Indikationsstellung zum operativen Vorgehen sowie auf die Wahl des Operationsverfahrens ausgewirkt. Besonders in nicht endemischen Kropfgebieten findet man infolge der inzwischen allgemein üblich gewordenen szintigraphischen Darstellung der Schilddrüse mit Radiojod neben den weniger häufigen diffusen, knotigen oder Basedow-Strumen überwiegend gut abgrenzbare Teilbefunde wie *kalte, warme* oder *heiße* Knoten in nahezu allen Altersgruppen.

Die *Indikation zum operativen* Vorgehen hängt einerseits ab von den Möglichkeiten und Erfolgsaussichten konservativer Behandlungsmethoden und andererseits von der Bedrohung des Patienten durch seine Erkrankung. Dabei sind neben dem klinischen Bild nuclearmedizinische Funktionsdiagnostik, röntgenologischer Nachweis von retrosternalen Anteilen bzw. Trachea- und Oesophaguseinengungen sowie laryngoskopische Überprüfung der Stimmbandfunktion die wesentlichsten diagnostischen Voraussetzungen. Die häufigste und bedeutendste Operationskomplikation ist die Recurrensparese, die je nach Ausmaß der Schilddrüsenveränderungen durchschnittlich zwischen 2 und 4% liegt [2, 4, 6, 10, 13, 15].

Spezielle Indikationen

Kalte Knoten sind nicht speichernde, funktionell unterwertige, degenerative, teilweise cystische Bezirke in oder an einer meist sonst euthyreoten und nicht wesentlich vergrößerten Schilddrüse (Abb. 1). In der Literatur wird die *Häufigkeit der malignen Entartung* kalter Knoten mit 8—10% [2, 3, 5, 12], von einzelnen Autoren noch höher, bis über 20% [9, 10, 11, 15] angegeben.

Im eigenen Krankengut der letzten 10 Jahre beobachteten wir bei 463 operierten kalten Knoten in 9,7% Malignität mit deutlichem Häufigkeitsgipfel jenseits des 60. Lebensjahres. In etwa der Hälfte der malignen Knoten ergaben sich bereits bei der präoperativen klinischen Untersuchung Hinweise auf Bösartigkeit in Form von besonderer Härte, ungenügender Verschieblichkeit oder Recurrensparese.

Obwohl als Ursache für die Degeneration am ehesten passagere Organinsuffizienzen bei intermittierend erhöhten Anforderungen anzusehen sind, bleiben konservative Behandlungsversuche in der Regel erfolglos. Deshalb muß wegen der Entartungsgefahr die *Indikation* zur operativen Entfernung und histologischen Untersuchung des kalten Bezirks unbedingt gestellt werden. Das Operationsrisiko und die Operationsbelastung sind bei einer Letalität von unter 1%, Recurrensschäden in 1—2% [2, 3, 5, 10] und einem durchschnittlichen postoperativen Krankenhausaufenthalt von 4 bis 5 Tagen [2] minimal.

Bei der *Operation* selbst sollte man sich möglichst immer auf die selektive Exstirpation der degenerierten Bezirke einschließlich ihrer Kapsel ohne Unterbindung größerer Schilddrüsenarterien beschränken, um so operationsbedingte Funktionseinbußen zu vermeiden. Lediglich bei Kranken mit sehr hohem allgemeinem Operationsrisiko läßt sich die immer mit zahlreichen Unsicherheitsfaktoren belastete histologische Klärung allein mittels Probepunktion anstelle der Exstirpation vertreten [7, 14]. Multiple kalte Knoten sollten ebenfalls möglichst unter Schonung allen gesunden Gewebes exstirpiert werden. Kalte Bezirke in Knotenstrumen verlangen dagegen in der Regel eine subtotale Resektion, da meist eine absolut sichere Zuord-

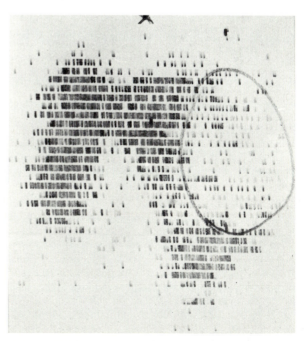

Abb. 1. Schilddrüsen-Szintigramm mit Speicherungsausfall im Sinne eines kalten Knotens am rechten unteren Pol. Tastbefund eingezeichnet

nung der kalten Bezirke zu einem einzigen der teils mehr vorne oder hinten gelegenen, sich im Szintigramm überlagernden Knoten nicht möglich ist.

Warme Knoten entsprechen noch weniger degenerierten Adenomen mit zum Teil erhaltener Hormonaktivität. Bei kleineren Knoten wird die Aktivität häufig durch hinter dem Adenom gelegene normale Schilddrüsenanteile vorgetäuscht, so daß dann meist doch ein kalter Knoten vorliegt. Eine genauere Abgrenzung wäre nur durch ein zusätzliches seitliches Szintigramm möglich. Die *Entartungshäufigkeit* liegt mit etwa 3% [11, 15] deutlich niedriger als bei kalten Knoten. Ein *konservativer* Behandlungsversuch mit Hormonsubstitution erscheint deshalb besonders bei jungen Menschen mit kleinen Adenomen gerechtfertigt. Bleibt jedoch nach mehrmonatiger Substitutionsbehandlung ein Erfolg im Sinne einer Rückbildung aus, so stellen wir im allgemeinen die *Indikation zur Knotenexstirpation* und histologischen Klärung, um damit dem Adenomträger ständige klinische Kontrollen und die dadurch bedingte psychische Belastung zu ersparen. Operationsletalität und -komplikationen entsprechen denen beim kalten Knoten (Tabelle 1).

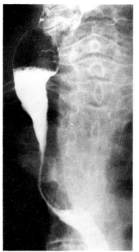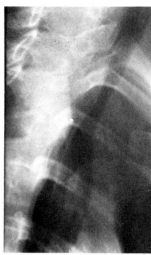

Abb. 2. Verdrängung und Einengung von Trachea und Oesophagus im Röntgenbild bei diffuser, nach substernal reichender Struma

Tabelle 1. Komplikationen bei 1161 Operationen wegen gutartiger Schilddrüsenerkrankungen (Chirurg. Univ.-Klinik Köln-Lindenthal 1.5.63 bis 30.6.72)

Diagnose	Zahl	Recurrensparese	Letalität
Kalte Knoten	453	6 (1,3%)	2 (0,4%)
Warme Knoten	130	1 (0,8%)	—
Diffuse Strumen	115	3 (2,6%)	—
Knotenstrumen	171	6 (3,5%)	2 (1,2%)
Heiße Knoten	204	3 (1,5%)	—
Hyperthyreosen	15	—	—
Rezidivstrumen	68	5 (7,5%)	—
Thyreoiditis	5	—	—
Gesamt	1161	24 (2,1%)	4 (0,3%)

Die **diffuse parenchymatöse Struma** läßt sich meist frühzeitig durch eine ausreichende Substitutionsbehandlung an einem Weiterwachsen hindern. Gelingt dies nicht oder nur ungenügend, und hat die Schilddrüse ein solches Ausmaß erreicht, daß Komplikationen wie obere Einflußstauung, Verdrängung oder Einengung der Trachea (Abb. 2) bzw. Recurrensparese drohen, sollte *operativ* oder durch *Radiojodresektion* eine Verkleinerung des proliferierten Organs erzwungen werden [10, 15]. Die Nachteile der Operation bestehen in einer möglichen Letalität um 1% sowie eventuellen postoperativen Komplikationen, deren häufigste mit 2—3% die Recurrensparese ist. Demgegenüber sind als ungünstige Begleiterscheinungen der Radio-Jod-Behandlung eine verzögerte Gewebsreduktion über 6—8 Wochen, eine weniger radikale und gezielte Organverkleinerung sowie eine posttherapeutische Hypothyreose anzusehen. Eine spätcancerogene Wirkung der Radio-Jod-Behandlung ist bisher nach einer Erfahrung von über 20 Jahren statistisch nicht nachweisbar. Bei Kranken unter 30 Jahren wird Radio-Jod in therapeutischen Dosen selten und während einer Schwangerschaft nie angewandt. Weiter diskutierte Nebenwirkungen wie eine erhöhte Belastung des Knochenmarks mit Gefahr der Leukämie oder Keimdrüsenschädigung haben sich nicht bestätigt [3, 10, 15]. Die Vorteile der Operation liegen in einer gezielten Organverkleinerung unter Sicht auf einen an typischer Stelle gelegenen, ungeschädigten Rest mit der Möglichkeit der vollständigen Entfernung aller, die Nachbarorgane komprimierenden oder verdrängenden Anteile. Die Vorteile der Radio-Jod-Behandlung sind die Einfachheit der Methode und das Fehlen jeglicher Letalität und Gefahr für den N. recurrens [3, 4, 6, 15]. Demnach wird man sich bei ausgedehnten Befunden mit Verdrängung und Kompression wichtiger Nachbarorgane oder substernalen Anteilen in der Regel für die Operation entscheiden.

Bei der **Knotenstruma** handelt es sich meist um ein knotig degeneriertes Gewebe mit unterschiedlicher Aktivität der einzelnen Bereiche, wobei häufig auch regelrecht *kalte* Bezirke vorhanden sind. Die *Entartungsgefahr* dieser Regionen ist wesentlich geringer als bei solitären kalten Knoten und stellt keine absolute Operationsindikation dar. Dies gilt besonders für den endemischen Kropf [3, 4, 8, 10, 15]. Große Knotenstrumen müssen allerdings vor Eintritt von Komplikationen *operativ* auf etwa normal große Reste verkleinert werden. Trotz einer Operationsletalität von 1—2% [2, 10] im hohen Alter und einer postoperativen Recurrensparese in 2—4% [4, 10, 15] ist das Risiko der Erkrankung beim Eintritt von Komplikationen wesentlich höher als das der Operation. Eine *Radio-Jod-Therapie* ist wegen der unterschiedlichen Speicherungsdichte der Drüse nur mit Einschränkung angezeigt, da sie überwiegend die noch funktionstüchtigen und weniger die degenerierten Bezirke

Tabelle 2. Indikationen zur Operation oder Radiojodbehandlung bei gutartigen Schilddrüsenerkrankungen

Diagnose	Operation	Radiojodtherapie
Kalte Knoten	Exstirpation	—
Warme Knoten	Exstirpation	—
Diffuse Strumen	Subtotale Resektion bei ungleichmäßiger Speicherung und Kompression von Halsorganen	Bei homogener Speicherung
Knotenstrumen	Subtotale Resektion bei ungleichmäßiger Speicherung und Kompression von Halsorganen	—
Heiße Knoten	Exstirpation	Bei kleinen Adenomen
Hyperthyreose	Subtotale Resektion bei ausgedehnten Befunden und Kompression von Halsorganen	Bei weniger ausgedehnten Befunden
Rezidivstruma	Subtotale, möglichst intracapsuläre Resektion bei unregelmäßiger Speicherung und Kompression von Halsorganen	Bei homogener Speicherung und nicht zu ausgedehnten Befunden
Thyreoiditis	Isthmusspaltung oder -resektion bei Trachealkompression	

reduzieren würde. Bei einer bereits eingetretenen Tracheomalacie muß u. U. trotz der Trachealbefreiung zusätzlich eine inferiore Tracheotomie mit Einlage einer Kanüle über längere Zeit vorgenommen werden.

Heiße Knoten oder sog. **autonome Adenome** entsprechen umschriebenen, hypophysenunabhängigen Schilddrüsentumoren mit einer Überfunktion, wobei die *kompensierte Form* noch eine Teilfunktion der übrigen Schilddrüse zuläßt, während die *dekompensierte Form* überschießend Hormon produziert und die eigentliche Schilddrüse stillegt (Abb. 3). Autonome Adenome machen mehr als 10% aller Hyperthyreosen aus [1, 15]. Durch zentralen Zerfall mit cystischer Degeneration können sie gelegentlich in kalte Knoten übergehen. Eine maligne Entartung der autonomen Adenome ist praktisch nicht bekannt [2, 3, 11, 15]. Zur Vermeidung hyperthyreosebedingter Organschädigungen sollten heiße Knoten frühzeitig entfernt und dabei ebenfalls unter Schonung des angrenzenden normalen Schilddrüsengewebes und Erhaltung der größeren Gefäße *exstirpiert* werden. Die früher gefürchtete intra- und postoperative thyreotoxische Krise läßt sich durch eine mehrtägige unmittelbar prä- und postoperative Favistan-Behandlung sicher vermeiden. Die Operationsletalität und -komplikationen entsprechen denen der übrigen Knotenexstirpationen. Eine *Radio-Jod-Behandlung* erscheint nur bei vom Allgemeinzustand her inoperablen Kranken oder bei kleinen Adenomen indiziert. Die Möglichkeit einer nur

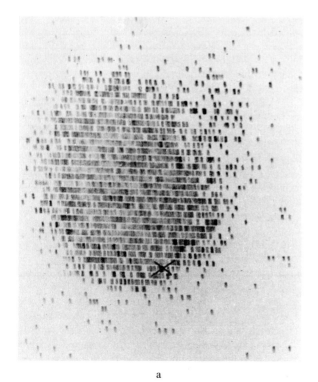
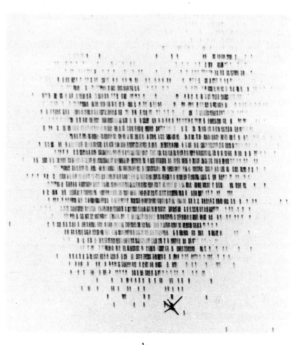

a b

Abb. 3a und b. Szintigramm eines dekompensierten autonomen Schilddrüsenadenoms: a Ausschließliche Darstellung des rechtsseitigen Adenoms infolge fehlender Ausschüttung thyreotropen Hormons; b Darstellung der gesamten Schilddrüse nach Stimulierung mit thyreotropem Hormon

teilweisen Zerstörung des Adenoms oder die Gefahr einer Mitschädigung der gesunden Schilddrüse mit anschließender Hypothyreose ist nicht mit Sicherheit auszuschließen. Außerdem können bei großen Adenomen die bindegewebigen Reste und Gefäße zu einem persistierenden, kleineren kalten Restknoten führen [1, 3, 15].

Die **Hyperthyreose** ohne Schilddrüsenvergrößerung wird in der Regel mit Thyreostatica oder Radio-Jod behandelt. Bei Jugendlichen ist aber auch eine Operation in Erwägung zu ziehen. Bei der Hyperthyreose mit Organvergrößerung werden die Heilungschancen durch Operation und Radio-Jod-Behandlung etwa gleich hoch eingeschätzt. Auch die Komplikationsrate beider Verfahren ist annähernd gleich. Durch die Vorbehandlung mit Thyreostatica mit oder ohne gleichzeitige Gabe von Plummerscher Lösung läßt sich der Eingriff in euthyreotem Funktionszustand ausführen; die postoperative Basedow-Krise hat so ihre hohe Letalität verloren [3, 10, 15]. Unter diesen Umständen wird man in jedem einzelnen Fall die Indikation zur Operation oder Radio-Jod-Behandlung entsprechend den speziellen Voraussetzungen des jeweiligen Patienten individuell stellen müssen und auch hier bei großen Strumen mit stärkerer Verdrängung und Kompression der Nachbarorgane und retrosternalen Schilddrüsenanteilen in der Regel die Operation vorziehen.

Strumarezidive sind überwiegend Folge einer ungenügenden postoperativen Hormonsubstitution. Infolge der durch die Erstoperation veränderten anatomischen Verhältnisse sind die Komplikationsmöglichkeiten bei erneutem chirurgischem Vorgehen zahlreicher und größer als beim Ersteingriff. Die Häufigkeit der Recurrensparesen wird mit 5—20% [1, 6, 13] angegeben, im eigenen Krankengut lag sie bei 7,5% (Tabelle 1). Obwohl es aus bisher noch ungeklärten Gründen bei einem Teil der operierten diffusen oder Knotenstrumen auch ohne *postoperative Substitution* nicht zu einem Rezidiv kommt, ist eine ausreichende und kontrollierte Hormonbehandlung die sicherste und ungefährlichste *Rezidivprophylaxe*.

Kleinere Rezidivstrumen können meist durch eine ausreichend dosierte Hormonsubstitution vor einem Weiterwachsen bewahrt werden. Größere Rezidive mit drohenden Komplikationen bedürfen jedoch einer aktiven Drüsenverkleinerung. Bei ausreichender Radio-Jod-Speicherung sollte wegen der geringeren Komplikationsgefahr der *Radio-Jod-Therapie* der Vorzug gegeben werden, während bei schlecht speichernden Rezidiven und stärkeren Alterationen der Nachbarorgane die *operative Nachresektion* in Erwägung gezogen werden sollte. Hierbei läßt sich die Gefahr der operationsbedingten Recurrensparese durch sparsame Mobilisierung der Drüse mittels intracapsulärer Resektion erheblich verringern. Allerdings müssen bei diesem Vorgehen größere intraoperative Blutverluste in Kauf genommen werden als bei den üblichen extracapsulären Resektionsverfahren, wenn nicht die untere Polarterie nahe ihres Ursprungs freigelegt und abgeklemmt wird. Außerdem lassen sich nach retrotracheal oder retrosternal reichende Knoten und Zapfen wesentlich schlechter erfassen und entfernen. Die *intracapsuläre Resektion* sollte daher besonders bei bereits bestehender einseitiger Parese für die Gegenseite sowie bei doppelseitiger Rezidivstruma für die kleinere Seite bevorzugt werden [4, 6, 13].

Nur selten besteht ein Grund zu operativem Vorgehen bei den verschiedenen Entzündungsformen der Schilddrüse, der **Thyreoiditis**. Nach der klinischen Symptomatik und der Art des Verlaufs unterscheidet man verschiedene Formen. Die *akute*, oft *eitrige Thyreoiditis* beruht vorwiegend auf einer hämatogenen oder lymphogenen bakteriellen Infektion mit den typischen Zeichen der akuten Entzündung. Trotz antibiotischer Therapie kommt es gelegentlich zu Einschmelzungen und Abscedierungen, die eine Incision erfordern. Nach der Incision verbleiben in etwa 10% Fisteln, die sich durch spätere, sparsame Teilresektionen beseitigen lassen [3].

Die *subakute* und *chronische Thyreoiditis* äußert sich meist in Form einer lokalen Schwellung mit bis hinter die Ohren ziehenden Schmerzen und wechselndem Ausfall der Funktionsteste. Sie tritt fast ausschließlich bei Frauen im mittleren Alter auf. Aufgrund spezifischer pathologischanatomischer Reaktionen des Gewebes unterscheidet man die im Zusammenhang mit Virusinfektionen beobachtete subakute *Thyreoiditis de Quervain* mit granulomatösen Gewebsveränderungen und Riesenzellen, die chronische, mehr auf einer Autoimmunreaktion beruhende, lymphomatöse *Hashimoto-Thyreoiditis* und die chronische, fibröse, sehr schmerzhafte, oft asymmetrisch über die Schilddrüse hinausreichende, eisenharte *Riedel-Thyreoiditis*. Die Behandlung dieser Thyreoiditiden ist symptomatisch mit Antiphlogistica, Corticosteroiden, evtl. Bestrahlungen und bei entsprechender Funktionslage mit Hormonsubstitution über längere Zeit. Ein operatives Vorgehen in Form einer Teilresektion ist nur bei stärkerer, mechanischer Alteration von Trachea oder Oesophagus, am häufigsten bei der Riedel-Thyreoiditis, indiziert.

Ebenfalls besondere Verhältnisse liegen bei der **endokrinen Ophthalmopathie** vor. Hier lassen sich keine Grundregeln für eine Indikation zum operativen Vorgehen aufstellen, außer strenger Zurückhaltung von seiten des Chirurgen. Nur in besonderen Fällen wird man in engster Zusammenarbeit mit dem Internisten und Nuclearmediziner die Indikation zur Schilddrüsenresektion oder gar Thyreoidektomie stellen.

Ektopische Strumen sind meist im Mediastinum oder intrapleural gelegen und mit der eigentlichen Schilddrüse nicht oder nur durch einen Bindegewebe- oder Gefäßstiel verbunden (Abb. 4). Mit Hilfe des Szintigramms lassen sie sich von anderen Mediastinaltumoren abgrenzen. Wegen der von außen kaum beurteilbaren, evtl. schon eingetretenen degenerativen Veränderungen sollten sie nach Möglichkeit operativ entfernt werden. Im Gegensatz zu den retrosternal bis zum Aortenbogen reichenden Strumen, die entsprechend ihrer Ausbreitungsrichtung praktisch immer vom Kocherschen Kragenschnitt nach oben luxiert und reseziert werden können, erfordern ektopische mediastinale oder intrapleurale Strumen eine Längssternotomie oder laterale Thorakotomie als Zugang für die Exstirpation.

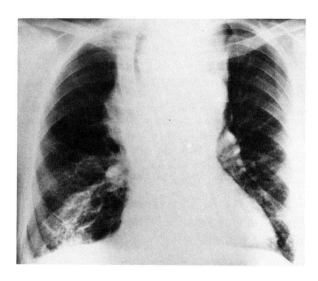

Abb. 4. Lungenübersicht mit Trachealverdrängung nach rechts bei nach retrosternal reichender Knotenstruma. Zusätzliche isolierte intrathorakale Struma oberhalb des rechten Lungenhilus

Mit dem Entschluß zur Operation bei allen Schilddrüsenerkrankungen mit euthyreoter oder hypothyreoter Funktionslage — einschließlich der kalten und warmen Knoten, mit Ausnahme lediglich isolierter Schokoladen- oder Kolloidcysten ist die Notwendigkeit einer *ausreichenden, kontrollierten, evtl. lebenslangen postoperativen Hormonsubstitution zur Rezidivprophylaxe* untrennbar verbunden [6, 13, 15]. Nach Exstirpation autonomer Adenome ist eine postoperative Substitution nicht indiziert, und nach Resektion von Hyperthyreosen richtet sie sich nach dem postoperativen Funktionszustand der Schilddrüse.

Literatur

1. Bay, V.: Schilddrüsenadenome und Rezidivstruma. Langenbecks Arch. Chir. **316**, 101 (1966).
2. Fiedel, U.: Chirurgische Behandlung von Schilddrüsenerkrankungen und ihre Ergebnisse. Med. Diss. Köln, 1972.
3. Freyschmidt, P.: Schilddrüsenerkrankungen. Stuttgart: Thieme 1968.
4. Fuchsig, P., Keminger, K.: Über 524 maligne Strumen, zugleich ein Beitrag zur Kropfprophylaxe. Wien. klin. Wschr. **83**, 745 (1971).
5. Heberer, G., Fiedel, U., Giersberg, O., Günther, B.: Die operative Behandlung der Schilddrüsenerkrankungen. Therapiewoche **22**, 2346 (1972).
6. Huber, P.: Die Rezidivstruma — Rundtischgespräch —. Langenbecks Arch. Chir. **316**, 108 (1966).
7. Junginger, Th., Finsterer, H., Spelsberg, F., Erpenbeck, R., Pichlmaier, H.: Die Cytodiagnostik der Schilddrüsenerkrankungen. Langenbecks Arch. Chir. Suppl. Chir. Forum 1972, 199.
8. Kutzim, H.: Die Schilddrüsenmalignome. Therapiewoche **21**, 3520 (1971).
9. Kutzim, H.: Moderne Untersuchungsmethoden in der Schilddrüsendiagnostik. Therapiewoche **22**, 2333 (1972).
10. Oberdisse, K., Klein, E.: Die Krankheiten der Schilddrüse. Stuttgart: Thieme 1967.
11. Pörtener, J., Ungeheuer, E.: Über die Häufigkeit der Struma maligna bei scintigraphisch kaltem Knoten und ihre therapeutische Konsequenz. Med. Welt (Stuttg.) **18**, 1302 (1967).
12. Röher, H.D., Rudolph, H., Wunsch, H., Griep, J.: Der scintigraphisch kalte Knoten der Schilddrüse als Malignomverdacht und seine tatsächliche Bestätigung. Langenbecks Arch. Chir. Suppl. Chir. Forum 1972, 191.
13. Steiner, H.: Die Rezidivstruma, chirurgische Gesichtspunkte. Langenbecks Arch. Chir. **316**, 94 (1966).
14. Ziegler, H., Leitz, K.H., Atay, Z., Zeidler, U.: Möglichkeiten und Grenzen der diagnostischen Schilddrüsenpunktion. Langenbecks Arch. Chir. Suppl. Chir. Forum 1972, 195.
15. Zukschwert, L.: Chirurgie der Schilddrüsenerkrankungen. Therapiewoche **14**, 1189 (1964).

Struma maligna

Th. Junginger und H. Pichlmaier

Für die Therapie der Struma maligna sind zwei Gesichtspunkte von grundlegender Bedeutung:
1. Der unterschiedliche Malignitätsgrad der einzelnen Tumortypen.
2. Die mögliche funktionelle Aktivität der Malignome, die ebenso wie das Wachstum durch thyreotropes Hormon (TSH) stimulierbar ist.

Vier Behandlungsverfahren stehen zur Verfügung:
1. Die chirurgische Entfernung.
2. Die Radiojodbehandlung.
3. Die externe Strahlentherapie.
4. Die Schilddrüsenhormonsubstitution.

Ziel der chirurgischen Behandlung ist die radikale Entfernung der malignen Geschwulst mit den befallenen Lymphknoten und die Beseitigung des gesunden Schilddrüsenparenchyms, um durch ausschließliche Wirkung des TSH am verbleibenden Tumorgewebe bzw. den Metastasen die Speicherfähigkeit zu erhöhen als Voraussetzung der Radiojodtherapie. Operativ nicht erreichtes Tumorgewebe erfaßt die Strahlenbehandlung. Durch Schilddrüsenhormonsubstitution soll die euthyreote Stoffwechsellage hergestellt und die Abgabe von TSH vermindert werden, um die zusätzliche Wachstumsstimulation hormonabhängiger Metastasen auszuschalten.

Bestimmend für die Indikation zur Operation sind in erster Linie der lokale Befund, der histologische Tumortyp und die Erfordernisse des intern-radiologischen Behandlungsplans.

Einteilung der Schilddrüsenmalignome

Zahlreiche Klassifikationen der malignen Schilddrüsentumoren wurden vorgeschlagen, um dem vielfältigen morphologischen Aspekt gerecht zu werden (Langhans, Albertini, Wegelin, Egloff u. a.). Bei der von der UICC erarbeiteten und von der Deutschen Gesellschaft für Endokrinologie übernommenen Einteilung wurde in Anlehnung an die angloamerikanischen Gruppierungen versucht, für die klinischen Bedürfnisse eine Korrelation zwischen histologischem Typ und biologischem Verhalten herzustellen (Tabelle 1). Die häufigsten Tumoren sind das papilläre, follikuläre, medulläre Carcinom und die anaplastischen Malignome.

Tabelle 1. Einteilung der Schilddrüsenmalignome [Dtsch. med. Wschr. **96**, 753 (1971)]

1. Carcinome
   a) differenziert:
      follikulär
      papillär
      Mischformen follikulär-papillär
   b) medullär:
      trabekulär
      parafollikulär (C-Zellen-Carcinom)
   c) anaplastisch:
      kleinzellig
      spindelzellig
      riesenzellig
2. Malignes Lymphom
3. Sarkom
4. Hämangioendotheliom
5. Malignes Teratom
6. Metastasen schilddrüsenfremder Tumoren

Biologische Eigenschaften der Schilddrüsenmalignome

Unter der Gruppe der differenzierten Carcinome kommt das *papilläre Carcinom* besonders nach Röntgenbestrahlung der Halsgegend auch im jugendlichen Alter vor. Nach amerikanischen Statistiken sind 40—60% der Patienten unter 40 Jahre alt [15]. Typisch ist das multizentrische Auftreten bzw. die intrathyreoidale Metastasierung. Bei Serienschnittuntersuchungen konnte in 64 von 80 Fällen (80%) Tumorgewebe auf der Gegenseite nachgewiesen werden [4]. Die Ausbreitung der Geschwulst erfolgt zunächst in die regionalen Lymphknoten, erst später hämatogen in die Lunge und das Skelet. Die Prognose ist mit einer 10-Jahres-Überlebensquote von 82% [15] gut, wobei der Verlauf von Alter und Geschlecht abhängig ist. Frauen und Patienten unter 40 Jahren haben eine bessere Prognose als Männer und Patienten über 40 Jahre [14, u. a.].

Das *follikuläre Carcinom*, dem alle Formen der metastasierenden Adenome und die Struma Langhans zugezählt werden, tritt vor allem im 4.—6. Lebensjahrzehnt auf. Die Tendenz zu Gefäßeinbrüchen führt zu frühzeitiger hämatogener Metastasierung. Die Prognose ist mit einer 10-Jahres-Heilung von 72% ungünstiger als die des papillären Carcinoms [15].

Das *medulläre Carcinom* (solides Carcinom mit amyloidem Stroma) stellt mit 4—10% [5] die kleinste Gruppe unter den Schilddrüsenmalignomen dar. Es entstammt den parafollikulären, thyreocalcitoninbildenden C-Zellen. Klinisch imponieren neben dem Schilddrüsentumor Diarrhoe und Flushsymptome. Familiäres Auftreten wurde beobachtet, ebenso gleichzeitiges Vorkommen mit Phäochromocytomen, Epithelkörperchenadenomen und anderen endokrinen Tumoren. Da Cytostatica, externe Strahlentherapie und Radiojod das Tumorwachstum nicht beeinflussen [14], ist ein aggressives chirurgisches Vorgehen indiziert. Hinsichtlich der Dignität liegt das medulläre Carcinom zwischen den differenzierten und anaplastischen Schilddrüsenmalignomen (5-Jahres-Überleben zwischen 48% und 85% [5, u. a.]).

Eine wesentlich ungünstigere Prognose weisen die *anaplastischen Carcinome* und die *Sarkome* auf. Die mittlere Überlebensquote beträgt zwischen 3,4 [10] und 5,9 Monate (Hardin). Im Krankengut von Rafla sind von 38 Patienten innerhalb des ersten Jahres nach Diagnosestellung 75% verstorben.

Einteilung der Schilddrüsenmalignome für die chirurgische Therapie

In der Praxis hat sich für das chirurgisch-therapeutische Vorgehen die Einteilung der Schilddrüsenmalignome in differenzierte und entdifferenzierte epitheliale und nichtepitheliale Geschwülste bewährt [8].

Im eigenen Krankengut von 1960—1971 (Abb. 1) überwiegen mit 59% die undifferenzierten Tumoren, die vor allem im 6. und 7. Lebensjahrzehnt vorkamen. Die differenzierten Malignome traten bevorzugt im 5. und 6. Dezennium auf, und nur 13% der Patienten waren unter 40 Jahre alt.

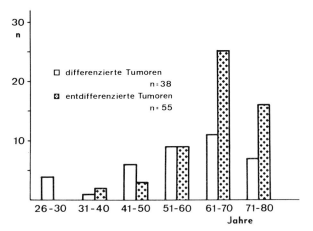

Abb. 1. Altersverteilung der Schilddrüsenmalignome (Chirurgische Universitätsklinik München 1960—1971)

Diagnostik der Schilddrüsenmalignome

Voraussetzung für die Anwendung der differenzierten Therapie der Struma maligna ist eine klare präoperative Diagnose. Häufig (35—50% [10]) werden die malignen Schilddrüsentumoren, besonders bei wenig ausgeprägter Symptomatik jedoch erst intra- oder postoperativ erkannt.

Einzig verwertbare Frühsymptome sind klinisch ein derber, rasch wachsender Schilddrüsenknoten und szintigraphisch der sogenannte kalte Bezirk, der je nach dem Krankenkollektiv zwischen 5 und 50% durch einen malignen Tumor bedingt sein kann [3]. Die morphologische Klärung dieser Befunde ist damit im Hinblick auf die Tumordiagnostik von besonderer Bedeutung. Neben der Entnahme von Stanzzylindern und der Probeexcision zur histologischen Untersuchung hat sich die Schilddrüsenfeinnadelpunktion zur Cytodiagnostik bewährt. Die Ergebnisse von 303 punktierten kalten Knoten des eigenen Krankenguts zeigt Abb. 2. Die Treffsicherheit der cytologischen Untersuchung (Tabelle 2) bei malignen Schilddrüsentumoren wird unterschiedlich angegeben. Besteht bei negativem cytologischem Befund der Tumorverdacht fort oder ist das Punktionsergebnis unklar (Zellgruppe III) bzw. malignitätsverdächtig, so ist die operative Revision mit Schnellschnittuntersuchung angezeigt.

Insgesamt stellt die Aspirationspunktion der Schilddrüse eine komplikationslose Untersuchungsmethode dar, die in hohem Prozentsatz eine eindeutige Aussage über die Dignität der zugrundeliegenden Erkrankung erlaubt. Dies ist von besonderer Bedeutung im Endemiegebiet, wo 30% der Strumaträger stumme Bezirke aufweisen (Scriba), die schon allein wegen der großen Zahl nicht alle operiert werden können.

Therapie der Schilddrüsenmalignome

Im Vordergrund der Behandlungsmaßnahmen (Abb. 3) steht die Operation, deren Ausmaß vom Tumorstadium, dem Grad der Metastasierung und dem histologischen Typ bestimmt wird.

Chirurgische Therapie

Differenzierte Carcinome: Infolge des langsamen Wachstums ist die Prognose unabhängig von der durchgeführten Therapie zunächst gut und erst eine langjährige Beobachtung ermöglicht die Beurteilung der Behandlungsmethoden. Einigkeit besteht darin, makroskopisch befallene Schilddrüsenlappen total zu resezieren. Beschränkt sich der Tumor auf einen Lappen, so ist die Frage, ob der gegenseitige Schilddrüsenanteil zu belassen, total oder subtotal zu entfernen ist, noch nicht entschieden.

Für ein konservatives Vorgehen sprechen Beobachtungen von Tollefsen [13], der zwar in 30% der Fälle auf der Gegenseite histologisch Carcinomgewebe, jedoch bei Belassen nur in 3,7% klinisch ein Rezidiv nachweisen konnte. Weitere Gründe für die Erhaltung des Gegenlappens sind die Gefahr des Hypoparathyreoidismus (5—33%, [13]) und der Recurrensparese (5%—40%) bei Thyreoidektomie.

Einen Kompromiß stellt die geforderte subtotale Resektion der nicht befallenen Seite dar, bei der diese Komplikationen selten sind.

Im Gegensatz dazu sind wir der Meinung, daß immer die vollständige Schilddrüsenentfernung anzustreben ist, weil dadurch
1. die Tumorentfernung sicher gewährleistet ist,
2. die Früherkennung und ^{131}J-Therapie von speichernden Metastasen in einem gewissen Prozentsatz der Fälle möglich wird und

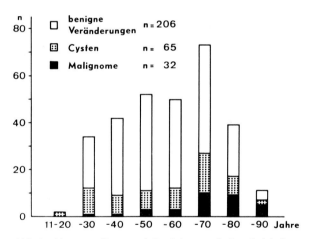

Abb. 2. Altersverteilung und Punktionsergebnisse bei kaltem Knoten (n = 303)

Tabelle 2: Treffsicherheit der Cytodiagnostik

	Punktionen n	Histologie n	falsch positiv Zellgruppe			Malignom n	falsch negativ n
			IV	V	IV+V		
Einhorn (1962)	449	177	3,3%	0%	—	52	4 (7,7%)
Lopes Cardozo (1964)	243	—	—	—	—	36	0 (0%)
Galvan (1970)	671	227	—	—	5,2%	33	3 (9,1%)
Kirstaedter (1970)	1376	213	6,6%	1%	—	31	5 (16,1%)
Spiessens (1971)	83	19	—	—	31,6%	15	6 (40%)
Ziegler (1972)	365	110	7,3%	0%	—	15	10 (60%)
Eigene Ergebnisse (1972)	463	138	2,2%	0%	—	32	2 (6,3%)

Endokrine Chirurgie

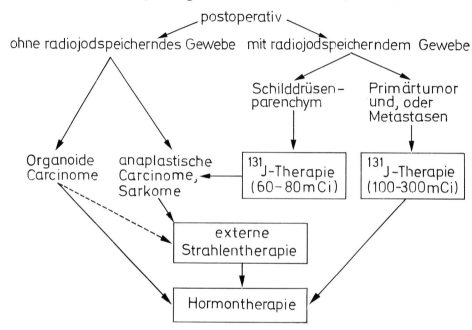

Abb. 3. Therapie der Struma maligna. [Aus: Heinze, H. G., Pichelmaier, H.: Diagnostik und Therapie der Struma maligna. Internist (Berl.) **13**, 148 (1972)]

3. die wiederholt beschriebene Umwandlung differenzierter Tumoren in undifferenzierte Formen verhindert werden kann (5%, nach [14]).

Die postoperative Tetanie und die ein- oder beidseitige Recurrensparese lassen sich nach unserer Erfahrung weitgehend vermeiden.

Nervi recurrentes: Eine sichere Schonung der Nerven ist nur dann möglich, wenn sie intraoperativ identifiziert werden. Die häufig vertretene Meinung, daß allein schon die Präparation zu bleibendem Schaden führe, ist nicht berechtigt. Der Wert der routinemäßigen Darstellung ist auch im eigenen Krankengut deutlich. Von 177 Patienten mit subtotaler Strumaerstoperation im Zeitraum 1968—1971 unterzogen sich 155 einer fachärztlichen Nachuntersuchung. Dabei wurde keine Recurrenslähmung festgestellt, deren Häufigkeit bei anderer Technik mit 0,2—15,9% angegeben wird [12].

Glandulae parathyreoideae: Um eine postoperative Tetanie zu vermeiden, muß mindestens ein Epithelkörperchen mit dem zugehörigen Gefäßstiel erhalten bleiben. Der Wert der Muskelimplantation von entferntem Nebenschilddrüsengewebe ohne Gefäßversorgung ist fraglich [1]. Während bei einseitigem Tumorbefall die Epithelkörperchen der Gegenseite meist ohne Schwierigkeit auffindbar sind, erfordert die Erhaltung bei ausgedehnten Tumoren, besonders bei Lymphknotenbefall im tracheoösophagealen Bereich [1] eine subtile Präparation.

Undifferenzierte Tumoren: Aggressives Wachstum und rasche hämatogene Metastasierung dieser Tumoren begrenzen die therapeutischen Möglichkeiten. Meist haben die Malignome bereits bei Diagnosestellung auf die lebenswichtigen Nachbarstrukturen übergegriffen. Die radikale Tumorentfernung ist daher nur selten möglich, so daß die chirurgische Therapie sich darauf beschränken muß, palliativ möglichst viel Tumorgewebe abzutragen, um die Verlegung der Atemwege zu verhindern und die anschließende Hochvolttherapie zu erleichtern. Interessanterweise schließt der histologische Nachweis eines anaplastischen Carcinoms die Radiojodspeicherung der Metastasen nicht aus. Nach Heinze nehmen 19—23% der anaplastischen Tumoren Radiojod auf, so daß unter Einsatz aller Maßnahmen gelegentlich doch ein Therapieerfolg zu erzielen ist [1].

Halslymphknotenentfernung

Neben der Resektion des Primärtumors ist die Lymphknotenausräumung wesentlicher Bestandteil der regionalen chirurgischen Tumortherapie der Struma maligna. Im Gegensatz zur kurativen neck dissektion bei palpablen, makroskopisch verdächtigen Lymphdrüsen, ist die elektive oder prophylaktische Lymphknotenausräumung umstritten.

Für die Indikation zur routinemäßigen neck dissection sind histologische Untersuchungen bedeutsam, die bei 75% der klinisch unauffälligen Lymphknoten Tumorgewebe nachwiesen [7]. Allerdings besteht hierbei, möglicherweise aufgrund immunologischer Abwehrmechanismen, eine erhebliche Diskrepanz zwischen mikroskopischem Befund und klinischem Rezidiv [2, 14]. Zudem müßten, um eine wirksame Radikalität zu erreichen, die Lymphdrüsen beidseits und im vorderen Mediastinum ausgeräumt werden, ein Eingriff, der allein zur Prophylaxe nicht indiziert scheint.

Die kurative Halslymphknotenentfernung: Bei makroskopisch vergrößerten Lymphknoten führen wir unter histologischer Kontrolle die radikale Entfernung aller erreichbaren Lymphknoten durch, wenn der Allgemeinzustand des Patienten einen derartigen Eingriff erlaubt, der Primärtumor radikal entfernbar ist und keine Fernmetastasen anaplastischer Tumoren vorliegen. Die Resektion von isolierten Knoten oder Knotengruppen stellt keine adäquate Maßnahme dar.

Zwei Methoden stehen zur Verfügung: Bei der *klassischen Halslymphknotenentfernung* werden neben den submentalen, jugularen, supraclaviculären, paratrachealen und den entlang des N. accessorius verlaufenden Lymphknoten eine Reihe von Nachbarstrukturen entfernt, um durch eine en-bloc-Resektion die größtmögliche Radikalität zu erreichen.

Demgegenüber versucht die *modifizierte neck dissection* nur das Lymphabflußgebiet auszuschalten und tumorfreie Strukturen, wie den N. accessorius, die Gl. submandibularis, den M. sternocleidomastoideus durch temporäre Abtrennung am sterno-claviculären Ansatz und den N. phrenicus zu erhalten. Die Vorteile dieses Verfahrens sind das gute funktionelle und kosmetische Ergebnis und die Möglichkeit, in einer Sitzung das Lymphgebiet beiderseits zu entfernen, wobei die V. jugularis interna einer Seite geschont werden muß.

Die zunehmende Bevorzugung dieses Verfahrens hat die Indikation zur klassischen neck dissection auf Fälle beschränkt, bei denen der Tumor bereits auf die Nachbarstrukturen übergegriffen hat oder bei fixierten Lymphknotenmetastasen. Ist die Haut vom Tumor infiltriert, muß auch sie entfernt und der Defekt durch eine Verschiebeplastik gedeckt werden.

Die Radiojodbehandlung

Wesentliche Voraussetzung für die Anwendung der Radiojodtherapie der Struma maligna ist die chirurgische oder radiologische Ausschaltung des gesunden Schilddrüsenparenchyms, da durch Erhöhung der endogenen Thyreotropinstimulation die Speicherfähigkeit des Tumorgewebes meist gesteigert wird. Für die Radiojodtherapie ergeben sich damit folgende Indikationen:

1. Die Zerstörung von gesundem, bei der Operation nicht entferntem Schilddrüsenparenchym.
2. Die Ausschaltung von speicherndem, operativ nicht resezierbarem Tumorgewebe.
3. Die Therapie von speichernden Metastasen (als Hauptindikation).

Der Einsatz von Radiojod ist dann aussichtsvoll, wenn das Tumorgewebe ^{131}J aufnimmt. Je differenzierter der Gewebsaufbau, um so größer die Wahrscheinlichkeit der funktionellen Aktivität. Folliculäre Carcinome und Tumoren mit folliculärem Anteil weisen mit 20—60% den höchsten Prozentsatz der Speicherfähigkeit auf. Bei papillären Carcinomen ist in 30% ein kurativer Effekt zu erwarten [6].

Die alleinige Radiojodtherapie der Struma maligna ist nur angezeigt, wenn aus lokalen oder allgemeinen Gründen nicht operiert werden kann, da die radiologische Strumaresektion länger dauert, so daß bis zum Beginn der eigentlichen Tumortherapie wertvolle Zeit verlorengeht. Zudem wurde die strahleninduzierte Umwandlung differenzierter in entdifferenzierte Tumortypen beschrieben (Crile und Wilson).

Die externe Strahlentherapie

Die Anwendung der externen Strahlentherapie erfolgt unter mehreren Gesichtspunkten:

1. Als Nachbestrahlung in Kombination mit dem chirurgischen Eingriff. Ausgenommen sind differenzierte, umschriebene Tumoren, die radikal operabel waren.
2. Mit kurativer Zielsetzung bei inoperablen anaplastischen Tumoren primär oder nach Palliativresektion.
3. Zur Behandlung nichtspeichernder Fernmetastasen, alternierend mit chirurgischen Maßnahmen.

Die Schilddrüsenhormonsubstitution

Obligat bei der Behandlung jeder Struma maligna ist die Schilddrüsenhormonzufuhr. Neben der Herstellung der Euthyreose ist darüber hinaus die Verminderung des Tumorwachstums durch gleichzeitige Unterdrückung der TSH-Produktion bei differenzierten Carcinomen gesichert.

Literatur

1. Black, B.M.: Surgical treatment of thyroidal carcinoma. Surg. Clin. N. Amer. **43**, 1107 (1963).
2. Black, B.M., Yadeau, R.E., Woolner, L.B.: Surgical treatment of thyroidal carcinomas. Arch. Surg. **88**, 610 (1964).
3. Börner, W., Lantsch, M., Moll, E., Romen, W.: Die diagnostische Bedeutung des „kalten Knotens" im Schilddrüsenszintigramm. Med. Welt (Stuttg.) **16**, 892 (1965).
4. Clark, R.L., Ibanez, M.L., White, E.C.: What constitutes an adequate operation for carcinoma of the thyroid. Arch. Surg. **92**, 23 (1966).
5. Fletcher, J.R.: Medullary (solid) carcinoma of the thyroid gland. Arch. Surg. **100**, 257 (1970).
6. Franke, H., Börner, W.: Neuere Gesichtspunkte zur Diagnostik und Therapie der Struma maligna. Langenbecks Arch. Chir. **309**, 309 (1965).
7. Frazell, E.L., Frote, F.W.: Papillary cancer of the thyroid. Cancer (Philad.) **11**, 895 (1958).

8. Friedrich, R.: Besondere Gesichtspunkte bei der Diagnose und Therapie der Struma maligna. Schweiz. med. Wschr. **96**, 995 (1966).
9. Galvan, G.: Feinnadelpunktion und Zytodiagnostik kalter Strumaknoten im Strumaendemiegebiet. Dtsch. med. Wschr. **95**, 1631 (1970).
10. Keminger, K.: Die chirurgische Therapie der Struma maligna. Wiener klin. Wschr. **83**, 510 (1971).
11. Lahey, F. H., Hoover, W. B.: Injuries to the recurrent laryngeal nerve in thyroid operations. Ann. Surg. **108**, 545 (1938).
12. Rueff, F. L., Mohr, K. U.: Recurrensschädigung bei Kropfoperationen. Münch. med. Wschr. **112**, 437 (1970).
13. Tollefsen, H. R., DeCosse, J. J.: Papillary carcinoma of the thyroid. Amer. J. Surg. **106**, 728 (1963).
14. Thomas, C. G.: Thyroid cancer: Clinical aspects. In: Werner, S. C., Inglar, S. H.: The thyroid, 3.ed., p. 442. New York, Evanston, San Francisco, London: Harper & Row 1971.
15. Woolner, L. B., Beahrs, O. H., Black, B. M., McConahey, W. M., Keating, F. R.: Classification and prognosis of thyroid carcinoma. Amer. J. Surg. **102**, 354 (1961).

Nebenschilddrüsen

P. O. SCHWILLE

Während über die Pathophysiologie, Morphologie und Topographie erkrankter Nebenschilddrüsen übersichtliche Daten im Weltschrifttum vorliegen [1, 12], in denen auch die operativ-technischen Gesichtspunkte bei der Revision der Nebenschilddrüsenregion gebührend berücksichtigt sind, soll in diesem Kapitel besonders dargestellt werden, wann die operative Intervention als therapeutisches Vorgehen gerechtfertigt ist. Im Gegensatz zur ausschließlich medikamentös-internistisch zu behandelnden Unterfunktion der Nebenschilddrüsen sind alle Überfunktionszustände nur auf operativem Wege heilbar. Dabei interessieren den Chirurgen folgende Fragen:

1. Welche *Formen von Nebenschilddrüsenüberfunktion* (HPT) gibt es und in welcher Häufigkeit,
2. an welchen Merkmalen sind sie zu erkennen bzw. welche Untersuchungen sind hierzu notwendig,
3. von welchen Faktoren ist die *operative Dringlichkeit* abhängig zu machen und
4. wie ist eine erfolglose operative Revision der Nebenschilddrüsenregion zu bewerten.

Diagnostische Maßnahmen

Über die Leitsymptome unseres Krankengutes informiert Tabelle 1. Mit Ausnahme des sog. „akuten" HPT muß in allen anderen Fällen eine aufwendige klinisch-biochemische Diagnostik betrieben und zusätzlich der Versuch zur präoperativen Lokalisation des Krankheitsherdes unternommen werden.

Tabelle 1. Leitsymptome bei 24 Fällen von primärem Hyperparathyreoidismus (Chirurgische Universitätsklinik und Abteilung Urologie, Erlangen), gruppiert nach Häufigkeit

	Anzahl
Müdigkeit	24
Nephrolithiasis und Nephrocalcinosis	22
Oberbauchschmerz (kein Ulcus lokalisierbar)	18
Hochdruck	6
Peptisches Ulcus	3
Geistige Verwirrung	1
Pankreatitis	1
Zentralnervöse Symptome	1

Der dabei investierte hohe apparative und personelle Aufwand rechtfertigt die Absicht, nicht eindeutig zu klärende Fälle entsprechend ausgerüsteten klinischen Zentren zuzuweisen. In den Tabellen 2, 3 und 4 werden Parameter und Techniken wiedergegeben, die sich bewährt haben.

Letzteres gilt besonders für die Parathormonbestimmung (h PTH), wobei die Entnahme der Blutproben aus der V. jugularis int. bzw. V. cava sup. (via V. femoralis-Katheter) anzustreben ist [11].

Nebenschilddrüsenanomalien mit operativer Behandlung

Grundformen des primären Hyperparathyreoidismus: Am häufigsten wird ein *solitäres Adenom* eines Epithelkörperchens beobachtet (Abb. 1). Weniger häufig finden sich *multiple Adenome* und selten eine *Hyperplasie aller* Epithelkörperchen. Während andere Autoren bei letzterer eine Frequenz bis zu 12% beobachten konnten [12], fehlt diese Anomalie unter 26 eigenen Fällen (1961—1972, davon 23 seit 1968, s. Abb. 1). Voraussetzung für eine operative Indikation ist die differentialdiagnostische Klärung der Hypercalcämie, die aus folgenden Gründen Schwierigkeiten bereiten kann:

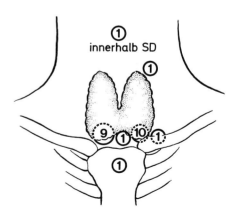

Abb. 1. Lokalisation von 24 solitären Nebenschilddrüsenadenomen (Chirurgische Universitätsklinik Erlangen, Januar 1968 bis Juni 1972)

Tabelle 2. Befunde im Serum (Diagnostisch verwertbare Kriterien bei Hyperparathyreoidismus)

	Normbereich	Prim. HPT	Bemerkungen
Gesamt-Calcium (Ca), mg-%	8,9—10,2	>9,60	Nicht deutbar ohne Gesamt-Eiweiß i. S.
Ultrafiltrierbarer Anteil (CaUF), Ges.-Prozente	56—63	>60	Komplexometrische und AAS-Bestimmung[a] alleine aussagekräftig
Ionisierter Anteil (Ca++)	$45 \pm 3{,}0\%$	—	Bei HPT i. d. R. erhöht
Gesamt-Magnesium (Mg), mg-%	1,85—2.05	—	Bei HPT sowohl erhöhte als auch erniedrigte Werte
Ultrafiltrierbarer Anteil (MgUF), Gesamtprozente	$78 \pm 3\%$	>75	Wie CaUF von Säure-Basenzustand und Ges.-EW i. S. abhängig
Anorg. Phosphat, mg-%	2,5—3,8	<3,5	Nur verwertbar mit anderen Befunden
Gesamt-Eiweiß, g-%	7,2—7,6	<8,0	Bei HPT relativ niedrige Werte!
Alkal. Phosphatase, mU/ml	bis 30 mU	—	I. d. R. normal. Erhöht bei Skeletbeteiligung
Bicarbonat, mval/l	23—25	<22	
Chlorid, mval/l	99—105	>105	Kein HPT ohne metabolisch-azidotische Tendenz
Nüchtern-Glucose bzw. OGT mg-%	bis 90	>100	Orale Glucosetoleranz: >160 mg-% nach 120 min
Gesamtlipide, mg-%	bis 1 000	>1 000	Nur verwertbar mit Gesamtbefund
hPTH (Parathormon):			hochnormales hPTH ist mit HPT vereinbar
μlEq/ml	bis 100	40—1 000	hPTH auch bei anderen Prozessen erhöht!
pg/ml	bis 300		hCT bei HPT meist normal, evtl. intra-
hCT (Calcitonin):			thyreoidal erhöht, sowie bei medullärem
pg/ml	bis 100	—	Schilddrüsencarcinom

[a] Atomabsorptionsphotometrie.

Tabelle 3. Befunde im Urin

	Normbereich	Prim. HPT	Bemerkungen
Phosphatclearance ml/min	bis 12 ml/min	>12 ml/min	Abhängig von Nierenfunktion
Nach Calciumbelastung	Abfall > 50%	<40%	HPT-Verdacht, falls Cp-Abfall <40%
cAMP (cycl. Adenosinmonophosphat)	bis 4 nmol/mg Kreatinin	>5—6 nmol/mg Kr.	Bleibt bei HPT-bedingter Hypercalcämie nach Ca-Zufuhr (Suppression) hoch. Differentialdiagnose der Hypercalcämie!
Calcium mg/die	bis 180 mg	i. d. R. >250 mg	Stark von Nierenfunktion abhängig
Natrium mval/die	bis 200 mval diureseabhängig	i. d. R. <180 mval	
Hydroxyprolin mg/die	bis 60 mg	>60 mg	Unspezifisch, verwertbar zusammen mit anderen Befunden

Tabelle 4. Zusätzliche Untersuchungen

	Bemerkungen
Knochenhistologie (Myelotomie aus Crista iliaca)	Häufig Osteomalacie (Nephrolithiasis), selten auch Osteoporose (Alter?); in fortgeschrittenen Fällen auch bei Nephrolithiasis Fibroosteoklasie. Histologische Hinweise können fehlen!
Lokalisationsdiagnostik:	
a) selektive Angiographie	Über Truncus thyreocervicalis. Kleine Adenome entgehen der Darstellung (evtl. Pharmakoangiographie).
b) NSD-Szintigraphie	Mit ^{75}Selen-Methionin diagnostische Ausbeute max. 50%. Mediastinale Adenome nicht erfaßbar (Überlagerung mit Radioaktivität im Gefäßband).
c) Blutentnahme aus: V. jug. int. bds., V. subclavia bds., V. cava sup.	Zur Bestimmung von Parathormon: hohe Lokalisation-PTH-Peak in V. jug. int.; tiefe Lokalisation-PTH-Peak in V. subclavia; mediastinale Lokalisation-PTH-Peak in V. cava sup. Nachteil: ohne Vorkenntnis bezüglich der Lage müssen alle Gefäße sondiert werden.
Röntgenbefund	Als Frühzeichen sind nur Spongiosierungseffekte der Fingercorticalis (Mittelphalangen) verwertbar.
Densitometrie (Gammastrahlen)	Geeignet zum Frühnachweis des verminderten Mineralgehaltes (Ascheanteil).
Calciumkinetik (^{45}Ca, ^{47}Ca)	Bei prim. HPT sind die Daten nicht spezifisch verändert: rasch austauschbarer Calcium-Pool und enterale Ca-Absorption regelmäßig vergrößert (auch bei anderen HPT-Formen, renale tubuläre Acidose Albright etc.).

1. Unzuverlässige Ca-Analysenmethoden täuschen zumeist falsch hohe Werte vor, weniger häufig falsch niedrige.
2. *Tumorbedingte Hypercalcämieformen* sind wesentlich häufiger als bisher angenommen wurde (M. Kahler, Bronchialcarcinome, Nierentumoren u.a. mit osteolytischen Absiedlungen).
3. *Bei eingeschränkter Nierenfunktion* (Kreatinin > 1,3 mg/100 ml) sind hochnormale Serumcalciumwerte höchst verdächtig auf eine Nebenschilddrüsenbeteiligung. Dasselbe gilt für Patienten mit Serumeiweißwerten unter 7,0 g/100 ml, da in diesem Fall der ultrafiltrierbare Calciumanteil prozentual hoch liegen kann.
4. Zunehmend werden *iatrogene HPT-Formen* beobachtet, die entweder auf die unbegründete Verordnung von Dihydrotachysterin (AT-10®: Bayer AG, Leverkusen) zurückzuführen sind und vorzugsweise bei vegetativ-labilen Personen (3 eigene Fälle während eines Jahres, Anamnese!) anzutreffen sind oder die AT-10-Verordnung wird bei strumipriven Tetanien nicht sorgfältig überwacht.
5. Ein bestimmter Prozentsatz von *Hyperthyreosefällen* kann mit begleitender Hypercalcämie verlaufen (2 eigene Fälle). Ein Umstand, der dann Schwierigkeiten bereitet, wenn keine Nebenschilddrüsensuppressionsprüfung mittels Calciuminfusion durchgeführt wird, und wenn das relativ erhöhte Serumphosphat auch auf eine gleichzeitig eingeschränkte Nierenfunktion zurückzuführen ist.

Hinter diesen, nicht durch eine Überfunktion der Epithelkörperchen bedingten Hypercalcämieformen treten andere in den Hintergrund (M. Boeck, Vitamin D-Intoxikation, Milch-Alkali-Syndrom u.a.). Außer Serumcalcium und seinen biologischen Subfraktionen vermögen auch alle übrigen in Tabelle 2 genannten Kriterien Hinweise zur Diagnose „Hyperparathyreoidismus" zu liefern. Vor einer Überbewertung von Einzelbefunden muß gewarnt werden. Einzig die zunehmend mögliche Bestimmung von Parathormon wird in Verbindung mit einem verläßlichen Serumcalciumbefund die Diagnostik verbessern. Die intravenöse Calciumbelastung nach Kyle [8], die sich am Serum- bzw. Urinphosphat unter Suppressionsbedingungen orientiert, hat unter Heranziehung einer computergesteuerten Diskriminante (Zd) eine Bereicherung erfahren, da sie zwischen primärem HPT ohne Einschränkung der Nierenfunktion und Gesunden unterscheiden hilft [2]:

$$Zd = 0{,}291 \, Ca - 0{,}180 \, P + 0{,}261 \, \Delta \, (Cp/CKr),$$

wobei Ca = Serumcalcium, P = anorg. Phosphat, CKr = Kreatininclearance, Cp = Phosphatclearance.

Abb. 2 zeigt, daß der vormals bestehende große Überlappungsbereich zwischen beiden Gruppen beseitigt wird. Dieser hat lange Zeit die Ätiologie des rezidivierenden Nierensteinleidens zur ärztlichen Crux werden lassen, andererseits gestattet auch diese Formulierung nicht die eindeutige Erkennung von HPT-Kranken mit bereits eingeschränkter Nierenfunktion.

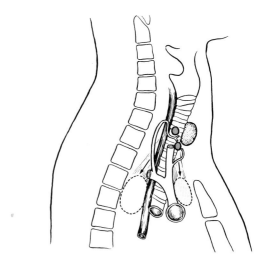

Abb. 2. Verschiedene Typen der thorakalen Abwanderung von Epithelkörperchen. (Nach Walton, zit. bei Seldinger [15])

Die operative Dringlichkeit

Wir unterscheiden zwischen einer *absoluten* und *relativen Indikation*. Vorrangig werden alle Fälle mit Skeletbeteiligung (Spontanfrakturen, Cystenbildung, hochgradige Osteoporose incl. Resorptionszonen) und Fälle mit stark ausgeprägter Hypercalcämie (s. „akuter HPT") der Operation zugeführt, und jüngere Patienten wegen der herabgesetzten Lebenserwartung.

Bei einem beträchtlichen Prozentsatz von Kranken mit zweifelsos nebenschilddrüsenbedingter Hypercalcämie fehlen subjektive Beschwerden. In solchen Fällen muß der operative Eingriff von anderen Umständen abhängig gemacht werden, wie etwa Alter, Herz-Kreislauf-Symptome, Neigung zu gastroduodenalen Ulcera, diabetische Stoffwechsellage, Harnwegskonkremente usw. Dieser Personenkreis bedarf ohne Operation einer Überwachung und detaillierter anamnestischer Aufzeichnungen.

Eine *relative* operative Indikation besteht bei der beidseitigen rezidivierenden Calcium-Nephrolithiasis. Viele dieser Patienten haben hochnormale bis erhöhte Parathormonwerte im Serum [2]. Nach subtotaler Resektion aller vorhandenen Epithelkörperchen schwindet in den meisten Fällen die Neigung zur Konkrementbildung. Der potentiellen Gefahr einer lebenslangen Zwangssubstitution des Parathormonausfalls (Vitamin D, AT-10) sind besonders jüngere Patienten ausgesetzt. Außerdem ist mit der Entfernung der Epithelkörperchen nicht die primäre Ursache der Steinkrankheit beseitigt worden.

Multiple Nebenschilddrüsenadenome

Unter einer ursächlich nicht näher bekannten Disposition vermögen sich an mehreren Stellen gleichzeitig gutartige Adenome zu entwickeln. Zuletzt beschrieb Röher [12] ein extremes Beispiel mit 7 (!) Adenomen, die allerdings zum Teil auch ektop (Mediastinum) zu finden waren. Während der operativen Darstellung muß das Auffinden sämtlicher Epithelkörperchen angestrebt werden, deren Anzahl zwischen 2 und 7 schwanken kann. In der Regel ist mit 3—4 zu rechnen. Hieraus ergibt sich die Forderung nach einer vollständigen Exploration der für die Lokalisation in Frage kommenden Region im mittleren und unteren Halsbereich. Adenome und auch normale EK zeigen eine ganz bestimmte Farbe (gelb-braun) und homogene Struktur, im Gegensatz zu bindegewebig umscheidetem Fettgewebe (gelblich) bzw. Schilddrüsenanteilen (rotbraun). Die Intravitalfärbung mit Methylen- bzw. Toluidinblau hat sich bei uns nur in einigen Fällen bewährt (7 mg/kg KG Toluidinblau in 500 ml NaCl 0,9%). Ohne gleichzeitige Monitorkontrolle der Herztätigkeit sollte Toluidinblau nicht appliziert werden. Das dabei auftretende Kammerflimmern geht wahrscheinlich auf eine Beeinflussung der ionisierten Fraktion des Serumcalciums zurück.

Das ektope Adenom

Findet sich nach erfolgloser Revision des Halsbereiches einschließlich der vorderen Thoraxapertur kein für die Hypercalcämie verantwortliches Adenom, sollte die subtotale Resektion der Schilddrüse mit feingeweblicher Beurteilung erfolgen. Persistiert die Hypercalcämie, so muß eine *ektop-mediastinale* Adenomlokalisation diskutiert werden. Die Auffindung solcher Adenome nach medianer Sternotomie ist technisch schwierig, muß jedoch immer angestrebt werden, da eine medikamentöse Beeinflußbarkeit der Hypercalcämie zu unsicher ist.

Bei mediastinaler Ektopie muß an 2 Abwanderungsrichtungen gedacht werden (Abb. 2 und 3): Die oberen Drüsenanlagen können entlang des Gefäßstiels (A. thyreoidea sup.) hinter Oesophagus und Trachea gelangen und bei mediastinaler Exploration leicht der Darstellung entgehen. Die unteren Anlagen sind regelmäßig im vorderen Mediastinum zu finden. Dabei können strangartige Fettgewebebildungen, ausgehend vom unteren Schilddrüsenpol, wegweisend sein, in welche das Adenom bzw. Epithelkörperchen eingebettet liegt (Abb. 3) [10].

In einem Fall unseres Krankengutes mit mediastinaler Lokalisation bestand eine starke Blutungsbereitschaft, die eine Revision erschwerte. Das Adenom konnte nicht gefunden werden. Trotzdem besteht heute, ein Jahr nach dem Eingriff, nur noch eine geringe Hypercalcämie von 10,55 mg/100 ml (Ausgangswert 16,4 mg/100 ml) bei gutem Befinden des Patienten, was auf eine Ligatur des zuführenden arteriellen Hauptgefäßes schließen läßt. Die mediastinale Revision sollte — falls kein Adenom gefunden werden kann — nicht abgeschlossen werden ohne Exploration und subtotale Resektion des thymalen Fettkörpers, der embryologische Beziehungen zur Wanderungsrichtung der Epithelkörperchen hat.

Die Exploration mit negativem Ergebnis

Bestehen die bekannten Symptome des HPT weiter, so ist zunächst an eine ungewöhnliche Lokalisation (diaphragmal) zu denken oder an eine nicht nebenschilddrüsenbedingte Parathormonproduktion (*sog. paraneoplastisches Syndrom, s. u.*). Ungleich schwieriger gestaltet sich die Diagnostik dann, wenn von Anfang an nur gering erhöhte Calciumwerte bestanden haben, wie dies in der Mehrzahl der HPT-Fälle mit vorwiegend renaler Beteiligung zu beobachten ist. Diesen liegen voraussichtlich gegenregulatorische Hormoneinflüsse zugrunde, die mit Ausnahme des Calcitonins bisher nicht näher geklärt sind. Da die Adenome dieser Patienten wesentlich kleiner sind und sich leichter der Entdeckung entziehen, muß eine Verlaufsbeobachtung über das weitere Vorgehen entscheiden. Die Darstellung normaler Epithelkörperchen reduziert die Wahrscheinlichkeit des Vorliegens eines autonom aktiven Adenoms, da in einem solchen Fall mit einer Atrophie der restlichen Epithelkörperchen zu rechnen ist.

Der normocalcämische Hyperparathyreoidismus

Das Vorkommen dieser Verlaufsform konnte eindeutig belegt werden. Die Entscheidung über das Vorliegen eines Adenoms läßt sich nur durch eine zusätzliche Suppressionsprüfung sichern. Das Serumcalcium kann auch subnormal werden, wenn die enterale Resorption zusätzlich beeinträchtigt ist [14] (sog. Pseudohypohyperparathyreoidismus). Die Indikation zur operativen Behandlung wird in

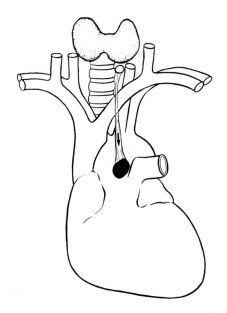

Abb. 3. Schematische Wiedergabe der Adenomlokalisation im vorderen Mediastinum infolge Abwanderung des Epithelkörperchens innerhalb eines Fettgewebsstranges. (Nach Nathaniels u. Mitarb. [10])

solchen Fällen vom klinischen Bild bestimmt (Spontanfrakturen, Durchfälle).

Der akute Hyperparathyreoidismus

Diese Verlaufsform geht immer mit hohem Serumcalcium einher, weist in der Regel eine lange Vorgeschichte auf und stellt die einzige *imperative Operationsindikation* der verschiedenen Hyperparathyreoidismusformen dar. Zunehmende Somnolenz und Adynamie, Oberbauchbeschwerden, Brechreiz und Neigung zu Durchfällen sind drohende Zeichen der sog. hyperparathyreoiden Krise. Die Nichterkennung des Zusammenhanges hat in der Regel den Tod zur Folge, doch sind die Überlebensquoten auch bei raschem operativen Eingreifen nicht ermutigend (Letalität > 60%). In der Regel entwickeln sich die akuten Symptome innerhalb von Stunden. Das Serumcalcium erreicht Werte um oder über 20 mg-%, zusätzlich besteht bei den zumeist renal stark vorgeschädigten Patienten eine Oligo-Anurie. Bei dem von uns beobachteten Patienten stand das Bild einer akuten Pankreatitis im Vordergrund und damit die Frage nach der *Priorität* des therapeutischen Eingriffs. Kontraindiziert sind alle calciumsenkenden Maßnahmen, einschließlich EDTA-Äthylendiamin-Tetraessigsäure und Phosphatinfusion wegen der Gefahr der Überschreitung des Calciumphosphat-Sättigungsproduktes und konsekutiver Weichteilverkalkungen. Calciumsenkende Hormone (Calcitonin und Glucagon) sind nur von geringer Wirksamkeit.

Der sekundäre und tertiäre Hyperparathyreoidismus

Die *regulative* Anpassung der Nebenschilddrüsenaktivität an vorbestehende calciumdepressive Prozesse (Niereninsuffizienz, Malabsorption, calcitoninproduzierende Tumoren etc.) bedarf zunächst keiner chirurgischen Intervention. Mit zunehmender Häufigkeit erfolgreicher Nierentransplantationen an vormals einem Dialysezentrum angeschlossenen Patienten mit chronischer Niereninsuffizienz wird die Chirurgie der Nebenschilddrüsen jedoch um eine weitere *Indikation* bereichert. Ohne genaue Kenntnis des Mineralstoffhaushalts und des Funktionszustandes der Nebenschilddrüsen muß heute die Verpflanzung einer gesunden Niere auf einen geeigneten Empfänger als Wagnis angesehen werden. Ein Hyperparathyreoidismus ist vor der Transplantation zu korrigieren. Diese Maßnahme ist obligat dann, wenn röntgenologisch bereits eine starke Osteoporose vorliegt. Bei der Operation finden sich zumeist gleichmäßig vergrößerte Epithelkörperchen, die histologisch das homogene Bild einer Hyperplasie (Hauptzellen) zeigen.

Während der sekundäre HPT sich in der Regel bereits aus der Anamnese ableiten läßt, kann die Erkennung der *tertiären* Form [7] des HPT Schwierigkeiten bereiten, wenn langfristige chronische Veränderungen unerkannt geblieben sind (Malabsorption), oder sie mit einer Funktionseinschränkung der Niere zusätzlich vergesellschaftet sind. Die Suppressionsprüfung und Parathormonbestimmung im Serum werden auch hier künftig die Diagnose erleichtern helfen. Die Schnellschnittuntersuchung zeigt zumeist ein einem hyperplastischen Epithelkörperchen einverleibtes Adenom, dem weitere hyperplastische Epithelkörperchen gegenüberstehen.

Die endokrine Adenomatose

Mit der Verbesserung der klinisch-biochemischen Diagnostik werden dem Chirurgen zunehmend Patienten vorgestellt, deren Symptome und Beschwerden auf gutartige Tumoren in verschiedenen endokrinen Organen zurückzuführen sind. In den meisten Fällen findet sich ein Epithelkörperchenadenom mit Hypercalcämie, wobei unklar ist, ob dieses Folge der Grundkrankheit im Sinne eines Anpassungsvorganges ist oder ob die hereditäre Determinierung des gesamten Krankheitsbildes auch das Nebenschilddrüsengewebe miterfaßt. Die Entscheidung über die *Priorität* des vorrangig zu entfernenden Tumors ist verantwortungsvoll, weil durch die Entfernung eines gastrinbildenden Tumors (Zollinger-Ellison-Syndrom) mit Neigung zu rezidivierenden Ulcera auch ein akuter Hyperparathyreoidismus ausgelöst werden kann, oder eine Nebenschilddrüsenrevision u. U. zur lebensbedrohlichen Blutdruckkrise führt (Phäochromocytom).

Das Nebenschilddrüsencarcinom

Klinisch-biochemisch unterscheidet sich dieser Tumor nicht von den gutartigen Adenomen. Es muß daran gedacht werden, wenn nach einem zunächst unauffälligen Intervall (Calciumabfall im Serum) nach der Erstoperation erneut Symptome des Hyperparathyreoidismus auftreten. Die Häufigkeit seines Vorkommens ist unter 1%. Die Prognose ist ausgesprochen schlecht [12]. Vor Folgeoperationen muß unbedingt nach endokrin aktiven Tumormetastasen (Lunge) gefahndet werden, ein Befund, der die operative Indikation stark einschränkt.

Das medulläre Carcinom der Schilddrüse mit reaktiver Nebenschilddrüsenbeteiligung

Obwohl dieser Tumor der Schilddrüse selten auftritt, kommt ihm aus zwei Gründen Aufmerksamkeit zu: Einmal zeichnet er sich durch enorm hohe Calcitoninkonzentration im peripheren Blut aus und kann im Verein mit einer Hypokaliämie und Neigung zu Durchfällen an diesen Merkmalen präoperativ von anderen Schilddrüsenmalignomen unterschieden werden. Zum anderen hat seine hormonale Aktivität Auswirkungen auf die Nebenschilddrüsen. Während gewöhnlich bei Schilddrüsenoperationen nicht auf Lage und Lokalisation der Nebenschilddrüsen geachtet wird, muß bei medullärem Carcinom auf das Vorliegen einer Hyperplasie bzw. eines Adenoms besonders geachtet werden. Manche Befunde sprechen dafür, daß dieses Schilddrüsencarcinom ätiologisch-pathogenetisch in den

Verband der endokrinen Adenomatose zu rücken ist [16]. Andere meinen, daß das Hormon Calcitonin beim Menschen nur unter diesen speziellen Umständen eine biologische Bedeutung hat.

Kontraindikationen der Nebenschilddrüsenrevision

Da dem geübten Chirurgen die Suche nach pathologisch veränderten Nebenschilddrüsen keine technischen Schwierigkeiten bereiten wird, sollte abschließend auf *zwei Kontraindikationen* verwiesen werden. Das sog. *paraneoplastische Syndrom* zeichnet sich durch eine ektope Parathormonbildung oftmals sehr kleiner Tumoren aus, die der klinischen Suchdiagnostik entgehen können (z. B. Bronchialcarcinome). Zur Verifizierung dieser Diagnose muß das Parathormon im Blut der V. jug. int. und V. cava sup. bestimmt werden.

Während vorwiegend mit Nephrolithiasis einhergehende HPT-Fälle in der Regel eine gut erhaltene Nierenfunktion aufweisen, wird besonders bei Verlaufsformen mit skeletaler Manifestation oft eine hochgradige *Beeinträchtigung der glomerulären Filtrationsrate* beobachtet. Bei einem Wert *unter 20 ml/min* sollte die Operation nur dann durchgeführt werden, wenn alle Möglichkeiten moderner Intensivpflege zur Verfügung stehen (Hämodialyse, Infusionsprogramm, leistungsfähiges Laboratorium), da sich fast regelmäßig eine Oligo-Anurie entwickelt, welcher der stark geschwächte Patient oft nicht mehr gewachsen ist.

Literatur

1. Altenähr, E., Bartelheimer, H., Bay, V., Kuhlencordt, F., Lozano-Tokin, C., Schneider, C., Seemann, N., Seifert, G.: Der autonome und regulative Hyperparathyreoidismus. Praktische Chirurgie, Heft 82. Stuttgart: F. Enke 1969.
2. Amenta, J. S., Harkins, B. S.: The use of discriminant functions in laboratory medicine. Amer. J. clin. Path. **55**, 330 (1971).
3. Arnaud, C. D., Tsao, H. O., Littledike, E. F.: Radioimmunoassay of human parathyroid hormone in serum. J. clin. Invest. **50**, 21 (1971).
4. Black, B. M.: Tumors of the parathyroid glands. Amer. J. Surg. **95**, 395 (1958).
5. Boonstra, D. E., Jackson, C. E.: Serum calcium survey for hyperparathyroidism. Amer. J. clin. Path. **55**, 523 (1971).
6. Boquist, L., Bergdahl, L., Anderson, L.: Hyperparathyroidism after renal transplantation and long-term hemodialysis. Scand, J. Urol. Nephrol. **5**, 243 (1971).
7. Eilert, J. B., Casey, D.: Experience with subtotal parathyroidectomy for "tertiary" hyperparathyroidism. Arch. Surg. **103**, 303 (1971).
8. Kyle, L. H., Canary, J. J., Mintz, D. H., de Leon, A.: Inhibitory effects of induced hypercalcemia on secretion of parathyroid hormone. J. clin. Endocr. **22**, 52 (1962).
9. Melick, R. A., Martin, T. J., Hicks, J. D.: Parathyroid hormone production and malignancy. Brit. Med. J. **1972 II**, 204.
10. Nathaniels, E. K., Nathaniels, A. M., Chiu-An wang: Mediastinal parathyroid tumors: a clinical and pathological study of 84 cases. Ann. Surg. **171**, 165 (1970).
11. O'Riordan, J. L. H., Kendall, B. E., Woodhead, J. S.: Preoperative localization of parathyroid tumors. Lancet **1971**, 1172.
12. Röher, H. D., Roth, E., Trede, M.: Chirurgie endokriner Überfunktionszustände. Praktische Chirurgie, Heft 87, Stuttgart: F. Enke 1972.
13. Schwaiger, M.: Chirurgie der Epithelkörperchen. Langenbecks Arch. Chir. **319**, 190 (1967).
14. Schwille, P. O., Bünte, H., Hermanek, P., Nüvemann, M.: Normo- und hypocalcämischer Hyperparathyreoidismus (Pseudohypohyperparathyreoidismus). Chirurg, im Druck.
15. Seldinger, S. V.: Localization of parathyroid adenomas by arteriography. Acta (Stockh.) radiol. **42**, 353 (1954).
16. Steiner, A. L., Goodman, A. D., Powers, S. R.: Study of a kindred with phaeochromocytoma, medullary thyroid carcinoma, hyperparathyroidism and Cushing's disease: multiple endocrine neoplasia type 2. Medicine (Baltimore) **31**, 163 (1968).

Erkrankungen der Nebenniere

A. Grabiger

Eingriffe an den Nebennieren kommen vor allem bei Überfunktionszuständen von Rinde oder Mark, deren morphologisches Substrat entweder ein Tumor oder eine Hyperplasie ist, in Betracht. Es handelt sich dabei hauptsächlich um vier Krankheitsbilder:
1. Cushing-Syndrom,
2. Conn-Syndrom,
3. erworbenes adrenogenitales Syndrom,
4. Phäochromocytom.

Außerdem erfordern Verletzungen der Nebenniere gelegentlich deren Entfernung.

Cushing-Syndrom

Beim Cushing-Syndrom ist mit Stellung der Diagnose die *Operationsindikation* gegeben. Eine *Kontraindikation* für einen Eingriff an der Nebenniere liegt vor, wenn andere Ursachen für ein Cushing-Syndrom in Frage kommen: exogene Zufuhr von Nebennierenrindensteroiden, primärer Hypophysentumor und potentiell hormonaktive Tumoren wie Thymustumoren, kleinzellige Bronchialcarcinome (oat cell tumors), Testis-, Ovarial-, Parotis-, Mediastinal-, Leber- und Schilddrüsentumoren.

Eine *dringliche Indikation* zur Operation besteht, wenn in fortgeschrittenen Stadien bereits eine kardiale Dekompensation, eine Niereninsuffizienz und eine Resistenzschwäche gegenüber bakteriellen Infektionen besteht. Dabei ist das Operationsrisiko erhöht.

Das *pathologisch-anatomische Substrat* des Cushing-Syndroms ist in ca. einem Drittel der Fälle ein autonomer Rindentumor, ein Adenom oder Carcinom. Häufiger handelt es sich jedoch um eine beidseitige Nebennierenrindenhyperplasie, die die Folge einer gesteigerten corticotropen Stimulation von Seiten des Hypophysenvorderlappens ist.

Bei *Kindern* ist das Syndrom meist tumorbedingt, fast immer handelt es sich um Carcinome.

Die genaue *präoperative Differenzierung*, ob Tumor oder beidseitige Nebennierenrindenhyperplasie, ist für die Wahl des operativen Vorgehens wichtig. Neben dem Nachweis und der Analyse der Corticoide im Urin liefern biochemische Testverfahren wie der ACTH- und Dexamethasontest Anhaltspunkte dafür, ob im Einzelfall ein autonomer Tumor oder eine Hyperplasie anzunehmen ist.

Bei der *Seitenlokalisation* eines Tumors leistet die selektive Angiographie wertvolle Dienste, ohne daß dabei immer der Tumornachweis gelingt.

Zur *Freilegung* der Nebennieren bevorzugen wir das extrapleurale, thorakolumbale Vorgehen [4]. Dabei können beide Nebennieren ohne Umlagerung des Patienten von zwei getrennten thorakolumbalen Incisionen freigelegt werden. Die Nebennieren werden retroperitoneal, extrapleural durch die Zwerchfellansätze hindurch erreicht. Der Nachteil dieser Methode, bei der die 12., manchmal auch die 11. Rippe reseziert werden, liegt in der Möglichkeit einer Pleuraeröffnung.

Bei der *Wahl des operativen Vorgehens* hat sich bei uns folgendes bewährt [1, 3, 6]: Bei gesicherter präoperativer Lokalisation eines Tumors bieten sich keine Probleme. Die Tumorentfernung beim Adenom erfolgt unter Mitnahme der gleichseitigen atrophischen Nebenniere. Bei Verdacht auf Tumor wird zunächst eine Seite — in der Regel die rechte — freigelegt. Findet sich anstelle der Geschwulst eine atrophische Nebenniere, darf diese keinesfalls entfernt werden. Sie verstärkt vielmehr den Verdacht auf einen Tumor der Gegenseite, der anschließend in der gleichen Sitzung entfernt wird. Findet sich der Tumor schon bei der Freilegung der ersten Seite, wird er entfernt und die andere Seite bleibt unberührt. Bei hyperplastischer Nebenniere auf der zuerst freigelegten Seite wird diese Nebenniere entfernt und die Exploration und gegebenfalls Exstirpation der anderen in gleicher Sitzung angeschlossen, da anzunehmen ist, daß die andere Nebenniere als Ausdruck einer zentralen Regulationsstörung ebenfalls hyperplastisch ist.

Nach bilateraler totaler Adrenalektomie wegen beidseitiger Rindenhyperplasie entwickeln sich im Laufe der Jahre in 10—20% der Fälle *Hypophysentumoren*. Es erhebt sich somit die Frage, ob in bestimmten Fällen bei beidseitiger Nebennierenrindenhyperplasie die physikalische Teilzerstörung der Hypophyse nicht von vorneherein der bessere und risikoärmere Weg ist, nachdem ja die Ursache der Nebennierenrindenhyperplasie doch in einer zentralen Regulationsstörung zu suchen ist. Für die wenigen Patienten, denen eine beidseitige Adrenalektomie aufgrund ihres Zustandes nicht mehr zumutbar ist und für jene, bei denen der Verdacht auf einen Hypophysentumor besteht, sollte man dieses Vorgehen wählen. Für die größere Zahl der Patienten im geschlechtsreifen Alter bleibt jedoch die beidseitige totale Adrenalektomie das Verfahren der Wahl.

Die *subtotale Resektion* der Nebennieren bei diffuser Hyperplasie, die in einer Exstirpation der rechten und in der $4/5$ bis $9/10$-Resektion der linken Nebenniere besteht, ist heute praktisch verlassen. Die Ergebnisse waren wegen der hohen Rezidivgefahr unbefriedigend. Außerdem gestaltete sich die postoperative Hormonsubstitution oft sehr schwierig.

Bei der *medikamentösen Therapie* einer Nebennierenhyperplasie wird vereinzelt bei Patienten, die aufgrund ihres Allgemeinzustandes nicht operationsfähig sind, ein Steroid, das 6-Dehydro-16-methylenhydrocortison angewandt. Es unterdrückt die Hypophysen-Nebennierenrindenaktivität beim inoperablen Nebennierenrindencarcinom, bei Rezidiven und Metastasen ist ein Versuch mit o,p-DDD (Dichlorphenyldichloräthan), einem nebennierenspezifischen Cytostaticum angezeigt. Allerdings sind die Nebenwirkungen vor allen Dingen auf dem hämatologischen Sektor erheblich.

Conn — Syndrom (Primärer Aldosteronismus)

Bei dieser Erkrankung stehen eine arterielle Hypertonie und eine Entgleisung des Mineralhaushaltes im Vordergrund. Der primäre Aldosteronismus wird durch Tumoren der Nebennierenrinde ausgelöst. Bei diesen Tumoren handelt es sich fast immer um ein oder mehrfach auftretende Adenome, in 2% der Fälle um Carcinome. Wenn die Diagnose eines primären Aldosteronismus durch die klinischen Befunde, durch biochemische Untersuchungen (erhöhte Aldosteronausscheidung im 24-Std-Urin) gesichert ist, und die Angiographie den Tumor lokalisiert hat, so ist die *Indikation* zur Tumorentfernung gegeben, wobei immer die erkrankte Nebenniere in toto entfernt wird. Diese Tumoren können allerdings auch so klein sein, daß sie weder zu sehen noch zu tasten sind. Auch die Angiographie hilft in solchen Fällen wenig weiter. Bei gesicherter präoperativer Diagnose kann in solchen Fällen die schrittweise vorgenommene Resektion der Nebenniere erwogen werden, wobei Stück für Stück entfernt und durchgesehen wird. Da Aldosteronome auch doppelseitig vorkommen, muß man sich notfalls auch zur beidseitigen totalen Adrenalektomie entschließen. Sofern der Hochdruck nicht schon fixiert ist, normalisiert er sich nach erfolgreicher Adenomentfernung im allgemeinen innerhalb von 3 Monaten.

Eine *Kontraindikation* zur Adrenalektomie ist der sogenannte sekundäre Aldosteronismus bei renovasculär bedingten Hochdruckformen. Ein wichtiges Kriterium für die Abgrenzung des primären Aldosteronismus gegenüber renovasculär bedingten sekundären Formen ist die Kombination abnorm gesteigerter Aldosteronproduktion mit einer Verminderung der Plasmarenin-Konzentration, die bei Aldosteron sezernierenden Nebennierenrindentumoren nahezu regelmäßig vorkommt. Die Schwierigkeit der Differenzierung zeigt sich in der Tatsache, daß auch bei 20% aller essentiellen Hypertonien eine erniedrigte Plasmarenin-Konzentration gefunden wird [2, 3].

Adrenogenitales Syndrom (AGS)

Grundsätzlich unterscheidet man 2 Formen:
1. Das angeborene AGS, bei dem der jeweilige Enzymdefekt recessiv vererbt wird.
2. Die erworbene Form, der meist ein Rindentumor zugrunde liegt.

Die differentialdiagnostische Abgrenzung dieser beiden Tumoren ist von größter Wichtigkeit. Bei der erworbenen tumorbedingten Erkrankung ist die Adrenalektomie *indiziert*. Bei der angeborenen Form ist eine chirurgische Intervention an den Nebennieren *kontraindiziert*. Die Behandlung erfolgt hierbei konservativ im Sinne einer dauernden Cortisol-Substitution.

Bei den tumorbedingten Spätformen des AGS werden im Urin größere Mengen von 17-Ketosteroiden ausgeschieden. Diese Androgen produzierenden Tumoren treten im Kindesalter häufig maligne auf, während beim Erwachsenen die benignen Formen überwiegen. Die Geschwülste erreichen oft beträchtliche Größe, so daß sie ohne weiteres zu palpieren sind.

Phäochromocytom

Wurde klinisch die Verdachtsdiagnose „Phäochromocytom" gestellt, brachten die bekannten Provokations- und Lysisteste ein positives Ergebnis und zeigte die quantitative Bestimmung der Catecholamine und ihrer Stoffwechselprodukte, vor allem der Vanillinmandelsäure erhöhte Werte, so kann die selektive Angiographie und eine „Etagen-Catecholaminbestimmung" aus der V. cava inf. eine wertvolle Hilfe bei der Seitenlokalisation des Tumors sein.

Die *Operationsindikation* zur Tumorentfernung, in der Regel zur Adrenalektomie, ist dann gegeben. Dabei ist zu bedenken, daß in 10% der Fälle doppelseitige und in 10—20% dystope chromaffine Tumoren vorkommen.

Die eigentliche Problematik der Chirurgie des Phäochromocytoms liegt oft darin, daß aufgrund des jahrelang bestehenden arteriellen Hypertonus die kardiovasculäre Situation der Patienten so schlecht ist, daß zunächst eine Operation *kontraindiziert* ist. Man muß also den Patienten zunächst einmal in einen operationsfähigen Zustand bringen. Es stehen uns heute hierfür die adrenergischen α- und β-Receptorenblocker „Dibenzyline®" und „Dociton®" zur Verfügung [5].

Die *neurogenen Tumoren* des Nebennierenmarks sind Geschwülste des Säuglings und des frühen Kindesalters. Sie sind sehr häufig maligne und sollten so früh wie möglich operiert werden.

Hormonell inaktive Nebennierentumoren

Hormonell stumme Nebennierentumoren werden entweder durch Zufall oder infolge ihrer Größe und Raumverdrängung entdeckt. Sie sollten unbedingt operiert werden.

Verletzungen der Nebennieren

Klinisch äußert sich eine Verletzung der Nebennieren, gleich ob ein- oder beidseitig, in den ersten 24—48 Std nach dem Unfall durch starke Blutdruckschwankungen mit einmaligem oder wiederholtem Ansteigen des Blutdrucks. Gleichzeitig kommt es zum Anstieg der Pulsfrequenz und zu starken Erhöhungen des Blutzuckers, ohne daß man dafür andere Ursachen eruieren könnte. Das operative Vorgehen wird davon bestimmt, ob noch andere Verletzungen (z. B. intraabdominale oder Nierenverletzungen) bestehen. Man wählt dann entweder ein transperitoneales oder ein extrapleurales Eingehen, um das verletzte Organ entfernen zu können.

Literatur

1. Hamelmann, H., Grabiger, A.: Eingriffe an der Nebenniere. In: Chirurgische Operationslehre (Breitner, B., Kern, E., Kraus, H., Zukschwerdt, L., Hrsg.) München-Berlin-Wien: Urban & Schwarzenberg 1971.
1. Koczorek, Kh. R.: Primärer Aldosteronismus (Conn-Syndrom). Internist **5**, 32 (1964).
3. Kümmerle, F. Hofmannn, S.: Chirurgie der Nebennierenrinde. Chirurg **40**, 299 (1969).
4. Nissen, R.: Zur Freilegung beider Nebennieren. Chirurg **23**, 169 (1952).
5. Schega, W.: Chirurgie des Nebennierenmarks. Chirurg **40**, 304 (1969).
6. Zenker, R., Grabiger, A.: Neuere Gesichtspunkte zur Chirurgie innersekretorischer Erkrankungen. Bruns' Beitr. klin. Chir. **214**, 1 1967.

VI. Uro-Genital-Chirurgie

Unfallverletzungen der Nieren und ableitenden Harnwege

R. ENGELKING

Auch auf dem Gebiet der urologischen Traumatologie ist im letzten Jahrzehnt zum Teil eine deutliche Verschiebung der Indikationen zu beobachten. So werden heute bei schweren Nierentraumen beispielsweise die frühzeitigen organerhaltenden Eingriffe bevorzugt [1, 11], bei Verletzungen der Harnröhre dagegen primär plastische Operationen.

Verletzungen der Niere

Für die Indikationsstellung zur operativen Versorgung ist folgende *Einteilung* zweckmäßig:

A. Geschlossene Nierenverletzungen

1. Leichte Verletzungen
   a) Kontusion
   b) Subcapsuläres Hämatom
   c) Oberflächlicher Parenchymeinriß, umschriebenes Hämatom
2. Schwere Verletzungen
   a) Tiefer Parenchymeinriß, ausgedehntes Hämatom
   b) Querruptur ohne oder mit Eröffnung des Hohlsystems
3. Bedrohliche Verletzungen
   a) Ausgedehnte multiple Rupturen
   b) Zertrümmerung der Niere
   c) Einriß oder Abriß des Nierenstieles

B. Offene Nierenverletzungen

Zu A.: Zur Versorgung von **geschlossenen** Nierenverletzungen kommen drei Möglichkeiten in Betracht: eine konservativ-abwartende, eine chirurgisch-organerhaltende und eine radikale chirurgische Behandlung in Form der Nephrektomie. Für die Wahl des optimalen Vorgehens ist eine möglichst genaue Beurteilung der Schwere der Verletzung erforderlich.

Da auch schwere Nierenverletzungen einen protrahierten Verlauf zeigen können, reicht die klinische Symptomatik meist nicht aus. Bei jedem begründeten Verdacht auf eine Nierenverletzung sollte daher unverzüglich die *Röntgen-Diagnostik* eingeleitet werden. Sie vermittelt drei für die Operationsindikation entscheidende Informationen:

1. die Seitenlokalisation,
2. das Ausmaß der Verletzung,
3. den Nachweis einer funktionstüchtigen zweiten Niere für den Fall der Nephrektomie.

In der Regel genügt die Abdomenübersichtsaufnahme und das Infusionsurogramm für die Entscheidung zwischen konservativer oder operativer Behandlung. Genauere Informationen über einzelne Parenchym- oder Gefäßverletzungen, evtl. auch über eine gleichzeitige Milzruptur, kann eine (selektive) Nierenangiographie bringen. Wir messen jedoch der Urographie eine größere Bedeutung zu. Ausnahmen: die urographisch „stumme" Niere, der eine Gefäßverletzung zugrunde liegen kann, und Schocknieren mit verminderter Ausscheidungsfunktion.

Indikationsstellung: Nur bei leichten Nierenverletzungen mit komplikationslosem posttraumatischem Verlauf ist eine konservativ-exspektative Behandlung zulässig (s. Tabelle 1).

Bei allen schweren oder bedrohlichen Verletzungen ist dagegen eine frühest mögliche **operative Behandlung** angezeigt. Folgende Fakten stellen im Einzelfall eine Indikation dar:

1. Nichtbeherrschbarer, protrahierter Schock.
2. Tastbares retroperitoneales Hämatom, kombiniert mit röntgenologischen Hinweisen auf eine Nierenverletzung.
3. Deutliche Kontrastmittelextravasate im Urogramm oder Angiogramm.
4. Fehlende Kontrastmittelausscheidung der verletzten Niere, Funktionsausfall einzelner Nierenabschnitte oder pathologische Gefäßabbrüche.
5. Sekundärer Funktionsverlust einer Niere nach Trauma.
6. Unstillbare Makrohämaturie von mehr als 4 Tagen Dauer [8].
7. Posttraumatischer paranephritischer Abszeß oder Phlegmone.

Unklare **Grenzfälle** zwischen leichter und schwerer Verletzung, bzw. zwischen konservativer und operativer Therapie stellen für uns eine klare Indikation zur operativen Revision dar, wenn die Situation es erlaubt. Das Risiko sekundärer Schäden (paranephritischer Abszeß, Schwielen- oder Schrumpfnierenbildung, Hochdruck) dürfte stets größer sein als dasjenige einer Revision in Narkose. Bei schweren Kombinationstraumen dagegen darf abgewartet werden.

Lokale operative Maßnahmen: Oberstes Prinzip: Versuch der Organerhaltung und Prophylaxe von Spätschäden! Ggf. muß zwischen diesen beiden Zielen zugunsten einer Nephrektomie entschieden werden. Die Indikation zum organerhaltenden Eingriff sollte aber immer soweit wie möglich gestellt werden, selbst auf die Gefahr einer Sekundärnephrektomie hin.

Oberflächliche Parenchymeinrisse: Die Ausräumung und Drainage von Hämatomen ist meist ausreichend.

Tiefere Parenchymeinrisse und Querrupturen werden nach chirurgischen Gesichtspunkten versorgt und genäht.

Bei der Querruptur mit Eröffnung des Hohlsystems ist eine möglichst anatomiegerechte Naht desselben angezeigt. Anämische Gewebsteile werden entfernt. U. U. Polresektion. Bei Bedarf druckentlastende Pyelotomie.

Auch bei ausgedehnten multiplen Rupturen ist eine wenigstens teilweise Organerhaltung zu versuchen.

Weitgehend zertrümmerte Nieren werden dagegen meist eine Nephrektomie erfordern.

Bei Verletzungen der Nierenstielgefäße ist je nach Ischämiezeit und Organzustand heute durchaus die Rekonstruktion mit gefäßchirurgischen Methoden in Betracht zu ziehen.

Beim totalen Abriß der Niere ist die Nephrektomie aus vitaler Indikation erforderlich.

Eine **Nephrektomie** sollte heute nur noch in Extremfällen durchgeführt werden. Sie ist in folgenden Fällen indiziert: Völlige Zertümmerung der Niere, Totalabriß oder irreparable Verletzung des Gefäßstieles, Verletzungen einer Tumorniere, Verletzung einer ohnehin funktionsuntüchtigen Niere (hydronephrotische, pyelonephritische oder Stein-Schrumpfniere), schwerste Kombinationstraumen, deren vordringliche Versorgung eine exakte Rekonstruktion der verletzten Niere nicht zulassen, extrem schlechter Zustand oder hohes Alter des Verletzten bei intakter Zweitniere, posttraumatische Nekrose größerer Nierenanteile.

Zu B.: **Offene Nierenverletzungen** sind bei uns relativ selten. Fast immer handelt es sich um Stich- oder Schußverletzungen. Grundsätzlich bedürfen solche Verletzungen der chirurgischen Behandlung, wobei die gleichen Richtlinien gelten wie bei den schweren oder bedrohlichen geschlossenen Verletzungen.

Die verletzte Einzel- oder Restniere. Hier verschiebt sich die Indikation ganz klar zugunsten der möglichst frühzeitigen Intervention unter weitestgehender Organerhaltung. Trotz der Möglichkeit einer chronischen Hämodialyse oder — bei jüngeren Patienten — einer späteren Nierentransplantation, sollte die Entfernung einer verletzten Einzelniere unter allen Umständen vermieden werden.

Die **Vorrangigkeit der Versorgung beim Kombinationstrauma:** Der Blutverlust bei Nierenverletzungen erfolgt in der Regel protrahiert, ein Schocksyndrom wird daher bei einer isolierten Nierenruptur selten vorkommen. Ein schwer zu beeinflussender Blutungsschock spricht somit eher für eine gleichzeitige intraabdominale oder intrathorakale Verletzung anderer Organe. In solchen Fällen muß die Diagnostik oder Versorgung einer Nierenverletzung zugunsten einer Laparotomie oder Thorakotomie zurückgestellt werden, zumal die Niere auch transperitoneal revidiert und versorgt werden kann. Jedes retroperitoneale Hämatom sollte unter diesem Gesichtspunkt überprüft werden.

Auch bei stark blutenden Wunden anderer Lokalisation, beim schweren Schädel-Hirn-Trauma oder gegenüber einer primären Osteosynthese wird man die Versorgung einer „schweren" Nierenverletzung zurückstellen dürfen, solange die lokalen und Kreislaufverhältnisse dies zulassen. Dringlichkeit und Reihenfolge der Versorgung von Mehrfachtraumen lassen sich jedoch nicht schematisch festlegen, sondern richten sich nach den jeweiligen Verhältnissen.

Verletzungen des Harnleiters

Traumatische Verletzungen des Harnleiters (HL) — vorzugsweise nach schweren Bauch- und Skelettraumen —

Tabelle 1. Indikationen zur chirurgischen Versorgung von Nierenverletzungen

Verletzung der Niere	Therapie			
	konservativ	operativ		
	exspektativ Hämolytica Antibiotica	Naht Drainage	Rekonstruktion	Nephrektomie
Kontusion	■			
Intrarenale Ruptur	■			
Subcapsuläres Hämatom	■			
Einriß mit Hämatom		■		
Querruptur ohne Eröffnung bzw.		■		
mit Eröffnung des Hohlsystems			■	
Gefäßverletzung			■	
Stielabriß				■
Zertrümmerung				■
Nekrose				■

sind selten [14]. Die Symptomatik ist oft larviert, die Diagnose schwierig. Der sicherste Nachweis erfolgt mit Hilfe der retrograden Kontrastdarstellung des Harnleiters.

Bei der partiellen Ruptur des HL mit geringem Urinaustritt kann die innere Schienung und Harnableitung mittels Ureterkatheter genügen. Besteht jedoch ein größeres periureterales Extravasat oder der Verdacht auf eine Phlegmone, ist die Indikation zur Freilegung des HL gegeben, um eine Naht zu versuchen und das Wundbett zu drainieren. Nur **bei der völligen Durchtrennung** des HL ohne Infektion ist die primäre Anastomosierung unter Schienung und Drainage indiziert [3], wobei eine Mobilisierung von HL und Niere nützlich sein kann.

Bei größeren Defekten oder phlegmonösen Veränderungen empfiehlt sich die primäre Drainage des Wundgebietes, die Harnableitung mittels Nephrostomie sowie eine sekundäre Wiederherstellung in zweiter Sitzung nach Abheilung der lokalen Veränderungen und Wiederaufnahme einer normalen Nierenfunktion auf der betroffenen Seite.

Ausgedehnte Verletzungen oder Defekte des unteren bis mittleren Abschnittes lassen sich am besten durch eine Boari-Plastik korrigieren.

Für größere Defekte im oberen Drittel dürfte sich am besten eine Dünndarminterposition eignen, falls die Mobilisierung der Niere nicht ausreicht.

Bei langstreckigen Defekten des HL ist heute durchaus auch eine Autotransplantation der betroffenen Niere in Erwägung zu ziehen [12]. Lediglich im hohen Alter, bei ungewöhnlich hohem Operationsrisiko oder pottraumatisch funktionsloser Niere ist die primäre oder sekundäre Nephrektomie nach größeren Harnleiterverletzungen indiziert.

Verletzungen der Harnblase

Die Verletzungen der Blase lassen sich folgendermaßen unterteilen:

A. Leichte Verletzungen:
 1. Kontusion.
 2. Inkomplette Ruptur.
 3. Anspießung durch Knochenfragmente ohne nachweisbare Eröffnung.

B. Schwere Verletzungen:
 1. Offene Verletzung durch Schuß, Stich oder Pfählung.
 2. Geschlossene Verletzung.
    a) Extraperitoneale Ruptur.
    b) Intraperitoneale Ruptur.

Auch heute noch ist die traumatische Eröffnung oder geschlossene Ruptur der Blase wegen der Gefahr einer Beckenphlegmone, Peritonitis oder Urämie eine sehr ernst zu nehmende Verletzung. Nur bei frühzeitiger Erkennung und umgehender operativer Versorgung ist die Prognose günstig. Nicht immer ist die *Symptomatik* eindeutig, namentlich bei schweren Kombinationsverletzungen besteht die Möglichkeit, eine Blasenverletzung zu übersehen. Zudem gibt es primär asymptomatische oder larvierte Rupturen, bei denen die Diagnose erst verspätet nach Auftreten einer Beckenphlegmone (extraperitoneale Ruptur) oder einer Urämie (intraperitoneale Ruptur) gestellt wird.

Während bei offenen Verletzungen die *Diagnose* meist bei der Revision und Versorgung des Wundkanals gestellt wird, ist für die geschlossene Blasenruptur die Urethrocystographie die wichtigste und zuverlässigste Nachweismethode. Auch begleitende Harnröhrenverletzungen sind hiermit zu erfassen. Wegen der hohen Mortalität infizierter Blasenverletzungen sollte schon beim geringsten Verdacht die Diagnostik eingeleitet werden, insbesondere bei Beckenbrüchen.

Die *Indikationsstellung* zur operativen Versorgung ist bei Blasenverletzungen einfacher als bei anderen urologischen Traumen. Die operative Versorgung hat drei wichtige Prinzipien zu berücksichtigen: sicheren Blasenverschluß, Gewährleistung der Harnableitung und Drainage von Extravasaten.

Zu A.: **Leichte Verletzungen** wie Kontusionen, inkomplette Rupturen oder kurzfristige Anspießung der Blasenwand durch benachbarte Knochenfragmente können Makrohämaturien verursachen. Sofern jedoch cystographisch kein Defekt nachweisbar ist und Verletzungen der oberen Harnwege ausscheiden, wird man die aktiven Maßnahmen auf eine transurethrale Harnableitung mittels Dauerkatheter beschränken können.

Zu B.: **Schwere Verletzungen,** die mit einer Eröffnung der Blase und einem Extravasat von Urin und Blut einhergehen, sind ausnahmslos und umgehend operativ zu verschließen unter gleichzeitiger transurethraler oder auch zusätzlicher suprapubischer Harnableitung. Der Defekt in der Blase ist nach Möglichkeit mehrschichtig zu verschließen.

Bei der **offenen Blasenverletzung** wird die Art des operativen Vorgehens jeweils durch die Art und das Ausmaß der Gesamtverletzung bestimmt. Gegebenenfalls ist die gleichzeitige Anlage eines Anus praeters bei einer Dickdarmbeteiligung erforderlich.

Die **geschlossene extraperitoneale Blasenverletzung,** gewöhnlich Folge eines Beckenbruches, wird am besten von einem extraperitonealen Zugang versorgt und drainiert, sofern nicht eine gleichzeitige Revision des Peritonealraumes erforderlich ist. Ausgedehnte perivesicale Hämatome sind in der Regel die Folge von Beckenbrüchen. Die Ligatur der Aa. hypogastricae hat hier meist keinen nachhaltigen Erfolg. In Ausnahmefällen kann eine Tamponade des paravesicalen Raumes erforderlich werden.

Die **geschlossene intraperitoneale Blasenruptur,** die vorzugsweise durch stumpfe, indirekte Traumen am Unterleib zustande kommt, wird transperitoneal versorgt, extraperitonealisiert und drainiert.

Bei **Kombination von Blasen- und Harnröhrenverletzungen** ist außer der transvesicalen eine zusätzliche suprapubische Harnableitung aus der Blase erforderlich. Die Versorgung der Blase ist in diesen Fällen stets dringlicher, wogegen die Harnröhre notfalls auch zu einem späteren Zeitpunkt in einer zweiten Sitzung wiederhergestellt werden kann.

Nur bei schwersten **Schädel-Hirn- oder Thoraxtraumen**, wenn die Diagnostik und primäre operative Versorgung einer Blasenruptur nicht möglich ist, kann ausnahmsweise auf diese Maßnahmen verzichtet werden. Eine sichere Harnableitung, kontinuierliche Überwachung und hochdosierte antibiotische Abdeckung sind jedoch Voraussetzung. Eine „offene Regeneration" ist durchaus möglich [14], der geringste Anhalt für eine beginnende Beckenphlegmone sollte jedoch eine sofortige Intervention veranlassen.

Verletzungen der Harnröhre

Die Verletzungen der Harnröhre (HR) bieten fraglos die meisten Probleme hinsichtlich Indikation und Methodik der operativen Versorgung. Die Vielzahl der angegebenen Behandlungsmethoden verrät die Unzufriedenheit mit den bisher bekannten Verfahren und die Schwierigkeit, posttraumatische Strikturen zu vermeiden. Der Grund liegt darin, daß sich die einzelnen Abschnitte der HR — entsprechend den anatomischen Verhältnissen — hinsichtlich der Verletzungshäufigkeit, ihres Entstehungsmechanismus und der Folgen unterscheiden.

Offene Verletzungen, die vorzugsweise in der Kriegschirurgie, jetzt aber selten beobachtet werden, betreffen fast ausschließlich die penile HR und entstehen durch direkte Gewalteinwirkug.

Geschlossene Verletzungen betreffen dagegen vorzugsweise die perineale und membranöse HR. Erstere wird mehr durch direkte, letztere durch indirekte Gewalteinwirkungen am Becken verursacht. In etwa 10% der Beckenfrakturen kommt es gleichzeitig zu einer Verletzung der HR. Geschlossene Verletzungen der Pars pendulans sind selten.

Auch bei den Harnröhrenverletzungen ist eine frühzeitige Erkennung entscheidend für den weiteren klinischen Verlauf, weniger für die Rekonstruktion der HR selbst, die ebenso gut zu einem späteren Zeitpunkt erfolgen kann, als für die Gewährleistung einer zuverlässigen Harnableitung.

Die Indikation zur *operativen Behandlung* wird von der Art (offen — geschlossen) und Ausdehnung der Verletzung bestimmt, die Technik des operativen Vorgehens im Einzelfalle dagegen von ihrer Ausdehnung und Lokalisation. Man muß eine Notfalltherapie und eine Spätbehandlung unterscheiden. Dringlich ist immer nur die Sicherung der Harnableitung und die Drainage von Extravasaten und Hämatomen. Ferner sollen die Voraussetzungen für eine Wiederherstellung der HR geschaffen werden. Aufgabe der Spätbehandlung ist dagegen die endgültige Rekonstruktion der HR oder die Beseitigung von Stenosen.

Für die *Indikation* und optimale Behandlung der einzelnen Verletzungen lassen sich folgende Richtlinien aufstellen: Da bei **offenen HR-Verletzungen** stets eine Beteiligung des Corpus cavernosum vorliegt, ist die operative Versorgung dieser Verletzung zwangsläufig geboten. Sie erfolgt am besten primär nach Johanson I mit sekundärem Verschluß in zweiter Sitzung.

Bei den **geschlossenen HR-Verletzungen** wird die Indikation durch die Schwere der Läsion bestimmt:

Eine **konservative oder exspektative Behandlung** ist lediglich bei geringfügigen Verletzungen ohne Beeinträchtigung der Miktion angezeigt. Meist wird man jedoch, insbesondere bei schmerzhafter Miktion oder Blutung, sicherheitshalber für einige Tage einen kleinkalibrigen Dauerkatheter einlegen.

Alle anderen geschlossenen Verletzungen der HR bedürfen einer **operativen Behandlung**:

Gröbere Verletzungen der *penilen* HR lassen sich primär am besten nach Johanson I versorgen und erst in zweiter Sitzung rekonstruieren (Denis Browne o.ä. Verfahren).

Schwieriger sind Indikation und Behandlung bei Verletzungen der *fixierten* Harnröhrenabschnitte: Nur ausnahmsweise genügt bei einer partiellen perinealen oder bulbösen Verletzung die Drainage des Hämatoms und eine transurethrale Schienung bzw. Harnableitung mittels Ballonkatheter. Vielmehr ist bei den meisten partiellen HR-Verletzungen, namentlich der Pars membranosa, sowie beim totalen Abriß im intra- oder extrapelvinen Bereich außer der Drainage eine suprapubische Blasenfistel zur Harnableitung erforderlich. Sie sollte grundsätzlich bei allen Verletzungen gelegt werden, die älter als 24 Std sind, bei denen eine Infektion zu befürchten ist oder die transurethrale Harnableitung unsicher erscheint.

Liegt der Abriß oberhalb des Diaphragmas im intrapelvinen Bereich der membranösen HR oder noch weiter proximal, wird die Drainage entsprechend der Ausbreitung des perivesicalen Extravasates suprapubisch vorgenommen. Bei Zerreißung des Diaphragmas evtl. gleichzeitig vom Damm her.

Primäre Naht oder sekundäre Rekonstruktion?

Da alle größeren Hämatome am Damm der Freilegung und Ableitung bedürfen, ist in der Regel bereits der Zugang zur HR gegeben. Es ist daher naheliegend, eine primäre Naht der rupturierten HR oder die Adaptation der Stümpfe über einem Katheter zu versuchen. Durchaus kann eine solche Schienung bei Verletzungen ohne größeren Substanzverlust genügen und zu einem guten Spätergebnis führen, wenn die Ruptur intrapelvin liegt. Im häufiger betroffenen subdiaphragmalen membranösen Teil sind die Ergebnisse dagegen schlechter [9]. Wegen der Gefahr der Sekundärstrikturen wird daher in jüngerer Zeit zunehmend eine primäre plastische Rekonstruktion unter Verwendung von Scrotalhaut bereits bei der Erstversorgung eingeleitet (Scrotalhauttrichter oder Lappenplastiken nach Johanson II, Gil-Vernet oder Marberger). Dies gilt vor allem für große Defekte und Fälle, bei denen eine Anastomose nur unter Spannung möglich wäre. Die eigentliche Neubildung der HR erfolgt dann frühestens 8 Wochen später in zweiter Sitzung nach der Methode von Denis Browne oder einer Modifikation.

Insgesamt wird heute vorwiegend die primäre Versorgung oder Einleitung rekonstruktiver Maßnahmen angestrebt [9, 14]. Grundsätzlich sollte keine zirkuläre Naht der HR versucht werden. Für die einzelnen HR-Abschnitte kommen bei schweren Verletzungen, insbesondere beim Abriß, folgende Methoden in Frage:

Perineale und bulböse HR: hemizirkuläre Adaptation durch Naht und Versenkung der geschlitzten HR-Stümpfe nach Michalowski u. Modelski, oder (modifizierte) Johanson-Plastik [9]. Auch Scrotalhautplastik nach Gil-Vernet [4].

Membranöse HR: nahtlose Adaptation der Stümpfe über einem Katheter unter Zug [5, 7, 13], allenfalls hemizirkuläre Naht, oder Versorgung nach dem Johanson-Prinzip [6], nach Michalowski [10] oder Zoedler [15] mit Hilfe von Scrotalhaut.

Intrapelvine HR: Adaptation über einem Katheter unter Zug ohne oder mit Situationsnähten des Muskelzylinders [9] oder Invaginationsplastik nach Solowow-Badenoch.

Blasenhals: direkte Naht über einem Katheter.

Trotz dieser Techniken ist jedoch das Problem der Sekundärstrikturen noch nicht zuverlässig gelöst.

Schwerste Begleitverletzungen, Schock, eingeschränkte Operabilität durch Alter, reduzierter AZ, intraoperative kardiale oder respiratorische Komplikationen oder zu ausgedehnte lokale Zerstörungen können eine primäre Versorgung verhindern. In diesen Fällen sollte der Eingriff bewußt auf die suprapubische Harnableitung und Drainage der Extravasate beschränkt werden. Die Rekonstruktion der HR kann dann nach Abheilung und Normalisierung der Gewebsverhältnisse zu einem späteren Zeitpunkt vorgenommen werden. Ohnehin wird dieser Weg mancherorts bei der Versorgung bulböser oder extrapelvin-membranöser Verletzungen bevorzugt. Auch für die sekundäre Versorgung von Verletzungen oder posttraumatischen Strikturen werden die erwähnten plastischen Verfahren angewandt. Gegenüber der Invaginationsplastik nach Solowow-Badenoch gewinnt hierbei heute zunehmend die Verwendung von Scrotalhautlappen an Bedeutung.

Literatur

1. Bandhauer, K.: Die organerhaltende Frühoperation bei Nierenverletzungen. Urologe **6**, 337 (1967).
2. Browne, D.: An operation for hypospadias. Proc. roy. Soc. Med. **42**, 466 (1949).
3. Carlton, jr., C. E., Guthrie, A. G., Scott, jr., R.: Surgical correction of ureteral injury. J. Trauma **9**, 457 (1969).
4. Gil-Vernet, J. M.: Un traitment des sténoses traumatiques et inflammatoires de l'urètre postérior. Nouvelle méthode d'urétroplastie. J. Urol. Néphrol. **72**, 97 (1966).
5. Hasselbacher, K.: Die Behandlung der Harnröhrenruptur. Bruns' Beitrag klin. Chir. **214**, 194 (1967).
6. Johanson, B.: Reconstruction of the male urethra in strictures. Acta chir. scand. Suppl. **176** (1953).
7. Kroiss, F.: Zur operativen Behandlung undurchgängiger Harnröhrenverengungen. Z. Urol. **23**, 499 (1929).
8. Lutzeyer, W.: Traumatologie der Nieren und oberen Harnwege. Akt. Chir. **3**, 19 (1968).
9. Marberger, H.: Verletzungen des Harntraktes. Chirurg **39**, 548 (1968).
10. Michalowski, E.: Zur operativen Behandlung erworbener Harnröhrenstrikturen. Urologe **10**, 101 (1971).
11. Potempa, J.: Die organerhaltende, chirurgische Therapie der Nierenquerruptur. Urologe **6**, 331 (1967).
12. Rockstroh, H., Schulze, R.: Autotransplantation der Niere bei ausgedehnter Harnleiterverletzung. Z. Urol. Nephrol. **62**, 331 (1969).
13. Schmiedt, E.: Verletzungen der Harnwege nach stumpfem Bauchtrauma. Chirurg **42**, 453 (1971).
14. Vahlensieck, W.: Urologische Diagnostik und Therapie bei Unfallverletzten. Aktuelle Traumatologie **1**, 33 (1971).
15. Zoedler, D.: Rekonstruktionsverfahren der proximalen Harnröhre. Z. Urol. **61**, 19 (1968).

Tumor-Nephrektomie

E. SCHMIEDT

Von den mehr als 20 verschiedenen Arten von Nieren- und Nierenbeckengeschwülsten sind die klinisch wichtigsten folgende:

Gutartige Nierentumoren,
Nierencarcinome,
Nephroblastome (Embryonale Adenosarkome, WILMS-Tumoren),
Nierensarkome und
epitheliale Nierenbeckengeschwülste (Fibroepitheliome u. Carcinome).

Gutartige Nierentumoren (Adenome, Lipome, Angiomyolipome usw.) sind selten. Zu den Bindegewebsmischtumoren zählt auch das sogenannte Liposarkom der Niere, das in etwa zwei Drittel der Fälle mit der tuberösen Hirnsklerose und einem Adenoma sebaceum der Gesichtshaut (Morbus Bournéville-Pringle) vergesellschaftet ist.

Größere gutartige Nierentumoren verursachen die gleichen Symptome wie bösartige. Urographisch ist es meist nicht möglich, benigne Tumoren von malignen zu unterscheiden. Auch die Nierenangiographie führt meist nicht zur Diagnose, da Nierenadenome im allgemeinen gefäßarm sind (Abb. 1). *Es ist daher nahezu immer unumgänglich, die betreffende Niere freizulegen und gegebenenfalls zu entfernen.*

Adenocarcinom der Niere, Nierencarcinom, hypernephroides Carcinom

80—85% aller Nierentumoren sind Nierencarcinome. Männer sind doppelt so häufig betroffen wie Frauen. Der Altersgipfel liegt zwischen dem 45. und 75. Lebensjahr.

Die Frage: „Operation oder nicht bei einem Nierentumor?", hängt vom Ausmaß der Metastasierung ab.

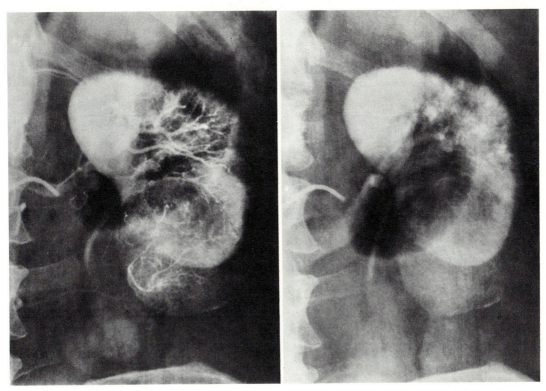

Abb. 1. Selektive Nierenangiographie links: Nierenadenom im Bereich des unteren Nierenpoles links

Tumorzellen gelangen vor allem über die Nierenvene in das pararenale und paravertebrale „venöse Verbundsystem" [2]. Neben den Nierenvenen und der großen Hohlvene anastomosieren die Nierenkapselvenen mit dem vertebralen Venenplexus, den Nebennieren- und Lumbalvenen, den Spermatica- bzw. Ovaricavenen, der V. phrenica sowie der V. azygos. Die lymphogene Metastasierung ergreift vor allem die Lymphgefäße des Nierenstiels sowie die regionalen paracavalen, paraaortalen und iliacalen Lymphknoten. Über den Ductus thoracicus können Tumorzellen in die Blutbahn gelangen (Abb. 2 und 3).

Selten (0,4—1,6%) kommen solitäre Metastasen von Nierencarcinomen in Lunge und Gehirn vor.

Das häufigste Symptom eines Nierentumors ist die *schmerzlose Hämaturie*. Sie tritt bei etwa zwei Dritteln der Erkrankten auf. Auch können Schmerzen (50%) ein Initialsymptom sein. Schmerzen und Hämaturie sind allerdings meist Spätzeichen.

Weitere Symptome sind:
1. Dumpfer Rückenschmerz infolge Harnstauung bei tumorbedingter Ureterkompression.
2. Koliken beim Eintritt von Blutcoagula oder Tumorbröckel in den Harnleiter.
3. Tastbare Geschwulst in der Flanke (37—85%, meist Spätzeichen).
4. Gastrointestinale Beschwerden mit Bluterbrechen und Teerstühlen infolge tumorbedingter Organverdrängung bzw. Tumorinfiltration des Duodenum.
5. Subfebrile Temperaturen.
6. Akutes Abdomen mit hämorrhagischem Schock infolge spontaner Nierenruptur mit Massenblutung ins Nierenlager bzw. in die Bauchhöhle.
7. Auftreten einer akuten Varicocele und Hydrocele, vor allem links und Varicenbildung in der Bauchwand bei Tumoreinbruch bzw. -verschluß der Nierenvene oder Vena cava.
8. Mestastasensymptome: Gewichtsverlust, zunehmende Schwäche, Anämie, Knochenschmerzen, Spontanfrakturen, Atembeschwerden und Reizhusten.

Das wichtigste Zeichen eines Nierentumors ist die Makro- oder Mikrohämaturie. Auch wenige Erythrocyten im Harn verlangen eine Klärung der Blutungsursache.

Bei 2—7% aller Nierentumoren besteht eine Polycythämie mit erhöhtem Plasmaerythropoetinspiegel.

Die Nierenfunktion ist im allgemeinen nicht beeinträchtigt. Die BSG ist gewöhnlich erhöht (57%). Stets sollte die alkalische Serumphosphatase bestimmt werden. Werte über 48 mU erhärten den Verdacht auf das Vorliegen von röntgenologisch noch nicht nachweisbaren Knochenmetastasen.

Auf der *Abdomen-Übersichtsaufnahme* läßt sich bei einem Nierentumor ein vergrößerter Nierenschatten mit Vorwölbung der Nierenkontur erkennen. Liegt die Geschwulst dem Psoasmuskel auf, so ist der Psoasrand oft nicht mehr abzugrenzen, während er durch eine Nierencyste hindurch stets sichtbar ist.

Uro-Genital-Chirurgie

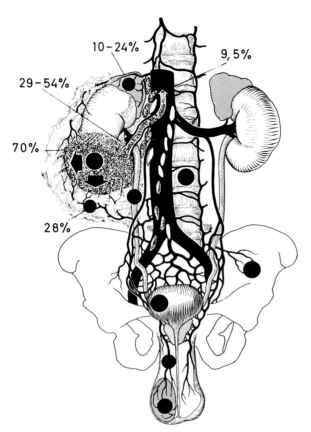

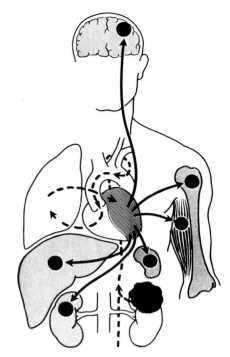

Abb. 3. Schema der lymphogenen Metastasierung beim Nierenkrebs

Abb. 2. Schema und Häufigkeit der „lokalen" hämatogenen Metastasierung beim Nierenkrebs

Das *Infusionsurogramm* zeigt gewöhnlich einen Füllungsdefekt oder eine Ausziehung oder Verkürzung der Kelche. Hat der Tumor die Niere bereits weitgehend zerstört, oder ist er in die Nierenvene bzw. in die V. cava eingebrochen, so unterbleibt die Ausscheidung des Kontrastmittels meist völlig, was prognostisch ungünstig ist.

In diesen Fällen kann eine Darstellung des Hohlsystems mittels retrograder Ureteropyelographie indiziert sein.

Zum Ausschluß von Lungen- und Skeletmetastasen sollen stets eine *Lungenübersichtsaufnahme* sowie gegebenenfalls *Knochenaufnahmen* angefertigt werden.

Die wichtigste röntgendiagnostische Maßnahme zur Verifizierung eines Nierentumors ist die *selektive Nierenangiographie*. Dank des Gefäßreichtums der Geschwulst kommt es außer einer genauen Darstellung des vergrößerten Nierenumrisses (Nephrographie) zu einer typischen Anfärbung des Tumors (Abb. 4). Nierencysten sind von den kontrastmittelgefüllten Gefäßen ausgespart. Lediglich die verhältnismäßig seltenen gefäßarmen Nierencarcinome und Nierenadenome können hier differentialdiagnostische Schwierigkeiten bereiten. Mit Hilfe der selektiven Nierenangiographie lassen sich recht genau Position und Ausdehnung der Nierengeschwulst festlegen. Das ist für die Planung des operativen Eingriffs wie auch zur Bestim-

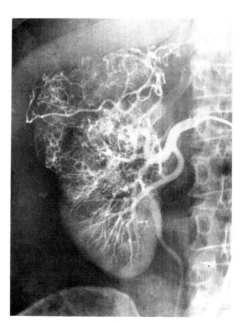

Abb. 4. Selektive Nierenangiographie: Typisches Nierencarcinom

mung der Operabilität des Tumors von großer Wichtigkeit.

Mittels Cavographie bzw. Phlebographie der Nierenvenen lassen sich geschwulst- oder metastasenbedingte Kompressionen, Verlagerungen sowie partielle oder totale Verschlüsse der V. cava bzw. der Nierenvenen mit dem inzwischen entstandenen Umgehungskreislauf darstellen. Dies ergibt Informationen hinsichtlich der Operabilität der Tumorniere (Abb. 5).

Die *Lymphangiographie* kann in vielen Fällen Aufschluß über paracavale oder paraaortale Lymphknotenmetastasen geben.

Alle sonstigen Röntgenuntersuchungen wie auch die nuclearmedizinische Diagnostik sind meistens überflüssig.

Bei jeder — insbesondere schmerzlosen — Makrohämaturie ist die sofortige Urethrocystoskopie indiziert, um die Blutungsquelle bzw. die erkrankte Seite festzustellen. Ein Hinausschieben der Endoskopie ist nicht gestattet, da Nieren- wie auch Nierenbecken- und Harnleitertumoren nicht ununterbrochen, sondern meist intermittierend bluten.

Bei multiplen Fernmetastasen sowie bei Tumor-Einbruch ins Duodenum, Pankreas oder in die Vena cava oberhalb der Nierenvenen, sind Nierentumoren inoperabel. Solitärmetastasen beispielsweise in Lunge oder Gehirn lassen sich durchaus operativ entfernen.

Eine *Palliativ-Tumornephrektomie* kann bei stärksten Schmerzen, bei Infektion oder wegen massiver Blutung in das Nierenhohlsystem trotz Inkurabilität erforderlich werden.

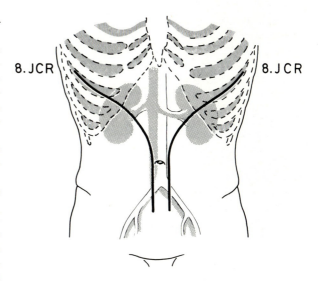

Abb. 6. Schnittführung bei re. bzw. li. thorakoabdominaler Tumornephrektomie

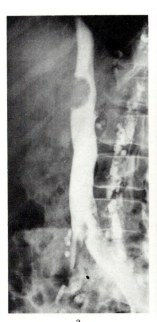 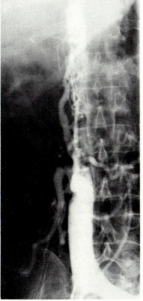

Abb. 5a und b. Cavographie. a Tumorzapfen aus der Nierenvene rechts in die Hohlvene ragend. b Totaler Verschluß der Hohlvene infolge Tumorthromben bei Nierencarcinom re.

Zur Palliativnephrektomie wird man sich des den Kranken besonders schonenden lumbalen, retroperitonealen Zugangs bedienen.

Bei kurativen Verfahren wird der lumbale Zugang den Forderungen nach Radikalität und Vermeidung einer Tumorzellaussaat während der Operation nicht gerecht.

Die Nierengeschwulst soll en-bloc zusammen mit der perirenalen Fettkapsel, der Nebenniere, dem Harnleiter und den Spermatica- bzw. den Ovaricagefäßen entfernt werden. Um eine Tumorzellaussaat während des Eingriffs zu vermeiden, ist es erforderlich, so schnell wie möglich die Nierenarterie und anschließend die Nierenvene zu unterbinden. Falls dies nicht möglich ist, klemmt man die Nierenstielgefäße simultan ab.

An das Nierengefäßkreuz gelangt man am besten über einen thorako-abdominalen Zugang (Abb. 6). Damit lassen sich gleichzeitig die regionalen paracavalen und paraaortalen Lymphknoten sowie Tumorzapfen ausräumen und intraoperative Komplikationen wie Einriß der Vena cava usw. beherrschen.

Mit Hilfe dieses Vorgehens gelang es Robson (1963), seine 10-Jahres-Heilungsquote bei Nierencarcinomen von 7,1 auf 66,3% zu erhöhen.

Unmittelbar vor der Tumornephrektomie erfolgt eine *Hochvoltbestrahlung des Geschwulstbereiches* im Sinne einer *Schlagbestrahlung*, wobei innerhalb von 2 Tagen 2000–3000 R Herddosis verabreicht werden. Hierdurch sollen die Tumorzellen devitalisiert und damit die Metastasierung von intraoperativ mobilisierten Geschwulstzellen verhindert werden.

Im Anschluß an die Tumornephrektomie werden nochmals 3000 R Herddosis auf das Operationsgebiet appliziert.

Uro-Genital-Chirurgie

Nephroblastom *(Birch-Hirschfeld-Wilms-Tumor)*

Der Wilms-Tumor ist ein ausgesprochen bösartiger Mischtumor, der nahezu nur im Kindesalter bis zu 6 Jahren vorkommt. Mädchen und Buben sind gleich häufig befallen. In 20% der Fälle sind bei der Entdeckung des Tumors bereits Metastasen nachweisbar.

Das häufigste Symptom ist eine tastbare Geschwulst im Oberbauch, die gewöhnlich von der Mutter des Kindes entdeckt wird. Seltener werden Schmerzen angegeben. Äußerst selten ist eine Hämaturie.

Jede palpable Geschwulst im Abdomen eines Kindes muß bis zum Beweis des Gegenteils als Wilms-Tumor angesehen werden.

Die Diagnose wird durch Röntgenuntersuchungen gesichert. Schon auf der *Abdomenübersichtsaufnahme* läßt sich ein stark vergrößerter Nierenschatten mit Verdrängung des Darmes erkennen.

Das *Infusionsurogramm* zeigt auf der erkrankten Seite eine hochgradige Deformierung des Nierenbeckenkelchsystems. Wird kein Kontrastmittel ausgeschieden, besteht die Indikation zur Ureteropyelographie (Abb. 7). Metastasierung in die Lunge ist häufig. Eine *Lungenübersichtsaufnahme* ist deshalb stets erforderlich.

Der Tumor läßt sich auch mittels Nierenangiographie darstellen, jedoch ist dieses Untersuchungsverfahren hier meistens überflüssig.

Die sofortige transperitoneale, radikale en-bloc-Tumornephrektomie mit Entfernung der Nebenniere und Ausräumung der regionalen Lymphknoten bei primärer Ligatur des Nierengefäßstiels ist beim Wilms-Tumor die Therapie der Wahl. Ist der Tumor sehr groß, so kann präoperativ mittels „Schlagbestrahlung" innerhalb von ein bis zwei Tagen 1000—2000 R verabreicht werden.

Unter dieser Strahlentherapie verkleinert sich der Tumor und die Geschwulstzellen werden devitalisiert. Postoperativ wird das Tumorbett nochmals mit 2500 R bestrahlt.

Bei Inoperabilität werden nach der Strahlentherapie Cytostatica verabreicht, wobei Wilms-Tumoren — oftmals nur im Sinne eines Palliativeffektes — besonders gut auf Actinomycin D ansprechen.

Nierenbeckengeschwülste

Nierenbeckentumoren sind epitheliale Neubildungen, die vom Urothel ihren Ausgang nehmen. Sie machen etwa 10% aller Nierentumoren aus. 80% sind bösartig, der Rest potentiell maligne (Papillome, papilläre Carcinome, Übergangsepithel- und Plattenepithel-Carcinome).

Das *häufigste Symptom* (90%) ist die schmerzlose Hämaturie. Ein tumorbedingter Verschluß des Ureters oder Blutcoagula, die in den Ureter eintreten, können kolikartige Schmerzen verursachen.

Die *Abdomenübersichtsaufnahme* zeigt in der Regel einen normalen Nierenschatten, während das *Infusionsurogramm* Füllungsdefekte im Nierenbecken sowie Kelchabbrüche erkennen läßt. Durch *Ureteropyelographie* lassen sich raumfordernde Prozesse im Nierenbecken klären. Differentialdiagnostisch sind nicht schattengebende Steine und Blutcoagula zu erwägen.

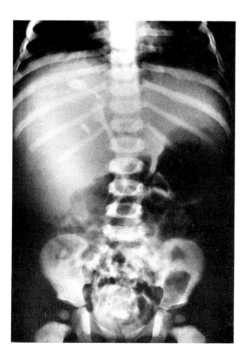

Abb. 7. Infusionsurographie: Wilms-Tumor rechts

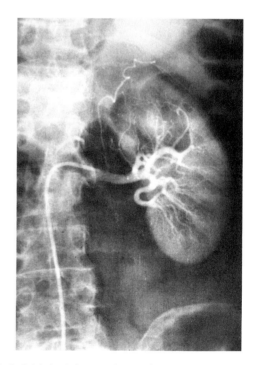

Abb. 8. Selektive Nierenangiographie bei Nierenbecken-Carcinom links: Es ist lediglich eine verminderte Parenchym-Anfärbung im Bereich des oberen Nierenpols erkennbar

Die *selektive Nierenangiographie* führt nur in wenigen Fällen weiter. Sie gibt lediglich in fortgeschrittenen Fällen durch mangelhafte Anfärbung von Nierenparenchymsegmenten Hinweise auf ein vom Nierenbecken auf das Nierenparenchym übergreifendes Tumorwachstum (Abb. 8). *Cytologische Untersuchungen* des zentrifugierten Morgenurins können Rückschlüsse auf das Vorhandensein eines gut- oder bösartigen Tumors geben.

Nach gesicherter Diagnose und Ausschluß von Fernmetastasen erfolgt die radikale Tumorureteronephrektomie einschließlich Lymphadenektomie mit Entfernung einer Blasenwandmanschette im Ostiumbereich. Bei bereits eingetretener Metastasierung wird die Niere von einem Lumbalschnitt aus entfernt, falls stärkste Schmerzen, Infektion infolge Harnabflußstörung oder eine schwere Blutung dies erforderlich machen.

Die Strahlenbehandlung ist nutzlos, da die Nierenbeckentumoren weitgehend strahlenunempfindlich sind.

Literatur

1. Angervall, L., Nilsson, L., Wahlqvist, L.: Angiographic and histologic observations of the perirenal tissue in renal carcinoma. Acta chir. scand. Suppl. **332**, 118 (1965).
2. Bennington, I. L., Kradjian, R. M.: Renal Carcinoma. Philadelphia-London: W. B. Saunders, 1967.
3. Brosig, W.: Operative Therapie des Nierentumors. Langenbecks Arch. Chir. **319**, 831 (1967).
4. Foley, F. E. B., Mulvaney, W. P., Richardson, E. J., Victor, J.: Radical nephrectomy for neoplasms. J. Urol. (Baltimore) **68**, 39 (1952).
5. Klosterhalfen, H.: Thorako-abdominale Nephrektomie bei großen Nierentumoren. Urologe **7**, 146 (1968).
6. Kuttig, H., Zunter, F.: Erfahrungen und Behandlungsergebnisse nach konventioneller Röntgen- und Kobalt-60-Teletherapie bösartiger Nieren- und Nierenbeckentumoren. Strahlentherapie **136**, 138 (1968).
7. Lagergren, C., Ljungqvist, A.: Radiography in the differential diagnosis between carcinoma of the kidney and of the renal pelvis. Scand. J. Urol. Nephrol. **3**, 111 (1969).
8. Nagel, R., Bargenda, B.: Primäre Nierenbeckentumoren. Urologe **6**, 74 (1967).
9. Riches, E.: Sugery of the renal tumors. In: „Tumours of the kidney and ureter" Smithers, D. W., Ed. Edinburgh, London: E. & S. Livingstone 1964.
10. Robson, C. J.: Radical nephrectomy for renal cell carcinoma. J. Urol. (Baltimore) **89**, 37 (1963).
11. Schmiedt, E., Thurmayer, R., Hruby, E.: Über die sog. Liposarkome der Niere. Münch. med. Wschr. **109**, 1433 (1967).
12. Schmiedt, E., Heinze, H. G.: Nierentumoren. Operative und strahlentherapeutische Behandlung. Münch. med. Wschr. **113**, 973 (1971).
13. Sigel, A.: Lehrbuch der Kinderurologie. Stuttgart: Thieme 1971.
14. Windeyer, B., Riches, E.: Radiotherapy and combined treatment in adults in tumours of the kidney and ureter. D. W. Smithers, Ed. Edinburgh, London; E. & S. Livingstone 1964.
15. Zollinger, H. V.: Niere und ableitende Harnwege. In: Doerr, W., u. Uehlinger, E.: Spezielle patholog. Anatomie. Berlin-Heidelberg-New York: Springer 1966.

Konservative und operative Behandlung von Harnleitersteinen

K.-F. Albrecht

Behandlungsmöglichkeiten beim Harnleiterstein

80—90% aller Harnleitersteine gehen spontan mit oder ohne symptomatische Behandlung der Kolikschmerzen ab. Nur komplizierte Fälle und Patienten mit Dauerkoliken kommen in der Regel zur stationären Behandlung. Von dieser Gruppe verliert noch einmal ein Drittel den Stein spontan unter konservativer Behandlung. Bei einem weiteren Drittel wird das Konkrement durch endoskopische Maßnahmen (meist Schlingenbehandlung) entfernt. Nur bei einem Viertel der stationär behandelten Kranken ist eine operative Steinentfernung erforderlich. Bei den restlichen, ca. 8%, geht das Konkrement während der stationären Behandlung weder auf natürlichem Wege ab noch wird es instrumentell oder operativ entfernt [1]. Bei der überwiegenden Zahl dieser Fälle geht der Stein nach Entlassung aus klinischer Behandlung doch noch spontan ab.

Spontane Abgangsfähigkeit eines Harnleitersteines

Wenn ein Stein in den Harnleiter eingetreten ist, führt er zu einem akuten Krankheitsbild. Trotzdem ist er vorerst kein Gegenstand einer operativen Behandlung, solange kein stauungsbedingtes Fieber besteht, der Stein noch wandert und nach Größe und Form spontan abgangsfähig ist [3, 5, 6, 9]. Steine bis zu 4—5 mm Durchmesser (also etwa erbsen- oder kirschkerngroß) können in der Regel spontan abgehen, wenn ihre Oberfläche keine zu starken scharfkantigen Unebenheiten aufweist. Oft muß man mit endoskopischen Maßnahmen nachhelfen. In Ausnahmefällen können auch größere Konkremente den Harnleiter passieren, besonders wenn sie eine glatte Oberfläche haben.

Im eigenen Krankengut [1] gingen nach konservativer Behandlung:

kleine Steine bis 4 mm in	88%,
mittelgroße Steine (5—9 mm) in	10%,
große Steine (10 mm und größer) in	2%

spontan ab.

Von den Steinen, die operativ entfernt werden mußten, waren nur 14% unter 5 mm groß, 86% waren 5 mm und größer. Bei Patienten, die immer wieder Steine bilden, sollte man mit der Operationsindikation zurückhaltend sein, weil bei ihnen im Laufe der Zeit immer größere Steine spontan den Harnleiter passieren können. Dabei treten oft nur geringe Kolikbeschwerden auf [5]. Bei rezidivierender Urolithiasis muß ein primärer Hyperparathyreoidismus als Ursache der Steinbildung durch entsprechende Untersuchungen ausgeschlossen werden.

Indikationen zum aktiven Eingreifen bei Harnleitersteinen

Kommt es durch einen Harnleiterstein zu rezidivierenden Fieberschüben, so ist Gefahr im Verzuge, und das Konkrement sollte, auch wenn es theoretisch noch abgangsfähig wäre, möglichst bald instrumentell oder operativ entfernt werden. Überbrückungshilfe kann bei vorerst inoperablen Patienten die Drainage der oberen Harnwege durch einen Ureterkatheter sein, sofern man den Stein instrumentell passieren kann. Die Harnleiterkatheterbehandlung ist aber durch die dann notwendige Bettruhe mit Thromboemboliegefährdung, Decubitalulcera usw. unter Umständen problematischer als eine Risikooperation, nach der der Kranke besser mobilisiert werden kann. Notnephrostomie zur Entlastung einer infizierten, gestauten Niere oder sogar Notnephrektomie bei schweren uroseptischen Zuständen können vereinzelt als einzig mögliche Maßnahme lebensrettend sein. Ein Aufstau der oberen Harnwege, auch wenn er mit erheblicher Ektasie einhergeht, ist bei fehlenden Infektzeichen keine Indikation zu einem sofortigen chirurgischen Eingreifen [9]. Oft bildet sich der Stau nach einigen Tagen zurück, wenn die reaktive Verkrampfung des Harnleiters um den Stein nachläßt, und der Harn am Konkrement wieder abfließt. Zeigt ein an sich abgangsfähiger Stein keine Neigung zum Weiterwandern und bleibt er längere Zeit an einer Stelle liegen, so sollte man ihn nach spätestens 1—2 Monaten [5, 8] instrumentell oder operativ entfernen. Irreversible Harnleiterschäden mit granulomatösen Schleimhautverdickungen, Druckulcera und spätere narbige Stenosen sind sonst die Folge. Bei größeren eingekeilten Steinen ist die Operationsindikation früher als bei kleinen Konkrementen zu stellen. Im oberen und mittleren Drittel des Harnleiters zum Stillstand gekommene Steine sollte man aus drei Gründen frühzeitig entfernen:
1. Bei eingeklemmten, hochsitzenden Steinen wird das Nierenparenchym durch die intrapelvine Drucksteigerung — infolge geringerer Windkesselfunktion des Harnleiters — stärker geschädigt als bei tiefsitzenden Steinen.
2. In den oberen Harnleiterabschnitten fest eingeklemmte Steine haben wenig Chancen, die unteren Harnleiterabschnitte spontan zu passieren.
3. Steine im oberen und mittleren Harnleiterdrittel lassen sich operativ wesentlich leichter und schneller und damit gefahrloser entfernen, als die tief im kleinen Becken eingeklemmten Harnleiterkonkremente.

Harnsäuresteine

Die eben aufgeführten Kriterien zur operativen Steinentfernung gelten nur für röntgenpositive, calciumhaltige Oxalat- und Phosphatsteine. Eingeklemmte, röntgennegative Harnsäuresteine kann man mit einiger Geduld unter eventueller Entlastung der gestauten oberen Harnwege mit einem Ureterkatheter durch eine alkalisierende Behandlung (Uralyt-U, Firma Madaus) und gleichzeitige Senkung des Harnsäurespiegels im Blut mit einem Allopurinolpräparat zum Zerbröckeln und spontanen Abgang bringen. Bei reinen Harnsäureharnleitersteinen sollte man daher zurückhaltend mit der Operationsindikation sein. Zu beachten ist, daß die Differentialdiagnose zwischen röntgennegativem Harnsäurestein und Harnleitertumor schwierig ist.

Auch bei Anurie durch beiderseitige Harnsäuresteineinklemmung oder Anurie bei Rest- oder Einzelniere durch Harnsäuresteine kann man durch Ureterkatheterentlastung und alkalisierende Behandlung versuchen, eine Operation zu vermeiden. Im Gegensatz dazu zwingt eine Steinanurie bei Oxalat- oder Phosphatsteinen zum aktiven Eingreifen.

Multiple Harnleiter- und Nierensteine

Liegen beiderseits röntgenpositive Harnleitersteine vor, so empfiehlt es sich, die weniger gestaute oder allgemein bessere Niere, oder die Niere, die zuletzt von einem Harnleiterstein verschlossen wurde, operativ zu entlasten. Die bereits länger verstopfte Niere kann dann später saniert oder bei schwerer Schädigung sogar entfernt werden [3, 4, 6].

Liegen mehrere Harnleitersteine auf einer Seite vor, so muß unbedingt versucht werden, alle Konkremente zu entfernen. Harnleiterfisteln bei tiefersitzenden Residualsteinen oder Steinwanderungen von höhersitzenden Restkonkrementen, die sich an der ödematös eingeengten Ureterotomiestelle neu einklemmen, sind sonst die Folge. Intraoperativ kann man höher- oder tiefersitzende Konkremente mit der Zeissschen Schlinge in die Ureterotomiewunde hineinziehen und entfernen [3]. Dies gilt auch für kleinere Steine, die im Nierenbecken liegen, oder während der Operation ins Nierenbecken zurückgerutscht sind. Kleine, abgangsfähige Nierensteine sind gefährlich, weil sie nach der Ureterolithotomie in den postoperativ atonisch gewordenen Harnleiter eintreten und ihn an der Operationsstelle neu verschließen. Notfalls muß man die Niere in gleicher Sitzung von einem weiteren Schnitt aus sanieren.

Wenn auf einer Seite ein Nierenstein und auf der anderen Seite ein Harnleiterstein vorliegt, so ist erst der Harnleiterstein zu entfernen, da er für den Harnstransport störender und gefährlicher ist, als der Nierenstein [3].

Seit längerer Zeit stumme Niere

Liegt ein Harnleiterstein bereits viele Monate oder sogar Jahre ohne Beschwerden eingeklemmt im Harnleiter und zeigt die dazugehörige Niere bei wiederholter urographischer Kontrolle (mit Spätaufnahmen nach vielen Std!) keine Konstrastmittelausscheidung, so ist die Entscheidung Steinentfernung oder Nephroureterektomie nicht leicht zu fällen. Besonders bei tiefsitzenden Steinen neigen wir zu einem Versuch, die Niere zu erhalten, da eine Wiederaufnahme der Nierenfunktion möglich ist. Bei sehr lange eingeklemmten hohen Harnleitersteinen ist die Niere dagegen meist hydronephrotisch geschrumpft, und ihre Erhaltung lohnt sich nicht mehr.

Steinhaltige Ureterocelen

Steine in Ureterocelen haben wegen der Ostiumenge keine Chance, spontan in die Blase überzutreten. Eine endoskopische senkrechte Ostiumschlitzung mit Spaltung des Ureterdaches führt fast immer zu einem die Niere gefährdenden vesicoureteralen Reflux. Bei nicht zu großen Ureterocelen kann man eine vorsichtige, quere elektrische Schlitzung an der Basis durchführen und den Weg für Stein und Harnabfluß ohne allzugroße Refluxgefahr freimachen. Das erhaltene Ureterdach wirkt als Antirefluxmechanismus. Bildet sich trotz dieser Vorsichtsmaßnahme ein vesicoureteraler Reflux aus, so muß später eine Antirefluxplastik ausgeführt werden. Große steinhaltige Ureterocelen werden am besten nach suprapubischer Vesicotomie eröffnet und abgetragen. Der Harnleiter wird anschließend nach Steinentfernung mit einer Antirefluxtechnik neu in die Blase eingepflanzt.

Indikationen zur instrumentellen und operativen Steinentfernung

Die Frage, welcher Harnleiterstein durch eine offene Operation und welcher instrumentell auf transurethralem Wege entfernt werden soll, ist nicht generell zu beantworten. Für jeden einzelnen Kranken muß je nach Steinsitz, Steingröße und Steinform individuell die Indikation gestellt werden. Wir lassen uns dabei von folgenden Grundprinzipien leiten:
1. Kleine, glatte, bis pfeffer- oder reiskorngroße Konkremente bedürfen keiner instrumentellen oder operativen Behandlung, da sie praktisch immer spontan abgehen.
2. Bei größeren oder scharfkantigen, im *distalen* Harnleiter eingeklemmten Steinen, wird versucht, eine oder zwei Zeiss-Schlingen am Stein vorbeizuschieben. Sie werden im Nierenbecken geschlossen und an den Stein herangezogen. Das Konkrement wird nur, wenn es ohne großen Widerstand dem Schlingenzug folgt, sofort extrahiert.
3. Bei geringstem Widerstand gegen den Schlingenzug wird die geschlossene Schlinge am Stein belassen und der Eingriff beendet. Die Schlinge bleibt als *Dauerschlinge* liegen. Der Kranke kann aufstehen und eine weitere stationäre Behandlung ist oft nicht mehr erforderlich. Auf einen Dauerzug an der Schlinge verzichten wir, um ein Abrutschen vom Stein zu vermeiden. Da der Harn bei liegender Schlinge am Stein vorbeifließen kann, treten nur selten Fieberschübe auf. In der Regel wandern Stein und Schlinge langsam tiefer und gehen zusammen spontan ab. Manchmal ist später bei den in das Harnleiterostium eingetretenen Konkrementen ein kräftiger Zug an der Schlinge notwendig, um den Stein ganz zu extrahieren. Eine transurethrale Ostiumschlitzung vermeiden wir, um keinen vesicoureteralen Reflux zu provozieren. Bei unseren 285 Patienten mit Dauerschlingenbehandlung war in 86% der Eingriff mit Abgang des Steines erfolgreich. Die durchschnittliche Verweildauer der Dauerschlinge im Harnleiter lag bei $3^{1}/_{2}$ Tagen [1]. Wenn irgendmöglich führen wir, besonders bei männlichen Kranken, die Schlingenbehandlung in Narkose oder in Spinal- bzw. Periduralanaesthesie durch.

Wenn sich die Schlinge nicht am Stein vorbeischieben läßt, kommt es häufig nach den Manipulationen zu einem akuten Infekt im gestauten Harntrakt. Wir führen deshalb, besonders bei größeren Harnleiterkonkrementen, nach einem mißglückten Schlingenversuch noch in der gleichen Narkose die operative Steinentfernung durch.

Erbsen- bis bohnengroße Steine, die im oberen und mittleren Harnleiter eingeklemmt sind, entfernt man primär besser und schneller durch eine retroperitoneale Ureterolithotomie. Bei inoperablen Patienten kann es aber mit viel Geduld glücken, auch größere Steine aus den oberen Harnleiterabschnitten mit der Dauerschlinge zum Abgang zu bringen.

Wir verwenden zur Schlingenbehandlung nur die einfache, einfädige Zeiss-Schlinge [9]. Die körbchenförmigen Steinfänger (s. Abb. 1) zwingen bei gefangenem Stein zur nicht ungefährlichen Sofortextraktion mit Verletzungsgefahr für den Harnleiter.

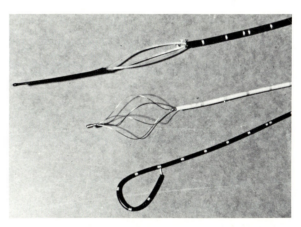

Abb. 1. Oben: körbchenförmiger Steinfänger aus Kunststoffmaterial nach Levant. In der Mitte: Steinextraktor mit Fangkorb aus Stahldrähten nach Dormia. Unten: die von uns ausschließlich verwendete einfädige Zeiss-Schlinge

Versuche, Harnleitersteine zu zertrümmern

Zur Zeit wird an verschiedenen Kliniken mit dünnen Lithotripsiesonden experimentiert, um mit Hilfe des russischen Druckwellengerätes Urat 1 oder mit Ultraschallgeräten größere Harnleitersteine intraureteral zu zerkleinern. Die Methode hat zur Zeit noch keine klinische Bedeutung.

Behandlung der Fornixruptur bei Harnleitersteineinklemmung

Durch die Drucksteigerung im Nierenbecken bei Steineinklemmung kann es gelegentlich an der schwächsten Stelle

Uro-Genital-Chirurgie

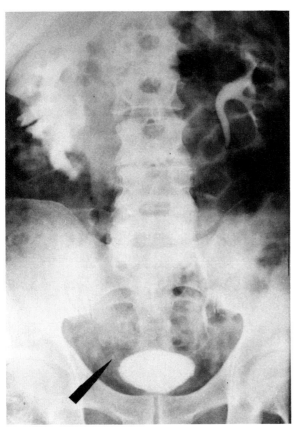

Abb. 2. Spontaner Kontrastmittelaustritt in den pararenalen Raum rechts durch Fornixruptur bei eingeklemmtem prävesicalen Harnleiterstein (Pfeil)

des oberen Hohlsystems, dem Gebiet der Nierenbeckenkelchnischen, zu kleinen Einrissen mit Urinaustritt kommen. Diese spontanen Fornixeinrisse kann man an einem Kontrastmittelaustritt in das pararenale Gewebe bei einem während einer Steinkolik durchgeführten Urogramm (Anfallsurogramm) erkennen (s. Abb. 2). Trotz des alarmierenden Röntgenbefundes sind weder sofortige Steinentfernung noch Freilegung und Drainage des Nierenlagers erforderlich. Ähnliche Kontrastmittelaustritte sind bei der retrograden Pyelographie durch unvorsichtiges Auffüllen des Nierenbeckens („Überspritzen") bekannt und als ungefährlich anzusehen. Eine abwartende konservative Behandlung ist immer ausreichend.

Literatur

1. Albrecht, K. F., Metzger, D.: Zur Behandlung des Harnleitersteines mit Schlingenkathetern. Urologe **9**, 178 (1970).
2. Bauer, K. M.: Die zystoskopische Diagnostik, Stuttgart: Schattauer 1966.
3. Boeminghaus, H.: Urologie. München: Banaschewski 1954 u. 1971.
4. Boshamer, K.: Lehrbuch der Urologie. Stuttgart: Fischer 1968.
5. Büscher, H. K., Gaca, A.: Therapie der Nieren- und Harnleitersteine. In: Alken, C. E., Dix, V. W., Weyrauch, H. M., Wildbolz, E.: Handbuch der Urologie, Band X. Berlin-Göttingen-Heidelberg: Springer 1961.
6. Fergusson, J. D.: Genitourinary System. In: Rob, C., Smith, R.: Clinical Surgery. London: Butterworths 1965.
7. Smith, D. R.: Allgemeine Urologie, übersetzt und bearbeitet von Schmiedt, E., Frohmüller, H. München, Berlin, Wien: Urban & Schwarzenberg 1968.
8. Wildbolz, H.: Lehrbuch der Urologie. Berlin-Göttingen-Heidelberg: Springer 1952.
9. Zeiss, L.: 20 Jahre Zeiss-Schlinge. München, Berlin: Urban & Schwarzenberg 1959.

Operationsindikation bei der Doppelniere

A. SIGEL und TH. H. SCHMIDT

Wer als beschäftigter Operateur eine rezepturartige Darstellung der Indikationen bei der Doppelniere erwartet, kann nur enttäuscht werden. Vielfalt der Morphologie und der Funktionsstörungen steht dem im Wege. Die Hauptsache einer Doppelniere spielt sich im kleinen Becken ab. Gedoppelt ist auch gar nicht die Niere, sondern nur ihr Beckenkelchsystem und der Harnleiter. Die Doppelniere ist nur das Ergebnis einer distalen Fehlbildung, erweitert noch durch koexistierende Störungen benachbarter Teile des Harnsystems. Die operativen Indikationen setzen mithin eine detaillierte Diagnostik voraus, die ihrerseits auf morphologische Bezüge nicht verzichten kann.

Genese, Morphologie und koexistierende Erkrankungen

Rinde und Mark sind bei der Doppelniere genauso angelegt wie bei jeder anderen Niere auch. Der Unterschied besteht nur im Harnleiter (Abb. 1). Wenn der Sinus urogenitalis nicht wie normal eine, sondern zwei Ureterknospen ausschickt, wachsen dem Metanephros zwei Harnleiter entgegen. Der zuerst ausgeschickte drainiert das untere und mittlere Drittel der Niere, der als zweiter ausgeschickte das obere Nierendrittel [5]. Wenn die beiden Harnleiter sich vereinigen, sprechen wir vom *Ureter fissus*. Er mündet stets an normaler Stelle im Trigonum. Bleiben beide Harnleiter voneinander getrennt, dann mündet der Harnleiter der unteren Nierenanlage stets trigonal normal, derjenige der oberen Anlage stets caudal davon, meistens noch innerhalb des Trigonums (Weigert, 1883). So verhält sich die Mehrheit aller Doppelnieren und bleiben damit gesund, weil ihre Urodynamik normal bleibt. Die kleinere Fallzahl bildet eine embryologisch vorgezeichnete Morphologie, die an den *Harnleiter der oberen Anlage* gebunden ist (Abb. 2). Diese Harnleiter (der oberen Anlage) können überall dort

Operationsindikation bei der Doppelniere

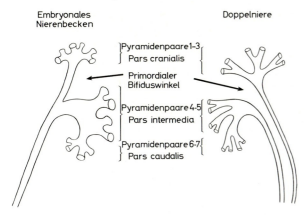

Abb. 1. Schema der Doppelniere. Parenchym und Gefäßbaum sind für beide Anlagen gemeinsam. Die obere Nierenanlage drainiert $^2/_5$, die untere $^3/_5$ der Niere. (Nach Löfgren)

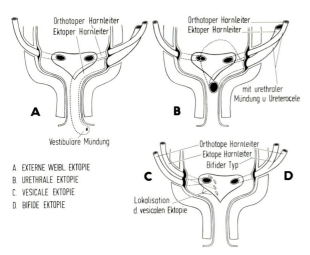

Abb. 2. Schema der vier Formen der Harnleiterektopie. (Nach Stephens)

münden, wo ihr Mutterboden, die Urterknospe weitere Organe entstehen läßt, so bei männlicher Differenzierung in der hinteren Harnröhre, in den Samenblasen, bei weiblicher Differenzierung in der ganzen Harnröhre, im Vestibulum vaginae, in der Vagina, in seltenen embryologisch unklaren Fällen im Rectum oder gar in der Haut. Fast ausnahmslos ist es die abnorme Mündung des Harnleiters der oberen Anlage, welche die Doppelniere pathologisch macht, meistens stenotisch. Damit wird die obere Anlage einem chronischen Stauungsprozess unterworfen. Hinzu kommen häufig zwei *koexistierende* Fehlformen und Fehlfunktionen: Die terminale Fortentwicklung der Harnleiterdystopie zur *Ureterocele,* der mechanischen Aufblähung der Harnleitermündung infolge eines muskulären Defizits [7] und die *Refluxkrankheit* des sonst normalen (orthotopen) Harnleiters der unteren Anlage und des Harnleiters der Gegenseite, zurückgehend auf die gleiche embryonale Anfälligkeit der gemeinsamen Muttersubstanz, des Sinus urogenitalis. Die vestibuläre und die ohnehin nicht pathologische trigonale Ektopie sind nur sehr selten mit der Refluxkrankheit kombiniert, auch der ektope Harnleiter selbst ist es fast nie. Insgesamt sind ca. $^2/_3$ aller symptomatisierenden Doppelungen orthotop refluxiv, darunter fast sämtliche urethralen Ektopien. Zur Pathologie der Dystopie der oberen Anlage kommt somit als zweites die Pathologie der Refluxkrankheit des orthotopen Harnleiters komplizierend hinzu. Es gibt dabei Extreme in dem Sinne, daß die Refluxkrankheit einseitig im Vordergrund steht und die Ektopie fast Nebenbefund bleibt (Abb. 6).

Die *Symptomatologie* ist identisch mit derjenigen der Refluxkrankheit, häufig spezifisch erweitert durch permanentes Einnässen, tagsüber ebenso wie nachts.

Diagnostik der Doppelnieren

Sie besteht aus drei Teilen: a) der Ausscheidungsurographie (AUR), b) der miktionellen Cysto-Urethrographie (MCU) und c) der Cysto-Urethroskopie.

a) Da die obere Anlage von unten her obstruiert ist, gerät sie unter erhöhten Binnendruck und wird damit funktionell teilweise oder ganz ausgeschaltet, was sie urographisch zunehmend stumm macht. Im Negativ erscheint sie dennoch, indem sie die funktionierende untere Anlage in chrakteristischer Weise nach außen verdrängt (Abb. 3 u. 4). Dabei entfaltet die celenhaltige Ektopie eine größere obstruktive Rückwirkung als die celenlose.

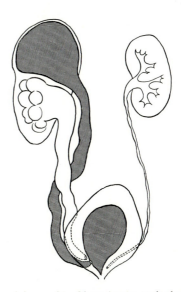

Abb. 3. Doppelniere rechts. Obere Anlage grob obstruiert, deshalb urographisch stumm, unten in eine vesicale Ureterocele ausmündend. Diese Cele schwächt das Trigonum, macht damit den unteren Harnleiter refluxiv und zugleich stenotisch. ♂, 2 J. Schemat. Zeichnung der AUR nach 180′. Indikationen: a) Resektion der oberen Anlage+Harnleiter, soweit von lumbal erreichbar (1969); b) Resektion der Ureterocele samt Harnleiterstumpf und zugleich Neuimplantation des Harnleiters der unteren Anlage (1971); 1973: Vorteilhaftes Ergebnis

Uro-Genital-Chirurgie

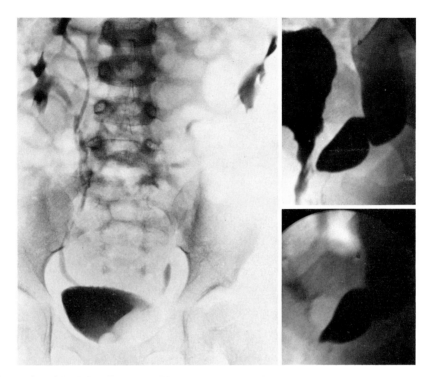

Abb. 4. Doppelniere rechts nicht behandlungsbedürftig. Links mündet der ektope Harnleiter unten als urethrale Ureterocele. Oben verdrängt die hydronephrotisierte obere Anlage die untere nach außen. Der ektope Harnleiter ist refluxiv, der orthotope nicht. ♀, 3 J. Indikationen a) Resektion der oberen Anlage samt Harnleiter und Cele, wahlweise in 1 oder 2 Sitzungen

b) Die miktionelle Cysto-Urethrographie informiert über den häufig koexistierenden Reflux des orthotopen und den seltenen des ektopen Harnleiters (Abb. 4, 6, 7).
c) Die endoskopische Untersuchung entdeckt manche Ureterocele, die das urographisch gewonnene Cystogramm nicht erkennen ließ. Außerdem ist es manchmal zweckmäßig, eine urethrale Ektopie zu sondieren und retrograd darzustellen.

Die operativen Indikationen

Exstirpative und plastische Indikationen sind in der Pathologie der Doppelniere eng verwoben. Oft ist beides bei demselben Patienten angezeigt, die Ektomie der Ektopie und die Plastik der Orthotopie. Wichtigste und häufigste exstirpative Maßnahme ist die Resektion der oberen Nierenanlage, seltener der unteren, noch seltener die Entfernung der ganzen Niere. Die plastischen Maßnahmen sind die Celektomie, die Neostomie des orthotopen und selten des ektopen Harnleiters und die antirefluxive Operation des kontralateralen Harnleiters [6].

Das Krankengut, mit dem wir es zu tun haben, besteht zu $^5/_6$ aus Kindern, weil die Ektopien von Anfang an pathologisch und grob auffällig werden. Doppelnieren, die erst im Erwachsenenalter symptomatisieren, gehören fast ausschließlich zum Typ des Ureter fissus, bei dem nicht die Ektopie, sondern die gestörte Urodynamik des Zusammenflusses und die Refluxkrankheit vorherrschen.

Resektion der oberen Nierenanlage

Das *Obstruktive* ist das bestimmende Pathologicum aller Harnleiterektopien mit Ausnahme der vesicalen Ektopie, die gar keinen Krankheitswert hat. Die Obstruktion zerstört nach hydrodynamischen Prinzipien die zugehörige obere Nierenanlage. Deshalb wird sie zur pyramidalen Ruine, die funktionell nichts wesentliches mehr leistet und die untere Anlage nach außen verdrängt (Abb. 3 u. 4). Diese ruinierte obere Nierenanlage zu entfernen, ist die allein sinnvolle Maßnahme. Normalerweise sind die beiden Anlagen einer Doppelniere äußerlich nicht voneinander abgesetzt. Der Stauungsprozess demarkiert jedoch die obere Anlage ganz eindeutig (Abb. 4). Je weniger diese Demarkierung vorhanden ist, um so weniger stimmt die Indikation, und die Resektion sollte dann unterbleiben. Der ektope Harnleiter muß nach unten vom orthotopen schonlichst abpräpariert und, soweit von lumbal erreichbar, im unteren Drittel abgesetzt werden. Der Stumpf samt Cele wird vorher leergesaugt, die Wunde drainiert und verschlossen.

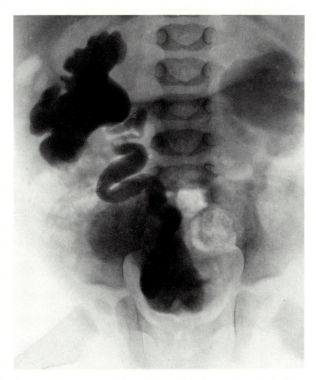

Abb. 5. Doppelniere links. Obere Anlage unten als vesicale Ureterocele mündend, die untere Anlage zugleich obstruierend, deshalb ist sie ebenfalls grob hydronephrotisiert. Rechts grob refluxiver Monoharnleiter, der damit terminal extravesicalisiert wird, was die funktionelle Stenosierung und Megasierung des Harnleiters einträgt. ♀, 18 Monate, HN 46 mg-%, uroseptisch. Indikationen: a) Laterale Ureterhautfistel bds., links mit Harnleiter der unteren Anlage; b) TUR Kappung der Cele; c) Resektion der oberen Anlage links; d) Harnleiterneuimplantation rechts; e) Harnleiterneuimplantation links

Resektion der unteren Anlage

Der *Ureter bifidus,* nur diese Variante der Harnleiterdoppelung, entwickelt eine konträre Pathologie, in dem er sich bevorzugt auf die untere Nierenanlage konzentriert und die obere weit weniger oft mit einbezieht. Der vesicoureterale Reflux mit allen mechanischen und entzündlichen Rückwirkungen bestimmt das Geschehen. Die untere Anlage verfällt der atrophischen Cirrhose (Abb. 7). Der Prozeß kann im 3.–4. oder erst im 30.–40. Lebensjahr vollendet sein [8]. Weshalb der Reflux innerhalb des Bifidus die obere Anlage oft verschont, wissen wir nicht. Genaue morphologische Untersuchungen stehen noch aus. Die obere Anlage funktioniert normal und hypertrophiert kompensatorisch. Deshalb bietet sich die Resektion der unteren Anlage an.

Neueinpflanzung beider Harnleiter einer Doppelniere

Auf den ersten Blick könnte sich diese Maßnahme oft anbieten. Die hochgradige Stauungscirrhose, meistens der oberen und selten der unteren Anlage, nimmt jedoch der Überlegung die Grundlage. Handelt es sich aber um einen tiefen Ureter fissus (Abb. 2), dessen untere Anlage noch erhaltenswert ist, dann verdient die gemeinsame Neueinpflanzung beider Harnleiter den Vorzug vor der unteren Heminephrektomie [1]. Der Konfluenz ist zu resezieren, die kurze Distanz zur Blase notfalls mit Boari-Lappenplastik zu überbrücken. Bei hohem Ureter fissus ist die Kontinuitätsresektion der Gabel schwieriger, aber realisierbar (Abb. 8). Die gemeinsame Neueinpflanzung beider Harnleiter kommt auch nicht selten bei der urethralen Ektopie in Betracht, wenn der orthotope Harnleiter grob refluxiv und der ektope die obere Anlage zwar schon stumm gemacht hat, es sich aber noch um ein Kleinkind handelt. Mit Erholung der oberen Anlage kann man dann rechnen. Sollte sich diese Hoffnung nicht bestätigen, wäre die partielle Nephrektomie nachträglich auszuführen.

Komplette Ektomie der Doppelniere

Der Ureter fissus indiziert hin und wieder auch die Entfernung der ganzen Niere. Aus nicht genau bekannten Gründen verfallen des öfteren beide Anlagen der atrophierenden pyelonephritischen Cirrhose (Abb. 9). Immer ist dann der Ureter mit seinen beiden Gabeln refluxiv. Hypertonie weist öfter auf die Krankheit hin als rein entzündliche Symptome. Wie bei der Begrenzung auf die untere Anlage sehen wir den Prozess schon im 3. oder erst im 30. Lebensjahr beendet.

Harnleiterstümpfe und Celen

Der Harnleiter der vestibulären Ektopie kann wegen seiner Eigendrainage sich selbst überlassen bleiben, zumal dann, wenn die obere Anlage im Kleinmädchenalter reseziert wurde. Geschah es erst mit 15 Jahren, so hatte der unter Überdruck befindlich gewesene ektope Harnleiter Zeit, extrem zu wachsen. Ob auch solche Kaliber noch spontan drainieren und eintrocknen, bleibt abzuwarten (Abb. 10).

Diejenigen Harnleiterstümpfe, die in eine (nicht gekappte und bei der Erstoperation von oben leergesaugte) Cele ausmünden, kann man auf längere Zeit oder immer nur dann sich selbst überlassen, wenn weder die Cele selbst, noch der orthotope Harnleiter refluxiv oder stenotisch waren, was insgesamt die Ausnahme ist. Deshalb kommt man nicht umhin, den Eltern ($^6/_7$ sind Kinder) von vornherein eine zweite Operation in Aussicht zu stellen. Zunächst gilt es, einem Stumpfempyem vorzubeugen. Die Excision einer Cele erweist sich aber, zunehmend mit der Größe der Cele (von Kastanienformat bis zu apfelgroßem Konvolut) als ein traumatisierendes Unternehmen, das es nahezu immer erforderlich macht, den orthotopen Harnleiter neu zu implantieren. War er stenotisch und nach der Dekompression durch die obere Polresektion refluxiv, so löst die Neuimplantation alle Probleme auf einmal. Nur ist unter diesen Umständen das Substrat der Plastik nicht optimal. Die Alternative wäre, den Harnleiterstumpf nur subtotal zu resezieren, das Konvolut leer zu punktieren, eintrocknen zu lassen und später den orthotopen Harnleiter von trans-

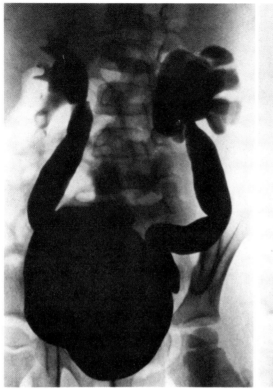 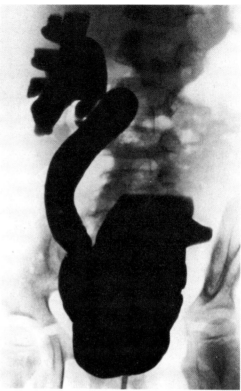

Abb. 6a u. b. Doppelniere links. Obere Anlage urographisch stumm, weil unten urethral ektopisch blockiert. Hochgradige Form der doppelseitigen Refluxkrankheit, links nur in die untere Anlage. ♀, 4 J. Indikationen: a) Gemeinsame Neueinpflanzung beider Harnleiter links; b) Antirefluxplastik rechts (Gregoir)

vesical neu zu implantieren. Was nun die beste Indikation für Konvolut-Celen ist, steht noch dahin. Wenig begründet ist der Vorschlag (Hendren, 1971), die Doppeloperation in einem zu erledigen, von der partiellen Nephrektomie bis zur Celektomie und Neuimplantation des orthotopen Harnleiters. Denn diese Kinder sind oft somatisch und renal reduziert, anämisch, infektanfällig. Wir unterteilen die Operation meistens.

Die Hoffnung auf Maturation des orthotopen Refluxes und damit die Aussicht, die Zweitoperation zu umgehen, ist nicht groß, wie auch jetzt aus der Mayo-Klinik bestätigt wurde [4]. Sie ist gering, weil die Cele substantiell die trigonalmuskuläre Grundlage des Antirefluxmechanismus unterhöhlt [9]. Deshalb läuft die Empfehlung darauf hinaus, Celektomie und Neuimplantation des orthotopen Harnleiters in einer zweiten Operation etwa 2—4 Monate nach der ersten vorzunehmen.

Notoperation an der Doppelniere

Es gibt zwei Situationen, die schnelles, operatives Eingreifen erfordern: die Sepsis und die Urämie.

Die *Sepsis*, genauer der perakute Schub einer schon älteren Pyelonephritis, kann wie bei allen Prozessen der Harnstauung auch an der Doppelniere vorkommen, am ehesten noch als Karbunkel oder streuende Pyonephrose. Trotz Antibiose remittierende Schüttelfröste sind eine Indikation zur operativen Freilegung. Lumbaler Druck und Klopfempfindlichkeit zeigt im röntgenologischen Zweifelsfall die kranke Seite an. Auch im septischen Allgemeinzustand kann die partielle Nephrektomie angestrebt werden.

Die Doppelniere führt dann in die *Urämie,* wenn die Ureterocele ihre eigene obere Anlage ausgeschaltet hat, die untere drosselt, und ein grober koexistierender Reflux der kontralateralen Seite deren Harnleitermündung funktionell obstruiert (Abb. 5). Ein oder zwei Fieberschübe oder Austrocknung (Hochsommer oder Durchfall) genügen dann, um aus der kompensierten Retention eine renale Insuffizienz zu machen. Unverzögerte hohe laterale Ureterhautfistel (loop ureterostomy) auf einer Seite, möglichst der besseren, und elektrolytgerechte Bewässerung sind die einzige Chance, das Kind aus der deletären Situation fürs erste herauszubringen. Der Umweg über die temporäre äußere Ableitung des Harns empfiehlt sich auch dann, wenn die Retention harnpflichtiger Substanzen begonnen hat, ohne daß unmittelbare Lebensgefahr besteht. Plastiken in der Präurämie sind erfolgsgefährdet, vorherige Re-

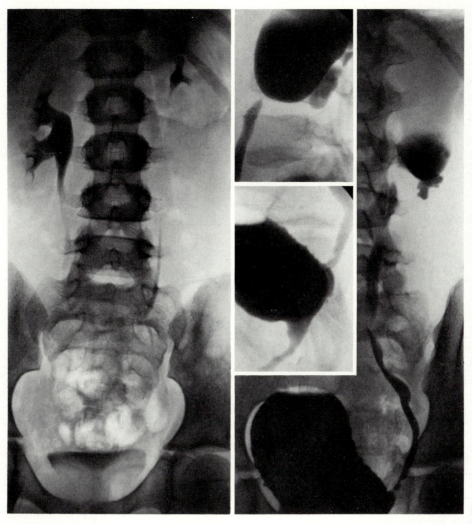

Abb. 7. Doppelniere links. Ureter fissus. Obere Anlage gesund, untere grob refluxiv und davon hochgradig hydronephrotisch zerstört und mithin ektomiebedürftig. ♀, 4 J.

kompensation mittels einer operativen Ableitung ist begründet. Instrumentelle Ableitung genügt im allgemeinen nicht oder nur dann, wenn das ursächliche Hindernis infravesical sitzt.

Anastomosen zwischen ektopem und orthotopem Harnleiter?

Den Harnstrom des mit Mängeln behafteten ektopen Harnleiters in den orthotopen operativ umzuleiten, bietet sich zunächst an. Die interpyeläre oder interureterale Anastomose ist relativ einfach herzustellen. Dem Parenchymverhältnis zwischen beiden Anlagen entsprechend, hätte dann der orthotope Harnleiter zusätzlich $2/5$ des Harns der Doppelniere zu transportieren. Da der Ureter fissus die Situation als Naturprodukt darstellt, obgleich mit beträchtlicher Morbiditätsquote, könnte der Plan urodynamisch stimmen. Dennoch spricht fast alles gegen und nur wenig für die Umleitungsoperation. Folgendes sind die Einwände: Die obere Anlage ist überwiegend zum Zeitpunkt der Diagnostik zu $3/4-4/5$ cirrhotisch zerstört, der Rest mit chronischer Pyelonephritis durchsetzt. Die Erhaltung dieser Anlage ist deshalb mehr als fragwürdig. Jede Inter-Operation gefährdet potentiell die Orthotopie, mithin die untere Anlage, die $3/5$ der Gesamtniere ausmacht. Als drittes erfolgt die Umleitung in der Regel nicht in einen gesunden orthotopen Harnleiter, sondern in einen refluxiven, der selbst terminal neu in die Blase anastomosiert werden muß. Dieses letzte Argument gilt nicht oder nur selten für die vestibuläre Ektomie. In dieser Situation könnte man die Interanastomose empfehlen [8], sofern das Parenchym der oberen Anlage den Aufwand noch lohnt, was jedoch meistens nicht zutrifft (Abb. 10).

Uro-Genital-Chirurgie

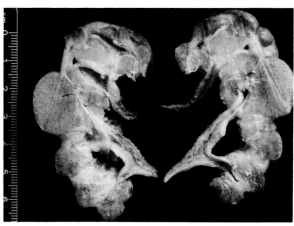

Abb. 9. Doppelniere links, Ureter fissus, hochgradige Schrumpfung beider Anlagen. 33jährige Patientin normoton. Rechte Niere kompensatorisch vergrößert

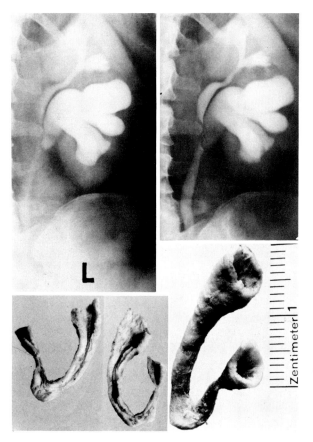

Abb. 8. Hoher Ureter fissus. Resektion des Konfluenz und Neuanastomosierung. Fibrotische Veränderungen der Muskulatur des Harnleiters. ♀, 38 J. OP 1970. Gutes Ergebnis 1973

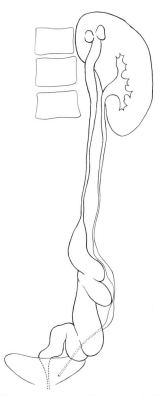

Abb. 10. 15jähriges Mädchen. Einnässen seit Geburt! Zeichnung entspricht der AUR nach 180′. Doppelniere links. Ektoper Harnleiter vestibulär mündend, dort obstruiert, deshalb aktives Wachstum und Megasierung des ektopen Harnleiters. Zunächst nur obere Polresektion (1972, IV) 1974, I: Zurückgelassener Stumpf des Harnleiters symptomlos

Hin und wieder ergibt sich die Indikation zur Interoperation beim Ureter fissus, mithin zur Erneuerung des nicht mehr funktionierenden Naturbeispiels, in dem Sinne, daß der ektope Anteil des Konfluenz stenotisch wurde. Oft aber sind es beide, der ektope und der orthotope (Abb. 8). Dann kommt nur die sparsame Kontinuitätsresektion des Konfluenz mit neuer Gabelanastomose in Betracht, eine Operation, die vom Substrat her problematisch sein kann.

Operationstechnisch gut realisierbar, aber in der Überlegung falsch ist es, einen refluxiven orthotopen Harnleiter mit einer gesunden vesicalen Ektopie zu verbinden. Dieser Harnleiter hätte dann eine zusätzliche Dauerbelastung von ca. 130% zu verkraften. Die einfache antirefluxive Operation des orthotopen Harnleiters ist stattdessen der kleinere und sinnvollere Aufwand.

Transurethrale Resektion der Ureterocelen

Die Vorteile bestehen darin, die Ureterocele zu kappen. Damit wird die obere Anlage entlastet, was aber wegen ihrer cirrhotischen Verfassung wenig Gewicht hat. Es wird auch die untere Anlage entlastet, welche fast immer von der überdehnten oberen unten gedrosselt wird (Abb. 5). Wenn die zweite Niere gesund ist, lohnt sich der Umweg mit der instrumentellen Operation nicht. Ist die zweite

Niere aber ebenfalls gefährdet (Abb. 5), dann ist die TUR geeignet, mit der Entlastung der celenhaltigen Seite fürs erste therapeutische Freiheit für die andere Seite zu vermitteln. Insofern gibt es klare Indikationen für die transurethrale Resektion einer Cele. Eine relative Indikation ist gegeben, wenn bei Säuglingen doppelseitiger orthotoper Reflux noch maturationspotent ist, und die ein- oder doppelseitige Ektopie in eine kleine urethrale Cele ausmündet. Mit jeder TUR nimmt man jedoch den Nachteil des artifiziell geschaffenen Refluxes in Kauf, der kaum Aussicht hat, spontan zu heilen. Manchmal ist es jedoch wertvoll, Zeit zu gewinnen. Es bleibt jedoch wirkungslos, eine Cele zu kappen, wenn sie sich in ein ganzes Konvolut fortsetzt, das seine eigenen Knicke hat.

Operationstechniken

Die partielle Nephrektomie ist ein genormter Eingriff. Sie verlangt eine subtile Technik, weil anders es sich leicht ereignet, daß die Operation mit der Entfernung der ganzen Niere endet. Resektion in Blutleere oder eine primär von der Mitte nach beiden Seiten ausgehende fortlaufende Trenn-Nacht beugt der Komplikation vor, die viel Gewicht erhält, wenn, wie nicht selten, die Gegenniere auch nicht gesund ist.

Die Harnleiterneueinpflanzung in die Blase geschieht generell untertunnelierend, genau zwischen Schleimhaut und Muskulatur. Die Operation verlangt sehr viel Sorgfalt. Man kann sie innen von offener und außen von geschlossener Blase vornehmen. Neuerdings ziehen wir die Methode von außen vor [2]. Die transurethrale Resektion der Cele im Kindesalter folgt den gleichen Prinzipien wie die TUR des Erwachsenen, passendes Kinderinstrumentarium vorausgesetzt.

Literatur

1. Amar, A. D.: Treatment of Reflux in Bifid Ureters by Conversion to Complete Duplication J. Urol. **108**, 77 (1972).
2. Arap, S., Cabral, D., Grassino, E., Campos Freire, J. G. U.: Traitement chirurgical et Méga-uretère. Urol. int. (Basel) **27**, 205 (1972).
3. Hendren, W.: Operative Repair of Megaureter in Children. J. Urol. (Baltimore) **101**, 491 (1969).
4. Kelalis, P. P.: Proper Perspektive on Vesicoureteral Reflux. Proc. Mayo Clin. **46**, 807 (1972).
5. Lofgren, F.: Das System der Markpyramiden. Monographie, Lund, 1949.
6. Sigel, A.: Lehrbuch der Kinderurologie. Stuttgart: Thieme 1971.
7. Stephens, F. D.: Congenital Malformations of the Rectum, Anus and Genito urinary tracts. London: Livingstone 1963.
8. Strohmenger, P.: Zur Antirefluxplastik bei Doppelnieren mit Ureter duplex. Urol. int. (Basel) **25**, 353 (1970).
9. Tanagho, E. A.: Anatomy and Management of ureteroceles. J. Urol. (Baltimore) **107**, 729 (1972).

Vesico-ureteraler Reflux

A. Sigel, S. Chlepas und K.-M. Schrott

Die Grundlagen des normalen Antireflux-Mechanismus

Der terminale Abschnitt des Harnleiters, die Pars intramuralis, durchzieht den Musculus detrusor in einem Schrägkanal von 1,0—1,5 cm Länge. Dieses Endstück des Harnleiters ist mit dem Trigonum der Blase und dem proximalen Abschnitt der Harnröhre muskulär verwoben und verspannt (Abb. 1). Die Verbundstruktur ist so angelegt, daß während der Füllungsphase Harn aus den Harnleitern in die Blase einströmen, aber nicht in sie zurückströmen kann. Während der Miktion, die mit dem Ansteigen des Binnendruckes und einer aktiven Trichterung des Blasenhalses beginnt, verschließt eben diese Umformung mittels der Verbundspannung die Mündungen der Harnleiter. Damit strömt auch während der Miktion der Harn trotz des erhöhten Blaseninnendruckes nicht zurück. Allerdings kann gleichzeitig auch kein Harn in die Blase laufen, was jedoch wegen der kurzen Dauer der Miktion bedeutungslos bleibt.

Der fehlende Antireflux-Mechanismus — die Refluxkrankheit

Normalerweise ist die antirefluxive Funktion bei der Geburt bereits entwickelt. In nicht wenigen Fällen vervollständigt sie sich erst innerhalb der ersten Lebensmonate, ohne daß diese verspätete Reifung Krankheitswert erhielte. Ursache eines längerfristigen oder bleibenden Fehlens der antirefluxiven Funktion ist eine *angeborene Hypoplasie* des ganzen Detrusors, besonders aber seines trigonalen Anteils. Dem trigonalen Verbundsystem fehlt dann eine ausreichende muskuläre Grundlage [1]. Das muskuläre Defizit ist öfter asymmetrisch als symmetrisch vorhanden, denn einseitiger Reflux kommt fünfmal häufiger vor als doppelseitiger (Tabelle 2).

Die mangelhafte Verspannung infolge der Hypoplasie läßt das Trigonum und in doppelseitigen Fällen die ganze Blase aus der Form geraten. Das Trigonum wird größer, entsprechend rücken die Ostien nach außen und oben, klaffen und werden *golflochartig* starr (Abb. 2). Die Pars intramuralis des Harnleiters wird dabei nicht nur kürzer, sondern auch aus dem intramuralen Kanal herausgedrängt und wirkt damit unmittelbar extravesical stenosierend.

Uro-Genital-Chirurgie

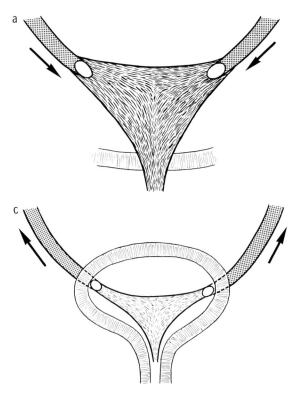

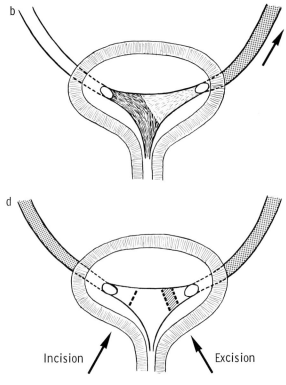

Abb. 1 a—d. Experimentelle Begründung des vesicoureteralen Refluxes als trigonale Minderleistung. a Die trigonale Muskulatur ist oben mit den terminalen Harnleiterabschnitten, unten mit der Pars proximalis der Harnröhre anatomisch und funktionell verbunden. Sie verhindert mit ihrem Ruhetonus einen passiven Rückstrom aus der Blase in die Harnleiter und erlaubt trotzdem den aktiven Einstrom in die Blase. Während der Miktion verhindert die trigonale Kontraktur den Reflux. b Wird das Verbundsystem von Harnleiter, Trigonum und Harnröhre einseitig unterbrochen, so geht die Refluxsicherung verloren, das Ostium lateralisiert und eleviert, die Pars intramuralis des Harnleiters extravesicalisiert. c Erfolgt die Unterbrechung doppelseitig, dann ereignet sich der gleiche Vorgang auf beiden Seiten. d Excidierende Unterbrechung zerstört die Refluxsicherung nachhaltiger als incidierende [1]

Dieses Endstück besteht nur aus Längsmuskulatur und ist damit zu einer peristaltischen Funktion außerstande, die es in normaler intramuraler Position auch gar nicht zu leisten braucht. Deshalb erhält jeder grobe Reflux mit der Zeit zwangsläufig eine funktionelle Stenosierung der

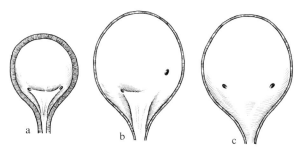

Abb. 2a—c. a Normale Gestalt und Position der Ostien und normaler Detrusor. b Einseitige trigonale Insuffizienz mit zugehöriger Lateralisierung des Ostiums, Verdünnung des Detrusors und damit verbundene Verkürzung der Pars intramuralis. c Beiderseitige trigonale Insuffizienz mit Lateralisierung beider Ostien

Harnleiter hinzugefügt, die den urodynamischen Schaden wesentlich vergrößert. Die Harnleiter werden mit graduellen Unterschieden zu Mega-Ureteren, verstärkt noch, weil erhöhter Binnendruck im Wachstumsalter lokales Wachstum anregt [2] (Abb. 3). Der verschieden lange Weg zur hydronephrotischen Schwundniere ist damit beschritten.

Als zweites kommt die *infektiöse pyelonephritische* Komponente dazu. Der mangelnde Verbund am Blasenauslaß macht dort aus der physiologischen Turbulenz des Harnstroms eine pathologische. Damit geraten die sonst saprophytären Keime der Harnröhre in die Harnblase. Der Reflux trägt sie in das Hohlsystem der Niere. Ob diese Infektion von hier aus noch eliminiert wird oder in eine chronische Pyelonephritis übergeht, hängt davon ab, ob die Entleerungszeit des Refluxes kürzer ist als die Verdoppelungszeit der Bakterien [3]. Wenn bereits Ruhereflux besteht, ist die Keimberieselung fast permanent, und die fortschreitende Pyelonephritis nicht aufzuhalten. Die Pyelonephritis hält das Wachstum der Niere auf und läßt die Niere schrumpfen, öfter partiell als gesamt (Abb. 4, 5, 6). An den fieberhaften pyelonephritischen Schüben wird die Re-

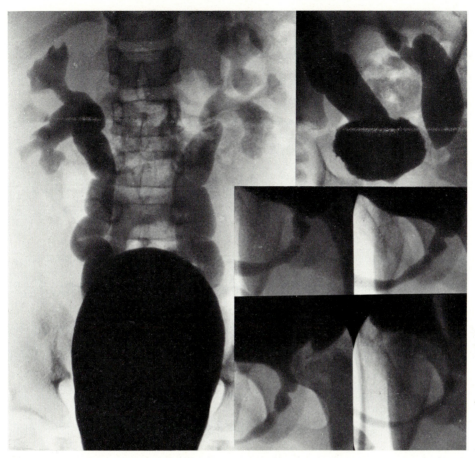

Abb. 3. 5jähriger Junge, trigonale Hypoplasie in hochgradiger Form, hier die frühere Bezeichnung Megacystis-Megaureter-Syndrom bestätigend. Kapazität der Harnblase 65 ml. Ruhereflux beiderseits, Blasenhals milde kontrahiert, hier ohne Krankheitswert, weil Basisplatte funktionell gut aufgerichtet. Antirefluxplastik beiderseits vital angezeigt

fluxkrankheit oft erst erkannt. Wenn die renale Infektion lange genug besteht, wird sie zu einer selbständigen Erkrankung, die auch nach der operativen Beseitigung des Refluxes fortbesteht. Das Drängen auf rechtzeitige Operation hat hier seine Begründung. Nicht oder verspätet operiert, stirbt ein kleiner Teil der kranken Kinder, mehr Mädchen als Knaben, bis zur Pubertät, entweder urämisch oder an den Folgen der zugehörigen Hypertonie. Der größere Teil erreicht — chronisch krank — das Erwachsenenalter.

Es gibt röntgenologisch (miktionell cystourethrographisch) zwei einfache Kriterien, um den Schweregrad der Refluxkrankheit zu beurteilen:
1. Fließt der Harn bereits in *Ruhe* oder nur *während der Miktion* zurück?
2. Wie lang ist die *Entleerungszeit* des Refluxes?

Erscheint der zurückgeflossene Harn innerhalb von 2 min wieder in der Blase, so zeigt diese kurze Zeit, daß die oberen Harnwege mit der atypischen Strömung gut und schnell fertig werden. Grobe Schäden sind nicht entstanden und nicht zu erwarten. Entleert sich dagegen der Refluxharn erst etwa nach 10 min oder noch später, so erweist dieses urodynamische Verhalten, daß die oberen Harnwege in ihrer Transportfunktion bereits stark beeinträchtigt sind. Der Weg zur chronischen Pyelonephritis ist damit beschritten (Abb. 4, 6).

Spontane Rückbildung des Refluxes

Der Reflux verschwindet oft spontan, was zu dem Schluß zwingt, daß mit zunehmender Kräftigung der Blasenmuskulatur die vorher fehlende Verbundspannung nachträglich zustande kommt. Wäre es anders, müßten wir bei erwachsenen Frauen viel öfter Reflux antreffen, als es der Fall ist, nachdem bis vor wenigen Jahren der Reflux nicht operativ behandelt wurde. Das Verhältnis des Refluxes zwischen Kindern und Erwachsenen beträgt 6:1 [5], die Rate der Maturation beim krankhaften Reflux 31% [6]. Wenn die Maturation bis zum dritten oder vierten Lebensjahr eintritt, werden die Kinder oft gesund und bleiben es auch. Dort, wo die muskuläre Nachreifung erst bis zur Menarche zustande kommt, ist es fragwürdiger, ob die

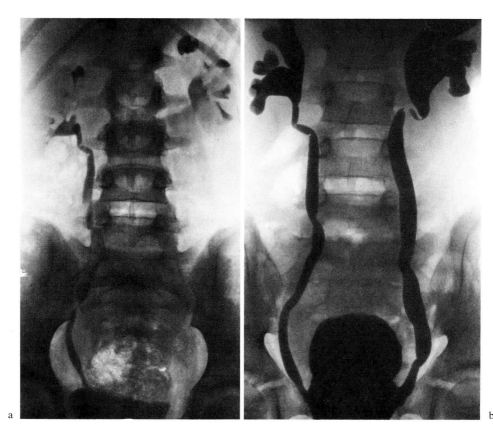

Abb. 4a und b. 9jähriges Mädchen. a AUR nach 10′: Deutliche pyelonephritische Destruktionen beiderseits. b Grober Ruhereflux bei 50 ml

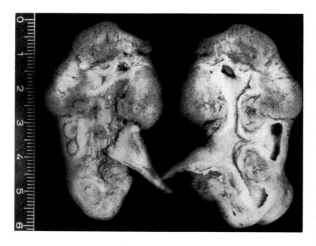

Abb. 5. 7jähriges Mädchen, trigonale Hypoplasie beiderseits. Doppelseitiger Reflux, rechts gering, links stark. Zunächst konservativ behandelt. Rechts ausreichende Maturation, links Cirrhose, grobe pyelonephritische Destruktion und Reduktion als Folge des permanenten Refluxes, der die Infektion verursachte und unterhielt. Nephrektomie angezeigt, weil grobe Hypertonie, Postoperativ Normalisierung des Blutdruckes, Kontrolle inzwischen 4 Jahre lang

Pyelonephritiden ausheilen, oder ob sich später daraus die Gruppe der vielen pyelonephritisch kranken Frauen bildet.

Der assoziierte Reflux, keine primäre Operationsindikation

Sind alle urodynamischen und pyelonephritischen Schäden der angeborenen Refluxkrankheit zusammen ins Extreme verstärkt und beschleunigt, so ist das die Folge des assoziierten Refluxes [7]. Die enorme Verschlimmerung entsteht, weil zwei Krankheiten nebeneinander bestehen: ein subvesicales Hindernis, wie die Harnröhrenklappe, und der herkömmliche Reflux, beruhend auf der Insuffizienz der trigonalen Verspannung. Das subvesicale Hindernis erhöht zuerst reaktiv den Binnendruck der Harnblase, mit der Zeit ascendierend auch den Druck in den oberen Harnwegen, mit allen gesetzmäßigen Folgen der Pathophysiologie des Harnstaues [8]. Der Überdruck muß eine koexistierende Refluxkrankheit förmlich katalysieren. Lange Zeit galt irrigerweise die Meinung, es sei der infravesical veranlaßte Überdruck, der den physiologischen Antireflux-Mechanismus aufhöbe, ihn förmlich mit Gewalt sprenge. In Wirklichkeit gehen die meisten und auch die gröbsten subvesicalen Hindernisse ohne Reflux einher. Auch experi-

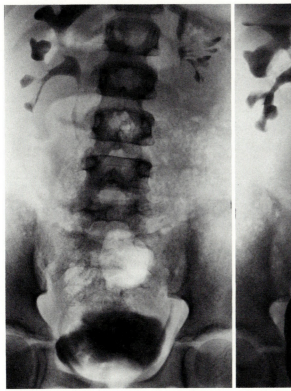
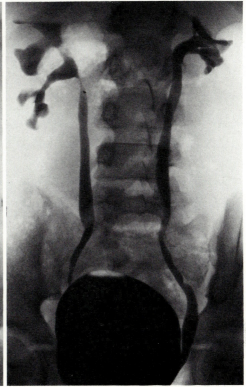

Abb. 6a und b. a Patientin der Abb. 5, doppelseitiger Reflux. Rechte Niere kompensatorisch vergrößert und trotzdem pyelonephritisch reduziert. Links pyelonephritische Cirrhose. b Zugehöriges MCU, Ruhereflux in beide Nieren, Entleerungszeit rechts 6′, links 15′

mentell ist Überdruck außerstande, den normalen Ostienmechanismus aufzuheben.

Hinsichtlich der operativen Indikation liegt die Konsequenz darin, die beiden koexistierenden Krankheiten diagnostisch auseinanderzuhalten. Den Reflux alleine und zuerst operativ anzugehen, muß zum Fehlschlag führen, weil die gefährlichere der beiden Krankheiten fortbesteht.

Der Reflux der neurogenen Blase

So, wie die Indikation nicht stimmt, welche den assoziierten Reflux allein sieht und isoliert operiert, so ist eine Operation ebenso falsch, wenn es sich um den Reflux der neurogenen Blase handelt. Unabhängig von der Ursache, ob Folge einer Myelocele, eines Querschnittstraumas, einer degenerativen Erkrankung, immer ist die neurogene Blase sekundär gekennzeichnet von ausgiebiger Fibrotisierung des Detrusors. Sie ist es, die auch das Trigonum muskulär insuffizient macht und damit zwangsläufig die Refluxkrankheit entstehen läßt. Eine operativ-plastische Korrektur in fibrotischem Gewebe bei fortbestehender Grunderkrankung bleibt meistens erfolglos, so wie jede beliebige andere Plastik in narbigem Gewebe auch. Statt lokaler Plastiken bewahrt in gravierenden Fällen nur eine supravesicale Ableitung des Harns vor der weiteren Nierenschrumpfung. In weniger gravierenden hat pharmokologische Therapie (Sympathicomimetica) vorteilhafte Wirkung [9].

Indikationen zur antirefluxiven Plastik

Aus den vorausgeschickten Abgrenzungen (assoziierter Reflux, neurogene Blase) ging hervor, daß nur der isolierte primäre Reflux zur plastischen Korrektur geeignet ist. Aber auch dabei sind Differenzierungen zu beachten. Innerhalb der *ersten 3 Lebensjahre* ist es mit bestimmten Einschränkungen vertretbar, nicht zu operieren. Man behandelt mit intermittierender testgerechter Antibiose, mit Training der Blase, Erziehung zur Mehrfachmiktion. Die zunächst konservative Indikation ist nur auf Widerruf gültig, solange die periodisch zu prüfende Infektfreiheit fortbesteht, Fieberschübe ausbleiben und die Kinder gut gedeihen. Auch urographische Dilatation der Harnleiter alleine, ohne Beteiligung des Kelchsystems, indiziert in den ersten 2 Lebensjahren noch nicht die Operation. Mit dem allgemeinen Wachstum des Kindes kann sich der anfängliche Überschuß ausgleichen. Umgekehrt indizieren urographisch sichtbare Destruktionen des Kelchsystems auch ohne größere Erweiterung der Harnleiter die Operation, weil sie entzündliche Zerstörungen im Nierenmark beweisen (Abb. 4, 6). Eine Entleerungszeit unter 3 min macht fast stets die Operation aufschiebbar. Es gibt Grenzfälle, wo man sich so oder so entscheiden kann. Jeden Reflux in den ersten 1—3 Lebensjahren zu operieren, stellt eine grobe Übertreibung dar. Denn viele der damit erzielten Erfolge würden auch ohne Operation zustande kommen. Andererseits gibt es auch im Säuglingsalter schon klare und sogar zwingende Indikationen, wie häufige Fieberschübe trotz testgerechter Antibiose, schlechtes Gedeihen, urographische Destruktionen, lange Entleerungszeit des Refluxes.

Sobald das Refluxkind das 2.—3. Lebensjahr überschritten hat, tritt die operative Indikation zunehmend schematischer ins Gewicht, allerdings bleibt auch weiterhin gültig, daß eine geordnete pervenöse Urographie keine Operation dringlich macht. Jedes einzelne positive Merkmal (Tabelle 1) indiziert jedoch die Operation, auch wenn alle übrigen Merkmale negativ sind. Die weitaus *meisten Refluxfälle jenseits des 3. Lebensjahres sind klare operative Indikationen.* Im Zweifelsfall hilft die Endoskopie der Ostien weiter. Sind sie lateralisiert, starr und klaffend, so ist es falsch, länger zu warten. Was den Reflux des Doppelharnleiters betrifft — nahezu ausschließlich ist es der Harnleiter der unteren Anlage — so ist die Indikation nicht anders als bestünde keine Doppelung. Beide Harnleiter werden gemeinsam neuimplantiert oder eingescheidet (s. u.). Der nicht refluxive Harnleiter der oberen Anlage erfährt damit keine Schädigung [14].

Welche Operation ist indiziert?

Zur Verfügung stehen nur zwei Methoden: Die eine trennt den Harnleiter (von innen oder von außen) ab und *implantiert* ihn neu, von innen oder von außen (Abb. 7a und b). Die zweite Methode trennt ihn nicht ab, sondern *verlagert* (von außen) den terminalen Abschnitt zwischen Detrusor und Schleimhaut (Abb. 8).

Die (innere) Neuimplantation ist im englischen Sprachbereich das bekanntere Verfahren, aber auch der traumatisierendere Eingriff. Den Vorzug geben wir ihr nur in Extremfällen und dann als äußere Einpflanzung. Wenn der Querschnitt des refluxiven Harnleiters ca. 2 cm überschreitet, ist die plastische Verkleinerung durch Längsresektion des terminalen Harnleiterabschnittes notwendig.

In der großen Mehrheit aller Refluxkranken geben wir der zweiten Methode den Vorzug. Sie wurde fast gleichzeitig von Lich in den USA und Gregoir in Belgien angegeben

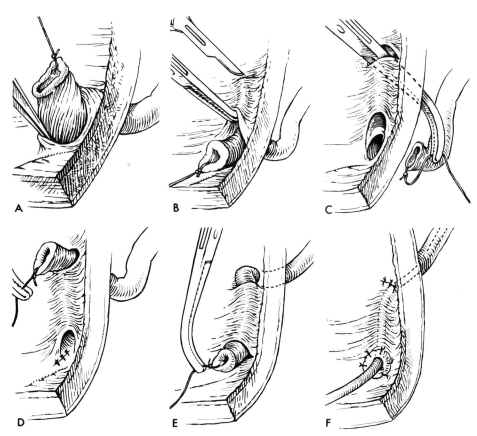

Abb. 7a. Originaltechnik der Untertunnelierungsmethode der Harnleiterneuimplantation nach Politano und Leadbetter. Die Operation beginnt intravesical, der Harnleiter wird oberhalb des originären Ostiums in die Blase hereingezogen, unter die Schleimhaut verlagert und am alten Ostium anastomosiert

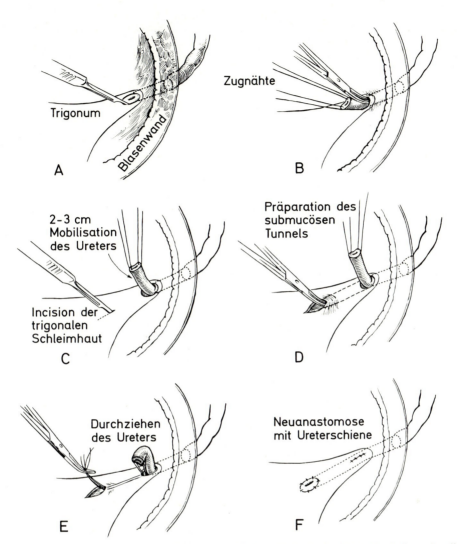

Abb. 7b. Verbesserte, aber auch schwierige, zum Teil nicht ausführbare Technik der Methodik Politano-Leadbetter. Text geht aus der Abbildung hervor

Tabelle 1. Indikationen der Op. des vesicorenalen Refluxes

	AUR							
	Alter	Therap. Bacteric.	Ent- leerungszeit	Kelch- destruktion	Harn- leiter- erweiterung	Rezidiv. Harn- fieber	Ostien	Gedeihen
Überflüssig	>3 J.	total bis subtot.	>3'	∅	∅ – +	nicht oder selten	bewegl.	gut
Relativ	<3 J.	unbeständ.	>3'	∅	∅	nicht oder selten	bewegl. +lateral.	gut
Klar		unbeständ.	<3'	+	∅ – +	öfter	starr +lateral.	ver- mindert
Vital		keine	<3'	++	++	öfter +lateral.	starr	schlecht
Kontraindiziert		neurogene Blase						
Nur als 2. Op.		assoziierter Reflux						

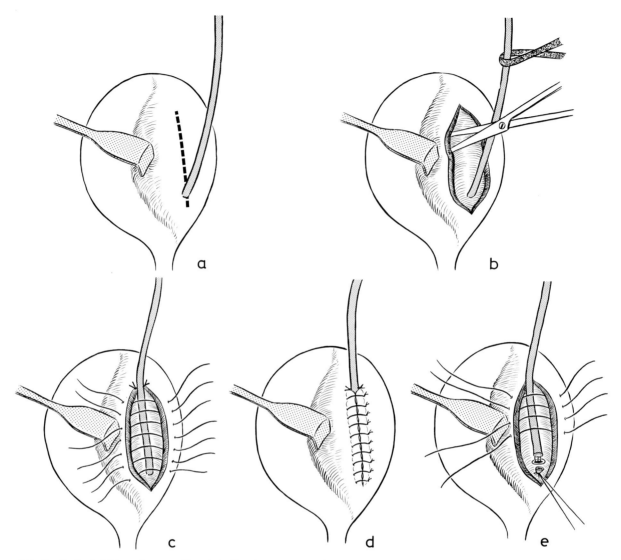

Abb. 8. a Verlaufsrichtung des neuen Kanals der Pars intramuralis. Blase halb gefüllt und partiell extraperitonealisiert. b Der Detrusor wird restlos bis auf die Schleimhaut gespalten und beiderseits noch etwas unterminiert. c Naht des Detrusors über dem (praeoperativ cystoskopisch) geschienten Harnleiter, dabei Fixierung des Harnleiters mit 2 feinen Nähten am distalen Ende des neuen Kanals. d Naht komplettiert. e Methodik der antirefluxiven Neueinpflanzung des Harnleiters

Tabelle 2. Antireflux-Plastik nach Gregoir-Lich (Urologie Erlangen 1.10.63 bis 1.6.73)

248 Kinder: 228 ♀, 20 ♂		
277 Harnleiter: 148 Li., 129 Re. — 47 doppels. = 19%		
Postop. Komplikationen:	Temperatur-Schübe	8×
	Harnfistel	2×
nachuntersucht:	207 Kinder binnen 3—9 Monaten	
	Stenose 5	= 6% Mißerfolg
	Reflux 10	
Bakterielle Infektion:	Präoperativ 248 = 100%	
	postoperativ 44 = 21%	

(1962). Auch diese Operation verlangt viel Subtilität [12, 13]. Wir operieren daher fast nie beide Seiten in der gleichen Sitzung (Tabelle 2). Mißerfolge und wesentliche Komplikationen bleiben bei uns unter der 6%-Grenze. Das Rezidiv des Refluxes ist erneuter Operation gut zugänglich, weniger nach der Methode der Erstoperation, sondern ferner mittels der konträren.

Lücke zwischen empirischer und wissenschaftlicher Begründung der antirefluxiven Plastiken

Jede antirefluxive Plastik muß mit der Hypoplasie des ganzen Detrusors arbeiten. Beide Methoden erreichen nur eine

Verlängerung der Pars intravesicalis des Harnleiters, nicht was wünschenswert wäre, eine Verlängerung der Pars intramuralis. Die gewebliche Dürftigkeit des Detrusors läßt eine Verlängerung einfach nicht zu. Bei der Einscheidungsmethode bleibt das Ostium an seiner abnormen Stelle am lateralisierten Endpunkt des Trigonums im trigonalen Verband. Ob der kausale Mangel an Verbundspannung damit behoben wird, wissen wir nicht, der antirefluxive Effekt tritt jedoch verläßlich ein. Wahrscheinlich kommt die Ausreifung der Muskulatur später spontan zustande, wie bei den meisten nicht operierten Fällen auch. Die Operation hätte dann nur den Zweck, die Jahre bis zur Maturation zu überbrücken, um die schädlichen pyelonephritischen und urodynamischen Folgen vom Tage der Operation an zu verhindern.

Bei der neuimplantierenden Methode ist es das Ziel, die Anastomose näher an den Blasenhals heranzubringen, was aber keineswegs verläßlich gelingt. Ob die Neuimplantation die Verbundspannung erhöht, wissen wir ebensowenig wie bei der einscheidenden Methode. Insofern sind beide mehr empirisch begründet als wissenschaftlich abgeleitet.

Die Indikation zur antirefluxiven Plastik im Spiegel der Ergebnisse

Die Extremfälle bleiben besser außerhalb der Epikrise, weil sie die Leistungsfähigkeit der Operationen einseitig positiv oder einseitig negativ darstellen. Dazu gehören die vielen harmlosen Fälle, die man nicht zu operieren braucht, und es gehören dazu die Extremfälle der anderen Seite, diejenigen mit der röntgenologischen Symptomatologie des Mega-Cystis — Mega-Ureter-Syndroms (Abb. 3). Zwischen beiden Extremen liegen ca. $^7/_{10}$ aller Refluxfälle mit Krankheitswert und operativer Indikation. Die Operation dieser großen Gruppe hat eine hohe Erfolgsquote. Sie liegt nach zahlreichen Berichten und den eigenen Ergebnissen über 90% (Tabelle 2).

Die Probe auf antirefluxiven Erfolg oder Fehlschlag liefert das miktionelle Cysto-Urethrogramm, angefertigt einige Monate nach der Operation. Über Verschlechterung statt Verbesserung informiert nur die pervenöse Ausscheidungsurographie. Sie deckt die ca. 3% auf, welche postoperativ eine Stenose der plastisch erweiterten Harnleitermündung entwickeln.

Ob nun fortbestehender Reflux oder neu hinzugekommene Stenose der Harnleitermündung — operative Resignation ist fehl am Platze. Die Korrektur-Operationen haben eine Erfolgsquote von ca. 60%. Die gravierenden Extremfälle enden bei operativer Resignation in der Urämie und Hypertonie; bei weiter bestehender operativer Aktivität ist die supravesicale Harnableitung in Gestalt des Ileal conduit eine ausgezeichnete Lösung.

Bei der großen Mehrheit der Kinder, die mit Erfolg operiert wurden, muß man berücksichtigen, daß die erreichte antirefluxive Funktion der Harnleitermündung die Zweitkrankheit Pyelonephritis nicht ausheilt, sondern nur die Voraussetzungen zur Heilung herstellt. Die Fieberschübe bleiben aus, Bakteriurie besteht in 25—30% der operierten Fälle weiter (Tabelle 2) [11]. Deshalb müssen jahrelange Überwachung und Antibiose die operative Behandlung ergänzen.

Refluxkrankheit und Nephrektomie

Primär ist bei Reflux die Nephrektomie nicht indiziert. Dort, wo die zwangsläufige Begleitkrankheit Pyelonephritis eine Niere hochgradig schrumpfen ließ, und die Gegenseite (mit oder ohne Reflux) kompensatorisch stark hypertrophierte, kann man zögern, den Harnleiter der geschrumpften Seite noch antirefluxiv zu plastiken (Abb. 6). Die zugehörige Niere zu entfernen besteht gleichwohl kein zwingender Grund, solange keine sekundäre Hypertonie besteht oder sich ankündigt. Rechtzeitig ausgeführt (Abb. 5) kann die Nephrektomie lebensrettend sein und den Kindern den tödlichen Ausgang infolge kardio-vasculärer und cerebraler Folgen ersparen. Unter unseren 248 Refluxkindern hatten wir dreimal eine hypertone cirrhotische Niere zu entfernen. Der Erfolg hält seit Jahren an.

Literatur

1. Tanagho, E. A., Meyers: Trigonal hypertrophy: Cause of ureteral obstruction. J. Urol. (Baltimore) **93**, 678 (1965a).
2. Grauhan, M.: Die allgemeinen und umschriebenen Erweiterungen des Kelchsystems des Nierenbecken und Harnleiters. Z. Urol. **32**, 161 (1938).
3. Hinman, jr. F.: The pathophysiology of urinary obstruction. In: Urol. I.(Campbell, M., Ed.). Philadelphia: Saunders (1970).
4. Hutch, J. A.: The theory of maturation of the intravesical ureter. J. Urol. (Baltimore) **86**, 534 (1961).
5. Hutch, J. A., Amar, A. D.: Vesicoureteral Reflux and Pyelonephritis. Appleton-Meredith, New York 1972.
6. King, L. R., Kazmi, S. O., Campbell, J. A., Belman, A. B.: The case for nonsurgical management in vesicoureteral reflux. S. 200–215 in Current Controversies in Urologic management, edited by R. Scott, Saunders, Philadelphia 1972.
7. Stephens, F. D.: Congenital malformation of Rectum, Anus and Genito Urinary tract. Livingstone, Edingbourgh 1963.
8. Sigel, A.: Lehrbuch für Kinderurologie. Stuttgart: Thieme 1971.
9. Schrott, K. M., Sigel, A. (im Druck).
10. Politano, V. A.: One Hundred Reimplantations and five Years. J. Urol. **90**, 696 (1963).
11. Woodard, J. R.: Early ureteral reimplantation in the treatment of vesicoureteral reflux. S. 195–199 in Current Controversies in Urologic management, edited by R. Scott, Saunders, Philadelphia 1972.
12. Lich, R.: Ureteral reflux. Its significance and correction. Sth. med. J. (Bgham, Ala.) **55**, 633 (1962).
13. Gregoir, W.: Le reflux vesico-urétéral congénital. Acta urol. belg. **30**, 286 (1962).
14. Holland, J. M.: Vesicoureteral Reflux — who needs Ureteroneocystotomy. S.181–188 in Urological research — Papers presented in Honor of W. W. Scott, Plenum Press, New York, London 1972.

Uro-Genital-Chirurgie

Prostataoperationen

K.-F. ALBRECHT

Das Blasenhalsadenom

Die benigne Altersvergrößerung der Prostata geht von paraurethral gelegenen Drüsen aus. Man spricht deshalb besser vom Blasenhalsadenom als von Prostatahypertrophie oder Prostataadenom. Für die Indikation zur operativen oder transurethralen Adenomektomie empfiehlt es sich, das Leiden in drei Stadien einzuteilen [2]:

1. Stadium: Pollakisurie, Nykturie, Verzögerung des Miktionsbeginns, abgeschwächter Harnstrahl, Balkenblase. Noch *kein* Restharn.
2. Stadium: Gleiche Symptome wie Stadium 1, aber beginnende Restharnbildung (50—100 ml).
3. Stadium: Zunehmender Restharn, Überlaufblase, Rückstau in die oberen Harnwege, Retention harnpflichtiger Substanzen.

In allen drei Stadien kann jederzeit eine akute, komplette Harnverhaltung durch Kongestion des Adenoms auftreten.

Im Stadium 1 besteht keine zwingende Operationsindikation. Man kann einen konservativen Behandlungsversuch mit Progesteronpräparaten machen. Wenn die Beschwerden jedoch lästig werden oder akute Harnverhaltungen auftreten, dann ist — besonders bei jüngeren Patienten — die Operation anzuraten. Diese „Frühoperation" vermeidet den operativen Eingriff zu einem späteren, meist ungünstigeren Zeitpunkt [4].

Im Stadium 2 sollte, wenn keine Gegenanzeigen bestehen, auf eine operative Beseitigung des Hindernisses am Blasenhals gedrängt werden.

Im Stadium 3, bei Dekompensation der Blasenentleerung, ist man zum operativen Eingriff gezwungen, da der Kranke sonst auf die Dauer mit einem Katheter versorgt werden muß.

Operationsmethoden beim Blasenhalsadenom

Das heute am häufigsten angewandte Verfahren ist die *transurethrale Elektroresektion (TUR)* des Adenoms. Es sollten jedoch nur Adenome bis zu einem Gewicht von ca. 50—60 g reseziert werden [1, 3, 5, 6, 7]. Größere Adenome sind schneller und schonender durch eine offene Operation zu entfernen. In Grenzfällen führt man bei jüngeren Patienten eher die offene Adenomektomie, bei älteren Risikopatienten eher die TUR durch. Die Potenz bleibt nach der TUR erhalten, es kommt aber meist zu einer retrograden Ejakulation des Samens in die Blase. Dies führt zu einer Impotentia generandi und ist, besonders bei jüngeren Patienten, aufklärungspflichtig. Bei inkompletter Resektion werden die Kranken oft nicht beschwerdefrei, postoperative Harnröhrenstrikturen können auftreten. Für die bei uns wenig geübte Cold-punch-Technik (transurethrale Stanzmethode) gelten im Prinzip die gleichen Überlegungen wie bei der TUR.

Von den offenen operativen Verfahren bietet die *suprapubische transvesicale Adenomektomie* das sicherste Operationsergebnis mit geringen postoperativen Komplikationen [11, 13]. Die Potenz bleibt erhalten. Die zweizeitige suprapubische Adenomektomie (erster Akt: Sectio alta mit Einlegen eines suprapubischen Blasenkatheters. Zweiter Akt: Enucleation des Adenoms über die suprapubische Fistel) wird heute nur noch selten angewandt.

Der *retropubische* Zugang (van Stockum-Millin) ist technisch etwas komplizierter, die Blutstillung läßt sich aber gezielter ausführen. Die Ergebnisse sind gut und die Potenz bleibt bestehen.

Der *perineale* Zugang bot in der vorantibiotischen Zeit die geringsten pulmonalen und abdominellen Komplikationen. Wegen des häufigen Potenzverlustes, gelegentlicher Inkontinenzerscheinungen und urethrorectaler Fisteln wird dieser Zugangsweg heute kaum noch angewandt.

Bei inoperablen Risikopatienten wird zur Zeit an verschiedenen Kliniken das *kältechirurgische* Verfahren erprobt. Bei geringer Operationsbelastung ist aber mit einer langen Nachbehandlungszeit, während der die Nekrosen abgestoßen werden, zu rechnen. Der Gesamterfolg ist unsicher [2, 8].

Das Prostatacarcinom

Etwa 15% der Prostatiker haben ein manifestes Prostatacarcinom. Bei mehr als $^3/_4$ dieser Patienten ist das Malignom bei der Erstuntersuchung klinisch bereits eindeutig zu diagnostizieren. Bei den übrigen Patienten wird das Carcinom erst zufällig nach einer Prostataoperation durch die histologische Untersuchung des Operationspräparates entdeckt.

Die klinisch manifesten Prostatacarcinome teilen wir in 4 Stadien ein:

1. Stadium: Kleiner, zentraler Knoten, der nicht palpabel ist. Normale Phosphatasen. Keine Metastasen.
2. Stadium: Kapselnaher, vom Rectum her als isolierter Knoten palpables Malignom. Normale Phosphatasen. Keine Metastasen. Klinisch wichtig, da die Möglichkeit zur radikalen Prostataentfernung besteht.
3. Stadium: Der Tumor ist lokal infiltrierend in die Umgebung eingewachsen.
4. Stadium: Der Tumor ist lokal begrenzt oder infiltrierend ausgewachsen, gleichzeitig finden sich aber Fernmetastasen.

Bei einer operativen oder konservativ-hormonellen Behandlung ist die *histologische Sicherung* des Carcinoms zu fordern. Hierzu bieten sich verschiedene Möglichkeiten an:
a) Die transurethrale Proberesektion, die aber nur die harnröhrennahen Anteile der Vorsteherdrüse erfaßt. Bei den Carcinomfrühfällen, die sich in der Regel in den

rectumnahen Abschnitten der Prostata entwickeln, versagt diese Methode.

b) Retropubische oder perineale Freilegung der Prostata mit Schnellschnittuntersuchung. Bei positivem Befund wird die Radikaloperation angeschlossen. Diese Methode setzt die Operabilität und die Einwilligung des Patienten zur radikalen Prostatektomie voraus.

c) Perineale oder transrectale Punktionsbiopsie. Die transrectale Punktion ohne Narkose, gelegentlich in leichter Sedierung, mit der Tru-cut-Nadel ist heute Methode der Wahl.

Die transrectale Aspirationsbiopsie mit *cytologischer* Auswertung nach der Entnahmetechnik von Franzén ergibt bei entsprechender Erfahrung gleich zuverlässige diagnostische Ergebnisse wie die Histologie, wenn man die speziellen Schwierigkeiten bei hochdifferenzierten Carcinomformen beachtet. Trotzdem sollte man bei der Einfachheit einer histologischen Sicherung und den Konsequenzen, die sich aus der Behandlung eines Prostatacarcinoms ergeben, auf eine histologische Untersuchung nicht verzichten.

Die *Therapie des Prostatacarcinoms* hängt vom Tumorstadium und dem Allgemeinzustand bzw. der Lebenserwartung des Kranken ab.:

Das *Stadium 1* (zentraler, kleiner Knoten) ist präoperativ als Carcinom nicht zu diagnostizieren. Findet sich bei einer Prostataoperation ein solcher Knoten völlig abgegrenzt im Zentrum des entfernten Gewebes, so sind keine weiteren Maßnahmen erforderlich. Eine prophylaktische Hormonbehandlung bringt keine besseren Ergebnisse. Wird dagegen bei einer Adenomektomie unerwartet ein infiltrativ wachsendes Carcinom gefunden, so sind die gleichen Maßnahmen wie im Stadium 3 und 4 (Orchiektomie und kontrasexuelle Hormonbehandlung) anzuraten, weil diese Tumoren sonst die gleich schlechte Prognose eines unbehandelten, primär diagnostizierten Prostatacarcinoms haben.

Stadium 2, kleiner, isolierter, vom Rectum her palpabler Knoten, normale Phosphatasewerte, keine Fernmetastasen. Erweist sich der Knoten bei der Biopsie als Carcinom, so ist bei Patienten mit einer Lebenserwartung von wenigstens 10—15 Jahren die radikale Prostatektomie mit Entfernung der Samenblasen auf retropubischem oder perinealem Wege angezeigt [12]. In vielen Fällen ist mit einer befriedigenden Harnkontinenz zu rechnen.

Im *Stadium 3* (infiltrierend wachsendes Carcinom) und bei bereits vorliegenden Fernmetastasen (*Stadium 4*) ist auch bei jüngeren Kranken die radikale Prostatektomie nicht mehr angezeigt. Eine Remission der Erkrankung kann aber in der Regel durch eine Ausschaltung der Androgenproduktion mittels Orchiektomie und durch eine zusätzliche kontrasexuelle Hormonbehandlung erreicht werden. Die operative Adrenalektomie und die Hypophysektomie werden heute kaum noch ausgeführt. Einige Autoren implantieren radioaktives Gold oder Yttrium in die Hypophyse. Die unter Oestrogenbehandlung auftretende, oft sehr unangenehm empfundene Gynäkomastie kann man durch eine vor Beginn der Therapie erfolgende Bestrahlung der Brustdrüsen mit je ca. 1000 r vermeiden.

Beim infiltrierend wachsenden Prostatacarcinom erzielt man gute Rückbildungen mit der Hochvoltbestrahlung. Bleibt trotz Orchiektomie, Hormonbehandlung und Bestrahlung ein Restharn bestehen, so sollte die TUR ausgeführt werden. Die oft mitinfiltrierte Region des äußeren Blasensphincters muß man dabei besonders respektieren, um keine Harninkontinenz zu setzen.

Auch das kryochirurgische Verfahren (s.o.) wird z.Zt. als palliative Behandlungsmethode zur Verbesserung der Blasenentleerung beim Prostatacarcinom erprobt. Ob es als Alternativmethode zur TUR in Frage kommt, ist noch nicht entschieden.

Das Prostatasarkom

Prostatasarkome sind selten und treten vorwiegend bei jüngeren Männern und Kindern auf. Die Prognose ist infaust. Vereinzelt wurde der Versuch einer radikalen Prostatektomie unternommen. Auch strahlentherapeutisch ist kaum ein Erfolg zu erwarten, da das Prostatasarkom wenig strahlenempfindlich ist.

Prostataentzündungen

Bei der chronischen Prostatitis sind operative Maßnahmen (meist TUR) nur dann zu erwägen, wenn die rezidivierenden entzündlichen Schübe zu einer Sphinctersklerosierung und damit zu einer Blasenentleerungsstörung geführt haben. Auch bei Mikroabscessen mit septischen Fieberschüben und dem abgekapselten Prostataabsceß ist die TUR angezeigt. Die Eröffnung und Drainage eines Prostataabscesses ist auch nach perinealer Probepunktion an der Punktionsnadel entlang möglich. Es können sich aber nach diesem Eingriff permanente Fisteln am Damm ausbilden.

Zusätzliche Eingriffe bei Prostataoperationen

Blasensteine

Nach Entfernung oder Zertrümmerung von Blasensteinen ist immer das Abflußhindernis zu beseitigen. Steinrezidive sind sonst die Regel. Die Sectio alta war früher zur Steinentfernung auch bei kleinen Blasenhalsadenomen Methode der Wahl, weil die blinde und auch optisch kontrollierte transurethrale Lithotripsie mit vielen technischen Schwierigkeiten belastet war (Blutung, schlechte Sicht, Blasenperforation, lange Operationsdauer). Mit dem russischen Urat-1-Gerät kann man heute durch elektrische Stromstöße Blasensteine wesentlich einfacher transurethral zertrümmern und die TUR zur Beseitigung des Abflußhindernisses am Blasenhals anschließen [9]. Eine Sectio alta ist beim Blasenstein nur noch bei größeren Blasenhalsadenomen, die sowieso offen operiert werden müssen, angezeigt.

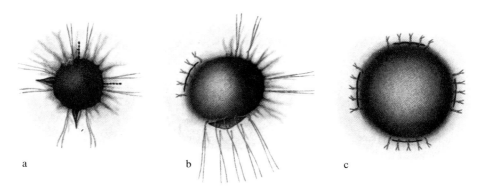

Abb. 1 a—c. Spaltung einer Blasendivertikelmündung an vier Stellen mit plastischer Erweiterung des Divertikelsphincters durch entsprechende Schleimhautnähte (Sarafoff)

Blasendivertikel

Blasendivertikel sollten ab Pflaumengröße suprapubisch exstirpiert werden. Auch hier ist das Abflußhindernis am Blasenhals mit zu beseitigen. Bei kleineren Divertikeln kann durch radiäre Einschnitte in den Divertikelsphincter und anschließender Vernähung in querer Richtung das Divertikel in das Blasenlumen mit einbezogen werden (Methode nach Sarafoff, Abb. 1 [7, 10]). Auch die transurethrale Kerbung des Divertikelsphincters mit dem Resectoskop ist möglich. Die Erweiterung des Divertikelsphincters ist dabei nicht so sicher wie bei der offenen Operation nach Sarafoff. Blasenperforationen treten nach derartigen transurethralen Resektionen nur selten auf.

Vasoresektion bei Dauerkatheter

Die prophylaktische Resektion des Ductus deferens bds. (Vasektomie, Vasoresektion) verhütet nur dann mit Sicherheit eine Epididymitis, wenn sie innerhalb von 24 Std nach Einlegen eines Dauerkatheters ausgeführt wird [11]. Erfolgte sie nicht sofort nach Legen des Dauerkatheters, so resezieren wir die Samenleiter erst während der Adenomektomie. Bei der TUR ist die Vasoresektion nicht so dringend angezeigt, weil der Katheter oft nur 1—2 Tage postoperativ bis zum Abklingen der Resektionsblutung belassen wird.

Literatur

1. Albrecht, K. F.: Über die präoperative Größenbestimmung des Prostataadenoms. Z. Urol. **49**, 557 (1956).
2. Alken, C. E.: Leitfaden der Urologie. Stuttgart: Thieme 1970.
3. Alken, C. E.: Chirurgische Ektomie des Prostata-Adenoms oder transurethrale Resektion? Urologe B **12**, 52 (1972).
4. Boeminghaus, H.: Urologie. München: Banaschewski 1954.
5. Boshamer, K.: Lehrbuch der Urologie. Stuttgart: Fischer 1968.
6. Gittes, R. F.: Open surgery of the prostate. In: Alken, C. E., Dix, V. M., Goodwin, W. E., Wildbolz, E. (Hrsg.): Handbuch der Urologie, 13. Bd., 2. Teil: Operative Urologie II, S. 118. Berlin-Heidelberg-New York: Springer 1970.
7. Lurz, L., Lurz, H.: Die Eingriffe an den Harnorganen, Nebennieren und männlichen Geschlechtsorganen. In: Kirschner, M.: Allgemeine und spezielle chirurgische Operationslehre, 8. Band. Berlin-Göttingen-Heidelberg: Springer 1961.
8. Reuter, H. J.: First experience with endoscopic cryosurgery of prostatic adenoma and carcinoma. Int. Urol. Nephrol. **3**, 31 (1971).
9. Sachse, H.: Erfahrungen mit der Elektrolithotripsie. In: Verhandlungsberichte der dtsch. Gesellschaft für Urologie, 23. Tagung. 1970, S. 171. Berlin-Heidelberg-New York: Springer 1971.
10. Sarafoff, D.: Über chirurgische Behandlung mancher Blasendivertikel von der eröffneten Blase aus. Z. Urol. **47**, 550 (1954).
11. Schmiedt, E., Kootz, F., Albrecht, K. F.: Zum derzeitigen Stand der operativen Behandlung des Prostataadenoms. Erg. Chir. Orthop. **41**, 9 (1958).
12. Scott, W. W., Schirmer, H. K. A.: Carcinoma of the Prostate. In: Campbell, M. F., Harrison, J. H.: Urology / 2, S. 1143. Philadelphia, London, Toronto: Saunders 1970.
13. Smith, D. R.: Allgemeine Urologie (Übersetzt u. bearbeitet von Schmiedt, E., Frohmüller, H.). München, Berlin, Wien: Urban & Schwarzenberg 1968.
14. Übelhör, R.: Die Entleerungsstörungen der Blase. In: Alken, C. E., Dix, V. W., Weyrauch, H. M., Wildbolz, E. (Hrsg.): Handbuch der Urologie, 8. Band: Entleerungsstörungen, S. 205. Berlin-Göttingen-Heidelberg: Springer 1962.

Varicocele

Th. Schmidt und K.-M. Schrott

Seit sich die suprainguinale Ligatur der internen Spermaticalgefäße [1, 8] als Methode der Wahl allmählich durchsetzt, hat sich die Indikation zur operativen Behandlung der Varicocelen entscheidend geändert. Diese Methode ist technisch einfach, für den Patienten ohne Risiko und therapeutisch effektiv.

Aufgrund dieser Voraussetzungen ist heute eine weite Indikationsstellung zu empfehlen. Immer wenn der Patient durch die Varicocele in seinem Lebensgefühl beeinträchtigt ist, sollte operiert werden, nicht nur bei eindeutigem Lokalbefund mit statisch bzw. organbedingten Beschwerden oder beginnender Hodenatrophie, auch bei Sub- bzw. Infertilität, die häufig bei Varicocelenträgern vorkommen. Ihre Behandlung stellt heute die wichtigste Operationsindikation dar. Andrologen fordern die suprainguinale Gefäßligatur auch dann, wenn Subfertilität mit typischer Veränderung des Spermiogramms allein vorliegt [2, 3, 7].

Konservative Maßnahmen, wie die früher so beliebten kalten Waschungen oder das Tragen eines Suspensoriums, sollten wegen ihrer geringen und temporären Wirkung zugunsten der suprainguinalen Gefäßunterbindung aufgegeben werden.

Morbidität und Symptomatik

Die *primäre idiopathische Varicocele*, d. h. die varicöse Erweiterung des den Samenstrang umgebenden Venengeflechtes, des Plexus pampiniformis, findet sich bei etwa 10% aller Männer zwischen dem 15. und 25. Lebensjahr [6]. Im Kindesalter kommt sie selten vor. Nach dem 40. Lebensjahr kann sie sich spontan zurückbilden. In 99% aller Fälle findet sie sich links, in 1% auf beiden Seiten. Auf der rechten Seite wird sie als idiopathische Form kaum beobachtet [3].

Etwa 35% der Varicocelenträger suchen wegen Beschwerden den Arzt auf. Die *Symptomatik* ist oft uncharakteristisch. Meist wird über lästiges Ziehen in der Leiste, über Schweregefühl und Schwellung oder über dumpfe Schmerzen in der Scrotalregion geklagt. Nicht selten wird eine Verkleinerung des Hodens festgestellt.

Ätiologie

Neuere venographische Untersuchungen zeigen, daß für die Entstehung der Varicocelen Gefäßaberrationen mitverantwortlich sind, die zur Kompression der V. renalis sin. zwischen Aorta und A. mesenterica sup. mit nachfolgender Rückstauung und Klappendefekten führen [2]. Hinzu kommt die strömungsungünstige, zweimal rechtwinkelig abgeknickte und gegenüber rechts verlängerte Abflußbahn über die V. renalis und V. cava inf. Die V. spermatica int. der rechten Seite dagegen ist kürzer und mündet strömungsgünstig im spitzen Winkel in die V. cava inf. Bei Vorhandensein von beidseitigen Varicocelen läßt sich phlebographisch analog der linken Seite eine atypische Mündung der rechten V. spermatica int. in die V. renalis dext. nachweisen [2].

Die für die normale *Spermiogenese* notwendige Hypothermie des Testis wird unter anderem über dem Plexus pampiniformis als Wärmeaustauscher im Gegenstromprinzip erreicht [3]. Bei Varicocelen ist die Thermoregulation durch die venöse Stase im varicös veränderten Plexus pampiniformis gestört. Darüber hinaus läßt sich venographisch, trotz einseitiger Varicocelenbildung, häufig eine Rückwirkung der Zirkulationsstörung auch auf die Gegenseite über direkte venöse Querverbindungen zeigen [2, 4]. Damit erklärt sich die bei Varicocelenträgern auf beiden Seiten vorliegende Hypoplasie der Keimzellen als Folge der durch die venöse Stase gestörten Thermoregulation und der daraus resultierenden hypoxischen Gewebsveränderungen.

Diagnostik

Die Diagnose einer Varicocele läßt sich ohne Schwierigkeiten stellen. Am stehenden Patienten hängt die erkrankte Scrotalhälfte deutlich tiefer. Die prall gefüllten Varicen sind meist durch das Scrotum hindurch sichtbar ausgeprägt. Die entsprechende Scrotalhälfte ist oft livide verfärbt, die Venenkonvolute meist palpabel. Der Hoden ist häufig kleiner und weicher als auf der Gegenseite. Im Liegen entleeren sich die Varicen rasch unter sofortiger Besserung vorhandener Beschwerden. Differentialdiagnostisch müssen Leistenhernien, Funiculo-, Hydro- und Spermatocelen, eine Epididymitis oder Hodentumoren ausgeschlossen werden.

Eine *sekundäre, sog. symptomatische Varicocele* liegt meist vor, wenn sich die Varicocele rasch entwickelt hat, im Liegen nicht oder nur sehr langsam verschwindet oder ausschließlich rechts vorliegt. In der Regel sind die Patienten über 35 Jahre alt. Diese weitaus seltenere Form der Varicocele ist Ausdruck einer Störung der venösen Abflußverhältnisse infolge obstruktiver Veränderungen, meist im Retroperitonealraum, etwa durch tumoröse bzw. metastatische Prozesse. Vor allem bei Nierentumoren werden symptomatische Varicocelen gelegentlich beobachtet. Selbstverständlich besteht hier die adäquate Therapie in der Behandlung des Grundleidens.

Methodik, Technik und Ergebnisse der Ligatur der V. spermatica int.

Bei der operativen Behandlung der primären Varicocele ist heute die Methode der Wahl die suprainguinale Unterbindung der V. spermatica int. [1, 5]. Das Operationsver-

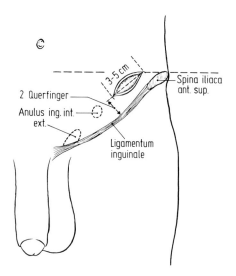

Abb. 1. Schnittführung bei der suprainguinalen Gefäßligatur

fahren ist einfach und risikolos. Etwa 2—3 cm oberhalb des inneren Leistenringes, parallel zum Leistenband, erfolgt ein Wechselschnitt (Abb. 1). Nach Auseinanderdrängen der Muskulatur finden sich, dem Peritoneum aufliegend, die internen Spermaticalgefäße. Besonders leicht sind sie dann auffindbar, wenn der Patient etwas schräg gelagert wird, damit die internen Spermaticalgefäße nicht kollabieren. Nach Ablösen der vergleichsweise zarten A. spermatica int. werden die häufig paarig angelegten Venen nach cranial und caudal ligiert und durchtrennt. Dieses Verfahren hat den großen Vorteil, daß die venösen Anastomosen zwischen dem tiefen und oberflächlichen Venensystem des Hodens und Nebenhodens nicht verletzt werden. Neben der A. spermatica int. bleibt die arterielle Versorgung über die A. deferentialis und A. spermatica ext. vollständig erhalten. Ist die Anatomie unklar, orientiert man sich an der Abzweigung des Ductus deferens. Die Venenunterbindung hat stets cranial davon zu erfolgen.

Derselbe Operationserfolg ist auch gewährleistet, wenn neben den internen Spermaticalvenen zusätzlich die A. spermatica int. mit unterbunden wird [8]. Wie man heute weiß, kommt es dann nicht zur Hodenatrophie, wenn die A. spermatica ext. und A. deferentialis intakt sind. Darin aber besteht der entscheidende Nachteil dieser Methode; denn bei allen Voroperationen, etwa am pelvinen Harnleiterabschnitt oder im Bereich des Leistenkanals, des Hodens und des Scrotums, ist sie kontraindiziert. Die Venenligatur allein kennt dagegen keine Kontraindikation.

Die Operationsergebnisse sind bei beiden Methoden gleich gut. Mit der Ausschaltung des hydrostatischen Druckes durch die suprainguinale Gefäßligatur kollabieren die Venen des Plexus pampiniformis. Ein passageres, in der Regel nur wenige Tage anhaltendes, geringgradiges Ödem der Scrotalhaut kann auftreten. Die Verordnung eines Supsensoriums für 10—14 Tage ist zweckmäßig.

Das *kosmetische Behandlungsergebnis* ist im allgemeinen sehr gut; der Hodentiefstand bildet sich zurück. Die subjektiv geklagten Beschwerden verschwinden fast immer. Rezidive, Hodenatrophien, Samenstrangneuralgien, Thrombosen im Bereich des Plexus pampiniformis oder andere Komplikationen sind bei diesem Verfahren unbekannt.

Ebenso eindrucksvoll sind die *funktionellen Ergebnisse*. Beim Vergleich der Spermiogramme vor und etwa 1 Jahr nach der suprainguinalen Gefäßligatur zeigt sich, daß im allgemeinen die Keimzahl sich verdoppelt. Der relative Zellanstieg ist um so größer, je ausgeprägter die präoperative Oligospermie ist. Bei nur etwa 5% der zur Operation gelangenden Varicocelenträger zeigen die Spermien einen ausreichenden Aktivitätsindex. Nach der Operation findet sich in über 60% eine Verbesserung der Motilität mit ausreichendem Aktivitätsindex von 40—55% beweglicher Zellen.

Etwa 90% der Varicocelenträger weisen im präoperativen Spermiogramm weniger als 60% normale Spermatozoen auf. Normalerweise finden sich über 80%. Auch hier wird nach der Operation eine deutliche Verbesserung der Reifung beobachtet, so daß etwa 40% der Operierten innerhalb eines Jahres zeugungsfähig werden [3, 9].

Literatur

1. Bernardi, R.: New incision for therapy of varicocele; semiologic and surgical concepts. Sem. med. (B. Aires) **2**, 165 (1942); Bol. Inst. Clin. quir. (B. Aires) **18**, 323 (1942).
2. Brown, J.S., Dubin, L., Becker, M., Hotchkiss, R.S.: Venography in the subfertile man with varicocele. J. Urol. (Baltimore) **98**, 388 (1967).
3. Campbell, Harrison: Urology, Vol. I, p. 173—174, 621—624, 674—682. Philadelphia: Saunders 1970.
4. Gösfay, S.: Untersuchungen der Vena spermatica interna durch retrograde Phlebographie bei Kranken mit Varicocele. Z. Urol. **52**, 105 (1959).
5. Ivanissevich, O.: Las venas espermaticas del lado izquierdo. Estado en 40 desecciones cadavericas y en 20 operaciones por hernia y varicocele. Sem. méd. **1**, 1191 (1924).
6. Jonson, D.G., Pohl, D.R., Rivera-Correa, H., loc. cit.: Year Book of Urology, S. 353.
7. McLeod, J.: Seminal cytology in the presence of varicocele. Fertil. and Steril. **16**, 735 (1965).
8. Palomo, A.: Radical cure of varicocele by a new technique: Preliminary Report. J. Urol. (Baltimore) **61**, 604 (1949).
9. Scott, L.S., Young, D.: Varicocele: A study of its effects on human spermatogenesis, and of the results produced by spermatic vein ligation. Fertil. and Steril. **13**, 47 (1962).

Hodentumoren

R. ENGELKING

Die Hodentumoren (HT) stellen in erster Linie eine chirurgisch zu behandelnde Erkrankung dar. Sie werden unter den malignen Tumoren des Mannes in ca. 0,5% gefunden, unter den Geschwülsten des männlichen Urogenitaltraktes in ca. 4% [11, 12].

Hodentumoren werden praktisch in allen Altersklassen beobachtet, der Häufigkeitsgipfel liegt indessen zwischen dem 20. und 35. Lebensjahr.

Histologie. Benigne HT kommen selten vor. Die Probleme der Behandlung betreffen daher fast ausschließlich maligne HT. Sowohl die Prognose dieser Erkrankung als auch die Art der Weiterbehandlung nach der Orchiektomie wird von der histologischen Differenzierung bestimmt. Für die Praxis genügt in der Regel die Unterscheidung zwischen „Seminomen" und „Teratomen". Die Seminome sind weniger maligne als die Teratome, ihr Wachstum erfolgt gewöhnlich langsamer und die Metastasierungsneigung ist geringer. Seminome sind sowohl für die Strahlentherapie als auch für eine cytostatische Behandlung empfindlicher als Teratome und haben somit eine bessere Prognose. Die mit Abstand bösartigsten HT sind die Chorionepitheliome, die gleichfalls zu den Teratomen gerechnet werden [6].

Erkennung und Indikation. Obgleich die Symptomatik meist eindeutig und die Diagnostik einfach ist, ist das Intervall zwischen dem Auftreten der ersten Symptome und der Orchiektomie oft erstaunlich lang. Ein großer Teil der Patienten hat demzufolge zum Zeitpunkt der Orchiektomie bereits Metastasen und eine entsprechend ungünstige Prognose.

Da benigne HT sehr selten sind und eine klinische Unterscheidung von den malignen nicht möglich ist, sind grundsätzlich alle HT bis zu ihrer histologischen Differenzierung als maligne anzusehen und entsprechend zu behandeln. Die Diagnose „Hodentumor" oder der Verdacht auf einen solchen muß daher genügen, um die sofortige Orchiektomie, mindestens jedoch die Probefreilegung des betroffenen Hodens zu veranlassen.

Präoperative Diagnostik. Nach Festlegung der Diagnose sind u. E. nur die notwendigsten diagnostischen Maßnahmen erforderlich, wie klinische Untersuchung und Lungenübersichtsaufnahme um eine bereits vorliegende Metastasierung zu erkennen. Auch eine präoperative Hormonbestimmung wird von uns nicht durchgeführt, da sie nur eine Verzögerung der Orchiektomie bedingt, für die weiteren Konsequenzen aber ausschließlich die Histologie des Tumors entscheidend ist.

Postoperative Diagnostik. Die für die Weiterbehandlung des Kranken und die Nachsorge erforderlichen diagnostischen Maßnahmen werden möglichst umgehend nach der Orchiektomie vorgenommen:

Die *Lymphographie* läßt relativ frühzeitig Metastasen erkennen, liefert eine Zielmarkierung für den Radiologen, eine intraoperative Kontrollmöglichkeit für den Chirurgen bei einer Lymphadenektomie und die Möglichkeit einer Verlaufskontrolle innerhalb des ersten Jahres nach der Orchiektomie [7].

Das *Urogramm*, zweckmäßigerweise zusammen mit der Speicherphase des Lymphogramms angefertigt, läßt die morphologische Zuordnung beider Strukturen zueinander erkennen. Es zeigt ferner Verdrängungserscheinungen bei Metastasen und bringt den Nachweis einer funktionstüchtigen zweiten Niere, falls eine erweiterte Lymphadenektomie [14] nötig sein sollte.

Hormonbestimmungen können jetzt erfolgen. Sie eignen sich zum frühzeitigen oder späteren Nachweis von Metastasen hormonaktiver Tumoren.

Therapeutische Möglichkeiten bei Hodentumoren. Zur Behandlung der HT stehen drei Möglichkeiten zur Verfügung:
1. Die operative Behandlung in Form der Orchiektomie und der Lymphadenektomie,
2. die Bestrahlung und
3. die cytostatische Behandlung.

Je nach histologischer Struktur der Tumoren haben sich unterschiedliche Kombinationen der genannten Therapieformen als zweckmäßig erwiesen. Wir unterscheiden eine dringliche Sofortbehandlung in Form der hohen Orchiektomie und eine gezielte Weiterbehandlung.

Die dringliche Sofortbehandlung

Sie ist bei allen Hodentumoren indiziert und besteht in einer hohen Orchiektomie, nur in seltenen Fällen in einer Freilegung für eine diagnostische Excision.

Die Orchiektomie ist die einzige Möglichkeit, eine Metastasierung zu verhindern. Sie erlaubt ferner die genaue histologische Differenzierung, die für eine gezielte Prophylaxe oder Weiterbehandlung erforderlich ist, falls bereits Metastasen bestehen.

Zweifelsfälle, bei denen auch ein HT in Frage kommt, stellen immer eine Indikation zur Freilegung des Organs dar (die Punktion eines HT oder eine Probeexcision ohne Blutsperre und Schnellschnittdiagnose bei Verdacht auf einen HT ist u. E. nicht statthaft).

Dringlichkeit. In Anbetracht der meist langen Anamnese, der hohen Malignität einiger HT und des häufigen Vorkommens von Metastasen schon bei Therapiebeginn halten wir die Orchiektomie für einen Eingriff höchster Dringlichkeit. Er sollte möglichst noch am gleichen Tage vorgenommen werden, an dem die Diagnose gestellt oder der Verdacht geäußert wurde. Ausnahmen: Wenn bereits eine Metastasierung erkennbar oder der fragliche Tumor selbst die Metastase eines anderen, bereits histologisch gesicherten Prozesses ist.

Technik. Eine hohe Orchiektomie wird von einem Leistenschnitt aus durchgeführt. Alle Manipulationen am Hoden nur in Blutsperre! Hohe Durchtrennung der Samenstranggebilde, sobald ein maligner Tumor anzunehmen ist. Probeexcisionen sind nur in Blutsperre zulässig mit Schnellschnittdiagnostik. Histologisch unsichere Fälle sind zu orchiektomieren.

Der Leistenschnitt gestattet gleichzeitig eine Eröffnung des Peritoneums und Abtastung des Abdomens nach Metastasen an den typischen Stellen [8].

Zum Teil wird auch die „erweiterte Semikastration" unter gleichzeitiger Entfernung der betreffenden iliacalen Lymphknoten vorgenommen [14].

Die gezielte Weiterbehandlung

Die weitere Behandlung der Kranken mit einem HT (Abb. 1) richtet sich nach der Histologie des entfernten Tumors; sie wird jedoch unterschiedlich gehandhabt, je nach den radiologischen Möglichkeiten oder den Erfahrungen mit cytostatischer Behandlung: Die Seminomträger werden wegen der höheren Sensibilität dieses Tumors vorzugsweise bestrahlt. Metastasierte Seminome werden bestrahlt und/oder cytostatisch behandelt (Endoxan). Bei nicht metastasierten teratoiden Geschwülsten, einschließlich des Chorionepithelioms, ist dagegen die bilaterale, retroperitoneale Lymphadenektomie [4, 5] angezeigt, gefolgt von einer radiologischen und/oder cytostatischen Behandlung [4, 7, 14], z.B. in Form der „triple-drug-Therapie" mit Actinomycin-D (Lyovac-Cosmegen), Chlorambucil (Leukeran) und Methotrexat [2, 14]. Bei metastasierten Teratomen beschränkt sich dagegen die Behandlung meist auf konservative Methoden [7, 13].

Hinsichtlich der Wirksamkeit der einzelnen Therapieformen lassen sich heute noch keine sicheren Angaben machen, insbesondere hinsichtlich einer Strahlentherapie oder cytostatischen Behandlung. Es scheint jedoch, daß die Prognose durch die Lymphadenektomie — kombiniert mit einer Radiotherapie oder cytostatischen Behandlung — vor allem für die teratoiden Geschwülste inzwischen merklich verbessert werden konnte [7, 10, 14]. Auch mit einer ausschließlich cytostatischen Behandlung metastasierter Teratome wurden inzwischen bessere Ergebnisse erzielt [13].

Die Lymphadenektomie bei teratoiden Hodentumoren

Wir bevorzugen heute die totale, retroperitoneale, bilaterale Lymphadenektomie [3, 5] gegenüber anderen Verfahren, die nur einseitig oder gleichzeitig thorakal vorgehen. Der Zugang erfolgt transperitoneal. Das gesamte lymphatische Gewebe wird en-bloc entfernt, beginnend linksseitig oberhalb der Nierengefäße an der Cisterna chyli, den großen Gefäßen folgend, beiderseits bis zum Leistenband. Der Erfolg der Ausräumung wird intraoperativ durch Röntgenaufnahmen geprüft. Das entfernte Gewebe wird auf einer Pause oder Skizze des Lymphogramms deponiert und histologisch aufgearbeitet, um eine genauere Lokalisation etwaiger Metastasen für den Radiologen bzw. zur p. op. Überwachung zu erhalten.

Der Eingriff hat eine geringe Letalität, Komplikationen sind selten. So gut wie regelmäßig kommt es jedoch bei dieser radikalen Ausräumung zu einem Ausfall der Ejakulation [1, 9]. Vor einer radikalen Ausräumung der Leistengegend mit eventueller Nachbestrahlung sei wegen der Gefahr eines Lymphödems der Beine gewarnt!

Die Lymphadenektomie beim metastasierten Teratom

Die Lymphadenektomie ist in erster Linie beim „metastasenfreien" Patienten indiziert, um makroskopisch nicht erkennbare Metastasen zu erfassen und die für ihre Ausbreitung bevorzugten Lymphbahnen zu zerstören.

Es hat sich jedoch gezeigt, daß eine Lymphadenektomie auch bei manifesten Metastasen erfolgreich sein kann. In den letzten Jahren wird daher auch bei solchen Fällen mancherorts wieder eine Adenektomie versucht, wobei die Entfernung der linken Niere erforderlich sein kann („erweiterte Lymphadenektomie" [10, 14]).

Beim metastasierten Teratom halten wir einen solchen Eingriff jedoch nur dann gerechtfertigt, wenn keine Fernmetastasen (z.B. in der Lunge) vorhanden sind, und der abdominelle Befund technisch noch operabel erscheint. Doch lassen sich hierfür keine strengen Richtlinien aufstellen.

Umstritten ist gleichfalls noch die Lymphadenektomie beim metastasierten Seminom. Diese Indikation wird von

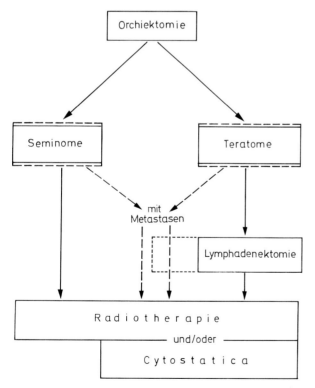

Abb. 1. Behandlungsschema bei Hodentumoren

uns nicht vertreten, da wir die Strahlentherapie und Cytostatica in diesem Falle für wirksamer halten.

Orchiektomie und Lymphadenektomie in einer Sitzung?

Wir halten die Kombination dieser beiden Eingriffe in einer Sitzung nicht für indiziert. Entweder erfolgt die Orchiektomie zu einem Zeitpunkt, wo noch keine Metastasierung eingetreten ist, oder sie erfolgt „zu spät". Sollten jedoch bereits Metastasen vorhanden sein, erscheint wegen der fraglichen Prognose ein Aufschub von einer Woche gerechtfertigt. In diesem Zeitraum ist eine genauere Diagnostik möglich, insbesondere die Durchführung einer Lymphographie. Wir bevorzugen daher die zweizeitige Vornahme der beiden Eingriffe: sofortige hohe Orchiektomie, eine Woche später — bei entsprechender Histologie — die Lymphadenektomie in zweiter Sitzung unter Verwendung des Lymphogramms.

Literatur

1. Albrecht, D., Nagel, R.: Verlust der Potentia generandi nach retroperitonealer Lymphadenektomie bei malignen Hodentumoren. Akt. Urol. **3**, 91 (1972).
2. Ansfield, F.G., Korbitz, B.C., Davis, jr., H.L., Ramirez, G.: Triple drug therapy in testicular tumors. Cancer (Philad.) **24**, 442 (1969).
3. Baerlocher, W., Rutishauser, G.: Indikationsstellung und Technik der radikalen bilateralen retroperitonealen Lymphdrüsenausräumung bei Hodentumoren. Helv. chir. Acta **32**, 34 (1965).
4. Beach, P.D., Böttger, P.: Diagnose und Behandlung der Hodentumoren. Urologe **1**, 109 (1962).
5. Böttger, P., Beach, P.D.: Zur Operationstechnik des Hodencarcinoms mit radikaler retroperitonealer bilateraler Lymphadenektomie. Urologe **1**, 150 (1962).
6. Eder, M.: Hodentumoren. Langenbecks Arch. Chir. **322**, 783 (1968).
7. Hintzen, C., Ewald, H.J., Engelking, R., Hoeffken, W.: Die Bedeutung der Lymphographie für die Behandlung der Hodentumoren. Chirurg **42**, 321 (1971).
8. Lantzius-Beninga, F.: Die retroperitoneale Lymphknotenresektion bei Hodentumoren. Bruns Beitr. klin. Chir. **214**, 364 (1967).
9. Lenz, P., Meridies, R.: Fertilitätsstörungen nach retroperitonealer Lymphknotenausräumung wegen teratoider Hodentumoren. Akt. Urol. **3**, 87 (1972).
10. Nagel, R., Hauge, A.: Retroperitoneale Lymphknotenausräumung bei teratoiden und embryonalen Hodentumoren. Akt. Urol. **1**, 9 (1970).
11. Sigel, A., Held, L.: Die malignen germinalen Hodentumoren. Ergebn. Chir. Orthop. **47**, 276 (1965).
12. Sigel, A.: Diagnose und Therapie der malignen germinalen Hodentumoren. Dtsch. med. J. **19**, 730 (1968).
13. Smithers, D.W.: Chemotherapy for metastatic teratoms of the testis. Brit. J. Urol. **44**, 217 (1972).
14. Vahlensieck, W.: Therapie und Prognose bei Hodentumoren. Med. Welt (Stuttg.) **21**, 1761 (1970).

VII. Chirurgie des Bewegungsapparates

Frakturen langer Röhrenknochen

H. Tscherne und K.P. Schmit-Neuerburg

Konservative und operative Behandlungsmethoden stehen selten in Konkurrenz, sondern ergänzen sich vielmehr in ausgewogenem Verhältnis. In den letzten Jahren hat sich allerdings unter dem Zwang zunehmend schwerer Frakturformen, offener Brüche und Mehrfachverletzungen eine Verschiebung des Gleichgewichtes zugunsten operativer Behandlungsmethoden durchgesetzt. Damit steigt die Gefahr der Komplikationsmöglichkeiten: Operationsschock, Infektion und Pseudarthrose sind die Risiken der Knochenchirurgie. Der operativ tätige Unfallchirurg übernimmt die persönliche Verantwortung dafür, indem er die Indikation zur operativen Behandlung stellt.

Behandlungsprinzipien

Die konservative Bruchbehandlung erfolgt gemäß den von L. Böhler aufgestellten Grundsätzen:

Die gewaltlose und schmerzfreie Einrichtung des Knochenbruchs durch kontinuierlichen Zug und Gegenzug, wobei Rotationsfehler der Schaftachse immer auszugleichen sind. An der unteren Extremität müssen Achsenknickungen von 5° und mehr sowie Verkürzungen über 1 cm korrigiert werden. Lediglich im Wachstumsalter ist die Ausheilung mit Verkürzung um 1—2 cm erwünscht, da insbesondere nach Femurschaftsbrüchen mit verstärktem Längenwachstum zu rechnen ist, das in über 50% der Fälle eine bleibende Verlängerung der verletzten Extremität nach Wachstumsabschluß zur Folge hat [7].

Die ununterbrochene Ruhigstellung der Fraktur in guter Stellung der Bruchenden muß bis zur knöchernen Ausheilung fortgesetzt werden.

Die aktive Bewegung aller nicht immobilisierten Gelenke sowie Spannungsübungen der im Gipsverband eingeschlossenen Muskelgruppen beginnen unmittelbar nach Abklingen des posttraumatischen Schmerzes.

Die operativen Verfahren erstreben das Ziel der möglichst raschen und umfassenden funktionellen Wiederherstellung durch Primärheilung der anatomisch genau reponierten Bruchflächen unter dem Schutz einer anhaltend stabilen Osteosynthese, die gleichzeitig den unbehinderten, schmerzfreien Gebrauch der Muskeln und Gelenke gestattet. Wenn möglich, ist die Tragfähigkeit und Belastbarkeit des Knochens frühzeitig wiederherzustellen, im Vordergrund steht jedoch die Vermeidung der von Danis zutreffend als „Frakturkrankheit" bezeichneten Weichteilschäden: Gelenksteife, Muskelatrophie und Zirkulationsstörung, die häufig irreversibel sind.

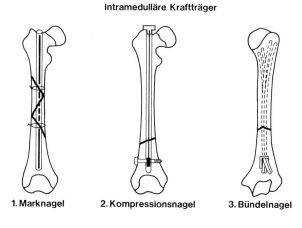
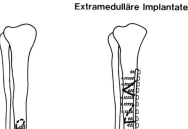
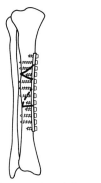
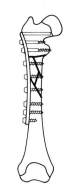
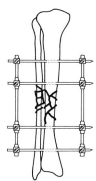

Abb. 1. Osteosynthese-Methoden zur operativen Behandlung von Schaftbrüchen. Schematische Darstellung

Zur stabilen Osteosynthese diaphysärer Schaftfrakturen sind folgende Verfahren geeignet (Abb. 1):
1. Stabilisierung mit intramedullären Kraftträgern, die den Markraum durch elastische Verspannung ausfüllen und die Fraktur neutralisieren (Marknagel, Kompressionsnagel, Bündelnagel).
2. Stabilisierung mit extramedullär angreifenden Implantaten, die durch anhaltend interfragmentär oder axial ausgeübten Druck die Fraktur ruhigstellen und bis zur knöchernen Konsolidierung vor schädlichen Störkräften schützen (Verschraubung, Kompressionsplatte).
3. Stabilisierung mit dem „Fixateur externe", speziell bei Trümmer- oder Defektbrüchen sowie bei schwierigen Weichteilverhältnissen mit hohem Infektionsrisiko.

Adaptationsosteosynthesen, die keine Übungsstabilität garantieren, mechanische Störkräfte nicht ausreichend neutralisieren und die primäre Knochenheilung nicht erwarten lassen, sind dagegen abzulehnen. Die zusätzlich notwendige Ruhigstellung im Gipsverband vereinigt nur die Nachteile und Risiken konservativer und operativer Verfahren (Rush-Pin, Markdrahtung, Drahtumschlingung).

Allgemeine Voraussetzungen für die Indikation zur Osteosynthese

Gründliche Ausbildung des Operateurs in der konservativen und operativen Unfallchirurgie, allgemeinchirurgische Erfahrung, Kenntnis der Schockbehandlung und gewissenhafte, anatomisch-überlegte, gewebeschonende Operationstechnik, ferner ein komplettes Instrumentarium, das auch für unerwartete Zwischenfälle und Komplikationen geeignet ist, metallurgisch und mechanisch einwandfreie Implantate, lückenlose Asepsis, gesicherte Nachbehandlung und systematische Kontrolle der Behandlungsergebnisse sind die natürlichen Voraussetzungen der operativen Knochenbruchbehandlung. Die räumliche Trennung unfallchirurgischer Operationen und bedingt-aseptischer allgemeinchirurgischer Eingriffe ist eine Grundbedingung der Asepsis, die im Hinblick auf den schicksalsmäßigen Verlauf einer einzigen Osteomyelitis für den Betroffenen äußerst ernst zu nehmen ist. Die Bedeutung des aseptischen Operationssaals für die Infektionsrate in den Knochenchirurgie zeigt eindrucksvoll die Entwicklung seit Einführung der ultrareinen Operationstechnik mit lamellärer Luftströmung: Bei Charnley und Weber sank die Infektionsrate unter 1%, J. Böhler erreichte nach 192 aseptischen Knochenoperationen 0,5%. „Eine Infektionsrate unter 1% darf als akzeptabel, eine solche von 3% als beunruhigend und verbesserungswürdig, eine über 3% als alarmierend bezeichnet werden" [1].

Allgemeine Indikationsstellung

Alter, Allgemeinzustand und Sozialsituation des Verletzten müssen besonders berücksichtigt werden. *Im Wachstumsalter* sind Osteosynthesen bei Schaftfrakturen selten indiziert. Eine absolute Indikation besteht nur bei Mitverletzung großer Gefäße, Nervläsion durch Einklemmung oder Anspießung, und bei instabilen Serien-Brüchen einer Extremität. Pflegeerleichterung bei Mehrfachverletzungen und Repositionshindernisse bilden gelegentlich relative Indikationen, die jedoch sehr kritisch zu prüfen sind.

Im hohen Alter dagegen muß die Operation bei Frakturen der unteren Extremität häufig aus vitaler Indikation gewagt werden, da jede längerdauernde Bettruhe rapiden Leistungsschwund und lebensgefährliche Komplikationen zur Folge hat. Gegenindikationen bestehen nur bei dekompensierten Herzleiden, akuter Stoffwechselstörung, peripheren Gefäßverschlüssen und bei pyogenen Infektionen.

Asoziale, Rauschgiftsüchtige, Alkoholiker und Patienten mit verminderter Intelligenz sollten nur operiert werden, wenn aufgrund der Verletzung eine absolute Indikation besteht, oder wenn durch stabile Marknagelung die frühzeitige Vollbelastung der verletzten Extremität zu erreichen ist.

Besondere Frakturformen, Weichteilverhältnisse und Begleitverletzungen

Defektbrüche, die eine Heilung nicht erwarten lassen, müssen operativ rekonstruiert werden, wobei das stabilisierende Osteosynthesematerial auch die zuverlässige Einheilung transplantierter Knochenspäne wesentlich unterstützt. *Geschlossene Brüche*, bei denen eine konservative Behandlung begonnen wurde, sollten prinzipiell nur solange konservativ weiterbehandelt werden, als dies erfolgversprechend ist. Gelingt es nicht, eine gute Fragmentstellung zu erhalten, sollte ohne Verzug die Korrekturosteosynthese ausgeführt werden.

Bei offenen Brüchen richtet sich das Vorgehen nach dem Schweregrad der Weichteilverletzung: *Offene Frakturen 1. Grades* (= Hautdurchspießung von innen nach außen) sind wie geschlossene Brüche zu behandeln. *Offene Frakturen 2. und 3. Grades* (=Hautverletzung von außen nach innen mit Kontusion bzw. ausgedehnter Haut- und Muskelzerstörung) sind dringliche Notfälle, für die mit wenigen Ausnahmen (im frühen Kindesalter) eine Indikation zur Osteosynthese besteht. Die Infektionsrate offener Schaftbrüche nach stabiler Osteosynthese beträgt 2%, im Gegensatz zur konservativen Behandlung mit 6% [9]. Offensichtlich begünstigt die stabile Osteosynthese die Wundheilung. *Bei geschlossenen Brüchen mit darüber lädierten Weichteilen* durch Quetschung, tiefe Abschürfung, starke Schwellung, Spannungsblasen etc. ist die Operation solange aufzuschieben, bis normale Verhältnisse eingetreten sind. Bei absoluter Indikation infolge Mitverletzung großer Gefäße und Nerven oder bei offenen Brüchen ist ein anderer Zugang möglichst fern von der lädierten Hautzone zu wählen und jede Naht unter Spannung zu vermeiden. Es hat sich in diesen Fällen bewährt, die Haut offen zu lassen, solange kein Metallimplantat freiliegt und alle nekrotischen oder gefährdeten Weichteile exzidiert sind. Der sekundäre Hautverschluß durch direkte Naht oder plastische Deckung gelingt nach 5—10 Tagen leicht und komplikationslos.

Begleitverletzungen wie Schädel-, Gefäß- und Nervenverletzungen, Querschnittslähmung und Mehrfachfrakturen erweitern die Operationsindikation. Der günstige Einfluß der primären Osteosynthese auf die Gefährdung Mehrfachverletzter durch protrahierten Schock und Fettembolie ist erwiesen. Bei 645 Mehrfachverletzten betrug die Letalität nur 2% [14].

Operationszeitpunkt. Der günstigste Operationszeitpunkt liegt in den ersten 8—10 Std nach dem Unfallereignis im Intervall zwischen Schockbeseitigung und Beginn des posttraumatischen Ödems. *Jede operativ zu behandelnde Fraktur ist immer ein dringlicher chirurgischer Fall.* Das gilt auch für alte Menschen, deren Operabilität nach Schockbehandlung und kardialer Vorbereitung in den ersten 8—10 Std meist günstiger zu beurteilen ist als in der Folgezeit. Trümmerfrakturen im Schaftbereich bilden allerdings eine Ausnahme: Nach Abklingen des posttraumatischen Ödems, nach 8—12 Tagen, ist die Reposition durch Atrophie der Muskulatur einfacher und die Nekrosegefahr einzelner Fragmente infolge Gefäßvermehrung im Frakturgebiet geringer.

Spezielle Indikationen

Oberarmschaftbrüche unterscheiden sich von den Schaftfrakturen der unteren Extremität durch gute Heiltendenz, rasche Konsolidierung und gute funktionelle Ergebnisse, die mit konservativer, vorwiegend ambulanter Behandlung in fast allen Fällen zu erzielen sind. Pseudarthrosen treten bei sachgerechter konservativer Behandlung nur in 0,6% der Fälle auf, bei operativem Vorgehen dagegen in 7,4% [13].

Es überwiegen einfache Bruchformen: 75% einfache Biegungs-, Dreh- und Querbrüche, 9% Schrägbrüche und nur 16% Trümmerbrüche. 6—8% der Brüche sind offen [13]. Schwere Begleitverletzungen des Weichteilmantels sind selten, mit Ausnahme der primären Lähmung des Nervus radialis, womit in 7—10% der Fälle zu rechnen ist [8]. 90% dieser Lähmungen sind jedoch inkomplett oder spontan reversibel [8], ohne Durchtrennung der Axone und Nervenhüllen (Neurapraxie). Nur in sehr wenigen Fällen kommt es durch schwere, anhaltende Quetschung primär oder sekundär zur Unterbrechung der Achsenzylinder (Axonotmesis), während komplette Durchtrennungen des ganzen Nerven (Neurotmesis) auf seltene schwerste Verletzungen beschränkt sind.

Indikation zur konservativen Behandlung. Diese betrifft die Mehrzahl der Oberarmschaftbrüche. Bei der Reposition in lokaler Betäubung ist nur auf die gute Einstauchung der Fragmentenden und Vermeidung grober Achsenfehler über 15° zu achten. Für die Retention ergeben einfache Adduktionsverbände die besten Resultate. Nach 3wöchiger Fixierung im Gips-Desault werden Fehlstellungen und

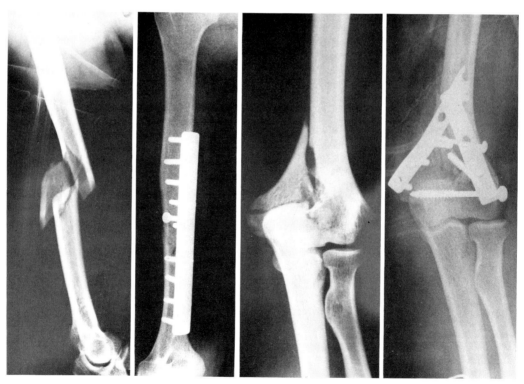

Abb. 2. M.J., 45 J., Mehrfachverletzte, Rippenserienstückbrüche 5—11 links, Hämatothorax, Oberarmschaftbruch rechts, transkondylärer Oberarmtrümmerbruch links, Verrenkungsbruch rechtes Sprunggelenk. Primäre Osteosynthese beider Oberarmfrakturen durch zwei OP-Teams. Entfernung aller Verbände und frühfunktionelle Behandlung am 4. Tag p. op. Durch dieses Vorgehen wird die Behandlung der schweren Thoraxverletzung — 3wöchige Dauerbeatmung — erleichtert

Redislokationen leichter reponiert als am Unfalltag. Anschließend wird eine Oberarm-Gips-U-Schiene für weitere 3—5 Wochen angelegt. Nur bei distalen Brüchen müssen Drehbewegungen des Unterarmes durch eine zusätzliche Unterarmgipsschiene ausgeschaltet werden.

Ausgezeichnete Ergebnisse erzielt Specht [10] mit der rein funktionellen Behandlung der Humerusschaftbrüche: nach 3tägiger Ruhigstellung wird sofort mit aktivem Muskeltraining begonnen. Der Physiotherapeut sorgt für sichere Schmerzausschaltung, indem er den frakturierten Arm manuell schient.

Indikation zur operativen Behandlung: Nach der Einteilung Allgöwers in absolute, empfehlenswerte und relative Indikationen läßt sich folgende Unterscheidung vornehmen:

Eine *absolute Indikation* besteht bei grober Weichteilinterposition, bei Defektbrüchen, Verletzung der A. brachialis und sekundärer Radialislähmung.

Empfehlenswerte Indikationen sind offene Brüche, komplette primäre Radialislähmungen mit Verdacht der Einklemmung, speziell bei Schrägbrüchen im mittleren und unteren Drittel, Mehrfachverletzung, Querschnittslähmung, Plexus-Brachialislähmung und Serienfrakturen desselben Armes oder Schaftfrakturen mit Gelenkbeteiligung. Eine *relative* Indikation bilden Querbrüche und distale Schaftbrüche mit schwieriger Retention.

Für Quer- und kurze Schrägbrüche hat sich die gedeckte Bündelnagelung nach Hackethal bewährt. Sie ergibt durch Verankerung der gespreizten Nägel im Humeruskopf eine befriedigende Stabilität. Gelegentlich ist auch die Marknagelung geeignet, wenn die Schaftcorticalis nicht zu dünn ist und ein genügend weites Aufbohren der Markhöhle gestattet. Die Kompressionsosteosynthese mit einer breiten AO-Platte ist bei Vorliegen einer Radialisparese und für alle übrigen Fälle die Methode der Wahl (Abb. 2 und 5). Bei schwierigen Bruchformen, Defekten und Trümmerbrüchen oder Nervennaht unter Spannung kann der Oberarm bedenkenlos um 3—5 cm gekürzt werden.

Die Behandlung der Unterarmschaftbrüche des Erwachsenen ist aufgrund ihrer anatomischen Verhältnisse schwierig. Doppelte Radiuskrümmung, starke Fesselung der Unterarmknochen gegeneinander und Verdrehung der Radiusfragmente durch Muskelzug sind die Ursachen dafür, daß selbst nach exakter Reposition die gute Stellung im Gipsverband meist nicht zu erhalten ist. Eine zuverlässige Immobilisierung scheitert am dicken Weichteilmantel mit dem erhöhten Risiko der Zirkulationsstörung. Die erforderliche 10—12wöchige Ruhigstellung führt zur Gelenksteife, Kontrakturen und Muskelatrophien. In 20—30% der Fälle ist das funktionelle Endergebnis schlecht, 10% haben eine Pseudarthrose. Der Anteil offener Brüche beträgt 6—8% [6].

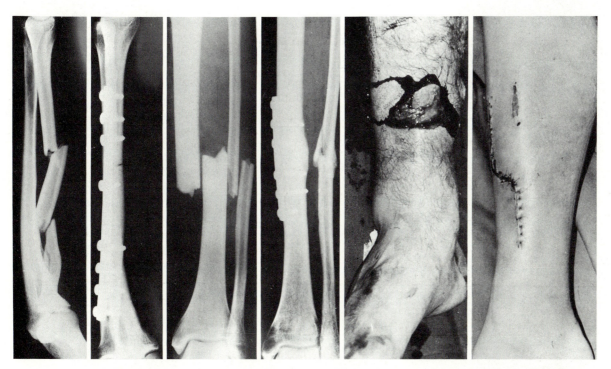

Abb. 3. P. B., J., Pensionär, Diabetiker. Radiusschaftstückbruch rechts, offene Tibiafraktur 2. Grades links. Primäre Osteosynthese beider Frakturen. Am Unterarm wird wegen starker Schwellung ein Teil der Wunde offengelassen. Spalthautplastik 2 Wo. später, glatte Einheilung. — Die Unterschenkelwunde wird in den Z-förmigen Schnittverlauf einbezogen. Spannungsfreier Hautverschluß, glatte Wundheilung. Übungsbehandlung ab 4. Tag. Aufstehen mit Geh-Apparat nach Allgöwer am 14. Tag. Volle Wiederherstellung 6 Monate nach dem Unfall

Auch die operative Behandlung ist schwierig und risikoreich. Ältere Methoden ergaben bis zu 40% Pseudarthrosen und 10% Infektionen [6]. Die stabile Marknagelung erfordert weites Aufbohren der engen Markräume und führt bei Verlust der doppelten Radiuskrümmung zur Verspannung der Membrana interossea. Instabile Osteosynthesen gefährden die knöcherne Heilung. Das beste Verfahren ist die Druckplattenosteosynthese mit über 90% sehr guten Resultaten durch exakte Rekonstruktion der Anatomie und absolute Stabilität während des ganzen Heilverlaufs [2].

Indikation zur konservativen Behandlung: Die konservative Behandlung im Oberarmgipsverband ist auf die Mehrzahl kindlicher Frakturen und die seltenen stabilen Schaftbrüche des Erwachsenen zu beschränken. Eine genaue Überwachung der Frakturstellung im Spaltgips und nach Gipsabschluß ist immer erforderlich. Erneutes Einrichten bei Redislokation ist nur im Wachstumsalter aussichtsreich.

Indikation zur operativen Behandlung. Eine *absolute* Indikation zur Druckplattenosteosynthese besteht bei offenen Brüchen beider Unterarmknochen, Stückbrüchen (Abb. 3), Schaftbrüchen mit Luxation in einem angrenzenden Gelenk, Serienfrakturen desselben Armes, Mehrfachverletzten, Querschnitts- und Plexuslähmung. Sekundäre Verschiebung mit Auswirkung auf das distale Radioulnargelenk macht auch bei Kindern die Osteosynthese erforderlich.

Sehr *empfehlenswert* ist die Osteosynthese ferner bei allen instabilen Frakturen und isoliertem Ellenschaftbruch.

Eine *relative* Indikation ergibt sich für isolierte Radiusschaftbrüche im proximalen Drittel.

Die Druckplattenosteosynthese am Vorderarm ist kein einfaches Verfahren. Nur bei genauer Kenntnis der operativen Zugänge, anatomisch exakter Präparationstechnik ohne Devitalisierung der Fragmentenden und Erzielung einer absolut stabilen Osteosynthese sind gute Ergebnisse zu erwarten.

Auch am Unterarm kann bei schwierigen Frakturen eine Verkürzung beider Knochen um 1—3 cm vorgenommen werden. Wegen der Gefahr postoperativer ischämischer Störungen müssen Fascienverschlußnähte und Hautnähte unter Spannung vermieden werden. Für die Nachbehandlung ist es wichtig, daß weder fremdtätige Bewegungsübungen noch aktive Übungen gegen Widerstand angeordnet werden dürfen. Jeder Versuch, die rasche Wiederherstellung der Vorderarm-Drehung zu forcieren, kann eine Lokkerung der stabilsten Osteosynthese bewirken.

Femurschaftbrüche des Erwachsenen werden durch große, indirekte Gewalteinwirkung verursacht und stehen daher bei Polytraumatisierten an 2. Stelle der Extremitätenverletzung, häufig kombiniert mit weiteren Frakturen der-

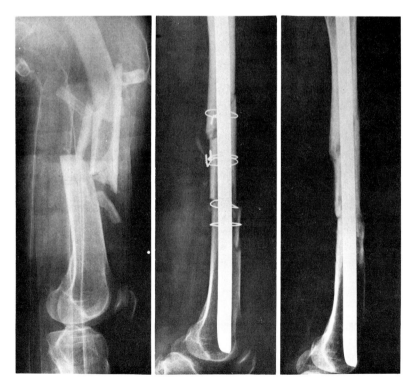

Abb. 4. Geschlossener Mehrfragmentbruch rechter Oberschenkel. Offene Marknagelung mit Cerclagen in der 2. Woche. Entfernung der Drähte 8 Wo. p. op., Konsolidierung 6 Monate nach dem Unfall. Volle Funktion, keine Beschwerden

selben Extremität. Bei den geschlossenen Brüchen überwiegen Querbrüche, kurze Schrägbrüche und Mehrfragmentbrüche. Der Anteil offener Brüche beträgt 10—12% [3, 14]. Große Frakturhämatome, Muskelquetschungen und stumpfes Trauma der A. femoralis im Adduktorenkanal mit primärem oder sekundärem Gefäßverschluß sind häufige Begleitverletzungen. Im Vordergrund steht daher die Schockbehandlung, insbesondere beim Mehrfachverletzten. Sobald jedoch der Kreislauf über mindestens 2 Std anhaltend stabilisiert ist, muß die operative Versorgung der Fraktur erwogen werden. Die konservative Behandlung mit ungenügender Fixation im Dauerzug begünstigt den protrahierten oder latenten Schockzustand mit erhöhtem Risiko einer Fettembolie.

Für die meisten Oberschenkelschaftbrüche ist die *absolute Indikation zur stabilen Osteosynthese* möglichst früh zu stellen. Kontraindikationen ergeben sich praktisch nur bei schweren Hautschäden mit Infektrisiko, bei Mehrfachverletzungen, die vorrangig zu behandeln sind oder bei schwerem Schock mit Gerinnungsstörung (Verbrauchskoagulopathie) nach Massentransfusion, bis zur Normalisierung der Blutgerinnung. Das beste Operationsverfahren für Oberschenkelschaftbrüche ist die stabile Marknagelung, sofern das proximale und distale Femurende in einer Länge von je 10 cm intakt sind (Abb. 4 und 9). Durch zusätzliche Drahtcerclagen läßt sich auch bei Mehrfragmentbrüchen Übungsstabilität und baldige Belastbarkeit erzielen. Ein negativer Einfluß der Drahtcerclagen auf Knochendurchblutung und Frakturheilung ist bei stabiler Osteosynthese, sparsamer Freilegung der Fragmente und Drahtentfernung nach 8 Wochen nicht zu erwarten.

Aufgrund zahlreicher experimenteller Untersuchungen muß heute die dominierende Rolle der Markarterien für die Blutversorgung der Corticalis unter physiologischen und Verletzungsbedingungen anerkannt werden. Die rasche Wiederherstellung des zentrifugalgerichteten medullären Blutstroms, dessen Capillaren die ganze Corticalis durchdringen, ist eine konstante Beobachtung sowohl bei instabiler Bruchheilung im Gipsverband als auch bei stabiler Osteosynthese nach Marknagelung und Verplattung. Die periostalen Gefäße spielen für die Blutversorgung der Corticalis keine entscheidende Rolle. Ihre Zerstörung durch Platten oder Cerclagen verhindert daher auch nicht die Knochendurchblutung und -heilung, wie mit selektiver Szintigraphie (^{18}F) und im Mikroangiogramm nachgewiesen werden konnte [11, 4].

Bei offenen Brüchen 2. und 3. Grades, bei zusätzlichen Frakturen am proximalen oder distalen Femurende und bei erhöhtem Operationsrisiko ist nach gründlichem Debridement die Plattenosteosynthese mit breiter, lateral ange-

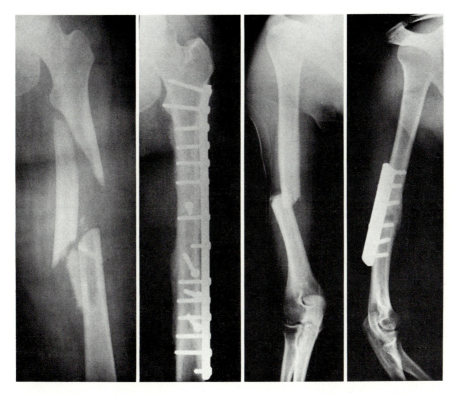

Abb. 5. 22jähriges Mädchen. Femurschaftbruch links, Oberarmquerbruch rechts mit Radialisparese. Primäre Osteosynthese der Oberarmfraktur mit breiter Platte, der N. radialis ist im Frakturbereich gequetscht und blutig imbibiert. Befreiung und Verlagerung des Nerven. Plattenosteosynthese der Femurfraktur mit Spongiosaplastik 14 Tage nach dem Unfall. Völlige Rückbildung der Radialisparese, Ausheilung und volle Wiederherstellung 1 Jahr nach dem Unfall

legter AO-Zuggurtungsplatte der kleinere Eingriff mit geringerem Infektionsrisiko. Eine primäre Spongiosaplastik begünstigt die Einheilung devitalisierter Fragmente (Abb. 5).

Eine *relative Indikation* zur Marknagelung besteht im Kindesalter jenseits des 5. Lebensjahres bei offenen Brüchen, grober Weichteilinterposition oder schwerem Schädelhirntrauma mit unzulänglicher Ruhigstellung, wodurch die Krampfbereitschaft erhöht und der Hirnschaden verstärkt wird.

Die konservative Behandlung mit Dauerextension bis zur knöchernen Konsolidierung ist im Erwachsenenalter nur bei Vorliegen allgemeiner Kontraindikationen und bei ausgedehnten Trümmerbrüchen angezeigt. Die konservativ eingeleitete Behandlung darf jedoch keinesfalls als Provisorium im Hinblick auf eine später geplante Osteosynthese aufgefaßt werden. Unerwartete Komplikationen zwingen nicht selten zum Verzicht auf die Operation, so daß die Behandlung konservativ fortgesetzt werden muß. Unbefriedigende Spätresultate, die in 20—40% [3] der Fälle erzielt werden, sind häufig Folge einer mangelhaften Überwachung der Fraktur im Dauerzug. Besonders im Kindesalter sind Fehlstellung vermeidbar. Der von Weber angegebene Extensionstisch erleichtert die ständige Kontrolle (Abb. 6).

Unterschenkelschaftbrüche. Der Unterschenkelschaftbruch ist die häufigste Schaftfraktur und steht an erster Stelle der Extremitätenfrakturen Mehrfachverletzter. Als Unfallursache dominiert heute der Verkehr, daher überwiegen Biegungsbrüche und Mehrfragmentbrüche. Über 50% der verkehrsbedingten Frakturen und ca. 20% aller Unterschenkelbrüche sind offen, häufig mit schweren Weichteilschäden und Begleitverletzungen [12, 14, 15]. Eine hohe Komplikationsrate an Pseudarthrosen, Infektionen, Weichteil- und Gelenkschäden belastet die Behandlungsergebnisse. Der Unterschenkelschaftbruch ist daher im be-

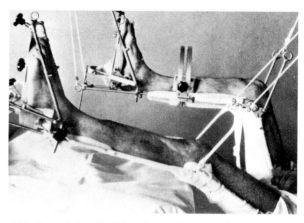

Abb. 7. Funktionelle Behandlung einer doppelseitigen Unterschenkelfraktur (rechts offen) auf der Teleskop-Gelenk-Schiene nach Bimler. (Aus: Bimler, R.: „Bewegungstherapie und frühfunktionelle Frakturbehandlung der unteren Extremität". Hrsg. Hauptverband der gewerblichen Berufsgenossenschaften, Bonn: 1970)

sonderen Maße Prüfstein für eine differenzierte unfallchirurgische Indikationsstellung.

Grundsätzlich ist daran festzuhalten, daß die Mehrzahl der Unterschenkelschaftbrüche durch exakte *konservative Behandlung* mit gutem Ergebnis zur Ausheilung gebracht werden kann. Dies gilt vor allem für die unverschobenen Brüche, für geschlossene Biegungs- und Querfrakturen des oberen und mittleren Drittels, die nach Reposition im Oberschenkelgipsverband stabil bleiben und ab 2.—3. Woche belastbar sind, sowie für lange Schräg- und Spiralbrüche, die nach 3—4wöchiger Extension zum Ausgleich der Verkürzungs- und Verdrehungstendenz allerdings zusätzlich 7—8 Wochen im Gipsverband immobilisiert werden müssen. Auch geschlossene Mehrfragment- und Trümmerbrüche, die „Stoßstangenfraktur" mit umschriebener Trümmerzone zwischen den Hauptfragmenten, lassen sich meist gefahrloser konservativ als mit dem Wagnis einer riskanten Osteosynthese behandeln. Immobilisationsschäden sind trotzdem vermeidbar: durch Anwendung funktioneller Behandlungsmethoden, z.B. Lagerung auf der Frankfurter Schiene mit Transfixation der Hauptfragmente nach Bimler (Abb. 7).

Für die operative Behandlung der Unterschenkelschaftbrüche gelten sinngemäß überwiegend relative und empfehlenswerte Indikationen. Eine *absolute Indikation* zur Osteosynthese ist für die offenen Brüche 2. und 3. Grades zu stellen. Nur die unmittelbar primär durchgeführte Frakturstabilisierung schafft optimale Bedingungen für eine glatte Heilung der gefährdeten Weichteile. Voraussetzung ist allerdings die technisch perfekte Ausführung mit größtmöglicher Schonung der lädierten Haut durch überlegte Schnittführung (Abb. 8), konsequente Excision nekrotischen Gewebes, Metallplazierung unter sicher vitale Weichteile an der lateralen oder dorsalen Tibiafläche und Verzicht auf einen erzwungenen Hautverschluß. Offene

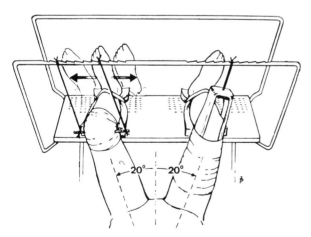

Abb. 6. Weber—Tisch zur Behandlung kindlicher Femurschaftbrüche. Die richtige Torsion läßt sich exakt einstellen und überwachen. (Aus: Best, P.N.B., C.Ch. Verhage, I.C. Molenaar: „Torsion Deviations After Conservative Treatment of Femoral Fractures", in: „Der Unfall im Kindesalter". Stuttgart: Hippokrates 1972)

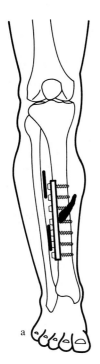 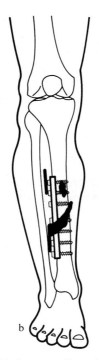 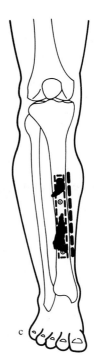

Abb. 8a—c. Schnittführung bei offenen Unterschenkelfrakturen 2. und 3. Grades. a Unfallwunde über der medialen Tibia. Laterale Plattenanlegung durch zwei getrennte Schnitte am lateralen Unterschenkel, proximal und distal der gefährdeten Zone. b Breit klaffende, ausgedehnte Wunde prätibial. Einbringung der Platte durch die Wunde, die hier nach distal verlängert werden kann. Spannen der Platte durch Hilfsschnitt proximal. c Schweres Weichteiltrauma mit klaffender Wunde über der vorderen Circumferenz des Unterschenkels. Plattenosteosynthese an der Tibiahinterfläche, Zugang medio-dorsal

Frakturen 2. Grades können bei geeigneter Bruchform mit dem Marknagel (Abb. 9) oder bei entsprechender Erfahrung mit dieser Methode auch durch Bündelnagelung stabilisiert werden, sofern die medulläre Gefäßversorgung nicht durch stärkeres Aufbohren zerstört wird. Für offene Brüche 3. Grades ist der Marknagel im Hinblick auf die zusätzliche Gefährdung der Blutversorgung des Knochens abzulehnen. Geeignet ist vielmehr eine sparsame Plattenosteosynthese oder die Stabilisierung der Hauptfragmente mit dem Fixateur externe.

Offene Mehrfragmentbrüche 2. und 3. Grades stellen höchste Anforderungen an den Operateur. Bei der Indikationsstellung zur Osteosynthese ist größte Zurückhaltung geboten. Der Eingriff ist nur gerechtfertigt, wenn es gelingt, ohne zusätzliche Gefährdung der Hautdeckung und Weichteilverbindungen der Fragmente Lagerungsstabilität zu erzielen, z. B. durch Fixierung der Hauptfragmente mit einer dorsal oder lateral angelegten, ausnahmsweise auch einmal breiten Platte, oder mit dem Fixateur externe.

Empfehlenswerte Indikationen zur Osteosynthese sind geschlossene bzw. offene Querbrüche 1. Grades und kurze Schräg- oder Drehbrüche mit und ohne Keil im mittleren Tibiadrittel, also die eigentlichen Indikationen zur stabilen Marknagelung, die vorzugsweise geschlossen ausgeführt wird, mit dem Vorteil der wesentlich verkürzten Krankheitsdauer und der frühzeitigen Wiederherstellung der Belastbarkeit (Abb. 3). Auch Stückbrüche „en deux etages" sind für die Marknagelung geeignet. Für Flötenschnabel-, Schräg- und Querbrüche im distalen Schaftdrittel, die bei konservativer Behandlung schwer zu retinieren sind, oft in Fehlstellung verheilen oder nach mehrfacher Korrektur zur Pseudarthrose führen, ist die Plattenosteosynthese sehr empfehlenswert. Für die Marknagelung besteht hier eher eine relative Indikation, da auch bei Verwendung von Ausklingdrähten häufig keine Rotationsstabilität zu erzielen ist. Bei ungünstigen Weichteilverhältnissen, die eine Plattenosteosynthese nicht empfehlenswert erscheinen lassen, ist die Rotationsinstabilität jedoch in Kauf zu nehmen und vorübergehend mit einem Oberschenkel-Gipsverband für 4 Wochen ruhigzustellen.

Weitere *relative Indikationen* bestehen für die Marknagelung unverschobener Quer- und Schrägbrüche im mittleren Schaftabschnitt mit der Chance der schnellsten Wiederherstellung, insbesondere bei doppelseitigen Unterschenkelfrakturen. Mehrfragmentbrüche sind ebenfalls je nach Bruchform dem relativen Indikationsbereich zuzurechnen.

Die percutane Drahtnaht nach Götze ist in bestimmten Skigebieten mit Massenanfall typischer Torsionsfrakturen ein gültiges Verfahren. In der Hand des Erfahrenen werden mit dieser Methode unter dem besonderen Zwang der lokalen Verhältnisse gute Ergebnisse erzielt.

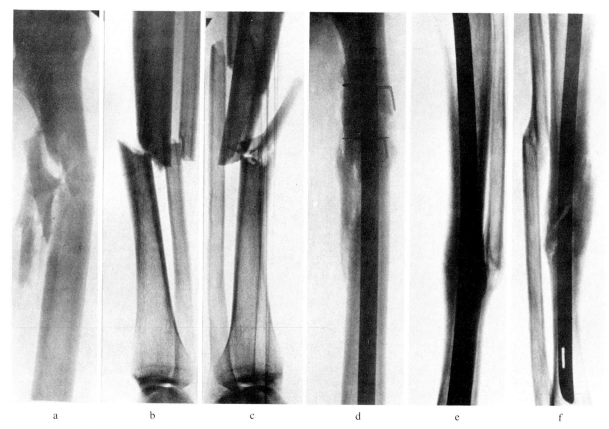

a b c d e f

Abb. 9a—f. L. F., 31 J., Krankenpfleger. a Schädelhirntrauma, Oberschenkelbruch links. Unterschenkelbruch bds., b rechts geschlossen; c links offen. d—f Nach Abklingen einer schweren Fettembolie Tibiamarknagelung bds., offene Femurmarknagelung links mit zusätzlichen Drahtumschlingungen. Gehen mit Stützkrücken 6 Wo. nach dem Unfall. Entlassung in der 8. Wo. Zur ambulanten Behandlung kann der Patient seinen Pkw selbst steuern. 6 Mo. p. op. Frakturen fest verheilt, arbeitsfähig $8^{1}/_{2}$ Mo. nach dem Unfall. Volle Wiederherstellung

Die Diskussion über die aussichtsreichste Behandlungsmethode einer jeden Unterschenkelfraktur ist noch nicht abgeschlossen. In besten Kliniken beträgt die Infektquote nach Osteosynthese geschlossener und offener Tibiafrakturen 1,4% bzw. 7,6% [1]. Demgegenüber stehen 21,3% Mißerfolge eines Kollektivs von 239 operierten Frakturen aus 72 Krankenhäusern [5].

Verbesserungen in der Asepsis, in der unfallchirurgischen Ausbildung und Einrichtung unfallchirurgischer Abteilungen, zunehmende Erfahrung und systematische Dokumentation müssen künftig dazu beitragen, die Indikationen bei einer wachsenden Zahl schwerer Unfallverletzungen klar zu definieren. Denn: *„Die Zeit wird fortgesetzt traumatischer und der (Unfall)-Chirurg immer weniger entbehrlich"* (K. H. Bauer).

Literatur

1. Allgöwer, M.: Weichteilprobleme und Infektionsrisko der Osteosynthese. Langenbecks Arch. Chir. **329**, 1127 (1971).
2. Allgöwer, M., Perren, St.: Osteosynthese. Film. Berlin-Heidelberg-New York: Springer 1971.
3. Böhler, J.: Unfallschäden am Oberschenkel. In: Handbuch der gesamten Unfallheilkunde, Bd. III. (Bürkle de la Camp, H., Schwaiger, M., Hrsg.), 3. Aufl. Stuttgart: Enke 1965.
4. Dambe, L. T., v. d. Berg, A.: Vascularisation der Tibia im Experiment nach stabiler extra- und intramedullärer Osteosynthese. Langenbecks Arch. Chir. Suppl. Chir. Forum 1972, 31.
5. Ewerwahn, W. J., v. d. Damerau, V.: Eine Beweisführung über die Gefahren und Mißerfolge der Osteosynthese. Langenbecks Arch. Chir. **329**, 1168 (1971).
6. Muhr, G., Szyszkowitz, R., Greif, E.: Zur Osteosynthese von Vorderarmbrüchen. Mschr. Unfallheilk. **75**, 23 (1972).
7. v. d. Oelsnitz, G.: Marknagelung kindlicher Oberschenkelfrakturen. In: Der Unfall im Kindesalter (Rehbein, F., Hrsg.). Stuttgart: Hippokrates 1972.
8. Panning, B.: Die Therapie der Radialisparesen nach Humerusfrakturen. Inaug. Diss. Berlin, 1970.
9. Schink, W.: Beurteilung und Behandlung von Verletzungen der Gliedmaßen. Langenbeck Arch. Chir. **322**, 308 (1968).
10. Specht, G.: Funktionelle Knochenbruchbehandlung, dargestellt am Beispiel der Oberarmschaftbrüche. Vortrag, 13. Tagung der Österr. Gesellsch. f. Chir., Krems 24.—27.5.1972.

11. Stöhrer, M., Preis, G., Georgi, P., Langhoff, J., Franke, D.: Untersuchungen über den Einfluß von Cerclagen auf die Durchblutungsverhältnisse am Hundeknochen. Langenbecks Arch. Chir. Suppl. Chir. Forum 1972, 23.
12. Tscherne, H., Magerl, F., Feischl, P.: Die Marknagelung offener und geschlossener Unterschenkelfrakturen. Langenbecks Arch. Chir. **317**, 209 (1967).
13. Tscherne, H.: Behandlung der Oberarm-Schaftfrakturen. Langenbecks Arch. Chir. **332**, 379 (1972).
14. Willenegger, H., Müller, M.E., Allgöwer, M.: Ergebnisse der Behandlung von Mehrfachverletzungen der Gliedmaßen. Langenbecks Arch. Chir. **322**, 1040 (1968).
15. Zimmermann, H.: Beitrag zur offenen und geschlossenen Marknagelung von Unterschenkelfrakturen. Arch. orthop. Unfall-Chir. **62**, 205 (1967).

Frakturen der Gelenke und der gelenknahen Schaftanteile der oberen Extremitäten

E. Brug und H. Beck

Das Ziel aller Rekonstruktionsmanöver bei Frakturen der Gelenke und gelenknahen Schaftbezirke ist die anatomisch korrekte Stellung und vor allem die Kongruenz der Gelenkflächen. Dieser Forderung kann eine rein konservative Therapie oft nicht gerecht werden. Funktionelle Spätschäden mit erheblichen Arthrosen und partiellen bzw. subtotalen Versteifungen sind für viele Gelenkfrakturen die Folge unexakter Reposition und notwendigerweise oft langer Immobilisationszeiten.

Während die Frakturbehandlung der Schaftbrüche mit Einführung der intramedullären Nagelung durch Küntscher schon in den vierziger Jahren den wesentlichen Impuls zu größerer Effektivität bekam, hat erst die Entwicklung neuer Operationstechniken durch die Schweizer Arbeitsgemeinschaft für Osteosynthesefragen und ein hierfür speziell ausgeklügeltes Instrumentarium in der Behandlung von Gelenkfrakturen neue Methoden gebracht, mit denen meist der exakte Wiederaufbau traumatisch zerstörter Gelenke und die sichere Fixation bis zur knöchernen Heilung erreicht werden.

Bewährte konservative Techniken wie z.B. in der Behandlung der subcapitalen Humerusfraktur oder der Radiusfraktur an typischer Stelle werden dadurch keineswegs verdrängt.

Die Indikation zu einer der beiden Methoden wird im Einzelfall vom Unfallchirurgen immer wieder kritisch gestellt werden müssen. Dabei ist das Verfahren zu wählen, das bei vertretbarem (geringstem) Risiko das beste funktionelle Ergebnis verspricht.

Behandlungsmöglichkeiten

Die konservative Behandlung

Sie erfolgt nach den Böhlerschen Richtlinien durch Einrichtung, ununterbrochene Ruhigstellung bis zur knöchernen Heilung sowie schmerzfreie aktive Übungen der nicht ruhig gestellten Gelenke und der Muskulatur [2, 3].

Allein die *ununterbrochene* und bei Gelenktrümmerfrakturen oft recht *lang dauernde* Ruhigstellung schränkt die Möglichkeit der aktiven Übungsbehandlung ganz erheblich ein. So können zwar die Muskelgruppen und Knochen der Bewegungseinheit des verletzten Gelenkes vor Dystrophie und Zirkulationsstörungen weitgehend bewahrt bleiben, das immobilisierte Gelenk selbst wird — abgesehen von nur selten erreichbarer Kongruenz — auf das Trauma und die Ruhigstellung mit entsprechenden Funktionsstörungen reagieren.

Die operative Behandlung

Hier stellt das Einrichten ein direktes „re-ponieren" bzw. „kom-ponieren" der einzelnen Fragmente in ihre ursprüngliche anatomische Einheit dar. Anzustreben ist dabei nicht nur die Adaptation der Bruchstücke, sondern darüber hinaus die möglichst feste Vereinigung unter Druck, wodurch einerseits eine „Primärheilung" des Bruches erreicht werden kann, andererseits die Böhlersche Forderung nach „schmerzfreiem selbsttätigen Üben" auf das betroffene Gelenk selbst entscheidend erweitert werden kann, da die externe „ununterbrochene" und damit gelenksperrende *Immobilisierung* entfällt [6].

Die möglichen Syntheseverfahren sind:
1. die einfache Adaptationsosteosynthese mit Spickdrähten, Drahtcerclagen und Neutralisationsplatten im Sinne der AO;
2. die Druckosteosynthese mittels Zuggurtungsdraht, Zuggurtungsplatte (AO), Druckplatte (AO) und im Sinne von Zugschrauben wirkende Corticalis- und Spongiosaschrauben.

Anzustreben ist die Minimalosteosynthese, wobei gelegentlich die Kombination mehrerer Fixationsmaterialien bzw. -methoden nicht zu umgehen ist. Der Nachteil der operativen Behandlung traumatisch zerstörter Gelenke und gelenknaher Schaftanteile ist der jeder offenen Knochenbruchbehandlung: in erster Linie die Infektion. Hinzu kommen die aus falscher allgemeiner Indikation resultierenden Komplikationen [6].

Voraussetzungen

Exakte Beherrschung der möglichen operativen Methoden und ein reichhaltiges, allen Eventualitäten gerecht werdendes Instrumentarium sind die conditio sine qua non. Entsprechend geschulte Mitarbeiter (Pfleger, Schwestern, Assistenten), gute Anaesthesie und ein aseptischer Operationssaal vervollständigen die Voraussetzungen zur operativen Knochenbruchbehandlung.

Indikation

Bei Erfüllung aller geforderten Voraussetzungen ist die Indikation zur Operation das Ergebnis einer kritischen Beurteilung und Abschätzung folgender Faktoren:
1. Allgemeine Verhältnisse
   a) Alter
   b) Herz und Kreislauf
   c) Stoffwechselkrankheiten
   d) cerebrale (und periphere) Minderdurchblutung
   e) soziale Verhältnisse
2. Lokale Verhältnisse
   mittelbare
   a) Hautverhältnisse
   b) Mineralisation des Knochens
   c) Begleiterscheinungen
   unmittelbare
   a) Lokalisation des Bruches
   b) Charakter des Bruches (Schweregrad)

Eine *vitale* Indikation zur Osteosynthese einer Gelenk- oder gelenknahen Fraktur der oberen Extremität gibt es nicht.

Eine absolute Indikation gilt nur für zweitgradige offene oder geschlossene Gelenkfrakturen und gelenknahe Frakturen zwischen Ober- und Unterarm in allen Altersgruppen sowie für offene Frakturen I. Grades der gleichen Gliedmaßenregion des *mittleren* Lebensalters und aller Altersstufen bei Läsion der Nerven oder der A. cubitalis.

Für die verbleibenden Frakturen gibt es lediglich eine *relative* Indikation zur Operation; entscheidend sind letztlich die obengenannten Kriterien:

Zur Zurückhaltung zwingen alle Gelenkfrakturen im Wachstumsalter mit Ausnahme der suprakondylären Humerusfraktur mit gleichzeitiger Läsion der A. cubitalis. Hohes Alter stellt meist von der kardialen Situation und einer mehr oder weniger ausgeprägten Cerebralsklerose ein erhebliches Operationsrisiko dar. Die erforderliche postoperative Kooperation des Patienten ist dabei oft kaum zu erwarten. Letzteres trifft auch bei Verletzten minderer Intelligenz zu.

Fortgeschrittene Altersosteoporose oder Hauterkrankungen schränken die Indikation zusätzlich ein, des weiteren schwere Begleitverletzungen (Schädelhirntrauma, Schock etc.) sowie ausgedehnte lokale Weichteilschäden, die eine primäre Wundheilung in Frage stellen [1, 3].

Hauptkriterien zur Indikation sind schließlich die unmittelbaren lokalen Frakturverhältnisse.

Die schulternahen Oberarmfrakturen

Ihr Anteil an sämtlichen menschlichen Knochenbrüchen beträgt etwa 7% [9]. Sie sind vorwiegend Verletzungen des alten Menschen. Dabei überwiegen die Brüche des Collum chirurgicum und Abbrüche des Tuberculum maius alle übrigen Bruchformen.

Hier dominiert die *konservative* Therapie mit nicht zu lang dauernder Ruhigstellung auf Abduktionsschiene, Klappschem Kissen, im Thoraxabduktionsgips, Hängegips, Desaultverband oder mittels Drahtextension. Lokalisation und Art der Fraktur, aber auch Alter des Patienten werden im einzelnen den Immobilisationsmodus bestimmen.

Nur in einigen wenigen Fällen von irreponiblen Luxationsfrakturen mit Dislokation des Humeruskopfes in die Achselhöhle ist die operative Reposition und (Schrauben- oder Draht-) Fixation angezeigt [2, 3, 6, 9].

Die Ellenbogengelenksfrakturen

Die Schwierigkeit in der konservativen wie operativen Behandlung dieser Frakturen beruht auf der komplizierten Anatomie und Mechanik des Ellenbogengelenkes, das aus drei funktionell verschiedenen Gelenken besteht: Articulatio humeroradialis, Articulatio humeroulnaris und Articulatio radioulnaris proximalis. Die frakturexponierten gelenkbildenden Knochen sind der distale Humerusanteil, das Olecranon und das Radiusköpfchen.

Die kindlichen suprakondylären Humerusfrakturen

Die zwei hauptsächlichsten Varianten sind der Flexions- und der Hyperextensionsbruch. Ihre Reposition ist meist einfach, sofern sie nur unverzüglich geschieht. Weniger einfach dagegen ist die Retention, die im Gipsverband oder in der Extension gesichert wird. Wir bevorzugen hier die Baumannsche Ulna- bzw. Olecranondrahtextension. Eine offene Reposition ist eigentlich nie angezeigt, es sei denn, es liegt eine Läsion der A. cubitalis (Kompression, selten Zerreißung) vor, die jedoch meist erst durch ein unsachgemäßes unblutiges Repositionsmanöver provoziert wird. Wird in diesem Fall nicht operativ interveniert, kann als gefürchtetste Komplikation die Volkmannsche Kontrak-

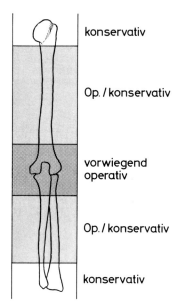

Abb. 1. Die Behandlung der Frakturen der „peripheren" Gelenke der oberen Extremität ist vorwiegend konservativ. Dagegen sollten die Frakturen des „zentralen" Ellenbogengelenkes überwiegend operativ behandelt werden

tur resultieren. Eine seltene Mitverletzung des N. ulnaris ist keine Indikation zur primären operativen Behandlung. Hier wird die Frakturheilung abgewartet und dann erst bei nicht erkennbaren Remissionszeichen revidiert bzw. rekonstruiert [2, 3, 6, 7].

Die supra- und diakondylären Y- und T-Frakturen des Erwachsenen

Hier sollte — wenn nicht vom Allgemeinzustand eine schwerwiegende Kontraindikation besteht — unter allen Umständen operiert werden. Eine bessere Übersicht und die Möglichkeit, Vielfachfragmente korrekt zu adaptieren ergibt sich oft erst nach Osteotomie des Olecranon. Die Wahl des Fixationsmateriales richtet sich ganz nach dem Frakturtyp. Der Minimalosteosynthese mit möglichst nur 2 Spongiosaschrauben ist der Vorzug zu geben. Kleinstfragmente, die für Stabilität und Gelenkfunktion ohne Bedeutung sind, sollten verworfen, größere Defekte mit autologer Spongiosa (niemals mit Knochenzement!) aufgefüttert werden.

Separate Frakturen im Bereich der proximalen Gelenkfläche (*Trochlea, Capitulum humeri*) können kaum exakt konservativ reponiert werden. Auch hier sollte eine Adaptationssynthese versucht werden. Ein zu kleines abgesprengtes Fragment (z. B. Capitulum) muß gelegentlich entfernt werden.

Abbrüche der *Kondylen und Epikondylen* können ebenfalls durch relativ einfache operative Eingriffe übungsstabil fixiert werden. Mit 2 Bohrdrähten oder einer Malleolarschraube ist leicht der Status quo ante wiederherzustellen, ohne daß eine mehrwöchige Immobilisationszeit in Kauf genommen werden muß. Die Indikation zur Operation sollte gerade bei den Epikondylenabbrüchen auf den jugendlichen und kindlichen Verletzten erweitert werden; gerade die medialen Läsionen erfordern wegen der Gefahr von Ulnarisspätschäden eine korrekte Reposition mit Wiederherstellung der Nervenrinne [1, 2, 3, 6, 11].

Die Olecranonfrakturen

Eine konservative Therapie kann hier nur verantwortet werden, wenn eine Frakturdiastase von unter 2 mm vorliegt.

In allen anderen Fällen besteht eine absolute Indikation zur Osteosynthese. Die bewährteste Technik ist die Zuggurtung nach Weber (zweckmäßig in der Kombination mit Kirschnerdrähten). Alternativmaßnahmen sind die Verschraubung mit der einfachen Spongiosaschraube, die jedoch so in das distale Ulnafragment führen soll, daß eine Corticalis durchbohrt wird (nur so ist ein wirklicher interfragmentärer Druck zu erzielen) oder die „Federschraubenosteosynthese" nach Maatz [1, 11].

Die Radiusköpfchenfrakturen

Einfache Risse und Fissuren oder marginale Frakturen ohne Dislokationen können konservativ im Oberarmgips (für 3—4 Wochen) behandelt werden. Dieses Vorgehen empfiehlt sich auch bei Epiphysenlösungen und Halsbrüchen. Bei dislozierten marginalen Frakturen (Meißel-Frakturen) oder Trümmerbrüchen ist die operative Versorgung vorzuziehen, da eine in mangelhafter Reposition ausgeheilte Fraktur die Funktionseinheit des Ellenbogengelenkes beträchtlich behindert.

Eine Osteosynthese selbst bei Trümmerfrakturen sollte unter allen Umständen angestrebt werden, da die Resektion des Radiusköpfchens nicht unwesentliche Spätbeschwerden gerade im distalen Radio-Ulnar-Gelenk verursacht [1, 4, 11].

Die Monteggia-Frakturen

Hier handelt es sich um eine Fraktur des Ellenschaftes (eigentlich proximales Drittel) mit Luxation des Radiusköpfchens. Die Elle zeigt dabei je nach Unfallmechanismus einen meist (75—85%) nach volar gerichteten Achsenknick bei volar luxiertem Speichenköpfchen. Möglich sind auch ein dorsaler und radialer bzw. ulnarer Achsenknick bei dorsal bzw. lateral luxiertem Speichenköpfchen.

Hier empfiehlt sich besonders die operative Behandlung, die oft nur in der Stabilisation der Elle in allerdings völlig anatomisch korrekter Reposition zu bestehen braucht. Bewährt hat sich bei uns hier die Bündelnagelung nach Hackethal. Eine Naht des Ligamentum anulare radii ist auch bei Verzicht auf anschließende Gipsruhigstellung nicht erforderlich. Aufwendiger ist die externe Fixation beispielsweise mit einer Halbrohrplatte der AO. Kehrt das Radiusköpfchen trotz Stabilisierung der Elle nicht in seine Normallage zurück, so liegt ein Repositionshindernis durch das zerrissene Ringband vor.

In diesen Fällen muß das Repositionshindernis beseitigt und gegebenenfalls die Bandnaht durchgeführt werden.

Kindliche Monteggia-Frakturen sollten nur operiert werden, wenn sich das Speichenköpfchen nicht reponiert halten läßt [1, 10, 11, 12].

Die handgelenksnahen Unterarmfrakturen

Mit einem Anteil von 10—25% [8] an den vorkommenden Frakturen ist der distale Radiusbruch die häufigste Fraktur. Von der röntgenologisch kaum nachweisbaren Fissur bis zur schweren Trümmerfraktur reicht die Vielfalt ihrer Erscheinungsbilder. Sie ist die für eine erfolgversprechende konservative Therapie geeignetste Fraktur; vor allem die klassischen nach Colles und Smith benannten Typen [1, 2, 3, 8].

Für gewisse seltene Formen wird von der AO die operative Behandlung vorgeschlagen; dies sind zunächst *alle Trümmerfrakturen* mit starker Gelenkflächenverwerfung, bei denen ein konservativer Repositionsversuch nicht zum erwünschten Ziel geführt hat. Hier besteht eine relative Indikation zur offenen Reposition und Bohrdrahtfixation im Sinne einer Adaptationsosteosynthese. Da auch hierbei Repositionsergebnis und Spätfunktion durch Ernährungsstörungen der kleinen Fragmente oft zu wünschen übrig lassen, ist gewöhnlich ein Transfixationsgips vorzuziehen.

Bei der nach Goyrand benannten Y- oder T-Gelenktrümmerfraktur des Radius empfiehlt die AO die Osteosynthese mit einer kleinen T-Platte [6].

Die *Galeazzi-Fraktur*, die als Radiusschaftfraktur mit Abbruch des Processus styloides ulnae gewissermaßen das Gegenstück zur Monteggia-Fraktur darstellt, sollte bei nicht zu alten Patienten ebenfalls operativ angegangen werden. Externe oder interne Radiusschaftfixation (AO-Platte bzw. Marknagelung) und Schraubenfixation des Ellengriffelfortsatzes garantieren funktionell wie kosmetisch sicher ein besseres Ergebnis.

Bei kindlichen Radiusfrakturen, die meist als Metaphysenfraktur oder Epiphysenlösung mit häufig erheblicher Fragmentdislokation imponieren, kommt nur die konservative Therapie in Frage. Epiphysenlösungen müssen dabei ganz exakt reponiert werden [1, 6].

Während die Frakturen der „peripheren" Gelenke und der gelenknahen Anteile der oberen Extremität vorwiegend konservativ behandelt werden sollten, ist das frakturierte „Mittelgelenk" der oberen Extremität seiner zentralen Stellung und besonders seiner differenzierten Mechanik wegen eher operativ zu behandeln. Bei Abwägung der Kontraindikationen ist hier zu bedenken, daß ein unverzüglich in schonender Narkose vorgenommener operativer Eingriff für den Patienten ein wesentlich geringeres Risiko darstellen wird als eine konservative Behandlung mit wiederholten Repositionsversuchen der Gelenkanteile und ihren lokalen Spätfolgen.

Literatur

1. Böhler, J.: Gelenknahe Frakturen des Unterarmes. Chirurg **40**, 198 (1969).
2. Böhler, L.: Die Technik der Knochenbruchbehandlung. Verlag für Medizinische Wissenschaften. Wien, Bonn, Bern: W. Maudrich, 1957.
3. Charnley, J.: Die konservative Therapie der Extremitätenfrakturen. Berlin-Heidelber-New York: Springer 1968.
4. Elmendorff, H., Frhr. v., Ansari, P., Kürten, R.: Die Behandlung der Radiusköpfchenfrakturen. Zbl. Chir. **96**, 370 (1971).
5. Elmendorff, H., Frhr. v., Hupfauer, W., Krapp, J.: Konservative und operative Behandlung von Unterarmschaftbrüchen. Chirurg **42**, 270 (1971).
6. Müller, M.E., Allgöwer, M., Willenegger, H.: Manual der Osteosynthese. Berlin-Heidelberg-New York: Springer 1969.
7. Muschter, K., Schulz, O.: Konservative Behandlung suprakondylärer Humerusfrakturen unter Berücksichtigung unterschiedlicher Immobilisationsmethoden. Mschr. Unfallheilk. **72**, 422 (1972).
8. Philipp, R.: Spätergebnisse der Behandlung distaler Radiusfrakturen. Zbl. Chir. **51**, 3038 (1967).
9. Schmidt, J.E.W.: Die proximalen Humerusfrakturen. Mschr. Unfallheilk. **72**, 119 (1972).
10. Tompkins, D.G.: Anterior Monteggia Fracture. J. Bone Jt Surg. **53A**, 1109 (1971).
11. Wilhelm, K., Rueff, F.L., Bedacht, R.: Ein Beitrag zur Behandlung der Ellenbogengelenksfrakturen. Mschr. Unfallheilk. **74**, 422 (1971).
12. Wondrák, E., Duda, M.: Zur Problematik der Monteggiaverletzung. Zbl. Chir. **97**, 818 (1972).

Frakturen, Luxationen und Gelenkschäden der Hand

J. GELDMACHER

Nach Brüchen der Mittelhandknochen und Phalangen bleiben ein Viertel der Patienten auf die Dauer entschädigungspflichtig.

An der Chirurgischen Klinik der Universität Erlangen kamen im Laufe von drei Jahren 1180 Frakturen im Bereich des Handskeletes zur Behandlung. 75% davon betrafen die Phalangen, 21% die Mittelhandknochen, 10% die Handwurzelknochen.

Während die Hälfte der offenen Frakturen, häufig von Verletzungen anderer Gewebsstrukturen begleitet, operativ stabilisiert werden mußte, war dies bei den geschlossenen nur in 3% notwendig.

In etwa 14% der Fälle traten Komplikationen auf, in 61% von diesen nach offenen, in 39% nach geschlossenen Verletzungen [6].

Diese Zahlen zeigen, daß nicht für alle Frakturen das Problem „konservative oder operative Frakturbehandlung im Bereich der Hand" gelöst ist. Die langdauernde Ruhigstellung mit äußerer Fixation bei konservativem Vorgehen birgt in vermehrtem Maße die Gefahr hartnäckiger oder irreparabler Gelenksteifen oder eines Sudeckschen Syndroms. Sekundäre Wiederherstellungsmaßnahmen an Sehnen oder Nerven können erst nach knöcherner Konsolidierung des Bruches und Wiedererlangung einer passiv freien Gelenkbeweglichkeit durchgeführt werden, also wesentlich später als nach übungsstabiler Osteosynthese. Bei der Osteosynthese ist die Infektionsgefahr vergrößert, primär nicht geschädigte Gebilde, z.B. der Streckapparat im Grundgliedbereich der Finger, können bei der Implantation wie bei der Entfernung des Osteosynthesematerials geschädigt werden und nicht zuletzt kommt es vor, daß nach Freilegung des Knochens Fissuren und Minifragmente eine stabile Osteosynthese unmöglich machen; das Endergebnis wird schlechter!

Operative Standardverfahren

Die intramedulläre Schienung von Mittelhandknochenbrüchen mittels Küntschernägeln, Rushpins oder einem Bündelnagel wird heute kaum mehr angewandt. Im Bereich der Phalangen ist sie nicht möglich. Cerclagen und Hemicerclagen finden ebenfalls selten mehr Anwendung.

Bewährt haben sich folgende Verfahren:

Die Kirschner-Bohrdrahtfixation: Sie ist leicht unter Bildwandlerkontrolle durchführbar, eine zusätzliche äußere Fixation ist meist erforderlich, die Zeit der Immobilisierung wird wesentlich abgekürzt.

Indikationsgebiet: Geschlossene Frakturen, bei denen sich das Repositionsergebnis nicht durch äußere Fixation (Gipsverband) halten läßt, Gelenk- und gelenknahe Frakturen, Schaftfrakturen der Phalangen, auch der Grundphalangen, offene Trümmerbrüche mit kleinen multiplen Fragmenten. Fixation bei Arthrodesen und der Behandlung von Pseudarthrosen sowie bei Gebrauch von Knochentransplantaten.

Osteosynthesen unter Verwendung des Kleinfragmentinstrumentariums der AO

Das Verfahren wurde ausführlich von Pannike sowie Heim und Pfeiffer beschrieben. Die Fragmente müssen ausreichend groß und günstig geformt (Gewindedurchmesser 2,7 mm!) sowie genügend stabil sein, um den Gewindedruck bzw. -zug auszuhalten. Die Fraktur muß so lokalisiert sein, daß in die Hauptfragmente wenigstens 2–3 Schrauben plaziert werden können [10]. Bei knöchernen Abrissen, Ausrissen oder Abscherungen (Bennettsche Fraktur) muß das anzuheftende Fragment ausreichend groß sein. Eine Fragmentberstung macht jeden weiteren Rekonstruktionsversuch unmöglich. Vorteil des sinnvoll und technisch einwandfrei angewandten Verfahrens ist die sofortige Übungsstabilität durch nicht erforderliche äußerliche Fixation sowie die wesentlich früher mögliche sekundäre Wiederherstellung von Nerven und Sehnen.

Indikationsgebiet: Primärversorgung: Offene Frakturen, insbesondere solche mit großen Knochendefekten, bei Vorliegen von begleitenden Sehnenverletzungen mit dem Ziel der Frühmobilisation sowie zur früher möglichen Durchführung von sekundären Wiederherstellungsmaßnahmen an Sehnen und Nerven. Bei geschlossenen Frakturen ist die Indikation gegeben, wenn sie nicht reponierbar sind. Zum anderen kann bei stabiler Osteosynthese auf eine zusätzliche Fixation verzichtet und sofort mit der Mobilisation begonnen werden.

Sekundärversorgung: Die Indikation zur sekundären Osteosynthese ist gegeben bei instabilen Frakturen, in Fehlstellung konsolidierten Frakturen, Pseudarthrosen sowie zur Stabilisierung infizierter Knochen und Gelenke.

Knochentransplantation als innere Bolzung, äußere Schienung, Verriegelung und Interposition mittels Corticalis-Spongiosaspänen oder als Spongiosa-Teilchen zur Auffütterung (Navicularepseudarthrose). Wir verwenden an der Hand in jedem Fall die biologisch aktiven autologen Späne.

Indikationsgebiet: Arthrodesen im Bereich der Langfingermittelgelenke, des Daumengrundgelenkes und des Daumensattelgelenkes. Auffütterung mit Spongiosateilchen zur Behandlung der Kahnbeinpseudarthrose nach Matti-Russe. Verriegelung, Verriegelungsspanplastik und Knochenspaninterposition bei Defektpseudarthrosen insbesondere der Mittelhandknochen.

Die Indikationen

Frakturen

Trümmerbrüche des Fingerendgliedes: Meist verbunden mit einem schmerzhaften subungualen Hämatom. Hier ist eine Nagelperforation mit Kugelfräse und Gipshülse ausreichend.

Querer Schaftbruch, Epiphysenlösung: Häufig mit Nagelluxation. Nagelreimplantation, Bohrdrahtfixation der Fraktur, Gipshülse.

Knöcherner Streck- und Beugesehnenausriß am Endglied: Transossäre Fixation des Fragmentes mit Ausziehdrahtnaht. Bei großen Fragmenten Anspicken mit einem Bohrdraht. Mommsengips bzw. Gipsschiene in Funktionsstellung für drei Wochen.

Zertrümmerung der proximalen und distalen Interphalangealgelenke: In frischen wie veralteten Fällen Arthrodese mittels Knochenspan, zwei gekreuzten Bohrdrähten oder in günstigen Fällen durch Zugschraube in 40–50° Beugestellung.

Kondylen- und Basisbrüche der mittleren und proximalen Phalanx: Offene exakte Reposition und Fixation mittels Bohrdrähten, im Grundgliedbereich bei großen Fragmenten eventuell mit kleinster Schraube. Die Gelenkflächen müssen exakt wiederhergestellt werden.

Schaftbrüche der Phalangen: Operativ nur bei offenen Frakturen oder solchen, die sich konservativ nicht reponieren und halten lassen. In den meisten Fällen genügt die percutane Fixation mit Bohrdrähten.

Mittelhandknochenbrüche: Bei Trümmerbrüchen der Mittelhandknochenköpfchen sollte keine Arthrodese durchgeführt werden, da dies eine echte Behinderung bedeutet. Es empfiehlt sich die Arthroplastik [13] oder der Gelenkersatz durch eine Silasticprothese nach Swanson bzw. des „Modell St. Georg"[11].

Der subcapitale Mittelhandknochenbruch wird überwiegend am Metacarpale V beobachtet. Es kommt zur Achsenabknickung nach volar und ulnar. Durch äußere Fixation läßt sich diese Fraktur selten befriedigend halten, obwohl die Reposition leicht ist. Der Stabilisierung mittels zweier Kirschnerdrähte oder einer AO-T-Platte ist der Vorzug zu geben.

Die Schaftfrakturen der Mittelhandknochen: Sie sind das Hauptindikationsgebiet für die Verwendung des AO-Kleinfragment-Instrumentariums. Dies trifft insbesondere für Serienfrakturen zu, die zur Instabilität des Handskeletts führen, sich schlecht reponieren und selten durch äußere Fixation mittels Gipsverband halten lassen.

Die Basisfrakturen der Mittelhandknochen: Offene Frakturen werden exakt reponiert und mittels Schraube oder Schrauben und T-Platte fixiert. Bei geschlossenen Brüchen genügt nach der Reposition die Fixation mittels Bohrdrähten.

Defektbrüche und Pseudarthrosen der Mittelhandknochen: Der Defekt im Knochen muß durch Knochentransplantate in gehöriger Länge überbrückt werden. Die Fixation der Transplantate geschieht mit dem Kleinfragment-Instrumentarium der AO.

Die Bennettsche Fraktur: Sie läßt sich leicht reponieren, selten aber im Gipsverband retinieren. Die offene Reposition des fast immer geschlossenen Bruches und die Fixation mit Bohrdrähten [7] ist selten erforderlich. In der überwiegenden Mehrzahl ist die percutane Kirschnerdrahtfixation ausreichend. Dabei hat sich bei uns ein Gerät bewährt, in das die Hand eingespannt und das Repositionsergebnis solange gehalten werden kann, bis die Fragmente unter Röntgenbildwandlerkontrolle exakt fixiert sind [3]. Die Osteosynthese mittels einer AO-Zugschraube ist nur bei einem sehr großen Fragment möglich; unsachgemäßes Vorgehen führt zur Fragmentsprengung und verhindert jede Wiederherstellung.

Veraltete Bennett-Frakturen verlangen eine offene Osteotomie, Reposition und Fixation mittels Bohrdrähten und zusätzliche Ruhigstellung im Gipsverband.

Bestehen bereits schmerzhafte arthrotische Veränderungen des Daumensattelgelenkes, so wird dieses durch eine Verriegelungsspanplastik versteift und bis zur knöchernen Konsolidierung mittels dreier Bohrdrähte oder einer Zugschraube und einer zusätzlichen äußeren Fixation gesichert. Eine funktionell bessere Lösung, die allerdings in manchen Fällen auf Kosten der groben Kraft geht, ist die Resektion des Os trapezium. Der dadurch entstandene Defekt wird mit einem von der Sehne des M. flexor carpi radialis abgespaltenen Zügels, der sardellenartig gerollt und vernäht wird, aufgefüttert.

Die im Handel befindlichen Silastic-Endoprothesen als Platzhalter nach Resektion des Os trapezium haben sich nicht bewährt.

Brüche der Handwurzelknochen: Sie werden auch heute noch häufig übersehen, insbesondere, wenn in der Annahme einer Radiusfraktur oder bei röntgenologischer Verifizierung einer solchen nur Röntgenaufnahmen des Handgelenkes in 2 Ebenen angefertigt wurden. Auf diesen kommen vielfach Schädigungen der Handwurzelknochen nicht zur Darstellung. Neben einer subtilen Erhebung der Anamnese bezüglich der Art und Richtung der Gewalteinwirkung und einer exakten klinischen Untersuchung, sind spezielle Röntgenaufnahmen erforderlich, um die Bruchlinien zur Darstellung zu bringen (Kahnbeinstandardserie, Handgelenksaufnahmen in verschiedenen schrägen Durchmessern, Schichtaufnahmen, zentrierte Vergrößerungsaufnahmen oder eine zentrale Handgelenksaufnahme zur Darstellung des Carpalkanales und der Guyonschen Loge, um Veränderungen im Bereich des Os lunatum, des Os hamatum und des Os pisiforme zu erkennen [9].

Der Kahnbeinbruch ist die häufigste Verletzung der Handwurzelknochen.

Wir pflegen frische Kahnbeinbrüche zunächst immer konservativ zu behandeln. Die Ruhigstellung erfolgt in einem zirkulären Gipsverband, der die Fingergrundgelenke und das Daumenendgelenk freiläßt und bis zum Oberarm reicht.

Zeigt die Fraktur bis zum Ende der 12. Woche keine Heilungstendenz, ist das operative Vorgehen angebracht. Je nach Ansicht und Übung des Operateurs erfolgt die Stabilisierung bei genügend großen Fragmenten mittels einer AO-Zugschraube nach Streli, einer zentralen Knochenspanbolzung nach Wilhelm oder in der von J. Böhler empfohlenen modifizierten Auffütterung nach Matti-Russe [1]. Eine alleinige Fixation mit Kirschnerdrähten ist ungenügend!

Der Bruch des Os lunatum ist selten und entgeht primär häufig der röntgenologischen Diagnostik. Er wird dadurch häufig erst verifiziert, wenn Lunatummalacie und Handgelenksarthrose Beschwerden bereiten und dann u. U. zu Unrecht als Unfallfolge abgelehnt.

Noch folgenschwerer als die isolierten Frakturen sind häufig die *Kapselbandschäden mit begleitender Luxation oder Luxationsfraktur der Handwurzelknochen.* Ihre Reposition in frischem Zustand gelingt immer unter 10—15 min währendem Dauerzug [2]. Läßt sich das Repositionsergebnis nicht halten, so kann die Handwurzel gegen die Speiche mit einem Bohrdraht über 4 Wochen fixiert werden. *Veraltete Luxationen und Luxationsfrakturen* sind nur operativ reponierbar. Der Zugang erfolgt gewöhnlich von dorsal. Das Vorliegen von Nervendruckschädigungen (N. medianus im Carpalkanal, N. ulnaris in der Guyonschen Loge) macht den schwierigeren volaren Zugang erforderlich. Die Nerven müssen dabei dekomprimiert werden. Ist der N. ulnaris in der Guyonschen Loge durch Brüche des Os pisiforme oder des Hamulus ossis hamati komprimiert, werden die Bruchstücke entfernt.

Die Handgelenksarthrose: Sie bedeutet immer eine stark schmerzhafte Bewegungseinschränkung des Handgelenkes, meist als Folge einer lange zurückliegenden und nicht erkannten Fraktur des Kahnbeines oder des Mondbeines. Die früher als alleinige Behandlungsmöglichkeit empfohlene Arthrodese des Handgelenkes bringt zwar Schmerzfreiheit, bedeutet aber eine erhebliche Behinderung. Wir führen deshalb zunächst immer eine Handgelenksdenervation nach Wilhelm verbunden mit einer Radiusstyloidektomie durch [15]. Ein hoher Prozentsatz der Verletzten wird dadurch beschwerdefrei [5]. Für die wenigen Versager ist der Weg einer Handgelenksarthrodese dann immer noch offen.

Die ligamentären Gelenkschäden und Fingergelenksluxationen

Reine *Distorsionen der Fingergelenke* mit Einrissen der Gelenkbänder und der Gelenkkapsel heilen im allgemeinen mit 3—4 wöchiger Gipsverbandbehandlung aus. Bewegungseinschränkungen und Verdickungen der Gelenke können dabei noch über Monate persistieren und sollten kein Anlaß für forcierte Maßnahmen sein. In jedem Fall operativ anzugehen ist der *frische Riß des ulnaren Seitenbandes des Daumengrundgelenkes.* Er ist häufig nur durch eine gehaltene Röntgenaufnahme unter Lokalanaesthesie erkennbar. Bei einem frischen Riß bringt die sofortige Bandnaht Heilung. Übersehene Verletzungen dieser Art (Skidaumen) führen zur Instabilität des Daumengrundgelenkes und dadurch zur Schwächung bis Unmöglichkeit eines Spitzgriffes. In *veralteten Fällen* ist nur eine Kapselbandplastik mit einem Palmaris-longus-Sehnentransplantat erfolgversprechend. Der Riß des *radialen Seitenbandes des Kleinfingergrundgelenkes* kann ebenfalls durch Naht versorgt werden, heilt aber meist auch unter konservativer Ruhigstellung aus.

Bei der *Luxation der Fingergelenke* ist nur ein einmaliger Repositionsversuch erlaubt. Gelingt dieser unter Leitungsanaesthesie nicht, so besteht ein *Repositionshindernis*. Dieses ist fast immer die Beugesehne, und zwar am häufigsten im Bereich des Daumen und des Kleinfingergrundgelenkes. Die Eröffnung erfolgt deshalb von volar. Die Luxation läßt sich immer nach Herausholen der Beugesehne leicht beseitigen. Bei der *volaren Verrenkung der Langfingermittelgelenke* muß immer mit einem Riß des Tractus intermedius der langen Strecksehne gerechnet werden. Die Luxationsform bedarf deshalb primär der offenen Reposition mit Reinsertion des Tractus intermedius. Bei der *dorsalen Verrenkung* der Langfingermittelgelenke kommt es häufig zu einem Einriß der pars flaccida des volaren Gelenkkapselanteiles, der dann primär als Repositionshindernis wirken kann oder sekundär auch eine Schwanenhalsdeformität des Fingers infolge Überstreckung im Mittelgelenk verursacht. In diesem Falle ist die operative Wiederherstellung der Gelenkkapsel erforderlich. Zusätzlich führen wir, wie auch bei der Reinsertion des Tractus intermedius, eine temporäre Kirschnerdrahtarthrodese des Mittelgelenkes für drei Wochen durch.

Sekundäre Eingriffe an Knochen und Gelenken

Zu den sekundären Eingriffen am Handskelett zur Wiederherstellung der Greiffunktion gehören Osteotomien, Resektionen, Arthrodesen und Arthroplastiken einschließlich des Gelenkersatzes, die Eingriffe an der Gelenkkapsel und an den Gelenkbändern sowie die Behandlung des Pseudarthrosen und Arthrosen. Die Technik der verschiedenen Eingriffe muß entsprechenden Operationslehren entnommen werden (Wachsmuth-Wilhelm, Mittelbach, Bunnel-Böhler).

Literatur

1. Böhler, J.: Die Eingriffe an Knochen und Gelenken. In: Kirschner, M.: Allgemeine und spezielle chirurgische Operationslehre, 10. Bd., 3. Teil: Die Operationen an der Hand. Berlin-Heidelberg-New York: Springer 1972.
2. Böhler, L.: Die Technik der Knochenbruchbehandlung, I, 12./13. Aufl. Wien: W. Maudrich 1951.
3. Brug, E.: Beitrag zur Behandlung der sogenannten Benett'schen Fraktur. Akt. Traum., im Druck.
4. Bunnel-Böhler: Die Chirurgie der Hand. Wien, Bonn, Bern: W. Maudrich 1958.
5. Geldmacher, J., Legal, H.R., Brug, E.: Results of Denervation of the Wrist and Wrist Joint by Wilhelm's Method. The Hand **4**, 57 (1972).
6. Geldmacher, J.: Frakturen im Handbereich – Vermeidung von Mißerfolgen. Chirurg **43**, 111 (1972).
7. Gedda, K.O.: Studies on Benett's fracture. Anatomy, roentgenology and therapy. Acta chir. scand. Suppl. 193, 1954.
8. Heim, U., Pfeiffer, K.M.: Periphere Osteosynthesen. Berlin-Heidelberg-New York: Springer 1972.
9. Mittelbach, H.R.: Die verletzte Hand. Frankfurt/Main: J.A. Barth 1972.
10. Pannike, A.: Osteosynthese in der Handchirurgie. Berlin-Heidelberg-New York: Springer 1972.
11. Stellbrink, G, J. Zippel und M. Englert: Fingergelenkprothesen Modell „St. Georg". Vorstellung und vorläufiger Bericht. Handchirurgie **3**, 83 (1971).
12. Swanson, A.B.: Silicone rubber implants for replacement of arthrotic or destroyed joints of the hand. Surg. Clin. N. Amer. **48**, 1113 (1970).
13. Vainio, K.: Arthrodeses and arthroplasties in the treatment of the rheumatoid hand. In: La Main Reumatismale, Session de la GEM, 1966. Paris: L'expansion scientifique francaise 1966.
14. Wachsmuth, W., Wilhelm, A.: Die Operation an der Hand. In: Kirschner, M.: Allgemeine und spezielle chirurgische Operationslehre, 10. Band, 3. Teil. Berlin-Heidelberg-New York: Springer 1972.
15. Wilhelm, A., Sperling, M.: Zur Technik der zentralen Navicularespannung. Chirurg **34**, 29 (1963).
16. Wilhelm, A.: Die Gelenkdenervation und ihre anatomischen Grundlagen. Hefte z. Unfallheilk., 86. Heft, 1966. Berlin-Heidelberg-New York: Springer 1966.

Verletzungen des Schultergürtels, Wirbelsäulen- und Beckenverletzungen

J. Mockwitz und H. Beck

Verletzungen des Schultergürtels

Zum Schultergürtel zählen die Schulterblätter und die Schlüsselbeine einschließlich ihrer Gelenkverbindungen. Die übliche konservative Behandlung mit einer Fixierung im Rucksackverband, Desault-Verband, Abduktionsgips etc. hat ihre Berechtigung bis heute kaum verloren. Nur bei bestimmten Verletzungen besteht eine *Indikation zur Operation*.

Schlüsselbeinbruch

Die relativ seltene *Indikation zur primären operativen Behandlung* besteht:
1. bei offenen Brüchen;
2. bei Brüchen, die sich konservativ nicht in funktionsgünstiger Stellung fixieren lassen, insbesondere bei schwer handwerklich tätigen (jungen) Patienten.

Die Art der Osteosynthese ist abhängig vom Bruchtyp; entweder kommen intramedulläre Schienungen (z. B. Markdrahtung bzw. Marknagelung) oder äußere Fixationen (Plattenverschraubungen) zur Anwendung.

Kontraindikation: Mehrfragment-Trümmerbrüche; schwere im Vordergrund stehende Begleitverletzungen; höheres Lebensalter; allgemeinchirurgische und internistische Gesichtspunkte.

Eine *Indikation zu einem sekundären Eingriff* an der Clavicula nach Fraktur besteht eigentlich nur:
1. bei Pseudarthrose und Defektpseudarthrose;
2. bei kosmetisch störend in Fehlstellung verheiltem Bruch.

Hier sind Kompressionsosteosynthesen (bei Defektpseudarthrose zusätzlich mit autoplastischem Knochenersatz) bzw. Umstellungsosteotomien mit anschließender äußerer Fixation in Form einer Verplattung sinnvoll.

Luxation im Acromio-Claviculargelenk

Bei einer sog. Schultereckgelenksprengung besteht eine *Indikation zur operativen Behandlung:*
1. bei totaler Verrenkung mit Zerreißung beider Bandanteile;
2. bei schwer handwerklich tätigen (jungen) Patienten auch dann, wenn nur eine teilweise Verrenkung vorliegt.

Zur Fixation eignet sich entweder eine Stellschraube (durch die Clavicula gegen den Processus coracoideus) oder eine modifizierte Zuggurtung der Schulterhöhe. Zusätzlich sollten die zerrissenen Anteile des Ligamentum coracoclaviculare und auf jeden Fall das Ligamentum acromioclaviculare genäht werden.

Luxation des Sterno-Claviculargelenkes

Bei diesem relativ seltenen isolierten Verletzungstyp ist das Ligamentum sternoclaviculare zerrissen, oft auch zusätzlich das funktionell nicht sehr wichtige Ligamentum interclaviculare.

Die frische traumatische Luxation stellt *keine Operationsindikation* dar, da sie meist konservativ (mittels Rucksackverband) mit gutem funktionellem Resultat zu behandeln ist.

Veraltete Luxationen ergeben eine Indikation zur Operation nur:
1. bei jungen Patienten mit stärkerer Funktionsbehinderung,
2. Schulterblattbrüche im Bereich der Fossa infraspinata len Claviculaendes.

Für diese Fälle kommt die plastische Operation nach Bankart, unter Umständen auch eine Arthrodese, in Betracht.

Schulterblatt

Eine *Indikation* zur Operation besteht hier nur bei:
1. Abbrüchen mit Dislokation des Processus coracoideus und des Acromion.
2. Schulterblattbrüche im Bereich der Fossa infraspinata mit erheblicher Dislokation.

Kontraindikation: Höheres Lebensalter; nicht auf die Funktion des Schultergürtels angewiesene Verletzte; allgemeinchirurgische und internistische Gesichtspunkte.

Wirbelsäulenverletzungen

Noch weit bis in die Nachkriegsära hinein waren nahezu alle Wirbelsäulenverletzungen nach wie vor (L. Böhler) eine Domäne der konservativen Behandlung (Extension, Gips etc.).

Unter bestimmten Voraussetzungen hat sich in den letzten Jahren jedoch die Indikation zum operativen Vorgehen in den Vordergrund gedrängt.

Halswirbelsäule

Occipito-Cervicalgegend: Totalverrenkungen des Atlas nach vorn werden in der Klinik selten beobachtet, da durch die Quetschung der Medulla infolge des Dens axis diese Verletzungen unmittelbar tödlich verlaufen. Die Verletzung in der Occipito-Cervicalgegend, die der Chirurg am häufigsten beobachtet, ist der Berstungsbruch des Atlas (Bruchform nach Jefferson).

Hier besteht prinzipiell keine Indikation zum operativen Vorgehen. Wenn — wie meist — keine schwerwiegenden neurologischen Ausfälle vorliegen, ist der Kopf-Brust-Gipsverband weiterhin die Methode der Wahl. Eine primäre operative Spanverriegelung (H-Span) ist bezüglich des Erfolges umstritten. Eine *Indikation* besteht nur, wenn der Verdacht besteht, daß Knochenfragmente auf das Halsmark drücken. Wenn es zu erheblicher Fragmentverlagerung oder Instabilität des Gelenkes gekommen ist, kann eine Osteosynthese erforderlich werden.

Kontraindikation: Allgemeinchirurgische und internistische Gesichtspunkte.

Dens axis: Bei allen Wirbelbrüchen ist der Bruch des Dens axis mit 1—1,2% betroffen und damit nicht so selten wie vermutet. Primär tödliche Ausgänge sind selten [10].

Bei frischen Fällen ist eine operative Behandlung *nicht* notwendig, wenn sich das erreichte Repositionsergebnis im Kopf-Brust-Gipsverband halten läßt.

Eine *Indikation* zur Operation bei frischen Fällen in Form einer Versteifungsoperation (Spanversteifung) besteht nur, wenn nach konservativer Einrichtung eine neuerliche Verschiebung des Bruches auftritt.

Meist ist dies der Fall bei Zertrümmerungen des Dens, bei denen durch den vorderen Atlasbogen die Gelenkfläche des Dens eingedrückt und nach hinten verschoben wird.

Liegt ein mit Pseudarthrose ausgeheilter Densbruch bei gleichzeitiger Verschiebung des 1. Halswirbelkörpers ohne Lähmung — wie in den meisten der Fälle — mit entsprechendem klinischen Beschwerdebild vor, kommt auch hier die sogenannte sekundäre Spanversteifungsoperation in Betracht.

Kontraindikation: Geringes klinisches Beschwerdebild; hohes Lebensalter; allgemeinchirurgische und internistische Gesichtspunkte.

Übrige Halswirbelsäule: Bei dieser Gruppe kommen im wesentlichen folgende Verletzungen mit verschiedenen Entstehungsmechanismen vor:
1. Reine Verrenkungen.
2. Brüche (Wirbelkörperbrüche, Bogenbrüche, Gelenkfortsatzbrüche).

3. Kombination von Verrenkungen mit Brüchen.
4. Bandzerreißungen.

Gleichzeitige Querschnittssymptomatik tritt am häufigsten bei der Gruppe 1 und 3 auf: Die sog. „Schleudertraumen" — ohne röntgenologisch sichtbare und nachweisbare Schädigungen — sind häufig Verletzungen der Gruppe 4.

Halswirbelverletzungen im Bereich des 3.—7. Halswirbelkörpers — ohne Querschnittssymptomatik — stellen prinzipiell *keine Indikation* zur Operation dar, wenn eine anatomisch röntgenologisch nachweisbare exakte Reposition *umgehend* auf konservativem Wege gelingt und mittels einer geeigneten Ruhigstellung (Kopf-Brust-Gips oder Extension) dauerhaft — bis zur Ausheilung — zu fixieren ist. In der Extensionsbehandlung ist die Glisson-Schlinge zur Dauerextension wegen der häufigen Druckulcusbildung zugunsten der sog. Kopfkalotten-Extension verlassen. Bei den üblichen Extensionsvorrichtungen (z. B. Crutchfield-Klammer) waren Komplikationen durch häufiges Ausreißen aus der Parietal-Schädelverankerung und der damit verbundenen Infektionsgefahr (Meningitis) nicht selten [10]. Der in Erlangen entwickelte Kalottenextraktor wurde aus diesen Überlegungen heraus entwickelt und hat sich bewährt. Die Ankerplatte wird bei dem Erlanger Kalottenextraktor an einer Stelle im Scheitelbein befestigt, wo der Knochen nie dünner als 4,75 mm ist [6].

Eine *Indikation* zur Operation besteht also nur, wenn die Reposition auf konservativem Wege nicht zu erreichen ist, bzw. das Repositionsergebnis nicht dauerhaft beizubehalten gelingt.

Dies ist hauptsächlich bei den Verletzungen der Fall, bei denen eine Verhakung der Gelenkfortsätze vorliegt [1], die sich konservativ nicht — ohne möglicherweise sekundäre Schäden am Mark zu setzen — lösen läßt. Nach einer operativen Reposition vom hinteren Zugang aus kann das Ergebnis in der Regel gut durch eine — möglichst minimale — Osteosynthese (z. B. Drahtumschlingung) gehalten und so auf eine zusätzliche anschließende Gipsfixierung verzichtet werden. Nur bei unstabiler Osteosynthese ist gleichzeitig die Indikation zur Spanverlagerung (sog. paraspinöse Späne) gegeben.

Eine *Indikation zum Sekundäreingriff* an der Halswirbelsäule, der die Fusion benachbarter Wirbelkörper zum Ziele hat (Versteifung der Dornfortsätze vom hinteren, Versteifung der Wirbelkörper vom seitlich-vorderen Zugang aus), besteht:
1. bei Vorliegen einer sog. unstabilen Wirbelsäule (meist nach Abbruch der Gelenkfortsätze) oder
2. bei Nervenwurzelirritationen, die Arbeits- und Leistungsfähigkeit der Verletzten schwer beeinträchtigen.

Anderen Kriterien unterliegen Halswirbelverletzungen beim gleichzeitigen Vorliegen von Nervenschädigungen im Rückenmarksverlauf (Querschnittssymptomatik).

Hier besteht eine *absolute Operationsindikation,* wenn
1. der Verletzte *unmittelbar* (innerhalb der 1. Std) nach dem Unfallgeschehen operiert werden kann,
2. sich eine Querschnittssymptomatik nach Klinikeinweisung ausbildet,
3. eine unvollständige Lähmung zunimmt.

Maßgeblich für diese Indikationsstellung sind:
1. der neurologische Status bei der Aufnahme,
2. Verlaufsbeobachtung und Kontrolle dieser Befunde (möglichst durch den gleichen Neurologen),
3. das Ergebnis der Myelographie (Kontrastmittelstop in oder um Höhe der röntgenologisch sichtbaren oder klinisch vermuteten Verletzung im Sinne einer ventralen Kompression).
4. Das Ergebnis der Liquorpunktion und des Queckenstedt-Testes für die Operationsindikation ist bezüglich des Aussagewertes umstritten. Die Indikation darf nie vom Ergebnis dieser Untersuchungen allein abhängig gemacht werden.

Die aus dieser Indikation heraus umgehend durchgeführte Operation (ausnahmslos vom hinteren Zugang) hat in erster Linie eine Entlastung des geschädigten Halsmarkes (durch Laminektomie und Reposition) zum Ziele.

Kontraindikation: Länger als eine Stunde zurückliegende Verletzung; schwere (innere) Begleitverletzungen; allgemeinchirurgische und internistische Gesichtspunkte.

Brustwirbelsäule

Die Brüche der Brustwirbelsäule entstehen meist durch Sturz aus der Höhe. Nach Beobachtungen von Brocher handelt es sich bei den Brustwirbelverletzungen meist um Überbeugungsbrüche. Überstreckungsbrüche werden nur deshalb klinisch nicht beobachtet, weil diese durch direktes Trauma entstandene Verletzungen sofort durch Herz- oder Stammgefäßverletzungen zum Tode führen. Am häufigsten werden Kompressionsbrüche des 3. und 4. sowie des 11. und 12. Brustwirbelkörpers beobachtet [1].

Verletzungen der Brustwirbelsäule ohne Rückenmarkverletzungen bilden *keine Indikation* zur operativen Intervention. Bei Verletzungen des 1.—8. Brustwirbelkörpers ist keine besondere Therapie erforderlich — bei Verletzungen des 9.—11. Brustwirbelkörpers nur bedingt —, da die betreffenden Wirbelkörper durch die langen Rippen abgestützt sind und kaum aufgerichtet werden können. Diese Verletzungen bereiten daher verhältnismäßig geringe Beschwerden. Bei Bruch des 12. Brustwirbelkörpers ist die konservative Gipskorsett-Behandlung angezeigt.

Eine *Indikation zur operativen Behandlung* besteht allenfalls bei gleichzeitigem Vorliegen einer Rückenmarksverletzung.

Meist ist ein Verrenkungsbruch eines Brustwirbelkörpers die Ursache derartiger Rückenmarksschädigungen. Hier ist eine *operative Behandlung* sinnvoll bei:
1. Operationsmöglichkeit unmittelbar nach dem Unfallereignis bis allerhöchstens 1 Std danach.
2. Ausbildung oder Verschlimmerung einer Querschnittssymptomatik nach Beginn der Behandlung.

Die neurologische Verlaufskontrolle sowie geeignete weitere diagnostische Maßnahmen (Myelographie) bilden auch hier wertvolle Hinweise und Ergänzungen, vorausgesetzt, daß diese Untersuchungen nicht wertvolle Zeit in Anspruch nehmen.

Ziel der Operation kann hier lediglich eine Entlastung des Rückenmarkes (durch Laminektomie) sein, spezielle Osteosynthesen oder Spananlagerungen sind nicht erforderlich; eine gute Reposition ist schon wegen der Rippen meist nicht möglich. Die Erfolge der Operation sind äußerst gering.

Kontraindikation: Länger zurückliegender Beginn der Rückenmarksschädigung; Schwere (meist innere) Begleitverletzungen; allgemeinchirurgische und internistische Gesichtspunkte.

Lendenwirbelsäule

Am häufigsten sind Brüche dieser Region in Höhe des 1.—3. Lendenwirbelkörpers zu beobachten. Es handelt sich meist um Beugungs- und Stauchungsbrüche, entstanden durch Sturz aus der Höhe oder Verschüttungen.

Die sog. stabilen Brüche (vordere und seitliche Einstauchungen der Wirbelkörper, hintere Bogenbrüche oberhalb von L4) werden einer konservativen Behandlung zugeführt. Durch entsprechende Lagerung (langsame Aufrichtung, ventraler oder dorsaler Durchhang) und anschließende Gips-Korsettfixierung läßt sich in der Regel ein günstiges und befriedigendes Ergebnis erzielen. Verbietet der Allgemeinzustand oder hohes Alter des Verletzten solche Manöver, kommt die funktionelle Behandlung nach Magnus zur Anwendung.

Bei den unstabilen Brüchen (Teilverrenkungsbrüche mit Riß des Ligamentum interspinale, Verrenkungsbrüche, Brüche des hinteren Bogens von L4 und L5) besteht eine *Indikation zum operativen Eingriff*, wenn auf konservativem Wege die Verrenkung nicht zu beseitigen ist und sich kein korrektes anatomisches und röntgenologisches Repositionsergebnis erzielen oder erhalten läßt.

Je nach Operationssitus kann das Repositionsergebnis mit geeigneten Osteosyntheseverfahren wie Drahtumschlingungen, Platten — unter Umständen mit zusätzlichen Knochenspänen — fixiert werden.

Während die stabilen Brüche sehr selten gleichzeitige Rückenmarksverletzungen aufweisen, kommen solche bei den unstabilen Brüchen wesentlich häufiger vor.

Eine *Operationsindikation* besteht bei unstabilen Brüchen mit Querschnittssymptomatik. Der Zeitraum zwischen Unfallereignis und Operation spielt hier nicht die entscheidende Rolle wie bei Verletzungen der übrigen Wirbelsäule, obwohl frühzeitigste operative Intervention auch hier die günstigsten Chancen bietet. Die Stabilisierung der Lendenwirbelsäule ist gerade bei Querschnittsgelähmten hinsichtlich Lagerungsfähigkeit zur Vermeidung von Druckgeschwüren und für frühzeitige Rehabilitierungsmaßnahmen sehr wertvoll.

Neben Reposition und Osteosynthese ist hier zur Druckentlastung des Rückenmarkes oft zusätzlich eine Laminektomie erforderlich.

Eine operative Behandlung bei isolierten Dorn- oder Querfortsatzabrissen im Bereich der gesamten Wirbelsäule ist nicht angezeigt.

Eine *Operationsindikation* besteht bei:
1. sog. unstabilen Brüchen, die konservativ nicht oder nicht in dauerhaft günstiger Stellung behandelt werden können;
2. gleichzeitigem Vorliegen von Rückenmarksschädigungen.

Kontraindikation: Schwere (meist innere) Begleitverletzungen, allgemeinchirurgische und internistische Gesichtspunkte.

Beckenbrüche

Außer zu Verrenkungsbrüchen der Hüftpfanne kann es durch — meist direktes — Trauma auch zu Beckenrandbrüchen oder sog. Vertikalbrüchen vom Malgaigne-Typ kommen.

Diese Verletzungen sind in der Regel auch heute noch konservativ durch entsprechende Lagerungsmaßnahmen (z. B. Rauchfuß-Schwebe) mit oder ohne Extension zu behandeln.

Eine *Indikation* zur Operation muß nur gestellt werden bei beträchtlichen Dislokationen, die durch konservative Maßnahmen nicht zu beseitigen sind.

Dies trifft nur selten bei Darmbeinabrißbrüchen — durch starken Sehnen- und Bandzug, häufiger bei Zerreißung der Kreuzbein-Darmbeinfuge oder der Symphyse zu. In diesen Fällen kommt nach der offenen Reposition eine geeignete Osteosynthese — von der Kirschnerdrahtspickung bis zur Plattenosteosynthese mit oder ohne Spananlagerung — zur Anwendung. Eine primäre Spanverriegelung ist jedoch meist nicht notwendig.

Literatur

1. Böhler, L.: Die Technik der Knochenbruchbehandlung, 12. u. 13. Aufl., Ergänzungsband. Wien: Maudrich 1963.
2. Brocher, J. E. W.: Die Wirbelverschiebung in der Lendengegend, 2. Aufl. Stuttgart: Thieme 1956.
3. Brocher, J. E. W.: Die Wirbelsäulenleiden und ihre Differentialdiagnose. Stuttgart: Thieme 1970.
4. Guttmann, L.: Surgical aspects of the treatment of traumatic paraplegia. J. Bone Jt. Surg. **31 B**, 1949.
5. Guttmann, L.: Behandlung und Rehabilitation bei Rückenmarksläsionen. Schweiz. med. Wschr. **88**, 1958.
6. Hackethal, K.: Zur Technik der Einrichtung von Halswirbelluxationen. Chir. Praxis **5**, 1961.
7. Hohmann, G., et al.: Handbuch der Orthopädie, Bd II. Stuttgart: Thieme 1958.
8. Young, H. H.: The year book of orthopedics and traumatic surgery. Chicago: Year book medical publishers, 1971.
9. Lange, M.: Orthopädisch-chirurgische Operationslehre. 2. Aufl. München: J. F. Bergmann, 1962.
10. Matthews, D. N.: Recent Advances in the Surgery of Trauma. London: I. & A. Churchill, 1963.
11. Nigst, H.: Spezielle Frakturen- und Luxationslehre, Bd I/2. Stuttgart: Thieme, 1972.
12. Torklus, D., Gehle, W.: Die obere Halswirbelsäule. Stuttgart: Thieme 1970.

Frakturen der Hüftgelenkpfanne und des Schenkelhalses

H. Beck und E. Brug

Pfannenfrakturen

Bei Verletzungen der Hüftpfanne werden Ausmaß und Bruchform im wesentlichen von Stärke und Richtung der Gewalteinwirkung sowie der jeweiligen Position von Femurkopf zur Hüftpfanne bestimmt.

Die Vielfalt der möglichen Erscheinungsbilder reiner Pfannenbrüche einerseits und andererseits in der Kombination mit Luxationen, Frakturen und Impressionen des Femurkopfes hat in zahlreichen Schematisierungsversuchen ihren Niederschlag gefunden. So zitiert Nigst [7] allein 24 Einteilungen verschiedener Autoren, die entweder den Pfannenbruch oder die Femurkopfverrenkung zur Grundlage der Einteilung machen.

Die Diagnose der Hüftverrenkung mit und ohne Fraktur läßt sich gewöhnlich schon aus der klinischen Symptomatik stellen. Dagegen kann das Ausmaß der Pfannenverletzungen auch auf Spezialröntgenaufnahmen nicht immer exakt erfaßt werden, so daß intraoperativ oft schwerwiegendere Pfannenverletzungen vorgefunden werden, als röntgenologisch erkennbar waren [1, 3, 7, 8].

Die Prognose der Hüftluxationen und Luxationsfrakturen ist direkt abhängig vom Repositionsergebnis und der wiedergewonnenen Gelenkkongruenz. Während die Luxation in der Regel konservativ zu beheben ist, sind Inkongruenzen ohne Operation kaum zu beseitigen. Schwere posttraumatische Hüftarthrosen der oft jungen Patienten sind dann die unausbleiblichen Folgen.

Unter diesem Gesichtspunkt darf heute ein Unfallchirurg mit den modernen Möglichkeiten einer anatomisch korrekten Gelenkrestitution durch Osteosynthese die Indikation zur operativen Behandlung breiter stellen, als dies bislang der Fall war [1, 7, 8].

Behandlungsmöglichkeiten

Konservative Behandlung: Den drei Grundregeln der Frakturbehandlung:
1. exakte Reposition der verschobenen Fragmente,
2. Retention derselben in guter Stellung bis zur knöchernen Heilung bei
3. gleichzeitiger selbsttätiger Bewegung aller nicht ruhiggestellten Gelenke,

kommt hier ganz besondere Bedeutung zu [2].

Reposition: Das Einrichten eines nach vorne oder hinten luxierten Femurkopfes wird zweckmäßig in Narkose vorgenommen, entweder in Bauchlage nach der von Dshanelidze angegebenen und vielfach modifizierten Methode oder in Rückenlage nach Allis, Bigelow, Böhler, DeYoe oder Perschl.

Die Reposition der zentralen Hüftgelenksluxation geschieht durch Zug in Schenkelhalsrichtung (suprakondyläre Drahtextension und Seitenzug am Oberschenkel; Schenkelhalsringschraube). Der eingedrückte Pfannenboden kann bei Frühfällen durch digitalen Druck vom Rectum aus oft besser adaptiert werden; eine direkte Einwirkungsmöglichkeit auf den Pfannenboden durch Zug besteht nicht [1, 7, 8].

Retention: Die Retention von Pfannenbrüchen ohne Kopfluxation geschieht durch 4—6wöchige Drahtextension bei einem (anfänglichen) Zuggewicht von $1/_5$ des Körpergewichtes. Zentrale Luxationsfrakturen werden mit gleichem Anfangsgewicht 10 Wochen extendiert, und zwar zusätzlich zur Längsrichtung noch durch seitlichen Zug mit maximal 10 kg über einen Steinmannagel durch den Trochanter major, so daß sich nach dem Vektorengesetz ein Zug in Richtung der Schenkelhalsachse ergibt. Einfacher erreicht man diese Zugrichtung mit einer percutan in den Schenkelhals eingebrachten Ringschraube. Der Dauerzug muß individuell so dosiert werden, daß bei korrekter Stellung des Kopfes zur Pfanne der Gelenkspalt 2—4 mm im Röntgenkontrollbild aufgedehnt ist [3, 7].

Operative Behandlung: Das Ziel der blutigen Reposition muß die Rekonstruktion einer stabilen Pfanne mit kongruenten Knorpelflächen sein zur Vermeidung schwerer sekundärer Gelenkveränderungen [7, 8].

Der schonendste operative Zugang zum Gelenk bei Pfannenhinterrandbrüchen erfolgt von dorsal (Southern Exposure nach Moore), und zwar in Seitenlage am Hinterrand des Trochanter major, bei Pfannenbodenbrüchen von vorne und bei gleichzeitigen Hinterwandausbrüchen zweckmäßigerweise von einer kombinierten Schnittführung aus [1].

Die zu wählende Osteosynthesemethode richtet sich nach dem vorliegenden Frakturtyp.

Der *Adaptationsosteosynthese* ist der Vorzug zu geben, da durch Druckosteosynthese häufig beim Anziehen der Schrauben ein neuerliches Abgleiten der anfangs gut replazierten Fragmente nicht zu vermeiden ist. Allerdings hat sich bei uns bei reinen Transversalbrüchen auch ein *Drahtzuggurtungsverfahren* über 2 Schrauben bewährt. Bei Pfannenrandbrüchen wird eine stabile Fixation mit 1—2 Malleolarschrauben erzielt [1].

Die Forderung einer *Minimalosteosynthese* gilt hier besonders, da die Entfernung der implantierten Metalle nach ca. 10 Monaten auf erhebliche Schwierigkeiten stoßen kann, weswegen die Verwendung von Schrauben aus *lyophilisiertem Knochenmaterial* in Erwägung gezogen werden sollte. [1].

Schließlich sei auf die Möglichkeit hingewiesen, ältere Patienten mit schweren traumatisch bedingten Sekundärarthrosen durch die *Hüftgelenksalloarthroplastik* zu rehabilitieren, während bei jüngeren Patienten mit derartigen Spätschäden eher eine Arthrodese erwogen werden sollte [1].

Indikation

Die Indikation zur Operation sollte erst nach kritischer Beurteilung der folgenden Faktoren gestellt werden:
1. Allgemeine Verhältnisse:
   Alter,
   Herz und Kreislauf,
   Stoffwechselkrankheiten,
   zentrale Minderdurchblutung,
   soziale Verhältnisse.
2. Lokale Verhältnisse:
   a) mittelbare:
      Mineralisation des Knochens,
      Begleitverletzungen;
   b) unmittelbare:
      Alter des Bruches,
      Lokalisation und Art des Bruches,
      Repositionshindernis,
      Nervenschädigung,
      Reluxation nach konservativer Behandlung [1].

Eine *vitale* Indikation zur blutigen Reposition und Osteosynthese von Hüftpfannenfrakturen ist nie gegeben.

Eine *absolute* Indikation zur Operation ist jedoch
1. die Läsion des Ischiasnerven durch abgesprengte Randfragmente,
2. die intraartikuläre Interposition von Randfragmenten oder Weichteilen,
3. Reluxationen nach vorausgegangenen konservativen Repositionsmanövern,
4. frische Fraktur des Pfannendaches mit Inkongruenz der tragenden Pfannenanteile gerade bei Patienten vor dem 45. Lebensjahr,
5. alle Luxationsfrakturen der Hüfte bei gleichzeitigen Frakturen des Oberschenkels.

Eine *relative Indikation* ist gegeben bei:
1. großen Hinterwandausbrüchen vor dem 60. Lebensjahr und
2. älteren Pfannenboden- und Pfannendachbrüchen (wegen der Schwierigkeit der blutigen Rekonstruktion nur bei Jugendlichen und jüngeren Erwachsenen [1, 7, 8].

Die *konservative Behandlung* ist jedoch vorzuziehen bei allen Pfannenbodenfrakturen ohne erkennbare Fragmentverschiebung, bei transversalen Brüchen in der unteren Pfannenhälfte, ferner bei kleinen Hinterwandabbrüchen, die für die Stabilität und Funktion ohne Bedeutung sind.

Zusätzlich zwingen selbst bei wünschenswerter Osteosynthese hohes Alter, schlechter kardialer Zustand, ausgeprägte Cerebralsklerose und eine fortgeschrittene Osteoporose zur Zurückhaltung.

Durch schwere Begleitverletzungen (Schädel-, Thorax-, Bauchtrauma) erfährt die Indikation zur Operation eine weitere Einschränkung. Diese Nebenverletzungen können die primäre Erkennung einer Hüftpfannenfraktur sogar gelegentlich verhindern.

Schenkelhalsfrakturen

Die Schenkelhalsfraktur — die häufigste Fraktur des höheren Alters — ist oft die Folge eines relativ leichten Unfallereignisses. Hauptursachen sind Alterosteoporose und verkleinerter Collodiaphysenwinkel. Nicht selten werden auch Ermüdungsbrüche beobachtet sowie radiogen oder osteolytisch durch Malignommetastasen bedingte Spontanfrakturen.

Auch die Schenkelhalsfrakturen haben eine verwirrende Vielfalt von Klassifizierungen erfahren. Im wesentlichen wird dabei nach den drei Gesichtspunkten Entstehungsmechanismus, Lokalisation und Neigungswinkel eingeteilt.

Die Unterscheidung nach der Frakturlokalisation ist fast nur von deskriptivem Interesse. Der Bewertung des Neigungswinkels der Frakturlinie kommt im Hinblick auf die einzuschlagende Therapie die größere Bedeutung zu.

Die Diagnose „Schenkelhalsfraktur" ist in der Regel schon aus der Außendrehung und des Funktionsverlustes des Beines zu stellen. Die Röntgenuntersuchung orientiert lediglich über Lokalisation sowie Art des Bruches und gibt — unter Berücksichtigung des Allgemeinzustandes — den letzten Ausschlag zur Entscheidung, ob konservative oder operative Behandlung [2, 4, 7].

Konservative Behandlung

Den Böhlerschen Prinzipien der Frakturbehandlung — Einrichtung, ununterbrochene Ruhigstellung und schmerzfreie aktive Übungsbehandlung — sind bei den meisten Schenkelhalsfrakturen recht enge Grenzen gesetzt. Besonders gilt dies bei hohem Alter. Die Letalität bei konservativer Behandlung wird in der Literatur mit 20—50% angegeben.

Wo eine Operation unter keinen Umständen riskiert oder wo ein konservatives Vorgehen „verantwortet" werden kann, und der Frakturtyp sich hierfür geradezu empfiehlt (eingestauchte Valgusbrüche vom Typ Pauwels I und II), wird auf Schiene in Semiflexion des Hüft- und Kniegelenkes gelagert. Bei ungenügender Einstauchung (Schmerzen bei geringsten Bewegungen des Beines) soll eine Tibiakopfdrahtextension mit einem Zuggewicht von maximal $1/14$ des Körpergewichtes das Abgleiten in die prognostisch ungünstige Varusstellung verhindern.

Eine weitere Behandlungsmöglichkeit ist der Brustkorb-Beckengips [2, 4, 7].

Operative Behandlung

Die Operation besteht aus 2 Phasen:
1. der Reposition und
2. der Osteosynthese.

Sie sollte frühzeitig erfolgen, möglichst noch am Unfalltag.

Die Reposition der instabilen Fraktur erfolgt entweder gleich nach Klinikaufnahme oder besser — bei sofort geplanter Operation — auf dem Operationstisch. Über das Ziel der Reposition herrscht in der Literatur keine Einigkeit. Die Mehrzahl der Autoren strebt nicht die anatomisch korrekte Position, sondern die statisch günstigere Valgusstellung als das ideale Resultat der Reposition an.

Um zu diesem Ziel zu gelangen, werden verschiedene Techniken angegeben; wesentlich sind jedoch der Längenausgleich, die Abduktion und die Innenrotation.

Osteosynthese: Ein Verfahren, das sich bewährt hat, sollte der Operateur sicher beherrschen. Gerade der Faktor Operationsdauer ist nicht unwesentlich. Fixationsmittel, die zusätzlich fest am proximalen Oberschenkelschaft montiert werden, also Winkellaschen, Laschennägel möglichst mit „H"- oder „U"-Profil des Schenkelhalsteiles, erscheinen erfolgversprechender als Nägel mit geringerer Rotationsstabilität [2, 7].

Alloarthroplastik: Eine wesentliche Bereicherung der operativen Behandlung der Schenkelhalsfraktur stellt der alloplastische Hüftgelenkersatz mit der Hemiprothese oder der Totalendoprothese dar, Operationsverfahren, die eine rasche Mobilisierung und Belastbarkeit — meist vom ersten postoperativen Tag an — gestatten. Die Alloarthroplastik ist jedoch nur gerechtfertigt, wenn bei alten Patienten eine komplikationsfreie Bruchheilung nach kopferhaltender Osteosynthese nicht erwartet werden kann [4, 9].

Indikation

Trotz der möglichen Komplikationen — Infektion, Lockerung der Implantate, Schenkelhalspseudarthrose, deformierende Kopfnekrose und Sekundärarthrosen —, die nach der Operation einer Schenkelhalsfraktur eintreten können, ist der Eingriff bei der überwiegenden Mehrzahl der Schenkelhalsfrakturen angezeigt, da die Komplikationsfrequenz nach konservativer Behandlung wesentlich höher ist. Daraus ergibt sich die Indikation unter Berücksichtigung folgender Faktoren:

1. Allgemeinzustand:
   a) Alter;
   b) Organerkrankung und Allgemeinleiden;
      senile Demenz,
      Hemiplegie,
      M. Parkinson;
   c) Spontanfrakturen:
      radiogen,
      osteolytisch;
   d) Adipositas;
   e) großes Operationsrisiko
      (Herz, Kreislauf, Lungenfunktion).
2. Lokale Verhältnisse:
   a) mittelbare:
      alte Frakturen,
      Frakturen mit Kopfluxation,
      posttraumatische Kopfläsionen,
      Coxarthrose;
   b) unmittelbare:
      Lokalisation
      (Schenkelhals, intertrochantär, subtrochantär),
      Neigungswinkel.

Indikation zur Alloplastik: Eine *vitale* Indikation liegt im *Greisenalter* vor. Für Patienten jenseits des 75. Lebensjahres stellt jede mehrwöchige horizontale Immobilisation eine schwere Lebensbedrohung dar.

Der einfache alloplastische Kopfersatz, wie er bei über 80jährigen Patienten in Frage kommt, kann meist in weniger als 20 min durchgeführt werden.

Bei entsprechender Prämedikation, schonender Narkose und exakter intraoperativer Volumenbilanz (Blut) kann der Eingriff in den meisten Fällen riskiert werden. Bei Patienten zwischen 70 und 80 Jahren, aber auch bei arthrotisch veränderten Pfannen sollte der Totalendoprothese der Vorzug gegeben werden.

Bei Patienten mit *Allgemeinleiden* wie Hemiplegie und M. Parkinson oder internistischen Erkrankungen mit verringerter Lebenserwartung sollte — bei gegebener Operabilität — auch schon vor dem 70. Lebensjahr die Alloarthroplastik durchgeführt werden. Das gleiche gilt für Patienten mit *Spontanfrakturen*, bei denen der häufig pathologisch veränderte Knochen eine stabile Osteosynthese von vornherein nicht zuläßt.

Wenn bei vergrößertem Operationsrisiko eine absolute Operationsindikation besteht, wird man sich ebenfalls eher zu einer Alloarthroplastik entschließen als zur gewöhnlich längerdauernden Osteosynthese.

Allein unter Berücksichtigung der Fraktur geben Arthrose, Trümmerzonen im Schenkelhalsbereich, traumatische Kopfschädigung oder mangelnde Reponierbarkeit des Kopfes bei älteren Patienten die Indikation zur Alloarthroplastik [5, 7, 9].

Indikation zur Osteosynthese: Primär sollte bei Schenkelhalsfrakturen eine gelenkerhaltende Osteosynthese angestrebt werden. Dieses Verfahren stellt an Einsicht und Mitarbeit des Patienten im postoperativen Verlauf größere Anforderungen als die Alloarthroplastik. Die nach der Operation noch erforderliche Liegezeit und die Belastungsunfähigkeit des Beines, die für viele Wochen die Entlastung durch Armstützkrücken erfordert, bergen die Gefahr ernster allgemeiner Komplikationen, die nur durch systematische physikalische und medikamentöse Behandlung weitgehend verhindert werden können.

Eine *vitale* Indikation besteht heute nach Einführung der Alloarthroplastik nicht mehr.

Eine *absolute* Indikation zur Osteosynthese besteht, wenn der Patient jünger als 70 Jahre oder seine Lebenserwartung noch mit über 10 Jahren anzusetzen ist. Hüftkopf und zugehörige Pfanne sollten frei von stärkeren arthrotischen Veränderungen sein.

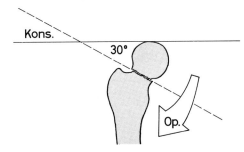

Abb. 1. Die eingekeilten Schenkelhalsfrakturen vom Typ Pauwels I, also bis zu einem Neigungswinkel von 30° (gestrichelte Linie), sind eine Gegenindikation zur Operation. Mit zunehmendem Neigungswinkel, das sind die Frakturen vom Typ Pauwels II und III (Pfeil), verschiebt sich die Indikation zur operativen Behandlung

Unter allen Umständen sind die selten vorkommenden Schenkelhalsfrakturen bei Jugendlichen und jüngeren Erwachsenen durch Osteosynthese (bei Pauwels-III-Typ mit eventuell zusätzlicher Umstellungsosteotomie) zu behandeln.

Eine *relative* Indikation zur Osteosynthese stellen die Frakturen des Trochantermassivs dar sowie die stabilen Abduktionsbrüche vom Typ Pauwels II. Der Entschluß zur Operation hängt hier mehr von den allgemeinmedizinischen Begleitumständen als von den Frakturverhältnissen ab, da diese Bruchformen erfahrungsgemäß auch konservativ bei geringerem Komplikationsrisiko heilen (Abb. 1).

Eine *Gegenindikation* zur operativen Behandlung — allein vom Standpunkt der lokalen Frakturverhältnisse — ist nur bei den „gestauchten" Abduktionsbrüchen vom Typ Pauwels I gegeben (Abb. 1) [4, 5, 6, 7, 11].

Literatur

1. Beck, H.: Rekonstruktive Möglichkeiten bei Hüftpfannenverletzungen. Therapiewoche 38 (1970).
2. Böhler, L.: Die Technik der Knochenbruchbehandlung. Wien, Bonn, Bern: W. Maudrich 1957.
3. Ehalt, W., Gelehrter, G.: Hüftgelenkpfannenbrüche. Arch. orthop. Unfall-Chir. **48**, 561 (1956).
4. Krebs, H.: Zur operativen Behandlung der Schenkelhalsfraktur. Arch. orthop. Unfall-Chir. **72**, 215 (1972).
5. Mayerhofer, O., Scheuba, G.: Gibt es eine Altersgrenze für die Schenkelhalsnagelung. Mschr. Unfallheilk. **72**, 212 (1969).
6. Müller, M.E., Allgöwer, M., Willenegger, H.: Manual der Osteosynthese. Berlin-Heidelberg-New York: Springer 1969.
7. Nigst, H.: Spezielle Frakturen- und Luxationslehre, Band III. Stuttgart: Thieme 1964.
8. Richter, W.: Chirurgisch-operative Therapie von Beckenbrüchen. Mschr. Unfallheilk. **67**, 361 (1964).
9. Spier, W., Bott, H.: Die Hüftkopfprothese in der Behandlung der medialen Schenkelhalsfraktur. Mschr. Unfallheilk. **73**, 402 (1970).
10. Trojan, E.: Die Behandlungsergebnisse von 79 frischen traumatischen Hüftgelenksverrenkungen (HV) und Hüftgelenksverrenkungsbrüchen (HVB).
    Hefte f. Unfallheilk., Beihefte **43**-**45**, 175 (1953); Berlin-Göttingen-Heidelberg: Springer 1953.
11. Wehner, W.: Zur Problematik der stabilen Osteosynthese der Schenkelhalsbrüche. Chir. Praxis **12**, 597 (1968).

Malleolar-, Tibiakopf- und distale, gelenknahe Femurfrakturen

A. MEYER und K.U. MOHR

Malleolarfrakturen

Geschlossene Frakturen des oberen Sprunggelenks wurden jahrzehntelang nach den Richtlinien Böhlers fast ausnahmslos konservativ behandelt. Heute dagegen wird fast jede Malleolarfraktur operativ versorgt, solange keine Gegenindikation allgemeiner (arterieller Schaden usw.) oder lokaler Art (Blasenbildung) vorliegt. Die Wiederherstellung der Knöchelgabel und damit die funktionell-anatomisch korrekte Ausheilung aller Knochen- und Bandschäden ist in der Regel am besten gewährleistet durch die operativen Methoden der Schweizer Arbeitsgemeinschaft für Osteosynthese.

Anatomische Vorbemerkungen

Die Bänder und das Skelet des oberen Sprunggelenks bilden eine funktionelle Einheit. Zwei Gruppen von Bändern werden unterschieden:
1. Die tibio-fibulare Bandverbindung zur Gewährleistung eines straff-elastischen Gabelverschlusses.
2. Die Kollateralbänder zur Führung der Talusrolle.

Die Schädigung der tibio-fibularen Bandverbindung und damit die Gefahr einer bleibenden Gabel-Insuffizienz ist um so größer, je höher die Fibulafraktur liegt. Demnach unterscheiden wir 3 Grundtypen für die

Klassifizierung der Malleolarfrakturen

Typ 1: Die Fibula ist auf Gelenkhöhe oder weiter distal gebrochen, mit oder ohne gleichzeitiger Abscherfraktur des Innenknöchels. Die Syndesmosenbänder, die Membrana interossea oder das Ligamentum deltoideum sind in der Regel nicht verletzt.

Typ 2: Spiralfraktur der Fibula in Syndesmosenhöhe mit oder ohne Abrißfraktur des Innenknöchels oder mit äquivalenter Ruptur des Ligamentum deltoideum. Häufig tritt ein Bänderschaden auf, z.B. eine Ruptur des ventralen Syndesmosenbandes, eventuell ein Riß des Ligamentum deltoideum bei Fehlen eines Innenknöchelbruches.

Typ 3: Fibulaschaftfraktur oberhalb der Syndesmose bis hinauf zum Fibulaköpfchen. Hierbei besteht meistens entweder eine Ruptur des Ligamentum deltoideum oder eine Abrißfraktur des Innenknöchels. Der Bandapparat ist geschädigt, wobei eine Total-Insuffizienz der Syndesmosenbänder durch Ruptur oder durch äquivalente Abrißfraktur und eine mehr oder weniger ausgedehnte Ruptur der Membrana interossea besteht. Bei fehlendem Innenknöchelbruch ist stets eine Ruptur des Ligamentum deltoideum anzunehmen.

Bei allen 3 Typen kann ein dorsales Tibiakantenfragment (hinteres Volkmannsches Dreieck) von wechselnder Größe vorliegen, unabhängig von der Bruchform der Knöchel (Abb. 1).

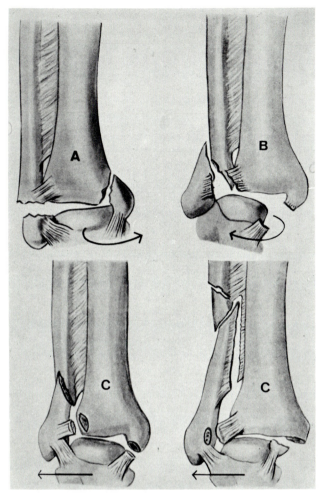

Abb. 1. Klassifizierung der Malleolarfraktur. Typ A: Die Fibula ist quer auf Gelenkhöhe oder distal davon gebrochen. Eventuell Abscherungsfraktur des Innenknöchels. Typ B: Spiralfraktur auf Höhe der Syndesmosenbänder mit Teilruptur des ventralen Syndesmosenbandes mit oder ohne Ruptur des Ligamentum deltoideum bzw. Abrißfraktur des Innenknöchels. Typ C: a) Schrägfraktur der Fibula unmittelbar oberhalb der Syndesmose, Ruptur des ventralen Syndesmosenbandes oder der Bandansätze. Dorsaler Kantenabriß. b) Hohe Splitterfraktur der Fibula mit Ruptur der Membrana interossea und beider Syndesmosenbänder bzw. ihrer Ansätze. (Nach Müller, M.E.; Allgöwer, M.; Willenegger, H.: Manual der Osteosynthese. Berlin-Heidelberg-New York: Springer, 1969)

Malleolarfrakturen sind Gelenkbrüche als Folge von mehr oder weniger heftigen Subluxationen oder Luxationen der Talusrolle aus der Knöchelgabel. Die exakte anatomische Reposition und damit die Wiederherstellung der Knöchelgabel, sodann die funktionell-anatomisch korrekte Ausheilung aller Knochen- und Bandschäden sind die Bedingung für eine spätere einwandfreie Führung der Talusrolle. Hieraus ergibt sich die

Indikation und Reihenfolge für das operative Vorgehen

1. die Osteosynthese des Malleolus fibularis,
2. die Stabilisierung der Syndesmose und
3. die Osteosynthese des Malleolus tibialis und des dorsalen Kantenfragmentes.

Der korrekte Gabelschluß hängt ab von der richtigen Länge der Fibula und von der Intaktheit der tibio-fibularen Bandverbindung. So kommt es, daß die distale Fibula aus biomechanischen Gründen die absolute Priorität hat vor dem Innenknöchel; denn nur bei korrekter Fibulalänge paßt die distale Fibula exakt in die Incisura tibiae. Zu Beginn der Operation wird deshalb zunächst der Malleolus fibularis exakt reponiert und stabil fixiert. Danach wird die ventrale Syndesmosenbandverbindung versorgt und — falls notwendig — die Bandnaht temporär gesichert. Erst dann erfolgt die Versorgung des Malleolus tibialis bzw. eines zerrissenen Ligamentum deltoideum sowie die Fixation eines eventuellen dorsalen Kantenfragments.

Hautschnittführungen für Malleolarfrakturen dienen zunächst der Freilegung des Malleolus fibularis und der vorderen Syndesmose. Hierbei verläuft der Schnitt ungefähr parallel zum Nervus fibularis superficialis. So stellt man die vordere Kante der Fibula und der vorderen Syndesmose übersichtlich dar. Eine Osteosynthese des Malleolus fibularis ist bei nur geringer Freilegung der Fibulaspitze möglich. Die Standard-Schnittführung für die Versorgung des Malleolus tibialis hat zu berücksichtigen, ob außerdem noch eine Beteiligung des hinteren Volkmannschen Dreiecks besteht.

Die Behandlung nach Operation in Blutsperre des betroffenen Beines besteht in einer Wund-Drainage nach Redon-Jost, in der Regel für 48 Std. Außerdem wird das Sprunggelenk für 4—6 Tage mit einer dorsalen Unterschenkel-Gipslonguette ruhiggestellt und hochgelagert. Eine Spitzfußstellung soll unbedingt vermieden werden. Nach 1 Woche beginnt die krankengymnastische Übungsbehandlung. Je nach dem Schweregrad der Verletzung und der Stabilität der Osteosynthese erhält der Patient dann einen Gipsverband für 6—8 Wochen. Nach dieser Zeit sind die Frakturen in der Regel knöchern konsolidiert und dürfen dann voll belastet werden.

Material-Entfernung: Eine Entfernung des Metalls ist bereits nach 3 Monaten möglich. Dies kann in Lokalanaesthesie oder bei Entfernung einer Zuggurtungs-Draht-Naht — bei der die Narbe wieder breit eröffnet werden muß — besser in Narkose erfolgen.

Spätschäden: Die häufigste Spätkomplikation nach Sprunggelenksverletzungen ist die posttraumatische Arthrosis deformans. Sie wurde von Reimers bei 40% seines Krankengutes, bei Leitz bei 64% der Patienten beobachtet. Diese rasch fortschreitende posttraumatische Arthrosis deformans entsteht nach Weber durch eine Fehlbelastung der überknorpelten Gelenkflächen und eines daraus resultierenden, erhöhten Knorpelverschleißes. Die Ursache für diese Fehlbelastungen sind in typischen Fehlheilungen zu suchen, wie z.B. zu lange Fibula mit Varus-Kippung des

Talus, ungenügend reponiertes Kantenfragment mit Subluxation des Talus nach dorsal, zu kurze Fibula mit Valgus-Kippung des Talus oder starre Gabel.

Um die Indikation zur operativen Behandlung der Malleolarfrakturen schärfer abzugrenzen, untersuchten wir die Patienten nach, welche in den Jahren 1964—1968 an der Chirurgischen Klinik der Universität München stationär behandelt wurden. Bei 269 Patienten wurde in 39,6% der Fälle eine konservative, in 60,4% eine operative Behandlung durchgeführt. Aus den Behandlungsergebnissen geht eindeutig hervor, daß durch eine großzügige Indikationsstellung zur operativen Behandlung der Malleolarfrakturen eine erhebliche Verbesserung des therapeutischen Ergebnisses möglich ist.

Tibiakopffrakturen

Bei den gelenknahen Frakturen im Bereich des Kniegelenks sind Tibiakopffrakturen wesentlich häufiger als Frakturen der Femurkondylen [8, 9]. In unserem eigenen Krankengut betrug das Verhältnis 5:1 [11]. Die Ursache für diese Häufung ist im anatomischen Bau des Kniegelenks zu suchen, wobei derartige Frakturen durch direkte oder indirekte Gewalteinwirkung entstehen können. Immer spielen folgende Gesichtspunkte hinsichtlich der Entstehungsursache eine entscheidende Rolle:
1. Stellung des Kniegelenks,
2. Bau und Beschaffenheit des Kniegelenks,
3. Intensität und Art der direkten oder indirekten Gewalteinwirkung.

Durch diese Faktoren kommt es zum Auftreten von bestimmten Grundformen [6, 7, 8, 10, u.a.] der Frakturen:
1. Spaltbrüche des Tibiakopfes,
2. Kompressionsbrüche der Tibiagelenkfläche,
3. Trümmerbrüche.

Weiterhin muß unterschieden werden, ob es sich handelt um
a) Monofrakturen,
b) bikondyläre Frakturen, wobei die Absprengung des Kreuzbandhöckers als Nebenverletzung zu beobachten ist,
c) Kantenabbrüche am ventralen und dorsalen Schienbeinkopfanteil, die gelegentlich mit der Schlatterschen Erkrankung verwechselt werden können.

Bei vielen Fällen beobachtet man auch kombinierte Verletzungen dieser Grundformen, so daß sich bei den Tibiakopffrakturen ein vielgestaltiges Bild ergibt. Die monokondylären Stauchungsfrakturen werden von Böhler [7] auch als unikondyläre Abkippungsfrakturen bezeichnet. Bei den bikondylären Bruchformen muß man zwischen einem T-Bruch, V-Bruch und Y-Bruch unterscheiden.

Die Indikation zur Therapie der Tibiakopffrakturen bereitet auch heute trotz der enormen Verbesserungen der Methoden der operativen Knochenbruchbehandlung erhebliche Schwierigkeiten. Wegen der mannigfaltigen Frakturformen muß allein die Frage, ob eine konservative oder operative Behandlungsmethode indiziert ist, von Fall zu Fall entschieden werden. Immer muß uns das Behandlungsziel vor Augen stehen, ein achsengerechtes, voll belastbares Bein, die Wiederherstellung der deformierten Gelenkfläche und die Wiederherstellung einer optimalen Beweglichkeit im Kniegelenk zu erreichen. Bei der Wiederherstellung der Kniegelenksfunktion ist dabei die Erzielung einer vollen Streckfähigkeit wichtiger als eine möglichst vollständige Beugefähigkeit.

Das aufgezeigte Behandlungsziel kann durch folgende Verfahren erreicht werden:
1. rein konservativ,
2. konservativ-operativ,
3. durch rein operative Behandlungsmethoden.

ad 1: Die Indikation für die konservative Behandlung ist vor allem dann gegeben, wenn keine oder nur eine geringe Fragmentverschiebung zu beobachten ist. Durch eine sofortige Reposition [7] oder Extensionsbehandlung [6, 7, u.a.] läßt sich bei vielen Condylusabkippungsfrakturen eine befriedigende Stellung der Fragmente erreichen. Immer sollte die Reposition unter Bildwandlerkontrolle durchgeführt werden. Bei guter Stellung der Fragmente ist ein Oberschenkelgips anzulegen. Eine Belastung sollte nicht vor der 12. Woche erfolgen. Eine vorsichtige Übungsbehandlung ist zwischen der 6. und 8. Woche zu beginnen.

Eine Indikation für die konservative Behandlung ist bei den mono- bzw. unikondylären Frakturen auch bei den Spaltfrakturen gegeben. Die Reposition der aufgespaltenen Fragmente gelingt häufig durch Zug — Gegenzug und Druck in Adduktionsstellung bei lateraler und in Abduktionsstellung bei medialer Spaltfraktur. Eine leichte Überkorrektur kann gelegentlich von Vorteil sein.

Isolierte Ausrisse der Eminentia intercondylica ohne Verschiebung stellen ebenfalls eine Indikation für eine konservative Behandlung dar.

Bei den sehr selten vorkommenden Ausrißfrakturen der Tuberositas tibiae gelingt in der Regel durch konservative Maßnahmen eine Adaptation der Fragmente. Durch eine sechswöchige Ruhigstellung in einer Gipshülse wird ein befriedigendes Behandlungsergebnis erzielt.

ad 2 und 3: Auch für die operative Behandlung der Tibiakopffrakturen läßt sich eine generelle Indikation nur sehr schwer stellen. Hier sind mannigfaltige Gesichtspunkte, wie Art der Fraktur, Allgemeinbefinden des Patienten, Zustand der Haut im Operationsbereich und Nebenverletzungen sehr wesentlich für unsere Indikationsstellung. Eine Indikation für die operative Behandlung ist im allgemeinen immer dann gegeben, wenn unblutige Repositionsmaßnahmen zu keiner befriedigenden Stellung der Fragmente geführt haben und von seiten des Allgemeinzustands des Patienten keine Gegenindikation zur Operation besteht. Bei der Indikationsstellung zur operativen Behandlung der Tibiakopffrakturen muß man zwischen einer relativen und einer absoluten Indikation unterscheiden.

Eine *relative* Indikation kann dann gegeben sein, wenn durch konservative Maßnahmen die Stellung der Fragmente den strengen Kriterien nach einer exakten anatomischen Wiederherstellung nicht entspricht, oder sich nach exakter Reposition die Fragmentstellung nicht in befriedigender Weise fixieren läßt.

Die *absolute* Indikation ist dann gegeben, wenn durch die Frakturart oder durch eine ganz erhebliche Fragmentverschiebung mit Verkantung von Gelenkanteilen oder Weichteilinterpositionen von vornherein eine konservative Behandlung aussichtslos ist. Daraus ergibt sich eine Indikation für die operative Behandlung
1. bei allen schweren Spalt- und Abscherfrakturen mit Interposition von Knorpel — Knochenfragmenten,
2. bei bikondylären Kompressionsfrakturen mit verkanteten und stark eingestauchten Gelenkflächen.

An *Methoden für die operative Behandlung* stehen zur Wahl:
1. eine Osteosynthese ohne Arthrotomie,
2. eine Osteosynthese mit Arthrotomie,
3. eine Tibiaosteotomie unterhalb des Kniegelenks.

Die erste Methode wird heute nur noch selten bei der relativen Indikation angewendet, wobei vor allen Dingen das Anheben des Condylus durch Steinmann-Nägel zu erwähnen ist. Bei komplizierten Verletzungen, insbesondere bei schweren Kompressionsfrakturen, wird in der Regel eine Osteosynthese mit Arthrotomie durchgeführt. Auf diese Weise kann die Condylusgelenkfläche exakt wiederhergestellt und eine ausreichende Spongiosaplastik angeschlossen werden.

Für die Osteosynthese bei Tibiakopffrakturen haben sich bei uns die von der Arbeitsgemeinschaft für Osteosynthese angegebenen Verfahren so bewährt, daß sie ausschließlich zur Anwendung kommen.

Bei allen Spaltbrüchen, die durch konservative Maßnahmen nicht zu einer befriedigenden Frakturstellung führen, verwenden wir entsprechende Spongiosaschrauben mit Unterlagscheiben.

Bei Stauchungsfrakturen wird das abgestauchte Tibiaplateau von distal nach proximal gehoben und die eingestauchten Gelenkanteile in die entsprechende Position gebracht. Resultierende Knochendefekte nach der so durchgeführten Reposition werden durch eine Spongiosaplastik ausgefüllt und die Fragmente mittels einer T-Platte, Spongiosa- und Corticalisschrauben fixiert.

Auch die schweren Trümmerfrakturen stellen eine Indikation für die operative Behandlung dar, wobei sich uns nach der oft außerordentlich schwierigen Reposition der einzelnen Fragmente Spongiosaplastik und eine Fixation mit 2 T-Platten und Spongiosaschrauben bewährt haben.

Bei veralteten, ungenügend reponierten Fällen mit einer entsprechend starken Varus- oder Valgusabknickung und Abstauchung der tibialen Gelenkfläche ist eine Indikation für eine operative Wiederherstellung der deformierten Gelenkfläche mit ausgedehnter Spongiosaplastik und anschließender Fixierung mit T-Platte gegeben. In Fällen mit schwerstem Schlotterknie, erheblicher Deformierung des gesamten Gelenkes und sehr stark ausgeprägter Arthrosis deformans wird in seltenen Fällen die Indikation für eine Arthrodese im Kniegelenk zur Erzielung eines standfesten Beines gegeben sein, vor allem dann, wenn auch mit einem Schienenhülsenapparat keine befriedigende Gehleistung erreicht werden kann.

Bei Beachtung der aufgezeigten Grundsätze für die Indikation zur konservativen und operativen Behandlung von Tibiakopffrakturen läßt sich ein befriedigendes Behandlungsergebnis erzielen, wobei in Übereinstimmung mit anderen Autoren etwa bei einem Drittel ein sehr gutes, bei einem weiteren Drittel ein zufriedenstellendes und bei einem Drittel ein nichtbefriedigendes Resultat beobachtet wird.

Distale, gelenknahe Femurfrakturen

Für gelenknahe Frakturen im Kniebereich gelten in besonderem Maße die biomechanischen Behandlungsprinzipien der AO als Voraussetzung für eine einwandfreie Osteosynthese; insbesondere die exakte Reposition zur stufenlosen Wiederherstellung der Gelenkfläche und die achsengerechte stabile Osteosynthese.

Klassifizierung der distalen Femurfrakturen

Wir unterscheiden 3 Frakturformen,
1. die unikondyläre Fraktur,
2. die supra- und diakondyläre Fraktur (als V-, Y- oder T-Fraktur) und
3. die hohe suprakondyläre Fraktur.

Indikationen zu speziellen Eingriffen

Unikondyläre Fraktur: Bei jugendlichen Patienten mit nicht aufgesplitterten Bruchflächen kann man die einfache Verschraubung anwenden. Bei älteren Personen dagegen ist der Knochen in der Regel osteoporotisch, die Bruchflächen sind häufig aufgesplittert. In diesen Fällen muß unbedingt eine T-Platte angelegt werden. Sie dient der Abstützung wie bei der proximalen Tibiafraktur.

Supra- und diakondyläre Fraktur: Bei Kenntnis der Möglichkeiten sind diese Frakturen verhältnismäßig leicht zu stabilisieren. Bei der Operationstechnik unterscheiden wir 4 Akte:
a) Vorläufige Reposition und Fixation mit Kirschnerdrähten. Verschraubung der Kondylen mit 2 Spongiosaschrauben, die den späteren Sitz der Kondylenplatte nicht behindern dürfen. Die Eintrittsöffnung der Plattenklinge wird deshalb gleich am Anfang mittels des Kondylen-Zielgeräts bestimmt.
b) Jetzt erfolgt die Reposition der suprakondylären Fraktur und ihre provisorische Fixation. Dann werden, um eine exakte Führung des Plattensitzinstrumentes zu garantieren, 3 Kirschnerdrähte eingebohrt (der erste Draht liegt hinter der Patella und gibt die Kondylenebene an. Der zweite Draht liegt im Kniegelenk und markiert die distale Begrenzung der Femurkondylen. Der dritte Draht wird möglichst distal parallel zu den beiden anderen Drähten durch die Kondylen gebohrt. Er gibt die Richtung der Plattenklinge an).
c) Nun wird das Plattensitzinstrument zunächst nur 1 cm weit in das Kondylenmassiv eingeschlagen. Danach muß dessen genauer Sitz durch die Führungsplatte kontrolliert werden, deren freier Schenkel genau parallel

zum Femurschaft verlaufen muß, um den exakten Sitz der Kondylenplatte am Femur zu gewährleisten.

d) Nach Entfernung des 6—7 cm tief eingeschlagenen Plattensitzinstrumentes wird die Kondylenplatte eingeschlagen. Die Platte ist zunächst mit zwei distalen Spongiosaschrauben zu fixieren. Dann wird mit dem Plattenspanner die suprakondyläre Fraktur unter Kompression gesetzt und der Schaft verschraubt. Achsenfehler (Valgisation), bedingt durch die laterale Kompression, sind zu vermeiden.

Hohe suprakondyläre Fraktur: Sie wird in ähnlicher Weise durch eine weit distal einzuschlagende Kondylenplatte versorgt, wobei zuerst die großen suprakondylären Fragmente verschraubt werden müssen.

Hautschnittführungen: Die Operation erfolgt in Blutsperre, wobei der Hautschnitt an der fibularen Seite des Oberschenkels nach distal bis in Höhe des Gelenkspaltes geführt wird. Bei ausgedehnten Frakturen wird der Schnitt bogenförmig zur Tuberositas tibiae verlängert. Ist eine Kniegelenksrevision medial notwendig, kann eine Gegenincision fingerbreit medial der Patella gemacht werden.

Die Operation wird in Rücken- oder Seitenlagerung durchgeführt, das Bein ist ganz an den Rand des Operationstisches gelagert.

Postoperative Behandlung: Bei einer distalen Femurfraktur ist die Rechtwinkellagerung angezeigt, um rasch eine freie Kniebeweglichkeit zu erreichen. Nach einer Woche können die Patienten dann am Bettrand sitzen und aufstehen, natürlich ohne das Bein zu belasten. In diesem Stadium werden die passiven Bewegungsübungen zunehmend von aktiven Gelenksübungen abgelöst. Eine Belastungsstabilität ist erst nach frühestens 10—12 Wochen gegeben.

Materialentfernung: Sie erfolgt üblicherweise nach 18 Monaten. Vor der Metallentfernung muß die Corticalis röntgenologisch eine völlig homogene Struktur zeigen.

Postoperative Komplikationen und Spätschäden: Sekundäre Abweichung, zu lange Klinge, Rotationsfehler, Infektionen und Hämatome sind mögliche postoperative Komplikationen.

Muskelatrophie, Lockerung des Kapselbandapparates, Einschränkung der Kniegelenksbeweglichkeit, Achsenfehler, arthrotische Beschwerden treten in seltenen Fällen als Spätschäden auf.

Nach Wenzl u. Mitarb. [14] bezeichneten bei 112 postoperativ untersuchten Fällen übereinstimmend Arzt und Patient abschließend das Behandlungsergebnis in 70—80% als sehr gut bzw. gut, dagegen nur in 2,3% als schlecht.

Literatur

Malleolarfrakturen

1. Allgöwer, M.: Die intraartikulären Frakturen des distalen Unterschenkelendes. Helv. chir. Acta **35**, 556 (1968).
2. Kuetgens, P.: Spätergebnisse nach konservativer und operativer Behandlung von Luxationsfrakturen im oberen Sprunggelenk. Inaug. Diss. München, 1971.
3. Müller, M.E., Allgöwer, M., Willenegger, H.: Manual der Osteosynthese. Berlin-Heidelberg-New York: Springer 1969.
4. Plaue, R., Hinz, P.: Indikationsprobleme der Sprunggelenks-Osteosynthese. Akt. Traum. **1**, 69 (1971).
5. Weber, B.O.: Die Verletzungen des oberen Sprunggelenkes. Aktuelle Probleme in der Chirurgie, Bd. 3. Bern, Stuttgart: H. Huber 1966.

Tibiakopffrakturen

6. Andreesen, R.: Die Behandlung der Schienbeinkopfbrüche Chir. Praxis 49 (1959).
7. Böhler, L.: Die Technik der Knochenbruchbehandlung. Maudrich: Wien 1941.
8. Ender, J.: Über die Behandlung schwerer Tibiakopffrakturen. Arch. orthop. Unfallchir. **57**, 16 (1965).
9. Koch, F.: Die intraartikulären Kniegelenksfrakturen. Arch. klin. Chir. **191**, 12 (1938).
10. Malgaigne: Die Knochenbrüche und Verrenkungen. Paris 1850.
11. Neumann, H.D.: Geschichte, Klinik und Therapie der Tibiakopffrakturen. Dissertation, 1969.

Distale, gelenknahe Femurfrakturen

12. Jäger, M.: Traumatic osteochondral splintering of the lateral femur condyle and patella. Mschr. Unfallheilk. **75**, 4 (1972).
13. Müller, M.E., Allgöwer, M., Willenegger, W.: Manual der Osteosynthese. Berlin-Heidelberg-New York: Springer 1969.
14. Wenzl, H., Casey, P.A., Hebert, P., Belin, J.: Die operative Behandlung der distalen Femurfraktur. Bulletin. Offizielles Organ der Arbeitsgemeinschaft für Osteosynthesefragen. Bern, Dezember 1970.

Kniebinnenverletzungen

H. Zenker, W. Keyl und K. Viernstein

Gestützt auf die guten Erfolge der frühzeitigen operativen Behandlung der Kniebinnenverletzungen wurde die Indikation zur Operation erweitert. Die konservative Therapie bleibt auf wenige Verletzungsformen beschränkt. Die Indikation zur Meniscektomie, zur Bandnaht und zur Bandplastik wird dargestellt.

Indikation zur Meniscektomie

Die Indikationsstellung zum operativen oder konservativen Vorgehen setzt eine exakte Diagnose voraus. Bereits das eingehende Studium der *Anamnese* erlaubt bei einem Großteil der Meniscusverletzungen die Diagnose, bevor das Kniegelenk untersucht wurde. Oft wird die exakte Erhebung der Anamnese vernachlässigt und man verläßt sich auf radiologische und andere Spezialuntersuchungen. Darin liegt einer der Gründe für Fehldiagnosen, nicht gerechtfertigte Arthrotomien und deren Folgezustände.

Von großer diagnostischer Bedeutung sind der *Initialschmerz* sowie *Einklemmungserscheinungen*. Wenn nach einem Unfall oder nach einem banalen Ereignis eine Streckbehinderung eingetreten ist, darf man fast mit Sicherheit auf eine Meniscusruptur schließen. Ein freier Gelenkkörper muß radiologisch und eventuell auch palpatorisch ausgeschloßen werden.

Bei der Untersuchung des Kniegelenkes handelt es sich besonders um eine sog. Schmerzdiagnostik. Neben der Lokalisation des spontanen Schmerzes ist die Druckempfindlichkeit des verletzten Meniscus in Gelenkspalthöhe wichtig, ebenso der Überstreck-, Rotations- und endphasige Beugeschmerz. Beim Nachweis dieser Symptome ist die Meniscusschädigung wahrscheinlich, und die Indikation zur Arthrotomie gegeben. Es läßt sich dabei nicht entscheiden, ob eine frische Verletzung oder eine Einklemmung aufgrund einer früheren Meniscuszerreißung vorliegt; es sei denn, der Patient macht exakte anamnestische Aussagen. Es muß beachtet werden, ob ein Gelenkerguß und eine Atrophie des M. vastus medialis vorliegen.

Der Gelenkerguß gibt uns Hinweise in der Diagnostik. Der *blutige Erguß* kann nach einem Trauma auf eine Bandläsion hindeuten oder aber auch auf eine kapselnahe Meniscusschädigung. Bei einer Meniscusruptur in der gefäßlosen Innenzone kann es jedoch zu einem *serösen Reizerguß* kommen. Bei geringfügigen oder alten Binnenverletzungen muß kein Erguß nachweisbar sein. Die *Atrophie des M. vastus medialis* beweist, daß der Muskel infolge langdauernder Streckhemmung ausgeschaltet wurde. Die Atrophie kann oft der einzige Hinweis auf eine alte abgelaufene Meniscusschädigung sein.

Die *Röntgen-Leeraufnahme* des Kniegelenkes trägt im allgemeinen zur Diagnose nichts bei. Sie ist jedoch zum Ausschluß knöcherner Begleiterscheinungen (Osteochondrosis dissecans, Arthrose u. ä.) unerläßlich. Bei veralteten Rupturen oder degenerativen Veränderungen des Meniscus ist manchmal das Raubersche Zeichen jedoch von diagnostischer Bedeutung. Dank der verbesserten Technik kann die *Röntgenarthrographie* (Doppelkontrastverfahren) zur Abklärung von Kniebinnenverletzungen und anlagebedingten Varianten in unklaren Fällen herangezogen werden. Durch Kombination von Anamnese, Klinik und Arthrographie läßt sich bei der Meniscusläsion die Diagnosesicherung auf über 90% erhöhen. Negative Arthrogramme schließen eine Meniscusläsion nicht aus. Bei hinreichendem Verdacht führen wir die Probearthrotomie durch.

Die Indikation zur konservativen oder operativen Behandlung richtet sich bei der *frischen traumatischen Meniscusverletzung* nach Art der Meniscusschädigung und Alter des Patienten. Die konservative Behandlung mit einem Oberschenkelgipstutor ist nur erlaubt, wenn es sich um eine Erstverletzung bei Patienten unter 30 Jahren handelt und eine Bandkapselsymptomatik mit Meniscuszeichen im Vordergrund steht. Liegt eine deutliche Einklemmung vor, so muß auch beim Jugendlichen die Meniscektomie erfolgen. Die Reposition des eingeklemmten Meniscus mit anschließender Ruhigstellung im Oberschenkelgipstutor führt hier meist nicht zur Heilung. Nach erfolgloser konservativer Behandlung ergibt sich die Indikation zur sekundären operativen Behandlung [6, 10, 12].

Bei *veralteten traumatischen Meniscusrupturen* und bei *degenerativen Veränderungen* wird man die Meniscektomie ausführen, wenn die typischen Zeichen und Beschwerden vorhanden sind [6, 10, 12].

Wahl des operativen Vorgehens

In der Regel wird die totale Meniscektomie ausgeführt. Sie gibt Gewähr, daß sich bei den häufig degenerativ veränderten Menisci nicht sekundär die zurückgelassenen Teile lösen und zu Beschwerden führen.

Deshalb ist das Hinterhorn immer zu entfernen. Ist ein Innenmeniscus nur im vorderen Gelenkbereich zu übersehen und zu resezieren, so muß durch einen zusätzlichen Kapselschnitt hinter dem Innenband eingegangen werden, um das Hinterhorn zu entfernen.

Die *partielle Meniscektomie* sollte nur ausgeführt werden, wenn es sich um den Ersteinriß eines makroskopisch gesunden Meniscus handelt, und der Patient nicht älter als 30 Jahre ist. Auf die Meniscektomie wird man verzichten, wenn der Meniscus nur dicht neben der gut vascularisierten Kapselrandzone eingerissen ist und dieser leicht reinseriert werden kann. Ähnliches gilt für den leicht gelockerten, sonst aber nicht geschädigten Meniscus. Beim *schlotternden Meniscus*, der eine Auswalzung zeigt, und sich über die Tibiakante luxieren läßt, wird man sich zur totalen Meniscektomie entschließen.

Findet man bei der Inspektion des Gelenkes keinen Riß, so entscheidet die makroskopische Beschaffenheit des Meniscus über die Entfernung. Welliger sowie zerfranster Innenrand, bräunliche Verfärbungen und Rauhigkeiten der Oberfläche im Bereich des Meniscus sprechen für eine Degeneration, die eine totale Meniscusentfernung rechtfertigen.

Indikation zur Bandnaht

Entscheidend für die Indikation zur Bandnaht ist der klinische und röntgenologische Nachweis des mangelhaften Bandhaltes. Röntgenaufnahmen zur Dokumentation sind unerläßlich. Im Gegensatz zu den traumatischen Meniscusverletzungen geben komplette Bandrupturen häufig für die Diagnostik nur unbestimmte Hinweise. Eine sichere Abgrenzung einer Meniscusschädigung von einer Kapselbandschädigung ist nicht immer zuverlässig möglich.

Von diagnostischem Wert jeder Seitenbandläsion ist der Nachweis einer *lokalen Druckempfindlichkeit*. Während sich bei der Meniscusläsion der Druckschmerz in Höhe des Gelenkspaltes findet, liegt bei der Seitenbandläsion der Punkt größter Schmerzempfindlichkeit nicht im Gelenkspalt, sondern an den Ansatzstellen.

Die *Prüfung des Bandhaltes* ist einfacher, wenn die Untersuchung unmittelbar nach dem Unfall vorgenommen wer-

Chirurgie des Bewegungsapparates

den kann. Schon nach wenigen Stunden entsteht eine muskuläre Abwehrspannung, die die Diagnose erschwert. Die Untersuchung sollte dann entweder in Lokalanaesthesie oder in Allgemeinnarkose erfolgen.

Der seitliche Bandhalt wird in einer Kniebeugestellung von 10° (die Winkelgradangaben erfolgen nach der Neutral-Null-Methode [2]) geprüft, da in Streckstellung die Kreuzbänder straff gespannt sind und keine Aufklappung des Gelenkspaltes zulassen. Kann bei voller Streckstellung der Gelenkspalt deutlich aufgeklappt werden, so ist das vordere Kreuzband mit lädiert [12].

Ergibt sich bei Kniebeugestellung von etwa 90° ein „Schubladenphänomen", so ist der Kreuzbandapparat betroffen. Eine Verschieblichkeit der Tibia nach vorn bei mittlerer Rotation um mehr als 5 mm im Vergleich zur gesunden Seite bestätigt einen vorderen Kreuzbandriß. Bei stark ausgeprägtem Schubladenphänomen ist neben dem vorderen Kreuzband auch der seitliche Bandapparat mit betroffen. Ein praller Gelenkerguß kann das Ausmaß der Verschieblichkeit einschränken. Ein starker Erguß muß deshalb vor der Untersuchung abpunktiert werden. Das Analoge gilt für das hintere Schubladenzeichen bei Läsionen des hinteren Kreuzbandes in Kombination mit dem Außenband [9, 12].

Bei allen Kniebandverletzungen muß man aus therapeutischen Gründen zwischen der *Zerrung* (ohne Elongation des Bandes), der *Dehnung* (mit Elongation des Bandes) und dem *Riß des Bandes* unterscheiden. Zerrung und Elongation werden konservativ mit Gipstutor und beim Innenband mit zusätzlicher medialer Schuhranderhöhung versorgt.

Wahl des operativen Vorgehens

Bei der *kompletten Bandruptur* ist der Erfolg konservativer Maßnahmen unsicher. Die langdauernde Ruhigstellung im Gipsverband bedeutet nicht nur einen großen Zeitverlust, sondern bringt auch eine Muskelatrophie, die die Restitution erheblich verzögert. Es erfolgt daher bei frischen Rupturen die Bandnaht oder die Reinsertion des Bandansatzes. Da insbesondere bei den Kreuzbändern die Bandstümpfe sehr bald ödematös verquellen und die Adaption erschwert wird, soll die Wiederherstellung möglichst in den ersten Tagen nach dem Unfall vorgenommen werden.

Die Indikation zur Operation ergibt sich beim Seitenband, wenn der Gelenkspalt um mindestens 10°, d. h. etwa bis zum doppelten der Norm aufklappbar ist. Beim Kreuzband fordern wir eine Verschieblichkeit um mehr als 5 mm im Vergleich zur gesunden Seite.

Bei der Operation des *frischen Innenbandrisses* muß das Gelenk mit Innenmeniscus und vorderem Kreuzband inspiziert werden. Gegebenenfalls wird der abgerissene oder lädierte Meniscus entfernt und Bandrupturen in gleicher Sitzung operativ versorgt [7].

Bei *Rupturen im Bandverlauf* erfolgt die End-zu-End-Naht. Dies gilt sowohl für das Seiten- wie Kreuzband. *Ligamentäre Ausrisse am Bandursprung oder -ansatz* werden reinseriert. Man durchflicht das Band in Höhe der Ausrißstelle und verankert das Nahtmaterial über zwei tangentiale transössäre Bohrkanäle.

Ossäre Ausrisse der Bänder werden nach exakter Adaption mit Schraube oder transkondylären Drahtschlingen oder Zuggurtung versorgt.

Die Straffung, Naht und Ruhigstellung erfolgt in einer Beugestellung von 20°.

Eine vollständige *Wiederherstellung der Kreuzbänder* gelingt nur bei der frischen Verletzung [8]. Die Lokalisation der Rißstelle bestimmt die Operationstechnik. In Bandmitte ist die direkte Vereinigung mit einer Durchflechtungsnaht möglich. Beim proximalen Bandausriß muß die Durchflechtung des Bandes unter Ausweitung der Naht durch einen Bohrkanal der Femurkondyle erfolgen. Beim Bandabriß am Tibiakopf wird man ebenfalls das Band durchflechten und die Fäden getrennt über zwei Bohrkanäle durch den Tibiakopf herausführen und außen verknoten. Knöcherne Ausrisse des vorderen Kreuzbandes aus der Eminentia intercondylica oder des hinteren Kreuzbandes am Hinterrand des Tibiaplateaus lassen sich nach exakter Reposition mit Schraube oder mit transossär geführten Drahtschlingen fixieren.

Bei *veralteten Rupturen* findet man gelegentlich ein elongiertes Band. Zur Wiederherstellung der Stabilität bietet sich dann die Raffung (Kreuzbänder und Seitenbänder) oder Doppelung (Seitenbänder) an [12].

Indikation zum Bandersatz

Die Indikation zur Bandplastik ergibt sich aus dem Nachweis der Bandschwäche, den Angaben über Instabilität und Schmerzen. Das defekte Innenband ist immer zu ersetzen. Hingegen kann beim Kreuzbanddefekt eine stark hypertrophierte Kniestreck- oder Beugemuskulatur den mangelnden Bandhalt muskulär kompensieren. Dies gilt aber nur dann, wenn keine größeren Belastungen dem Gelenk abgefordert werden.

Ein plastischer Ersatz des Außenbandes ist selten notwendig. Die physiologische X-Beinstellung toleriert eher einen lockeren Halt des Außenbandes als des Innenbandes. Außerdem finden sich fast immer noch Bandreste, die gerafft oder gedoppelt werden können.

Gegenindikationen für den Bandersatz sind fortgeschrittene Arthrosen, zu befürchtende mangelnde Mitarbeit des Patienten in der Nachbehandlung, zu hohes Lebensalter, sowie Abweichungen der Beinachse und Kontrakturen des Kniegelenkes.

Prinzipiell ist die Bandplastik der Bandnaht unterlegen. Der anatomische Bandcharakter ist bei der Plastik nur in Ausnahmefällen erreichbar.

Wahl des operativen Vorgehens

Die von F. Lange inaugurierte Methode des Ersatzes von Sehnen und Bändern durch Seidenfäden als Leitschiene für die Bindegewebsentwicklung haben wir wegen schlechter Ergebnisse verlassen. Fascien-, Cutis- und Duratransplantate erfüllen zwar diese Bedingungen auch nicht hinreichend, sind jedoch besser als der alloplastische Ersatz mit Draht, Nylon, Teflon oder Seide. Die Verwendung ortsständiger Sehnen mit einem oder zwei festen Ansatzpunkten ist deshalb die Methode der Wahl [3, 5, 12].

Innenbandersatz

Für den plastischen Ersatz wurde eine Fülle verschiedener Methoden beschrieben. Bewährt hat sich in unserer Klinik insbesondere die Plastik des Bandersatzes mit den distal gestielten Sehnen des M. semitendinosus oder des M. gracilis.

Die proximale Verankerung der Sehne erfolgt am Ort des Bandursprunges durch einen tangentialen Bohrkanal. Die Spannung des Bandersatzes ist so zu bemessen, daß aus einer Beugestellung von 20° — in dieser Stellung wird die Verankerung durchgeführt — gerade noch die volle Streckung erreichbar ist.

Auf die Straffung des gelockerten Bandes durch eine knöcherne distale oder proximale Ansatzverlagerung soll man verzichten. Der elongierte Bandbezirk hat keine bandadäquate Festigkeit, die Verlängerung des Bandes wird nicht beseitigt und hat Rückwirkungen auf den Bewegungsablauf. Beim Innenband bekommt man außerdem eine unzulässige Zugwirkung auf den Meniscus.

Außenbandersatz

Zum Ersatz bietet sich die Sehne des M. biceps an. Nach Isolierung des N. peronaeus muß der M. biceps etwa handbreit oberhalb des Kniegelenkspaltes dargestellt werden. Die vordere Hälfte der Sehne wird von proximal her abgespalten und bleibt distal gestielt. Die Verankerung des abgespaltenen Sehnenstückes erfolgt an der ehemaligen Ansatzstelle am Femur durch einen transossären Bohrkanal in 20° Beugestellung des Kniegelenkes.

Ersatz des vorderen Kreuzbandes

Bewährt hat sich der Ersatz des vorderen Kreuzbandes durch die distal gestielte Semitendinosussehne. Sie wird durch Bohrkanäle über Ursprung und Ansatz des vorderen Kreuzbandes zur Außenseite des lateralen Femurcondylus geführt und dort verknotet. Statt der Sehne des M. semitendinosus kann in gleicher Weise auch — oder zusätzlich — die Sehne des M. gracilis verwendet werden.

Wir führten in den letzten 2½ Jahren auch die Ligamentum-patellae-Plastik durch. Ein distal gestieltes Drittel des Ligamentum patellae wird zusammen mit einem 1 cm langen Knochenstück der Patella abgespalten und auf dem kürzesten Wege durch einen Bohrkanal zum Tibiakopf an die ursprüngliche Bandansatzstelle herangeführt und mit einem Führungsfaden dann durch einen zweiten Bohrkanal von der Fossa intercondylica femoris nach lateral ausgeführt. Das Lumen des Bohrkanals sollte dem Durchmesser des Knochenstückes aus der Patella entsprechen, um sich im Bohrkanal des Femurcondylus gut zu verklemmen. Die ausreichende Spannung des Ersatzbandes wird bis zum knöchernen Einbau des Knochenstückes mit dem Führungsfaden am lateralen Femurcondylus fixiert. Unter Berücksichtigung des einfachen operationstechnischen Vorgehens ist es bei ausreichender Transplantatlänge zu empfehlen, was jedoch häufig nicht der Fall ist [1, 4, 5, 11, 13].

Ersatz des hinteren Kreuzbandes

Der hintere Kreuzbandersatz wird nur selten ausgeführt werden müssen, da der Verlust dieses Bandes muskulär gut kompensiert werden kann. Bei entsprechender Indikation zur Operation wird die Sehne des M. semitendinosus distal abgetrennt und von hinten medial durch einen Bohrkanal in die Fossa intercondylica geführt. Sie wird dann nach hinten entsprechend der Verlaufsrichtung des ursprünglichen Bandes umgelenkt und am hinteren Rand des Tibiaplateaus verankert [2].

Bandersatz bei alten Kombinationsverletzungen

Liegen kombinierte Verletzungen vor, so ist es notwendig, mehrere Bandstrukturen in *einer Sitzung* durch plastischen Ersatz zu rekonstruieren. Im Vordergrund steht der Ersatz des Innenbandes. Hierfür ist die Sehne des M. semitendinosus zu verwenden. Der Ersatz des vorderen Kreuzbandes kann mit dem Ligamentum patellae durchgeführt werden. Bei der Kombinationsverletzung ist häufig der Innenmeniscus mitgeschädigt und muß deshalb reseziert werden. Ist er jedoch nur aus seiner Verankerung gelöst, aber sonst noch weitgehend intakt, so ist dessen Verwendung als Ersatz des vorderen Kreuzbandes zu erwägen. In diesem Falle muß der Meniscus am Vorderhorn gestielt belassen und das freie Ende durch einen Bohrkanal an der Außenseite des lateralen Femurcondylus geführt und durch transossäre Nähte verankert werden.

Nachbehandlung bei operativer Behandlung von Kniebinnenschäden

Bei allen Wiederherstellungen ist nicht nur die exakte Operation, sondern auch die Nachbehandlung wesentlich. Nach Möglichkeit sollte die Extremität nur so lange ruhiggestellt werden, wie zur Ausheilung erforderlich ist. Nach Meniscektomie wird auf eine absolute Ruhigstellung verzichtet. Wir geben postoperativ einen Kompressionsverband. Am zweiten postoperativen Tage beginnen die Patienten mit isometrischen Anspannungsübungen der Kniestrecker. Am dritten Tage schließt sich die krankengymnastische Übungsbehandlung an, die in aktiven Bewegungsübungen zunächst aus Streckung, dann aus Beugung besteht. Die Belastung wird gestattet, wenn der rechte Winkel des Knies aktiv sowie die volle Streckung erreicht sind.

Nach einer Operation des Bandapparates sollte im allgemeinen die postoperative Gipsfixation nicht länger als fünf bis sechs Wochen dauern. Schon 14 Tage postoperativ kann bei einem gefensterten Gips mit Quadriceps-Anspannungsübungen begonnen werden. Dann tritt anstelle einer weiteren Gipsfixation die krankengymnastische Nachbehandlung im Sinne einer Frühmobilisation und

Spätbelastung ein. Es kommt vor allem auf die Kräftigung der atrophierten Muskulatur an und erst in zweiter Linie auf die schnelle Wiedergewinnung der Beweglichkeit.

Unsere Erfahrungen bei der Wiederherstellung der Kniebinnenverletzungen an unserem großen Krankengut zeigen, daß in einem hohen Prozentsatz mit einer weitgehenden Restitution zu rechnen ist, wenn eine exakte Indikation und damit die richtige Wahl des operativen Vorgehens vorliegen [3, 6, 7, 12].

Literatur

1. Brückner, H.: Ergebnisse plastischer Wiederherstellungsoperationen der Kreuz- und Seitenbänder am Kniegelenk bei 80 Patienten. Mschr. Unfallheilk. **72**, 141 (1969).
2. Debrunner, H. U.: Gelenkmessung (Neutral-Null-Methode), Längenmessung, Umfangmessung. A-O-Bulletin, April 1971.
3. Jäger, M., Hayd, J., Kuzmany, J.: Klinische und röntgenologische Untersuchungen zur Frage der Sportfähigkeit nach operierten Kniebandschäden. Sportarzt und Sportmedizin, im Druck (1973).
4. Jones, K. G.: Reconstruction of the Anterior Cruciate Ligament. A Technique using the Central One-Third of the Patellar-Ligament. J. Bone Jt Surg. **45 A**, 925 (1963).
5. Keyl, W., Viernstein, K.: Operative Wiederherstellung des Kniebandapparates beim Sportler. Fortschr. Med. **80**, 1026 (1972).
6. Lange, M.: Orthopädisch-chirurgische Operationslehre, 2. Aufl. München: J. F. Bergmann 1962.
7. Lange, M.: Orthopädisch-chirurgische Operationslehre, Ergänzungsband. München: J. F. Bergmann 1968.
8. Liljedahl, S. O., Gillquist, J.: Innere Verletzungen des Kniegelenkes bei Sportlern. Münch. med. Wschr. **114**, 1371 (1972).
9. Loeffler, F., Matzen, P. F., Knöpfler, E.: Orthopädische Operationen. Berlin: VEB Volk und Gesundheit 1972.
10. Mittelmeier, H.: Meniskusverletzungen. Hauptreferat. 59. Tagung DGOT Berlin 1972, Kongreßband. Z. Orthop. **111**, 386—394 (1973).
11. Refior, H. J.: Die Brückner-Plastik zum Ersatz veralteter vorderer Kreuzbandrupturen. Technik und Ergebnisse. 59. Tagung DGOT Berlin 1972, Kongressband. Z. orthop. **111**, 372—375 (1973).
12. Viernstein, K., Keyl, W.: Operationen am Kniegelenk. In: Breitner, B.: Chir. Operationslehre. IV/2, Ergänzung 17, Beitrag 4. München, Berlin, Wien: Urban & Schwarzenberg 1973.
13. Wirth, C. J., Artmann, M.: Untersuchungen über den funktionsgerechten Verlauf der vorderen Kreuzbandplastik. Z. orthop. (1974) im Druck.

Frakturen des Fußes

E. Brug und H. Beck

Behandlungsmöglichkeiten

Konservative Behandlung

Die Böhlerschen Grundregeln der Frakturbehandlung erfahren hier einige spezifische Modifikationen; für die meisten Fußfrakturen ist jedoch die konservative Therapie die Methode der ersten Wahl.

Die Einrichtung der Fersenbein- und Sprungbeinfrakturen sowie der Luxationsfrakturen des unteren Sprunggelenkes gestaltet sich oft recht schwierig. Wegen der Gefahr von Hautnekrosen und Zehengangrän — gerade bei Talusfrakturen — muß die Reposition unverzüglich vorgenommen werden [2, 4]. Gelingt die Einrichtung selbst in speziellen Repositionsvorrichtungen wie *Phelbs-Gocht* oder *Schraubenzugapparat* nicht, woran interponierte rupturierte Bänder schuld sein können, muß offen reponiert werden.

Die *Ruhigstellung* im Gips gewährleistet nicht immer eine dauerhafte Retention des erzielten Repositionsergebnisses. Der Tubergelenkwinkel neigt häufig wieder zur Abflachung. Auch oft leicht reponible Talus- und Naviculareluxationen oder subcapitale Metatarsalfrakturen bedürfen meist einer zusätzlichen Stabilisierung durch percutan eingebrachte *Bohrdrähte* [2, 3, 4, 7, 12].

Operative Behandlung

Ihre Indikation beschränkt sich nahezu ausschließlich auf die Frakturen des Talus und Calcaneus. Es werden verschiedene Techniken angegeben, die von der *primären Entfernung* der großen Fußwurzelknochen bis zur *sekundären Arthrodese* der Sprunggelenke reichen.

Primäre operative Maßnahmen: S. Tabelle 1.

Sekundäre operative Maßnahmen: Die Indikation sekundärer operativer Maßnahmen bei posttraumatischer Arthrosis deformans nach schlecht verheilten Frakturen von Calcaneus, Talus und Naviculare ist die Schmerzbeseitigung [9, 11] (Tabelle 2).

Tabelle 1

	Calc.	Tal.	kl. Fußw.	kn. Metat.	Zeh.
Bohrdrahtfixation	+	+	+	+	(+)
Spongiosaschrauben der AO		(+)			
Früharthrodese	+	+			
Keilarthrodese	+				
Palmersche Operation	+				

Tabelle 2

Methode	bei Arthrose im
Verriegelungsarthrodese	oberen Sprunggelenk
Kompressionsarthrodese	oberen Sprunggelenk
Bolzungsarthrodese	hinteren unteren Sprunggelenk
Triplearthrodese	Chopartschen Gelenk und bei Talusnekrose
Debasierungsoperation nach Brandes	Zehengrundgelenk
Metatarsalköpfchenresektion	Zehengrundgelenk
Krallenzehenoperation nach Hohmann	Zehenmittelgelenk

Indikation

Die Methode der Wahl ist bei den meisten Frakturen des Fußskelets die konservative Therapie, da einerseits bei vielen Frakturen, besonders aber Luxationen, damit recht gute Ergebnisse erzielt werden (Zehen, Metatarsalien, kleine Fußwurzelknochen, z. T. Talus), andererseits der oft wünschenswerten rekonstruktiven Operation durch das knochenstrukturbedingte Frakturausmaß der vorwiegend spongiösen Knochenkörper (Talus, vor allem Calcaneus) Grenzen gesetzt sind.

Eine weitere Einschränkung können die operablen Frakturen durch den Allgemeinzustand erfahren, nämlich
a) Alter,
b) schwerwiegende Nebenverletzungen,
c) großes Operationsrisiko (Herz, Kreislauf, Lungenfunktion).

Eine *absolute* Indikation zur primären Operation stellen jedoch dar:
1. alle zweitgradigen offenen Frakturen und Luxationen,
2. alle konservativ nicht reponiblen Luxationen und Luxationsfrakturen (besonders des Talus).

Eine *relative* Indikation zur primären Operation sind:
1. Sagittal- oder Frontalfrakturen des Sprungbeines mit breit klaffendem Frakturspalt (Spongiosaschraube),
2. Fersenbeinfrakturen vom Typ Böhler V—VIII (Palmersche Operation),
3. Serienfrakturen der Metatarsalia (Bohrdrähte),
4. Trümmerfrakturen des Talus mit gleichzeitiger Verletzung der Nachbarknochen (Früharthrodese).

Die Calcaneusfrakturen

Frakturen des Typs Böhler I—IV werden zweckmäßigerweise konservativ behandelt. Die des Typs V—VIII versprechen bessere Ergebnisse bei gleichzeitiger gekreuzter Fixation durch Bohrdrähte, sofern die Rekonstruktion der subtalaren Gelenkfläche überhaupt möglich ist. Gerade aus diesem Grund bevorzugen wir bei den Typen V—VIII die Palmersche Operation, mit der wir gute Ergebnisse erzielen konnten [1]. Bei offenen Frakturen mit plantarem Hautverlust sind durch teilweise oder vollständige Entfernung des Fersenbeines ebenfalls gute Ergebnisse zu erzielen [4]. In Frage kommt ferner die Früharthrodese, die den Vorteil hat, im Verlauf des ersten Heilverfahrens den endgültigen Zustand zu bringen.

Die Talusfrakturen

Es sind dies vertikal verlaufende Brüche in der Frontal-, aber auch Sagittalebene. Typisch ist die Sprungbeinhalsfraktur. Es finden sich auch nur Abbrüche des hinteren Fortsatzes. Sie sind häufig kombiniert mit einer Luxatio pedis sub talo. Häufig kommen auch nach großen Gewalteinwirkungen Trümmerbrüche vor.

Zweifragmentbrüche sollten — besonders bei breit klaffendem Frakturspalt — mit einer Spongiosaschraube fixiert werden. Nicht reponible Dislokationen sind blutig zu reponieren, und zwar ohne Zeitverlust. Bei Trümmerbrüchen kommt aus den gleichen Gründen wie oben die Früharthrodese in Frage.

Alle anderen Brüche sind besser konservativ zu behandeln (manuelle Reposition, Schraubenzugapparat, Gips).

Später auftretende Arthrosen, z. B. bei Talusnekrosen, werden durch Arthrodese behandelt.

Die Frakturen der kleinen Fußwurzelknochen können fast ausnahmslos konservativ erfolgreich behandelt werden. Ein operativer Eingriff erscheint meist unnötig [5].

Bei Kahnbein- und Würfelbeinluxationen kann durch percutan eingebohrte Kirschnerdrähte eine Reluxation verhindert werden.

Die Metatarsalfrakturen

Sie imponieren als Quer-, Schräg-, und Spiralfrakturen der Schäfte, ferner als subkapitale Frakturen einzeln oder in Serie. Eine häufige Verletzung stellt die Basisfraktur des V. Metatarsale dar, die durch direktes Trauma entsteht (Überrolltwerden) [10], oder als Folge einer extremen Supinationsbewegung verstanden werden muß [6].

Sie sind meist konservativ gut zu behandeln. Gelingt dadurch kein Ausgleich der Verkürzung oder kann der plantare Achsenknick der subkapitalen Frakturen im Gips nicht gehalten werden, ist die percutane oder offene Bohrdrahtfixation angezeigt; das gilt besonders bei Serienfrakturen mit starker Einstauchung [12].

In jedem Fall ist sowohl bei der konservativen wie der operativen Technik auf die Wiederherstellung des transversalen und longitudinalen Fußgewölbes zu achten.

Die Zehenfraktur

Meist handelt es sich um Schrägfrakturen der Grundphalangen und Trümmerfrakturen der Mittel- und Endphalangen, die durch direkte Traumen entstehen und deshalb häufig mit mehr oder weniger starken Weichteilverletzungen einhergehen.

Eine primäre Zehenresektion oder -exartikulation sollte unter allen Umständen vermieden werden, da selbst deform verheilte Zehen durch ihre schienende Wirkung die Nachbarzehen funktionell günstig beeinflussen [7].

Literatur

1. Beck, H.: Erfahrungen mit der operativen Behandlung stark verschobener Fersenbein- und Sprungbeinfrakturen. Hefte f. Unfallheilkunde **81**, 186 (1965). Berlin-Göttingen-Heidelberg-New York: Springer 1965.
2. Böhler, L.: Die Technik der Knochenbruchbehandlung. Wien, Bonn, Bern: W. Maudrich 1957.
3. Dreyer, J.: Ein Beitrag zur Behandlung von Talusfrakturen. Arch. orthop. Unfall-Chir. **60**, 194 (1966).
4. Ehalt, W.: Frakturen und Luxationen der Fußwurzelknochen. Hefte f. Unfallheilkunde **81**, 152 (1965). Berlin-Göttingen-Heidelberg-New York: Springer 1965.
5. Grassenberger, A., Seyss, R.: Über Frakturen der Fußwurzelknochen. Mschr. Unfallheilk. **57**, 314 (1954).
6. Hellpap, W.: Das vernachlässigte untere Sprunggelenk. Arch. orthop. Unfall-Chir. **55**, 289 (1963).
7. Hohmann, D.: Frakturen der Metatarsen und Zehen. Hefte f. Unfallheilkunde **81**, 158 (1965). Berlin-Göttingen-Heidelberg-New York: Springer 1965.
8. Lance, E.M., Carey, E.J., Wade, P.A.: Fractures of the Os calcis: a follow-up study. J. Bone Jt Surg. **15** (1964).
9. Lange, M.: Orthopädisch-chirurgische Operationslehre. München: J.F. Bergmann 1962.
10. Lewin, Ph.: The Foot and Ankle. Philadelphia: Lea & Febiger 1943
11. Mittelmeier, H.: Die operative Behandlung posttraumatischer schmerzhafter Spätzustände des Fußes. Hefte f. Unfallheilkunde **81**, 161 (1965). Berlin-Göttingen-Heidelberg-New York: Springer 1965.
12. Reichelt, A., Derkmann, G.: Beitrag zur Therapie der Metatarsalfrakturen. Arch. orthop. Unfall-Chir. **72**, 139 (1972).

Folgeeingriffe nach Osteosynthesen

W. REICHMANN, A. JUSSEN und H. SCHNEIDER

Wenn alle Voraussetzungen für die korrekte Durchführung von Osteosynthesen gegeben sind, und die erforderliche Kritik bei der Wahl des jeweils geeignetsten Behandlungsverfahrens geübt wird, erscheint heute gegenüber früher eine häufigere Anzeigestellung zur operativen Frakturenbehandlung gerechtfertigt [8]. Dies gilt insbesondere auch für die schweren Kombinationsverletzungen mit Extremitätenfrakturen, die an unserem Krankengut mit über 30% beteiligt sind. Gemessen an der Gesamtzahl der Osteosynthesen ist die Notwendigkeit zu postoperativen Re-Interventionen relativ selten gegeben [11]. An der Chirurg. Univ.-Klinik Köln-Lindenthal betrug diese Quote in den letzten 8 Jahren etwa 7% (s. Tabelle 2). In diesen Fällen lassen sich bei katamnestischer Analyse häufig Fehler in der Anzeige, der technischen Ausführung der Osteosynthesen oder Mängel in der konsequenten Befolgung von anerkannten Regeln der postoperativen Behandlung — auch von seiten des Patienten — nachweisen [7]. Solche Fehler und die Unterlassung einer möglichen und rechtzeitigen Korrektur stellen für die operative Frakturenbehandlung die größte Gefahr dar [3]. Eine der häufigsten und schwersten Komplikationen der Osteosynthese ist die *Knocheninfektion*. Verläßliche Statistiken aus dem Bereich der Arbeitsgemeinschaft für Osteosynthese [8] haben gezeigt, daß aber die Infektionsquote bei zunehmender Anzeigestellung zur Osteosynthese keineswegs zwangsläufig ansteigen muß, wie dies früheren Erfahrungen entsprach. Ja es scheint, daß durch primäre innere Stabilisierung sogar bei den prädisponierten offenen Frakturen [2] das Infektionsrisiko gesenkt werden kann. Die Qualität der Asepsis, der atraumatischen Operationstechnik und der erreichten Stabilität spielen für den postoperativen Verlauf eine entscheidende Rolle. Weitere wichtige Vorsorgemaßnahmen bestehen darin, den Blutumlauf der verletzten Gliedmaße nicht zu stören, lokale Sekundärschäden zu vermeiden (Decubitus, Drucklähmung, Thrombose, Atrophie) und den Allgemeinzustand zu heben. Bei geschlossener Operationswunde muß das Frakturgebiet durch Saugdrainage trocken gehalten, bei offener Wunde ein feuchtes Milieu erhalten und bei stark verschmutzter oder kontaminierter Knochenwunde eine Spül-Saugdrainage [14] angewandt werden. Bestehen Zeichen einer eitrigen Infektion des Frakturgebietes, so ist eine schnellstmögliche Wiedereröffnung der Wunde erforderlich. Dem Wundsekret muß rasch, vollständig und dauernd Abfluß verschafft werden, am besten mit Hilfe der Spül-Saugdrainage. Die Spülflüssigkeit soll unter leichtem Überdruck einlaufen (1000 ml in 24 Std), und der Sog der Motorpumpe soll 0,4 Atü nicht überschreiten. Solange das Keimtestergebnis noch nicht bekannt ist, wird Ringerlösung zugeführt, der später das wirksamste Antibioticum zugesetzt wird.

Tabelle 1 enthält die wirksamsten *Lokalantibiotica*, mit denen das gesamte Spektrum der üblichen Infektionserreger erfaßt werden kann. Die Handhabung der Spülsaugung muß unter strengen aseptischen Kautelen erfolgen, damit es weder zu einer Superinfektion noch zu einer Keimverschleppung kommt. Solange das Osteosynthesemetall den Knochenbruch noch voll stabilisiert, sollte es auf keinen Fall entfernt werden. Je nach Schwere der Infektion empfiehlt sich eine zusätzliche Gipsfixation der Gliedmaße. Spätinfektionen erfordern nach Entfernung von devitalisierten Knochensplittern und nach Sanierung der Wundhöhle eine Spongiosaplastik. In diesem Falle sollten Antibiotica lokal nur solange wie unbedingt nötig (in der Regel 6—8 Tage) verwendet werden, da sie die Geweberegeneration hemmen. Es hat sich gezeigt, daß allein der mechanische Spüleffekt oft genügt. Sobald die Fraktur genügende Eigenstabilität besitzt, soll das Metall entfernt werden, weil dann wegen des Fortfalls des Fremdkörperreizes günstigere Heilungsbedingungen entstehen [3].

Allgemein gilt die Durchführung einer Osteosyntheseoperation bei infizierter Wunde als kontraindiziert. In sel-

Tabelle 1. Zur Spüldrainage empfohlene Antibiotica

Antibioticum	Konzentration der Lösung in %	Erregerspektrum
Chloramphenicol	$1/4 - 1/2$	gramnegative Bakterien und Kokken grampositive Bakterien und Kokken Sporenbacillen Aktinomyceten Spirochäten Leptospiren Rikettsien
Nebacetin	$1/4 - 1/2$	gramnegative Bakterien und Kokken *grampositive* Bakterien und *Kokken* (*Staphylokokken*), Tuberkelbakterien
Polybactrin	$1/2 - 1$	*gramnegative Bakterien* und Kokken (*Pseudomonas*) grampositive Bakterien und Kokken (*Aerobacter*)

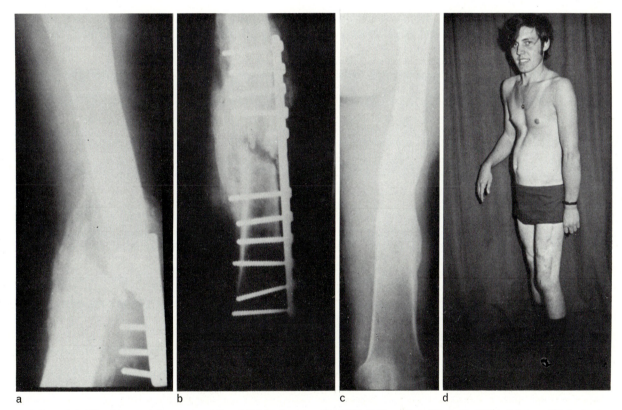

Abb. 1 a—d. S. W., 19 J., ♂ a Schraubenausriß und Fehlstellung. b Zustand nach erneuter Osteosynthese (12-Loch-Platte). c Befund $4^{1}/_{2}$ Jahre später. d Patient seit $2^{1}/_{2}$ Jahren voll belastungs- und arbeitsfähig

tenen Fällen kann der Entschluß zur Osteosynthese unter diesen ungünstigen Umständen jedoch die Heilungschancen auch verbessern.

Hierzu ein Beispiel aus unserem Krankengut (Abb. 1a—d): S. W., 19 J.
26.1.1967 schweres Kombinationstrauma, im Vordergrund Contusio cerebri und offene Oberschenkelfraktur links. Infolge großer Unruhe mit Streckkrämpfen spießt das obere Fragment trotz Drahtextension und Gipsschienenverband durch die inzwischen infizierte Wunde. Indikation zur Minimalosteosynthese mit 6-Loch-Platte, Beckengips. Nach 61 Tagen Schraubenausriß und Fehlstellung der Fraktur. Nunmehr stabile Osteosynthese mit 12-Loch-Platte, Gips. Nach 1 Jahr ist die Fraktur konsolidiert, daher Metallentfernung, Sequestrotomie und autologe Spongiosaplastik. Nach insgesamt 2 Jahren kommt die Osteomyelitis zur Ruhe, Wiederaufnahme der Arbeit. Seither volle Belastungsfähigkeit, keine Beschwerden.

Welche postoperativen Sachverhalte erfordern eine **Frühintervention?** Kommt es bei oberflächlichem Plattensitz zur Wunddehiscenz oder zur Spontanperforation von Schraubenköpfen, so wird eine spannungsfreie Naht nur selten möglich sein. Besser ist dann die offene Wundbehandlung und frühzeitige hautplastische Deckung, wozu sich Spalthautläppchen, sehr gut auch Reverdinläppchen eignen. Die einzelne perforierte Schraube wird sich meist entfernen lassen, ohne daß die Stabilität leidet. Drahtnägel sollten entweder durch Umbiegen zuverlässig unter die Haut versenkt oder eindeutig als transcutane Nägel verwendet werden. Bei Spontanperforation sind sie latente Infektionsschienen und sollten frühzeitig entfernt werden. Das Wiedereinschlagen oder Auswechseln ist nur bei noch subcutanem Sitz und bei sicherem Ausschluß einer Infektion erlaubt. Eine herausgeglittene Redondrainage muß ganz entfernt werden. Nach erneuter Desinfektion wird unter aseptischen Kautelen ein neuer Schlauch lege artis eingelegt. Man hüte sich grundsätzlich in der Frühphase vor Korrekturen am Wundgebiet unter nicht aseptischen Bedingungen! Im Falle einer postoperativen kritischen Ischämie der Gliedmaße kommen eine Revision des Wundgebietes bzw. explorative und wiederherstellende Maßnahmen an den großen Gliedmaßenarterien nur in Betracht, nachdem der Befund mittels Arteriographie abgeklärt bzw. lokalisiert worden ist. Bei inzwischen über 600 Osteosynthesen an der Chirurg. Univ. Klinik Köln-Lindenthal war dies nie erforderlich. Im Falle einer postoperativen Nervenlähmung (z. B. N. radialis-Parese nach Humerusosteosynthese) ist eine Frühintervention wenig sinnvoll. Diese sollte frühestens nach Abschluß der Wundheilung, zweckmäßig nach 6 Wochen vorgenommen werden, falls Elektromyographie und Leitgeschwindigkeitsmessung eindeutig für eine Kontinuitätstrennung sprechen. Die Prognose traumatischer Nervenausfälle kann als günstig bezeichnet werden [1], trotzdem sollte die Indikation zur Revision, ggf. Neurolyse oder Naht nicht zu spät gestellt werden, da dann die Muskelatrophie den Erfolg einer Naht illusorisch macht.

Generell gilt als Grundsatz, **früh- wie auch spätsekundäre Re-Interventionen** umsichtig vorzubereiten, wenn die Unfallerkrankung Schäden an Herz und Kreislauf und an den Atemwegen hinterlassen hat, besonders bei alten Menschen und solchen, die durch innere Erkrankungen gefährdet sind. Die Thrombose- und Embolieprophylaxe steht hier so im Vordergrund, daß sie in enger Zusammenarbeit mit einem auf diesem Gebiet Erfahrenen routinemäßig gehandhabt werden sollte. Bei den offenen Gliedmaßenverletzungen 3. Grades gibt es Grenzen der Wiederherstellbarkeit. Ist z. B. im Falle einer schweren offenen Unterschenkeltrümmerfraktur trotz Gefäßwiederherstellung und Osteosynthese die Allgemeingefährdung durch eine septische Thrombose oder Allgemeinsepsis größer als der zu erwartende Nutzen, so kann man die frühzeitige Amputation als segensreichen Entschluß bezeichnen. Trotzdem lohnt es sich immer wieder, hier aber nicht zu früh aufzugeben.

Klare **Kontraindikationen** zu einem rekonstruktiven Folgeeingriff nach mißglückter Osteosynthese sind die noch nicht beherrschte lokale Wundinfektion, der septische Allgemeininfekt, insbesondere die Atemwegs- und Harnwegsinfektion, eine schwere Lähmungsdystrophie der Gliedmaße (inkurable Querschnittsläsion), und solange bei schwerem Schädelhirntrauma die Rehabilitationsfähigkeit des Verletzten noch in Frage gestellt werden muß.

Grundsätzlich sollte die **Indikation zur Re-Intervention** nicht allein aufgrund des Röntgenbildes gestellt werden. Stets hat die Gesamtbeurteilung des Unfallverletzten im Vordergund zu stehen, wobei die Frage des Gesamtgewinns für den Patienten durch die Korrektur der Frakturanatomie entscheidend ist [10]. Wurde bei einer Osteosynthese eine *Fehlstellung* fixiert, dann soll der jeweils erfolgversprechendste Weg gewählt werden: Entweder man behandelt nach Entfernung des Osteosynthesematerials und erneuter Reposition bzw. Osteotomie weiter konservativ [5], oder es erscheint eine erneute Osteosynthese gerechtfertigt. Ist die Gliedmaße durch Atrophie und Gelenksteifen besonders gefährdet, dann wird man sich zu dem zweiten Weg entschließen, um den Vorteil der Übungsstabilität unverzüglich nutzen zu können. Mit einer sog. Minimalosteosynthese soll man sich in dieser Situation nicht begnügen, da diese eine funktionelle Behandlung meist ausschließt.

Bei der Marknagelung großer Röhrenknochen (Femur, Tibia, Humerus) kommt es nicht selten zur Fixierung von *Drehfehlern* und zwar am Oberschenkel am häufigsten im Sinne der Außenrotation [12], am Unterschenkel am häufigsten im Sinne der Innenrotation. Wegen der statischen Fehlbeanspruchung der Gelenke sollte eine solche Fehlstellung korrigiert werden. An der oberen Gliedmaße muß man die Wertigkeit des evtl. funktionellen Gewinns einer Re-Intervention zur Stellungsverbesserung schlecht fixierter Frakturen jedoch kritisch beurteilen. Am Oberarm sind Achsenknickungen wie auch Drehfehler im allgemeinen keine Indikation infolge der großen Kompensationsmöglichkeiten im Schultergelenk. Man wird daher mit der Indikation eher zurückhaltend sein [9]. Im Ellenbogengelenk sind es vor allem die Olecranonfraktur und die Radiusköpfchenfraktur, die nach fixierten Fehlstellungen Bewegungsstörungen verursachen. Sekundäreingriffe bringen hier meist keine zuverlässig guten Ergebnisse, es sei denn durch Radiusköpfchen-Exstirpation. Am Unterarm kann eine Rushpin-Nagelung ohne zuverlässige Dreipunktverklemmung zu Rotationseinschränkungen vor allem der Supination führen. Nach Korrektur des Drehfehlers oder des Achsenknicks ist dann die Druckplattenosteosynthese hier die zuverlässigste Methode zur Stabilisierung. Da der Nagel nur im Falle eines idealen Verklemmungs-Spannungszustandes bis zur Frakturheilung Drehstabilität gewährt, sollte bei der Korrektur eine Druckplattenosteosynthese vorgezogen werden. Am Oberschenkel allerdings bedeutet die Wiederverwendung eines Nagels größeren Kalibers frühzeitige Belastungsstabilität. Am Unterschenkel ist dieser Vorteil nicht so ausschlaggebend, da sich mit der Verwendung des Rökschen Gehapparates eine gute Interimslösung anbietet [8].

An der unteren Gliedmaße sollen *Achsenabweichungen*, soweit sie Statik und Funktion behindern und damit unweigerlich zu einer Frühbelastungsinsuffizienz führen, so früh wie möglich korrigiert werden [9, 13]. Im supramalleolären Bereich soll man schon Varus-Kippstellungen von mehr als 5° wegen der Pronationseinschränkung nicht mehr tolerieren [13]. Bei Valgusabweichungen gelten als Grenzwerte 10—15° [9]. Bei fixierten Fehlstellungen am Tibiakopf mit Stufenbildungen im Kniegelenk ist eine Korrekturoperation nach deutlichem röntgenologischen und klinischen Nachweis einer Arthrose nicht mehr erfolgversprechend. Es ist nämlich fraglich, ob der hierzu notwendige große Gelenkeingriff die relativ geringen Chancen einer völligen Beschwerdefreiheit aufwiegt. Im coxalen Femurbereich kommt es zuweilen nach der Osteosynthese zu einer Coxa vara, die beim jüngeren Menschen durch eine intertrochantere Umstellungsosteotomie korrigiert werden sollte. Auch für alle knöchern konsolidierten Fehlstellungen im Bereich des Oberschenkelschaftes, soweit sie operationswürdig sind, wird die stellungsverbessernde Osteotomie wegen der besseren Blutversorgung im Bereich der oberen oder auch unteren Metaphyse empfohlen.

Im Falle der *Femurkopfnekrose* oder der *Pseudarthrose* nach genagelten medialen Schenkelhalsfrakturen ist beim Menschen über 65 Lebensjahren die einfache Kopfendoprothese, besser die Totalendoprothese rekonstruktiven Eingriffen vorzuziehen. Bei den infizierten operierten Gelenkfrakturen kommt nur die Arthrodese in Frage, am Hüftgelenk am besten mit Hilfe einer Kreuzplatte, am Knie und Sprunggelenk mit Hilfe der Fixateur externe. [4].

In der Frage der *Ursachen für Marknagel- oder Plattenbrüche* bzw. *Schraubenbrüche oder Schraubenlockerungen* geht die allgemeine Ansicht heute dahin, daß diese Ereignisse nur selten dem Material selbst anzulasten sind [3, 8]. In der Regel handelt es sich um die Folgen einer fehlerhaften Indikation, fehlerhaften Technik oder Fehlern in der Nachbehandlung bzw. auch im Verhalten der Patienten, was auch nach unserer Erfahrung bestätigt werden kann (s. Tabelle 2). Die Ursachen im einzelnen sind zu mannigfaltig, um sie im Rahmen dieses Beitrags genauer zu erörtern. Beim Plattenbruch und instabiler Fraktur gilt die erneute Plattenosteosynthese mit Hilfe einer längeren bzw. stärkeren Platte als Methode der Wahl. Nagelbrüche bei frischen Frakturen haben wir nicht gesehen.

Zur Behandlung der **Pseudarthrosen** der langen Röhrenknochen sind verschiedene Verfahren von einer großen Anzahl von Autoren angegeben worden, die bei entsprechender Erfahrung mit dem jeweiligen Verfahren auch sehr zufriedenstellende Ergebnisse erzielt haben. Als zuverlässigstes Behandlungsverfahren hat sich auch bei uns die Druckplattenosteosynthese mit Zwischen- oder Anlagerung von autologer Spongiosa bewährt. Bei einer Defekt-

Tabelle 2. Indikationen bei 49 Folgeeingriffen nach Osteosynthesen (Chirurgische Universitätsklinik Köln-Lindenthal 1963—1971. In der Klinik operierte Patienten 531, in der Klinik durchgeführte Osteosynthesen 592, re-operierte eigene Patienten 41, re-operierte auswärtige Patienten 8)

Indikationen		Folgeeingriffe	
Infektionen	11	Absceßeröffnung	1
		Revision mit Spül-Saugdrainage	3
		Sequestrotomie und Spül- und Saugdrainage	3
		Spongiosaplastik und Spül-Saugdrainage	1
		Amputation	3
Pseudarthrosen	7	Re-Osteosynthesen	4
		Spongiosaplastik	2
		Metallentfernung, Gips	1
Nachblutungen	4	Blutstillung	3
		Amputation	1
Re-Fraktur	3	Re-Osteosynthese	3
Brückencallus	3	Entfernung	3
Nagelwanderung	3	Doppelbolzung	2
		Nagelentfernung	1
Femurkopfnekrosen	2	Umnagelung	1
		Arthrodese	1
Hautnekrose	1	Hautplastik	1
oberflächliche Fistel	1	Metallentfernung	1
Technische Fehler	6	Frühkorrekturen	6
Fehlstellung nach Drahtspickung		Plattenosteosynthese	
Instabilität nach Nagelung		Cerclage	
Schraube zu lang		Schraube entfernt	
Plattenverbiegung		Plattenentfernung, kons. Behandlung	
Cerclage gerissen		Plattenosteosynthese	
Cerclage gelockert		Re-Cerclage	

pseudarthrose kann die zusätzliche Anwendung einer Cerclage zur besseren Fixierung angelagerter Späne von Nutzen sein [15]. Mit der Innenkreissäge Küntschers [6] haben wir keine eigenen Erfahrungen. Auch bei der Infektpseudarthrose eignet sich nach der Sanierung des Herdes die Plattenosteosynthese mit Spongiosa, allerdings unter dem Schutz einer antibiotischen Spül- und Saugdrainage. Gerade hierin sehen wir eine der wesentlichsten Fortschritte durch das von der AO entwickelte Prinzip der operativen Behandlung der Frakturen.

Da bei **Kindern und Jugendlichen** im Wachstumsalter die operative Frakturenbehandlung ohnehin nur in Ausnahmen, z. B. beim schweren Kombinationstrauma oder bei Vielfachverletzungen in Frage kommt, sind dementsprechend auch Korrektureingriffe eine Seltenheit. Metallbrüche kommen wegen der kurzen Verweildauer und der geringeren Krafteinwirkungen praktisch nicht vor, ebenso selten sind Pseudarthrosen. Infektionen sind infolge der guten Durchblutungsverhältnisse und Wundheilungspotenz beim gesunden Kind leichter zu beherrschen, jedoch ebenso konsequent zu behandeln wie beim Erwachsenen. Die metaplastischen Potenzen während der Wachstumsperiode bewahren häufig auch bei schlecht stehenden Frakturen die Gliedmaßen vor funktionellen Nachteilen, abgesehen von Drehfehlern, die exakt korrigiert werden müssen.

Nach operativen Re-Interventionen an Gliedmaßen, die infolge von Schmerzen, Instabilität oder nach einer Infektion Gelenksteifen, Muskelatrophie und Durchblutungsstörungen aufweisen, ist die *funktionelle Weiterbehandlung* und lang anhaltende Kontrolle durch den Arzt und die Krankengymnastin besonders wichtig. Diese Aufgabe ist aber nur zu lösen bei verständnisvoller Mitarbeit durch den Patienten selbst.

Literatur

1. Böhler, L.: Die Technik der Knochenbruchbehandlung, I. Band, 9.–11. Aufl. Wien: W. Maudrich (1943).
2. Boyd, H. B., Anderson, L. D., Johnston, D. S.: Changing Concepts in the treatment of nonunion. Clin. Orthop. **43** 37 (1965).
3. Bürkle de la Camp, H.: Fehler und Gefahren bei der operativen Behandlung frischer Frakturen. Langenbecks Arch. Chir. **298**, 87 (1961).
4. Burri, C., Henkemeyer, H., Rüedi, Th.: Chirurgische Behandlung infizierter Knochendefekte. Langenbecks Arch. Chir. **330**, 54 (1971).
5. Charnley, J.: Die konservative Therapie der Extremitätenfrakturen. Berlin-Heidelberg-New York: Springer 1968.
6. Küntscher, G.: Die Behandlung der Pseudarthrose mittels geschlossener Marknagelung. Langenbecks Arch. Chir. **325**, 959 (1969).
7. Leitz, G.: Typische Komplikationen nach Osteosynthesen und ihre mechanischen Ursachen. Arch. orthop. Unfall-Chir. **64**, 285 (1968).
8. Müller, M. E., Allgöwer, M., Willenegger, H.: Technik der operativen Frakturenbehandlung. Berlin-Göttingen-Heidelberg: Springer 1963.
9. Rehn, J., Schramm, W., Hierholzer, G.: Zur Indikation und Technik der Umstellungsosteotomien wegen Fehlstellung und Frakturen der unteren Gliedmaßen. Arch. orthop. Unfall-Chir. **63**, 9 (1968).
10. Seyfarth, H.: Wiederherstellungsmöglichkeiten nach Fehlergebnissen der Fraktur- und Luxationsbehandlung. Beitr. Orthop. Traum. **14**, 692 (1967).
11. Tscherne, H.: Operative Frakturbehandlung. Langenbecks Arch. Chir. **324**, 348 (1969).
12. Volk, H.: Fehlergebnisse der Frakturbehandlung und ihre Korrekturmöglichkeit. Beitr. Orthop. Traum. **14**, 700 (1967).
13. Walcher, K.: Die operative Behandlung der posttraumatischen Gelenkfehlstellung. Mschr. Unfallheilk. **75**, 156 (1972).
14. Willenegger, H., Roth, W.: Die antibakterielle Spüldrainage als Behandlungsprinzip bei chirurgischen Infektionen. Dtsch. med. Wschr. **87**, 1485 (1962).
15. Witt, A. N.: Die Defektpseudarthrose. Hefte z. Unfallheilkunde **94**, 24 (1968).

Alloarthroplastik der Hüfte

H. BECK

Angeborene oder erworbene Formveränderungen des Hüftgelenkes sind in fortgeschrittenen Fällen mit konservativen Maßnahmen sowie mit druckentlastenden Muskelansatzdurchtrennungen oder belastungsändernden Umstellungsosteotomien nur ungenügend zu beeinflussen. Gute Funktionswiederherstellung und Schmerzfreiheit für genügend lange Zeiträume bietet hier die Alloarthroplastik, der Ersatz von Gelenkpfanne und Oberschenkelkopf durch eines der verschiedenen, heute zur Verfügung stehenden Totalendoprothesenmodelle.

Voraussetzung für den dauerhaften Erfolg der Alloarthroplastik sind verschleißfeste und bruchsichere Materialien, gute Gleitfähigkeit der gelenkbildenden Einzelteile, sichere Verankerung in den entsprechenden Gelenkabschnitten und peinlichste Infektionsprophylaxe.

Die oft ausgezeichneten Erfolge der Methode seit nunmehr 12 Jahren und die sehr große Anzahl von Patienten mit schmerzhaften Verschleißprozessen der Hüfte haben inzwischen zu einer weiten Verbreitung des Verfahrens geführt. Die steigenden Operationszahlen sind in der letzten Zeit aber offensichtlich von einer Erhöhung der Komplikationsrate begleitet. Neben technischen Fehlern sind für diese Komplikationen besonders auch Fehler in der Indikationsstellung verantwortlich.

Die im folgenden aufgezeigten Gesichtspunkte zur Indikation basieren auf den Erfahrungen mit 3227 Total-Alloarthroplastiken der Hüfte, die seit 1968 in der Erlanger Chirurgischen Klinik durchgeführt wurden.

Degenerative Arthrose

Die häufigste Anzeige zur Alloarthroplastik (ca. 70%) gibt die degenerative Arthrose. Starke Verformung mit hochgradiger Funktionsbehinderung, die den Gebrauch von

Krücken oder den Rollstuhl erfordert und medikamentös kaum mehr beeinflußbare Schmerzen können eine Alloarthroplastik geradezu erzwingen. Die Operation kommt allerdings nur in Frage — und das gilt für jede Art der Coxarthrose —, wenn alle *konservativen* Bemühungen einschließlich Thermalbadekuren keine Besserung des Zustandes mehr bringen und wenn von *anderen operativen* Möglichkeiten *keine Beschwerdefreiheit* für längere Zeiträume zu erwarten ist. Gerade bei degenerativen Arthrosen ist die strenge Beachtung der *Altersgrenze* von Bedeutung: Grundsätzlich sollte nicht vor dem 60. Lebensjahr operiert werden. Weiterhin sind *Verankerungsfestigkeiten* und *Verankerungsmöglichkeit* der tragenden Skeletteile zu beachten, da bei fortgeschrittener Osteoporose leicht die Lockerung des Zementlagers im Knochen droht, und kleine Pfannenlager bzw. enge Markhöhlen die dauernd sichere Verankerung des Zementlagers verhindern können.

Indikation

Alter: über 60 Jahre.

Funktionseinschränkung, die zum Gebrauch von Stützkrücken oder Rollstuhl zwingt (hier kann die Altersgrenze eventuell unterschritten werden).

Schmerzen, die mit indifferenten, bei Dauergebrauch ungefährlichen Medikamenten nicht mehr zu beherrschen sind.

Ausreichende Festigkeit der Knochenteile.

Ausreichende Größe von Pfannenlager und Markhöhle.

Gegenindikationen

Alter unter 60 Jahren.

Fortgeschrittene Osteoporose.

Zusätzliche allgemeinchirurgische und internistische Gesichtspunkte.

Progredient chronische Polyarthritis

Bei PCP. können oft *Schmerzen* und *Funktionsstörungen* in auffälligem Mißverhältnis zur röntgenologisch nachweisbaren Formveränderung stehen. Die Erfahrungstatsache, daß die *radikale Ausräumung* eines großen Gelenkes (Totalendoprothese in Kombination mit einer korrekten Synovektomie) *langdauernde Remissionen* der Grundkrankheit bewirken kann, läßt die Alloarthroplastik in Fällen, in denen die Wirkung aller bis dahin kurmäßig angewandter antirheumatischer Medikamente entscheidend nachgelassen hat, angezeigt erscheinen. Wenn die oft relativ jungen Patienten auf die Benutzung eines Rollstuhles angewiesen oder dauernd bettlägerig sind, spielt die allgemein gültige Altersgrenze von 60 Jahren, die ja viele dieser schwer leidenden Patienten überhaupt nicht erreichen würden, keine entscheidende Rolle mehr. Ausschlaggebend hier ist dagegen die Möglichkeit, mit dem Kunstgelenk (eventuell doppelseitig) dem Patienten für einen beträchtlichen Zeitraum (zu erwarten sind derzeit 10—20 Jahre) Leistungsfähigkeit und Lebensfreude wiedergeben zu können.

Indikation

Alter: über 60 Jahre (Alter unerheblich, wenn Grundkrankheit Gehfähigkeit vollkommen aufgehoben hat).

Schmerzen, die mit antirheumatischer Dauermedikation nicht mehr zu beeinflussen sind.

Ausreichende Festigkeit der Knochenteile.

Ausreichende Größe von Pfannenlager und Markhöhle.

Gegenindikationen

Fortgeschrittene Osteoporose (relativ häufig bei der z. Z. noch vielfach angewandten langzeitigen und hochdosierten Cortisonbehandlung); hier ist jedoch oft schon schmerzfreies Sitzen im Rollstuhl als Erfolg anzusehen.

Zusätzliche allgemein-chirurgische und internistische Gesichtspunkte.

Morbus Bechterew

Auch die Bechterewsche Erkrankung kann Ausnahmen von der Altersgrenze erzwingen. Allein die sehr schwere Funktionsbehinderung in den Endstadien gibt die Anzeige zur Operation, bei der allerdings besonders darauf zu achten ist, daß eine Überstreckbarkeit der Hüfte um etwa 25° zum teilweisen Ausgleich der Wirbelsäulenkyphose intraoperativ erreicht werden sollte. Die Tragfähigkeit des Knochens ist hier erfahrungsgemäß kaum in Frage gestellt, insbesondere weil die Zeit, in der Cortison wegen Schmerzen gegeben werden mußte, gewöhnlich viele Jahre zurückliegt.

Indikation

Alter: weitgehend unerheblich.

Funktionsbehinderung: starke Beugekontrakturen der Hüfte, die Arbeiten nur noch im Sitzen erlaubt.

Schmerzen (meist gering).

Größe von Pfannenlager und Markhöhle.

Gegenindikationen

Frühfälle mit fortschreitender Tendenz.

Erkrankungsfälle, die mit Cortisonpräparaten beeinflußt werden müssen.

Einschränkung der Exkursion des Brustkorbes mit Lungenfunktionsstörung, die die (meist doppelseitigen) Eingriffe als zu risikoreich erscheinen lassen.

Zusätzliche allgemeinchirurgische und internistische Gesichtspunkte.

Angeborene Pfannenveränderungen

Die verschiedenen Formen der *Dysplasie* ergeben oft eine Indikation zur Alloarthroplastik bei Patienten jenseits des 50. Lebensjahres. Voraussetzung allerdings ist die *Erhaltung* von 50% der tragenden Anteile des *Pfannendaches*. Hier spielt auch die Wahl des Pfannenmodelles keine entscheidende Rolle, da die umfassenden Kunststoffpfannen, die steiler gesetzt werden können, wegen ihrer Tiefe und die flachen Metallpfannen wegen der zur Vermeidung von Luxation notwendigen Neigung von unter 45° etwa gleich viel Zementaufbau am Dach erfordern. Darüber hinaus ist bei Dysplasien oft das horizontale Schambein, das ein wichtiges Verankerungsloch tragen muß, sehr schwach ausgebildet. Bei der Dysplasie ist also die Indikation vor allem *abhängig von der präoperativen Röntgenuntersuchung.* Die Operation sollte nur bei ganz erheblichen Beschwerden ins Auge gefaßt werden.

Indikation

Alter über 50 Jahre.

Funktionsbehinderung, die zur Benutzung von Armstützkrücken oder Rollstuhl zwingt.

Schmerzen, die mit indifferenten, auch bei Dauergebrauch ungefährlichen Medikamenten nicht mehr zu beeinflussen sind.

Ausreichende Tragfestigkeit des Knochens.

Ausreichende Größe des Pfannendaches und des Schambeines.

Ausreichende Weite der Markhöhle.

Gegenindikationen

Abschliffe am Pfannendach von mehr als 50% der tragenden Anteile.

Mangelnde Verankerungsmöglichkeit im horizontalen Schambein.

Zusätzliche allgemeinchirurgische und internistische Gesichtspunkte.

Kongenitale Luxation

Hier ergibt sich nur *sehr selten* die Indikation zu einer Alloarthroplastik. Die Patienten arrangieren sich von Jugend an mit ihrer schweren Funktionsbehinderung und ihren Beschwerden. Zu einem Zeitpunkt, an dem eine völlige Dekompensation eintritt (zwischen 60. und 70. Lebensjahr), ist bei fortgeschrittener altersbedingter Osteoporose die Alloarthroplastik ein zu großes Risiko; zumal in diesem Alter eine Gewöhnung an die postoperativ vollkommen veränderte Statik und die Änderung der Muskelansatzpunkte oft nicht mehr erreicht wird. Eine Operation kommt also nur in den relativ seltenen Fällen in Frage, in denen bei jüngeren (40—50jährigen) Erwachsenen völlige *Leistungsunfähigkeit* bei starken Schmerzen auftritt. Hier ist jedoch darauf zu achten, daß die Pfanne in das immer schlechte Originallager (nicht in die nie tragfähige retrovertierte Ersatzpfanne am Darmbein) gebracht werden muß. Damit ist gewöhnlich eine Verlängerung von 4 cm (oft 7—11 cm) erforderlich, die von Muskeln und Gefäßen eben, vom N. ischadicus aber und gerade vom gegen Dehnung sehr empfindlichen N. femoralis nur schlecht vertragen wird. Bei jüngeren Erwachsenen mit einer stark funktionsbehindernden schmerzhaften Sekundärarthrose bei kongenitaler Luxation ist deshalb zu überlegen, ob nicht über den Umweg einer das spätere Pfannenlager verbessernden Arthrodese vorgegangen werden sollte. Bei Auftreten starker Wirbelsäulenbeschwerden kann Jahre später mit besserer Aussicht auf Erfolg eine Alloarthroplastik vorgenommen werden.

Indikation

Lebensalter (zwischen 45 und 50 Jahren).

Funktionsbehinderung, die die Benutzung von Armstützkrücken oder Rollstuhl erfordert.

Noch für Verankerung der Pfanne ausreichende Knochenlager.

Leistungsminderung und Schmerzen (insbesondere Wirbelsäulenbeschwerden, die den Umweg einer Arthrodese verbieten).

Notwendige Verlängerung unter 7 cm.

Ausreichende Weite der Markhöhle.

Gegenindikationen

Alter unter 40 Jahren und über 60 Jahren.

Möglichkeit einer funktions- und schmerzverbessernden Arthrodese.

Fehlende Verankerungsmöglichkeit der Pfanne.

Ungenügende Verankerungsmöglichkeit in der Markhöhle.

Zusätzliche allgemeinchirurgische und internistische Gesichtspunkte.

Posttraumatische Pfannenveränderungen

Bei posttraumatischen Coxarthrosen handelt es sich meist um die Folgen einer Hüftluxation: falls dabei ursprünglich eine reine Luxatio coxae ohne Schädigung der Pfanne vorgelegen hat, ist die Indikation zur Alloarthroplastik einfach und entspricht der bei einer degenerativen Coxarthrose (s. S. 424). Oft jedoch ist bei der häufigsten Ausrenkungsform, der *Luxatio coxae iliaca,* der Pfannenhinterrand oder bei der *zentralen Luxation* der Pfannenboden mitbetroffen. Dann ergeben sich operationstechnisch besondere Probleme, die zur Verminderung von postoperativen Komplikationen beachtet werden müssen.

Hinterwandausbrüche

Hier ist eine Verankerung der Pfanne in korrekter Anteversion abhängig von der Größe des Ausbruches oft schwierig, und gelegentlich ist nur unter Verwendung einer *Metallarmierung* des Zementlagers eine dann fraglich dauerhafte Verankerung der Pfanne möglich. Deshalb muß in Abhängigkeit von Alter, Schmerzzustand und Größe des Hinterrand-Dachdefektes immer geprüft werden, ob nicht eine Arthrodese besser sein kann als eine fragwürdig dauerhafte Alloarthroplastik, zumal sekundär immer noch eine gelenkwiederherstellende Operation, dann bei durch die ehemaligen Kopfanteile verbessertem Knochenlager, möglich ist.

Pfannenbodenbrüche

Nach vollkommener knöcherner Heilung einer zentralen Luxation (auch unter Inkongruenz der Pfanne) resultiert ein festes Pfannenlager, das in seiner Tragfähigkeit dem bei einer degenerativen Arthrose mindestens vergleichbar ist. Hier gelten also gleiche Indikationsgesichtspunkte. Oft jedoch bleiben Inkongruenzen mit bindegewebiger Überbrückung im Sinne von *straffen Pseudarthrosen* im Pfannenboden bestehen. Hier verbietet sich eine Alloarthroplastik! Unvermeidliche *Schwingungen des Knochenlagers* bei der Belastung müßten zwangsläufig zur *Lockerung* führen. Eine Alloarthroplastik ist allenfalls über dem Umweg einer Arthrodese möglich.

Instabilität des Beckenringes

Neben Pseudarthrosen des Pfannenbodens kann eine Instabilität des Beckenringes auch bei einer *Sprengung der Symphyse* vorliegen. Bei deutlicher Erweiterung und Verschiebung der Symphyse wäre auch hier die Implantation eines Kunstgelenkes ein entscheidender Fehler, weil bei Belastung die unvermeidliche Federung des Halbbeckens *Mikrobewegungen* zwischen Knochenlager und Zementinlay bedingen und so zu einer Lockerung des Lagers führen müßte. Eine Arthrodese ist allerdings dabei kein Ausweg. Hier muß erst der Beckenring durch eine *Spanverriegelung* der Symphyse mit einem Beckenkammspan wieder fest geschlossen werden, bevor die Alloarthroplastik oder die Belastung einer solchen erlaubt ist.

Indikation

Alter über 50 Jahre.
    Starke Funktionsbehinderung.
    Starke Schmerzen.
    Tragfähigkeit des Pfannenlagers (Festigkeit des Pfannenbodens und Haltefestigkeit des Hinterrandes für korrekte Anteversion der Pfanne).
    Stabilität des Beckenringes.
    Starke Leistungsminderung und unbeeinflußbare Schmerzen.

Gegenindikationen

Alter über 70 Jahre.
    Fortgeschrittene Osteoporose.
    Fehlender Hinterrand.
    Instabilität des Beckenringes.
    Unmöglichkeit (auch über den Umweg einer Arthrodese) eine Verbesserung der Tragfähigkeit des Pfannenlagers zu erreichen.
    Zusätzliche allgemeinchirurgische und internistische Gesichtspunkte.

Frische Schenkelhalsfrakturen

Verhältnismäßig einfach ist die Indikationsstellung bei frischen oder älteren Schenkelhalsfrakturen: Wenn gleichzeitig und zufällig eine Arthrose vorliegt, ist eine Totalalloarthroplastik indiziert. Sonst ist bei einer Lebenserwartung unter 5 Jahren (das ist meist bei Patienten über 80 Jahre) eine Hemiarthroplastik im Sinne einer *Moore-* oder *Thompson-Kopfprothese* sinnvoll. Bei Patienten zwischen 70 und 80 Jahren mit medialen Frakturen vom Typ Pauwels II und III, bei denen sonst mit 40%iger Wahrscheinlichkeit eine Komplikation im Sinne einer Kopfnekrose oder Pseudarthrose droht, ist eine Alloarthroplastik mit einer Totalendoprothese erforderlich. Bei Patienten unter 65 Jahren dagegen ist auch bei ungünstigen Frakturen mit eventuell drohenden Komplikationen eine Nagelung zu versuchen. Vitalitätsprüfungen des Kopfes mit Gefäßdarstellung, intraossaler Venographie oder Szintigraphie haben dabei mehr wissenschaftlichen als praktischen Wert.

Indikation

Alter: über 80 Jahre (oder entsprechender Allgemeinzustand): Hemiarthroplastik; 70—80 Jahre bei Lebenserwartung von mehr als 5 Jahren: Totalarthroplastik.

Allgemeinzustand: Bei reduziertem Allgemeinzustand abhängig von Lebenserwartung: unter 5 Jahren Hemiarthroplastik, über 5—10 Jahren Totalarthroplastik, über 10 Jahren Schenkelhalsnagelung.

Frakturtypen, die mit großer Wahrscheinlichkeit eine komplikationsfreie Frakturheilung nicht erwarten lassen.

Ausreichende Festigkeit der Knochenteile.

Ausreichende Größe von Pfannenlager und Markhöhle.

Gegenindikationen

Lebenserwartung unter 4 Monaten.
    Alter unter 65 Jahren.
    Fortgeschrittene Osteoporosen.
    Zusätzliche allgemeinchirurgische oder internistische Gesichtspunkte.

Arthrodesen

Spontan entstandene oder operativ hergestellte Arthrodesen sind gewöhnlich schmerzfrei voll belastbar und damit für sich allein kaum eine Indikation zur Alloarthroplastik. Trotzdem können sie in bestimmten Fällen die Implantation eines Kunstgelenkes erfordern: Besonders, wenn eine *Fehlstellung* des Oberschenkels Gehen nur unter stärkerer *Kippung des Beckens* möglich macht, treten durch die notwendige *Verbiegung der Wirbelsäule* oft starke Rückenbeschwerden auf. Hier ist es dann bei Patienten jenseits des 50. Lebensjahres zweckmäßiger, die Arthrodese zu *remobilisieren* als zu osteotomieren und umzustellen. Eine ausreichende Beweglichkeit muß auch wieder hergestellt werden, wenn zusätzlich eine stärkere Bewegungsbehinderung oder Versteifung eines Kniegelenkes (gleich- oder gegenseitig) vorliegt. Bei allen Überlegungen sollten *kosmetische Probleme*, die gerade bei jüngeren Frauen oft den Wunsch zur Operation fördern, *außer Betracht* bleiben. Zu beachten ist weiterhin, daß der Eingriff wegen der Versteifung ausgedehnte Freilegungen erforderlich macht und im Schwartengebiet der Voroperation erfolgen muß. Deshalb sind größere, nicht vollkommen zu stillende Blutungen zu erwarten, die das Risiko insbesondere für ältere Patienten erhöhen.

Indikation

Alter: 50—60 Jahre.
Funktionsbehinderung durch stärkere Fehlstellung.
Schmerzen durch Instabilität der Arthrodese.
Schmerzen und Gefährdung der Wirbelsäule.
Gleichzeitige Knieversteifungen.

Gegenindikationen

Schmerzfreie Belastungsfähigkeit.
Knocheneiterung im Anschluß an die Arthodesenoperation.
Zusätzliche allgemeinchirurgische und internistische Gesichtspunkte.

Tumoren

Benigne und semimaligne Tumoren der Hüfte, die bei radikaler Exstirpation keine zu großen Defekte bedingen, lassen gelegentlich die Implantation eines Kunstgelenkes zu. Eventuell kann bei Verlust der an sich notwendigen Auflageflächen am Schenkelhals ein Spezialschaftmodell erforderlich werden. Pfannendefekte können gelegentlich durch Metalleinlagen im Knochenzement ausgeglichen werden.

Bei malignen Tumoren, die durch Amputation radikal entfernt werden können, kommt eine Alloarthroplastik selten in Frage. Als Palliativmaßnahme ist die Operation jedoch oft sinnvoll, weil damit die meist auch mit Opiaten nicht mehr beeinflußbaren Schmerzen sofort beseitigt werden können und zumindest für einen begrenzten Zeitraum eine ausreichende Leistungsfähigkeit wiederhergestellt wird. Allerdings sollte dann die Lebenserwartung zumindest auf 4—6 Monate geschätzt werden können. Die Alloarthroplastik erfordert dabei meist zusätzliche Osteosynthesemaßnahmen zur Stabilisierung der prothesentragenden Knochenanteile.

Indikation

Alter unerheblich.
Radikale oder palliative Operabilität des Prozesses.
Erzielbarkeit ausreichender Stabilität für einen längeren Zeitraum.
Lebenserwartung über 4—6 Monate.
Unbeeinflußbare Schmerzen auch bei Ruhe.

Gegenindikationen

Zuverlässige Beherrschung der Grundkrankheit durch radikalere operative Maßnahmen unter Opferung der Funktion (Exartikulation oder Hemipelvektomie möglich).
Wahrscheinlich nicht mehr erreichbare Stabilität. Weite Aussaat des Tumors mit Lebenserwartung unter 4 Monaten.
Zusätzliche allgemeinchirurgische und internistische Gesichtspunkte.

Unter strenger Beachtung dieser Gesichtspunkte gelingt es oft, mit der Alloarthroplastik aus einem durch den Hüftschaden invaliden Patienten zumindest für einen Zeitraum von vielen Jahren einen beschwerdefreien und auch leistungsfähigen Menschen zu machen. Man muß sich jedoch sehr hüten, in dem Verfahren ein Allheilmittel für Coxarthrosen zu sehen. Die in ihrer Dauerhaftigkeit über Jahrzehnte noch kaum beurteilbare Operation darf nur eingesetzt werden, wenn alle konservativen Möglichkeiten ausgeschöpft sind und andere gelenkerhaltende Operationsverfahren keinen Erfolg mehr versprechen.

Literatur

1. Charnley, J.: Totalprothetic Replacement for Advanced Coxarthrosis. 10. Kongreß SICOT, Paris, 1966.
2. Huggler, A. H.: Die Alloarthroplastik des Hüftgelenkes mit Femurschaft- und Totalprothesen. Stuttgart: Thieme 1968.
3. McKee, G. K., Watson-Farrar, J.: Replacement of Arthritic Hips by the McKee-Farrar Prosthesis. J. Bone Jt Surg. **48 B**, 245—259 (1966).
4. Müller, M. E., Boitzy, A.: Les prothèses totales da la hanche en protasul. Bern: AO-Bulletin 1968.
5. Rettig, H., Eichler, J., Oest, O.: Hüft-Fibel. Stuttgart: Thieme 1970.

Knochentumoren

W. REICHMANN, A. LARENA und F. ZIMMERMANN

Primäre Knochentumoren, die von knochenbildungsfähigem Gewebe ihren Ausgang nehmen, sind nur mit weniger als 1% am Krankengut selbst großer chirurgischer Kliniken beteiligt. Das bedeutet, daß der einzelne Chirurg nur in geringem Umfang auf diesem Gebiet Erfahrungen sammeln kann. Da die sichere diagnostische Abklärung nicht selten ohnehin schwierig ist, und die Prognose sehr von einer adäquaten Therapie abhängt, obliegt dem Chirurgen eine hohe Verantwortung. Von dieser kann ihn auch ein erfahrener Pathologe nicht immer entlasten, da auch für ihn die Entscheidung hinsichtlich der Dignität eines Knochentumors schwer sein kann. In gemeinsamer Kooperation zwischen Kliniker (Chirurg, Orthopäde, Internist, Pädiater), Röntgenologe und Pathologe aber lassen sich viele Probleme leichter lösen und Fehlbeurteilungen häufiger vermeiden.

So sehr das Röntgenbild bei den Knochentumoren im Mittelpunkt steht, so ist aber doch stets eine eingehende und umsichtige anamnestische und klinische Untersuchung erforderlich, bevor die Indikation zu einem chirurgischen Eingriff gestellt werden darf. Zu den *routinemäßigen Untersuchungsmethoden* gehören: Großes Blutbild, Calcium- und Phosphorbestimmung im Blut und Urin, Phosphatasenaktivität, Blutsenkungsgeschwindigkeit, Gesamteiweiß, Elektrophorese; röntgenologische Detailuntersuchungen des Herdes einschließlich Tomographie, ggf. Angiographie oder auch Szintigraphie; Untersuchung des ganzen Skeletes durch Aufnahme- oder Durchleuchtungstechnik, Lungenaufnahme. Im Hinblick auf die bewährte Regel, daß bei Patienten über 40 Lebensjahre jede suspekte Knochenveränderung solange als Metastase anzusehen ist, bis das Gegenteil bewiesen ist, sollte ein Primärtumor anderer Organe ausgeschlossen werden. Dies betrifft in der Regel Haut, Schilddrüse, Lunge, Magen-Darmtrakt, Niere und Genitale.

Wegen der schon genannten Problematik wird in der Regel auf eine *histologische Abklärung* nicht zu verzichten sein.

Vor der Indikation zur **Biopsie** sollte der Pathologe, der die histologische Untersuchung durchführt, über alle wichtigen klinischen Befunde, insbesondere den Röntgenbefund informiert werden. Der Eingriff selbst bedarf umsichtiger Vorbereitung, einer kompletten technischen Ausrüstung und strenger Asepsis. Die Infektion eines anoperierten, d. h. unvollständig entfernten und traumatisierten Herdes verschlechtert meist die Prognose erheblich. Befunde an technisch einfachen Aspirations- und Stanzbiopsien haben nur dann Bedeutung, wenn eindeutig Malignität diagnostiziert wird. Das ist durchaus nicht regelmäßig der Fall. Vielfach wird daher die offene chirurgische Biopsie nötig sein. Die Motorfräse nach Burkhard hat sich zwar bei der Routinebiopsie am Beckenkamm sehr bewährt, ist jedoch bei der Herdbiopsie nicht zweckmäßig. Der Knochen wird am besten mit dem Meißel gefenstert und das verdächtige Gewebe mit dem Meißel oder dem Messer en-bloc herausgeschnitten. Der scharfe Löffel soll nur bei Detritus oder flüssigem Knocheninhalt angewandt werden. Das Präparat soll mindestens die Größe eines Kubus von 1 cm Kantenlänge haben und unfixiert sofort dem Pathologen zugestellt werden. Eine sichere Abklärung hinsichtlich Tumorart und Dignität wird nur selten im Schnellschnittverfahren möglich sein; man sollte sich daher auch niemals aufgrund eines Schnellschnittergebnisses allein zu einem großen verstümmelnden Eingriff entschließen.

Durch die in der Literatur der letzten 30 Jahre zusammengetragenen Erfahrungen hat sich das Bild der meisten Knochentumoren mehr und mehr abgerundet. Aus Kriterien der Anamnese, der Lokalisation und des Manifestationsalters ergeben sich wichtige Hinweise für die *Diagnose*. Klinische, röntgenologische und schließlich histologische Fakten sowie die Handhabung einer möglichst einheitlichen Terminologie sind entscheidende Voraussetzungen für die Therapie. Um Klarheit in die schwierige Problematik zu bringen und um über das eigene Krankengut eine auswertbare und mit anderen vergleichbare Übersicht zu erhalten, ist es zweckmäßig, sich eines **Klassifizierungsschemas** zu bedienen. Unter den Bestrebungen in dieser Richtung hat sich ein auf Ackermann und Spjut [1] zurückgehender Vorschlag Hellners [6] als sehr zweckmäßig erwiesen, der auf dem histogenetischen Einordnungsprinzip beruht. In Tabelle 1 wird in Anlehnung an dieses Schema das Krankengut der Chirurg. Univ.-Klinik Köln-Lindenthal aus den letzten 17 Jahre aufgeschlüsselt. In der Ordinate sind die unterschiedlichen Ursprungsgewebs-Systeme angeführt, in der Abscisse zunächst die gutartige Gruppe, dann die potentiell malignen Tumoren (sog. semimaligne Tumoren), an dritter Stelle die bösartigen Formen und schließlich die sog. ,,tumorlike lesions". Dies sind Prozesse, deren Geschwulstcharakter noch umstritten ist. Dieser Beitrag soll sich hinsichtlich der Indikation zur chirurgischen Behandlung auf die Gruppe der primären Knochentumoren im engeren Sinne [9] beschränken (s. schraffierter Bereich der Tabelle 1).

Aus der **bindegewebigen Reihe** gehört das meist kreisrunde, in der Metaphyse exzentrisch gelegene *Fibrom* zu den gutartigen Tumoren; bei einer Lokalisation im Schaftbereich großer Röhrenknochen rückt es jedoch bereits biologisch näher an die semimaligne Gruppe heran. Das Prädilektionsalter liegt vor dem 20. Lebensjahr. Prototyp der potentiell malignen Tumoren dieser Reihe ist der primär gutartige *Riesenzelltumor* in der Meta-Epiphysenzone im Bereich des Kniegelenkes bei jugendlichen Erwachsenen im 3. und 4. Lebensjahrzehnt. Man rechnet mit einer mittleren Entartungsquote von 10—15%.

Zur Gruppe der bösartigen fibrösen Knochentumoren zählt die *maligne Form des Riesenzelltumors* und *das Fibrosarkom*, ebenfalls meist in der Metaphyse großer Röhrenknochen lokalisiert, mit häufiger Destruktionsrichtung auf das Gelenk. Eine Unterscheidung gegenüber der osteolytischen Form des Osteosarkoms im engeren Sinne ist schwierig; es tritt im allgemeinen etwas später auf (2.—4. Lebensjahrzehnt).

Die jugendlichen Knochencysten, vornehmlich in der Metaphyse des proximalen Femur und Humerus mit ihrer typischen ,,Wanderungstendenz" zur Diaphyse hin, betreffen hauptsächlich Knaben im Alter zwischen 9 und 14 Jahren. Dagegen abzugrenzen ist die ebenfalls cystische Form der *fibrösen Dysplasie* mit ihrer Accelerationstendenz in der Zeit des Hauptwachstums. Hauptsitz sind die Rippen, aber auch die monomele Form in den Gliedmaßen ist häufig. Hierher gehört auch das *nicht ossifizierende Fibrom* mit seiner typisch traubenförmigen Struktur, exzentrisch in der Metaphyse von Femur und Tibia lokalisiert. Wir haben die xanthogranulomatöse Variante dieser Spezies einmal im Humerus eines Erwachsenen beobachtet, in der Regel sind jedoch Kinder und Jugendliche befallen.

Ergänzend sei noch das in der Diaphyse von Femur und Tibia im Bereich des Kniegelenks lokalisierte *Corticalisdesmoid* erwähnt, das meist als Zufallsbefund zwischen dem 8. und 14. Lebensjahr beobachtet wird. Schließlich verdient hier noch die außerordentlich seltene sog. *aneurysmatische Knochencyste* Erwähnung, die am häufigsten die Wirbelsäule, aber auch lange Röhrenknochen befällt und gewöhnlich nur selten nach dem 20. Lebensjahr beobachtet

Tabelle 1. Primäre Knochentumoren sowie geschwulstähnliche Veränderungen im Krankengut der Chirurgischen Universitätsklinik Köln (1954–1971) Klassifizierung in Anlehnung an Hellner (1972)

Ausgangsgewebe	Benigne		Semimaligne		Maligne		Geschwulstähnliche Veränderungen	
Bindegewebe	Fibrom	—	Osteoclastom Schaftfibrom langer Röhrenknochen Synovialom	5 — —	Fibro-Sarkom malignes Osteoclastom malignes Synovialom	4 2 —	Juvenile Knochencyste nicht ossif. Fibrom fibröse Dysplasie Corticalis-Desmoid sog. Xanthom sog. aneurysmatische Knochencyste	28 4 3 1 1 —
Knorpel	Osteochondrom (cartilaginäre Exostose) „En"-Chondrom Chondromyxoidfibrom Chondroblastom	34 22 1 —	Beckenchondrom Schaftchondrom langer Röhrenknochen	5 2	Chondro-Sarkom	14		
Knochen	Osteofibrom Osteom Osteoblastom	4 1 1			Osteo-Sarkom parossales Sarkom	12 1	Osteoid-Osteom	4
Knochenmark	Lipom	—			Plasmocytom (Myelom) Ewing-Sarkom Reticulum-Sarkom Lipo-Sarkom	6 4 3 —	eosinophiles Granulom	1
Gefäße	Hämangiom Lymphangiom	2 —			Angio-Sarkom	—	massive Osteolyse	—
Epithel	Adamantinom (Kiefer)	—	Adamantinom	—	malignes Adamantinom	—	Dermoidcyste	1
Chorda			Chordom	1	malignes Chordom	—		
Gesamt: 167	65		13		46		43	

wird. Charakteristisch für alle hier angeführten und auch bei den folgenden Gewebesystemen genannten „Tumorlike"-Prozesse ist, daß bisher weder eine maligne Entartung noch eine Metastasierung beobachtet wurde [7].

Das Fibrom soll in der Regel durch lokale Excision bzw. sparsame Resektion entfernt werden; die Auskratzung ist mit Rezidiven belastet. Je nach Größe des Herdes und statisch-funktioneller Bedeutung des Knochenabschnittes wird zu entscheiden sein, ob anschließend eine Spongiosaplastik erforderlich ist. *Das rezidivierte Fibrom* großer Röhrenknochen oder *der Riesenzelltumor* als Prototyp eines Semi-Malignoms gestattet aus biologischen Gründen keine Rücksichtnahme auf Stabilität und Funktion der Gliedmaße. Hier muß rechtzeitig im Gesunden reseziert werden [5], und die Stabilität und Funktion durch autologe Knochenplastik, Osteosynthese oder Endoprothese wiederhergestellt werden [12]. Beispiel:

T.H., 21 J., ♂. (Abb. 1): Anfang 1960 erstmalig ziehende Schmerzen und Schwellung im Bereich des rechten äußeren Femurcondylus. Röntgenologischer Nachweis eines osteolytischen Herdes im lateralen Femurcondylus mit Zerstörung der Corticalis. Resektion des Femurcondylus und Kniegelenksarthrodese. Stabilisierung mit Tibiaspan und 2 Rushpins. Primärheilung. Histologische Diagnose: Typischer Riesenzelltumor.

12 Jahre p.op.: Belastungsstabile Kniegelenksarthrodese, unauffälliger Befund am Knochen. Kein Rezidiv, keine Beschwerden, voll arbeitsfähig.

Das primäre Riesenzellsarkom und *das Fibrosarkom* bedürfen der frühestmöglichen Amputation im Gesunden bzw. Exartikulation. Es gilt als nicht wesentlich sicherer, eine Vorbestrahlung durchzuführen [11], zumal hierbei kostbare Zeit vergeht und unter Umständen lokale Komplikationen auftreten, die die Heilung des Stumpfes stören. Inwieweit dem gleichzeitigen oder postoperativen Einsatz von Cytostatica eine entscheidende Bedeutung hinsichtlich der Prognose maligner Knochentumoren zukommt, dürfte erst einer späteren Beurteilung zugänglich sein. Es ist jedoch empfehlenswert, besonders bei langsam wachsenden Tumoren, mit einem erfahrenen Chemotherapeuten zu-

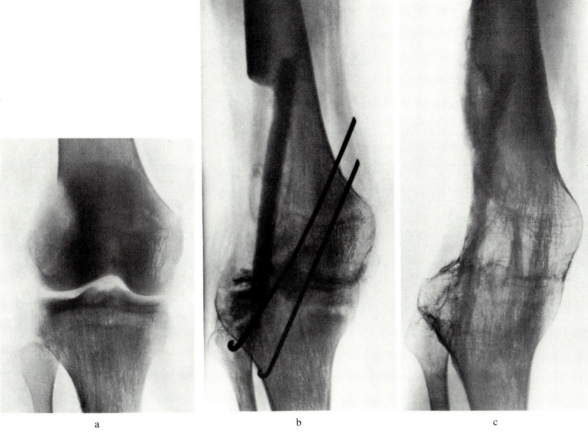

Abb. 1a—c. T. H., 21 J., männl. a Riesenzelltumor. b Resektion und Arthrodese durch Spananlagerung. c 12 Jahre postoperativ

sammenzuarbeiten. Es ist daran rechtzeitig zu denken, da dieser für die Inkubation und Generationszeitbestimmung steril entnommenes frisches Tumormaterial benötigt.

Die operative Behandlung der *Knochencysten* ist dann angezeigt, wenn ihre Größe eine statische oder funktionelle Insuffizienz der Gliedmaßen befürchten läßt. Im Falle einer pathologischen Fraktur sollte jedoch vorher die Frakturheilung abgewartet werden [13]. Persistiert die Cyste, so wird sie dann durch Corticalisfensterung freigelegt, gründlich ausgeräumt und mit autologer Spongiosa gefüllt. Große Cysten im coxalen Femurende können nach intertrochanterer Osteotomie unter geringer Verkürzung ausheilen. Das nicht ossifizierende Knochenfibrom wie auch das Corticalisdesmoid bedürfen nicht grundsätzlich der operativen Behandlung. Bei Belastungsinsuffizienz oder Fraktur sollte allerdings ähnlich wie bei den jugendlichen Cysten vorgegangen werden. Ein großes Resektionsverfahren sollte Kindern und Jugendlichen erspart bleiben, da es anschließend zu stärkerer Beeinträchtigung des Längenwachstums kommen kann. Auch dann, wenn bei der Plastik stabile Späne benötigt werden, ist aus biologischen Gründen immer autologes Knochenmaterial vorzuziehen.

Es ist eine der bedeutsamsten Erkenntnisse in der Chirurgie der Knochentumoren, daß bei Geschwülsten aus der Knorpelreihe die Dignität sehr wesentlich von der Tumorlokalisation abhängt. Danach verhält sich ein Chondrom umso bösartiger, je größer der Knochen ist, in dem es sich entwickelt. Das Enchondrom vornehmlich in den Phalangen der Finger und Zehen ist stets biologisch ein harmloser Befund, während es allerdings den umgebenden Knochen infolge des ständig erzeugten Innendruckes schalenförmig verdünnen und zerstören kann. Nach vollständiger Ausräumung und Matti-Plastik kommt der Herd immer zur Ruhe. Einzeln oder auch vergesellschaftet mit den Enchondromen können exophytisch wachsende Chondrome auftreten, die durch Exstirpation einschließlich ihrer Knochenbasis zuverlässig beseitigt werden können. Solche Tumoren an größeren Knochen, besonders am Becken, können jedoch mächtige Ausdehnung erlangen, so daß ihre vollständige Entfernung sehr schwierig sein kann. Sie können Gefäße umwachsen, in Spalträume eindringen, wo sie nach Spontanabschnürung selbständig weiterwachsen können. Auch diese Tochtergeschwülste der Chondrome, die nicht mit Metastasen identisch sind, müssen sorgfältig und vollständig entfernt werden. Das Osteochondrom, in der

Ein- oder Mehrzahl auftretend, dann meist dominant vererbt (es gibt Osteochondromfamilien), kann überall dort entstehen, wo enchondrale Ossifikationsvorgänge sich abspielen. Knaben sind wesentlich häufiger befallen als Mädchen, bevorzugtes Auftreten im 1. und 2. Lebensjahrzehnt. Die operative Entfernung ist nur indiziert, wenn der Tumor Bewegungsstörungen oder Nervenirritationen verursacht. Mit zunehmendem Alter bedarf es jedoch besonders bei proximalem Sitz und bei erneutem Wachstumsschub der sorgfältigen Kontrolle, da dann mit maligner Entartung gerechnet werden muß. Bei der Operation ist darauf zu achten, daß sowohl die Weichteilinsertionen als auch die meist breite Basis vollständig entfernt werden (Ausmuldung!).

Eine besondere Form stellt das aus mehreren Gewebeelementen zusammengesetzte *(Osteo)-Chondro-Myxoid-Fibrom* dar, ein sowohl exophytisch als auch intraossär wachsender Tumor vorwiegend in der Metaphyse der Röhrenknochen der unteren Extremität. Hauptvorkommen im 2. und 3. Lebensjahrzehnt. Die vollständige Excochleation, besser die sparsame Resektion ist empfehlenswert.

Potentiell maligne Tumoren sind die Chondrome in der oberen Dia-Metaphyse des Oberschenkels, des Oberarms, besonders aber des Beckens. Hellner sagt mit Recht, daß sie sich biologisch wie maligne Tumoren verhalten, wenn sie auch erst spät zur Metastasierung neigen. Sie werden hauptsächlich im 2.–4. Lebensjahrzehnt beobachtet. Die notwendige Therapie besteht in der Resektion im Gesunden, wonach eine große Spanplastik, in Hüftgelenknähe heute jedoch besser eine Endoprothese verwendet werden sollte. Im Falle eines Rezidivs bleibt dann nur die Exartikulation. Am Beckenknochen ist nur bei ganz peripherem Sitz eine Resektion unter Erhaltung des Hüftgelenks zu empfehlen; bei großer Ausdehnung des Tumors kommt nur eine Hemipelvektomie in Frage, was sich nach unseren Erfahrungen auch dann bewährt, wenn bereits Teile des Chondroms wie lokale Metastasen imponierend gegen das Peritoneum vorgewachsen sind.

Das gleiche Vorgehen ist beim primären *Chondrosarkom* angezeigt. Es kommt vor dem 21. Lebensjahr nur sehr selten vor. Es findet sich hauptsächlich in Rippen, im Becken, sowie im coxalen Femur- und proximalen Humerusende. Ein Tumor gleicher Histogenese, jedoch mit sehr viel geringerer Problematik, da stets gutartig und auch wenig rezidivfreudig, ist das *Chondroblastom*, mit bevorzugter Lokalisation in den knienahen Epi- und Metaphysen, seltener auch im proximalen Humerus. Es tritt überwiegend im 2. Lebensjahrzehnt in Erscheinung. Die lokale Excochleation oder auch die Excision mit anschließender Spongiosaplastik ist die Methode der Wahl.

Von den Tumoren mit Knochengewebe als Matrix bedarf das gutartige Osteom nur dann der chirurgischen Entfernung, wenn es eine raumfordernde Symptomatik bietet (Schädelkalotte, Nebenhöhlen). Das gutartige *Osteo-*

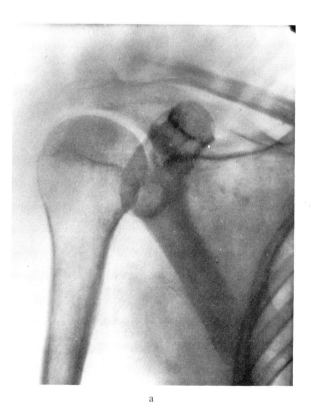
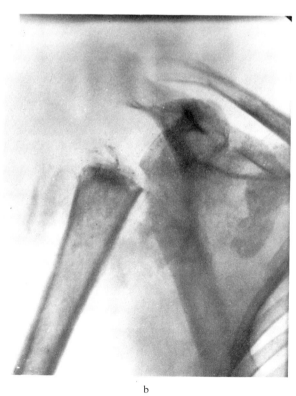

a b

Abb. 2a und b. K.H., 40 J., männl. a Rechtes Schultergelenk nach Bagatelltrauma. b 2 Monate später: Massive Osteolyse

blastom, auch Riesenosteoidosteom genannt, bedarf ebenfalls nur der lokalen Ausräumung und bei entsprechender Größe einer Spongiosaplastik. Hauptlokalisation ist in der Wirbelsäule und in der Metaphyse der langen Röhrenknochen, und es wird in der Regel schon im 1. und 2. Dezennium beobachtet. Es besteht leichte Verwechselbarkeit mit dem Riesenzelltumor oder auch mit einem Osteoidsarkom!

Das Osteosarkom, die gewissermaßen klassische maligne Geschwulst der Osteoid bildenden Matrix des Knochens, mit der Hauptlokalisation in den Metaphysen und der Knie-

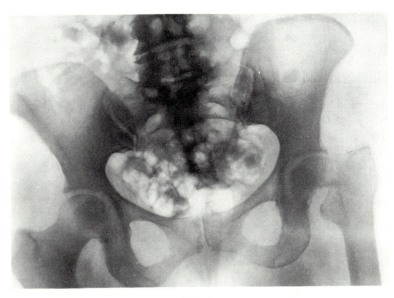

Abb. 3a

Abb. 3a—c. B.I., 57 J., weibl. a Pathologische Fraktur bei metastasierendem Schilddrüsencarcinom. b Lungenmetastasen. c Totalendoprothese

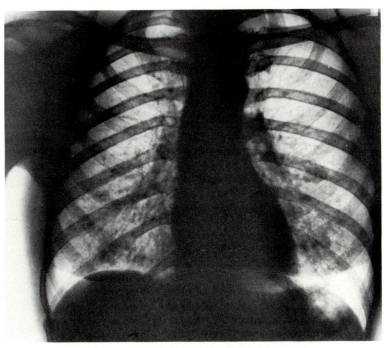

Abb. 3b

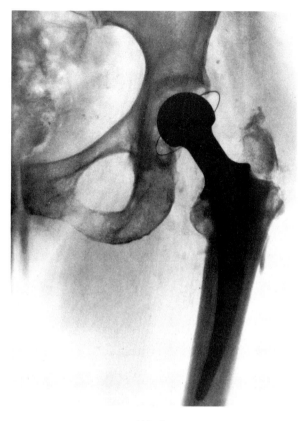

Abb. 3 c

region der Altersgruppe der 10—25jährigen, stellt etwa die Hälfte der gesamten bösartigen Knochentumoren [8]. Mit einer mittleren 5-Jahres-Überlebensrate von unter 20% gilt es mit Recht unter den Knochentumoren als die bösartigste Form [3, 10]. Im Kindes- und Jugendlichenalter haben die Resektionsverfahren hier keinen Sinn. Aber auch alle anderen bisherigen Behandlungsverfahren, über deren Zweckmäßigkeit die Diskussion noch in vollem Gange ist [2], haben zu keiner entscheidenden Verbesserung der Behandlungsergebnisse geführt. Gegenüber der Empfehlung, eine Amputation oder Exartikulation erst nach einer lokalen massiven Röntgentherapie in Erwägung zu ziehen, wenn mindestens vier Monate lang keine Metastasen nachweisbar sind [4], wird neuerdings der Standpunkt vertreten, frühestmöglich weit im Gesunden abzusetzen [11]. Eine gewisse Ausnahme macht das sog. *parostale Sarkom* (3.— 4. Dezennium, röntgenologisch mit einer Myositis ossificans zu verwechseln): Es wächst relativ langsam wie das Chondrosarkom und ist u. U. resezierbar, solange es nicht in die Weichteile infiltriert. Zumindest sollen die Resektionsergebnisse nicht schlechter sein als die der Amputation [15].

Zu der Gruppe der Tumorlike-Prozesse der dritten Systemreihe gehört das *Osteoid-Osteom* (Hauptlokalisation in der Meta-Diaphysenzone von Röhrenknochen, 10.— 25. Lebensjahr bevorzugend). Es wird meist wegen Belastungs-, aber auch Ruheschmerzen entdeckt. Die vollständige Entfernung des aus Osteoid bestehenden Nidus führt zur Heilung. Bei einer in kurzem Zeitraum ablaufenden *massiven Osteolyse* einer Epimetaphysenzone besonders am proximalen Humerus ist differentialdiagnostisch stets an eine Syringomyelie zu denken. Eine solche Beobachtung soll hier angeführt werden, da uns dieser ungewöhnliche Befund beinahe zur Entfernung der Gliedmaße verleitet hätte.

K. H., 40 J., ♂ (Abb. 2): Bagatelltrauma der rechten Schulter 1965. Röntgenologisch eine Woche später: Keine knöchernen Verletzungsfolgen. Nach zwei Monaten weiterhin ständig zunehmender Beschwerden Kontroll-Röntgenbild: Osteolyse des gesamten Oberarmkopfes. Unter der Verdachtsdiagnose: Osteolytisches Knochensarkom Probeexcision aus dem Schultergelenksbereich zwecks Absicherung der Indikation zur Ablatio interscapulo-thoracica; Histologisches Ergebnis: Am ehesten Enchondrom, kein Anhalt für Malignität. Daraufhin konservative Behandlung. Erst später gelang der Nachweis einer Syringomyelie!

Im Falle destruierend wachsender sekundärer Tumoren in Extremitätenknochen, insbesondere bei solitären **Metastasen** langsam wachsender Geschwülste, ist ein stabilisierender Eingriff angezeigt. Eine Amputation oder Exartikulation sollte nur in Betracht kommen, wenn nur hierdurch das Los des Patienten erträglicher gemacht werden kann, z. B. bei unerträglichen Schmerzen, Exulceration und Infektion des Herdes. Bei pathologischen Frakturen bzw. schwerer Belastungsinsuffizienz kann durch Osteosynthesen oder einzementierte Endoprothesen, durch strahlen- und chemotherapeutische Bemühungen unterstützt, der Patient mobilisiert und damit eine Verlängerung der Überlebenszeit erreicht werden. Wegen der meist hochgradigen Osteoporose der unter hochdosierter Corticoidtherapie stehenden Patienten wäre hier eine Minimalosteosynthese fehl am Platze. Es versteht sich von selbst, daß diese Patienten einer besonderen Pflege und Therapie mit Vitaminen, hochwertiger Nahrung und Gymnastik bedürfen. Von ganz entscheidender Bedeutung sind strengste Asepsis, am besten Operation und Unterbringung in superreinen Räumen (Laminar-flow-stream-System).

B. I., 57 J., ♀ (Abb. 3): 1966 Strumektomie wegen metastasierendem Schilddrüsencarcinom und Telekobaltnachbestrahlung. November 1971 pathologische Fraktur des linken Schenkelhalses. Röntgenologisch außerdem Lungen- und Schambeinast-Metastasen links nachgewiesen. Wegen Schmerzen völlige Immobilisation im Bett. Da ein relativ guter Bestrahlungseffekt auf die Lungenmetastasen nachweisbar war, wurde im Januar 1972 die Hüftgelenksresektion durchgeführt und eine Totalendoprothese einzementiert. Rasche Erholung. 7 Monate p. op. noch beschwerdefrei und gehfähig.

Unter günstigen Voraussetzungen kann auch die operative Entfernung späterer solitärer Lungenmetastasen von primären Knochentumoren gewagt werden [14].

Literatur

1. Ackermann, L. V., Spjut, H. J.: Tumors of bone and cartilage. Armed Forces institute of pathology, Washington 1962.
2. Chapchal G.: Operative treatment of bone tumors. Stuttgart: Thieme 1969.
3. Dahlin D. C., Coventry, M. B.: Osteogenic Sarcoma. J. Bone Jt Surg. **49 A**, 101 (1967).
4. Frey B., Gruss, J. D., Ott, G.: Spätschicksale operierter Knochensarkom-Patienten. In: Diagnostische und therapeutische Fortschritte in der Krebschirurgie (Linder, F., Ott, G., Rudolph, H., Hrsg.) S. 226. Berlin-Heidelberg-New York: Springer 1971.
5. Goldenberg, R. R., Campbell, C. Y., Bonfiglio, M.: Giant-cell Tumor of bone. J. Bone Jt Surg. **52 A**, 619 (1970).
6. Hellner H.: Knochengeschwülste. In: Vossschulte, K., Zukschwerdt, L: Chirurgische Differentialdiagnostik. Stuttgart: Thieme 1972.
7. Lichtenstein, L.: Bone tumors. St. Louis: C. V. Mosby 1959.
8. Liebegott, G: Pathologie der Knochentumoren im Kindesalter. Z. Kinderchir. Suppl. zu **6**, 327 (1969).
9. MacDonald, I., Budd, J. W.: A modified Nomenclature and a Review of 118 Five Year Cures. Surg. Gynec. Obstet. **77**, 413 (1943).
10. Marcove, R. C., Mike, V., Hajek, J. V., Levin, A. G., Hutter, R. V. P.: Osteogenic Sarcoma under the age of twenty-one. J. Bone Jt Surg. **52 A**, 411 (1970).
11. McKenna, R. Y., Schwinn, C. P., Soong, K. Y., Higinbotahm, N. L.: Sarcomata of the osteogenic series (Osteosarcoma, Fibrosarcoma, Chondrosarcoma, parosteal osteogenic Sarcoma and Sarcomata arising in abnormal Bone). J. Bone Jt Surg. **48 A**, 1 (1966).
12. Parrish, F. F.: Treatment of bone tumors by total excision and replacement with massive autologous and homologoues grafts. J. Bone Jt Surg. **48 A**, 968 (1966).
13. Reichmann, W., Heberer, G.: Zur Klinik und Behandlung von jugendlichen Pseudocysten und Riesenzelltumoren des Knochens. Langenbecks Arch. Chir. **302**, 352 (1963).
14. Sweetnamm, D. R., Ross, K.: Surgical treatment of pulmonary metastases from primary tumors of bone. J. Bone Jt Surg. **49 B**, 74 (1967).
15. Van der Heul, R. O., Ronnen, J. R.: Juxtacortical Osteosarcoma. J. Bone Jt Surg. **49 A**, 415 (1967).

Spontanfrakturen

F. JAKOB

Spontanfrakturen entstehen an krankhaft veränderten Knochen. Zahlreiche benigne und maligne Prozesse — lokalisiert oder generalisiert — können daher zu einer pathologischen Fraktur führen.

Nicht maligne Tumoren und tumorähnliche Veränderungen

Solitäre Knochencysten

Unter den gutartigen cystischen Knochen-Affektionen steht im Kindes- und Adoleszentenalter — besonders häufig zwischen dem 14. und 15. Lebensjahr — die solitäre Knochencyste an erster Stelle. Sie findet sich vornehmlich in den proximalen Metaphysen der langen Röhrenknochen, wobei Humerus und Femur mit 75% am häufigsten befallen sind [1, 13]. Ihre Genese ist umstritten. Histologisch findet sich eine uncharakteristische Cystenwand aus Bindegewebe, gelegentlich mit isolierter Knochenneubildung, z. T. auch mit Granulationsgewebe. Der benachbarte Knochen ist gewöhnlich weniger kompakt als unter normalen Bedingungen. Differentialdiagnostisch abzugrenzen ist die

Fibröse Dysplasie (Jaffe-Lichtenstein): Histologisch finden sich in zellreichem Bindegewebe unregelmäßig orientierte Bälkchen vorwiegend geflechtartigen, nicht lamellären Knochens mit wechselndem Kalkgehalt. Daher kann es zu Spontanfrakturen der langen Röhrenknochen kommen.

Polytopes Vorkommen an der gleichen Gliedmaße, sowie des kontralateralen Skeletabschnittes können bereits röntgenologisch die Diagnose sichern. Maligne Entartung kommt nur sehr selten vor.

Das *eosinophile Granulom* ist bei Befall der langen Röhrenknochen wegen der gleichen Topik praktisch nur histologisch von den solitären Knochencysten und der fibrösen Dysplasie abzugrenzen [1]. Verwechslungen mit dem *Riesenzelltumor* sind möglich. Der Sitz des Prozesses, hauptsächlich in den Epiphysen der langen Röhrenknochen, und das spätere Auftreten, gehäuft im 3. und 4. Lebensjahrzehnt, lassen schon durch das Röntgenbild eine differentialdiagnostische Abgrenzung zu [1, 8].

Chondrome. Die Mehrzahl findet sich in den Phalangen der Finger und Zehen. An dieser Lokalisation ist nur ausnahmsweise mit malignen knorpeligen Tumoren zu rechnen. Hingegen sind alle knorpeligen Geschwülste der langen Röhrenknochen und des Beckens verdächtig auf Chondrosarkome. Bei Operationen ist auch mit der Neigung zur Implantation im Operationsgebiet zu rechnen.

Therapie

Die *Indikation zur Operation* ist bei allen Spontanfrakturen *solitärer Knochencysten* gegeben [1]. Der ideale Operationszeitpunkt liegt naturgemäß bei allen Knochenprozessen vor dem Auftreten der pathologischen Fraktur. Die Therapie der Wahl ist die Excochleation der Cyste und die Auffüllung des Defektes mit spongiösem Knochenmaterial [1]. Zusätzliche Osteosynthese, vor allem im proximalen Femurdrittel, kann nötig werden. Analoges Vorgehen ist bei der *fibrösen Dysplasie* und bei den *Chondromen* der Phalangen angezeigt. Radikalere Maßnahmen sind wegen des semimalignen Charakters beim *Riesenzelltumor* und wegen

Tabelle 1. Therapie bei pathologischen Frakturen

Spontanfraktur	Operation	Strahlentherapie	Hormontherapie	Chemotherapie
Benigne Tumoren	Excochleation und Spongiosaplastik (Osteosynthese)			
Osteoporose	Verbundosteosynthese Alloarthroplastik	–	(Anabolica)	Vit. D, Na-fluorid
Metastasen aller Art	Verbundosteosynthese Alloarthroplastik Arthrodese	+ +		(Cytostatica)
Prostata-Ca.			Oestrogene, Prednison	
Uterus-Korpus-Ca.			Progesteron	
Schilddrüsen-Ca.			Thyroxin	
Mamma-Ca.			Androgene Oestrogene Kastration Adrenalektomie Hypophysenausschaltung	5-Fluor-uracil, Endoxan „Polychemotherapie"
Osteosarkom Fibrosarkom Chondrosarkom	Primäre Radikaloperation	(+)		
Ewing-Sarkom Reticulosarkom Plasmazellmyelom	(Resektion)	+ + +		

der Gefahr herdförmiger Malignität beim *Chondrom* der langen Röhrenknochen erforderlich. Kontinuitäts-Resektionen weit im Gesunden und bei Jugendlichen Überbrückung des Defektes mit implantierter Fibula oder periosttragendem Tibiaspan und angelagerter Spongiosa sind notwendig. In Kniegelenksnähe ist Radikalität oft nur durch Resektion und Arthrodese zu erreichen. Die Alloarthroplastik steht hier erst in den Anfängen. Bei Erwachsenen ist bei entsprechender Lokalisation im proximalen Femur- oder Humerusdrittel Resektion und endoprothetische Versorgung anzustreben [1] (Tabelle 1).

Nicht neoplastische Osteopathien

Die *Osteogenesis imperfecta* ist eine Systemerkrankung des mesenchymalen Gewebes mit Dysfunktion der Osteoblasten. Die Spontanfraktur entsteht als Ermüdungsbruch an den verbogenen Röhrenknochen. Zum Heilerfolg führt in erster Linie die Umstellungs-Osteotomie mit gleichzeitiger Zuggurtungs-Osteosynthese [12].

Morbus Paget oder *Ostitis deformans Paget* ist eine chronische Osteodystrophie eines oder mehrerer Knochen. Spontanfrakturen, vor allem im subtrochantären Bereich, sind nicht selten [13]. Die adäquate Therapie ist die Zuggurtungs-Osteosynthese mit Winkel- oder Kondylenplatte.

Ermüdungsbrüche sind pathologische Frakturen, die durch körperliche Überanstrengung auftreten, z.B. die „*Schipperkrankheit*", eine Ermüdungsfraktur meist des 7. Halswirbelkörpers und 1. Brustwirbelkörpers oder die Spontanfraktur des unteren Schambeinastes bei sportlichem Übertraining. Die Behandlung ist konservativ. 4—6wöchige Schonung bringt Schmerzfreiheit und Heilung [10].

Frakturen bei *Rachitis, Osteomalacie* und bis zu einem gewissen Grade bei *seniler Osteoporose* erfordern Vitamin D-Zufuhr. Da die Osteoporose nach neuerer Auffassung kein Calcium-Mangel-Syndrom ist — bei weiterhin ungeklärter Ursache —, wird als symptomatische Therapie die tägliche Gabe von 100 mg Natriumfluorid über mindestens 1 Jahr empfohlen [6]. Frakturen gelenknaher osteoporotischer Knochen werden zweckmäßigerweise mit stabiler Osteosynthese (AO) in Verbindung mit Polymerisations-Kunststoff versorgt. Osteoporotische mediale Schenkelhalsfrakturen sind optimal nur durch Alloarthroplastik zu behandeln [3]. Das gleiche gilt in diesem Zusammenhang für Cortison-Frakturen und die Strahlennekrose des Knochens, die sich beide häufig am Schenkelhals manifestieren [13]. Spontanfrakturen bei Jugendlichen durch *Osteomalacie, Inaktivitätsatrophie nach Poliomyelitis, Osteoporose bei Dysmelie-Syndrom* erfordern zur Stabilisierung überlanges Osteosynthesematerial, eventuell mit Gegenmuttern [15].

Maligne Tumoren

Primäre Knochengeschwülste gehen aus
vom Knochengewebe (Osteosarkom),
vom Knorpelgewebe (Chondrosarkom),
vom Bindegewebe (Fibrosarkom),
vom Knochenmark (Ewing-Sarkom, Reticulosarkom, Plasmazellmyelom).

Sekundäre Knochengeschwülste treten als Metastasen von Carcinomen und Sarkomen solitär oder multipel auf und sind ca. 8mal häufiger als primäre Knochengeschwülste. Praktisch kann jeder bösartige Tumor den Knochen befallen. Vorwiegend metastasieren jedoch Mamma-, Bronchial- und Genital-Carcinome, Struma maligna sowie Hypernephrom in das Skeletsystem, wobei das proximale Femurende bevorzugt befallen wird und erst an zweiter Stelle die oberen Anteile des Humerus.

Für die Therapie aller malignen Knochengeschwülste gilt ebenfalls, daß die Präventivbehandlung der drohenden Spontanfraktur die Methode der Wahl ist.

Therapie bei primären Knochengeschwülsten

Alleinige Strahlenbehandlung (Megavolt-Therapie) nur für die ausgesprochen strahlensensiblen Tumoren (Ewingsarkom, Reticulosarkom, Plasmazellmyelom) und bei chirurgisch nicht zugänglicher Tumorlokalisation, eventuell spätere Resektion.

Primäre Radikal-Operation bei relativ strahlenunempfindlichen Tumoren (Osteosarkom, Fibrosarkom, Chondrosarkom).

Kombination von *Strahlen-Therapie und Operation* bei Vorliegen von Metastasen, sofern Spontanfrakturen drohen oder starke Schmerzen bestehen [2].

Therapie bei sekundären Knochengeschwülsten

Als Therapie der Wahl für die klinisch bedeutsamsten Spontanfrakturen durch *Carcinom-Metastasen* in den langen Röhrenknochen gilt heute die *Metall-Osteosynthese in Verbindung* mit Palacos (Verbund-Osteosynthese) oder die *Alloarthroplastik*. Möglichst weitgehende Resektion

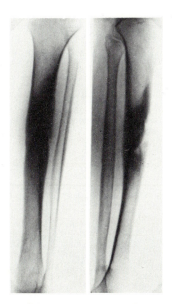

Abb. 1. 70jährige Frau. Tibiametastase links bei vorbestrahltem Collum-Ca. Drohende Spontanfraktur. Heftige Schmerzen

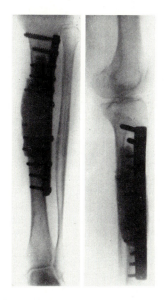

Abb. 2. Resektion des Tumors. Verbundosteosynthese durch AO-Platte und Palacos. Volle Belastbarkeit nach Wundheilung. 5 Monate postoperativ noch immer schmerzfrei und voll belastbares Bein

des Tumors, Überbrückung des Defektes mit Palacos und zusätzliche Metallschienung führen zu sofortiger Übungs- und meist auch Belastungsstabilität, zu weitgehender Schmerzfreiheit und Pflegeerleichterung [9, 11, 13]. Bei Befall der Wirbelsäule wird die Fusion der Dornfortsätze mit Palacos empfohlen unter eventueller zusätzlicher Verplattung. Bei Querschnittslähmung ist gleichzeitige Laminektomie zur Dekompression erforderlich.

Nach der postoperativen Wundheilung ist bei allen Verbund-Osteosynthesen wegen maligner Erkrankung in Zusammenarbeit mit dem Radiologen die Frage der zusätzlichen *Strahlen-Therapie* zu klären. Bei Metall-Implantaten sind wegen der größeren relativen Tiefendosis die Gamma-Strahlen von Kobalt 60 optimal wirksam. Bei Palacos-Verwendung besteht für keine Strahlen-Qualität eine Gegenindikation, da die Dosis-Abweichung durch den Kunststoff sehr gering ist. Die therapeutische Dosis beträgt 6000—8000 R in 6—8 Wochen [4].

Hormon-Therapie

Die *Hormon-Therapie* bei Skelet-Metastasen ist lediglich eine Ergänzung zur Operation und Strahlenbehandlung bei den wenigen Tumoren, die darauf ansprechen: das von allen Tumoren am häufigsten in den Knochen metastasierende Mamma-Carcinom, das Prostata-Carcinom, das Uterus-Korpus-Carcinom und das Schilddrüsen-Carcinom.

Die Hormon-Therapie des *metastasierenden Mamma-Carcinoms* ist nur auf klinische Empirie gegründet. Eine Therapie der Wahl gibt es nicht. Bei der drohenden oder manifesten Spontanfraktur ist neben der *Verbund-Osteosynthese* und der *Strahlenbehandlung* als erste hormon-therapeutische Maßnahme — bis 5 Jahre nach der Menopause — die *Ausschaltung der Ovarien*, chirurgisch oder radiologisch, indiziert. Bei einem Viertel bis einem Drittel der Patientinnen bessern sich die Knochenschmerzen, und osteolytische Herde recalcifizieren. Bei nachlassendem oder ausbleibendem Effekt der Ovarektomie kommt ungeachtet des Alters der Frauen die doppelseitige *Adrenalektomie* oder die *Hypophysen-Ausschaltung* in Frage [7]. Auf *Androgen-Therapie* sprechen etwa 20% aller Patientinnen an. Man gibt z.B. Testosteronpropionat 3 × 100 mg i.m. pro Woche. Bei Frauen, die länger als 5 Jahre in der Menopause stehen, ist die Initialbehandlung mit *Oestrogenen* bei 35% Remissionen der Androgen-Behandlung überleben. Als optimale Dauertherapie werden 15 mg Stilboestrol oder 3 mg Äthinyloestradiol gegeben.

Gesichert ist beim *Prostata-Carcinom* die Wirkung von Oestrogenen und/oder bilateraler Orchidektomie nicht nur auf den Primärtumor, sondern auch auf die Skelet-Metastasen: Diäthylstilboestrol 5—15 mg pro Tag oder Diäthylstilboestrol-Diphosphat (Honvan) 100—300 mg täglich per os oder 500 mg zweimal pro Woche i.m. Zusätzlich eventuell 20—30 mg Prednison pro Tag zur „*medikamentösen Adrenalektomie*". Oestrogen-resistente osteolytische Skelet-Metastasen sprechen gut auf *Supervolt-Therapie* (3000—4000 R in 3—4 Wochen) oder ^{32}P-Applikation an. Es kommt zu Schmerzlinderung und späterer Sklerose. An den langen Röhrenknochen ist zusätzlich *Fixierung durch Marknagelung* oder *Verbund-Osteosynthese* erforderlich [7, 14].

Auf die hormonelle Zusatz-Therapie des *Uterus-Korpus-Carcinoms* sprechen ca. ein Drittel der Patientinnen an. Bei *Skelet-Metastasen* sind Dosen von 2—5 g Proluton i.m. pro Woche nötig.

Das Wachstum von *Schilddrüsen-Malignomen* wird durch das thyreotrope Hormon der Hypophyse stimuliert. Nach vollständiger *Thyreoidektomie* dient die Hormon-Substitution, z.B. mit 1—3 Tabletten Novothyral täglich, auch zur Verzögerung der Metastasen-Entwicklung durch Eindämmung der pathogenetischen Wirkung des TSH. Bestrahlung erfolgt durch *Hochvolt-Therapie* und bei seltenen Fällen von jodspeichernden Metastasen mit ^{131}J.

Chemotherapie

Das letzte Glied in der Reihe der therapeutischen Maßnahmen bei malignen Knochen-Destruktionen ist die *Chemotherapie*. Sie sollte erst nach Ausschöpfung der chirurgischen, Strahlen- und Hormon-Therapie eingeleitet werden. Auch durch die cytostatische Therapie sind bis jetzt nur bei gewissen Tumoren begrenzte Erfolge zu erreichen. Während beim Bronchial-Carcinom höchstens eine vorübergehende palliative Wirkung erzielt werden kann, ist das metastasierende Mamma-Carcinom gut zu beeinflussen. Gaben von 5-Fluor-uracil 12—15 mg/kg/die i.v. (höchstens jedoch 1 g) oder Endoxan 200 mg/die kombiniert mit Äthinyloestradiol 3 mg/die führen zu Remissionsraten bis 40% und signifikanter Verlängerung der Überlebenszeit. Eindrucksvolle Behandlungs-Ergebnisse werden durch ein von der Schweizer Chemotherapie-Gruppe geprüftes Polychemotherapie-Schema mitgeteilt. Durch Kombination von 5 Substanzen (Prednison, Endoxan, 5-Fluor-uracil, Methotrexat und Vincristin) konnte in ca. 70% eine Rückbildung des Primärtumors und seiner Metastasen erzielt werden.

Literatur

1. Fuchs, G.: Diagnostik und Therapie von Spontanfrakturen im Kindes- und Adoleszentenalter. In: Hefte zur Unfallheilkunde, 102 (Bürkle de la Camp, H., Hrsg.). Berlin-Heidelberg-New York: Springer 1970.
2. Haass, F., Jungblut, R.: Diagnose und Strahlenbehandlung primärer maligner knochendestruierender Tumoren des Beckens. Strahlentherapie **141**, 635 (1971).
3. Hanslik, L.: Die operative Behandlung gelenknaher Frakturen osteoporotischer Knochen. Mschr. Unfallheilk. **72**, 514 (1969).
4. Hymmen, U., Wieland, C.: Bestrahlung von malignen Knochenveränderungen nach orthopädischen Maßnahmen. Strahlentherapie **141**, 146 (1971).
5. Klein, H.O.: Chemotherapie maligner Tumoren und akuter Leukosen. Fortschr. Med. **90**, 369 (1972).
6. Krokowski, E.: Osteoporose — Kein Calciummangelsyndrom. Med. Klin. **66**, 1770 (1971).
7. Martz, G.: Die hormonelle Therapie maligner Tumoren. Berlin-Heidelberg-New York: Springer 1968.
8. McGrath, P.J.: Giant-cell tumor of bone. J. Bone Jt Surg. **54B**, 2 (1972).
9. Müller, M.E.: Die Verwendung von Kunstharzen in der Knochenchirurgie. Arch. orthop. Unfall-Chir. **54**, 513 (1962).
10. Nigst, H.: Spezielle Frakturen- und Luxationslehre, Band I/2. Stuttgart: Thieme 1972.
11. Scheuba, G.: Zur operativen Behandlung von Knochenmetastasen in Gelenksnähe mit Palacos. Wien. klin. Wschr. **80**, 550 (1968).
12. Schweikert, C.-H., Wessinghage, D., Rahmanzadeh, R.: Die Knochenbruchbehandlung bei der Osteogenesis imperfecta. Mschr. Unfallheilk. **72**, 371 (1969).
13. Trojan, E.: Pathologische und Spontanfrakturen bei perund subtrochanteren Oberschenkelbrüchen. In: Hefte zur Unfallheilkunde, Heft 106, (Bürkle de la Camp, H., Hrsg.) Berlin-Heidelberg-New York: 1970.
14. Windeyer, B., Dische, S.: Tumours of the male genital tract. In: Handbuch der Medizinischen Radiologie, 19. Band, Spezielle Strahlentherapie maligner Tumoren, 3. Teil (Zuppinger, A., Hrsg.) Berlin-Heidelberg-New York: Springer 1971.
15. Witt, A.N., Walcher, K.: Besondere Indikation zur Osteosynthese unter Verwendung des Instrumentariums der Arbeitsgemeinschaft für Osteosynthese bei Frakturen, Pseudarthrosen und orthopädisch-chirurgischen Eingriffen. Arch. orthop. Unfall-Chir. **65**, 269 (1969).

VIII. Kinderchirurgie

Spezielle Operationsindikationen bei Säuglingen und Kindern

J. Medrano und F. W. Eigler

Hypertrophe Pylorusstenose

Da sich die Hypertrophie des Pylorus beim Säugling innerhalb einiger Wochen zurückbildet und in vielen Fällen durch konservative Maßnahmen ohne Gefährdung des Säuglings gute Ergebnisse zu erzielen sind, kann hier nicht von einer absoluten Operationsindikation bei Diagnosestellung gesprochen werden. Die Letalität bei der konservativen wie operativen Behandlungsmethode liegt unter 0,1% [17]. Für die chirurgische Behandlung spricht aber das schnellere Sistieren des Erbrechens und die kürzere Aufenthaltsdauer.

Die *konservative Behandlung* mittels Diätetik ist bei jeder leichten Form des *Pylorospasmus* angezeigt. Wird das Krankheitsbild durch diese Maßnahmen nicht oder nur geringfügig beeinflußt, so sollte man sich nach kurzer Beobachtungszeit zur Operation entschließen. Diese *Beobachtungsperiode* sollte nicht länger als 3—5 Tage betragen. Der Entschluß zur Operation soll auf jeden Fall vor Eintreten einer Dystrophie bzw. eines Coma pyloricum gemeinsam vom Pädiater und Chirurgen gefaßt werden. Die Behandlung des Flüssigkeits- und Elektrolytbedarfs sowie die Ernährung des Kindes in der prä- und postoperativen Phase müssen dem Pädiater überlassen bleiben. Bei der *Pyloromyotomie* nach Weber-Ramstedt sollte besonders auf das duodenale Ende des Pylorus geachtet werden. Hier geht der eingeengte Pyloruskanal scharf in die normale Duodenalwand über, so daß die Duodenalschleimhaut leicht verletzt werden kann. Ist das der Fall, so wird der Defekt allschichtig übernäht, eine Magendauersonde eingelegt und mit der oralen Ernährung erst am 3. postoperativen Tag angefangen.

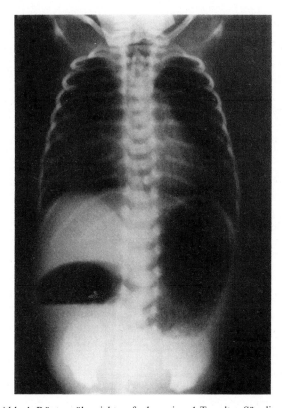

Abb. 1. Röntgenübersichtsaufnahme eines 1 Tag alten Säuglings (E. M., ♂) mit Duodenalatresie: Doppelspiegelbildung im Oberbauch bei extrem aufgeblähtem Magen. Der Unterbauch ist luftleer

Duodenalobstruktion

Das akute Bild eines Duodenalverschlusses im Neugeborenenalter mit Erbrechen, Aufblähung des Oberbauches und Doppelspiegelbildung bei der Abdomenübersichtsaufnahme (Abb. 1) zwingt immer zum sofortigen chirurgischen Vorgehen.

Die hohe Letalität der Duodenalobstruktion ist in erster Linie durch den schlechten präoperativen Zustand des Säuglings sowie durch die Schwere der häufig begleitenden Mißbildungen bedingt. Unzureichende Funktion der Anastomose sowie örtliche Komplikationen erschweren oft den postoperativen Verlauf. Die Behandlung des Duodenalverschlusses erfordert also:

a) eine optimale Vorbehandlung des Wasser- und Elektrolythaushaltes sowie der evtl. vorhandenen Lungenkomplikationen,
b) einen raschen Entschluß zur Laparotomie und
c) eine zweckmäßige chirurgische Beseitigung der Duodenalobstruktion.

Die Art der Operation wird selbstverständlich von der Natur der Duodenalobstruktion bestimmt [14]. Hierbei muß man zwischen Duodenalatresien und denjenigen Duodenalobstruktionen unterscheiden, die eine äußerliche Ursache haben — wie das Pancreas anulare und die Lageanomalien des Darmes. Die beste Übersicht beim Verdacht auf Duodenalobstruktion wird durch eine mediane Oberbauchlaparotomie gewährleistet.

Duodenaltresien

Nach Lokalisation der Atresie muß entschieden werden, welche der verschiedenen Umgehungsanastomosen aufgrund der örtlichen Verhältnisse sowie des Allgemeinzustandes des Kindes am zweckmäßigsten ist. Die direkte *Seit-zu-Seit-Duodeno-Duodenostomie*, die immer zunächst anzustreben ist, ist oft wegen der Enge der Verhältnisse nicht durchführbar und erfordert eine ausgedehnte Mobilisation des Duodenum. Die Duodenoplastik ist demgegenüber weniger zeitraubend und nicht so aufwendig. Nach Längsincision des Duodenum über der Atresie wird das Duodenum wie bei der Pyloroplastik quer vernäht. Entstehen Schwierigkeiten bei der Lokalisation der Duodenalatresie bzw. der Präparation des Duodenum, so ist es besser, sofort eine *Seit-zu-Seit isoperistaltische Duodeno-Jejunostomie* anzulegen.

Eine *Gastro-Jejunostomie* ist wegen der schlechten funktionellen Ergebnisse sowie wegen der postoperativen Anastomosenulcera zu vermeiden. Die Einführung eines Katheters über die Anastomose wird vielerorts empfohlen, ist aber nicht erforderlich. Dasselbe gilt für die Kombination einer Umgehungsanastomose mit einer Gastrostomie zur Magendauerabsaugung, die nicht immer erforderlich ist.

Eine dünne *Duodenalmembran* kann von einer Duodenotomie aus excidiert oder perforiert werden [14]. Die funktionellen Ergebnisse sind jedoch bei dieser Methode nicht immer befriedigend.

Lageanomalien des Darmes

Bei Rotationsanomalien des Dünndarmes kann es zu einer Kompression des Duodenum kommen. Das Krankheitsbild ist nicht so gravierend wie bei der Duodenalatresie. Läßt sich dieser hohe Ileus durch die üblichen Maßnahmen in 2—3 Tagen nicht entscheidend beeinflussen, so darf mit der Laparotomie nicht länger gewartet werden. Oft ist bei der Fehldrehung des Darmes zusätzlich ein Darmvolvulus vorhanden. Die Schwere des Krankheitsbildes zwingt hier zur sofortigen Laparotomie. Nach Feststellung der Lageanomalie, insbesondere der Lagebeziehung der Pars inferior duodeni zum Mesenterialstiel, wird beim Volvulus der Darm detorquiert [8] und die einengende Peritonealfalte durchtrennt, bis das gesamte Duodenum befreit ist. Die abnorme Lage des Darmes soll nicht korrigiert werden, da diese sonst zu einer Verlegung der Darmanteile führen könnte. Lageanomalien des Darmes können zu geringen intermittierenden Obstruktionssymptomen führen, die keine sofortige Operation erfordern. Hier wird die Operationsindikation von der Schwere der Symptome sowie vom weiteren klinischen Verlauf abhängig gemacht. Wird eine Drehungsanomalie des Darmes als Zufallsbefund bei einer Laparotomie gefunden, so sollte man lediglich die Stränge, die zu einer Kompression des Duodenum führen könnten, durchtrennen. Eine Korrektur der Darmlage sollte nicht vorgenommen werden.

Ein Pancreas anulare mit hochgradiger Einengung des Darmlumens wird ebenfalls das Bild einer hohen Duodenalobstruktion hervorrufen. Hier sind immer die Duodeno-Duodenostomie oder die isoperistaltische Duodeno-Jejunostomie die Methode der Wahl. Die Durchtrennung des Pankreasringes ist nie indiziert. Bei geringen Symptomen ist eine konservative Behandlung angezeigt.

Dünndarmatresien

Das typische Bild des mechanischen Dünndarmileus bei Atresie im Neugeborenenalter — mit Erbrechen und Dünndarmspiegel bei der Röntgenübersichtsaufnahme — ergibt eine absolute Operationsindikation zur chirurgischen Behandlung (s. Abb. 2). Weitere diagnostische Maßnahmen zur Stellung der Operationsindikation sind hier überflüssig. Der Ileus bei Dünndarmtresien hat heute noch unabhängig vom operativen Vorgehen eine hohe Letalität.

Das ist auf folgende Faktoren zurückzuführen:

Frühgeburt,	Darmperforation,
Begleitende Anomalien,	Peritonitis,
Aspirationspneumonie,	Darmgangrän,
Störung des Elektrolyt- und Wasserhaushaltes,	Anastomoseninsuffizienz mit Peritonitis.

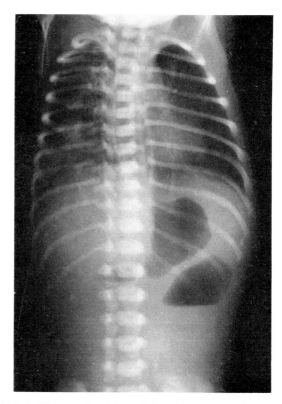

Abb. 2. Abdomenübersichtsaufnahme eines 3 Tage alten Säuglings (D., ♂) mit einer hohen Dünndarmatresie: Stark geblähte Darmschlingen mit mehreren Spiegelbildungen im Oberbauch. Der Unterbauch ist luftleer

Die Behandlung der Jejunum- und Ileumatresien erfordert also
a) eine zeitgerechte Laparotomie,
b) die präoperative Behandlung evtl. vorhandener Komplikationen und
c) die Durchführung der für den intraoperativen Befund zweckmäßigsten Operationsmethode (s. Tabelle 1).

Tabelle 1. Indikationen der Operationsmethoden bei den verschiedenen Formen der Dünndarmatresien

Diagnose	Operationsverfahren
Hohe Jejunum-Atresie	Seit-zu-Seit-Anastomose (evtl. Gastrostomie)
Ileum-Atresie	Resektion des Blindsackes und End-zu-End-Anastomose (evtl. Enterostomie)
Ileum-Atresie mit Meconium-Ileus	Resektion, End-zu-Seit-Anastomose mit Enterostomie
Atresie bei schlechtem AZ	Doppelläufige Enterostomie (zweizeitiges Vorgehen)

Ausschlaggebend ist die großzügige Resektion des stark dilatierten oralen Blindsackes, um eine funktionsfähige Anastomose erzielen zu können [12]. Bei geringen Kaliberunterschieden zwischen beiden Darmanteilen wird nach Resektion eine einreihige End-zu-End-Anastomose durchgeführt. Ein großer Kaliberunterschied kann durch folgende Operationsverfahren kompensiert werden (s. Abb. 3):
a) Längsincision an der vorderen Wand des aboralen Darmschenkels (Denis-Brown),
b) Keilexcision der vorderen Wand des oralen Darmschenkels und Längsvernähung (Rehbein),
c) Schräge Resektion des oralen Darmabschnittes und Längsincision des distalen Darmschenkels (Helbig).

Das Anlegen einer Gastrostomie erleichtert das Absaugen des Magensaftes und reduziert damit erheblich die Gefahr einer Aspirationspneumonie. Das Einführen eine absolute Operationsindikation vorliegt — wie bei der wird von manchen Autoren [7] als sehr vorteilhaft angesehen. Eine zusätzliche Sicherung der Anastomose bietet das Verfahren von Rehbein [15] bei tiefen Ileumatresien; proximal der End-zu-End-Anastomose wird ein Doppelschlauchsystem eingeführt. Durch einen Schlauch wird der orale Darmanteil abgesaugt, der andere dünnere Schlauch dient zur Schienung der Anastomose.

Omphalocele

Die dünne Hülle des Nabelschnurbruches zwingt wegen der Perforationsgefahr mit nachfolgender Darmeventeration zur sofortigen Behandlung. Abgesehen von den Fällen, wo eine absolute Operationsindikation vorliegt — wie bei der rupturierten Omphalocele oder beim Ileus —, konkurriert die konservative Therapie mit der chirurgischen Behandlung. Im allgemeinen sind bei der primär konservativen Behandlung der Omphalocele gute Ergebnisse zu verzeichnen, zumal die typischen postoperativen Komplikationen der Omphalocele entfallen. Diese Behandlung hat allerdings den Nachteil des langen Krankenhausaufenthaltes.

Bei der Wahl des therapeutischen Vorgehens müssen folgende allgemeine und örtliche Faktoren berücksichtigt werden: Gewicht und Reife des Kindes, klinischer Lungenbefund, Existenz anderer extraabdomineller Mißbildungen, Beschaffenheit, Größe und Inhalt des Bruchsackes (Perforationsgefahr?), weitere begleitende Darmmißbildungen, Ileussymptomatik.

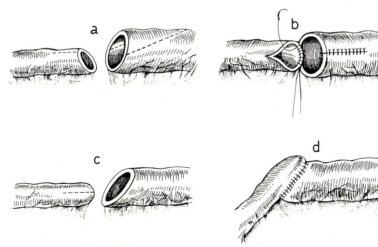

Abb. 3a—d. Operationsverfahren bei Dünndarmatresien mit großem Kaliberunterschied. a Längsincision der vorderen Wand des aboralen Darmschenkels (Denis-Brown) und Keilexcision der vorderen Wand des oralen Darmschenkels (Rehbein). b Längsvernähung der vorderen Wand des oralen Darmabschnittes und Beginn der Anastomose. Kombination der Methoden nach Denis-Brown und Rehbein. c Schräge Resektion des oralen Darmabschnittes und Längsincision des distalen Darmschenkels (Helbig). d Fertigstellung der Anastomose nach der Helbigschen Technik

Konservative Behandlung

Bei schlechtem Allgemeinzustand des Kindes sowie beim Vorhandensein von Lungenkomplikationen ist generell die konservative Behandlung vorzuziehen, solange der Bruchsack intakt ist. Dasselbe gilt für die Fälle, wo schwere extraabdominelle begleitende Mißbildungen vorliegen.

Was den örtlichen Befund anbetrifft, sollte man beim Vorliegen eines großen Bruchsackes, insbesondere wenn sich ein Leberteil in der Omphalocele befindet, zur konservativen Behandlung neigen. Eine sofortige operative Versorgung der Omphalocele mit Zwangsreposition des Bruchinhaltes in die hypoplastische Bauchhöhle führt oft zur Drosselung der venösen Blutzufuhr zum rechten Herzen mit Schock sowie zum Zwerchfellhochstand mit Verminderung der Vitalkapazität und Atemnotsyndrom. Darüber hinaus muß man mit der Möglichkeit eines postoperativen Ileus rechnen.

Bei der konservativen Behandlung wird der Bruchsack mehrmals täglich mit einer 2%-igen Mercurochrom-Lösung [5], Penicillinpuder oder Terracortril-Spray behandelt, bis sich ein dicker Schorfbelag über den Bruchhüllen gebildet hat. Vom Hautrand aus kommt es zu einer progredienten Epithelisierung des Bruchsackes. Dieser Prozeß dauert je nach Größe der Omphalocele ein bis mehrere Monate.

Treten Zeichen einer Peritonitis oder eines Ileus auf, oder kommt es zur Ruptur der Omphalocele, so ist selbstverständlich eine sofortige chirurgische Behandlung erforderlich. Der nach der Bruchsackepithelisierung zurückbleibende Bauchdeckenbruch kann in der Regel gegen Ende des ersten Lebensjahres operativ beseitigt werden.

Das Vorhandensein einer Rotationsstörung des Darmes — häufig begleitende Anomalie bei Omphalocelen — ist keine Operationsindikation, solange keine Ileussymptomatik vorliegt.

Operationsindikation

Bei *kleinen Omphalocelen* bis zu einem Durchmesser von ca. 5 cm kann der operative Verschluß ohne große Gefährdung des Kindes bald nach der Geburt durchgeführt werden. Bei kleinen Bruchlücken läßt sich der Bauchwanddefekt schichtweise verschließen. Gelingt aber die Reposition des Darmes in die Bauchhöhle nur unter Zwang, so sollte man lediglich die mobilisierte Haut verschließen und die Korrektur der verbleibenden Bruchlücke auf einen späteren Zeitpunkt verschieben (zweizeitiges Vorgehen) [6]. Der Zeitpunkt dieser zweiten Operation wird von der Größe der Bruchlücke bestimmt. In der Regel wird dieser operative Verschluß des Bauchwanddefektes im 2. Lebensjahr vorgenommen. Bei übergroßen Omphalocelen muß man jedoch mit mehreren Operationen zur Sekundärversorgung der Bauchwandhernie rechnen. Im Zweifelsfall sollte man mit der Sekundärversorgung der Bruchlücke länger warten, bis man sicher ist, daß die Bauchhöhle groß genug ist, um die Reposition des Bruchinhaltes vornehmen zu können.

Bei der *rupturierten Omphalocele* mit Darmeventeration liegt selbstverständlich eine absolute Operationsindikation vor. Bevor man in Versuchung kommt, den primären Bauchdeckenverschluß vorzunehmen, ist zu empfehlen, eine exakte Messung des zentralen Venendruckes (ZVD) über einen Katheter in der V. cava inf. (normaler ZVD-Wert 10—15 cm Wassersäule) vorzunehmen [16]. Steigt der Druck bei der Reposition der Leber in die Bauchhöhle akut an, so ist das zweizeitige Vorgehen vorzuziehen; das heißt also, der Verschluß der mobilisierten Haut über dem Darm und die operative Beseitigung des Bauchwanddefektes ist zu einem späteren Zeitpunkt vorzunehmen.

Bei übergroßen *rupturierten Omphalocelen* kann der Bauchwanddefekt durch Silastik-Folie oder lyophilisierte Dura überbrückt werden. [4, 10]. Das Prothesenmaterial wird in 6—8 Wochen durch körpereigenes Gewebe ersetzt. Zur Entlastung des gestauten Magen-Darminhaltes bei großen Omphalocelen ist eine Gastrostomie zu empfehlen sowie die Durchführung einer Sphincterdehnung. Intraoperativ muß bei der Omphalocele immer eine begleitende Darmanomalie ausgeschlossen werden.

Postoperativ ist fast immer mit einer Darmatonie zu rechnen, die oft lang anhalten kann. In der Regel ist diese durch konservative Maßnahmen zu überwinden. Erst nach Sistieren des Magenrückflusses, Entleerung von gefärbten Stühlen und Vorhandensein guter Peristaltik wird mit der oralen Ernährung vorsichtig angefangen.

Zwerchfellhernien

Angeborene Zwerchfelldefekte führen zur Hernie bzw. Eventeration der Bauchorgane in den Thoraxraum. Abb. 4 zeigt die Lage der typischen kongenitalen Zwerchfelldefekte, wobei zu betonen ist, daß diese Hemmungsmißbildung häufiger auf der linken Seite vorkommt, und zwar in den meisten Fällen im posterolateralen Abschnitt (Bochdaleksche Hernie).

Je nach Größe der Lücke können Magen, Milz, Dünndarm, Colon und sogar Niere und/oder Leber in den Thoraxraum verlagert werden. Hierdurch kommt es zu einem Lungenkollaps mit Verdrängung des Mediastinums und des Herzens nach der kontralateralen Seite. Infolgedessen

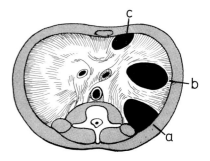

Abb. 4. Lokalisation der häufigsten Zwerchfelldefekte (vom Bauchraum aus gesehen): Bochdaleksche Hernie (a), Pleuroperitonealer Zwerchfelldefekt (b), Parasternale Hernie (c)

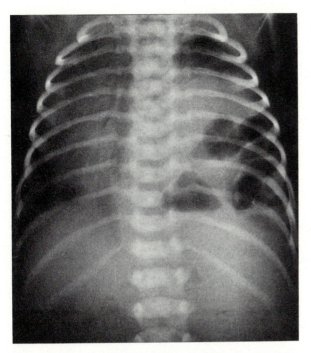

Abb. 5. Thoraxübersichtsaufnahme eines 1 Tag alten Säuglings (L.D., ♂) mit einer linksseitigen Zwerchfellhernie: Intrathorakale Verlagerung von luftgefüllten Darmschlingen mit Verdrängung des Mediastinums nach der rechten Seite

kommt es kurz nach der Geburt zu Atemnot und asphyktischen Anfällen mit Cyanose sowie Erbrechen. Die Röntgenübersichtsaufnahme des Thorax und Abdomens zeigt neben der ektopischen Lage der Bauchorgane im Thorax eine Verlagerung des Mediastinums nach der anderen Seite (Abb. 5).

Eine abwartende Haltung nach Feststellung dieses Krankheitsbildes führt nur zur Verschlechterung der Atem- und Kreislaufsituation und ist mit einer hohen Mortalität belastet. In den wenigen Fällen, wo diese akuten Atem- und Kreislaufsymptome überwunden werden, wie es gelegentlich bei kleinen Zwerchfellhernien vorkommen kann, treten dann die abdominellen Symptome in den Vordergrund und die Kinder gedeihen schlecht.

Die Feststellung eines angeborenen Zwerchfelldefektes mit Prolaps der Bauchorgane im Thoraxraum erfordert eine sofortige chirurgische Behandlung [11]. Jede Verzögerung, die nicht die präoperative Behandlung der respiratorischen Komplikationen und Stoffwechselentgleisungen zum Ziele hat, erhöht nur das Operationsrisiko. Bei älteren Kindern ist die Operationsindikation zur Beseitigung des Zwerchfelldefektes wegen der Bauchsymptome und der Incarcerationsgefahr gegeben.

Zur operativen Versorgung der Zwerchfellhernie ist der abdominale Zugang immer vorzuziehen. Hierdurch lassen sich die Bauchorgane leicht reponieren und der Defekt gut verschließen. Dieser Zugang ermöglicht andererseits, evtl. vorhandene Rotationsstörungen des Darmes bzw. Darmmißbildungen rechtzeitig zu erkennen und zu behandeln. Nur selten ist eine plastische Deckung des Zwerchfelldefektes mittels einer Muskelplastik oder Kunststoffmaterial erforderlich. Vor dem Verschluß der Zwerchfellücke — durch Doppelung der Ränder des Zwerchfellrestes oder Annähen des Zwerchfellrandes an die Thoraxwand — muß eine Thoraxdrainage eingelegt werden.

Meconium-Ileus

Beim Meconium-Ileus handelt es sich um die Folge einer Pankreassekretionsstörung im Rahmen der Mucoviscidose. Der Ileus wird durch die Verstopfung des Dünndarmes mit zähem Meconium ausgelöst.

Die konservative Behandlung des unkomplizierten Meconium-Ileus hat zum Ziele, die zähen Meconiummassen zu verflüssigen und ihre Entleerung per vias naturales zu ermöglichen. Beim sogenannten Meconiumpfropf-Syndrom sowie bei leichten Formen des Meconium-Ileus ist ein solcher konservativer Behandlungsversuch indiziert. Dieser wird mit Gastrografin-Klysmen (20 bis 35 ml) oder mit wiederholten Einläufen mit Mucolyticum Lappe (10 ccm) durchgeführt [13]. Bleibt der Erfolg dieser Maßnahmen nach 12—24 Std aus oder nimmt die Ileus-Symptomatik zu, so darf mit der Laparotomie nicht länger gewartet werden.

Chirurgische Behandlung. Die Spülung der Meconiummassen von einer Enterotomie aus, oder ihre Auspressung nach distal durch digitale Kompression des Darmes kann nur gelegentlich bei leichteren Meconium-Ileus-Formen Erfolg haben. Das zähe Meconium ist mit der Darmwand so innig verbacken, daß es leicht zu Darmeinrissen kommt, so daß vor dieser Methode gewarnt wird. Unter den verschiedenen technischen Verfahren zur Therapie des Meconium-Ileus ist die doppelläufige Enterostomie mit anschließender Spülbehandlung am ehesten zu empfehlen. Nach Überwindung des Ileuszustandes wird in einer zweiten

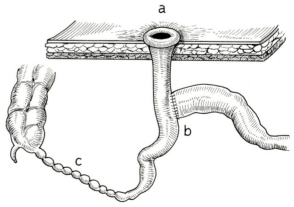

Abb. 6. Meconiumileus: Schematische Darstellung der Operationsmethode nach Bishop und Koop: Ileostomie im Bereich des aboralen Darmschenkels (a), Rouxsche Anastomose nach Resektion des erweiterten oralen Darmschenkels (b), Meconiummassen im distalen Ileumbereich (c)

Tabelle 2. Klinik und Therapie des Meconium-Ileus sowie seiner komplizierten Formen

		Klinische Symptome	Röntgen-Befund	Therapie
I	Meconium-Ileus	Erbrechen, Überblähung, im Darmrohr zähes Meconium	Überblähte Darmschlingen Microcolon	s. Text
II	Sek. Ileumatresie	wie I, jedoch früher und intensiver	Spiegelbildung im Oberbauch	Transrectale Laparotomie re. Mittelbauch, Adhäsiolyse, Darmresektion, End-zu-Seit-Anastomose mit Enterostomie, Spülung
III	Volvulus	wie II	wie II	Detorquierung, evtl. Resektion und Anastomose wie I, Spülung
IV	Meconium-Peritonitis	wie I, dazu Meconium-Abgang, Bauchwandödem, später Zeichen einer bakteriellen Peritonitis	wie I und II, dazu intraabdominelle Kalkeinlagerung	Frühe Laparotomie (steriles Stadium), Adhäsiolyse, Darmresektion, falls Meconium-Ileus vorhanden wie bei I

Operation die Darmpassage durch eine Enteroanastomose wiederhergestellt. Bei stark überdehntem proximalen Ileumanteil kann eine Teilresektion unumgänglich sein. Die Passage wird in diesem Fall mit einer Y-Anastomose nach Roux wiederhergestellt [3]. Der aborale Dünndarmanteil wird als Ileostomie in die vorderen Bauchdecken eingenäht [15] (s. Abb. 6). Durch die Enterostomie werden regelmäßige Spülungen mit Enzympräparaten oder Acetyl-Cystein vorgenommen. Nach Überwindung des Ileuszustandes kann die Enterostomie verschlossen werden.

Beim Verdacht eines komplizierten Meconium-Ileus (s. Tabelle 2) muß jede konservative Behandlung unterlassen bleiben. Hier ist immer eine absolute Operationsindikation gegeben [9].

Neugeborenenperitonitis

Die verschiedenen Entstehungsmöglichkeiten, die beim Neugeborenen zu einer Peritonitis führen können, sind in Tabelle 3 dargestellt. Aufgrund dieser Ursachen ist die relative Häufigkeit der Neugeborenenperitonitis zu erklären. Dabei handelt es sich hauptsächlich um eitrige Peritonitiden nach Magen-Darmperforation (s. Tabelle 4). Voraussetzung für die bakterielle Peritonitis ist die Keimbesiedlung des Magen-Darmtraktes, die kurz nach der Geburt einsetzt.

Die Neugeborenenperitonitis (s. Tabelle 5) hat oft einen uncharakteristischen Beginn, bis der entzündliche Vorgang in der Bauchhöhle zur Entwicklung des akuten Abdomens führt [2]. Dabei ist zu bedenken, daß die Symptome der primären Krankheit (Mißbildungen, Sepsis) das Bild der Peritonitis verschleiern können. Ausschlaggebend für die Feststellung einer Perforationsperitonitis beim Neugeborenen ist der Nachweis eines Pneumoperitoneum [19]. Dies gelingt am besten durch eine Röntgenaufnahme des Abdomens in Kopftieflage.

Der Entschluß zur Laparotomie soll hier rechtzeitig gefaßt werden, bevor sich das Bild einer Intoxikation entwickelt, die die Narkose und Operation des Säuglings in Frage stellen würde. Vor der Laparotomie müssen auf jeden Fall Hypoxie und Acidose adäquat behandelt werden [8]. Das chirurgische Vorgehen wird sich selbstverständlich nach der Grundkrankheit richten.

Die *schwere Dyspepsie* im Säuglingsalter charakterisiert sich durch eine ausgeprägte Neigung zur Acidose und Toxikose. Die extreme Blähung des Darmes mit nachfolgender Durchblutungsstörung der Darmwand kann zum *paralytischen Ileus* führen. Hier ist aber immer ein konservatives Verhalten indiziert. In extremen Fällen kann es aber zur Bildung einer schweren *hämorrhagisch-nekrotisierenden Enterocolitis* mit Perforation oder Durchwanderungsperitonitis kommen. Das Überwiegen der peritonealen Sym-

Tabelle 3. Ursachen der Neugeborenenperitonitis

Perforations-Peritonitis	Iatrogene Perforations-Peritonitis	Peritonitis bei Enterocolitis	Hämatogene Peritonitis
Magenperforation	Magenperforation durch Sonde	Durchwanderungs-Peritonitis	Pneumonien
Darmperforation	Pneumatische Überdehnung	Darmperforation	Otitis
Perforierte Appendicitis	Dickdarmperforation durch Darmrohr	bei ulcerös-nekrotisierender Enteritis	Meningitis
Nahtinsuffizienz			Nabelinfektionen

Tabelle 4. Ursachen der Magen-Darmperforation im Säuglingsalter

Magenperforation	Darmperforation
Ulcusperforation	Meconium-Ileus
Drucknekrose	Darmatresie
Kongenitale Wanddefekte	Megacolon
Iatrogene Perforationen	Malrotation, Volvulus
	Invagination
	Iatrogene Perforationen

Tabelle 5. Häufigste Symptome bei der Neugeborenenperitonitis

Frühsymptome	Nahrungsverweigerung
	Erbrechen
	Fieber
Lokalsymptome	Zeichen eines paralytischen evtl. mechanischen Ileus
	Abwehrspannung
	Pneumoperitoneum im Röntgenbild
Spätsymptome	Dyspnoe
	Cyanose
	Toxikose

ptome in Kombination mit den Zeichen eines Darmverschlusses wird dann zum chirurgischen Vorgehen zwingen. Die Übernähung einer Darmperforation in einem schwer veränderten Darmabschnitt ist keine zuverlässige Methode; oft wird man gezwungen sein, eine Darmteilresektion durchzuführen.

Bei der *hämatogenen Peritonitis* steht das septische Bild im Vordergrund; sie erfordert eine entsprechend intensive konservative Behandlung. Bei Zunahme der Peritonealzeichen muß jedoch, soweit der Zustand des Kindes es erlaubt, zur Durchführung der Drainage und evtl. Spülung laparotomiert werden.

Invagination

Die Invagination ist eine der häufigsten Ursachen des akuten Abdomens bei Kindern im Alter zwischen sechs Monaten und zwei Jahren. In Tabelle 6 sind neben den verschiedenen Invaginationsformen die charakteristischen Symptome der akuten Darmeinstülpung dargelegt. Angesichts der sich rasch entwickelnden pathophysiologischen Vorgänge bei der Invagination muß besonderer Wert auf eine rechtzeitige Feststellung und Interpretation der Frühsymptome gelegt werden.

Die Röntgenuntersuchung des Dickdarmes mittels Kontrasteinlauf zur *Diagnosestellung* eines Invaginationsileus ist selten notwendig und sollte nur im Zweifelsfalle durchgeführt werden. Hierbei muß daran gedacht werden, daß der Kontrasteinlauf eine ileo-ileale Invagination nicht ausschließen kann. Bei Verdacht auf Peritonitis ist ein Kontrasteinlauf kontraindiziert. Das gilt auch für die Verwendung von wäßrigen Kontrastmitteln zur *Desinvagination*, was von manchen Autoren bevorzugt wird [1]. Hier kann trotz evtl. Reposition einer ileo-colischen Einstülpung eine primär bestehende ileo-ileale Invagination bestehen bleiben [18]. Höchstens im Anfangsstadium einer Invagination, also in den ersten 12—24 Std, ist ein einmaliger konservativer Behandlungsversuch erlaubt. Bleibt ein eindeutiger Erfolg aus, so sollte man sich ohne weiteren Zeitverlust zur Operation entscheiden.

Angesichts der oben erwähnten Überlegungen sowie der geringen Operationsletalität von 0,6% [18] sollte prinzipiell die *Frühoperation* angestrebt werden. Die Mehrzahl der Invaginationen lassen sich unter sanftem und kontinuierlichem Druck auf das Ende des eingestülpten Darms desinvaginieren. Eine Darmresektion ist in folgenden Fällen indiziert:

1. Nicht reponierbare Invagination,
2. Irreversible Darmwandschädigung,
3. Darmperforation,
4. Beim Vorhandensein eines Meckelschen Divertikels.

Literatur

1. Benson, C. D.: Intussusception in infants and children. Arch. Surg. **86**, 745 (1963).
2. Birtch, A. G., Coran, A. G., Gross, R. E.: Neonatal peritonitis. Surgery **61**, 305 (1967).
3. Bishop, H. C., Koop, E. G.: Management of meconiumileus, resection Roux- and Y-anastomosis and ileostomy irrigation with pancreatic enzymes. Ann. Surg. **145**, 410 (1957).
4. Cordero, L., Toulovkian, R. J., Pickett, L. K.: Staged repair of gastroschisis with silastic sheeting. Surgery **65**, 676 (1969).
5. Grob, M.: Conservative treatment of exomphalos. Arch. Dis. Childh. **38**, 148 (1963).
6. Gross, R. E.: A new method for surgical treatment of large omphaloceles. Surgery **24**, 277 (1948).
7. Halsband, H., Rehbein, F.: Atresien des Jejunum und Ileum. Z. Kinderchir. **7**, 411 (1969).
8. Helbig, D.: Dringliche Abdominalchirurgie bei Neugeborenen. Med. Welt (Stuttg.) **15**, 791 (1966).

Tabelle 6. Typische Formen und charakteristische Symptome der Invagination im Kleinkindesalter

Invaginationsformen	Frühsymptome	Spätsymptome
Ileo-ileale	Heftiger Initialschmerz	Intermittierende Koliken
Ileo-coecale	Graublasse Gesichtsfarbe	Erbrechen
Ileo-colische	Ängstlicher Gesichtsausdruck	Tastbarer Tumor
Ileo-colo-colische	Unruhe	Blutabgang
Colo-colische	Erbrechen	Spiegelbildung (Rö.-Bild)
	Luftanreicherung (Rö.-Bild)	Toxikose

9. Imdahl, H.K., Gellinen, R., Philipp: Zur klinischen und operativen Behandlung der Mekonium-Peritonitis. Z. Kinderchir. **1/2**, 125 (1964).
10. Joppich, I.: Lyophilisierte Dura zur Behandlung von Omphalocelen und lateralen Bauchspalten. Z. Kinderchir. **11**, 108 (1972).
11. Krumhaar, D., Hecker, W.Ch., Daum, R.: Analyse und Spätergebnisse operierter kongenitaler Zwerchfellhernien und Relaxation im Neugeborenen- und Kindesalter. Z. Kinderchir. **5**, 367 (1968).
12. Nixon, H.H.: Intestinal obstruction in the newborn. Arch. Dis. Child **30**, 13 (1955).
13. Regenbrecht, J., Hadid, D.: Neue Gesichtspunkte zur Behandlung der Mucoviscidose, insbesondere des Mekoniumileus. Z. Kinderarchiv **3**, 394 (1969).
14. Rehbein, F., Boix-Ochoa, J.: Duodenalstenose-Duodenalatresie. Dtsch. med. Wschr. **88**, 1240 (1963).
15. Rehbein, F., Halsband, H.: A double-tube technic for the treatment of meconium ileus and small bowel atresia. J. pediatr. Surg. **3**, 723 (1968).
16. Salzberg, M.: Surgical correction of omphalocele and gastroschisis. Significance of inf. vena caval pressures. BAPS-Kongress, Liverpool, 1969.
17. Schickedanz, G., Zwacka, Eseimokumoh, H.: Ein Ergebnisvergleich der konservativen und operativen Therapie der spastisch-hypertrophischen Pylorusstenose beim Säugling. Z. Kinderchir. **9**, 49 (1970).
18. Suita, S.: Intussusception in infants and children. Z. Kinderchir. f9, 193 (1970).
19. Vinz, H., Erben, V., Winkelffoss, H.: Neugeborenenperitonitis. Bruns Beitr. klin. Chir. **215**, 321 (1967).

Oesophagusatresie

G.H. WILLITAL

Oesophagusatresien erfordern eine dringliche chirurgische Versorgung in der *Neonatalperiode*, da es darauf ankommt
1. eine Aspiration und Lungenatelektasebildung, vor allem des rechten Oberlappens durch Überfließen von Sekret und Schleim aus dem proximalen Segment zu vermeiden, und
2. die Kommunikation zwischen Oesophagus und Bronchialsystem möglichst frühzeitig zu unterbrechen, um
 — die eingeschränkte Zwerchfellbeweglichkeit durch Überblähung des Abdomens aufzuheben,
 — den gastro-bronchialen Reflux, der zu einer Anschoppung in den Lungen führt, zu unterbrechen.

Bis zum Operationsbeginn drohen Lungenkomplikationen, die den Hauptanteil der Ursachen letaler Ausgänge bilden. Es ist zweckmäßig, einen *Replogle-Schlauch*[1] in das proximale Segment einzulegen, über den mit Niederdruck abgesaugt wird. Dieser Schlauch saugt sich nicht an der Mucosa fest. Ist eine solche Vorrichtung nicht vorhanden, so sind die Neugeborenen auf den Bauch in Kopftieflage zu betten.

Indikation zur präoperativen Diagnostik

Die Diagnose der Kontinuitätsunterbrechung des Oesophagus wird unmittelbar nach der Geburt durch das routinemäßige Vorschieben eines Magenschlauches Charriere 10 durch den Mund gestellt. Dünnere Schläuche sind ungeeignet, sie rollen sich im proximalen Segment auf.

Ist ein Stop festgestellt, erfolgt eine Thorax- und Abdomenübersichtsaufnahme mit diesem kontrastgebenden Schlauch, über den etwas Luft zur besseren Darstellung der Umrisse des proximalen Segments instilliert werden kann.

---

[1] Sheewood Medical Industries Ltd., Sheewood House, London Rd., County Oak, Coawley (Sussex).

Es ist absolut kontraindiziert mit flüssigen Kontrastmitteln das proximale Segment darstellen zu wollen. Dieses Vorgehen ist auch dann verboten, wenn die Möglichkeit des Absaugens vorhanden ist.

Die Aussage über die Länge des proximalen Segments im Röntgenbild unterliegt gewissen Einschränkungen. Fehlen von Luft im Abdomen zeigt, daß keine Kommunikation zwischen Trachealsystem und Oesophagus-Magen besteht. In allen Fällen ist eine Abdomenübersichtsaufnahme durchzuführen, um bei vorhandener Fistelverbindung die Kombinationsanomalie einer Duodenalatresie (Mittellinienfehlbildung) rechtzeitig zu erkennen.

Indikation zu den operativen Eingriffen

Eine Reihe von operativen Verfahren haben ein spezifisches Indikationsgebiet, da sie unter ganz bestimmten Voraussetzungen und Gegebenheiten zum Einsatz kommen [1, 2, 3, 4, 5, 6, 7]. Die entscheidenden Parameter dafür sind:
1. Intraoperativ ermittelte Distanz beider Segmente nach Mobilisation.
2. Frühgeburt (Körpergewicht, Schwangerschaftsdauer).
3. Weitere Fehlbildungen von seiten des Herzens, des Zwerchfells oder des übrigen gastrointestinalen Systems.

Allen rekonstruktiven Maßnahmen voraus erfolgt eine Gastrostomie (s. u.). Die Freilegung des Oesophagus kann trans- oder retropleural erfolgen (Abb. 1).

Primäre Anastomose

Sie erfolgt bei allen Neugeborenen mit einem Körpergewicht über 2500 g ohne assoziierte Mißbildungen bei normaler Schwangerschaftsdauer, wenn sich das proximale und das distale Segment ohne Spannung durch eine einschichtige Anastomose vereinen lassen.

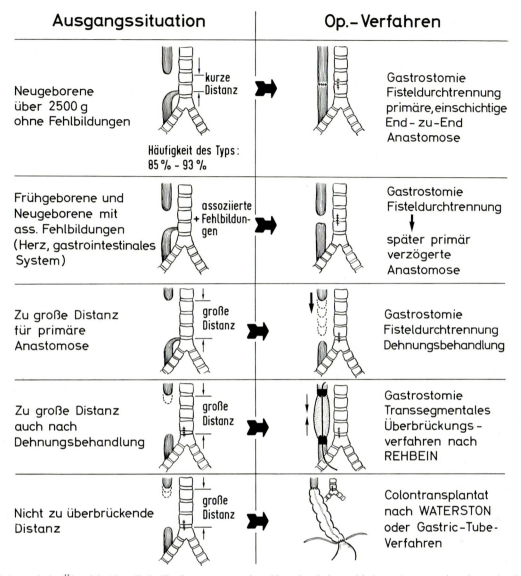

Abb. 1. Schematische Übersicht über die Indikation zum operativen Vorgehen bei verschiedenen Ausgangssituationen der Oesophagusatresien

Primär verzögerte Anastomose

Sie erfolgt:
1. Bei allen Frühgeburten aufgrund erhöhten Operationsrisikos. Es wird eine Gastrostomie angelegt, die oesophago-tracheale Fistel ligiert und durchtrennt und das proximale Segment durch einen Replogle-Schlauch über eine Niederdruckdauerabsaugung freigehalten. Wenn der Säugling 3 kg wiegt, erfolgt die Anastomose.
2. Bei allen Säuglingen, bei denen nach Fisteldurchtrennung und Mobilisation beider Segmente eine primäre Anastomose aufgrund zu großer Distanz nicht möglich war und bei denen diese Distanz durch eine Dehnungsbehandlung (s.u.) verringert wurde.
3. Bei allen Frühgeborenen und Neugeborenen mit schwerwiegenden assoziierten Fehlbildungen des Herzens und des gastrointestinalen Systems.

Dilatationsbehandlung

Sie ist angezeigt, wenn eine Anastomose beider Segmente nicht möglich ist. Sie erfolgt durch täglich 20maliges Dehnen des proximalen Segments über einen Zeitraum von 8—10 Wochen. Dann empfiehlt sich eine Darstellung des proximalen und distalen Segments zur Distanzbeurteilung, und später die Durchführung einer primär verzögerten Anastomose [1, 3].

Transsegmentale Überbrückung nach Rehbein

Von Rehbein wurde kürzlich über ein Verfahren berichtet, bei dem nach Fisteldurchtrennung ein Nylonfaden durch beide Segmente gelegt wird. Das eine Ende leitet man über die Nase, das andere über die Gastrostomie heraus. Falls eine spontane Überbrückung entlang des Nylonfadens ausbleibt, gelingt eine Annäherung beider Segmente über 2 Silberoliven, die in das proximale und distale Segment vorgeschoben werden. Dieses Verfahren ist ein Alternativverfahren zur Colonersatzplastik und ist dann indiziert, wenn eine primäre Anastomose nicht möglich war, bzw. die Dehnungsbehandlung nicht den gewünschten Erfolg gezeigt hatte [6].

Colonersatzplastik nach Waterston

Diese Ersatzplastik und die von Nixon durchgeführten Gastric-Tube-Operationen (Indikation bei gleichzeitig bestehender hoher supralevatorischer Anal- und Rectumatresie) sind nur dann diskutabel, wenn alle anderen Maßnahmen nicht zum erwünschten Ziel geführt haben. Die Oesophagostomie am Hals erfolgt dann, wenn eine Vereinigung beider Oesophagussegmente durch die eingangs beschriebenen Methoden nicht möglich ist. Die definitive Operation wird durchgeführt, wenn die Kinder ca. 1 Jahr alt sind. Die Colonersatzplastik birgt aber gewisse Gefahren in sich, wie Aperistaltik, Dilatation und Abknickungstendenz [7].

Indikation für eine Gastrostomie

Die Gastrostomie im linken Oberbauch wird bei allen Oesophagusatresie-Operationen durchgeführt, und zwar vor der Thorakotomie. Folgende Gründe sprechen dafür:
1. Entblähung des Abdomens und Aufhebung der eingeschränkten Zwerchfellatmung und Zwerchfellbeweglichkeit, Besserung der Ventilation.
2. Entlastung und Schutz der Anastomose, einfachere Pflege und exaktere quantitative Ernährung der Säuglinge; besseres und schnelleres Gedeihen der Säuglinge.
3. Möglichkeit der Bougierung über einen zur Gastrostomie herausgeleiteten transanastomotischen Guider.
4. Möglichkeit der transsegmentalen Überbrückung nach Rehbein über einen durch beide Segmente gelegten Nylonfaden, der über die Gastrostomie und nasal nach außen geleitet wird.

Operatives Vorgehen bei kombiniertem Vorliegen von Oesophagusatresie, Duadenalatresie und Analatresie

Oesophagusatresie und Duodenalatresie

Beseitigung der Duodenalatresie durch Seit-zu-Seit-Anastomose des Duodenum, Einlegen einer dünnen, weichen, Ernährungssonde, Gastrostomie; Fistelligatur und je nach Allgemeinzustand des Säuglings und der Lage der beiden Segmente zueinander, eventuell primäre, einschichtige Anastomose.

Oesophagusatresie und Analatresie

Bei allen mittelhohen und hohen anorectalen Fehlbildungen Colostomie im rechten Oberbauch, Gastrostomie. Im übrigen gelten die gleichen Indikationsregeln wie oben bereits erwähnt.

Oesophagusatresie, Duodenalatresie, Analatresie

Beseitigung der Duodenalatresie (s.o.); Colostomie im rechten Oberbauch bei hohen und mittelhohen anorectalen Fehlbildungen, Gastrostomie im linken Oberbauch, Fisteldurchtrennung und primär verzögerte Anastomose.

Literatur

1. Daum, R., Hecker, W.Ch., Heiss, W.: Der Wert der aufgeschobenen End-zu-End-Anastomose nach Elongation des kurzen proximalen Segmentes bei Ösophagusatresie. Z. Kinderchir. **4**, 359 (1970).
2. Gross, R.E.: Atlas der Kinderchirurgie. Stuttgart, New York: F.K. Schattauer 1971.
3. Howard, R., Myers, N.A.: Esophageal Atresia: A technique for elongating the upper pouch. Surgery **58**, 725 (1965).
4. Kiesewetter, W.B.: The timing of elective surgery. Z. Kinderchir. **2**, 153 (1972).
5. Nixon, H.H.: The Essentials of Paediatric Surgery, II Ausg. London: Heinemann, Medical Books 1966.
6. Rehbein, F., Schweder, N.: Reconstruction of the esophagus without colon transplantation in cases of atresia. J. pediat. Surg. **6**, 746 (1971).
7. Waterston, D.: Colonic replacement of esophagus. Surg. Clin. N. Amer. **44,**, 1441 (1964).

Aganglionose (Morbus Hirschsprung)

G.H. WILLITAL

Die Aganglionose kommt in einer Häufigkeit von 1:3000 bis 1:4000 vor, d.h. es werden in der Bundesrepublik Deutschland jährlich zwischen 250—300 Säuglinge mit dieser Darminnervationsstörung geboren.

Es gibt eine Reihe von Faktoren, die einen *modifizierenden Charakter auf die Indikation* der unten aufgeführten Operationsverfahren haben. Die Kenntnis dieser klinischen Faktoren ist Voraussetzung für die richtige Indikationsstellung.
1. Klinischer Verlauf in der Neugeborenenperiode:
   a) Primär verzögerter Meconiumabgang mit nachfolgender intermittierender Obstruktion,
   b) Akut progredienter Ileuszustand ohne spontanen Meconiumabgang,

c) Akut intermittierende Obstruktion mit Diarrhoe als Ausdruck einer beginnenden Enterocolitis.
2. Pathologisch-morphologischer Befund (Abb. 1).

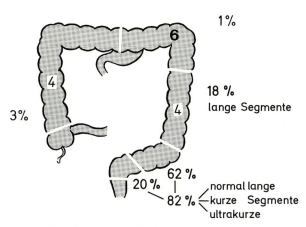

Abb. 1. Überblick über die Ausdehnung und Häufigkeit aganglionärer Darmanteile (n = 200)

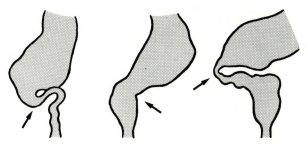

Abb. 2. Unterschiedlicher röntgenologischer Aspekt „normal langer" aganglionärer Segmente (Rektum und Sigmoid betreffend) bei Kontrastdarstellung des Rektosigmoids. Der Pfeil veranschaulicht jeweils die Stelle der Lumendifferenz zwischen dem nicht oder nur teilweise entfalteten, innervationsgestörten Darm und dem dilatierten Darmabschnitt

Differentialdiagnostische Klärung der Aganglionose

Bei jeder Verdachtsdiagnose eines Megacolon hat eine zur differentialdiagnostischen Klärung und zum Ausschluß einer Aganglionose gezielte Diagnostik einzusetzen [8, 9].

Röntgendiagnostik

Rectaler Kontrasteinlauf.

Dieser wird in jeder Altersstufe mit einem dünnen Darmrohr oder einem Ballonkatheter durchgeführt. Entscheidend ist die exakte Darstellung des zunächst unmittelbar an den Analkanal anschließenden Darmabschnitts bzw. der weiter proximal gelegenen Darmanteile. Das beweisende Kriterium ist der Kalibersprung, die circumscripte Lumendifferenz des Darms am Übergang proximal der Aganglionose.

Vermeidung von Fehlern in der Röntgendiagnostik:
a) Keinen rectalen Reinigungseinlauf vor der Röntgenuntersuchung,
b) Unzuverläßlichkeit nach Colostomie.
c) Variationen der Kontrastdarstellung des engen Segments,
d) Vorliegen ultralanger oder ultrakurzer Segmente.

Die Röntgendiagnostik ist eine Vorfelddiagnostik, auch wenn die Zuverläßlichkeit von Swenson mit 95% angegeben wird.

Die häufigsten Variationen „normallanger" Aganglionosen im Röntgenkontrastbild zeigt Abb. 2.

Histologisch-histochemische Untersuchungen

Sie sind in allen Fällen indiziert, bei denen die Röntgenuntersuchung einen eindeutigen oder zweifelhaften Megacolon bzw. Aganglionosebefund ergab.

Die *Histologie ist der Schlüssel zur Diagnose.* Histologisch-histochemische Untersuchungen an rectalen Saugbiopsien werden zur Diagnose herangezogen [8, 9]. Mit dem Doppelsaugbiopsieinstrument nach Willital werden 2 Saugbiopsien gleichzeitig im Abstand von 1 cm entnommen. Dadurch wird die Diagnostik vor allem im Hinblick auf besonders kurze innervationsgestörte Darmabschnitte (ultrakurze aganglionäre Segmente) weiter verbessert.

Charakteristika der saugbioptischen Diagnose:
a) Fehlen von Ganglienzellen des Plexus submucosus Meissner,
b) Acetylcholinesterase-Aktivitätssteigerung in der Lamina propria der Mucosa und der Muscularis mucosae und
c) Vermehrte präganglionäre parasympathische Nervenfasern in der Submucosa.

Vermeidung von Fehlern bei rectalen Schleimhautbiopsien:
1. Höhenlokalisation der Biopsiestelle,
2. Mucosabiopsien mit Submucosaanteil,
3. Atraumatische Entnahme und schnelles Einfrieren,
4. Keine Biopsien unmittelbar nach Reinigungseinläufen und Kontrastdarstellungen,
5. Exakte Färbetechnik.

Manometrische Untersuchungen im Internusbereich

Sie stellen eine Zusatzuntersuchung dar und können gegebenenfalls eine besondere diagnostische Bedeutung erlangen. Charakteristisch für eine Aganglionose ist das Fehlen des Sphincterhemmungsreflexes bei Dehnung des proximal davon gelegenen Darmabschnitts.

Kinderchirurgie

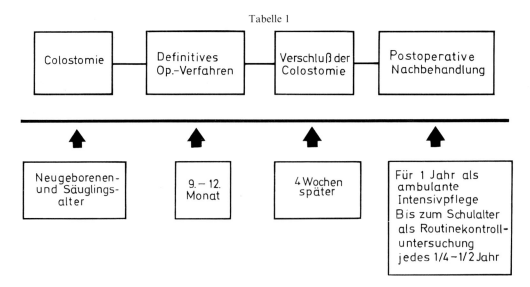

Tabelle 1

Operatives Konzept bei Aganglionosen

Das Operationsprogramm ist auf einen 3-Stufenplan verteilt (Tabelle 1).

Verschiedene Faktoren können nun modifizierend auf dieses Vorgehen einwirken.

Indikation zur Colostomie

Eine dem definitiven Operationsverfahren vorausgehende Colostomie (Hautbrückencolostomie nach H. H. Nixon) ist im Neugeborenen- und Säuglingsalter immer dann indiziert, wenn:
a) die Säuglinge dystroph sind und nicht gedeihen,
b) ein akut progredienter Ileus besteht,
c) eine Enterocolitis vorliegt,
d) eine Darmperforation eingetreten ist,
e) eine massive, progrediente Überblähung des Abdomens vorliegt.

Durch die Colostomie bessert sich das Allgemeinbefinden der Säuglinge, da der Ileus mit seinen sekundären Erscheinungen beseitigt ist, die massive Überblähung des Abdomens mit Zwerchfellhochstand und Atmungsbehinderung aufgehoben und die Gefahr einer sekundären ischämischen Enterocolitis gebannt ist. Da die Darmdilatation und Hypertophie bei frühzeitiger Indikationsstellung reversibel ist, wird eine weitere Schädigung an sich normaler Darmabschnitte vermieden. Nur bei Säuglingen und Neugeborenen die gedeihen, keine Ileuszustände und Obstipation mit intermittierenden flüssigen Stühlen als Zeichen einer beginnenden Enterocolitis aufweisen und täglich durch Reinigungseinläufe entlastet werden können, ist eine Colostomie nicht angezeigt. Das definitive Operationsverfahren ist nach Ablauf von 3 Monaten, wenn die Säuglinge 6 kg wiegen, indiziert. Ebenso ist bei Kleinkindern und Schulkindern in den meisten Fällen eine Colostomie überflüssig.

Indikation zum definitiven Operationsverfahren

Seitdem von Swenson 1948 ein dem morphologischen Befund gerechtwerdendes Operationsverfahren vorgeschlagen wurde, folgten in den Jahren darauf weitere, zum Teil neue oder davon abgeänderte Operationstechniken.

Anforderungen, die an ein Operationsverfahren zur erfolgreichen chirurgischen Therapie im Hinblick auf gute Spätresultate gestellt werden müssen, sind:
1. Beseitigung des funktionsuntüchtigen Darmabschnittes, d. h. des fehlinnervierten Darms und des proximal davon gelegenen irreversibel dilatierten und hypertrophierten Darmabschnitts. Intraoperative Darmwandbiopsien ermöglichen die Ausdehnung der Aganglionose festzulegen (Abb. 3).

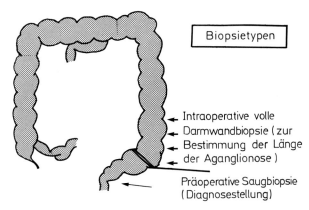

Abb. 3. Biopsieverfahren zur Feststellung von Aganglionosen. Präoperative „Doppel-Saugbiopsie" mit dem Doppel-Saugbiopsieinstrument (Willital) bei Neugeborenen und Säuglingen in 2,0 und 3,0 cm Höhe, bei Kleinkindern 2,5 und 3,5 cm, bei älteren Kindern 3,0 und 4,0 cm. Intraoperative Biopsie zur Feststellung wie weit die Ausdehnung der Aganglionose nach proximal reicht

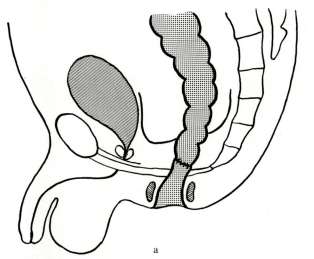 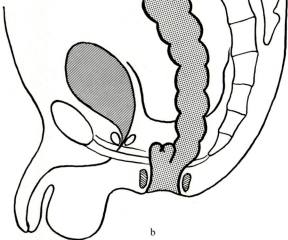

Abb. 4a und b. Schematische Darstellung der Operationstechnik bei Aganglionosen. a Resektionsverfahren nach Rehbein-State, wobei die Dickdarmanastomose unter der peritonealen Umschlagsfalte und oberhalb der Levatormuskulatur durchgeführt wird. b Retrorectales Durchzugsverfahren nach Duhamel: hier erfolgt die Resektion des aganglionären und proximal davon gelegenen dilatierten Abschnitts bis unterhalb der peritonealen Umschlagsfalte. Der Darm wird hier blind verschlossen (vorderer Anteil des Darmes in der Abbildung). Retrorektal wird der normal innervierte Darm bis zur Linea dentata des in situ belassenen Darms durchgezogen und mit diesem anastomosiert. Das so entstandene Septum wird mit einem „Kinderstapler" längs durchtrennt

2. Vermeidung von Verletzungen sympathischer und parasympathischer Nervenfasern, sowie der Levator- und vor allem der Puborectalismuskulatur: atraumatisches, kontinenzerhaltendes Resektionsverfahren.

3. Möglichst geringe postoperative Komplikationsquote.

Zwei Operationsverfahren rangieren etwa gleichwertig [1, 2, 4, 5, 6, 7] nebeneinander (Abb. 4).

Besonderheiten der *Duhamel-Technik*:

Schaffung eines mit dem „*Stapler*"[1] erzielten septumfreien ventralen aperistaltischen, aber sensiblen und dorsalen peristaltischen Enddarms, wobei durch die Wahl der Höhe der Anastomose gleich eine partielle Sphincteromyotomie bei sonst intakter Kontinenz erzielt wird.

Besonderheiten des *Rehbein State*-Verfahrens:

Ausschließlich abdominelles Vorgehen ohne Präparation der Beckenbodenmuskulatur, wobei aber eine postoperative Sphincterdehnung zu erfolgen hat.

Indikation zum Abweichen von oben genanntem operativen Behandlungskonzept

Ultrakurze Segmente (s. Abb. 1) werden durch eine wiederholte Dehnung des Sphincter internus und einer *Myotomie nach Lynn* behandelt [3].

Ultralange Segmente werden oft nicht oder falsch diagnostiziert. In diesen Fällen legt man eine Ileostomie bzw. eine Dünndarmfistel an, und führt später (s. o.) eine ileorectale Anastomose durch. 20 cm Neugeborenendünndarm sind die untere Grenze an Restdarm, bei denen eine Überlebenschance besteht: Aganglionosen, die noch höher reichen, sind mit an Sicherheit grenzender Wahrscheinlichkeit eine letale Ausgangssituation. In diesen Fällen ist eine Operation nicht angezeigt.

Säuglinge und Neugeborene, die vorwiegend eine intermittierende Symptomatik der intestinalen Obstruktion aufweisen, ohne Anzeichen einer beginnenden Enterocolitis, können, wenn der Darm durch Reinigungseinläufe täglich ausreichend entlastet ist, im Krankenhaus bleiben bis sie ein Körpergewicht von ca. 6 kg erreicht haben. Sie werden dann entweder nach dem Rehbein-State Verfahren oder dem retrorectalen Durchzugsverfahren nach Duhamel operiert, ohne Anlegen einer vorherigen Colostomie.

Literatur

1. Duhamel, B.: Retrorectal and transanal pull through procedure for the treatment of Hirschsprung's diseale. Dis. Colon Rect. **7**, 455 (1964).
2. Ehrenpreis, Th.: Hirschsprung's disease. Chicago: Year book medical publishers 1970.
3. Lynn, H.B.: Personal experience with rectal myectomy in the treatment of selected cases of aganglionic megacolon. Z. Kinderchir. **5**, 98 (1968).
4. Meier-Ruge, W.: Das Megacolon. Virchows Arch. Abt. A Path. Anat. **344**, 67 (1968).
5. Nixon, H.H.: Hirschsprung's disease Prit. J. Hop. med. **2**, 199 (1971).
6. Rehbein, F., Morger, R., Kundert, J.G., Meier Ruge, W.: Surgical problems in congenital megacolon (Hirschsprung's disease). J. pediat. Surg. **1**, 526 (1966).
7. Willital, D.: Segmental colon resection in the treatment of congenital megacolon (Hirschsprung's disease). Amer. J. Surg. **105**, 93 (1963).
8. Willital, G.H.: Frühdiagnose des Morbus Hirschsprung in der Neonatalperiode. Mschr. Kinderheilk. **5**, 185 (1972).
9. Willital, G.H.: Technische und methodische Hinweise zur Gewinnung von Schleimhautbiopsien bei der Diagnostik der Aganglionose. Med. Welt (Stuttg.) **23**, 724 (1972).

---

[1] Auto suture surgical stapling instrument GIAP; United States surgical corporation, 845 Third Ave., New York, N.Y. 10022.

Kinderchirurgie

Analatresien

G. H. WILLITAL

Unter den Begriff der Analatresien fallen alle konnatalen anorectalen Anomalien, entsprechend der im März 1970 in Melbourne konzipierten internationalen Klassifikation [5]. Auf jedes 4000. Neugeborene trifft eine solche Anomalie. Das operative Vorgehen setzt die Kenntnis des jeweiligen Analatresietyps voraus; *exakte diagnostische Maßnahmen* sind daher die wichtigsten präoperativen Schritte.

Präoperative Diagnostik

1. Inspektion und Sondierung des Perineums und des Darms: Suche nach Fistelverbindung zum Darm. 93% aller weiblichen und 89% aller männlichen Neugeborenen mit einer solchen Fehlbildung weisen eine Fistelverbindung auf [10].
Der Verlauf, die Lokalisation und die Position der Fistelöffnung sind von diagnostisch richtungsweisender Bedeutung. Eine Fistelfüllung mit Gastrografin® über eine dünne Knopfsonde mit Markierung des Analgrübchens im seitlichen Strahlengang vermittelt darüber hinaus eine topographische Aussage über die Lage des blind endenden Rectums im Becken. Eine Untersuchung des Vestibulum vaginae und des Orificium urethrae externum am Penis nach Meconiumabgang oder Meconiumresten sowie nach Luftabgang sind ein weiteres diagnostisches Zeichen für eine Fistelverbindung und einer höher gelegenen Atresie.
2. Hängeaufnahmen der Säuglinge im seitlichen Strahlengang (Wangensteen-Rice-Aufnahme) sind meist nicht erforderlich. Diese Methode kann zu Fehlinterpretationen führen. Es sind folgende Voraussetzungen bei Durchführung dieser Röntgentechnik zu beachten:
a) Keine Hängeaufnahme vor 15 Std p.p. durchführen, da die Luft noch nicht im blind endenden Rectum angekommen ist.
b) Das Neugeborene soll 5 min lang in Kopftieflage gebracht werden, bevor die Hängeaufnahme durchgeführt wird.
c) Die Hängeaufnahme hat als Meßaufnahme mit Markierung des Analgrübchens im seitlichen Strahlengang zu erfolgen.
Fehlermöglichkeiten: Meconium im distalsten Rectumabschnitt oder Kontraktion der Beckenbodenmuskulatur täuschen einen höhergelegenen Verschluß vor. Gelegentlich ist aber die Fistelverbindung, z.B. zur Urethra, deutlich durch Luftfüllung sichtbar!
3. Punktionsversuch des blind endenden Rectums von perineal her und Kontrastdarstellung dieses Darmabschnitts.
4. Analatresie-Echoverfahren nach Willital (Abb. 1): Diese Ultraschalluntersuchung bleibt für jene Neugeborenen vorbehalten, die keine Fistel, über die eine Kontrastdarstellung erfolgen kann, aufweisen. Auf Grund akustischer Impedanzdifferenzen an der Grenze Fett/Meconium oder Fett/Luft kann man ein entsprechendes Analatresieecho ableiten [8].

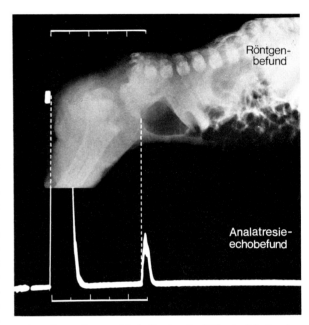

Abb. 1. Darstellung und Lokalisation der Höhe des blind endenden Rectums mit Hilfe des Analatresie-Echos (Willital)

Dieses ist direkt ein Maß für die Höhe des Verschlußes und somit ein Indikator für das operative Vorgehen.

Diese präoperativen diagnostischen Maßnahmen zielen ab auf
— die Höhenlokalisation des sogenannten blind endenden Rectums,
— den Nachweis, den Verlauf und die Öffnungsstelle einer von diesem Darmabschnitt ausgehenden Fistel.

Weitere präoperative Maßnahmen

Von besonderer Bedeutung ist die Diagnostik assoziierter Mißbildungen. 47,5% aller Neugeborenen weisen neben der anorectalen Anomalie noch Fehlbildungen anderer Organsysteme auf. Eine Analyse darüber gibt Tabelle 1.

Tabelle 1. Häufigkeit und Organlokalisation assoziierter Fehlbildungen bei 300 anorectalen Anomalien

Urogenitalsystem (U.G.S.)	22,6%
Skelet	21,6%
Genitale	13,6%
Gastrointestinales System (G.I.S.)	12,3%
Herz/Große Gefäße (G.G.)	9,3%
Zentralnervensystem (Z.N.S.)	6,3%

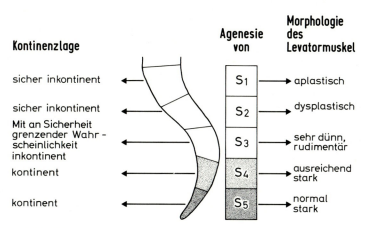

Abb. 2. Korrelation von Sacralwirbelkörperagenesie und der zu erwartenden Kontinenzlage

Diese Neugeborenen und Säuglinge sind daher immer exakt zu untersuchen.
1. Röntgendiagnostik des harnproduzierenden und harnableitenden Systems durch i. v. Pyelogramme. Dies sollte in den ersten Lebenstagen erfolgen.

2. Von den Skeletmißbildungen haben die Deformitäten und Dysplasien des Os sacrum mit 9,8% eine besondere praktische Bedeutung. Die Klärung dieses Punktes hat *vor* der operativen Planung zu erfolgen. Auf Grund der Korrelation zwischen klinisch-chirurgischen Befunden

Morphologischer Befund und Bezeichnung	Chirurgisches Vorgehen
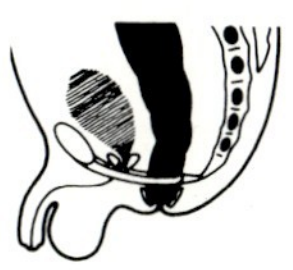 1 Analstenose	Dilatation oder Yoder Z-Plastik
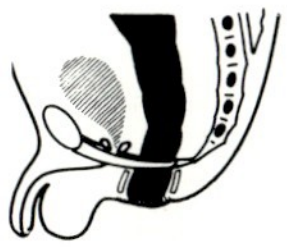 2 Analmembran	Y-V-Plastik
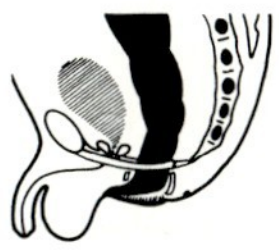 3 Anocutane Fistel	Umgekehrte Y-V-Plastik oder Cut-back-Verfahren intrasphinctär und Entfernen der medianen Raphe
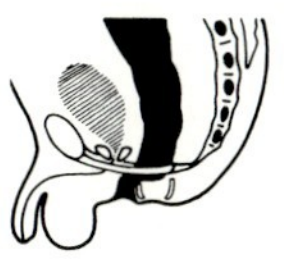 4 Perinealer Anus	Dilatation und im 2. Jahr Analtransplantation oder primäre Analtransplantation und Verschluß der Öffnung im Damm

Morphologischer Befund und Bezeichnung	Chirurgisches Vorgehen
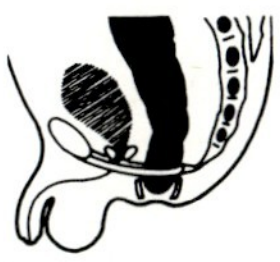 5 Analagenesie	Kein Anus präter. Perineale Analplastik
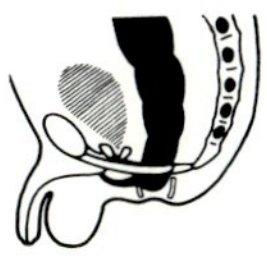 6 Analagenesie mit rectobulbärer Fistel	Kein Anus präter. Sacroperineale Fistelligatur Perineale Analplastik
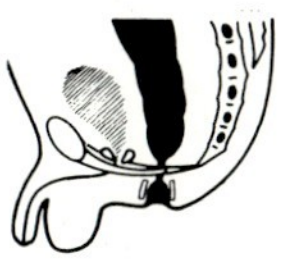 7 Anorectale Stenose	Dilatation

Abb. 4. Mittelhohe Fehlbildungen (männlich)

◀ Abb. 3. Infralevatorische Fehlbildungen (männlich)

Kinderchirurgie

und pathologisch-anatomischen Gegebenheiten ist bei einer subtotalen Sacralagenesie von S3 an aufwärts mit einer rudimentären bzw. völlig fehlenden Levatormuskulatur zu rechnen (Abb. 2).

Bei diesen subtotalen und totalen Sacralagenesien führen Durchzugsverfahren in den meisten Fällen zu Mißerfolgen. Was die neurologischen Ausfallserscheinungen anbelangt, so gehen diese annähernd parallel mit der Sacralfehlbildung.

3. Assoziierte Fehlbildungen des gastrointestinalen Systems müssen in den ersten 24 Std gefunden werden; sie kommen in einer Häufigkeit von rund 12% vor. Alle Neugeborenen sind vor allem auf Oesophagusatresie und Duodenalatresie zu untersuchen. Duodenal- und

Morphologischer Befund und Bezeichnung	Chirurgisches Vorgehen	Morphologischer Befund und Bezeichnung	Chirurgisches Vorgehen
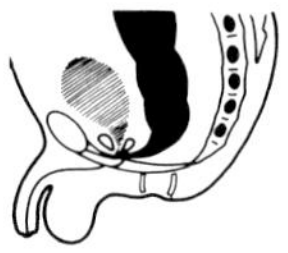 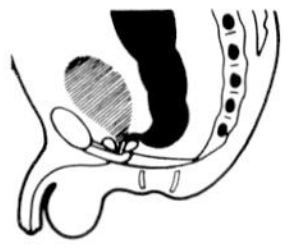 8 Anorectale Agenesie	Primäre Colostomie Definitives chirurgisches Vorgehen 1. Sacrale Freipräparation der Puborectalisschlinge (Stephens-Kiesewetter) 2. Submuköse Präparation des Rectumstumpfes und Fistelligatur (Romualdi-Rehbein) 3. Inversionsproktoplastik (Nixon) Verschluß der Colostomie 3–4 Wochen später	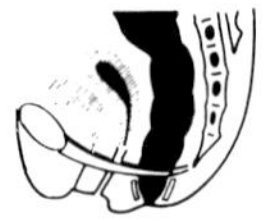 12 Analstenose	Dilatation oder Y oder Z-Plastik
9 Rectourethrale Fistel		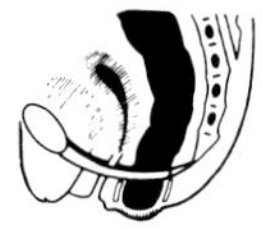 13 Analmembran	Y-V-Plastik
10 Rectovesicale Fistel		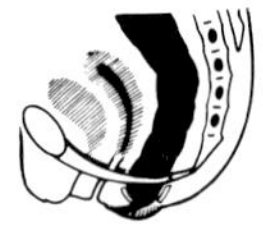 14 Anocutane Fistel	Umgekehrte Y-V-Plastik oder Cut-back-Verfahren intrasphinctär und Entfernen der medianen Raphe
11 Rectale Atresie	Resektion der Membran von abdominell und Schleimhautnähte	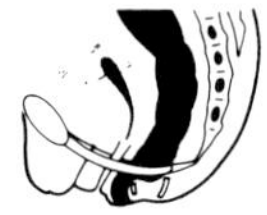 15 Perinealer Anus	Dilatation und im 2. Jahr Analtransplantation oder primäre Analtransplantation und Verschluß der Öffnung im Damm
		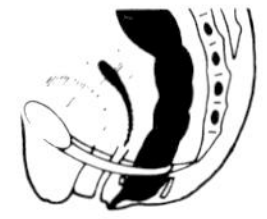 16 Anovulväre Fistel	Umgekehrte Y-V-Plastik oder Cut-back (mediane Episiotomie) und Rekonstruktion des Perineums
		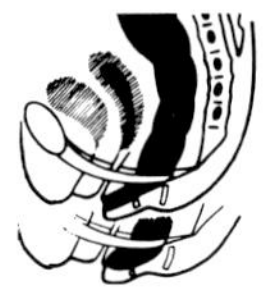 18 17 Anovestib. Fistel, vestib. Anus	Bei enger Fistel: transsphinctäre perineale Analplastik, Fistelverschluß, Neubildung des Dammes

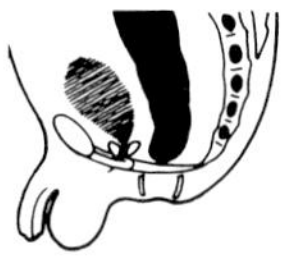

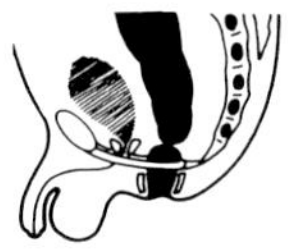

Abb. 5. Hohe Fehlbildungen (männlich)

Abb. 6. Infralevatorische Fehlbildungen (weiblich) ▶

Oesophagusatresien sind relativ häufige Kombinationsfehlbildungen mit anorectalen Anomalien.
4. In allen Fällen ist nach konkomittierenden konnatalen Kardiopathien und Anomalien der großen Gefäße zu fahnden (9,3%), bei denen VSD, offener Ductus Botalli, ASD II und Aortenisthmusstenosen am häufigsten zu finden sind.

Indikation zu speziellen Eingriffen

Aufgrund entwicklungsgeschichtlicher Tatsachen und anatomisch-topographischer Gegebenheiten werden die konnatalen anorectalen Anomalien in *verschiedene Typen* eingeteilt, die sich zusammenfassen lassen und eines speziell auf sie abgestimmten operativen Konzepts bedürfen [9].

Aufgrund der Lokalisation des blind verschlossenen Rectum zur kontinenzverschaffenden Muskulatur (Levatormuskulatur, Puborectalismuskulatur) ist grundsätzlich zu differenzieren zwischen

a) Supralevatorischen Fehlbildungen,
b) Trans- oder infralevatorischen Fehlbildungen und
c) Fehlbildungen, die in Höhe der Levatorschlinge enden.

Die Indikation zu den operativen Verfahren verteilt sich demnach folgendermaßen [1, 2, 3, 4, 6, 7] (Abb. 3—8):

Indikation für die Colostomie

Bei allen hohen, supralevatorischen anorectalen Fehlbildungen ist möglichst frühzeitig eine Colostomie im rechten Oberbauch im Sinne einer Hautbrückencolostomie durch-

Morphologischer Befund und Bezeichnung	Chirurgisches Vorgehen
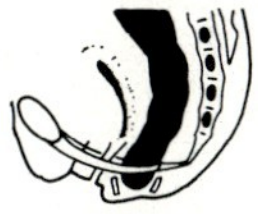 19 Analagenesie	Perineale Analplastik; bei unsicherer Höhe: Colostomie und später sacro-perineales Vorgehen
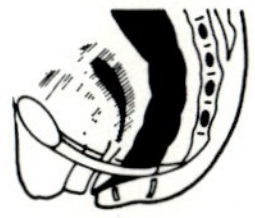 20 Rectovestibul. Fistel	Je nach Steilheit der Fistel perineales Vorgehen oder Colostomie und sacro-perineales Vorgehen
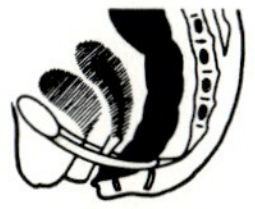 21 Rectovaginale Fistel	Colostomie und später sacro-abdomino-perineales Vorgehen
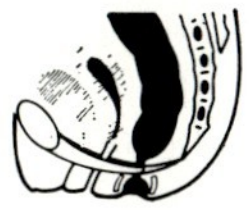 22 Anorectale Stenose	Dilatation

Abb. 7. Mittelhohe Fehlbildungen (weiblich)

Abb. 8. Hohe Fehlbildungen (weiblich) ▶

Morphologischer Befund und Bezeichnung	Chirurgisches Vorgehen
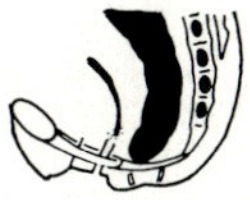 23 Anorectale Agenesie	Colostomie Definitives Durchzugsverfahren 1. Sacrale Freipräparation der Puborectalisschlinge (Stephens-Kiesewetter) 2. Submuköse Präparation des Rectumstumpfes und Fistelligatur (Romualdi-Rehbein) 3. Inversionsproktoplastik (Nixon) Verschluß der Colostomie nach 3-4 Wochen
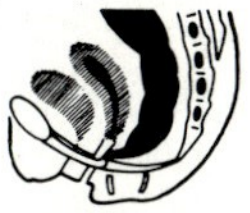 24 Rectovaginale Fistel (hoch)	
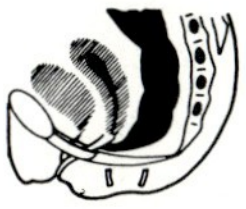 25 Recto-urogenitaler Sinus	
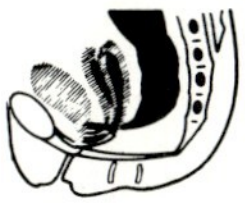 26 Rectovesicale Fistel	
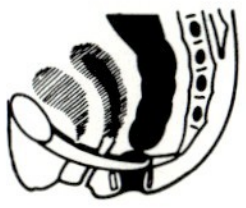 27 Rectale Atresie	Resektion der Membran von abdominell und Schleimhautnähte

zuführen. Das definitive chirurgische Verfahren erfolgt nach Ablauf von 10—12 Monaten. Aufgrund der oft fließenden Übergänge im Hinblick auf die Höhenlokalisation des blind endenden Enddarms ist bei den mittelhohen Formen der anorectalen Fehlbildungen die Indikationsstellung zur Colostomie nicht so eindeutig.

Sie sollte durchgeführt werden, wenn
a) Luft oder Meconium aus Urethra oder Vagina entweicht,
b) wenn die ermittelte Distanz nicht unter 15 mm liegt und
c) wenn keine Fistelverbindung nach außen sichtbar ist, eine Analmembran nicht vorliegt und die Höhenlokalisation unsicher ist.

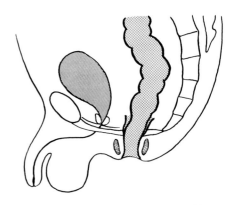

Abb. 10. Intrapuborectaler Durchzug nach *Rehbein-Romualdi*

Indikation zum definitiven chirurgischen Vorgehen bei hohen, supralevatorischen anorectalen Fehlbildungen

Ziel der Behandlung ist es
a) möglichst atraumatisch im Hinblick auf sympathische und parasympathische Nervengeflechte und die Gefäßversorgung vorzugehen,
b) den Darm möglichst exakt innerhalb, d.h. ventral der verschlußfähigen Muskulatur nach außen zu führen und
c) Komplikationen vor allem des harnableitenden Systems zu vermeiden.

Wie postoperative Untersuchungen ergeben haben, hängt die gesamte Kontinenzlage bei normal entwickeltem Os sacrum sehr wesentlich von der unter Sicht dargestellten Levator- und Puborectalisschlinge ab. Bei einem solchen Vorgehen sind die Kontinenzergebnisse ca. 3 mal häufiger besser und die inkontinenten Fälle 8 mal weniger zu beobachten als bei primär fehlgeleitetem Durchzugsverfahren.

Zwei Operationsverfahren werden diesen Anforderungen gerecht:
1. Das sacro-abdomino-perineale Verfahren und
2. Das abdomino-perineale Verfahren.

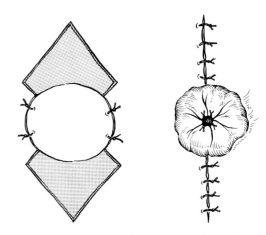

Abb. 11. Schematische Darstellung der Inversionsproktoplastik als letzter Schritt des sacro-abdomino-perinealen Verfahrens nach *Nixon*

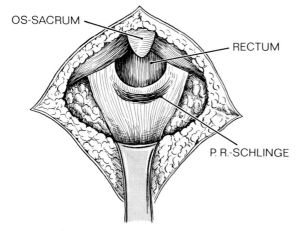

Abb. 9. Sacraler Zugang zur Identifizierung der Kontinenzgewährleistenden Muskulatur, insbesonders der Puborectalis muskulatur

Sacro-abdomino-perineales Verfahren: Sacraler Zugang nach *Kiesewetter/Stephens* zur Identifizierung der Levator- und Puborectalismuskulatur, Schaffung eines unter Sicht präparierten Kanals zum Perineum [1, 7] (Abb. 9).

Abdomineller Zugang nach *Rehbein-Romualdi* mit submuköser Präparation des Rectumstumpfes, Fistelligatur und abdomino-perinealem Durchzug durch den vorher geschaffenen intrasphinctären Kanal [4] (Abb. 10).

Perineale Anastomose und Inversionsproktoplastik nach Nixon zur Vermeidung eines Prolapses, zur Schaffung eines sensiblen Proktodeums und zur Entlastung und zum Schutz der Anastomose (Abb. 11).

Das *abdomino-perineale Verfahren* nach *Rehbein-Romualdi* verzichtet auf den sacralen Schritt; die Identifizierung der kontinenztragenden Muskelelemente wird dabei von abdominell und perineal her versucht. Bei Dysplasien des Os sacrum ist bei den ohnehin schwächer und spärlicher ausgebildeten Muskelelementen eher das sacro-abdomino-perineale Verfahren indiziert, um so alle zur Verfügung stehenden Muskelfasern für die Kontinenz zu erhalten.

Tabelle 2. Darstellung des postoperativen Behandlungsplanes bei anorectalen Anomalien

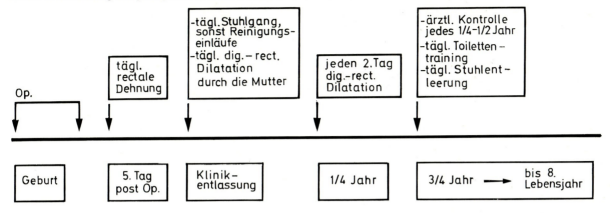

Postoperative Nachbehandlung

Der operative Eingriff ist der erste Schritt der gesamten Behandlung. Tabelle 2 gibt einen schematischen Überblick über den weiteren Behandlungsplan.

Literatur

1. Kiesewetter, W. B.: Imperforate anus. II. The rationale and technique of the sacro-abdomio-perineal operation. J. pediat. Surg. **2**, 106 (1967).
2. Nixon, H. H., Callaghan, R. P.: Defects in operations for imperforate anus. Dis. Colon Rect. **7**, 459 (1964).
3. Rehbein, F.: Zur Operation der hohen Rectumatresie mit Recto-Urethral-Fistel. Abdomino-sacro-perinealer Durchzug. Z. Kinderchir. **2**, 503 (1965).
4. Rehbein, F.: Imperforate anus: experiences with abdominoperineal and abdomino sacroperineal pull through procedures. J. pediat. Surg. **2**, 99 (1967).
5. Santulli, Th. V., Kiesewetter, W. B., Bill, A. H.: Anorectal Anomalies: a suggested international classification. J. pediat. Surg. **3**, 281 (1970).
6. Schärli, A. F.: Angeborene Mißbildungen des Rektums und des Anus. Bern: H. Huber 1971.
7. Stephens, F. D., Smith, E. D.: Ano-rectal malformations in children. Chicago: Year book medical publishers 1971.
8. Willital, G. H.: Eine neue Methode zur Bestimmung der Höhe der Anal- und Rektumatresie mit der Ultraschalldiagnostik. Z. Kinderchir. **4**, 395 (1970).
9. Willital, G. H.: Klassifikation der anorektalen Anomalien-Operationsindikation. Ztsch. Kinderchir. 14, 54 (1974).

IX. Handchirurgie

Angeborene Fehlbildungen der Hand

K. WILHELM und G. HAUER

Die Hand kann bei den angeborenen Fehlbildungen in ihren Funktionsmechanismen soweit gestört sein, daß Wirken und Handeln, ja sogar die Existenz der betroffenen Menschen erheblich beeinträchtigt sind.

Die Entdeckung, daß thalidomidhaltige Beruhigungsmittel, im ersten Trimenon der Schwangerschaft eingenommen, zu Mißbildungen vorwiegend der Extremitäten, aber auch anderer Organe führen können, hat einerseits zu einer verstärkten öffentlichen Beachtung der angeborenen Fehlbildungen geführt und andererseits die Frage nach der Wertigkeit exogener und endogener ätiologischer Faktoren neu zur Diskussion gestellt. Eine eindeutige kausalgenetische Zuordnung ist bisher jedoch nur bei einem Teil der Patienten möglich. Voraussetzung für das Verständnis der angeborenen Fehlbildungen der Hand ist die Kenntnis der embryonalen Entwicklung der oberen Extremität. Nach W. Müller lassen sich Abweichungen im Bereich der Skeletanlage (inneres Blastem) sowie Störungen in der primitiven Weichteilanlage (umhüllendes gemeinsames Blastem) und Störungen der späteren Fortentwicklung der Hand unterscheiden.

Bei angeborenen Handfehlbildungen besteht keine vitale Indikation zur Operation. Eine Operationsindikation ist jedoch gegeben, wenn der Eingriff eine Funktionsverbesserung erwarten läßt. Erst in sekundärer Linie sollten kosmetische Gesichtspunkte Berücksichtigung finden, obwohl die betroffenen Personen oft gerade aus diesem Grunde zur Operation drängen. Vielfach scheint ihnen der durch die Operation erweckte Anschein einer posttraumatischen Handverstümmelung zu genügen.

Nur eine exakte klinische und röntgenologische Untersuchung von Durchblutung, nervalen Verhältnissen, Funktion und ossärer Morphologie sowie des altersentsprechenden Intelligenzquotienten und die besondere Berücksichtigung handchirurgischer Kautelen sichern einen optimalen Funktionsgewinn und helfen Mißerfolge des operativen Eingriffes vermeiden.

Entsprechend der vielfältigen Formen und Differenzierungsgrade der einzelnen Fehlbildungen ist es nicht möglich, das operative Vorgehen zu schematisieren (Tabelle 1). Vielmehr wird immer ein individuelles Vorgehen erforderlich sein.

Den größten Teil der angeborenen Fehlbildungen der Hand stellen die **numerischen Variationen** dar, die einen ausgesprochenen Formenreichtum aufweisen (Abb. 1, 2). Axiale Polydaktylien finden sich häufig mit Syndaktylien oder zumindest mit mangelhaften interdigitalen Weichteil-

Tabelle 1. Systematische Einteilung der angeborenen Fehlbildungen der Hand

---
1. Numerische Variationen
   Polydaktylie
   Oligodaktylie
2. Metrische Variationen
   Hyperphalangie
   Brachydaktylie
3. Hypo- und Aplasie der Fingergelenke
4. Symbrachydaktylie
5. Periphere Hypoplasie
6. Syndaktylie
7. Spalthand
8. Partieller Riesenwuchs
9. Akzessorische Handwurzelknochen
10. Synostose der Handwurzelknochen
11. Angeborene Störungen der Fortentwicklung der Hände
    Marfan-Syndrom
    angeborene multiple cartilaginäre Exostosen
    solitäre und multiple Chondrome
    Chondrodystrophia fetalis
    Chondrodystrophia calcificans congenita
    angeborene polytope enchondrale Dysostosen
12. Angeborene Kontrakturen der Hand
    Klumphand
    angeborene ulnare Abduktion der Finger
    Kamptodaktylie
    Klinodaktylie
13. Angeborene Daumensattel- und Daumengrundgelenksubluxation
14. Pollex varus congenitus
---

trennungen kombiniert (daher Polysyndaktylie). Strahlendefekte der Hand sind auffallend häufig mit denen der Vorderarmknochen vergesellschaftet.

Die **polydaktylen Veränderungen** der Hand, deren Verteilung auf die einzelnen Strahlen unterschiedlich ist, bedingen eine Hemmung formaler Differenzierungsvorgänge und eine von der Lokalisation abhängige Funktionsminderung. Selten verhalten sich beide Anlagen spiegelbildlich, nie wird eine ideale normgerechte Entwicklungsstufe erreicht. Die exakte Beurteilung des Ausbildungsgrades beider Partner ist für die Wahl des operativen Vorgehens von ausschlaggebender Bedeutung. Bei spiegelbildlicher Doppelung der Endphalanx sowie der Grundphalanx findet am Daumen das von Cloquet angegebene Verfahren mit keilförmiger Excision aus beiden Partnern und stabiler Vereinigung der verbliebenen Knochen Anwendung. Bei deutlicher Hypoplasie eines Partners ist jedoch auch am Daumen dessen Entfernung gerechtfertigt. Im Gegensatz zu den Verhältnissen am ersten Fingerstrahl ist am V. Fin-

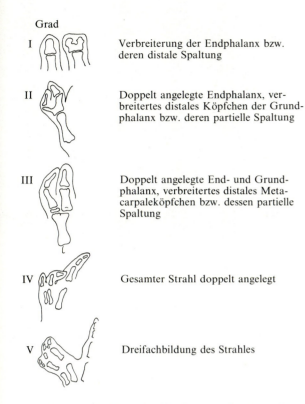

Abb. 1. Graduelle Abstufung der Polydaktylie, dargestellt am Daumen

Stummel ausgebildet ist, wird unter anderem eine Metatarsophalangealgelenk-Transplantation mit zusätzlichen Sehnen- und Weichteilverlagerungen empfohlen. Beim V. Stadium, der totalen Daumenaplasie, sind Daumenersatzoperationen durch Verpflanzung des II. oder III. Fingers indiziert.

Wie bei den numerischen Variationen unterscheidet man auch bei den **metrischen Variationen** Plusvarianten (Ersatz einer kernlosen Epiphyse durch eine kernhaltige oder Pseudoepiphyse an einem verlängerten Strahlensegment) und Minusvarianten (Ersatz einer kernhaltigen Epiphyse durch eine kernlose oder Pseudoepiphyse an einem verkürzten Strahlensegment) (Abb. 4). Neben diesen epiphysären Anomalien gibt es noch dysplastische Epiphysen, wobei die Deformierung so weit gehen kann, daß bei abgeschrägten kleinen Röhrenknochenenden die deformierten Epiphysen miteinander verschmelzen. Auch bei den Störungen der Längendifferenzierung gibt es sowohl bei den Plusvarianten wie bei den Minusvarianten verschiedene Differen-

ger häufig nur eine, durch eine schmale Hautbrücke verbundene Doppelanlage vorhanden, die man entfernt. Bei der Verdopplung von Binnenstrahlen ist insbesondere bei Vorliegen von Ossa transversalia, die eine oft starke Funktionsbeeinträchtigung bedingen können, eine Entfernung der überzähligen Finger einschließlich der Metacarpalia indiziert.

Wie bei den Plusvarianten numerischer Variationen der Finger gibt es auch bei den Minusvarianten (**Oligodaktylie** = Hypodaktylie = Ektrodaktylie) eine isolierte, mehrere Stadien durchlaufende Rückbildung des prä- und postaxialen Strahles sowie der Binnenstrahlen (Abb. 2).

Die operative Behandlung der reduktiven Formen der Daumenfehlbildungen gestaltet sich wegen der für die Funktion der Hand so eminent wichtigen Opposition meist schwieriger als bei den Binnenstrahlen, wo mehr kosmetische als funktionelle Gesichtspunkte im Vordergrund stehen (Abb. 2). Beim I, Stadium der Daumenhypoplasie ist eine Operation nicht erforderlich, denn die Daumenfunktion ist nur geschwächt, aber vorhanden. Beim Stadium II und III ist ein operatives Vorgehen angezeigt, da meist eine Hypoplasie oder Aplasie der Thenarmuskulatur mit einer funktionell besonders schwerwiegenden Hypo- oder Aplasie des M. opponens poll. besteht. Durch einen operativen Eingriff ist das hypoplastische Metacarpale I in funktionell ausreichende Oppositionsstellung zu bringen. Für das IV. Stadium, bei dem der Daumen nur als flottierender

I 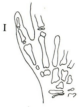 Fingerstrahl kleiner und schmäler als normal, Verjüngung des Metacarpale nach der Basis zu, Aplasie der radialen Muskeln des Daumenballens

II 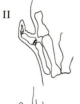 Metacarpale steht dicht am benachbarten Metacarpale und artikuliert mit ihm anstatt an der Handwurzel, weitgehende Aplasie der Daumenballenmuskulatur, Instabilität des Daumengrundgelenkes, häufig teilweise oder vollständige Syndaktylie mit dem Zeigefinger

III 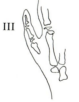 Partielle Aplasie des ersten Mittelhandknochens mit Störungen der radialen Mittelhandknochen, instabile Gelenke, weitergehende Aplasie der Daumenballenmuskulatur

IV Strahl nur als Stummel ausgebildet und nur noch durch eine Weichteilbrücke mit der Hand verbunden bei vollständigem Fehlen der Daumenballenmuskulatur und rudimentären Phalangenknochen und völligem Fehlen des Os metacarpale („flottierender Daumen")

V 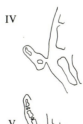 Vollständige Aplasie des ganzen 1. Strahles und der radialen Handwurzelknochen („Vierfingerhand")

Abb. 2. Graduelle Einteilung der Oligodaktylie, dargestellt am Daumen

Handchirurgie

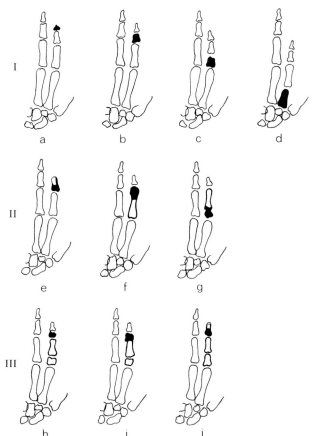

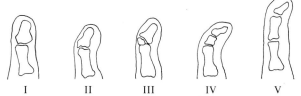

Abb. 3. Topische Einteilung der reduktiven Formen metrischer Variationen. Gruppe I: a Brachytelephalangie; b Brachymesophalangie; c Brachybasophalangie; d Brachymetacarpie. Gruppe II: e Brachytelehypophalangie; f Brachybasohypophalangie bei mißgebildeter Mittelphalanx; g Brachybasohypophalangie bei mißgebildeter Grundphalanx. Gruppe III: h Brachyhyperphalangie ohne Verschmelzung der Mittelphalanx mit einer benachbarten Phalanx; i Brachyhyperphalangie mit Verschmelzung der Mittelphalanx und der distalen Grundphalanxanlage; j Brachyhyperphalangie mit Verschmelzung der Mittelphalanx und der Endphalanx

Abb. 4. Graduelle Einteilung der Überschußbildungen metrischer Variationen, dargestellt an den Formen der Triphalangie des Daumens. Die verschiedenen Phasen reichen von der eben erkennbaren nur ganz geringen seitlichen Abbiegung der Endphalanx (I), über die leichte Verlängerung und Abschrägung der Endphalanx (II) sowie die Bildung eines kleinen Knochenrudiments am radialen Rand zwischen Grund- und Endphalanx (III) bis zu den beiden Vollformen der Triphalangie, der brachymesophalangealen (IV) und der dolichophalangealen (V) Triphalangie

zierungsgrade, die einen ausgesprochenen Formenreichtum aufweisen (Abb. 3, 4).

Als Plusvariante metrischer Anomalien ist nur die Triphalangie des Daumens für eine operative Behandlung von praktischer Bedeutung (Abb. 4). Bei der brachymesophalangealen Form der Triphalangie genügt eine Exstirpation der Schaltstückmittelphalanx. Bei der dolichophalangealen Form ist immer ein Eingriff am Knochen und Weichteilmantel notwendig: Verkürzung des zu langen Daumens, Vertiefung der ersten Kommissur, Sehnenplastik oder Sehnenverlängerung zur Schaffung einer ausreichenden Opposition.

Bei den **Hypo- und Aplasien der Fingergelenke** unterscheidet man verschiedene Schweregrade, von der röntgenologisch sichtbaren Verschmälerung des Gelenkspaltes mit klinisch minimaler Gelenkfunktionseinschränkung bis zur totalen Gelenkaplasie (Abb. 5). Der Grad der Merkmalsausbildung nimmt vom Kleinfinger daumenwärts ab. Die proximalen Interphalangealgelenke und die Metacarpophalangealgelenke sind häufiger befallen, während die distalen Interphalangealgelenke meist frei bleiben. Eine operative Behandlung der angeborenen Hypo- und Aplasien

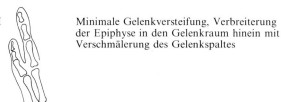

I — Minimale Gelenkversteifung, Verbreiterung der Epiphyse in den Gelenkraum hinein mit Verschmälerung des Gelenkspaltes

II — Bindegewebige Ausfüllung des Gelenkspaltes (Synfibrose oder Syndesmose)

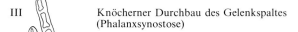

III — Knöcherner Durchbau des Gelenkspaltes (Phalanxsynostose)

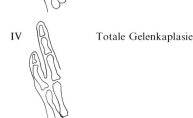

IV — Totale Gelenkaplasie

Abb. 5. Gradeinteilung der Hypoplasien der Fingergelenke, dargestellt am Mittelgelenk des Kleinfingers

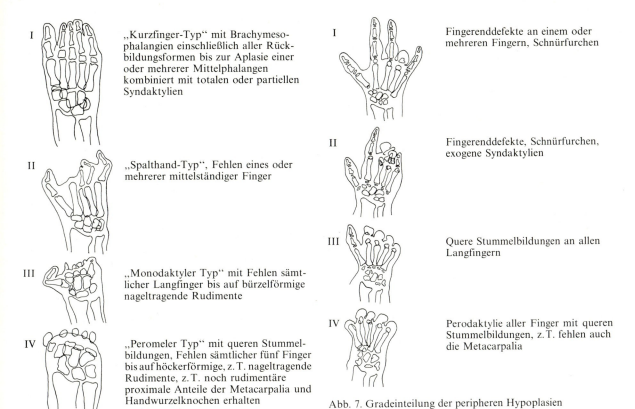

Abb. 6. Gradeinteilung der Symbrachydaktylien

Abb. 7. Gradeinteilung der peripheren Hypoplasien

der Fingergelenke ist nur dann notwendig, wenn sich die Versteifung in funktionsungünstiger Stellung entwickelt hat. Die Funktion läßt sich in diesen Fällen durch Keilosteotomie und Arthrodese in Funktionsstellung verbessern.

Unter **Symbrachydaktylie** versteht man rückläufige Störungen der Skeletdifferenzierung in Form der Brachydaktylie gleichzeitig kombiniert mit einer Syndaktylie. Auch hier gibt es eine Reihe gradueller Abstufungen, deren Endpunkt die quere Stummelbildung darstellt (Abb 6). Bei der Operation dieser Handfehlform müssen je nach Ausbildung der einzelnen Komponenten entweder störende Binnenstrahlen und unter Umständen auch Teile der Metacarpalia entfernt werden, um eine ausreichende Vertiefung der Kommissur zwischen 1. und 5. Strahl zu erzielen. Damit wird ein Zangengriff ermöglicht sowie die Spreizfähigkeit zwischen Daumen und Kleinfinger verbessert. Bei vorwiegend syndaktyler Mißbildung wird primär eine Trennung der Fingerverbindungen ausgeführt.

Unter der **peripheren Hypoplasie** versteht man die Fingerenddefekte als auch die queren Stummelbildungen (Perodaktylie) und ihre Extremform, die Acheirie (Abb. 7). Für die Behandlung der peripheren Hypoplasie ist bedeutungsvoll, daß die häufig an traumatische Handdeformierungen erinnernde Formen für die funktionell guten Operationsergebnisse mit verantwortlich sind, da proximal des Defektes keine Hypo- und Aplasien des Skeletes, des Muskel- und Sehnenapparates bestehen. Für die operative Behandlung kommen folgende Eingriffe in Betracht, die je nach dem Ausmaß der einzelnen Mißbildungen variiert und kombiniert werden müssen: 1. Excision von Schnürringen, 2. operative Behandlung der exogenen Syndaktylie, 3. Exstirpation hypoplastischer Strahlen, 4. Phalangisation (bis zur Bildung von sogenannten Mittelhandfingern), 5. Operationen zum Ersatz des Daumens (Spalthandbildung oder Metacarpolyse, Spalthandbildung mit Verlängerung des Daumenstrahles, Daumenersatz durch die 2. Zehe, plastischer Daumenersatz) und 6. operative Behandlung der Acheirie durch Bildung eines Krukenberg-Greifarmes.

Bei der **Syndaktylie** ist einerseits zwischen einer primären (mangelhafte Differenzierung der Weichteilplatte) und einer sekundären Form und andererseits zwischen einer häufig auftretenden cutanen und einer selten zu beobachtenden ossären Form zu unterscheiden. Soll die Operation erfolgversprechend sein, müssen 2 Punkte beachtet werden: 1. Die Bildung einer einwandfreien Kommissur zwischen den syndaktyl verbundenen Fingern mit spannungsfrei eingeschlagenem meist dorsalem und volarem Hautlappen und 2. die exakte spannungsfreie Deckung der durch die Trennung entstandenen korrespondierenden seitlichen Wundflächen der Finger. Eine Indikation zur möglichst frühzeitigen Operation stellt die schwerste Form der Syndaktylie, die Löffelhand, dar, da es bei dieser Handfehlform aufgrund des Weichteildruckes zu erheblichen Wachstumsstörungen der Handskeletanteile kommen kann.

Im Gegensatz zur Syndaktylie handelt es sich bei der **Spalthand** um Defekte der primitiven Handplatte. Der Defekt betrifft primär das Weichteilblastem, erst sekundär kommt es zu Mißbildungen der Skeletanlage. Wie bei der Symbrachydaktylie und der peripheren Hypoplasie stellt die quere Stummelbildung mit Acheirie auch das Endstadium bei der Spalthand dar (Abb. 8). Bei den Spaltbildungen werden die Binnenstrahlen, insbesondere der 3. Strahl, am häufigsten betroffen, weil in der geschädigten Weichteilplatte das normale Handskelet nicht zur üblichen Entwicklung kommt. Es kann durch den vollkommenen Verlust des radialen Anteiles ein ulnarer Monodaktylos entstehen. Auffällig ist, daß fast immer der radiale Randstrahl unterdrückt wird. Die Spalthandbildungen können mit Überschußformen der numerischen und metrischen Variationen vergesellschaftet sein. Als Ausdruck des Raummangels beobachtet man bei der Spalthand oft Transversalknochen, die meist quergelagerte Grundphalangen oder seltener Mittelhandknochen darstellen. Beim Typ I ist eine Fesselung der dem Defekt benachbarten Metacarpale oder eine temporäre Syndaktylisierung angezeigt, während beim Typ II die Exstirpation des Os transversale und beim Typ III bei guter Zangenfunktion zwischen dem I. und V. Finger eine Operation nicht erforderlich ist. Behindern sich jedoch die hypoplastischen oder rudimentären Metacarpalanlagen, so müssen sie entfernt werden, unter Umständen mit Exstirpation des Os capitatum oder hamatum, um eine genügende Vertiefung der Kommissur zu erreichen. Auf jeden Fall ist eine voreilige Entfernung von Stummelbildungen zu unterlassen. Bei Typ IV und V sind die operativen Möglichkeiten gering.

Es gibt den **partiellen Riesenwuchs** (Gigantomelie, örtlicher Riesenwuchs), bei dem alle Gewebe des betreffenden Gliedmaßenabschnittes beteiligt sind, so daß ein wohlproportionierter Gliedmaßenabschnitt entsteht und den falschen Riesenwuchs, bei dem nur das Unterhautfettgewebe eine pathologische Wachstumstendenz aufweist. Es kann dabei zu schubweiser wie zu langsamer Wachstumssteigerung der konnatal schon zu großen Gliedmaßenabschnitte kommen (fortschreitend dystrophische Form) mit regressiven Veränderungen bei abnormer Knochenbrüchigkeit und Formveränderung von Knorpel- und Knochengewebe. Zusätzlich werden dabei häufig Gefäßstörungen wie Teleangiektasien und Lymphstauungen angetroffen. Oft ist der partielle Riesenwuchs mit einer Polydaktylie, Dreigliedrigkeit oder auch Angiomen kombiniert. Bei ausgesprochener Megalodaktylie ist meist die Handfunktion gestört. Zur operativen Behandlung kombiniert man eine Verödung der Epiphysenfugen mit einer unter sorgfältiger Schonung der Fingergefäße und Nerven durchzuführenden Resektion des Unterhautfettgewebes. Im Erwachsenenalter kann man in vereinzelten Fällen zur Amputation des mißgebildeten Fingers gezwungen sein. Bei nicht so ausgeprägten Fällen kann man durch Resektionsosteotomie ein gutes Ergebnis erzielen.

Akzessorische Handwurzelknochen und **Synostosen der Handwurzelknochen** besitzen nur eine differentialdiagnostische Bedeutung. Sie kommen sowohl solitär als auch in Kombination mit anderen Fehlbildungen der Hand als Störung der Ausdifferenzierung der Handwurzelknochen vor.

Von der Gruppe der **angeborenen Störungen der Fortentwicklung der Hände** seien hier lediglich die cartilaginären Exostosen und die Chondrome genannt, da sich bei allen anderen Krankheitsbildern wie dem Marfan-Syndrom, den Chondrodystrophien und den enchondralen Dysostosen kaum therapeutische Konsequenzen ergeben. Bei den *cartilaginären* Exostosen ist auch nur dann ein operatives Vorgehen angezeigt, wenn Nerven, Sehnen oder Gefäße in Mitleidenschaft gezogen werden oder die Gelenkfunktion stark beeinträchtigt wird. Die *Chondrome,* die sowohl solitär als auch multipel vorkommen, stellen an der Hand gutartige Tumoren dar. Sie werden häufig erst entdeckt, wenn schmerzhafte Auftreibungen der Phalangen bestehen oder bei Sitz in Gelenknähe Funktionseinschränkungen resultieren oder Spontanfrakturen eintreten. Ist ein Chondrom diagnostiziert, so ist die unverzügliche operative Behandlung indiziert, da durch Schädigung der Epiphysenfugen ein Fehlwachstum resultieren kann. Die Operation besteht in einer Abtragung etwaiger exophytischer Chondrome und Auskratzung des chondromatösen Gewebes

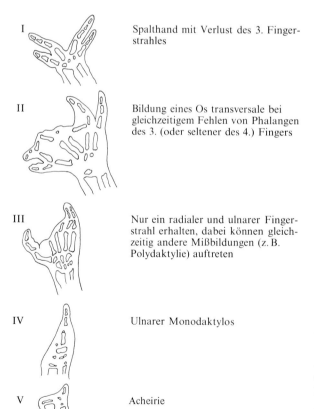

I — Spalthand mit Verlust des 3. Fingerstrahles

II — Bildung eines Os transversale bei gleichzeitigem Fehlen von Phalangen des 3. (oder seltener des 4.) Fingers

III — Nur ein radialer und ulnarer Fingerstrahl erhalten, dabei können gleichzeitig andere Mißbildungen (z. B. Polydaktylie) auftreten

IV — Ulnarer Monodaktylos

V — Acheirie

Abb. 8. Graduelle Einteilung der Spalthand

mit nachfolgender Auffüllung der ausgeschabten Knochenhöhle durch Knochenspäne und Spongiosa.

Durch die angeborene Band- und Gelenkschlaffheit bei den **angeborenen Daumensattel- und Daumengrundgelenkluxationen** kann eine Griffunsicherheit und im weiteren Verlauf ein schmerzhafter Reizzustand mit frühzeitigen degenerativen Veränderungen resultieren. Zur Erhaltung der funktionellen Leistungsfähigkeit des 1. Strahles können frühzeitige operative Maßnahmen notwendig werden. Dazu finden Weichteiloperationen zur Sicherung der Gelenkstellung und in schweren Fällen Arthrodesen Verwendung.

Bei der angeborenen **Klumphand** unterscheidet man Formen mit Knochenhypo- bzw. aplasien des Radius, des radialen Fingerstrahles und der Ulna sowie die Klumphand als angeborene Kontraktur, meist kombiniert mit anderen Gelenkkontrakturen. Das therapeutische Vorgehen bei der Klumphand richtet sich nach der Schwere der Kombinationsmißbildungen.

Bei der **angeborenen ulnaren Abduktion der Finger** (Windmühlenflügelstellung), die meist an beiden Händen auftritt, weichen die Finger in den Grundgelenken, seltener in den Metacarpocarpalgelenken nach ulnar ab. Häufig ist dabei eine radiale Abweichung der Metacarpalia zu beobachten. Je nach Ursache und Schweregrad wird bei der Operation entweder eine Durchtrennung der ulnaren Ligg. collateralia 2—5 vorgenommen oder eine Stellungskorrektur durch Keilosteotomie durchgeführt. Gelegentlich wird auch eine Verlängerung der Beugesehnen notwendig.

Die **Kamptodaktylie** (doigt crochu, crooked or flexed finger) ist überwiegend am 5., seltener am 4. Finger lokalisiert. In den meisten Fällen ist eine Operation nicht erforderlich; sie ist nur bei ausgeprägten Funktionsbehinderungen indiziert. Zur Kamptodaktylie kann noch der Pollex flexus congenitus gerechnet werden. In den meisten Fällen liegt eine Tendovaginitis stenosans, seltener Hypo- und Aplasien der Daumenstrecksehnen zugrunde. Im ersten Fall bringt die Spaltung des verdickten Lig. anulare eine augenblickliche Heilung, während bei Vorliegen einer Hypo- oder Aplasie der Daumenstrecksehnen zur Erreichung eines stabilen Spitzgriffes die Arthrodesierung im Daumenend- und Grundgelenk notwendig wird.

Die radiale Deviation des Daumenendgliedes beim **Pollex varus** ist durch radiale Abschrägung des Köpfchens der Grundphalanx bedingt. Eine operative Behandlung ist meist nicht erforderlich.

Ein wesentliches Problem der Behandlung angeborener Fehlbildungen der Hand stellt die *Wahl des Operationszeitpunktes* dar (Tabelle 2). In jedem Falle ist ein individuelles Vorgehen erforderlich. Grundsätzlich sollte jedoch nicht zu früh operiert werden, um eine ausreichende anatomische Entwicklung und Differenzierung, die den operativen Eingriff in technischer Hinsicht erleichtern, zu ermöglichen

Tabelle 2. Schematische Darstellung der Wahl des Operationsalters

I.	Geburt bis 2. Lebensjahr	Schnürringe mit Zirkulationsstörungen Syndaktylien mit möglicher ossärer Entwicklungsstörung Symbrachydaktylien mit starker funktionsbehindernder Syndaktylie
II.	2.—4. Lebensjahr	Spalthand exogene Syndaktylie bei peripheren Hypoplasien Rand- und Binnenstrahl-Polydaktylien
III.	4.—6. Lebensjahr	Hypo- und Aplasie des Daumenstrahles
IV.	ab 6. Lebensjahr	Arthrodesen Korrekturen

und um eine optimale krankengymnastische Nachbehandlung, die nur bei aktiver Mitarbeit des betroffenen Kindes erfolgreich ist, zu erreichen. Andererseits muß in gewissen Situationen, die Zirkulationsstörungen oder Knochendystrophien erwarten lassen, möglichst frühzeitig operiert werden.

Aus den Ausführungen geht hervor, daß die Behandlung angeborener Fehlbildungen der Hand eine große Anforderung an den betreuenden Arzt stellt. Zur Sicherung eines optimalen Therapieerfolges müssen operative Eingriffe mit prothetischer Versorgung unter Einschluß aller modernen Errungenschaften, wie etwa der pneumatisch bewegten Kunsthand, sowie krankengymnastischer und beschäftigungstherapeutischer Betreuung kombiniert werden. Da jedoch nicht nur die Funktion, sondern auch die Gestik der Hand als Bekräftigung des Ausdruckes seelischer Bewegung und des Geistes gestört ist, kommt der psychischen und sozialen Führung der Betroffenen eine eminente Bedeutung zu. Durch eine sich gegenseitig ergänzende Kombination dieser grundlegenden Maßnahmen wird es möglich sein, das Ziel, eine sinnvolle Eingliederung dieser mit dem Stigma der Fehlbildung eines so exponierten Körperteiles behafteten Personen in die menschliche Gesellschaft zu erreichen.

Literatur

1. Blauth, W., Gekeler, J.: Zur Morphologie u. Klassifikation der Symbrachydaktylie. Handchirurgie **4**, 123 (1971).
2. Witt, A. N., Cotta, H., Jäger, M.: Die angeborenen Fehlbildungen der Hand und ihre operative Behandlung. Stuttgart: Thieme 1966.
3. Müller, W.: Die angeborenen Fehlbildungen der menschlichen Hand — Erb- und Konstitutionsbiologie der Hand. Leipzig: Thieme 1937.

Handchirurgie

Offene Handverletzungen

J. GELDMACHER

Die Ursachen schlechter Ergebnisse bei offenen Handverletzungen sind:
1. Der unerfahrene Operateur rekonstruiert zuviel per primam.
2. Es wird in traumatisierender Technik mit unzureichendem Instrumentarium unter Zeitdruck gearbeitet.
3. Falsche Indikationsstellung.
4. Unkenntnis der anatomischen und physiologischen Besonderheiten.
5. Oberflächliche Diagnostik [1, 3].

Voraussetzung für eine optimale Primärbehandlung, die häufig die bestmögliche Ausgangssituation für rekonstruierende Folgeeingriffe schaffen muß, ist die exakte Diagnose.

Präoperativ sind zu prüfen (Tabelle 1)

1. Art und Umfang der Hautschädigung.
2. Durchblutungsverhältnisse.
3. Die Funktion des N. radialis, medianus und ulnaris.
4. Die Funktion der Sehnen und der zugehörigen Muskeln.

Sehnenverletzungen werden bei oberflächlicher Inspektion des Wundgrundes leicht übersehen. Wird z.B. die Hand beim Faustschluß verletzt, und die Untersuchung erfolgt in Fingerstreckung, dann decken sich Haut- und Sehnenverletzungen nicht!

Knochenbrüche, besonders im Bereich der Handwurzel, knöcherne Sehnen- oder Gelenkbänderausrisse sind klinisch oft nicht zu verifizieren. Sie bedürfen der Röntgenuntersuchung in verschiedenen Ebenen oder gehaltener Aufnahmen (Tabelle 1).

Indikation

Zuerst ist zu prüfen, ob Voraussetzungen gegeben sind, die Versorgung der Wunde selbst durchzuführen oder ob sich die Überweisung des Patienten an einen Spezialisten empfiehlt. Zeit dafür ist immer!

Präoperativ ist zu klären, ob der Patient hospitalisiert werden muß. Der Verletzte ist ausführlich über Behandlungsabsicht und Erfolgsaussichten zu unterrichten.

Es ist weiterhin zu entscheiden, ob die Versorgung der Verletzung in regionaler oder hoher Leitungsanaesthesie oder in Allgemeinnarkose durchgeführt werden muß (Transplantatentnahme, Fernstiellappenplastiken, Nebenverletzungen, Alter und Allgemeinzustand des Patienten). Schließlich muß vor Beginn der Primärversorgung geklärt sein, was sofort rekonstruiert wird und was einer sekundären Wiederherstellungsoperation vorbehalten bleibt. Indikationsstellung und Operationsplanung erfordern umfassende Kenntnisse und bereiten größere Schwierigkeiten als die von jedem geschickten Chirurgen erlernbare Operationstechnik.

Tabelle 1. Untersuchungsgang bei offenen Handverletzungen

I. Inspektion

Überblick: Faust bilden; Finger strecken, spreizen und aneinanderführen; Spitzgriff Daumen-, Kleinfingerkuppe; Fehlstellung bei Frakturen

Wundart: Schnitt-, Riß-, Quetsch-, Stichwunde; Lappenbildung, Ablederung, Amputation; thermischer, chemischer Gewebsschaden

Wundumgebung und Wundgrund: Hautverlust, Amputation, Durchblutung, Schwellung, Hämatom; Fremdkörper, Verschmutzung, Sehnen- und Nervenstümpfe, Muskelverletzungen, Knochenfragmente

II. Funktionsprüfung

Tiefe Beugesehnen: Verletzten Finger mit Streckseite auf feste Unterlage legen, Grund- und Mittelgelenk fixieren, Endgelenk beugen lassen

Oberfl. Beugesehnen: Unverletzte Finger mit Streckseite auf fester Unterlage fixieren, verletzten Finger beugen lassen; Flexion im Mittelgelenk = Superficialisfunktion

Strecksehnen: Streckung in den einzelnen Gelenken bei Fixation der übrigen isoliert prüfen

N. medianus: Sensibilität: Bestreichen und Kneifen mit chirurgischer Pinzette der Beugeseite des 1.–3. Fingers und der radialen Hälfte des 4. Fingers
Motorik: Daumenabduktion und -opposition

N. ulnaris: Sensibilität: ulnare Hälfte des 4. und 5. Fingers beugeseitig
Motorik: Finger spreizen und schließen (Adduktion des 5. Fingers!); Krallenstellung des 4. und 5. Fingers beim Streckversuch

N. radialis: Sensibilität: radiale Hälfte des Handrückens bis zu den Fingermittelgelenken
Motorik: hohe Radialisdurchtrennung: Fallhand, Fingerstreckung nicht möglich; Verletzung des tiefen motorischen Astes am Unterarm (Supinatorloge): Fingerstreckung teilweise ausgefallen. Handgelenksstreckung möglich

Knochen, Bänder und Gelenke: Sichere und unsichere Frakturzeichen; Stauchungsschmerz der einzelnen Fingerstrahlen (Handwurzel!); federnde Gelenkfixation; Aufklappbarkeit der Gelenke

III. Röntgenuntersuchung

Aufnahmen a.-p., seitlich und schräg, Naviculareserie, Carpaltunnelaufnahme

IV. Spezielle Untersuchungen

Oscillographie, Angiographie, Thermographie, Durchblutungsprüfung mit Disulphin- oder Tetracyclinprobe, Ninhydrintest

Die primäre Wundversorgung

Die hohe Leitungsanaesthesie ist gegenüber der Allgemeinbetäubung das schonendere Verfahren. Auch kleinere Verletzungen werden in Blutleere durchgeführt, da nur so die anatomischen Gebilde identifiziert werden können. Nach sparsamer Wundrandexcision erfolgt etagenweise die chirurgische Wundtoilette. Dabei werden Fremdkörper entfernt, nicht durchblutete Gewebsteile oder Hautfetzen excidiert, gut durchblutete möglichst erhalten.

Bei mangelhafter Übersicht sind ausreichend große Hilfsschnitte anzulegen und Sehnen oder Nerven vom Gesunden her freizupräparieren [2, 4, 5]. Immer wieder wird beobachtet, daß in einer relativ kleinen Schnittwunde eine Durchtrennung dieser Gebilde übersehen oder z. B. Nerven mit Sehnenstümpfen anastomosiert werden.

Haut

Eine primäre Naht der Hautränder ist nur erlaubt, wenn sie spannungsfrei möglich ist. Durch atraumatisches Nahtmaterial der Stärken 4 × 0 und 5 × 0 werden die Hautränder ohne Stufenbildung oder Zipfelung mit Einzelknopf-, Rückstich-, intradermaler oder fortlaufender Naht adaptiert [1, 3, 4].

Überkreuzt die Wunde die Beugefalten der Finger- oder des Handgelenkes, beugt man durch Anlegen einer Z-Plastik einer späteren Narbenkontraktur vor.

Ist eine spannungsfreie Naht nicht möglich, werden die Hautdefekte plastisch gedeckt [2, 4, 5]. Der spannungsfreie Verschluß der Haut ist oberstes Prinzip der Erstversorgung. Alle tiefer gelegenen Gebilde lassen sich nach primärer Wundheilung sekundär rekonstruieren. Infektion und ausgedehnte Narbenbildungen als Folge eines unsachgemäßen oder unterlassenen Wundverschlusses vereiteln dies leider allzu häufig.

Sehnen

Beugesehnen, die im Bereich der Sehnenscheiden durchtrennt sind, bleiben unberührt. Es wird nur eine exakte Wundtoilette durchgeführt. Eine primäre Naht der Beugesehnen im Sehnenscheidenbereich sollte nur ein sehr erfahrener Handchirurg wagen. Sicherer ist die sekundär durchgeführte freie Sehnentransplantation. Außerhalb der Sehnenscheiden erfolgt bei Durchtrennung sowohl der Profundus- als auch der Superficialissehne die Primärnaht der tiefen Beugesehne, während die oberflächliche reseziert wird. Ist die oberflächliche Beugesehne allein durchtrennt, kann sie dann genäht werden, wenn sich dies bei glatten Schnittwunden anbietet. Bei komplizierten Wundverhältnissen ist es besser, sie unversorgt zu lassen.

Strecksehnen werden immer primär rekonstruiert. Knöcherne Ausrisse von Strecksehnen an der Basis der Endphalanx werden je nach Größe des Fragmentes mit einem Kirschnerdraht oder einem Ausziehdraht nach Lengemann transossär fixiert. Eine glatte Durchtrennung erfordert die Nahtvereinigung mit zwei Matratzennähten. Dies gilt auch für scharfe Durchtrennungen des Streckapparates im Schaftbereich der Mittel- und Grundphalanx, der Mittelhandknochen sowie in proximal davor gelegenen Abschnitten. Bei Durchtrennung der langen Strecksehne über dem proximalen Interphalangealgelenk kommt es durch Abgleiten der seitlichen Zügel der Streckaponeurose zum sog. Knopflochphänomen mit typischer Fehlstellung. Die primäre Nahtvereinigung des Streckapparates ermöglicht die normale Streckfunktion. Wird die Verletzung übersehen, sind komplizierte plastische Rekonstruktionsverfahren notwendig. Die Naht wird mit einem Ausziehdraht nach Lengemann entlastet. Strecksehnennähte im Bereich des proximalen oder distalen Interphalangealgelenkes werden durch eine temporäre Kirschnerdrahtarthrodese gesichert. Nicht zuletzt ist bei der Wundinspektion auf Verletzungen des Sehnenhäubchens über dem Grundgelenk zu achten. Bleiben sie unversorgt, führt dies zur Luxation der Strecksehne zur kontralateralen Seite und damit zu einer Störung der Greiffunktion.

Nerven

Die letzten Jahre haben gezeigt, daß die Ergebnisse nach Wiederherstellung durchtrennter Nerven unter Verwendung einer Lupenbrille oder besser eines Operationsmikroskopes erheblich günstiger sind als die nach makroskopischer Nahtvereinigung der Stümpfe. Bei dieser werden zumeist die Nervenenden zu kräftig adaptiert, so daß ganze Fascikelgruppen umknicken und keinen Kontakt mehr finden. Die Wiederherstellung verletzter Nerven erfolgt deshalb am besten durch eine frühe mikrochirurgische Sekundärnaht oder Transplantation. Dies bedeutet aber nicht, daß bei der Erstversorgung die Nervenstümpfe unbeachtet bleiben sollen. Sie würden sich dann in der Folgezeit retrahieren, so daß bei der sekundären Wiederherstellung nach Resektion der entstandenen Stumpfneurome ein Defekt besteht, der eine direkte Naht nicht mehr zuläßt. Es müssen deshalb — wenn die ideale primäre Rekonstruktion nicht möglich ist — die Nervenenden, je nach Durchmesser, mit 2—4 Einzelknopfnähten der Stärke 6 × 0 locker adaptiert werden. Bei dem später erfolgenden endgültigen Eingriff ist dann nur die Resektion der Nahtstelle erforderlich und eine direkte mikrochirurgische Naht erleichtert.

Zu achten ist auch auf eine sorgfältige Versorgung frei endender Nervenstümpfe bei Amputationen. Sie zu vernachlässigen bedeutet immer die Ausbildung heftig berührungsschmerzhafter Neurome, die weitere Operationen notwendig machen. Deshalb müssen freie Nervenenden weit aus der Amputationsfläche vorgezogen und mit einer Rasierklinge scharf durchtrennt werden. Sie ziehen sich dann in gesundes Subcutangewebe zurück und finden keinen Kontakt zur Unfallnarbe mehr. Besser erscheint uns bei Fingeramputationen die beiden volaren Fingernerven schlingenförmig miteinander zu vernähen oder einzelne Nervenenden durch ein Bohrloch in die Markhöhle des benachbarten Knochens zu versenken.

Knochen, Bänder, Gelenke

Eröffnete Gelenke fordern immer einen primären Verschluß der Kapsel mit feinstem atraumatischen Nahtmaterial. Bei *Bandverletzungen* ist besonders das ulnare Seitenband des Daumengrundgelenkes und das radiale des Kleinfingergrundgelenkes exakt zu versorgen. Es entsteht sonst eine Gelenkinstabilität, die später eine komplizierte Bandplastik erfordert, da die ursprünglichen Bandanteile in dem entstehenden Narbengewebe nicht mehr identifizierbar sind.

Bei *Frakturen* ist vor Beginn der Wiederherstellungsoperation Klarheit darüber zu schaffen, ob lediglich eine Reposition und konservative Behandlung ausreichend, oder die Anwendung eines der verschiedenen Osteosyntheseverfahrens notwendig ist. Im Gegensatz zu geschlossenen Frakturen bieten die offenen sich häufiger zur Fixierung mit einem Kirschnerdraht an. Die Indikation zur Verwendung der Kleinfragmentplatten und -schrauben ist eng umgrenzt und beschränkt sich zumeist auf Brüche der Mittelhandknochen. Zu kleine Fragmente werden bei Verwendung von Schrauben meist gesprengt und dadurch der Schaden größer. Auf jeden Fall blutig reponiert und fixiert werden müssen alle Gelenkbrüche, wobei an den Scharniergelenken eine besonders subtile Wiederherstellung der Gelenkrollen wichtig ist. Die Bennettsche Fraktur stabilisieren wir prinzipiell mit Kirschnerdrähten, in ganz seltenen Ausnahmefällen und bei großen Fragmenten mit einer Schraube. Eine offene Bennettsche Fraktur ist eine Seltenheit, meist handelt es sich um geschlossene Verletzungen nach stumpfer Gewalteinwirkung. Offene Verletzungen der Handwurzelknochen gehören ebenfalls zu den Seltenheiten. Hier verhalten wir uns zumeist konservativ.

Die Operation mit aufgeschobener Dringlichkeit

Diese von Iselin inaugurierte Behandlungsmaßnahme erfuhr und erfährt leider allzuhäufig eine Fehldeutung. Die Indikation zur Anwendung dieses Verfahrens besteht bei ausgedehnten schweren Handverletzungen mit Beteiligung aller anatomischen Gebilde, Substanzdefekten und bei schwer überschaubaren Zertrümmerungen, die eine Teilrekonstruktion noch möglich erscheinen lassen. Wie der Name sagt, ist die Erstversorgung einer schweren Handverletzung unter diesen Bedingungen ebenfalls eine Operation, jedoch nicht im Sinne der Wiederherstellung, sondern der Vorbereitung der Wunde für den gesamtwiederherstellenden „acte global" nach einigen Tagen unter günstigen technischen und zeitlichen Voraussetzungen. Die Operation mit aufgeschobener Dringlichkeit bedeutet nicht, daß die verletzte Hand in einem desinfizierenden feuchten Verband eingewickelt und liegen gelassen wird. Eine Infektion und schließlich die Amputation ist dann die Folge. Die Operation mit aufgeschobener Dringlichkeit erfordert eine subtile, oft lang dauernde chirurgische Wundtoilette in Leitungsanaesthesie. Erst dann wird die verletzte Gliedmaße in einem feuchten Schienenverband ruhiggestellt. Sind die Wundverhältnisse, der Allgemeinzustand des Patienten und die operationstechnischen optimalen Voraussetzungen gegeben, werden dann im Verlauf der ersten 6 Tage nach dem Unfall alle verletzten Gebilde endgültig versorgt. Wo die Indikation zur „Operation mit aufgeschobener Dringlichkeit" besteht, lassen sich hervorragende Ergebnisse erzielen. Sie besteht aber nur in einem von 100 Fällen und wurde nicht entwickelt, um die Nachtruhe des diensthabenden Arztes zu sichern.

Literatur

1. Hilgenfeldt, O., Stockhusen, H.: Neue Erkenntnisse in der modernen Chirurgie der Hand. Stuttgart: Enke 1970.
2. Hoffmann, H., Cedercreutz, C.: Operationstechnik bei frischen Handverletzungen. Stuttgart: Enke 1968.
3. Scharizer, E.: In: Wachsmuth, W., Wilhelm, A., s. u., S. 77 ff.
4. Schink, W.: Handchirurgischer Ratgeber. Berlin-Göttingen-Heidelberg: Springer 1960.
5. Wachsmuth, W., Wilhelm, A.: Allgemeine und spezielle chirurgische Operationslehre 10. Bd., 3. Teil: Die Operationen an der Hand. Berlin-Heidelberg-New York: Springer 1972.

Wiederherstellende Eingriffe im Bereich der Hand

W. SCHINK

Verbleiben nach einer offenen oder geschlossenen Handverletzung Funktionsstörungen, so gibt die Untersuchung der Haut, Nerven, Sehnen, Knochen und Gelenke Aufschluß über die Lokalisation der Läsion und über den verbliebenen Wert der geschädigten Hand als Sinnesorgan und Greifwerkzeug. In den meisten Fällen lassen sich Funktionsstörungen durch Korrektureingriffe beheben oder wenigstens günstig beeinflussen. Dafür ist die Aufstellung eines individuellen Behandlungsplanes erforderlich, welcher die vorbereitenden konservativen Maßnahmen und die Phasen der chirurgischen Wiederherstellung umfaßt. Nacheinander oder mitunter auch gleichzeitig muß man Haut, Nerven, Knochen, Gelenke oder Sehnen rekonstruieren, um wieder Sensibilität, Stabilität und Funktion zu erreichen. Falls mehrere Eingriffe erforderlich sind, sollen die Intervalle lang genug bemessen sein, damit die Trophik der Gewebe gewahrt und die Beweglichkeit der Gelenke erhalten bleibt. Operative Maßnahmen sind aber kontraindiziert, solange noch Zeichen einer vegetativen Entgleisung (Sudeck-Syndrom) bestehen. Wenn nach der Erstversorgung eine Wundinfektion bestanden hat, so ist bis zur Wiederherstellungsoperation ein Intervall von mehreren Monaten einzulegen; anderenfalls muß man ein Aufflackern der Infektion befürchten. Dieser alte chirurgische Grundsatz hat auch im Zeitalter der Antibiotica seine Gültigkeit behalten.

Dermatogene Kontrakturen

Streckseitige Narben über den Fingergelenken oder dem Handrücken behindern die Beugung. Narbenbildungen in den Zwischenfingerfalten beeinträchtigen das Spreizvermögen. Beugeseitige Narbenstränge über den Fingergliedern oder in der Hohlhand blockieren die Streckung. Hier ist die Narbenexcision mit plastischem Hautersatz zur Funktionsverbesserung indiziert. Zumeist ist das Unterhautfettgewebe in größerem Umfang vernarbt. Dies gilt besonders für Kontrakturen nach thermischer Schädigung. Ob eine freie oder gestielte Hautplastik indiziert ist, hängt von der Lokalisation der Defektwunde, den Durchblutungsverhältnissen im Wundgrund und von der Frage ab, ob ein Schutz- und Gleitpolster für spätere Nerven- oder Sehnenplastiken benötigt wird. Solange noch im Wundgrund Paratenon sichtbar ist, reicht zum Verschluß eines Hautdefektes gewöhnlich ein frei verpflanztes Hauttransplantat in der Art des fettfreien Vollhauttransplantates nach Wolff-Krause aus. Diese Transplantate sind dicker und widerstandsfähiger als Spalthauttransplantate, ferner besitzen sie mehr elastische Elemente und halten bei Kindern mit dem Wachstum Schritt. In kosmetischer Hinsicht wird die zunehmende Pigmentierung als Nachteil empfunden. Wenn aber ein Schutz- und Gleitpolster benötigt wird, um in einer Nachoperation Nerven, Sehnen, Knochen oder Gelenke wiederherzustellen, so muß die Defektwunde durch eine gestielte Hautplastik verschlossen werden, wobei man zumeist der gestielten Nahplastik vor einer gestielten Fernplastik den Vorzug gibt. Jede Fernplastik ist mit einer unbequemen Zwangshaltung verbunden, welche nur von jüngeren Patienten toleriert wird [7].

Veraltete Nervenverletzungen

Als Folge der völligen Nervendurchtrennung kommt es im motorischen Versorgungsbereich zur schlaffen Lähmung mit nachfolgender Muskelatrophie und im sensiblen Versorgungsgebiet zum Sensibilitätsausfall mit vasomotorischen und trophischen Störungen. Neben der klinischen Untersuchung geben elektrische Untersuchungsmethoden (Elektromyographie, Intensitäts-Dauer-Kurven, Messung der Reizleitungsgeschwindigkeit) Aufschluß über den Zustand der Muskulatur. Als objektiver Nachweis des Sensibilitätsverlustes gelten Abflachung der Papillarleisten, Ausfall der Schweißsekretion, fehlende Zweipunkte-Wahrnehmung und fehlendes Greifvermögen bei geschlossenen Augen (Münzentest nach Seddon) [6]. Nach vollständiger Durchtrennung eines peripheren Nerven sollte man durch passive Bewegungen mit Hilfe der anderen Hand und durch elastische Schienen die Muskulatur einerseits vor Überdehnung und andererseits vor Schrumpfung schützen, weil ein gelähmter Muskel allmählich der fibrösen Degeneration anheimfällt.

Nervennaht und Nerventransplantation

Die frühzeitige Nervennaht — möglichst 3—4 Wochen nach der Verletzung — ergibt die besten Resultate [6, 10]. Nach einem Jahr sind Erfolge durchaus noch möglich; sie wurden mitunter sogar nach drei und mehr Jahren erzielt. Nur eine spannungslose End-zu-End-Naht der angefrischten Nervenstümpfe ist zulässig. Wenn dies nicht durch Verlagerung des Nervenverlaufs gelingt, so ist die Interposition eines Nerventransplantates indiziert [4]. Hier bieten sich zwei Möglichkeiten an: Erstens die autologe und interfasciculäre Nerventransplantation aus einem Hautnerven (z. B. N. suralis) in der Technik von Millesi [5]. Dabei wird unter dem Operationsmikroskop das Epineurium an beiden Nervenstümpfen entfernt und der jeweilige Nervenquerschnitt in einzelne Fascicelgruppen aufgeteilt. Die Nerventransplantate werden interfasciculär eingefügt und mit feinsten Situationsnähten fixiert. Histologische Untersuchungen haben gezeigt, daß bei Verwendung dünner Nerventransplantate alle Zellen des Transplantates die Verpflanzung überleben, so daß die vom proximalen Nervenstumpf aussprossenden Axonregenerate im Transplantat die gleichen Bedingungen vorfinden wie in einem distalen Nervenstumpf. Es kommt dabei zu einer isomorphen Neurotisation [5].

Zweitens kommt die Überbrückung eines Nervendefektes durch ein homologes, desantigenisiertes lyophilisiertes Nervenimplantat mit Tubulisierung durch lyophilisierte Dura nach dem Vorgehen von Jacoby in Betracht [3]. Im histologischen Bild sind die lyophilisierten Nerveninterponate zellfrei und lassen nur tote Kollagenstrukturen erkennen. In die Interponate wachsen Bindegewebszellen ein. Die Neurotisation erfolgt durch Vorwachsen von Minifascikeln nach Art der Regenerationsneurome. Bei bisher noch kurzer Beobachtungszeit liegen skeptisch klingende Berichte über homologe Interponate vor. Als Vorteile werden herausgestellt, daß Implantate in beliebiger Dicke und Länge zur Verfügung stehen und ein Zweiteingriff zur Gewinnung des Transplantationsmaterials mit dem entsprechenden Sensibilitätsverlust entfällt.

Funktionsverbessernde Eingriffe bei irreparablen Nervenverletzungen

Wenn nach der Nervennaht oder nach einer Nerventransplantation distale Residuallähmungen verbleiben oder sich die motorische Kraft nur ungenügend wieder einstellt, so können Ersatzoperationen zur Kompensation ausgefallener Funktionen indiziert sein. Als Voraussetzungen für einen funktionsverbessernden Eingriff muß man Schutzsensibilität und ausreichende Trophik in der Peripherie fordern. Hinderliche Narben oder Gelenkkontrakturen sind zuvor zu korrigieren. Als weitere Vorbedingungen werden Gesundungswille und Kooperation des Verletzten gefordert. Für diese Plastiken gilt als Altersgrenze das 45. Lebensjahr [8]. Auf Grund eines eingehenden neurologischen Untersuchungsbefundes wird der Operationsplan festgelegt.

Unter den funktionsverbessernden Eingriffen steht die gestielte Sehnentransferierung an erster Stelle. Dabei wird die Sehne eines nichtgelähmten Muskels peripher abgetrennt und in die Sehne — oder Sehnen — eines gelähmten Muskels verlagert. Die Ergebnisse sind gut, weil die Blutversorgung der transferierten Sehne erhalten bleibt und daher kaum Adhäsionen mit der Umgebung entstehen. Da möglichst Sehnen der gleichen Synergistengruppe verwendet werden sollen, kann man einen Handgelenkbeuger auf die Fingerstrecker oder umgekehrt einen Handgelenkstrecker auf die tiefen Fingerbeuger transferieren. Funktionsverbessernd kann sich auch eine Tenodese der gelähmten Sehnen auswirken, weil dadurch Fehlstellungen ausgeglichen oder Mitbewegungen zur Funktionsverbesserung erzielt werden. Kapselplastiken sind besonders an den Fingergrundgelenken zur Korrektur einer Hyperextension indiziert. Eine Arthrodese kommt in Betracht, wenn eine lähmungsbedingte Gelenkfehlstellung dauerhaft korrigiert werden soll. Danach können nichtgelähmte Muskeln wieder ihre Funktion auf periphere Gelenke ausüben. Bei Sensibilitätsverlust können neurovasculär gestielte Hautinsellappen aus dem Versorgungsgebiet eines intakten Nerven nach Verlagerung in den anaesthetischen Bereich zur Funktionsverbesserung beitragen. Dies gilt besonders für den „blinden" Spitzgriff zwischen Daumen und Zeigefinger [9].

Veraltete Knochenverletzungen

Knochendefekte, Pseudarthrosen oder in deformer Stellung verheilte Knochenbrüche beeinträchtigen das Muskelgleichgewicht und führen zur Fingerverkürzung, zu nicht achsengerechten Gelenkstellungen und Funktionsstörungen. Ein nach einem Mittelhand- oder Fingergliedbruch verbliebener Rotationsfehler bewirkt beim Faustschluß eine Fingerüberkreuzung. Bei diesen Verletzungsfolgen ist die operative Korrektur indiziert, jedoch müssen zuvor knochenadhärente Hautnarben oder mit dem Frakturcallus verwachsene Sehnen oder mitverletzte Nerven versorgt werden. Knochentransplantate zur Ein- oder Anlagerung werden vom Beckenkamm entnommen und durch Fingerbohrdrähte oder eine transossär geführte Drahtschlinge fixiert. Bei einer Defektpseudarthrose kann für die Stabilisierung des Knochentransplantates das Kleinfragmente-Instrumentarium der AO nützlich sein.

Veraltete Gelenkverletzungen

Wird nach einer Gelenkschädigung über Unstabilität, Gelenksteife und Bewegungsschmerz geklagt, so läßt sich mit konservativen Maßnahmen zumeist Besserung erzielen. Wenn aber die Beschwerden unverändert bleiben, so kommen verschiedene operative Maßnahmen in Betracht. Beruht die Funktionsbehinderung der Fingergrundgelenke ausschließlich auf einer Schrumpfung der Kollateralligamente, so ist bei jüngeren Patienten die Capsulektomie angezeigt. Nach destruktiver Verletzung des Zeigefingergrundgelenkes läßt sich die Gelenksteife durch die Arthroplastik bessern. Am Daumengrundgelenk führt der Riß des ulnaren Seitenbandes und am Kleinfingergrundgelenk der Riß des radialen Seitenbandes zur Gelenkunstabilität sowie zur Kraftminderung und später zur Arthrosis deformans. Läßt sich in diesen Fällen die sekundäre Bandnaht oder die transossäre Reinsertion nicht ausführen, so ist die Seitenbandplastik indiziert. Die für die operative Behandlung der progressiv-chronischen Polyarthritis eingeführten Silastic-Fingergelenkendoprothesen nach Swanson [11] wurden in besonders gelagerten Fällen auch zum Ersatz eines traumatisch geschädigten Grund- oder Mittelgelenkes eingesetzt. Die Gelenkprothese „Modell St. Georg" entwickelte Stellbrink [12] nach dem Prinzip der Kombination zwischen Metall und Kunststoff; dabei werden die Prothesenteile im jeweilgen Diaphysenabschnitt mit Palacos verankert. Die Endoprothesen erlauben einen schmerzfreien und begrenzten Bewegungsausschlag. Arthrodesen sind bei schmerzhaften, unstabilen und bewegungsbehinderten Gelenken indiziert, wenn sich die Implantation einer Prothese wegen der Vernarbung der Weichteile verbietet. Schmerzlinderung ohne Funktionseinbuße erreicht man schließlich mit der Gelenkdenervierung nach Wilhelm [13].

Veraltete Sehnenverletzungen

Ein Bewegungsausfall ist noch kein sicheres Zeichen für eine Sehnendurchtrennung. So findet man einen Funktionsverlust bei einer Tenodese, bei Sehnenausriß am Knochen, bei einer Muskelzerreißung, bei Ausfall des motorischen Nerven, bei Adhäsion der Sehne des Antagonisten und bei Unstabilität eines proximalen Knochenabschnittes. Wenn die Ursache des Funktionsausfalles und die Lokalisation der Schädigung erkannt sind, müssen die Vorbedingungen für einen Korrektureingriff überprüft werden. Hierzu zählen: komplikationslose Wundheilung nach der Erstversorgung, keine adhärenten Narbenbildungen über dem Sehnenverlauf, intakte Gefäß-Nervenbündel, ausreichende Beweglichkeit bei passiver Prüfung der Fingergelenke, kein Ödem und Schmerzfreiheit der Hand und Kooperation von seiten des Verletzten. Bei Erwachsenen sind die Ergebnisse der Beugesehnenchirurgie deutlich schlechter als bei Kindern und Jugendlichen. Dagegen sind die Ergebnisse der Strecksehnenchirurgie unabhängig vom Alter — also auch nach dem 45. Lebensjahr — gut. Sind die Vorbedingungen erfüllt, so soll man dem Verletzten die Wiederherstellungsoperation vorschlagen; sie kann je nach Lage des Falles in der End-zu-End-Naht der Profundussehnenstümpfe mit Resektion der Superficialissehnenstümpfe bestehen, in der freien Sehnentransplantation, in der Sehnenverlängerung oder Sehnentransferierung und schließlich in der Tenolyse.

Kontrakturen

Unter den verschiedenen Kontrakturen, welche einer Korrektur bedürfen, sei die ischämische Muskelkontraktur des Vorderarmes besonders herausgestellt. Die narbige Verkürzung der Beugemuskeln führt zum Bild der Krallenhand. Dabei erinnert in schweren Fällen der Endzustand an das Bild der kombinierten Lähmung des N. medianus und N. ulnaris. In leichten Fällen erreicht man bei frühzeitig einsetzender physikalischer Therapie mit Quengelverbänden eine Besserung. Wenn die Fingerkontrakturen nicht zurückgehen, ist operative Behandlung indiziert, damit die im Verhältnis zur Knochenlänge des Unterarmes zu kurzen Beugesehnen wieder eine funktionsgerechte Länge erhalten. Die verschiedenen Operationsmethoden beginnen mit der Fasciektomie, Myolyse und Neurolyse

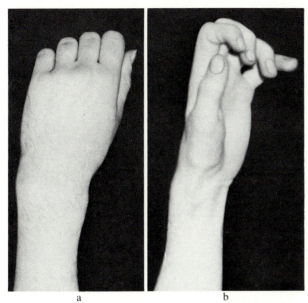

Abb. 1 a und 1 b. Linksseitig fixierte Krallenhand infolge ischämischer Muskelkontraktur nach Unterarmbruch im vierten Lebensjahr, Unterarmwachstumsstörung mit Ulnavorschub und Manus radioflexa, Einschränkung der Pro- und Supinationsfähigkeit des Unterarmes, Hypaesthesie im Bereich des N. medianus und N. ulnaris

Abb. 2a und 2b. Funktionsbilder 6 Monate nach Resektion des Ulnaköpfchens, Fasciektomie, Myolyse, Neurolyse des N. medianus und N. ulnaris, Tenolyse der Sehne des M. flexor pollicis longus und Epstein-Plastik. Wiederkehr der Sensibilität, Trophik, Oppositionsfähigkeit des Daumens sowie der Finger- und Handgelenkfunktion

des N. medianus und des N. ulnaris. Zumeist weisen die oberflächlichen Beugemuskeln im Gegensatz zu den tiefen noch eine geringe Elastizität auf. Dann ist die Verlängerung der Fingerbeuger nach Epstein [1] angezeigt (Abb. 1 und 2). Die Superficialissehnen werden in der Mittelhand quer durchtrennt und die Profundussehnen nach Spaltung des Retinaculum flexorum proximal vom Canalis carpi durchschnitten. Streckt man das Handgelenk und die Fingergelenke, so gleiten die Beugesehnenstümpfe aneinander vorbei. In der Funktionshaltung der Hand werden die zentralen Stümpfe der Superficialissehnen mit den peripheren Stümpfen der Profundussehnen End-zu-End anastomosiert und die restlichen Sehnenstümpfe reseziert.

Daumenersatz und Handplattenbildung

Wenn sich ein Verletzter durch den Daumenverlust ständig beeinträchtigt fühlt, ist eine Ersatzoperation zu erwägen; vorausgesetzt, daß der Stumpf des I. Mittelhandknochens im Daumensattelgelenk frei beweglich ist und die I. Kommissur keine Vernarbung aufweist. Nach Hilgenfeldt [2] bietet sich zunächst ein vorgeschädigter dreigliedriger Finger oder sonst der Ringfinger zur Daumenbildung an. Bei der Fingerauswechselung nach Hilgenfeldt, welche als Methode der Wahl gilt, werden beide Gefäßnervenbündel, beide Beugesehnen und der periphere Strecksehnenstumpf des Spendefingers mitverpflanzt. Auf diese Weise verfügt der neugebildete Daumen über regelrechte Sensibilität und Durchblutung und auf Grund der Sehnenanastomosen auch über Beweglichkeit.

Nach weitreichendem Finger- und Mittelhandverlust mit noch funktionstüchtigem Daumen ist die Bildung einer Handplatte indiziert, um dem Daumen ein Widerlager für einen kraftvollen Greifschluß zu geben. Die Handplatte läßt sich aus einer gestielten Hautplastik mit Implantation eines autoplastischen Knochenblocks aus dem Beckenkamm herstellen. — Wird eine Wiederherstellungsoperation abgelehnt, so muß man auf die prothetische Versorgung zurückgreifen. Ein Nachteil aller Prothesen ist die Gefühllosigkeit; dieses Problem ist noch ungelöst.

Literatur

1. Epstein, G.J.: Contribution á l'étude de la technique opératoire des pseudarthroses des os de l'avant bras. Orthop. Traum. Protez. **14**, Nr. 2 (1940) (Russisch).
2. Hilgenfeldt, O.: Operativer Daumenersatz. Stuttgart: Enke 1950.
3. Jacoby, W., Fahlbusch, R., Mackert, B.: Indikationen und Technik der Überbrückung von Nervendefekten mit homologen lyophilisierten Nerven. Melsunger Med. Mitteilungen **46**, 209 (1972).
4. Millesi, H.: Wiederherstellung durchtrennter peripherer Nerven und Nerventransplantation. Münch. med. Wschr. **111**, 2669 (1969).
5. Millesi, H.: Indikation und Technik der autologen und interfaszikulären Nerventransplantation. Melsunger Med. Mitteilungen **46**, 181 (1972).
6. Nigst, H.: Die Chirurgie der peripheren Nerven. Stuttgart: Thieme 1955.

7. Schink, W.: Handchirurgischer Ratgeber. Berlin-Göttingen-Heidelberg: Springer 1960.
8. Schink, W.: Unfallschäden am Handgelenk und an der Hand. In: Handbuch der gesamten Unfallheilkunde, 3. Aufl., Bd. III (Bürkle de la Camp, H., und M. Schwaiger, Hrsg.). Stuttgart: Enke 1965.
9. Schink, W.: Indikationen für wiederherstellende Eingriffe nach Handverletzungen. Akt. Traumatologie 1, 19 (1971).
10. Seddon, H. J.: Peripheral nerve injuries. Glasg. med. J. 139, 61, (1943).
11. Swanson, A. B.: Silicone rubber implants for replacement of arthritic or destroyed joints in the hand. Surg. Clin. N. Amer. 5, 1113 (1968).
12. Stellbrink, G., Zipfel, J., Engelert, M.: Fingergelenkprothesen Modell „St. Georg". Handchirurgie 3, 83 (1971).
13. Wilhelm, A.: Die Gelenkdenervation und ihre anatomischen Grundlagen. In: Hefte zur Unfallheilkunde, Heft 86 Bürkle de la Camp, H., Hrsg.). Berlin-Heidelberg-New York: Springer 1966.

Dupuytrensche Kontraktur

H. BRÜCHLE

Die Dupuytrensche Kontraktur ist eine Erkrankung der Palmaraponeurose und seltener der Plantaraponeurose. Das Leiden befällt an der Hand am häufigsten den 4. Strahl (39%), dann in absteigender Reihenfolge den 5. (33%), den 3. (18%), den 1. (6%) und schließlich den 2. Strahl (4%). Die Erkrankung betrifft zumeist beide Hände. Bei der Erstuntersuchung fanden wir in 69% eine doppelseitige Erkrankung (Tabelle 1). Bei einer Nachuntersuchung der gleichen Kranken, 5 Jahre später, betrug der Anteil der beidseitigen Erkrankung bereits 75%. Der Befall beider Hände nimmt also mit der Erkrankungsdauer deutlich zu. Als seltene Lokalisationen sind die Erkrankungen an der Fußsohle und die Induratio penis plastica zu erwähnen.

Tabelle 1. Lokalisation der Dupuytrenschen Kontraktur an Hand und Fuß
[II. Chir. Lehrstuhl, Köln-Merheim (1963—1970)]

Hand			
Eigene Fälle: N=200			Millesi: N>500
	N	%	%
Doppelseitig	138	69,0	81,38
Re. Hand	42	21,0	12,17
Li. Hand	20	10,0	6,45
Fußsohle			
Ein- oder doppelseitig	5	2,5	von 263 Fällen N: 30=12%

Das Alter unserer Patienten variierte zwischen 24 und 74 Jahren (Abb. 1). Das männliche Geschlecht überwog mit 86% vor dem weiblichen Geschlecht mit 14% (Verhältnis 6:1). Geistesarbeiter sind in etwa dem gleichen Umfang von der Erkrankung betroffen wie Handarbeiter. Die Schwere der geleisteten Arbeit scheint keinen wesentlichen Einfluß auf die Entstehung der Dupuytrenschen Kontraktur zu haben [1, 11].

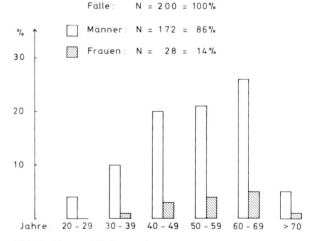

Abb. 1. Altersaufgliederung der Dupuytrenschen Kontraktur

Gradeinteilung der Dupuytrenschen Kontraktur

Nach Iselin [8] teilt man die Erkrankung in vier Schweregrade ein:

1. Grad: Einfache Knotenbildung ohne Beeinträchtigung der Streck- oder Spreizfähigkeit der Finger.

2. Grad: Das Dupuytrensche Gewebe hat die Grundphalanx erreicht und beugt das Grundglied mit gleichzeitiger Streckbehinderung.

3. Grad: Die Dupuytrenschen Stränge reichen bis zum Mittelgelenk und bewirken eine Beugung dieses Gelenkes.

4. Grad: Das Dupuytrensche Gewebe hat die Sehnen der Mm. interossei und der M. lumbricales umwachsen. Der Streckapparat an den Gelenken wird fixiert und das Endgelenk befindet sich in Überstreckstellung.

Die *Ätiologie* [10, 12, 13] der Dupuytrenschen Kontraktur ist auch heute noch ungeklärt. Eine große Zahl von Theorien wurde bisher mitgeteilt, aber die Ursachen der Erkrankung sind auch heute noch unbekannt.

Therapie der Dupuytrenschen Kontraktur

Konservative Bemühungen wie Ultraschall, Jodiontophorese, Einspritzungen mit den verschiedensten Medikamenten in die Hohlhand (Fibrolysin, Pankreasextrakte, Hydrocortison etc.) haben zu keinen überzeugenden Erfolgen geführt. Im Frühstadium der Erkrankung (1. Schweregrad) hat ein konservativer Behandlungsversuch eine gewisse Chance, weil die Kontraktur hinausgezögert wird. Über gute Ergebnisse mit Vitamin E (dreimal tägl. 100 mg) wurde berichtet [5]. Eine Röntgenbehandlung mit 400 R vermag im Stadium 1 manchmal einen Stillstand des Leidens zu bewirken.

Operative Behandlung

Bei Funktionseinschränkungen — also beim 2.—4. Schweregrad — raten wir stets zur Operation. Bei einer fortgeschrittenen Erkrankung 4. Grades verhindern oft arthrogene Versteifungen infolge Schrumpfungen der Gelenkkapseln trotz exakt durchgeführter Aponeurektomie die vollständige Wiederherstellung der Gelenkfunktion. Ein mäßig kontrahierter Finger kann unter Verzicht auf seine volle Funktion belassen werden. Bei starker Behinderung ist die Amputation des Fingers an der Grundgliedbasis anzuraten. Dabei kann die streckseitige Fingerhaut im Sinne der Nahplastik zum Hautersatz in der Hohlhand ausgenützt werden. In ausgewählten Fällen kann eine Besserung der Gelenkfunktion im Mittel- oder Grundgelenk durch Implantation einer Gelenkprothese erreicht werden. Die Gelenkresektion eines nicht mehr funktionstüchtigen Gelenkes und die Versteifung in Mittelstellung wird von den Kranken meistens abgelehnt.

Eine operative Behandlung der Dupuytrenschen Kontraktur verbietet sich bei rheumatischen Schwellungen der Fingergelenke, bei einer Sudeckschen Dystrophie, bei einer klinisch manifesten Osteochondrosis cervicalis und bei Hautschäden an Arm und Hand. Im fortgeschrittenen Lebensalter sind wir mit der Indikation zur Aponeurektomie zurückhaltend.

Schnittführungen

Die Hautincisionen (Abb. 2 und 3) werden immer so gewählt, daß der Sehnenverlauf nur auf einer kurzen Strecke vom Schnitt gekreuzt wird. Mediane Längsincisionen sind wegen der Gefahr der Beugekontraktur der Finger zu vermeiden. Sind mediane Schnitte jedoch unumgänglich oder bestehen mediane Narben nach einer Voroperation, dann bedarf diese Incision einer Korrektur durch die Z-Plastik.

Der Schnittführung kommt bei der Dypuytrenschen Kontraktur eine besondere Bedeutung zu. Als zweckmäßig haben sich die Incisionen nach James-McIndoe [9], Bruner (VW-Incision) [2], Verdan und der L-förmige Schnitt nach Bunnell erwiesen. Für die Durchführung der kompletten Aponeurektomie gewährt der Y-Schnitt nach Millesi [10] einen günstigen Zugang. Wir bevorzugen die Schnittführung von Verdan, da diese mit der geringsten Wund-

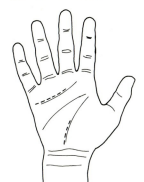
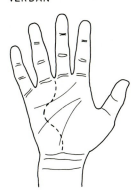
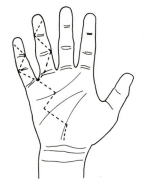
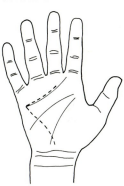

Abb. 2. Schnittführungen

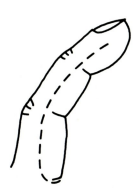

Abb. 3. Medio-laterale Schnittführung am Finger

randnekrosen behaftet ist und eine übersichtliche Freilegung der Dupuytrenschen Gewebsstränge ermöglicht. Die Wahl der Hautincision richtet sich jeweils nach der Ausdehnung und der Lage der Dupuytrenschen Stränge. Die Schnittführung nach James-McIndoe eignet sich besonders für isolierte Stränge in der Hohlhand. Die Präparation ist erschwert, weil die Hautbrücke unterminiert wird, die Narben sind kosmetisch unauffällig.

Bei der zick-zackförmigen VW-Incision nach Bruner ist darauf zu achten, daß die Spitzen der Hautdreiecke einen rechten Winkel aufweisen, der mediolateral über den Fingergelenken zu liegen kommt.

Spitze Winkel muß man unbedingt vermeiden, da diese stets zu Wundrandnekrosen führen. Der Überblick über die Aponeurose ist bei den Schnitten nach Bruner und Verdan gleich gut, diese Methoden verdienen bei einem ausgedehnten Befall den Vorzug.

Operationsverfahren

Vier Operationsmöglichkeiten werden bei der Dupuytrenschen Kontraktur angegeben. Die Dissektion der derben Gewebsstränge ist ein kleiner Eingriff, bei dem durch einen 0,5 cm langen Hautschnitt der jeweilige Strang blind durchtrennt wird. Natürlich ist die Rezidivquote hoch und die Gefahr einer Verletzung der benachbarten Gefäß-Nervenbündel erheblich.

Bei der „limited fasciectomy" [7] beschränkt man sich lediglich auf die Entfernung der veränderten Teile der Palmaraponeurose. Auch bei diesem Vorgehen sind Rezidive häufig. Aus diesen Überlegungen führen wir beide Operationsmethoden nicht durch. Wir bevorzugen bei einer ausgedehnten Dupuytrenschen Kontraktur die *komplette Fasciektomie*, um durch die radikale Entfernung der Palmaraponeurose die Zahl der Rezidive so niedrig wie möglich zu halten. Eine *partielle Aponeurektomie* ist dann angezeigt, wenn es sich um eine begrenzte Strangbildung handelt und vor allem bei Fällen mit einer weit fortgeschrittenen Erkrankung mit erheblichen Kontrakturstellungen der Finger, mit Befall der Zwischenmuskelsepten und Einziehungen der Haut. Hier ist eine radikale Entfernung des Dupuytrenschen Gewebes nicht mehr möglich. Das Ziel in diesen Fällen ist die „funktionelle Wiederherstellung". Eventuell kann eine Erweiterung des Eingriffes durch Hauttransplantationen oder eine Capsulektomie am Grund- oder Mittelgelenk erforderlich werden. Eine erhöhte Rezidivquote muß in diesen Fällen in Kauf genommen werden.

Rezidivquote

Die Angaben über die Häufigkeit der Rezidive nach Operation der Dupuytrenschen Kontraktur sind unterschiedlich. Sie schwanken von 8—25%. Die Zahl der Wiedererkrankung hängt wesentlich vom Zeitpunkt der Nachuntersuchung und vom Operationsverfahren ab. Die Vermutung von Hueston [7], daß die Mehrzahl der Rezidive in den ersten zwei Jahren nach der Operation auftritt, können wir nicht bestätigen.

Komplikationen

Die häufigsten Komplikationen sind die Wundrandnekrosen. Diese lassen sich auch bei einem subtilen operativen Vorgehen nicht immer gänzlich vermeiden, denn die Dupuytrenschen Stränge wuchern häufig in die Haut ein und verziehen sie trichterförmig. Eine scharfe Ablösung dieser Kontraktursträngen mit dem Messer ist unumgänglich, um die Rezidivquote so niedrig als möglich zu halten. Kleinere Wundrandnekrosen wirken sich meist nicht ungünstig auf das Operationsergebnis aus. Zur Vermeidung postoperativer Hämatome haben sich die Redon-Saugdrainagen (für 48 Std) bewährt. Eine Befragung der Kranken über Blutungsneigung, Blutgerinnungsstörungen und über die Einnahme von Anticoagulantien sollte vor der Operation erfolgen, damit die entsprechenden Untersuchungen und Vorbeugungsmaßnahmen getroffen werden können. Stellt sich postoperativ ein Hämatom ein, so sollte man durch eine kleine Öffnung der Wunde für die Hämatomentleerung sorgen. Beläßt man die Blutansammlung in der Hohlhand, so kann es zur Infektion oder durch die bindegewebige Organisation des Blutergusses zu unerwünschten Bewegungseinschränkungen kommen. Bei einer fortgeschrittenen Dupuytrenschen Kontraktur kann die Freilegung der Fingernerven große Schwierigkeiten bereiten, da die Nerven nicht selten atypisch liegen und girlandenförmig von den Dupuytrenschen Gewebesträngen umschlungen werden. Eine Läsion eines solchen Nerven ist möglich und erfordert die sofortige Nervennaht mit Seide atraumatisch 7×0.

Ergebnisse

Zufriedenstellende Erfolge nach der Operation der fortgeschrittenen Dupuytrenschen Kontraktur erzielt man nur bei genauer Beachtung der gewebeschonenden „atraumatischen Operationstechnik" und bei der Wahl einer zweckmäßigen Schnittführung. Unsere Ergebnisse bei 250 operierten und nachuntersuchten Kranken zeigt Tabelle 2.

Tabelle 2. Ergebnisse der operativen Behandlung der Dupuytrenschen Kontraktur (N = 250)

OP-Verfahren:	Partielle Fasciektomie 150		Komplette Fasciektomie 100	
Rezidive:				
1 Jahr p. op.	2		—	
2 Jahre	5		3	
3 Jahre	6		4	
5 Jahre	4		1	
8 Jahre	3		1	
Gesamtzahl d. Rezidive	20	13,5%	9	9%
Knoten mit Retraktion	8		2	
Isolierter Knoten	12		7	

Literatur

1. Brüchle, H., Cott, L.: Ergebnisse nach operativer Behandlung der Dupuytrenschen Kontraktur. Handchirurgie **2**, 27 (1970).
2. Bruner, J. M.: Technique of selective aponeurectomie for Dupuytren's contracture in „Maladie de Dupuytren", S. 87. Paris: L'Expansion Scientifique Francaise 1966.

3. Bunnell, S.: Surgery of the hand. Philadelphia 1944.
4. Carstam, N.: Frühkomplikationen bei der chirurgischen Behandlung der Dupuytrenschen Kontraktur. Handchirurgie. Sonderheft **1**, 28 (1970).
5. Dahmen, G., Kerckhoff, F.: Möglichkeiten und Grenzen der konservativen Behandlung der Dupuytrenschen Kontraktur. Med. Mschr. **20**, 297 (1966).
6. Dickie, W.R., Hughes, N.C.: Dupuytren's Contracture. Brit. J. plast. Surg. **20**, 311 (1967).
7. Hueston, J.T.: Limited fasciectomy for Dupuytren's contracture. Plast. reconstr. Surg. **27**, 569 (1961).
8. Iselin, M.: Chirurgie de la main. Paris: Masson 1955.
9. McIndoe, A., Beare, R.L.: Die chirurgische Behandlung der Dupuytrenschen Kontraktur. Amer. J. Surg. **95**, 197 (1958).
10. Millesi, H.: Zur Pathogenese und Therapie der Dupuytrenschen Kontraktur. Ergeb. Chir. **47**, 51 (1965).
11. Schink, W.: Die Chirurgische Behandlung der Dupuytrenschen Kontraktur, ein Bericht über 100 operierte Hände. Lang. Arch. Chir. **299**, 118 (1962).
12. Schink, W.: Handchirurgischer Ratgeber. Berlin-Göttingen-Heidelberg: Springer 1960.
13. Skoog, T.: Dupuytren's Contracture: Pathogenesis and Surgical Treatment. Surg. Clin. N. Amer. **47**, 433 (1967).
14. Tubiana, R., Thomine, J.M.: Le traitment chirurgical de la maladie de Dupuytren-Techniques et indications actuelles. In: Maladie de Dupuytren, S. 101. Paris: L'Expansion Scientifique Francaise 1966.

Tumoren der Hand

K. WILHELM und G. HAUER

Obgleich alle an der Hand vorkommenden Geschwülste auch an anderen Körperregionen beobachtet werden, ergeben sich für die Tumoren in diesem Bereich insoweit Besonderheiten, als sie entsprechend der exponierten Lage der Hand verhältnismäßig frühzeitig und damit in einem für die Therapie günstigen Stadium erkennbar sind.

Einige Tumoren, wie Glomustumoren, Epidermoidcysten, Riesenzellfibroblastome und Chondrome werden im Handbereich häufiger als an anderen Körperteilen beobachtet, während maligne Geschwülste der Hand, insbesondere Metastasen ausgesprochen selten sind.

Für die erfolgreiche Therapie der Tumoren im Handbereich ist die Kenntnis ihrer pathologisch-anatomischen und und histologischen Eigenheiten von ausschlaggebender Bedeutung. Trotzdem wird es auch dem Erfahrenen nicht immer gelingen, präoperativ eine exakte Diagnose der jeweiligen Tumorart zu stellen.

Die Einstufung als benigne oder maligne Geschwulst bestimmt entscheidend das operative Vorgehen. Bei gutartigen Tumoren ist der atraumatischen Operationstechnik größte Bedeutung zu schenken. Liegt eine bösartige Geschwulst vor, gilt es, abzuwägen zwischen ausrottenden, aber verstümmelnden Operationen und andrerseits auf maximale Funktionserhaltung abzielenden, aber dennoch lokal radikalen Eingriffen. Unter Berücksichtigung von Lokalbefund, Metastasierungsneigung und -weg sowie allgemeiner Gesichtspunkte, insbesondere des Lebensalters des Patienten muß eine auf den Einzelnen abgestimmte Indikation für das jeweilige operative Vorgehen gestellt werden.

Grundsätzlich sollten alle Tumoren im Handbereich in Allgemeinnarkose, Block- oder Leitungsanaesthesie und Blutleere — bei Verdacht auf maligne Geschwülste wegen der Gefahr der Verschleppung von Tumorzellen ohne Auswickeln des Armes — operiert werden. Bei guter Übersicht des Operationsgebietes und nach sorgfältiger, benachbarte Strukturen schonender Darstellung des Tumors wird dieser in einer Sitzung vollständig entfernt. Operative Maßnahmen zur Funktionsverbesserung sollten späteren Eingriffen vorbehalten bleiben.

Epitheliale Tumoren (Tabelle 1)

Die operative Entfernung der stets gutartigen und gut auf konservative Maßnahmen ansprechenden *Warzen* ist nur dann indiziert, wenn sie Beschwerden aufgrund ihrer Lokalisation und Größe hervorrufen. Der Abtragung der Warze an ihrer Basis mit nachfolgender Auskratzung des Wundgrundes ist die Excision mit anschließendem Wundverschluß vorzuziehen.

Zur Behandlung der *Keratosen* kommen neben der Ausschaltung der zugrundeliegenden chronischen Gewebsirritation lokale Maßnahmen infrage. Bestehen jedoch bereits Ulcera, die eine schlechte Heilungstendenz haben, so ist zu excidieren und mit Hautlappen zu decken.

Bei den *Epidermoidcysten* sowie den *Atheromen* führt eine vollständige Entfernung der Cysten samt Wand und Inhalt zur Dauerheilung.

Dagegen müssen *myxomatöse Cysten* wegen ihrer intracutanen Lage im gesunden Gewebe excidiert werden. Zur Deckung des Defektes können Spalthaut-, seltener Verschiebelappen notwendig werden.

Die Behandlung der *Carcinome* besteht in der radikalen, genügend weit im Gesunden vorzunehmenden Excision. Genügt hierfür die Resektion der tumortragenden Haut, so wird der Hautdefekt mit einem Spalthautlappen gedeckt, der den Gleitvorgang der Sehnen nicht stört. Besonders schwierig gestaltet sich meist die Hautdeckung bei Lokalisation des Carcinoms in der Hohlhand. Hier sind oft gestielte Lappen erforderlich. Falls Sehnen oder gar Periost mitreseziert werden müssen, kann ein Verschiebelappen oder gar Fernlappen erforderlich werden. Greift der Tumor auf die Finger über, so werden diese ausgehülst und ihr neurovasculärer Hautschlauch nach sorgfältiger, genügend weit im Gesunden vorzunehmender Excision des Tumors zum Wundschluß verwandt. Auf den Finger be-

Tabelle 1. Systematik und Differentialdiagnose der epithelialen Tumoren der Hand

Tumorart	Ätiologie	Pathologie	Klinik
Warzen	Chronische mechanische, chemische, bakterielle Irritation; Virushyperplasie der Epidermis	1. Verruca plana: einfache Epithelverdickung; glatte Oberfläche 2. Verruca vulgaris: Epithelwucherung mit Bindegewebs- u. Gefäßproliferation; Hyperkeratose mit Parakeratose, Acanthose; Viruseinschlußkörper	Sehr häufig; bes. bei Kindern und Jugendlichen; Handrücken und Hohlhand (bes. Ver. vulg.); langsam-progressives Wachstum solitär, multipel (in Konglomeraten); oft spontanes Verschwinden; z. T. kontagiös; gutartig
Molluscum contagiosum	Virusbedingte Epidermishyperplasie	Reiskorngroße Hautknötchen; schüsselförmig mit stark erhöhten Rändern; „Schüssel" mit Hornmassen gefüllt	Multipel über den ganzen Körper verteilt; rasch auftretend; bes. bei Kindern; spontanes Verschwinden nach Monaten (oder Jahren); gutartig
Hyperkeratosen	Begünstigung durch Wettereinflüsse und mechanische Irritation	Flächige, verkrustete Hautbezirke; gel. ulceriert oder infiziert; papilläre Hyperplasie der Epidermis; hochgradige Verhornung; expansiv in die Tiefe wachsende Epithelstränge; Extremform: Cornu cutaneum	Immer am Handrücken; langsames, schubweises Auftreten; leicht blutend; schlechte Heilungstendenz; als Präcancerose anzusehen
Epidermoidcysten = Implantations- = Inklusionscysten	Epithelimplantation nach (Stich-) Verletzungen, Operationen	Rundlich; bis bohnengroß; halbfluktuierend; elastisch; mit kristallartiger, fettarmer und cholesterinreicher Masse gefüllt; Wand mit Plattenepithelauskleidung; lamellär angeordnetes Keratin	Meist männliche Erw.; Palmarseite; solitär (multipel); meist symptomlos (selten Schmerzen, Druckempfindlichkeit); langsam sich entwickelnd; gutartig
Atherome = Talg-, Sebaceus-, Follikelcysten	Talgretention	Meist rundlich; derb; abgekapselt; Talg und desquamiertes Epithel enthaltend; neigt zur Vereiterung	Ausschließlich an der Streckseite; langsam sich entwickelnd; gutartig
Myxomatöse Cysten	Schleimige Degeneration des Coriums	Klein; rundlich; intracutan; gefüllt mit farbloser, gallertiger Flüssigkeit; keine epitheliale Wand ausgebildet	Vorwiegend bei älteren Frauen; gel. Eindellung des Nagels od. Degeneration der darunterliegenden Strecksehne; oft gleichzeitig arthrotische Veränderungen der Nachbargelenke; langsam wachsend; gutartig
Carcinome	Chronische Irritation (Bestrahlung, Verbrennung, Sonnenlicht, Entzündungen, Säuren, Alkalien, Arsen, Teer, Öl, Pech, Farben etc.)	1. Basaliom: infiltrierend wachsend; ulcerierend; solide hirschgeweihartige oder fischzugartige Epithelstränge; vom Corium ausgehend; so gut wie nie Verhornung 2. Plattenepithel-Ca.: verkrustete, blutende Hautstellen; oft exulceriert; exophytisch wie endophytisch wachsend; oberflächliche Verhornung; perifokale Entzündung — Carcinom des Nagelbettes oder -walles	1. Vorwiegend bei älteren Männern; häufiger am Handrücken; geringe Symptome; semimaligne, da nie metastasierend 2. Vorwiegend bei älteren Männern; Handrücken; mäßige Schmerzen; rel. langsam wachsend; bösartig, in 20% Lymphknoten und Organmetastasen (rel. spät) — Schmerzen; Destruktionen des Nagels; Arrosion des Knochens; langsamer wachsend und später metastasierend
Nävi	Dysontogenetische Bildung	1. Pigmentnävi: braunschwarz; Wucherung pigmentbildender Zellen des Stratum basale der Epidermis und der Nervenscheiden 2. Grenzflächennävi: im Stratum basale an der Grenze zur Cutis; oberste Cutis entzündlich verändert 3. Nävuszellnävi = intradermale N.: im Niveau der Haut, papillär (N. verrucosus sive papillomatosus); gel. behaart (N. pilosus) 4. Kombinationsnävi: aus 2. und 3.; häufigste Form	1. Langsam wachsend; schubweise wachsend; gutartig; oft erst in der Jugend oder später auftretend 2. Präcancerose 3. gutartig 4. Präcancerose
Melanomalignome	Aus den Nävi mit junktionaler Aktivität nach chron. Irritation	Meist (jedoch nicht obligat) pigmentiert; häufig exulceriert; multiple Hautmetastasen um den Primärherd; destruktiv wachsend; häufig infiziert	Handrücken; subungual; meist symptomlos; rapides Wachstum; äußerst bösartig, rasch auf dem Blut- und Lymphweg metastasierend (Haut, Lunge, Leber, Gehirn)

Tabelle 2. Systematik und Differentialdiagnose der Bindegewebstumoren der Hand

Tumorart	Ätiologie	Pathologie	Klinik
Keloide	Spontan (Keloidfibrom); Verletzungen (Narbenkeloid)	Überschüssige Bindegewebswucherung mit Hyalinisierung; derbe Knoten oder breite flache bzw. erhabene Streifen	Bleibende Veränderungen; gutartig
Fibrome	Unbekannt	Harte (F. durum) oder weiche (F. molle), gel. gestielte (F. pendulum) Tumoren; Bündel kollagener, miteinander verflochtener Fasern; oft nicht scharf abgekapselt; solitär oder multipel; gel. Degeneration (Cysten, Calcifikation)	Intracutan (Dermatofibrom) oder meist subcutan; langsam wachsend; meist symptomlos, gel. sekundäre Druckschädigung; gutartig
Lipome	Unbekannt; Fettstoffwechselstörung	Weich; fluktuierend; gelappt; zarte Bindegewebskapsel; oft kombiniertes Wachstum anderer Bindegewebsstrukturen; oft Degenerationszeichen (Myxolipom)	Bes. palmarseitig; häufig im Thenarbereich; oft sehr ausgedehnt; gerne entlang der Interosseussehnen nach dorsal wachsend; oft Ausläufer zu Sehnen, Fascien oder Bändern; gutartig
Weichteilsarkome	Spontan; aus gutartigen Weichteiltumoren; nach Narbenbildungen (Verletzungen, Bestrahlungen)	1. Fibrosarkom: hochdifferenziert; weißlich; derb; Kapsel 2. Spindelzellsa.: weniger diff.; weißlich; Knoten; fest 3. Polymorphzelliges Sa.: undifferenziert; weich; graurötlich; Blutungen; Nekrosen 4. Rundzellsa.: undifferenziert; weich; grau-rötlich-weiß; knotig; Zerfallszeichen 5. Liposarkom: entdifferenziert; Maulbeerform; weich; weißgelblich; Knoten	1. Lokal destruierend; lokal rezidivierend; bösartig 2. Lokal destruierend und rezidivierend; 25% Metastasen; bösa. 3. Häufige und frühe Metastasierung; sehr bösartig 4. Stärkste Metastasierungsneigung; sehr bösartig 5. Langsam wachsend; seltene Metastasierung; bösartig Alle Formen vorwiegend bei Männern im Erwachsenenalter; keine Frühsymptome
Riesenzelltumoren = Xanthome	Störung des Lipoidstoffwechsels + traumatische Einflüsse (+ entzündliche Reaktionen)? Versprengtes Knochen-Knorpelgewebe?	Gel. sehr groß; abgekapselt; meist beweglich; derb-elastisch; gelappt; grau-gelblich; gel. bräunliche Pigmentierung (Hämosiderin); xanthomatöse Riesenzellen; Phagocyten mit Fetttröpfchen; Bindegewebswucherung (Hyalinbildung); vom desmalen Epithel ausgehend	Subcutan, in Knochen, Sehnenscheiden; bes. an Daumen und Zeigefinger; solitär, multipel; meist symptomlos, an Sehnenscheiden Symptome eines schnellenden Fingers; gutartig
Maligne Synovialome	Unbekannt	Von Synovia und desmalem Epithel ausgehend; wechselnd homogene, feine, cystische Strukturen, durchsetzt mit synoviaartiger Flüssigkeit; Stränge aus spindelförmigen Zellen; drüsenschlauchartige Bildungen aus Zylinderepithel; Übergänge zu sarkomatösen Zellen	Überwiegend Männer; oft auffallend langsame Entwicklung; Sehnen, Sehnenscheiden, Schleimbeutel, Gelenke; äußerst bösartig, frühe Metastasierung (vorwiegend hämatogen in die Lunge)
Ganglien	Schleimige Degeneration nach Traumen	rundlich; bis pflaumengroß; prall elastisch; mit klarer gelatinöser Masse gefüllt; frei beweglich; Hülle mit endothelähnlicher Auskleidung; häufig mehrere kleinere Cysten	In Verbindung mit Sehnenscheiden oder Gelenken; häufiger am Handrücken; geringe Beschwerden; überwiegend bei Erw.; gutartig
Pyogene Granulome = Botryomykome	Verletzungen + Infektion	Gestielt oder breitbasig; schwammartig; bröckelig; himbeerrot; massenhaft Capillaren; oberflächliche Exulceration	Meist beugeseitig; leicht blutend; gutartig
Fremdkörpergranulome	Penetrierende Verletzung; Fremdkörper (Öl, Fett, Haare)	Klein; rundlich; Granulationsgewebe innerhalb einer derbfibrösen Kapsel; häufig im Zentrum dünnflüssiges, eiterartiges, aber meist bakteriologisch negatives Material	Häufig an der Palmarseite; gel. druckschmerzhaft; gutartig

schränkte Carcinome erfordern eine partielle oder vollständige Amputation. Sind bereits große Teile der Hand befallen, so ist oft deren Absetzung unumgänglich. Einzelne Finger sollen nur dann erhalten werden, wenn sowohl die Radikalität gewahrt bleibt als auch die Finger funktionstüchtig und deren Griffflächen sensibel versorgt sind. Bei sicherem Befall der regionären Lymphknoten sind diese etwa zwei Wochen nach der Operation an der Hand radikal zu entfernen. Sind die Lymphknoten nicht vergrößert, so wird eine Bestrahlung der regionären Drüsenstationen angeschlossen.

Alle gutartigen *Nävi*, die aufgrund ihrer Lokalisation dauernden Irritationen durch Verletzungen etc. ausgesetzt sind, müssen radikal excidiert werden. Röntgenstrahlen oder Verschorfung durch Kohlensäureschnee sind kontraindiziert. Dauernde rezidivierende Irritation, Größenzunahme, Ulceration, Zunahme der Pigmentierung müssen immer den Verdacht auf Malignität erwecken.

Die *Melanoblastome* werden grundsätzlich chirurgisch angegangen, weit im Gesunden entfernt und en bloc alle Lymphknoten der Cubital- und Achselregion sorgfältig exstirpiert. Um jede Traumatisierung während der Operation auf ein Minimum zu reduzieren, muß die Umschneidung des Tumors weit ab vom Rand, in mindestens 1 bis 2 Zentimeter Entfernung, erfolgen. Die gleichzeitige Anwendung von Cytostatica verbessert die Prognose nicht. Bei den subungualen Melanoblastomen stellt trotz ihrer im Vergleich zu anderer Lokalisation etwas günstigeren Prognose eine frühzeitige Radikaloperation mit Amputation des Nagelgliedes die einzige Behandlungschance dar.

Bindegewebstumoren (Tabelle 2)

Das Ausschälen der *Fibrome* und *Lipome* gelingt in der Regel mühelos von einem direkt über der Geschwulst anzulegenden Hautschnitt. Gestielte Fibrome werden im Basisbereich ovalär umschnitten und abgetragen. Bei der Entfernung dieser Weichteiltumoren ist die Berücksichtigung der oft weitgehenden in Sehnen, Fascien, Bändern etc. ihren Ursprung nehmenden Ausdehnung zur Erzielung einer rezidivfreien Heilung bedeutsam. Es ist darauf zu achten, daß kein Tumorgewebe zurückbleibt, da selbst nach jahrelangem Intervall Rezidive vorkommen.

Die *Riesenzelltumoren (Xanthome)* werden ausgeschält. Dabei ist zu beachten, daß dieses trotz der nur stellenweise ausgebildeten zarten Kapsel vollständig geschieht.

Kleinere *pyogene Granulome* werden mit dem Silbernitratstift geätzt, größere oder dadurch nicht zur Abheilung zu bringende werden ovalär umschnitten und mitsamt ihrer Basis abgetragen. Zum Verschluß des Hautdefektes können Verschiebe- oder Spalthautlappen erforderlich werden.

Wegen ihrer innigen Beziehung zum Kapsel-Bandapparat gestaltet sich die Präparation der *Ganglien* bisweilen schwierig. Es treten sehr häufig Rezidive auf, die ihre Ursache allein in der mangelnden Radikalität bei Entfernung der Ganglien haben. Deshalb muß der „basale Gewebssockel" vollständig entfernt werden. Da dieses radikale Vorgehen oft zu postoperativen Verklebungen der Handgelenksstrecker führt, ist eine frühzeitige krankengymnastische Übungsbehandlung notwendig.

Die Diagnose eines *malignen Synovialoms* muß intraoperativ durch Schnellschnitt gesichert werden, bevor verstümmelnde Operationen mit Absetzung der Hand einschließlich des distalen Unterarmbereiches durchgeführt werden. Die Einhaltung der Radikalität gebietet, daß Streck- und Beugesehnen weit proximal in Nähe ihrer Muskelbäuche durchschnitten und entfernt werden.

Die Diagnose eines *Weichteilsarkoms* kann nur anhand eines mikroskopischen Schnittes sichergestellt werden. Reifegrad der Geschwulstzellen, palpable oder fehlende Absiedlungen in den regionären Drüsenstationen sowie das Lebensalter des Kranken sind für das operative Vorgehen von ausschlaggebender Bedeutung. Ein lokalradikaler Eingriff mit Erhaltung gewisser Greiffunktionen ist nur gerechtfertigt, wenn der Tumor vollständig entfernt werden kann. Andernfalls ist die Absetzung der ganzen Hand vorzunehmen. Bestrahlungen der Ellenbogen- und Achselregion sind anzuraten.

Nerventumoren (Tabelle 3)

Bei der Operation von *Neurinomen* muß der Tumor aus seiner Kapsel ausgeschält werden, nachdem das Epineurium längsincidiert und die Nervenkabel vorsichtig zur Seite abgeschoben wurden.

Beim *Neurofibrom* ist die Entfernung um so schwieriger, je peripherer es sitzt. Mit Hilfe des Operationsmikroskopes läßt sich das präparatorische Arbeiten, insbesondere die Abgrenzung zum gesunden Nervengewebe hin, erleichtern. Kommt es zum Rezidiv, oder liegt bereits ein *neurogenes Sarkom* vor, muß eine Kontinuitätsresektion mit anschließender Nervenplastik durchgeführt werden.

Neurome nach Druchtrennung des Nerven werden reseziert und die Nervenenden durch eine spannungsfreie Naht bzw. Interpositionsplastik vereinigt bzw. überbrückt. Bei weit peripherem Sitz reseziert man das Neurom und verlegt den distalen Nervenstumpf in weniger beanspruchte Bereiche der Hand.

Gefäßtumoren (Tabelle 4)

Aneurysmen und *arterio-venöse Anastomosen* werden reseziert. Die Gefäßstümpfe unterbindet man, wenn die Blutversorgung der abhängenden Handpartien gesichert ist. Läßt sich eine Interpositionsplastik, z. B. mit Hilfe einer Vene, bei gestörter Blutversorgung der peripheren Abschnitte nicht durchführen, so muß am Finger mitunter auch eine Amputation vorgenommen werden. Ebenso ist man bei kongenitalen Aneurysmen, die zu einer funktionell störenden Hypertrophie des Fingers geführt haben, mitunter gezwungen, den Finger abzusetzen.

Die capillaren, die Haut oder Subcutis infiltrierenden Formen der *Hämangiome* stellen an der Hand kein chirurgisches Problem dar. Die Excision der größeren, kavernösen Formen gestaltet sich mitunter schwierig. Ihre Entfernung muß oft auf mehrere Sitzungen verteilt werden, falls

Tabelle 3. Systematik und Differentialdiagnose der Nerventumoren der Hand

Tumorart	Ätiologie	Pathologie	Klinik
Neurinome = Schwannome	Unbekannt	Rund; gut begrenzt; Kapsel; derb; weiß-gelblich; gel. gallertig (cystisch) degeneriert	Solitär, bei M. Recklinghausen multipel; gel. Nervenausfallsymptome durch Druckschädigung; gutartig, selten Übergang in neurogenes Sarkom
Neurofibrome	Unbekannt	Vom Endoneurium abstammend; rundlich, spindelig; Wucherung feinfaserigen, lockeren Kollagengewebes	Selten solitär; häufig bei M. Recklinghausen; gutartig; selten Übergang in neurogenes Sarkom
Neurogene Sarkome	Unbekannt	Ausgehend von Schwannschen Zellen, gel. auf dem Boden einer Neurofibromatose Recklinghausen; weißlich; derb; knotig; spindelzell-, polymorphzell-, z.T. riesenzellhaltiges Gewebe	Langsame Entwicklung; bösartig, aber keine starke Metastasierungsneigung
Neurome	Nervenverletzung, Amputation	Durch überschießende Nervenregeneration; kolbenförmige Wucherung von Nervenfasern und Bindegewebe	Gutartig; entsprechend der Lokalisation und des charakterist. Schmerzes sowie des Nervenausfalles leicht zu diagnostizieren

Tabelle 4. Systematik und Differentialdiagnose der Gefäßtumoren der Hand

Tumorart	Ätiologie	Pathologie	Klinik
Aneurysmen	Stumpfe, penetrierende Verletzung; kongenital	1. Aneurysma verum 2. Aneurysma spurium 3. Arteriovenöses Aneurysma	1.–3. Erworben: meist oberflächlicher Hohlhandbogen; pulsierender Tumor 3. Angeboren: oberfl. oder tiefer Hohlhandbogen; Hypertrophie des abhängenden Fingers; lokale Temperatur- und Schweißsekretionssteigerung; gel. Ulceration, Gangrän; auskultator. Schwirren; gutartig
Hämangiome	Meist dysontogenetisch	1. Capillare Form: entw. im Niveau der Haut oder kleines, erhabenes Knötchen; unscharf begrenzt; in Läppchen unterteilt; zellreich	Symptomlos; gutartig
		2. Kavernöse Form: große mit Blut gefüllte Hohlräume; Hyperplasie der Blutgefäße ohne Endothelproliferation	In allen Strukturen vorkommend, bes. in (Hypo-) Thenar und tiefen Fascienräumen; gutartig
Angioendotheliome	Unbekannt	Weich; rötlich; hämorrhagisch; Zerfalls- und Blutungsneigung; unreife, angioblastische Formationen; netzartige Endothelsprossen; diffus wuchernde Spindel-, Rund- und Polymorphzellen	Überwiegend bei älteren Männern; oft lange Entwicklungszeit; sehr bösartig, Fernmetastasen bes. in die Lunge
Lymphangiome	Unbekannt	Kavernöse Gefäße ohne Blut; interstitiell meist Herde von lymphatischem Gewebe	Langsam wachsend; gutartige sehr selten auch maligne Entartung
Glomustumoren	Kongenital	Klein; abgekapselt; tiefrot; aus dem neuromyoarteriellen Glomus entstehend; myoepitheliale, backsteinähnliche Zellgruppen umschließen endothelausgekleidete, blutgefüllte Lumina	Häufig subungual, gel. im Knochen; stechende oder brennende sehr heftige Schmerzen, spontan oder bei Berührung und Temperaturwechsel; gutartig

Handchirurgie

Behinderungen des venösen Abflusses zu befürchten sind. Dies trifft in besonderem Maße für die cirkulären Hämangiome zu. Ist die Durchblutung größerer Hautbezirke nicht mehr gewährleistet, so werden diese excidiert und der Defekt mittels freier Hautplastik oder Verschiebelappen gedeckt.

Tabelle 5. Systematik und Differentialdiagnose der Knochentumoren der Hand

Tumorart	Ätiologie	Pathologie	Klinik
Enchondrome	Kongenital (e. v. Epiphysenfragment liegengeblieben)	Knollig oder lappig; Schnittfläche felderförmig; weißlich-bläulich; glasig; scharfe Grenze zum übrigen Gewebe; typische Knorpelzellen in hyaliner Knorpelgrundsubstanz; Abbau des umliegenden Knochens durch Osteoclastenreizung; oft regressive Veränderungen (Chondroma cysticum, ossificans)	Außer Knochenauftreibung geringe Symptome; in ca. 25% Spontanfrakturen; solitär (seltener multipel); bes. häufig in den (Grund-)Phalangen; gutartig (selten Entartung zum Chondrosarkom)
Knochencysten	chronische Infektion (?); Degeneration	1. Osteitis fibrosa cystica: Knochenauflösung-fibröses Material-Cystenbildung 2. Plattenepithelcysten 3. Myxomatöse Cysten	Selten schmerzhaft; Knochenverbreiterung; pathologische Frakturen; Beginn in der Metaphyse, Epiphyse wird nicht ergriffen; durchbrechen Knochen im allgemeinen nicht; solitär (multipel); vorwiegend bei Jugendlichen; langsames Wachstum; gutartig
Ekchondrome =cartilaginäre Exostosen	kongenital (Liegenbleiben von subperiostalem Epiphysenfugengewebe)	An Ersatzknochenbildung erinnernder Aufbau; von fibröser Kapsel umgeben; Verdrängung der umliegenden Strukturen	Häufig an Sehnenansätzen; an Metacarpalia oder Phalangen; (solitär) häufig multipel; langsames Wachstum; gutartig
Riesenzelltumoren	Fraglich entzündlich	Beginn in der Epiphyse; seifenblasenartiges Aussehen im Röntgenbild; rötlich; weich; oft hämorrhagisch	Häufig am distalen Radiusende, selten in der Hohlhand; meist bei Erw.; lokalisierbarer, dumpfer, bohrender Schmerz; langsam wachsend; gel. pergamentartige oder eierschalenartige Krepitation; Durchbruch in das Weichteilgewebe oder in das benachbarte Gelenk; gutartig
Osteoid-Osteome	Fraglich entzündlich	Corticalis verdickt; zentrale, scharf begrenzte Aufhellung (Osteoid); Calcifizierung der Umgebung	Vorwiegend bei Jugendlichen; Weichteilschwellung; Knochenschmerzen; gutartig
Osteosarkome	Primäre Form; sekundäre Form (chron. Osteomyelitis, Ostitis deformans Paget, Knochentuberkulose, Exostosen, Osteome)	Osteoplastische Form: derb; knochenhart; weißlich-grau-rot; osteolytisch: weich; bröckelig; blutgefäßreich	Extrem selten; vorwiegend metaphysär; meist bei jugendlichen Männern; bei primären Formen rasches Wachstum; bösartig, frühzeitige Metastasierung (bes. hämatogen in die Lunge)
Chondrosarkome	Primäre Form; sekundäre Form (Ek-, Enchondrome)	Perlmuttartig; grau; durchscheinend; derb; gefäßreich; häufig Erweichung, Blutung, Nekrosen; Annagung der Rindenschicht; kleine herdförmige Verkalkungszonen; plättchen- bis strangförmige Zeichnung des Weichteilmantels	Extrem selten; primäre Formen vorwiegend bei jugendlichen Männern, sekundäre Formen bei Erw.; bösartig, seltene, oft erst sehr späte Metastasierung nach mehreren Rezidiven (hämatogen in die Lunge)
Ewing-Sarkome	Unbekannt	Von der Reticulumzelle des Knochengewebes ausgehend; weich; gefäßreich; grau-weiß-rötlich; durch Bindegewebssepten in Läppchen gegliedert; zentral nekrotisch; mottenfraßähnliches Aussehen der Rinde; reaktive Periostitis (Zwiebelschalenbild); zentrale, unscharf begrenzte Aufhellung der Markhöhle	Extrem selten; bei männlichen Kindern und Jugendlichen; häufig Schmerzen; subfebrile Temperaturen; sehr bösartig, große Metastasierungsneigung (in Knochen und Lunge)
Metastasen	Von Bronchial- oder Mamma-Carcinom sowie von Parotistumoren ausgehend	Osteolytischer Prozeß	Bes. am Daumen auftretend; Schmerzen; Schwellung; Rötung

Bei den *Angioendotheliomen* ist wegen ihrer Rezidivneigung und ihrer zum Tode führenden Metastasierung eine im Gesunden vorzunehmende Resektion erforderlich.

Die Behandlung der *Lymphangiome* besteht in ihrer vollständigen Entfernung mit anschließender Hautdeckung.

Bei den *Glomustumoren* ist wegen der ausgesprochenen Schmerzhaftigkeit die operative Behandlung indiziert. Bei subungualem Sitz springt nach Extraktion des Nagels und Incision des Nagelbettes der Tumor förmlich aus seinem Bett. Nach vollständiger Ausschälung wird der Fingernagel zur biologischen Nagelbettschienung wieder aufgenäht.

Knochentumoren (Tabelle 5)

Die Behandlung der *Enchondrome* besteht in der vollständigen Ausräumung des chondromatösen Materials nach Aufmeißelung der Knochendecke. Die entstandene Höhle wird mit Spongiosamaterial ausgefüllt. Bei bereits erfolgten Frakturen ist nach Ausräumung des chondromatösen Materials eine Verpflanzung eines corticospongiösen Spanes besser. Eine feste Plombierung der Knochenhöhle ist für die Revascularisierung ungünstiger.

Bei den *Knochencysten* besteht das operative Vorgehen je nach Ausdehnung entweder ebenfalls in einer Excochleation mit nachfolgender Spongiosaauffüllung oder in einer partiellen Resektion des Knochens.

Ekchondrome (Exostosen) müssen zur Verhinderung von Rezidiven mitsamt ihrer Basis aus kompaktem Knochen entfernt werden. Bei maligner Entartung ist die umschriebene lokale Amputation ausreichend.

Die Osteome können spontan ausheilen. Besteht jedoch große Schmerzhaftigkeit, so ist eine operative Behandlung angezeigt. Durch Auslöffeln des Nidus, der präoperativ röntgenologisch genau lokalisiert werden muß, sind diese Tumoren zu heilen.

Bei allen *Knochensarkomen* ist eine frühe Radikaloperation angezeigt. Es genügt meist lokal radikal zu operieren.

Ähnliches operatives Vorgehen kann auch bei *Metastasen* indiziert sein.

Literatur

1. Hart, D.: Surgery of the Hand. In: Walters, W., Ellis, jr., F. H.: Lewis Practice of Surgery; Hoeber Medical Division, Chap. 10, p. 215. New York, London: Harper and Row 1969.
2. Howard, L. D.: Tumoren der Hand. In: Bunnell, St., Böhler, J.: Die Chirurgie der Hand, Band II, S. 1212. Wien, Bonn, Bern: Maudrich 1959.
3. Sattel, W., Lattermann, D., Uebel, H.: Bone Tumors of the Hand. Handchirurgie **5**, 103 (1971).

X. Plastische Chirurgie

Mammaplastik

H. BOHMERT und W. HAAS

Das gemeinsame Ziel aller Brustplastiken ist eine dem ästhetischen Empfinden der Patientin entsprechende Veränderung des Aussehens, die in einer Reduktion der Größe, in einer Veränderung der Form ohne Substanzverminderung oder in einer Vergrößerung der Brust bestehen kann. Die Indikationsstellung für solche Eingriffe ergibt sich aus unterschiedlichen Beurteilungskriterien. Für die Patientin bedeutet die deformierte Brust an sich bereits eine erhebliche ästhetische Beeinträchtigung. Ein entsprechendes psychisches Trauma kann die Folge sein. Daraus resultiert eine *ästhetische* wie auch ein *psychische Indikation*, die sich nicht selten überschneiden. Eine *somatische Indikation* ergibt sich bei denjenigen Patienten, deren körperliche Beschwerden im Vordergrund stehen. Hier führt eine abnorme Brustvergrößerung zu echten statischen Beschwerden, vor allem ziehenden Schmerzen in der Brust sowie Rückenschmerzen. Aus Konfliktsituationen in der beruflichen wie in der privaten Lebenssphäre, die sich aus einer Brustdeformierung ergeben, leitet sich die *soziale Indikation* ab. In neuerer Zeit gewinnt die Indikation zur Aufbauplastik nach iatrogener Veränderung der Brust durch Probeexcision und Ausräumung des Drüsenkörpers eine zunehmende Bedeutung. Der Grund hierfür liegt in der Entwicklung von neuartigem Implantationsmaterial. In seltenen Fällen ist sogar eine Totalrekonstruktion nach Ablatio mammae indiziert.

Klassifikation von Brustdeformitäten für die Indikationsstellung

Es gibt zahlreiche, verschiedene Formfehler der weiblichen Brustdrüse. Eine konkrete Unterscheidung ist deshalb erforderlich, weil die unterschiedlichen Typen nach verschiedenen Operationsmethoden behandelt werden. Nach einer Klassifikation von Rees [4] können drei große Gruppen unterschieden werden:

1. Indikation zur Reduktionsplastik

a) Lange und schlaffe Brust mit oder ohne Parenchymhypertrophie (jugendliche Form).
b) Breite, schwere Brust mit überwiegender Fett- und/oder Drüsenhypertrophie (häufigste Form).
c) Erschlaffte, flache, wie ein Hautsack herabhängende Brust (atrophische Form, nach Schwangerschaft und/oder Gewichtsverlust).
d) Echte, diffuse Mammahypertrophie, Pubertätshypertrophie (seltene Form).
e) Asymmetrie (einseitige Hypertrophie).

2. Indikation zur Vergrößerungsplastik

a) Aplasie.
b) Hypoplasie.
c) Ideopathische Involution (gewöhnlich auf eine Schwangerschaft folgend).
d) Asymmetrie.

3. Indikation zur Rekonstruktion nach totaler glandulärer Ausräumung

a) Multiple Fibroadenome.
b) Mastopathia cystica.
c) Adenosis.
d) Nekrotisierende Mastitis.

Die verschiedenen Operationsverfahren

In der Gruppe der Reduktionsoperationen haben sich in den letzten Jahren an den großen plastisch-chirurgischen Zentren hauptsächlich zwei Verfahren durchgesetzt, die Methode von Aries-Pitanguy [3] für die leichten Hypertrophien und die von Strömbeck [5] für die mittelgradigen und schweren Formen der Hypertrophie. Durch beide Methoden wird eine Reduktion der Größe sowie eine Normalisierung der Form erzielt, wobei die Lactationsfunktion erhalten bleibt. Die hypertrophische und ptotische Brust mäßigen Grades haben naturgemäß eine andere Problemstellung als die hochgradige Brusthypertrophie. Für die erstgenannten Formfehler sind diejenigen Korrekturoperationen am geeignetsten, welche mit den am wenigsten sichtbaren Schnitten auskommen, denn mangels Risiko für Ernährung und Funktion bei den geringfügigen Gewebsexcisionen entscheidet hier allein der ästhetische Effekt des Resultates. Dagegen muß bei der Beseitigung der schweren Hypertrophie die Forderung nach einem Minimum an auffälligen Narben hinter der Forderung nach einem Maximum an Sicherheit, d.h. der Vermeidung postoperativer Komplikationen, zurücktreten (Abb. 1 und 2).

Die in früheren Jahren nicht unerheblichen Probleme der Vergrößerungsplastik können seit etwa einem Jahrzehnt als gelöst angesehen werden. Die Probleme bezogen

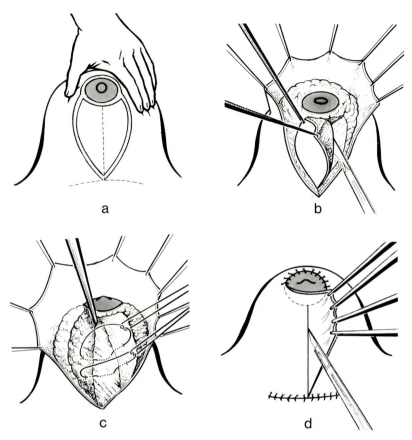

Abb. 1a—d. Reduktionsplastik nach Aries-Pitanguy. a Die Brust ist angehoben und die beabsichtigte untere Keilexcision markiert. b Die Brustwarze ist zusammen mit einem ringförmigen deepithelialisierten Randbezirk freipräpariert. Die Wundränder über dem Brustdrüsenparenchym sind so weit unterminiert, daß eine Verlagerung der Brustwarze bis in die gewünschte Position möglich ist. c Die Keilexcision ist ausgeführt, zur Vereinigung der Wundränder des Parenchyms sind Chromcatfäden angelegt. d Die überschüssige Haut wird excidiert

sich stets auf die Art des implantierten Materials, nämlich des körpereigenen Corium-Fett-Gewebes, das einem Verlust von einem Drittel bis der Hälfte seiner Substanz unterworfen ist. Außerdem entstehen bei der Entnahme solcher Transplantate, insbesondere bei doppelseitiger Anwendung, größere, ästhetisch störende Narben und Formveränderungen, im allgemeinen im Gesäßbereich oder der Hüfte. Verhärtung oder vollständige Lyse des Implantates sind weitere Risiken. Diese Methode bleibt daher nur noch Ausnahmefällen vorbehalten.

Injektionsbehandlungen mit öligen oder silikonhaltigen Mitteln sind wegen ihrer Lageinstabilität, der Gefahr der Embolie und ihrer inzwischen bekannten cancerogenen Wirkung als kontraindiziert anzusehen.

Die Therapie der Wahl stellt heute wohl die von Cronin [1] entwickelte Silastic-Prothese dar. Es handelt sich um eine nahtlose, mit Dimethylpolysiloxan gefüllte Silikonkautschuk-Prothese, die in Form, spezifischem Gewicht und Konsistenz der weiblichen Mamma angepaßt ist. Die Implantation stellt einen relativ einfachen Eingriff dar. Von einem kleinen, submammären Schnitt aus wird der Drüsenkörper vom M. pectoralis major stumpf abpräpariert, das Implantat wird hinter die Brustdrüse geschoben und verankert sich dort mit dem an der Rückseite der Prothese befindlichen Dacronnetz in der Muskulatur.

Der früher gegen Kunststoffimplantate erhobene Einwand, sie würden Tumorwachstum induzieren, konnte sich nach 16 Jahren der Verwendung nicht bestätigen lassen. Nach einer kürzlich durchgeführten Befragung von 265 qualifizierten plastischen Chirurgen, die 10941 Implantate eingesetzt hatten, ließen sich nur 7 Fälle von Mammacarcinom feststellen, eine Zahl, die noch unter der aufgrund statistischer Wahrscheinlichkeit zu erwartenden Mammacarcinom-Häufigkeit liegt. Im übrigen war in keinem dieser Fälle eine topographische Beziehung zwischen den Tumoren und dem prothetischen Material nachweisbar gewesen. Selbstverständlich weist die Verwendung dieses Fremdmaterials die gewöhnlichen Operationsrisiken der Infektion und Hämatombildung auf. Diese lassen sich jedoch bei sorgfältiger chirurgischer Technik weitgehend beherr-

Plastische Chirurgie

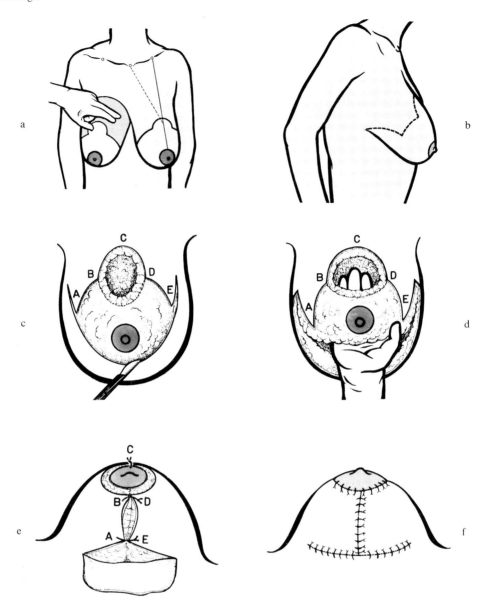

Abb. 2a—f. Reduktionsplastik nach Strömbeck. a Von Strömbeck angegebene Schablone zum Aufzeichnen der Schnittführung an der Brust angelegt. Die markierten Schnittlinien in der Ansicht von vorne bei der sitzenden Patientin. b Die markierten Schnittlinien in der seitlichen Ansicht. c Die Mamille ist umschnitten und die sie umgebende Haut zwischen den Markierungspunkten an dem doppelseitig gestielten Hautfettparenchymlappen von Epidermis befreit, nur das Corium ist in diesem Bereich zur Erhaltung der bedeutenden Nerven- und Gefäßversorgung für die Brustwarze geschont. Zylinderförmige Excision von Gewebe ausgeführt, damit die Mamille mit dem Parenchymgewebe nach oben verlagert werden kann. d Nach Mobilisieren des überschüssigen Gewebes, Darstellung des doppelseitig gestielten Parenchymlappens, der die Brustwarze trägt. e Die Punkte B, D und A, E liegen sich gegenüber und werden mit einer Naht vereinigt. f Wundverschluß nach Beendigung der Operation

schen. Die Prothesen stehen in 8 verschiedenen Größen zur Verfügung. Die im Einzelfall erforderliche Prothese muß so gewählt werden, daß das entstehende Resultat ein harmonisches Aussehen des Gesamthabitus ergibt. Begrenzend ist hier die Menge der Haut, die mobilisiert werden kann — denn die Prothese darf nicht unter Spannung eingeführt werden, da es sonst zu Wundheilungsstörungen kommen kann. Auch bei diesem Typ der Brustplastik ist die Lactationsfähigkeit durch den Eingriff ungestört.

Sowohl bei der Reduktions- wie auch bei der Vergrößerungsplastik handelt es sich nicht um einen rein ästhetischen Eingriff, sondern vielmehr um eine heutzutage anerkannte medizinische Behandlungsmöglichkeit körperlicher und seelischer Störungen.

Literatur

1. Cronin, T.D., Gerow, F.J.: Augmentation Mammaplasty. Proceedings of the Third International Congress of Plastic Surgery. Excerpta Medica International Congress Series **66**, 41 (1963).
2. DeCholnoky, T.: Augmentation Mammaplasty. Plast. reconstr. Surg. **45**, 573 (1970).
3. Pitanguy, I.: Breast Hypertrophy. Transactions of the international Society of Plastic Surgeons, Second Congress, p. 509. Edinburg, London: Livingstone 1960.
4. Rees, Th.D.: Reconstructive Plastic Surgery, Vol. 5, p. 1907. Philadelphia, London: W.B. Saunders 1966/67.
5. Strömbeck, J.O.: Mammaplasty: Report of an New Technique Based an the Two-Pedicle Procedure. Brit. J. plast. Surg. **25**, 253 (1960).

Trichterbrust

G.H. Willital und K. Schwemmle

Die Trichterbrust stellt eine angeborene Fehlbildung der vorderen Thoraxwand dar, die mit sekundären Veränderungen an Wirbelsäule, Schultergürtel, Thorax- und Bauchmuskulatur einhergeht.

Es handelt sich dabei um Aufbaustörungen der Wirbelsäule [6] und damit verbundenen Haltungsanomalien, sowie einer abnormen Schlaffheit und Hypoplasie des Musculus pectoralis und des Musculus obliquus abdominis externus, internus und transversus. Die Ursache der Trichterbrust, deren Manifestation post partum bereits vorhanden sein kann, ist in einer Wachstums- bzw. Entwicklungsstörung der sternocostalen Rippenabschnitte und des Corpus sterni im Sinne einer sternocostalen Dyschondrose zu suchen [7].

Bedeutung der Trichterbrusttypen

Aufgrund umfangreicher morphologischer Untersuchungen an 300 Trichterbrustträgern teilen wir die Trichterbrust in 4 Typen ein [9] (Abb. 1—4).

Vorbemerkung zur Operationsindikation

Über die Verteilung der einzelnen Trichterbrusttypen bei 300 Patienten s. Tabelle 1:

Tabelle 1. Überblick über die Häufigkeit der vier verschiedenen Trichterbrustformen anhand von 300 untersuchten Patienten

Typ I a	80,0%
Typ I b	10,0%
Typ II a	5,8%
Typ II b	4,2%

Diese Einteilung der verschiedenen Trichterbrustformen ist zur Beurteilung folgender Punkte wichtig:
1. Indikationsstellung zur Operation.
2. Ausmaß der Mitbeteiligung intrathorakaler Organe.
3. Intensität der prä- und postoperativen krankengymnastischen Behandlung.
4. Prognosestellung nach operativer Korrektur (Spätergebnis). Die Prognose dieser einzelnen Typen ist aufgrund unserer Frühuntersuchungen nach 1 Jahr und unserer Spätuntersuchungen im Durchschnitt nach 4 Jahren unterschiedlich. Die beste Prognose haben die Trichterbrusttypen, bei denen der Trichter symmetrisch gebaut ist, bei sonst normal konfiguriertem Thorax. Diese Formen der Trichterbrust bieten auch vom operationstechnischen Standpunkt aus gesehen die geringsten Schwierigkeiten. Die ungünstigste Prognose haben die Trichterbrusttypen II b. Rezidivgefährdet sind in erster Linie die Trichterbrustträger mit asymmetrisch konfiguriertem Trichter oder einer begleitenden Flachbrust.

Eine konservative Therapie der Trichterbrust führt nicht zum Erfolg. Beobachtungen über längere Zeiträume an operierten Patienten beweisen, daß durch eine operative Korrektur eine Beseitigung der Deformität möglich ist. Diese grundsätzliche Einstellung [9, 10] teilen alle Kinderchirurgen. Mit konservativer Therapie können Teilerfolge lediglich bei Kleinkindern unter 2 Jahren und geringgradig ausgebildeter Trichterbrust erwartet werden und auch nur dann, wenn sich die Eltern mit äußerster Konsequenz dieser Kinder annehmen. Eine konservative Therapie jenseits des 2. Lebensjahres ist indiskutabel.

Zur Frage ob eine Trichterbrust überhaupt korrekturbedürftig ist, also zur Operationsindikation, ist der Schweregrad folgender Befunde ausschlaggebend:
1. Subjektives Beschwerdebild, Beschwerden von seiten der Kreislauforgane, der Atmungsorgane, Leistungsminderung, Infektanfälligkeit.
2. Trichtertiefe bzw. sterno-vertebraler Abstand.
3. Kardialer Befund (eingestuft nach dem Trichterbrust-EKG von Leutschaft [4]).
4. Respiratorische Störungen, Störungen der Atemmechanik.
5. Psychische Beeinträchtigung durch Entstellung der äußeren Erscheinungsform.

Tabelle 2 veranschaulicht die Indikation zur Trichterbrustoperation.

Wie unsere Untersuchung an der Chirurgischen Universitätsklinik Erlangen und andere Untersuchungen [1] gezeigt haben, haben weniger als 30% der Kinder unter 7 Jahren irgendwelche Beschwerden. Dieses Bild ändert sich jedoch (Abb. 5) mit zunehmendem Alter aufgrund der körperlichen Belastung in späteren Jahren und der Tatsache, daß die Deformität mit ihren sekundären Erscheinungen progredient ist.

Plastische Chirurgie

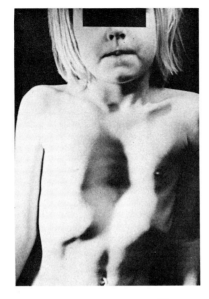

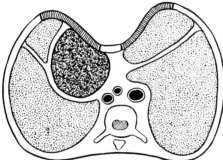

Typ I a
Symmetrisch gebaute,
umschriebene Trichterbrust
bei normal gewölbtem Thorax

Abb. 1. Symmetrisch gebaute, umschriebene Trichterbrust bei normal gewölbtem Thorax. Der Trichter erfaßt dabei nur einen Teil des Sternums und die unmittelbaren parasternalen Abschnitte des Brustkorbes

Tabelle 2. Zusammenfassung der Indikationsstellung zur Trichterbrustoperation

---

1. Sternovertebrale Einziehung von mehr als 25% der normalen Thoraxtiefe
2. Vorliegen eines Trichterbrust-EKG und Störungen der Lungenfunktion (Leutschaft)
3. Psychische Beeinträchtigung durch Entstellung des Brustkorbes

---

Wir führen bei jeder Untersuchung zur Beurteilung der Trichtertiefe bzw. der sternovertebralen Distanz eine Thoraxmeßaufnahme mit kontrastgebendem Streifen auf der Brust im seitlichen Strahlengang durch. Eine Thoraxübersichtsaufnahme im a.p. Strahlengang orientiert über

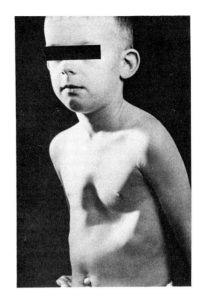

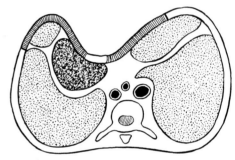

Typ I b
Asymmetrisch gebaute Trichterbrust

Abb. 2. Asymmetrisch gebaute Trichterbrust, bedingt durch eine axiale Torsion des Corpus sterni bei sonst normal gebautem Thorax. Die Steilheit der Trichterwände ist hier verschieden

Lungenzeichnung, Konfiguration und Lage des Herzens. Grundsätzlich machen wir ein EKG, wobei in 55% unserer Kranken eine Rechtsverspätung in unterschiedlicher Ausprägung vorhanden war. Die Gesamtheit pathologischer EKG-Veränderungen ist mit dem Typ der Trichterbrust zu korrelieren. Leutschaft hat aufgrund dieser gesammelten Erfahrung eine Klassifizierung in 3 verschiedene Trichterbrust-EKG vorgeschlagen [4]. Ferner spielt die psychische Beeinträchtigung durch die Entstellung des Brustkorbes jenseits des Kindesalters eine besonders große Rolle. Aufgrund des geringen Operationsrisikos lassen wir uns in bestimmten Fällen auch von kosmetischen und psychologischen Aspekten leiten. Bei 300 Trichterbrustoperationen verloren wir 1 Patienten infolge Candidasepsis ohne Anzeichen einer lokalen Wundheilungsstörung.

Der optimale Operationszeitpunkt ist das 6. Lebensjahr [8, 10], vor Eintritt der Kinder in die Schule. Zu diesem

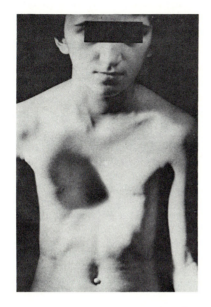

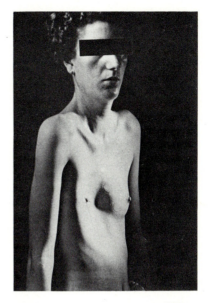

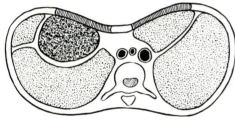

Typ IIa
Symmetrisch gebaute,
flach ausladende Trichterbrust
bei ausgeprägtem Platythorax

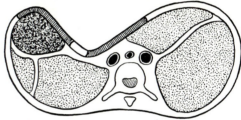

Typ IIb
Asymmetrisch gebaute Trichterbrust
bei hochgradigem Platythorax

Abb. 3. Symmetrisch gebaute, flachausladende Trichterbrust bei einem Platythorax, wobei der Wirbelsäulen-Sternum-Abstand nicht nur im Trichterbereich, sondern auch im ganzen Sternumverlauf vermindert ist

Abb. 4. Asymmetrisch gebaute Trichterbrust bei hochgradigem Platythorax

Zeitpunkt ist die Progredienz pulmonaler und kardialer Symptome noch nicht manifest. Die Ossifikation des Sternum, sowie das gesteigerte Rippenknorpelwachstum sind weitgehend abgeschlossen. Die subperichondrale Dissektion ist leicht durchzuführen, und der Thorax für den zur Stabilisierung des mobilisierten, gehobenen Sternumabschnitts verwendeten Metallspieß kräftig genug. Die postoperative Komplikationsrate (Wundinfekte, Spießverschiebungen) ist niedrig [8]. Die Kinder sind in dieser Altersstufe verständig genug für eine prä- und postoperative Übungsbehandlung. Nach dem 14. Lebensjahr werden die kosmetischen und funktionellen Ergebnisse wieder schlechter infolge der Starrheit der Wirbelsäule, die einen Ausgleich der Fehlhaltung erheblich erschweren. Im 2. und 3. Lebensjahrzehnt ist aber immer noch eine Trichterbrustoperation möglich.

Nach durchgeführter Operation ist eine krankengymnastische Behandlung zweckmäßig [3]; dabei wird versucht:
1. eine Änderung der Atemmechanik, d.h. Umstellung der abdominellen Atmung auf die thorakale Atmung,
2. eine Kräftigung der hypotonen Bauchmuskulatur,
3. eine Umformung der Wirbelsäule, d.h. Ausgleich der dorsolumbalen Kyphose zu erzielen.

Wo keine krankengymnastische Behandlung durchgeführt werden kann, halten wir die Patienten zum Spielen und Lesen in Bauchlage an.

Indikation zum Operationsverfahren

Zur Erzielung der anatomischen Rekonstruktion des Thorax stellen sich dem Operateur zwei Hauptprobleme, die im Verlauf der Jahre wiederholt Ansatzpunkt zur Modifikation der jeweiligen Operationsmethode gewesen sind [2, 3]:
1. Mobilisation des eingesunkenen Sternum-Rippen-Abschnitts.
2. Stabilisierung des mobilen Brustwandabschnitts in anatomisch gerechter Lage.

Wir sind seit 1964 zu folgendem operativen Vorgehen übergegangen (Abb. 6):

Plastische Chirurgie

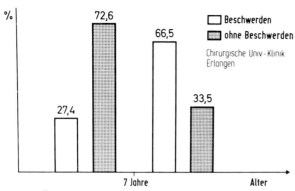

Abb. 5. Überblick über die Häufigkeit präoperativer Beschwerden vor und nach dem 7. Lebensjahr bei 300 untersuchten Trichterbrustpatienten

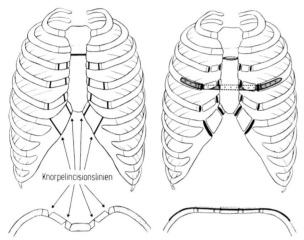

Abb. 6. Technik der Trichterbrustoperation nach Hegemann (1964). Schematischer Überblick über die doppelt keilförmige Chondrotomie und die interne Fixation bei der operativen Behandlung der Trichterbrust

Wir legen bei Mädchen einen bogenförmigen, submammären Hautschnitt an, bei Jungen führen wir einen medianen Längsschnitt durch. Anschließend wird das gesamte Trichterareal durch Abpräparieren der Pectoralismuskulatur als geschlossenes Paket nach lateral und cranial bis auf die Rippen dargestellt. Die in den Trichter einbezogenen Rippenknorpelansätze werden dann sowohl parasternal als auch in Höhe des Trichterwalls durch Excision subperichondral durchtrennt. Durch diese Doppelexcision läßt sich nach unserer Erfahrung eine stufenlose Aufrichtung bzw. Rekonstruktion des eingesunkenen Thorax erzielen. Pleuraeröffnungen sind häufig, Verletzungen der großen Gefäße und des Herzens sind gelegentlich möglich. Diese Operation soll daher nur an Kliniken mit thoraxchirurgischer Erfahrung durchgeführt werden. Zur Mobilisation der vorderen Brustwand wird der Processus xiphoideus vom Corpus sterni unter Entfernung der hier entspringenden Rectusfasern abgetrennt und eine quere Osteotomie der äußeren Corticalislamelle des Sternum etwa in Höhe des 2. I.C.R. vorgenommen. Dieses mobile Brustwandstück kann nun ohne Schwierigkeiten in anatomisch gerechte Lage gebracht werden. Zur Stabilisierung verwenden wir — ähnlich wie Rehbein [5] — einen Metallspieß[1]. Dieser Spieß wird in Höhe des mittleren bis distalen Sternumabschnitts zwischen innerer und äußerer Corticalis durch das Sternum vorgeschoben und die freien Enden durch Schränkeisen so gewölbt, daß dadurch die Trichterbildung völlig beseitigt wird und die äußere Thoraxform anatomisch völlig rekonstruiert ist. Der Metallspieß muß 1 Jahr belassen werden.

Tabelle 3. Überblick über Spätergebnisse nach 141 Trichterbrustoperationen (Metallspieß)

Untersuchungszeitpunkt	Anzahl	Anatomisch voll rekonstruiert	Kosmetisch sehr gut
Klinikentlassung	141	100%	93%
Frühuntersuchung nach 1 Jahr	106	95%	70%
Spätuntersuchung nach 4 Jahren	60	73%	61%

Indikation zur Rezidivoperation

Eine endgültige Beurteilung des Operationsergebnisses ist erst durch eine Spätuntersuchung möglich (Tabelle 3).

Rezidive nach Trichterbrustoperationen können einige Jahre nach der Erstoperation auftreten. Derartige Rezidive sind seit Einführung der internen Fixationsmethode mit einem Metallspieß und 1jähriger Fixation sehr viel seltener geworden. Eine Trichterbrustrezidivoperation stellt an den Operateur besondere Anforderungen, da in minitiöser Kleinarbeit die unregelmäßigen Knochen- und Knorpelregenerate unter Schonung der Pleura und der darunterliegenden Gefäße mobilisiert werden müssen. Wir entschließen uns zu einer Rezidivoperation nur mit Zurückhaltung und nur bei erheblicher erneuter Einsenkung des Thorax.

Literatur

1. Danielsen, A., Knutrud, O.: Funnel Chest. Z. Kinderchir. **1**, 70 (1969).
2. Gross, R.E.: The surgery of infancy and childhood. Philadelphia: W.B. Saunders 1970.
3. Hegemann, G.: Die operative Behandlung der Trichterbrust. Verh. dtsch. orthop. Ges. 1956; Z. Orthop. **88**, 144 (1957).
4. Leutschaft, R., Geyer, E.: Das präoperative Trichterbrust-EKG und seine postoperative Veränderung bei Langzeitbeobachtung. Arch. Kreisl.-Forsch. **57**, 257 (1968).
5. Rehbein, F.: The use of internal steel struts in the correction of funnel chest. J. pediat. Surg. **1**, 80 (1966).
6. Schlegel, K.F.: Rückwirkungen auf die Wirbelsäule bei Trichterbrust. Langenbecks Arch. Chir. **319**, 945 (1967).
7. Schoberth, H.: Die Trichterbrust. Ergebn. Chir. Orthop. **43**, 123 (1961).
8. Sulamaa, M., Wallgren, E.I.: Trichterbrust; Operationsmethode und Spätergebnisse. Z. Kinderchir. **8**, 22 (1970).
9. Willital, G.H.: Operative Korrektur der Trichterbrust und ihre Spätergebnisse. Mschr. Kinderheilk. **12**, 633 (1970).
10. Willital, G.H.: Allgemeine wichtige Gesichtspunkte in der Beurteilung und Behandlung der Trichterbrust. Landarzt **1435**, 12 (1972).

---

[1] G. Lettenbauer, Werkstatt für chirurgische Instrumente, 852 Erlangen

Chronisches Lymphödem

W. Haas und H. Bohmert

Nach einer Definition des Criteria Commitee of the New York Heart Association handelt es sich beim Lymphödem um ein Ödem, das durch eine Obstruktion des Lymphflusses bedingt ist. Im Anfangsstadium finden sich erweiterte Lymphgefäße und Gewebsspalten, später kommt eine Proliferation des Bindegewebes, häufig mit entzündlicher Zellinfiltration, Pigmentation und fibrotischer Verdickung des erweiterten Lymphgefäßes, hinzu [5].

Diese Veränderungen zeigen sich sowohl beim sog. *primären Lymphödem*, d. h. einem in seiner Ursache nicht bekannten kongenitalen Ödem, als auch beim *sekundären oder erworbenen Lymphödem*. Das sekundäre Lymphödem ist zahlenmäßig von größerer Bedeutung. Es kommt durch verschiedene äußere Einflüsse wie Traumen, Infektionen oder Bestrahlungen zustande [6].

In der Gruppe der sekundären Ödeme ist die chirurgische Genese, bedingt durch eine Erweiterung der operativen Tumor-Chirurgie, heute wohl von größter Bedeutung. Hingegen fallen die infektiösen Formen, insbesondere das durch Filariose bedingte Ödem, bei uns zahlenmäßig kaum ins Gewicht. Eine weitere Gruppe wird durch Radiotherapie von Tumoren verursacht.

Unter den iatrogenen Ödemen finden sich die meisten im Bereich der oberen Extremität, bedingt durch radikale Mastektomie mit Ausräumung der Achsellymphdrüsen. In einer Statistik von Jacobsen [5] finden sich unter 2330 Fällen von radikaler Mastektomie 13% der Kranken mit einer Armumfangszunahme von mindestens 5 cm und 9% mit einer Armumfangszunahme um mindestens 10 cm.

Symptomatologie

Neben der oft erheblichen ästhetischen Beeinträchtigung durch die Umfangszunahme kommt es nicht selten auch zu einer starken funktionellen Behinderung. Diese ist einerseits durch die Gewichtszunahme bedingt, zum anderen verursachen die im Gewebe liegenbleibenden hochmolekularen Eiweißkörper eine Verschiebung des onkoosmotischen Gleichgewichts, das zu einer Ernährungsstörung der Muskulatur führt. In der Spätphase der Erkrankung, die mit einem indurierten, sog. Fibro-Ödem einhergeht, sind die Extremitäten praktisch in ihrem Haut- und Subcutangewebe eingemauert.

Die Kranken leiden unter heftigem Spannungsgefühl, stechenden Schmerzen, zunehmender Kraftlosigkeit und Bewegungseinschränkung sowie rezidivierenden Erysipelschüben. Hierdurch kommt es zu teilweiser oder gänzlicher Arbeitsunfähigkeit.

Therapeutische Möglichkeiten

Bei den durch operative Eingriffe verursachten Ödemen ist eine gewisse Prophylaxe dadurch möglich, daß die notwendig gewordene Lymphknoten-Exstirpation so schonend wie möglich durchgeführt wird, um so eine Regeneration der Lymphbahnen zu ermöglichen. Im Falle der Mastektomie sollte — wenn möglich — auf die Resektion der Musculi pectorales und auf eine Nachbestrahlung bei fehlenden axillären Lymphknoten-Metastasen verzichtet werden [8]. Im Bereich der Axilla besteht dann in etwa $1/3$ der Fälle eine Umgehungsmöglichkeit über die Lymphbahnen der Vena cephalica [2].

Leichtere Ödemformen (bis zu 2 cm Umfangsdifferenz) können durch einfaches Hochlagern und anschließende Versorgung mit einem Zweizug-Gummistrumpf nach Maß hinreichend therapiert werden [10]. Bei schwereren Formen (Umfangsdifferenz bis zu 4 cm), die auch bereits zu einer stärkeren funktionellen Beeinträchtigung führen, erzielt die Auswickelmethode nach van der Molen recht erfreuliche Resultate [10]. Bei ausgeprägteren Ödemen und insbesondere auch bei indurierten Ödemen führen diese konservativen Maßnahmen kaum zu einem dauerhaften Erfolg.

Es lassen sich grob *zwei Methoden* unterscheiden, die radikalen und die sog. physiologischen Operationen. Die *radikale Methode* nach Charles hat zum Ziel, die gesamte Haut und das Unterhaut-Fettgewebe mit der Fascie zu resezieren und den freiliegenden Muskel durch Spalthaut- oder Vollhaut-Transplantate zu decken [3]. Wegen der einerseits kosmetischen und andererseits funktionell ungünstigen Ergebnisse wird diese Methode nur noch sehr selten angewandt. Es bildet sich eine leicht verletzliche, oft zu Ulcera und Rhagaden neigende, keratotische Hautdecke. Da die Methode im Bereich der Finger und Zehen nicht anwendbar ist, kommt es eventuell postoperativ zu einer Verstärkung des Ödems in diesem Bereich, wodurch die Funktion zusätzlich verschlechtert werden kann.

Unter den sog. *physiologischen Methoden* haben heute nur noch zwei Techniken größere Bedeutung: einerseits das Verfahren von Niebulovic, einen halbierten Lymphknoten in eine Venotomie einzunähen und so eine lymphaticovenöse Anastomose herzustellen [3, 9] und auf der anderen Seite die subcutane Transposition eines deepithelialisierten Hautlappens nach Thompson [12, 13, 14]. Die Methode von Niebulovic führt relativ frühzeitig zu einer Thrombose im Bereich des implantierten Lymphknotens und dadurch zu einer erneuten Lymphwegsobstruktion [3].

Seit der Einführung der Lymphangiographie durch Kinmonth [7] weiß man, daß bei praktisch allen Lymphödemformen nur das oberflächliche Lymphsystem erkrankt ist, während das tiefe Lymphsystem intakt ist. Thompsons Überlegung war es daher, eine Verbindung zwischen dem oberflächlichen und dem tiefen Lymphsystem herzustellen. Das gelingt dadurch, daß eine ausgedehnte deepithelialisierte Hautfläche mit ihren freiliegenden Lymphspalten, nach Resektion der tiefen Fascie als entscheidender Barriere zwischen oberflächlichem und tiefem Lymphsystem, in

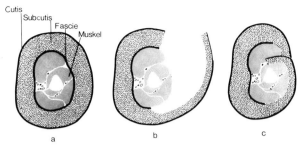

Abb. 1a—c. Prinzip der Operation nach Thompson. a Querschnitt durch den linken Oberarm beim Lymphödem. b Deepithelialisation und Lappenbildung nach Resektion der tiefen Fascie. c Einschlagen des Lappens zwischen M. biceps und M. brachialis

Muskellogen versenkt wird. Dem Druck-Gradienten folgend, fließt nun die Lymphe zum freien Lappenrand und verläßt hier die Lymphspalten und gelangt schließlich in die Umgebung des intakten Lymphgefäßsystems der Muskulatur und der perivasculären Lymphscheide (Abb. 1). Inwieweit eine Resorption durch Venolen stattfindet oder aber tatsächlich lympho-lymphatische neue Anastomosen entstehen, ist noch nicht geklärt. Daß es tatsächlich zu einer Beschleunigung des Lymphabstromes durch den versenkten Dermislappen kommt, wurde durch prä- und postoperativ durchgeführte Untersuchungen über den Abtransport von Jod 131 markiertem Serum-Albumin nachgewiesen [4].

Es sollte noch hervorgehoben werden, daß der Eingriff sowohl beim primären als auch beim sekundären Lymphödem in gleicher Weise durchgeführt werden kann, wenn auch die Ergebnisse beim primären Lymphödem etwas schlechter sind [3]. Die sofort postoperativ erzielte Umfangsreduktion bleibt dauerhaft erhalten.

Indikation zur Operation

Der Operation nach Thompson sollten nur solche Fälle zugeführt werden, die eine Umfangsdifferenz von wenigstens 4 cm aufweisen. Bei geringeren Umfangsdifferenzen ist ein ausreichendes Funktionieren der Drainagewirkung des versenkten Lappens kaum zu erwarten. Insbesondere ist auch die lange Narbe eher störend als die nur geringe Umfangsdifferenz [12]. Abgesehen davon glauben wir, daß mit der Dauer-Kompressions-Behandlung nach Auswickeln wenigstens ebensogute Ergebnisse zu erzielen sind [10].

Abgesehen von der Unterscheidung zwischen einem begleitenden Lymphödem beim postthrombotischen Syndrom durch die Phlebographie, kann die Operationsindikation nicht auf eine diagnostische Untersuchung gestützt werden. Die Lymphographie, auch in Form der Patentblau-Injektion zur Darstellung des dermal back-flow, gibt uns lediglich Hinweise auf die Art der lymphatischen Erkrankung. Auf der anderen Seite kann hierdurch aber ein schweres Erysipel ausgelöst werden, wie wir mehrfach in der Anfangszeit erleben mußten. Wir haben daher diese Methoden inzwischen völlig verlassen.

Entscheidende Grundlage zur Operation ist die funktionelle Beeinträchtigung, die erfahrungsgemäß mit einer Umfangsdifferenz von mehr als 5 cm und erheblichem Gewicht des Armes einhergeht [11, 12, 13, 14]. Rezidivierende Erysipelschübe, die eventuell zu einer dauernden Antibiotica-Therapie Anlaß geben, sind praktisch auch als absolute Operations-Indikation anzusehen. Rein kosmetische Gründe sollten trotz des verständlichen Wunsches der Kranken etwas zurückhaltender beurteilt werden. Auf der anderen Seite sahen wir mehrfach Kranke mit Umfangsdifferenzen von mehr als 10 cm, die eine erstaunlich gute Funktion der betroffenen Extremität aufwiesen und noch keinen einzigen Erysipelschub durchgemacht hatten. In diesen Fällen glaubten wir, ebenfalls operieren zu sollen. Auch bei einem indurierten Ödem sehen wir, wie andere Autoren [1, 3, 14], keine Kontraindikation. Zurückhaltender sollte man bei sehr adipösen Kranken sein, da es hier leicht zu einer Ernährungsstörung des Lappens mit nachfolgender Nekrose kommen kann. In diesen Fällen halten wir eine Gewichtsreduktion vor der Operation für erforderlich.

Kontraindikation

Von seiten des Alters ist nur dann eine Kontraindikation gegeben, wenn die Herz-Kreislauf-Situation einen zwei- bis dreistündigen Eingriff mit einem Blutverlust bis zu 1000 ml nicht mehr zuläßt. Das sekundäre Lymphödem, in seiner häufigsten Form als Folge eines tumor-chirurgischen Eingriffes, ist insgesamt zurückhaltender zu beurteilen. Wenn Metastasen vorliegen oder eine radikale Resektion des Primärtumors nicht möglich war, halten wir dies für eine absolute Kontraindikation. Lassen aber die histologischen Befunde bei der Operation eine längere Lebenszeit erwarten, und ist das aufgetretene Lymphödem erheblich, so sollte man diesen Folgeschaden relativ frühzeitig der Operation zuführen. Wir glauben, daß die in den letzten Jahren doch erfreulicheren Ergebnisse der Mamma-Chirurgie uns hierzu das Recht geben.

Ergebnisse

Wir haben die Thomsonsche Operation bei 30 Patienten durchgeführt, und zwar 28mal an der oberen und 2mal an der unteren Extremität.

Tabelle 1. Ergebnisse der Thompsonschen Operation beim Lymphödem

Zahl der Lappenbildung	Gut	Zufriedenstellend	Schlecht	Zahl der Fälle
Einseitig	4	9	1	14
Zweiseitig	15	1	—	16
Gesamtzahl der Fälle	19 (63,3%)	10 (33,3%)	1 (3,4%)	30 (100%)

Unsere Ergebnisse decken sich weitgehend mit denen anderer Autoren [1, 3, 11, 12, 13, 14] (Tabelle 1). Nach einer Einteilung von Kinmonth und Thompson wurden die Resultate wie folgt beurteilt: Als gutes Ergebnis wird eine Reduktion der Umfangsdifferenz um mehr als 75% bezeichnet, wobei die Hauptbeschwerden beseitigt werden konnten und eine normale Funktion wieder hergestellt wurde (Abb. 2 und 3). Als zufriedenstellend gelten eine deutliche Verminderung des Umfanges, Verbesserung der Funktion und weitgehende Beseitigung der Beschwerden.

Als schlecht werden Operations-Ergebnisse bezeichnet, die keine nennenswerte Verbesserung herbeigeführt haben. Auf dieser Basis erreichten wir 63,3% gute Ergebnisse, 33,3% zufriedenstellende Ergebnisse und in 3,4% oder bei einer Kranken muß das Ergebnis als Mißerfolg bezeichnet werden. Aber auch in diesem Fall traten die unangenehmsten Beschwerden des Ödems, nämlich rezidivierende Erysipele, nicht mehr auf.

Zusammenfassend läßt sich also sagen, daß die Thompsonsche Operation in etwa 96% der Fälle eine wesentliche Besserung erzielte. Eine Heilung im strengsten Sinne des Wortes kann jedoch auch heute chirurgisch kaum erreicht werden.

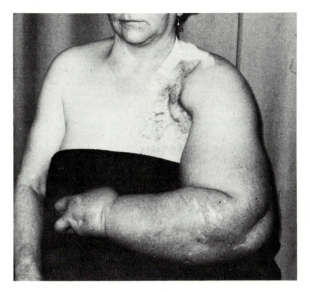

a

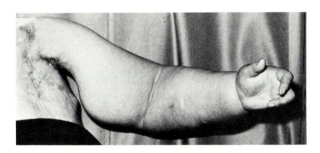

a

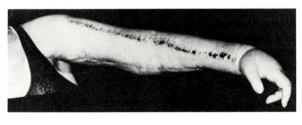

b

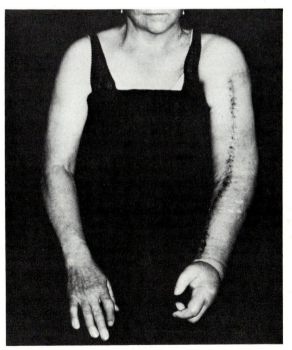

b

Abb. 2a und b. S. A., 54 J., a Lymphödem 4 Jahre nach radikaler Mastektomie mit Nachbestrahlung. b 14 Tage nach der lateralen Operation nach Thompson. 6 Monate zuvor wurde atypisch wegen der Lokalisation der Hauptschwellung zunächst medial operiert

Abb. 3a und b. Die gleiche Patientin wie Abb. 2. a Umfangsdifferenz am Oberarm 18 cm, am Unterarm 14 cm. Verlust des 4. und 5. Fingers als Kind durch Unfall. b Nach der zweiten Operation nach Thompson beträgt die Umgangsdifferenz noch 2—4 cm. Es besteht wieder volle Arbeitsfähigkeit nach 4 Jahren Invalidität

Literatur

1. Clodius, L.: Die chirurgische Behandlung des Arm-Lymphödems nach Mamma-Amputation. Chir. Praxis **15**, 273 (1971).
2. Danese, H., Howard, J. M.: Post-mastectomy lymphoedema. Surg. Gynec. Obstet. **120**, 797 (1965).
3. Fontaine, R., Fontaine, J. L., Tongio, J., Foucher, G., Frensel, P.: Die operative Therapie des Lymphödems. Langenbecks Arch. Chir. **325**, 89 (1969).
4. Harvey, R. F.: The use of 131-J labelled human serum albumin in the assessment of improved lymph flow following buried dermal flap operation in cases of post-mastectomy lymphoedema of the arm. Brit. J. Radiol. **42**, 260 (1969).
5. Jacobson, S.: Studies of the blood circulation in lymphoedematous limbs. Scand. J. plast. reconstr. Surg. Suppl. 3 (1967).
6. Kappert, A.: Lehrbuch und Atlas der Angiologie, S. 345 ff. Bern: H. Huber 1969.
7. Kinmonth, J. B., Taylor, G. W., Kemp, R., Harper: Lymphangiography. Brit. med. J. **1955 I**, 940.
8. Milicevic, D., Nicolic, S.: Beobachtungen über die Ursachen des Auftretens von Arm-Ödemen bei behandelten Mamma-Carcinomen sowie Möglichkeiten ihrer Verhütung. Strahlentherapie **120**, 219 (1969).
9. Niebulowicz, J., Olszewski, W.: Surgical lymphatico-venous shunts in patients with secondary lymphoedema. Brit. J. Surg. **55**, 440 (1968).
10. Rueff, F. L., Becker, H. M., Pelzl, H.: Die konservative Therapie des Lymphoedems. Langenbecks Arch. Chir. **325**, 80 (1969).
11. Taylor, G. W.: The swollen leg. In: Recent advances in surgery. 7 Ltd. London: Churchill 1969.
12. Thompson, N.: The surgical treatment of chronic obstructive lymphoedema of upper and lower limbs by subcutaneous lymphatic transposition. In: Transactions III. Int. Congr. Plast. Reconstr. Surg. 1963. Excerpta Medica Amsterdam, 1969.
13. Thompson, N.: The surgical treatment of chronic lymphoedema of the extremities. Surg. Clin. N. Amer. **47**, 445 (1967).
14. Thompson, N.: Buried dermal flap operation for chronic lymphoedema of the extremities. Plast. reconstr. Surg. **6**, 541 (1970).
15. van der Molen, H. R.: Die physiologischen Grundlagen der Kompressionsbehandlung. Lymphödeme der unteren Extremität. Antologia phlebologica. Harlem: Ed. Varitex, 1962.

Sachverzeichnis

Abführende Schlinge, Syndrom 252
Abdominalverletzungen 206—212
 (s. stumpfes Bauchtrauma)
—, Chirurg. Therapie 209—211
—, perforierende 206—211
—, retroperitonealer 209
—, stumpfe 207—211, 316, 329
— — Blutung, intraabdominell 207
— — freie Perforation 208, 209
— — Peritonealspülung, diagn. 207
Absceß
—, interphinkterische 305
— der Leber 328, 329
—, perianaler 305
—, periproktitischer 305
Achalasie (s. Kardiospasmus)
— Carcinomentstehung 101
— chirurgische Therapie 101, 102
— Dehnungsbehandlung 101
— Diagnose 101
— Kardiomyotomie (Heller) 102
— Selbstbougierung 102
— Symptome 101
Adams-Stokes Anfall (ASA) 141—143
 (s. Herzschrittmacher-Implantation
 u. Herzschrittmacherversorgung)
Adams und De Weese 33
 (Cava-Clip bei Lungenembolie)
Adhäsionsileus 270f
— Noble'sche Operation 271
—, rezidivierender 271
Adenoma sebaceum
— bei M. Bournéville-Pringle 356
Adrenogenitales Syndrom
— angeborenes 351
— erworbenes 351
Aganglionose (s.a. M. Hirschsprung)
— bei Achalasie 101
— Diagnostik 449
— Biopsieverfahren 449
— chirurgische Therapie 449f
— — Colostomie
— — Duhamel-Technik 451
— — Lynn-Myotomie 451
— — Manometrie 449, 450
— — Rehbein-State-Verfahren 451
— — Swenson-Verfahren 450
Akromegalie beim Zollinger-Ellison-
 Syndrom 326
Albuminmangel 5, 17
Aldosteronismus 186, 350, 351
 (s. Conn-Syndrom)
Alloarthroplastik der Hüfte
— angeborene Pfannenveränderungen 425
— bei Arthrodesen 427
— bei degenerativer Arthrose 424
— kongenitale Luxation 426
— bei M. Bechterew 425
— posttraumatische Pfannenveränderungen 426
— bei progredient chronischer Polyarthritis 425
— Schenkelhalsfrakturen, frische 427

Amputation, von Gliedmaßen 38, 151
Anämie
—, aplastische 4
—, hämolytische 3, 215
—, infektionsbedingte 3
—, perniciöse 3
—, bei Refluxoesophagitis 104
Analabsceß
— intersphinkterisch 304
— perianal 305
— periproktitisch 304
Analagenesie 453, 455
Analatresien
— chirurgische Therapie 448, 453f
— — abdomino-perineal (Rehbein-Romualdi) 456
— — Colostomie 455
— — sacro-abdomino-perineal 456
— — Diagnostik 452
— — Echoverfahren nach Willital 452
— Morphologie 453, 454, 455
— Nachbehandlung 457
Analfissur
— Dilatationsbehandlung 304
— Exzision 304
— lokale Sphinkterotomie 304
— Sphinkterdehnung 304
— Vorpostenfalte 304
Analfistel
— bei Colitis ulcerosa 278, 305
— Hufeisenfistel 305
— bei M. Crohn 276, 305
— unspezifische 305
— transsphinkterische 305
Analkryptenabsceß 304
Analmembran 453, 454
Analprolaps 304
Analstenose 453, 454
Anastomoseninsuffizienz nach Magenresektion 246
Anastomosenstenose nach Magenresektion 246, 251
Anastomosentorsion nach Magenresektion 246
Anastomosenulcus
— Antrumrest 249
— Blutung 250
— Perforation 250
— Zollinger-Ellison 249
Aneurysma
— Aorta, thoracal 190—194
— der A. carotis 201
— der A. cystica 318
— der A. gastroduodenalis 318
— und Hämobilie 317
— der A. hepatica 198, 267, 318
— der A. lienalis 197, 198, 213
— der A. mesenterica sup. 198
— der A. renalis 198
— der Beckenarterien 197
—, intraabdominell 194—198 (s. dort)
— der peripheren Arterien 199—201
 (s. dort)

—, traumatisches 150, 153
Aneurysmen der Herzwand (s. Herzwandaneurysmen)
— nach Infarkt 130, 138—141
— traumatisch 75
Aneurysma, intraabdominell
— Bauchaortenaneurysma, infrarenal 169, 194
— — Spontanverlauf 194
— — — Letalität 195f
— Bauchaortenaneurysma, suprarenal 196, 197
— — Ursachen 197
— Beckenarterien 197
— Eingeweidearterien 197, 198, 213
Aneurysmen der peripheren Arterien
— der A. carotis 201
— A. femoralis 200
— A. poplitea 199
— extrathorakale Aortenäste 200
— der Hand 200, 476, 477
— intrathorakale Aortenäste 200
Angina intestinalis 181, 197
Angina pectoris 124f, 131f
Angiographie
— der Aorta 161, 197
— bei Arterienverletzungen 150f
— der Beinvenen 201
— bei cerebrovasculärer Insuffizienz 177
— bei Intestinalblutung 207, 212, 228
— bei Mediastinaltumoren 113
— der Nieren 352, 356, 358
— bei Pankreastumoren 325
Anocutane Fistel bei Neugeborenen 453
Anoderm 304
Anorectale Anomalien 452—457
 (s. Analatresien)
Anorectale Stenose 453, 455
Anticoagulantientherapie 11, 139
Antikörpermangelsyndrom 5
Antilymphocytenglobulin 20
Anus, perinealer 453, 454
Anus praeter
— des Dickdarmes 273, 284
— des Dünndarmes 270, 273
Aortenaneurysmen
— Ätiologie 192
—, arteriosklerotisch 169, 174, 192, 194f
—, luisch 190, 192
— Morphologie 191, 193
— Operationsrisiko 192, 193
— Spontanverlauf 190
— Stadien 193
— traumatisch 192
Aortenbogenanomalien 115
— chirurgische Therapie 116
Aortenbogenstämme-Stenosen
— chirurgische Therapie 178
Aorteninsuffizienz 115
— chirurgische Therapie 116, 122f, 130

491

Sachverzeichnis

Aortenisthmusstenose 115
— chirurgische Therapie 116
Aortenklappenersatz 122, 123, 130
Aortenruptur
—, traumatische 152, 153
Aortenstenose
—, atypische 189
— chirurgische Therapie 116, 122f
—, subvalvulär 115, 122, 123
—, supravalvulär 115, 122, 123
—, valvulär 115, 122
Aorto-coronarer Bypass 126, 128, 139
— dringlicher 131f
— Letalität 132
— Noteingriff 136
Aortographie
— chronische arterielle Verschlußleiden 161, 197
— bei Retroperitonealtumoren 220
Aorto-pulmonales Fenster 115
— chirurgische Therapie 116
Aorto-venöse Fisteln 115
Appendektomie
— Gelegenheitsappendektomie 288
— Häufigkeit 286
— ohne Befund 288
— bei M. Crohn 275, 288
— Vorgehen 288
Appendicitis 285—291
—, acuta 286
— Drainage und Spülbehandlung 289
— Epidemiologie 289, 290
— ohne Befund 288
— Pathogenese 286
— mit Perforation 287
—, rezidivierende 288
— Spontanverlauf 285
—, subacuta 288
— Symptome 285f
— Therapie 285f
Appendicitis, Fehldiagnosen
— Crohn, Morbus 275—278, 288
Arnulf-Operation 130
Arrhythmie, des Herzens 131
Arterienverletzungen
— Begleitverletzungen 151, 152
— Extremitätenarterien 150, 153
— bei Frakturen 150, 151
— Hirngefäße 153
— Körperstammarterien 152, 154
— viscerale Gefäße 153
Arterienverschlüsse, akute 155—157
— Arterielle Embolie 155
— Arterienthrombose 155
— Embolektomie 156
— Mesenterialarterienverschluß 157, 179—181
— Nierenarterienembolie 157
— Sechsstundengrenze 156
— Thrombektomie 156, 157
Arterienverschlüsse, chronische 158—174 (s. Gefäßchirurgie)
— Aorta 160, 161
— Aortographie 161
— atypische Umleitungsverfahren 166—174
— Bein 158, 159, 163f, 168f
— Bypass 158f, 166f
— Coronargefäße 123f
— Gehirn 166f, 174—179
— Kopf 166f
— Mesenterialarterie 181—185

— Nierenarterie 187f
— obere Gliedmaßen 162f
— Sympathektomie 162f
— Thrombendarterektomie 158, 166f
Arteriosklerose
— Aorta 158f, 168f
— Arterienthrombosen 155
— bei Varicen 203
— Carotis und Vertebralis 167f, 174—179
— Coronargefäße 123f
— Mesenterialarterien 179—185
— obere Gliedmaßen 162f
— Subclavian-Steal-Syndrom 167
— Beine 158—161, 163f, 168f
Arterio-venöse Fisteln, traumatische 154
Ascites
— bei Pericarditis konstr. 148
— bei portaler Hypertension 218
Aspiration
— bei Achalasie 101
— Fremdkörper 84
— und Lungenabszeß 84
— Prophylaxe der 26
— und sekundäre Bronchiektasen 79
Ateminsuffizienz (s.a. Respiratorische Insuffizienz)
— Herzfehler 115, 135
— Individuelles Risiko 24
— im Koma 26
— Langzeitintubation 25
— neuromuskuläre Erkrankungen 26
— postoperativ 24
— bei Schädel-Hirntumoren 26
— bei Thoraxtraumen 26, 71
— Tracheotomie 25
— Überdruckbeatmung 25
— bei Vergiftung 26
Auffrischungsimpfung zur Tetanusprophylaxe 35, 36
Austauschtransfusion 10

Babcock 202
Ballonkatheter (Fogarty)
— arterielle Embolektomie 151, 156
— bei intrahepatischen Steinen 308, 318
— venöse Thrombektomie 204
Banti, Morbus 215
Bassini 224
Bauchtrauma, stumpfes (s. Abdominalverletzungen)
— Dickdarmverletzungen 210
— Duodenalverletzungen 210
— Gallenwegsverletzungen 209, 316
— Hämobilie 316
— Leberruptur 209, 329
— Magenruptur 210
— Milzruptur 209
— Pankreasverletzungen 210
— Zwerchfellruptur 211
Bauchverletzungen 206—212, 316 (s. Abdominalverletzungen, stumpfes Bauchtrauma)
Beatmung 22ff (s. Ateminsuffizienz)
Bechterew, Morbus
— und Alloarthroplastik der Hüfte 425
Beckenverletzungen 403—406
— Frakturen mit Harnwegsverletzungen 352, 355

Beck'sche Trias 148
Bennett-Fraktur 402
Biliäre Atresie, kongenital 310
(s. Gallengangsstenosen)
Biopsie
— Incisionsbiopsie beim Weichteilsarkom 222
— bei Knochentumoren 429
— Pankreaserkrankungen 319, 324
— beim Rectumcarcinom 292f
— Saugbiopsie bei Aganglionose 449
Birch-Hirschfeld-Wilms-Tumor 360
Blalock'sche Anastomose 117
Blasenhalsadenom 380
Bluttransfusion (s.a. Transfusion)
— bei Anämieformen 3, 4
— bei akuter Blutung 2
— bei chronischer Blutung 3
— Gefahren 6, 17
— Kontraindikationen 6
— Vollblut 2, 17
Blutung, allg.
—, akute 2
—, chronische 3
— bei Entzündungen 230
— und Transfusionstherapie 2—6
Blutung, intestinale 228—230, 231—233
— Anastomosenulcus 250
— Aneurysmaruptur i.d. Darm 197
— aus Divertikeln 99, 230, 255
— aus gutartigen Tumoren 299
— bei Hämobilie 316—318
— aus Hämorrhoiden 230
— Lokalisationsdiagnostik 228, 231f
— aus malignen Tumoren 230
— nach Magenresektion 246
— aus Meckel-Divertikel 255
— bei M. Crohn 276
— bei Oesophagusdivertikel 99
— bei Oesophagusvaricen 217—219
— bei Pankreasbiopsie 324
— bei Pankreatitis 319
— aus peptischen Ulcera 231—233, 236, 246, 250
— Peritonealspülung, diagnostische 207, 212
— Streßblutungen 231f
— stumpfes Bauchtrauma 207, 212
Blutung, intracranielle
— epidurales Hämatom 57, 152
— hintere Schädelgrube 58
— intracerebrale 58
— intracranielle 57
— subarachnoidale 59
— subdurale 58, 152
Blutung, bei Verletzungen des Herzens 134f
Blutungsneigung 4ff
— bei Anticoagulantientherapie 11
— bei fibrinolytischer Therapie 11
— bei Leberzirrhose 11
— bei Paraproteinämie 11
— bei Polycythämie 13
— bei Verbrauchscoagulopathie 11, 12
— bei Verschlußikterus 11
Blutungsübel 6—12
Blutvolumenexpander 17, 18
Boari-Plastik
— bei Ureterdefekten 354
Bournéville-Pringle, Morbus 356

Sachverzeichnis

Brachyoesophagus, refluxbedingt 103, 105, 107
Brock'sche Sprengung 117
Bronchialarteriographie
— zur Diagnose des Bronchialcarcinoms 92
Bronchialcarcinom
— Absterbekurven 94, 95
— Biopsiemethoden 90
— Bronchoskopie 90
— Bronchus- u. Trachealmanschettenresektion 93
— chirurgische Therapie 93
— Daniels-Biopsie 91
— Diagnoseschema 92
— erweiterte Resektion 93, 94
— explorative Thorakotomie 92
— Häufigkeit 89
— Lobektomie 93
— Mediastinoskopie 91
— Nucleardiagnostik 91
— Sputumcytologie 90
— Stadieneinteilung 93
— Symptome 89
Bronchialtumoren (s. Bronchialcarcinom)
—, bösartige 89f
—, gutartige und semimaligne 85—88
— — chirurgische Therapie 87f
— — Diagnostik 87
— — Einteilung, hist. 85
Bronchiektasen
— Ätiologie 77
— Diagnose 79
— Pathogenese 77, 84
— — Hypo-Agammaglobulinämie 78
— — Kartagener-Syndrom 78
— — Mittellappensyndrom 78
— — Mucoviscidose 78
— sekundäre 79
— bei Mediastinaltumoren 112
— Therapie 79, 84
— — chirurgische 80, 84
Bronchien
— Verletzungen 72
Bronchographie
— bei Brochiektasen 79, 84
— zur Diagnose des Bronchialcarcinoms 92
Bronchoskopie
— bei Bronchialtumoren 87, 90
— bei Bronchiektasen 79
— bei Mediastinaltumoren 113
Bronchusresektion
— beim Bronchialcarcinom 94
Brückencallus nach Osteosynthese 423
Brustdrüsenerkrankungen
— benigne 63, 64
— — Galaktorrhoe 64
— — Gynäkomastie 64
— — Mastopathia fibrosa cystica 63
— — Neubildungen 63
— maligne 64f (s. Mamacarcinom)
Brustwandtumoren 60ff (s. Tumoren der Brustwand)
— Abgrenzung ähnlicher Prozesse 61
Brustwirbelsäulenverletzungen 405, 406
Bülau-Drainage 83
Bypass (s. Gefäßchirurgie)
— atypische Umleitungsverfahren 166 f
— bei cerebrovasculärer Insuffizienz 176f

— Coronargefäße 123f
— Kunststoff-Gefäßersatz 158f, 167f, 176f
— bei Mesenterialarterieninsuffizienz 180f, 274
— Venen-Transplantat 158f, 167f, 176f

Calcaneusfrakturen
— Böhler Typeneinteilung 419
— chirurgische Therapie 419
Carcinoide des Gastrointestinaltraktes
— biologische Besonderheiten 262
— Diagnose 264
— Lokalisation 263
— Symptomatik 263, 264
— Therapie 264f
Carcinoid-Syndrom 263f
Carcinome (s. unter spezieller Tumorart und Lokalisation)
Cardiac index (Ci) 126
Cardiokonversion 142
Carotis-Sinus-Cavernosus-Fistel 58
Carotis-Steal-Syndrom 167
Carotis-Stenosen 174—179 (s. cerebrovasculäre Insuffizienz)
— chirurgische Therapie 177—179
— — A. carotis int. 175, 177—178
Catecholamin 185
Cattell-Mercadier'sche laterolaterale Pancreatico-Jejunostomie 320
Cava-Clip nach Adams und De Weese 33
Cavadurchtrennung 33 (bei L-Embolie)
Cava-Filter nach Mobin-Uddin 33
Cava-Okklusion 32, 33
(zur L-Emboliprophylaxe)
Cerebrovasculäre Insuffizienz 174—179
— Aortenbogenstämme-Stenosen 175
— Carotis-Stenosen 175
— chirurgische Therapie 177—179
— Diagnostik 177
— Mikroembolien 175
— Spontanverlauf 176
— Stadien 176
— Vertebralis-Stenosen 175
Chemodektom 220
Cholangiographie
— intraoperative 308
— transhepatische 267, 309
— transvenöse 309
Cholangiomanometrie, postoperativ 18
Cholangitis 309, 313
— und Hämobilie 316
Cholecystektomie
— Choledochoskopie 308
— intraop. Radiomanometrie 308
— bei Pankreastumoren 324
— Technik 308
Cholecystitis
—, acuta 307
— Begleitpankreatitis 307
— und reflektorischer Ileus 274
Choledocho-Duodenostomie
— als Palliativmaßnahme 308
Choledocho-Jejunostomie
— bei chronischer Pankreatitis 321
Choledochoskopie 308
Choledochuscarcinom 323
Choledochusrevision 18
Choledochusstein 307

Choledochusstenose
— bei chronischer Pankreatitis 312
(s.a. Papillencarcinom, Papillenstenose)
Chondroblastom 430, 432, 433
Chondrom 462
Chondrosarkom 430, 432, 433, 437, 478
Chorionepitheliom des Hodens 385
Christmas-disease 5 (s. unter Hämophilie B)
Chylothorax 112
Claudicatio intermittens 155, 167
Claviculafrakturen 403, 404
Clostridium perfringens 36 (Welch-Fraenkel)
Clostridium tetani 34
Coarctatio aortae
— chirurgische Therapie 189
Colitis, ischämische 230
Colitis ulcerosa 278—281
— Analläsionen 278
— Blutungen 230
— Carcinomentstehung 280, 291, 299
— Diagnose 278, 279
— Fistelprophylaxis 281
— Operationstaktik 286
— Stenosen 281
— Therapie 279f
— toxisches Megacolon 279, 280
Coloncarcinom
— chirurgische Therapie 293—296
— und Colitis ulcerosa 299
— Cytostatika 296f
— und M. Crohn 299
— Operabilität 292
— Stadien nach Dukes 292
—, stenosierendes 272f, 291—303
— Strahlentherapie 296f
Colondiverticulitis
—, akute 283
— Blutung 230, 283
— chirurgische Therapie 282f
—, chronische 284
— des Coecum 284
— Diagnose 281f, 284
— Fisteln 284
— Perforation 283, 284
—, rezidivierende 283
Colonoskopie 292, 301
Colonperforation, iatrogene 206
Colonverletzungen 211
Conn-Syndrom 350, 351 (s. Aldosteronismus, primärer)
— chirurgische Therapie 350
— Diagnostik 350
Contusio cordis 74
Coronarangiographie 124, 125, 126, 131f
Coronaranomalien 124
— arteriovenöse Fistel 124, 127
— falscher Abgang 124, 127
Coronararterien
— chirurgische Anatomie 125
Coronararterienveränderungen, obstruktive 124—131
— Häufigkeit 124
— Ort und Grad 125, 126, 132
Coronarchirurgie
— aorto-coronarer Bypass 128, 132f, 136, 139
— Coronarfistel 127

Sachverzeichnis

Coronarchirurgie
— Endarteriektomie 128, 129, 139
— falscher Coronararterienabgang 127
— Indikation 127f, 131 f
— Mammariaanastomosen 128, 129
— Risiko 125, 132
(s. Vineberg-Op., Arnulf-Op., Myocardrevascularisation)
Coronarinsuffizienz 124—131f
(s. Coronararterienveränderungen)
Corticalis-Desmoid 430
Cor triatriatum 115
— chirurgische Therapie 116
Crohn, Morbus 275—278, 279f
— und Appendektomie 275, 288
— Blutungen 230, 276
— chirurgische Therapie 277f
— und Dickdarmcarcinom 299
— des Colon 276, 291
— des Dünn- und Dickdarmes 275
— Fisteln 276
— Ileus 272, 276
— und Krebsentstehung 291
— des Magen und Duodenum 275
— des Oesophagus 275
— Symptomatik 276
Crutchfield-Klammer 405
Cushing-Syndrom
— chirurgische Therapie 349, 350
— und Hypophysentumor 350
— und Hypertonie 186
Cyanose, bei Herzfehlern 115
Cystadenom des Pankreas 323
Cysten
— juvenile des Knochens 429, 430
— der Leber
— solitäre 435
Cysticusstumpf, zu langer 308
Cystosarkoma phyloides 63
Cytologische Untersuchung
— Aussagekraft 50, 63
— praktische Anwendung 49, 61
— — Bronchialcarcinom 90, 92
— — Nierenbeckentumoren 360

Daniels-Biopsie 91
Darmresektion bei Mesenterialarterienverschluß 180f
Dauerdialyse
— Lebenserwartung 19, 20
— bei Nierenverletzungen 353
— Shunt-Probleme 21
— Voraussetzungen 21, 22
Daumengelenkluxationen 458, 463
Decortication 71, 83
Denis-Brown-Operation bei Dünndarmatresie 441
De Quervain Thyreoiditis 338
Diarrhoe,
— beim Carcinoid 263
— bei M. Crohn 276
— bei Werner-Morrison-Syndrom 327
Dickdarmcarcinom
— chirurgische Therapie 293—296
— und Colitis ulcerosa 299
— Cytostatika 296f
— und M. Crohn 299
— Operabilität 292
— Stadien nach Dukes 292
—, stenosierendes 272f, 291—303
— Strahlentherapie 296f

Dickdarm-Diverticulitis 273f, 281—285
—, akute 283
— Blutung 230, 283
— chirurgische Therapie 282f
—, chronische 284
— des Coecum 284
— Diagnose 281f 284
— Fisteln 284
— Perforation 283, 284
—, rezidivierende 283
Dickdarmpolypen
— Adenome (neoplastische Polypen) 301
— allg. 292, 297f, 301—303
— familiäre Polyposis 299, 302
— Hamartome 302
— — juvenile Polypen 302
— — Peutz-Jeghers 302
— maligne Entartung 301
— metaplastische Polypen 302
— — M. Crohn 302f
— — Colitis ulcerosa 302f
— Pseudopolypen 302
Dickdarmverletzungen 211
Dieulafoy, Exulceration simplex 231
Digitus mortuus 162
  Digitus mortuus
Diverticulitis
— des Dickdarmes 273f, 281—285 (s. Dickdarmdiverticulitis)
Diverticulose
— der Harnblase 382
— des Dickdarms 281
— des Duodenums 254
Divertikel des oberen Gastrointestinaltraktes
— Duodenaldivertikel 254
— des Jejunum und Ileum 254f
— Magendivertikel 253
— Meckel'sche Divertikel 255—256
Doppelcarcinome 68
Doppelniere
— chirurgische Therapie 366—371
— Diagnostik 365
— Genese 364
— Harnleiterektopie 365, 366f
— Morphologie 364
— Notoperationen 368
— Operationstechniken 371
— Refluxkrankheit 365
— Symptome 365
— Ureter bifidus 367
— Ureter fissus 364, 370
Doppelsaugbiopsieinstrument nach Willital 449
Druckgradient bei Herzfehlern 115ff
Ductus Botalli 115
— chirurgische Therapie 116
Ductus Wirsungianus 323
Dünndarmatresien
— chirurgische Therapie 441
— — nach Denis-Brown 441
— — nach Helbig 441
— — nach Rehbein 441
— Sterblichkeit 440
Dünndarmresektion
— beim Ileus 270
Dünndarmtumoren, gutartige
— Epitheliale Tumoren 257
— Nicht epitheliale Tumoren 260f
— Peutz-Jeghers 258
— Polyposis intestini 258

Dupuytrensche Kontraktur
— chirurgische Therapie 470f
— — Komplikationen 472
— — Operationsverfahren 472
— — Rezidive 472
— — Schnittführung 471
— Gradeinteilung 470
— konservative Therapie 470
Dukes, Stadien des Dickdarm-Carcinom 292
Dumping-Syndrom 252
Duodenalatresien
— chirurgische Therapie 440, 448
Duodenaldivertikel 254
Duodenalobstruktion
— bei Neugeborenen
— — chirurgische Therapie 439
— — Symptome 439
Duodenalstenose
— beim Pankreaskopfcarcinom 323
Duodenalstumpfinsuffizienz
— nach Magenresektion 246, 266f
Duodenalstumpfverschluß
— mit Roux-Y-Anastomose 266
Duodenalulkus
— chirurgische Therapie 238—240
— Pathogenese 237
Duraverletzungen 56
Durchfälle
— beim Carcinoid 263
— bei M. Crohn 276
— bei Werner-Morrison-Syndrom 327
Dysphagie
— bei Achalasie 97, 101—103
— bei Herzfehlern 116
— bei Mediastinaltumoren 112
— bei M. Crohn des Oesophagus 275
— bei Oesophagusatresie 446—448
— bei Oesophaguscarcinom 108—110
— bei Oesophagusdivertikel 97—103
Dyspnoe
— bei Aspiration 79, 84, 99, 101
— bei Ateminsuffizienz, allg. 24—26
— bei Herzfehlern 115, 135
— bei Verletzungen 26, 71

Ebstein'sche Erkrankung 115
— chirurgische Therapie 116
Echinococcus
— alveolaris 329
— cysticus (=hydatidosus) 329
— Diagnose 113
— und Hämobilie 316
— der Leber 329
Einflußstauung 112
EKG
— bei Trichterbrust nach Leutschaft 484
Elektrolytstoffwechsel, postop. 15
Ellenbogengelenksfrakturen 398
Elliptocytose 215
Embolektomie
— bei akuten Arterienverschlüssen 156
— der A. pulmonalis 33
— der Mesenterialgefäße 180f, 274
Embolie
— Coronararterien 132
— A. pulmonalis 30—34
— Extremitätenarterien 155
— Mesenterialarterien 157, 179—184, 274

494

- Mikroembolien, cerebrale 135, 175, 177
- Nierenarterien 157

Encephalopathie, portocavale 217 f
Enchondrom 430, 478, 479
Endarteriektomie
- akute arterielle Verschlüsse 155—157
- cerebrovasculäre Insuffizienz 174—179
- chronische arterielle Verschlüsse 158—162, 165, 167 f
- Coronarinsuffizienz 128, 129
- Mesenterialgefäßverschlüsse 157, 179—185, 274

Endocardfibrose
- beim Carcinoid 263

Endocarditis
- Klappenwechsel 135
- cerebrale Embolien 135

Endokriner Hochdruck
- Aldosteronismus 186
- Cushing-Syndrom 186
- Phäochromocytom 185

Endoskopie
- bei Intestinalblutung 238
- beim Carcinom 242

Enteritis regionalis 275—278 (s. Crohn, Morbus)
Enterocolitis
- bei Aganglionose 449, 450

Eosinophiles Granulom 430, 435
Epidurales Hämatom 57
Erlanger Kalottenextraktor 405
Ermüdungsbrüche 436
Ernährung, postoperativ 14, 15
Erythrocytenkonzentrat 2, 4
Euro-Transplant 21
Ewing-Sarkom 478
Extrauteringravidität 288

Fallot'sche Tetralogie 115
- chirurgische Therapie 116
- Noteingriff 137

Feinnadelpunktion
- zur Gewinnung cytologischen Materials 41, 42, 63, 341

Femurfrakturen
- Diacondyläre Fraktur 413, 414
- Klassifizierung 413
- postoperative Komplikationen und Schäden 414
- Schaftbrüche
- — konservative Therapie 394
- — operative Therapie 392, 393
- supracondyläre Fraktur 413, 414
- unicondyläre Fraktur 413

Femurkopfnekrose nach Osteosynthese 423
Fettembolie 26
Feyrter Helle-Zellen 263 f
Fibrinogenmangel 5
Fibrinolyse, übersteigerte 7, 12
Fibrinolytische Therapie 11
Fibroadenoma intracanaliculare 64
(s. Brustdrüsenerkrankungen, gutartige)
Fibrome
- des Knochens 429, 430
- der Weichteile 220, 259

Fibrothorax 71
Fingerenddefekte, angeborene 458, 461

Fingergelenksaplasie 458, 460
Fingergelenkluxationen 402, 403
Fisteln
- bei M. Crohn 276
- nach Osteosynthese 423

Flush
- bei Carcinoiden 262 f

Fogarty-Katheter
- arterielle Embolektomie 151, 156
- bei intrahepatischen Steinen 308, 318
- venöse Thrombectomie 204

Frakturen, allg. (s. Eigennamen)
- des Fußes 418—420
- Gelenke und gelenknahe Schaftanteile der oberen Extremitäten 397—400
- der Hand 400—403
- Hüftgelenkpfanne und Schenkelhals 407—410
- langer Röhrenknochen 388—397
- Malleolar-Tibiakopf und distaler, gelenknaher Femur 410—414
- Schultergürtel, Wirbelsäule und Becken 403—406

Frakturen, Behandlung
- konservative Therapie 388, 397, 418
- Osteosynthesen 388, 397, 400 f, 418

Fundoplicatio nach Nissen 104 f
Funktionsdiagnostik der Schilddrüse 335

Galaktorrhoe 64
Galleazzi-Fraktur 400
Gallenblasencarcinom 307, 330
Gallenblasenempyem 306
Gallenblasenhydrops 306
Gallenblasenkolik
- durch Cysticusverschluß 306

Gallengangsligatur, iatrogene 313
Gallengangsstenosen, gutartige 309—315
-, angeborene 309 f
- chirurgische Therapie 267 f, 313—315
- Diagnostik 309 f
-, erworbene 309 f, 312
-, iatrogene 247, 313
- Symptome 309

Gallengangsverletzungen 209, 210, 247, 313
Gallensteinerkrankung 306—309
- Carcinomentstehung 307
- chirurgische Therapie 307 f
- Fogarty-Sonde 308
- und Hämobilie 316 f
- Ikterus 307
- Ileus 242, 307
- T-Drain 308
- Steingenese 306
- Symptome 306
- Roux-y-Anastomose 267 f, 309, 314

Gallensteinileus 272, 307
Gallenwegsanastomosen
- nach Roux-Y 267, 309

Gallenwegsstenose nach Magenresektion 247
Gammaglobulinmangel 5
Ganglien
- der Hand 475, 476

Gangrän des Darmes
- bei Mesenterialarterienverschluß 157, 180 f

Gasbrand 36 ff (s. Gasgangrän)
Gasgangrän 36 ff
- Chemotherapie 38
- Diagnostik 36, 38
- Erreger 37
- hyperbare Sauerstoffbehandlung 38, 39
- Infusionsbehandlung 38
- Operation 36, 38
- Prophylaxe 36
- Sterblichkeit 38
- Symptomatik 37

Gastrektomie
- bei Zollinger-Ellison 323, 326
- chirurgische Verfahren 244
- beim Magencarcinom 266
- beim Stumpfcarcinom 266
- beim Zollinger-Ellison-Syndrom 323, 326

Gastrin
- Bestimmung im Serum 326
- und Ulkusentstehung 237, 239

Gastrinom
- und Akromegalie 326
- und Hyperparathyreoidismus 326
- und Hypophysenadenom 326
- und Polyadenomatose 326
- und Wermer-Syndrom 326

Gastritis
- atropisch-hyperplastisch 262
- des Magenstumpfes 250
- und Pankreasadenome, versprengte 258
-, polypöse 262

Gastroenterostomie
- Frühkomplikationen 245—247
- Spätkomplikationen 248—253

Gastroileostomie 251
Gefäßchirurgie (s. Arterienverschlüsse)
- atypisches Umleitungsverfahren 166—174
- — Bauchaorta 168 f
- — supraaortale Äste 166—168, 178
- — untere Extremitäten 168 f
- Bypassverfahren 158
- cerebrovasculäre Insuffizienz 174—179
- Gefäßrekonstruktion 150 f
- Mesenterialarterie 179—185, 198
- Nierenarterienstenose 187 f, 196

Gelegenheitsappendektomie 288
Gelenkschäden der Hand 400—403
Gerinnungsfaktoren 5, 9
- Defekte 9
- Operationsvorbereitung 10
- Substitution 10, 11

Gerinnungsstörungen 4, 5
Gigantomelie 458, 462
Glomustumoren der Hand 477, 479
Glukagonom 328
Goyrand-Fraktur 400
Graser'sche Divertikel 281
Gregoir-Lich Antirefluxplastik 378
Große Gefäße
- Transposition 115
- Verletzungen 135, 137

Gütgemann, Dreiecksplastik 314

Sachverzeichnis

Gynäkomastie 64 (s. Brustdrüsenerkrankungen)

Hämangiome 476, 477
Hämatemesis 228, 316
Hämatothorax 71, 153
Hämaturie
— Harnblasenverletzungen 354
— Nierenbeckentumoren 360
— Nierencarcinomen 357
— Nierenverletzungen 352
— bei stumpfem Bauchtrauma 208
Hämobilie 316—318
—, extrahepatische 177f
— — chirurgische Therapie 317—318
— — Ursachen 317, 318
—, intrahepatische 316f
— — chirurg. Therapie 317
— — bei Trauma 316, 318
— — Ursachen 316
Hämoblastosen 216
Hämoglobinurie, nächtliche 215
hämophile Pseudotumoren 10
Hämophilie A 5, 7, 9, 10
Hämophilie B 5, 7, 9
hämorrhagische Diathesen 6
Hämorrhoiden
— Blutung 230
— Gradeinteilung 303
— Operationsmethoden 303 f
Hängeaufnahme bei Analatresien 452
Hängelagerung bei Bronchiektasen 80
Hals-Dissection 342, 343
Halsrippen
— und Thrombenentstehung 175
Hand-Fehlbildungen, angeborene
— Ätiologie 458
— Aplasie der Fingergelenke 460
— Einteilung 458 f
— Klumphand 463
— metrische Variation 459, 460
— Oligodaktylie 459
— Polydaktylie 458
— Riesenwuchs 462
— Spalthand 462
— Symbrachydaktylie 461
— Syndaktylie 461
Hand-Frakturen
— Bennet 402
— Epiphysenlösung 401
— Fingerendglied 401
— Handwurzelknochen 402
— Interphalangealgelenke 401
— Mittelhandknochen 401
— mittlere und proximale Phalanx 401
— Schaftbruch 401
Handtumoren
— Bindegewebstumoren 476
— Epitheliale Tumoren 473, 474, 475
— Gefäßtumoren 476, 477
— Klassifizierung 473—479
— Knochentumoren 478, 479
— Nerventumoren 476, 477
Handverletzungen, offene
— Op. mit aufgeschobener Dringlichkeit 466
— primäre Wundversorgung 464 f
— — Haut 465
— — Knochen, Bänder, Gelenke 465, 466
— — Nerven 465

— — Sehnen 465
— Untersuchungsvorgang 464
Handverletzungen, wiederherstellende Eingriffe
— Daumenersatz 469
— Gelenkverletzung, veraltete 468
— Handplattenbildung 469
— Knochenverletzungen, veraltete 468
— Kontrakturen 466, 468, 469
— Nervennaht 467
— Nerventransplantation 467
— Nervenverletzungen, irreparable 467
— Sehnenverletzungen, veraltete 468
Handwurzelknochen
— akzessorische 462
— Synostosen 462
Harnblasendivertikel 382
Harnblasenstein 381
Harnblasentumor, Diagnostik 52
Harnblasenverletzungen
— chirurgische Therapie 354
— bei schwersten Schädel-Hirntraumen 355
— bei schwersten Thoraxverletzungen 355
Harnleiter bei Doppelnieren 364 f
Harnleiterektopie 366
Harnleitersteine
— Abgangsfähigkeit, spontane 361
— chirurgische Therapie 362, 363
— Fornixeinrisse, spontane 363, 364
— Harnsäuresteine 362
— instrumentelle Steinentferng. 363
— konservative Therapie 361
—, multiple 362
— Oxalat- und Phosphatsteine 362
— bei stummer Niere 362
— in Ureterocelen 363
— Zeiss'sche Schlinge 362
— Zertrümmerung 363
Harnleiterverletzungen
— chirurgische Therapie 354
— Defekte 354
— Diagnostik 354
— Rupturen 354
Harnröhrenklappe
— bei Refluxkrankheit 374
Harnröhrenverletzungen 355, 356
— chirurgische Maßnahmen 355—356
— — Denis Brown 355
— — Gil-Vernet 355, 356
— — Johanson I, II 355, 356
— — Marberger 355
— — Solowow-Badenoch 356
— — Corpus cavernosum-Beteiligung 355
Hashimoto-Thyreoiditis 338
Hartmannsche Dickdarmresektion 274, 296
Hautnekrose nach Osteosynthese 423
Heimdialyse
— Lebenserwartung 19, 20
— Shunt-Probleme 21
— Voraussetzungen 21, 22
Hegemannsche Trichterbrustoperation 485, 486
Heineke-Mikulicz-Weinberg
— Pyloroplastik 238
Heiße Knoten (autonomes Adenom) der Schilddrüse 337
— dekompensierte Form 337

— kompensierte Form 337
Helbig-Operation bei Dünndarmatresie 441
Hemmkörperhämophilie 10
Hepatico-Duodenostomie 314
Hepatomegalie bei Pericarditis konstr. 148
Heparin
— bei akuten Arterienverschlüssen 156
— zur Thromboseprophylaxe 203 f
— bei Verbrauchskoagulopathie 10, 11, 17
Hernien (s. Leistenhernie, Hiatushernie usw.)
— als Ileusursache 271
Herz
— Contusion 74
— Klappeninsuffizienz, traumatisch 74, 75
— Ruptur 74
— Verletzungen 73, 74
— — geschlossene 74
— — penetrierende 73
— Wandaneurysmen, traumatische 75
Herzbeutel
— Luxatio cordis 73
— tamponade 74, 152
— Verletzungen 73
Herzfehler, angeborene (s. Eigennamen)
— chirurgische Therapie 116f, 118f, 121f
— — im fortgeschritt. Alter 117, 118, 121
— — im Säuglingsalter 117
— Häufigkeit 115
— Noteingriffe 137
Herzinfarkt
— chirurgische Therapie 126, 130, 131 f
— Notoperation 133, 136 f
— Sterblichkeit 124
Herzklappendysfunktion
— Ballvariancen 136
— Dehiscenz 136
— Thromboembolien 136
Herz-Schrittmacher-Implantation (s. Herzschrittmacherversorgung, praeoperativ)
— Adams-Stokes'-Anfall (ASA) 141
— bradycarde Rhythmusstörungen 143, 144
— Häufigkeit 141
— Impulsfrequenz 142
—, myocardiale Implantation 142, 143
— passagere Rhythmusstörungen 144, 145
— Pathophysiologie 141, 142
— Technik 142, 143
—, transvenös 142, 146
Herz-Schrittmacherversorgung, praeoperativ
— Prophylaxe vor Operationen 145f
— Therapie nach Operationen 146
Herzwandaneurysma
— komplizierende Faktoren 139
— Kontraindikation 140
— Letalität 140
— Noteingriff 139
— Schweregrad 138
— Spontanverlauf 138

496

Herzwandveränderungen 126
— Aneurysmaresektion 130
— Verletzungen 134
Hiatushernie 103 ff (s. Kardiainsuffizienz, Reflux)
— chirurgische Therapie 104
Hiatuspfeilernaht 106
Hirnblutung 8
Hirnödem 56, 57, 58
Hirnsklerose, tuberöse
— bei M. Bournéville-Pringle 356
Hirnverletzungen 56 ff (s. Schädelverletzungen)
Hirschsprung, M. 448—451
(s. Aganglionose)
Histologische Untersuchung
— Aussagekraft 50
— Materialgewinnung 50
— im Schnellschnitt 50
Hochdruck, arterieller
— endokrine Form 185
— — Aldosteronismus, primärer 186
— — Cushing-Syndrom 186
— — Phäochromocytom 185, 220, 348, 351
— bei Aortenanomalien 189 f
— renale Form 186
— — chirurgische Therapie 188, 196
— — renal-parenchymatöse Form 187
— — renovasculäre Form 187
Hochdruckkrise 185
Hockstellung bei Herzfehlern 115
Hodenatrophie durch Varicocele 383
Hodentumoren
—, benigne 385
— cystostatische Therapie 385
— Diagnostik 385
—, maligne 385 f
— operative Therapie 385
— Seminom 385, 386
— Strahlentherapie 385, 386
— Teratome 385, 386
Hoffmeister-Finsterer 236
Hohlvenen, Fehlmündung 115, 116
Hüftpfannenfrakturen
— konservative Therapie 407
— operative Verfahren 407, 408
Hufeisenfistel 305
Humerusfrakturen, des Erwachsenen
— supracondylär, diacondylär, Y- und T-Frakturen 399
Humerusfrakturen, kindliche
— supracondylär 398, 399
Husni- und May-Operation 205
Hydrocele
—, akute bei Nierencarcinom 357
Hydrocephalus, posttraumatisch 59
Hydroxyindolessigsäure, Abbauprodukt des Serotonin 264
Hyperacidität und Refluxkrankheit 105 f
Hyperinsulinismus 325
Hyperparathyreoidismus
—, akuter 348
— Anomalien der Epithelkörperchen 344, 346, 347
— chirurgische Therapie 346 f
— Diagnostik 344, 345 f
—, iatrogener 346
— und Nephrolithiasis 344
— und Nierentransplantation 348

—, normocalcämischer 347
— und Phäochromocytom 348
— und peptisches Ulcus 344
—, sekundärer und tertiärer 348
— Symptome 344, 347
— und Zollinger-Ellison 326, 348
Hypersplenismus 7, 214, 215 f
Hypertonie, arterielle
— endocrine Form 185
— — Aldosteronismus, primärer 186
— — Cushing-Syndrom 186
— — Phäochromocytom 185, 220, 348, 351
— bei Aortenanomalien 189 f
— renale Form 186
— — chirurg. Therapie 188, 196
— — renal-parenchymatöse Form 187
— — renovasculäre Form 187
Hypo- und Agammaglobulinämie bei Bronchiektasen 78

Idiopathischer Spontanpneumothorax
— Ätiologie 75
— chirurgische Therapie 76 ff
— Diagnose 76
— Symptome 76
Ikterus, mechanischer
— Gallengangsstenosen 309
— Gallensteinverschluß 307
— Pankreaskopfcarcinom 323
— und Refluxpankreatitis 307
Ileocolitis Crohn
— und Appendektomie 275, 288
— Blutung bei 230, 276
— chirurgische Therapie 277 f
— und Dickdarmcarcinom 299
— des Colon 276, 291
— des Dünn- u. Dickdarms 275
— Fisteln 276
— Ileus 272, 276
— und Krebsentstehung
— des Magen und Duodenum 275
— des Oesophagus 275
— Symptomatik 276
Ileumdivertikel 254
Ileus, allg.
— mechanischer 247, 269—272, 291, 441—444
— paralytischer 272—274, 448
— reflektorischer 274
Ileus, des Dickdarmes 272—274
— Aganglionose 448
— Carcinomileus 272
— chron. Obstipation dekomp. 273
— bei Divertikulitis 273, 281 f
— Gallensteinileus 272
— durch Meconium 443, 444
— bei Omphalocele 441, 442
— paralytischer Ileus 273, 274
— bei Volvulus 273
Ileus, des Dünndarmes 269—272
— Adhäsionsileus, rezidivierender 270 f
— Dünndarmileus, mechanischer 270 f
— Gallensteinileus 272
— bei Hernien 271
— bei Invagination 271 f
— bei M. Crohn 272
— durch Meconium 443, 444
— Noble'sche Operation 271
— bei Omphalocele 441, 442

— Operationsvorbereitung 270
— paralytischer Ileus 273, 274
— bei Tumoren 272
— Ursachen 269, 270
Immunsuppression bei Transplantation 20, 22
Immunisierung zur Tetanusprophylaxe 35
Impfmetastasen 91
Incisionsbiopsie 42
Induratio penis plastica 470
Infarktektomie des Herzens 136, 139
Infertilität
— durch Varicocele 383
Infusionspumpe 16
Infusionsurogramm
— bei Analatresien 453
— beim Nierencarcinom 358
— bei Nierenbeckentumoren 360
— bei Nierenverletzungen 352
— beim Nephroblastom (Wilms-Tumor) 360
Inselzellgeschwülste 325 f
(s. Pankreastumoren, endokriner Teil)
Intensivtherapie 12 ff
— Apparate 13
— Bettenzahl 12
— Entwicklungstendenzen 13
— Hygiene 13
— Personal 12, 13
— Raumbedarf 12
Intersphinkterischer Abszeß 305
Intubation 25 ff
— Häufigkeit 29
— Tubuspflege 28
— Vor- und Nachteile 27, 28
— Zulässige Dauer 28, 29
Invagination
— chirurg. Therapie 445
— Diagnose 445
— Formen im Kindesalter 445
— und Ileus, allg. 271
— nach Magenresektion 252

Jarisch-Herxheimer-Reaktion 192
Jejunumdivertikel 254
Jaffe-Lichtenstein, fibröse Dysplasie 435
Jolly-Körperchen 8

Kalium-Substitution 15
Kalottendefekt 56
Kalte Knoten der Schilddrüse 335, 341
Kaposi-Sarkom 44
Kardiacarcinom 108, 110
Kardiainsuffizienz
— chirurgische Therapie 104 f
—, absolute 103
—, relative 103
Kardiospasmus 101 f (s. Achalasie)
— und Carcinomentstehung 101
— chirurgische Therapie 101, 102
— Dehnungsbehandlung 101
— Diagnose 101
— Kardiomyotomie (Heller) 102
— Selbstbougierung 102
— Symptome 101
Kartagener-Syndrom 78
Katabolismus, postoperativ 14
Keloide
— der Hand 475

Klamptodaktylie 458, 463
Klumphand, angeborene 463
Knieaußenbandersatz 417
Knieinnenverletzungen
— Indikation zum Bandersatz 416
— — bei alten Kombinationsverletzungen 417
— — — Außenbandersatz 417
— — — hinteres Kreuzband 417
— — — Innenbandersatz 417
— — — vorderes Kreuzband 417
— Indikation zur Meniscectomie 414, 415
— Indikation zur Seitenbandnaht 415, 416
Knieinnenbandersatz 417
Knieseitenbandnaht 415, 416
Knochentumoren
— Chondroblastom 430, 432, 433
— Chondrome 430, 432, 435
— Chondrosarkom 430, 432, 433
— Cysten 478, 479
— Cysten, jugendliche 429, 430
— Diagnostik 52, 429
— Fibrom 429, 430
— Fibrosarkom 429, 430
— Klassifizierung 429, 430
— Metastasen 434
— Osteo-Chondro-Myxoid-Fibrom 430, 432
— Osteoid-Osteom 434
— Riesenzelltumor 429, 430, 435
Kongenitale Hüftgelenksluxation 426
Kontrakturen
— allgem. 466, 468, 469
— Dupuytrensche 470—473
Konversion des Herzens 142 (s. Cardiokonversion)
Kreuzbandersatz des Knies 417
Kropfgebiete 335 (s. Schilddrüse)
Krukenberg-Tumor 242

Lageanomalien des Darmes 440
Lagerungsdrainage 84
Langerhans'sche Inseln
— Tumoren der, 325f (s. Pankreastumoren, endokriner Teil)
Langzeitdialyse 19
— Lebenserwartung 19, 20
— Shunt-Probleme 21
— Voraussetzungen 21, 22
Leberabsceß 329
Lebercarcinom 330
Leberchirurgie
— allgemein 52, 328
— Echinococcus alveolaris 329
— Echinococcus cysticus (hydatidosus) 329
— Gallenblasencarcinom 330
— Lebercarcinom, primäres 330
— Lebercysten 330
— Lebermetastasen 52, 330
— Leberruptur 209, 328
— — chirurg. Vorgehen 329
— Lebertransplantation 330
— Vena Cava-Riß 329
Leber-Echinococcus 329
Leberfunktion bei portaler Hypertension 217
Lebermetastasen 52, 330
Leberruptur 209, 328

Lebertransplantation
— bei benignen Lebererkrankungen 353
— — Cirrhose 330, 333
— — Gallengangsatresie 330, 333
— — M. Wilson 330, 333
— — Prognose der Transplantation
— chirurgische Technik 331
— Häufigkeit der Indikationen 332, 333
— bei malignen Erkrankungen 332
— Operationsrisiko 331
— Stand der 331
Leistenhernie
— Bassini 224
— Bassini-Lotheissen 225
— , kindliche 225f
— Kirschner'sches Vorgehen 225
— Rezidiv 225
— Zenker'sches Vorgehen 225
Leistungsknick 323
Lendenwirbelsäulenbrüche 406
Leukocytenkonzentrat 4
Leukopenie 4
Lipom 220, 259, 261
Liposarkom 220
Lippentumoren 51
Liquorfisteln
— , nasale 56
— , otogene 56
Lotheissen-Reich — Verfahren 227
Luft, freie, im Abdomen
— bei stumpfem Bauchtrauma 208
— bei Ulcusperforation 234
Lungen
— Resektion 82f
— Rundherde 82
— Tuberculose 82f
— Tumoren, gutartige 85—88
— —, bösartige 89—95
— —, semimaligne 85—88
— Verletzungen 72
Lungenabsceß
— durch Bronchopneumonie 84
— durch Mediastinaltumoren 112
— durch sept. Infarkte 31, 84
Lungencysten
— Ätiologie 81
— chirurgische Therapie 81
— Diagnose 81
Lungenembolie (s.a. Thrombose)
— Differentialdiagnose 31, 32
— EKG-Veränderungen
— Häufigkeit 30, 31, 204
— Prophylaxe 30, 203
— Pulmonalisangiographie 32
— Rezidivprophylaxe 32, 33
— Symptome
— Szintigramm 31
— Therapie 32, 33
Lungeninfarkt 31, 84
Lungenmetastasen
— chirurgische Therapie 97
— Diagnostik 96
— Mediastinoskopie 96
— Prognose 97
— Tomographie 96
Lungenmykose 83
Lungenperfusionsszintigraphie 31
Lungenpunktion 91
Lungenstauung 112

Lungentuberkulose
— chirurgische Therapie 82
— tuberculostatische Behandlung 82, 83
Lungentumoren
— , bösartige 89f (s. Bronchialcarcinom)
— — chirurgische Therapie 93
— Diagnostik 52
— , gutartige und semimaligne 85—88
— — chirurgische Therapie 87f
Lungenvenen, fehleinmündende 115
— chirurgische Therapie 117
— — Noteingriff 137
Luxatio cordis 73
Luxationen
— Acromio-Claviculargelenk 404
— Fingergelenke 402, 403
— der Hand, allg. 400—403
— des Hüftgelenkes, kongenital 426
— Sterno-Claviculargelenk 404
Lymphangioendeotheliom 44
Lymphangiographie beim malignen Melanom 46
Lymphocytenkultur (Mixed Lymphocyte Culture, MLC) 21
Lymphoedem, chronisches
— Symptome 487
— Therapie 487
— — Operationsmethoden 487, 488
— — — Thompsonsche Operation 489
Lymphome, maligne 220, 211

Magencarcinom
— chirurgische Therapie, allg. 240, 241
— Frühdiagnostik 52, 240
— Gastrektomie 243f
— Metastasierungsweg 242
— Operabilitätsprüfung 241f
— Palliativeingriffe 242
— Resektion 243
— am Stumpf 250, 266
Magendivertikel 253
Magenresektion, allg.
— bei chronischem Duodenalulcus 238—240
— bei chronischem Magenulcus 236
— bei Ulcusperforation 234
— bei Zollinger-Ellison 249
Magenresektion, Frühkomplikationen
— Anastomoseninsuffizienz 246
— Anastomosenstenose 246
— Duodenalstumpfinsuffizienz 245
— Gastroileostomie 251
— Nachblutung 246
— Pankreatitis 247
— Torsion 246
Magenresektion, Spätkomplikationen
— Anastomosenulcus 248f
— — Antrumrest 249
— — Zollinger-Ellison 249
— Anastomosenstenose 251
— Dumping-Syndrom 252
— Gastroileostomie 251
— Gastro-jenuno-colische Fistel 250
— Invagination 251
— Syndrom der abführenden Schlinge 252
— Stumpfcarcinom 250, 266
— Stumpfgastritis 250

— Syndrom der zuführenden Schlinge 251
— Invagination 251
Magenruptur
— Bauchverletzung 210
— iatrogene 206
Magenschleimhaut, heterotope 230
Magensekretionsanalyse
— beim Zollinger-Ellison-Syndrom 239, 326
Magenstumpfcarcinom 250, 266
Magentumoren, gutartige
— Epitheliale Tumoren 257
— Nicht epitheliale Tumoren 260f
— Peutz-Jeghers 258
— Polyposis 258
Magenulcus, chronisches
— chirurgische Therapie 235f
— konservative Therapie 235
— und Refluxkrankheit 105
— Ulcusentstehung 235
Makrohämaturie
— bei Harnblasenverletzungen 354
— bei Nierenbeckentumoren 360
— bei Nierencarcinomen 357
— bei Nierenverletzungen 352
— bei stumpfem Bauchtrauma 208
Maligne Melanome
— chirurgische Therapie 46
— Diagnose 51
— Lokalisation 45, 474, 476
— Lymphangiographie 46
— Schnellschnittdiagnostik 51
— Stadieneinteilung 45
— Zusatztherapie 47
Malleolarfrakturen
— chirurgische Therapie 411, 412
— Klassifizierung 410
Mallory-Weiss-Syndrom 231
Mammacarcinom 62ff, 66ff (s. a. Brustdrüsenerkrankungen)
— chirurgische Therapie 64, 65, 69
— diagnostische Eingriffe 51, 63
— Exstirpation 65
— Häufigkeit 62
— Heilchance 69
— des Mannes 65
— Schnittführung 63
— Stadieneinteilung 64
— Strahlentherapie 65—70
Mammaplastik
— Injektionsbehandlung 481
— Klassifikation 480
— Reduktionsplastik 480, 481
— Rekonstruktion 480
— Silastik-Prothese 481, 482
— — Carcinogenese 481
— Vergrößerungsplastik 480, 481
Mammographie 61, 63
Mastektomie, radikale (Halsted) 64
Mastitis 64
Mastopathia fibrosa cystica 63
Meckel-Divertikel
— Blutung 230, 255, 256
— Ileus 255
— Perforation 256
Meconium-Ileus
— chirurgische Therapie 443, 444
— konservative Maßnahmen 443
Mediastinaltumoren
— chirurgische Therapie 113, 114
— Diagnostik 52, 113

— Häufigkeit 111
— Klassifizierung 110, 111
— Symptome 111, 112
Mediastinoskopie
— beim Bronchialcarcinom 90
— bei Lungenmetastasen 96
— bei Mediastinaltumoren 113
Megacolon
— bei Aganglionose 349
—, toxisches 279
Megaoesophagus 101 (s. Achalasie)
Ménétrier, Morbus 262
Meniscectomie 414, 415
Menorrhagie 7
Mercadier-Puestow'sche distale Hemipancreatektomie 321
Mesenterialarterieninsuffizienz, akute
— chirurgische Therapie 180, 181, 274
— Symptome 180, 274
— Ursachen 179, 274
Mesenterialarterieninsuffizienz, chronische
— chirurgische Therapie 181—185
— Symptome 181, 274
— Ursachen 181, 274
Mesenterialarterienverschluß 157, 179—185, 274
Mesenterialeinriß 211
Metastasen
— in der Lunge 96, 97
— von Mamma-Carcinomen 437f
— von Prostata-Carcinomen 437f
— von Schilddrüsencarcinomen 437f
— Therapie 96, 97, 434, 437, 438, 478
— von Uterus-Corpus-Carcinomen 437f
— von Weichteiltumoren, malignen 45
Metatarsalfrakturen 419
Metrorrhagie 7
Milzerkrankungen 52, 212, 213—216
Milzruptur
— Bauchtrauma 209, 212
—, spontan 212
Mitralklappenersatz 120, 130, 136
Mitralklappenfehler 115f, 118f, 130
— chirurgische Therapie in der Schwangerschaft 120, 121
Mitralklappeninsuffizienz 74, 116, 120, 121, 130, 136
Mitralstenose 115, 116, 119, 121
Mittellappensyndrom 78
Mobin-Uddin 33 (Cavafilter bei Lungenembolie)
Molluscum contogiosum 474
Monteggia-Frakturen 399
Mucoviscidose 78
Mühe-Tretkurbelgerät 30f (Bettfahrrad zur Thromboseprophylaxe)
Mundhöhlentumoren 51
Myocardfunktion
— Aneurysmaresektion 130
— Prüfung 126
Myocardrevascularisation 124f, 131f (s. Coronarchirurgie)
Myocardverletzungen 134

Nabelschnurbruch 441 (s. Omphalocele)
— chirurgische Therapie 442
— konservative Maßnahmen 441, 442
—, rupturierte 442

Nachblutungen
— bei Blutungsübeln 7
— nach Osteosynthesen 423
Nadelbiopsie
— zur Gewinnung histologischen Materials 41, 61, 90, 91, 324
Nagelwanderung nach Osteosynthese 423
Nebenlungen 81
Nebenmilz 8
Nebennierenerkrankungen 349—351
— Adrenogenitales Syndrom 351
— Conn-Syndrom 350, 351
— Cushing-Syndrom 349, 350
— hormonell inaktive Tumoren 351
— Phäochromocytom 185, 200, 348, 351
— Verletzungen 351
Nebenschilddrüsen 344—349
— Anomalien 344
— Adenome 344, 346, 347
— Hyperplasie 344
— Carcinom 348
— chirurgische Therapie 346f
— Überfunktion (s. Hyperparathyreoidismus) 344f
— Unterfunktion 344
Neck-Dissection 342, 343
Nephrektomie
— bei Nierentumoren 356—361 (s. Nierentumoren)
— bei Nierenverletzungen 353
— bei renalem Hochdruck 186
Nerventransplantation 467
Nervenverletzungen
— irreparable 467
— Rekonstruktion 152, 467
— veraltete 467
Nesidioblastome 325
Nesotumoren 325
Neugeborenenperitonitis 444, 445
Neurinom 477
Neuroblastom 220, 222
Neurofibromatose 258
Niere, stumme
— bei Harnleiterstein 362
— bei Unfallverletzungen 352
Nierenarterienaneurysma 198
Nierenarterienembolie 157
Nierenarterienstenose
— chirurgische Therapie 188f, 196
Nierenbeckengeschwülste
— chirurgische Therapie 361
— Einteilung 360
— Strahlentherapie 361
— Symptome 360
Niereninsuffizienz, chronische 19
Nierenruptur
—, spontane bei Carcinom 357
— durch Unfallverletzung 208, 352, 353
Nierentransplantation
— Abstoßungsreaktion 21
— Diabetes mellitus 21
— und Hyperparathyreoidismus 348
— Gewebstestung 21
— Lebenserwartung 19, 20
— maligne Tumoren 21
— bei Nierenverletzungen 353
— bei terminaler chronischer Niereninsuffizienz 19
— Voraussetzungen 21, 22

499

Sachverzeichnis

Nierentumoren, gutartige
— des Bindegewebes 356
— bei M. Bournéville-Pringle 356
Nierentumoren, maligne
— Carcinome 356
— — chirurgische Therapie 359
— — Diagnostik 358, 359
— — kombinierte Strahlentherapie 359
— — Metastasierung 357
— Symptome 357
— Wilms-Tumor (Nephroblastom) 360
— — Diagnose 360
— — Therapie 360
Nierenverletzungen
— Dauerdialyse 353
— Diagnostik 352
—, geschlossene 352
—, offene 352, 353
— Rupturen 208, 352, 353
— Transplantation 353
Noble'sche Operation 271
— Modifikation nach Childs 211
Noteingriffe am Herzen 133—137
— Aneurysmen 139
— Blutung 134
— Contusion 134
— Endocarditis 135
— Herzinfarkt 136
— intracardiale Verletzungen 134
— Klappendysfunktion 136
— Pericardtamponade 134
— Thromben 134
— Tumoren des Herzens 135
Nucleardiagnostik (s. Szintigraphie)
— beim Bronchialcarcinom 91
— bei Mediastinaltumoren 113
— der Milz (akute Blutung) 212
— bei Retroperitonealtumoren 220
— der Schilddrüse 335—343

Oberarmfrakturen, — konservative Therapie 398
— operative Therapie 398
Oberarmschaftbrüche
— konservative Therapie 390
— operative Therapie 391
Obstipation
— dekompensierte 269, 273
Oesophagitis, refluxbedingt 103
Oesophagus
— Refluxkrankheit 1037
— Trachealfistel 73
— Verletzungen 73
Oesophagusatresie
— chirurgische Therapie 446
— — primäre Anastomose 446, 447
— — verzögerte Anastomose 447
— — Colonersatzplastik n. Waterston
— Diagnose 446
— Dilatationsbehandlung 447
— Gastrostomie 448
— Lungenkomplikationen 446
— Replogle-Schlauch 446
— Transsegmentale Überbrückung 448
Oesophaguscarcinom 108 ff
— chirurgische Therapie 108
— —, kurativ 108, 109
— —, palliativ 109, 110
— Diagnostik 52

— Entstehung 106
— Strahlentherapie 109
— Symptome 108
Oesophagusdivertikel
— chirurgische Therapie 99, 100
— — Komplikationen 100
— — Rezidive 100
— Pulsionsdivertikel 99
— Traktionsdivertikel 99
— Zenker'sches Divertikel 99
Oesophagusmanometrie
— zur Diagnostik einer Achalasie 101
— bei Hiatushernie 104
Oesophagusvaricenblutung 11, 217—219, 231 (s. *portale* Hypertension)
Oesophagusvaricenumstechung 218 (s. portale Hypertension)
Oesophagusverletzungen
— chirurgische Therapie 98
— Diagnostik 98
—, instrumentelle 97f, 102
— Letalität 97
Olecranenfrakturen 399
Oligodaktylie 458, 459
Omphalocele
— chirurgische Therapie 442
— konservative Maßnahmen 441, 442
—, rupturierte 442
Ophthalmopathie, endokrine 338
Orchiektomie
— bei Hodentumoren 385, 387
Organaustauschorganisationen 21
— Euro-Transplant
— Scandi-Transplant
— Swiss-Transplant
Ormond, Morbus 221
Osteoblastom 430
Osteochondrom 430
Osteoid-Osteom 430, 434
Osteogenesis imperfecta 436
Osteomalacie
— und Spontanfrakturen 436
Osteomyelosklerose 216
Osteoporose
— und Spontanfrakturen 436
Osteo-Sarkom 430, 432, 433, 437, 478, 479
Osteosynthese und Gefäßverletzungen 151, 153
(s.a. Osteosynthese-Methoden, Osteosynthese-Folgeeingriffe und Osteosynthesen, technische Fehler)
Osteosynthese-Methoden bei Frakturen des Fußes
— Bohrdrahtfixation 418
— Früharthrodese 418, 419
— Keilarthrodese 418, 419
— Palmer'sche Operation 418
— Spongiosaschrauben der AO 418
Osteosynthese-Methoden bei Frakturen der Hand
— Kirschner-Bohrdrahtfixation 401
— Kleinfragmentinstrumentarium der AO 401
— Knochentransplantation 401
Osteosynthese-Methoden bei Schaftbrüchen
— äußerer Spanner 388
— Bündelnagel 388
— Kompressionsnagel 388
— Kompressionsplatte 388
— Marknagel 388

— Verschraubung 388
— Winkelplatte 388
Osteosynthesen-Folgeeingriffe
— Fehlstellung 422
— — Achsenabweichung 422
— — Drehfehler 422
— Femurkopfnekrose 423
— Frühintervention 422, 423
— Knocheninfektion 420 f
— Metallbrüche oder Lockerungen 423
— Pseudarthrose 422
— Re-Intervention, spätsekundäre 422, 423
— Wunddehiszenz 423
Osteosynthesen, technische Fehler 423
Oszillographie 155
Ovar, stielgedrehtes 288

Paget, Ostitis deformans 436
Palma'sche Operation 205
Pankreasadenome, versprengte 258
Pankreascysten 323
Pankreasfisteln 269
Pankreasnekrose, postoperative 210, 247
Pankreaspseudocysten 268, 321
Pankreasresektion 268, 319—322, 323—328 (s. Pankreatitis, Pankreastumoren)
Pankreastumoren, allgemein 323 f (s. Pankreastumoren, exokrine und endokrine)
— Diagnostik 52, 323
— Einteilung 323
— Operationsverfahren 323 f
— Symptome 323
Pankreastumoren, endokriner Teil
— Diarrhoegener Tumor 327
— Gastrinom 326
— Hyperparathyreoidismus 326, 327
— — Polyadenomatose, familiär 326
— — Wermer-Syndrom 326
— Glukagonom 328
— Insulinom 325
— Klassifizierung 323, 325
— Werner-Morrison-Syndrom 327
Pankreastumoren, exokriner Teil
—, gutartige 323
—, maligne 323
— Klassifizierung 323
— — peripapilläre Carcinome 324 f
Pankreasverletzungen 209, 210, 269
Pankreaticographie 319
Pankreatitis, akute
— durch Choledochusstein 307
— und Hämobilie 316
— und reflektorischer Ileus 274
Pankreatitis, chronische 319
— chirurgische Therapie, allg. 319
— — Indikation 319
— und Choledochusstenose 312
— Operationsmethoden 268, 319 f, 323 f
— — nach Cattell-Mercadier 320
— — Hemipankreatektomie, dist. 320 f
— — nach Mercadier-Puestow 321 f
— — Transduodenale Sphincterotomie 319
— — Whipple'sche Operation 322
— Symptome 319

500

Panmyelopathie 4, 215
Papillarmuskelausriß 136, 139
Papillencarcinom 52, 323
Papillenstenose, gutartige 310f
 (s. Gallengangsstenosen)
Papillotomie, transduodenale 308, 311, 319
Parahämophilie 5
Paranephritischer Abszeß 352
Paraproteinämie 11
partielle Thromboplastinzeit (PTT) 9
Perforansvenen 201
Perforation
— Abdominalverletzungen 208
— Appendicitis 287
— bei Dickdarmverticulitis 281f
— bei M. Crohn 276
Perianalabszeß 305
Percardektomie 150
Percarderguß 32
Pericarderkrankungen
— chirurgische Therapie 149f
— Entzündungen 147, 148
— kongenitale Anomalien 147
— Neoplasmen 147
— Tamponade 134, 148
— Verletzungen 147
Pericardfenster 150
Pericardiotomie 149
Pericarditis konstriktiva 148
Pericardtamponade 134
— chirurgische Therapie 134, 148, 152
— nach Herzoperation 134
— Punktion 134, 148
Periproktitischer Abszeß 305
Peritonealspülung
— bei Verdacht intraabdominaler Blutung 207, 212
Peritonealtumoren 52
Peritonitis
— Appendixperforation 287
— durch Dünndarmileus 271
— durch paralytischen Ileus 273f
— bei Omphalocele 442
— durch Ulkusperforation 254f
Perityphlitischer Abszeß 287f
Peutz-Jeghers-Syndrom 258
Phäochromocytom
— chirurgische Therapie 351
— Diagnostik 220, 351
— und Hochdruck 185
— und Hyperparathyreoidismus 348
Phlebographie
— bei Thrombosen 204
— bei Varicen 201
Phlegmasia caerulea dolens 155, 203
Plastische Chirurgie 480f
Platzbauch 247
Pleuraempyem
— spezifisch 83
— unspezifisch 84
Pleuratuberkulose 83f
— als Pleuraempyem 83
— als Pleuritis exsudativa 83
Pleuratumoren 52
Pneumonektomie
— beim Bronchialcarcinom 93
— bei benignen und semimalignen Tumoren des Bronchialsystems 87
— bei Lungenmatastasen 96
— bei Lungentuberkulose 82

Pneumothorax (s.a. idiopathischer Spontanpneumothorax)
—, diagnostischer 61
—, idiopathischer 75—77
— bei Oesophagusperforation 98
—, spontaner 75—77
—, therapeutischer 82
—, traumatischer 71, 72
— —, geschlossener 71
— —, offener 71
Politano-Leadbetter
— Antirefluxplastik 377
Polyadenomatose, familiäre
— beim Zollinger-Ellison 326
Polycythämie 11
Polydaktylie 458, 459
Polypen
— des Dickdarmes 230, 292, 297f, 301—303
— familiäre Polyposis coli 299
— Polyposis intestini 258
Portale Hypertension
— Ascites 217, 218
— Encephalopathie 218
— Intervalloperation 218
— Leberfunktion 217
— Notshunt 218
— Operationsverfahren 218—219
— prophylakt. Shunt 218
— Shuntoperation, allg. 217
— Splenektomie, palliativ 213
Porzellangallenblase 307
Post-Fundoplicatio-Syndrom 107
Postthrombotisches Syndrom
— chirurgische Therapie 205
— — nach Husni u. May 205
— — nach Palma 205
— — nach Vollmar 205
— und Phlebographie 201
— Prophylaxe 33, 204
Potenzstörungen nach lumbaler Sympathektomie 165
Primitivherzen 117
Proctodealdrüse 305
Proktocolektomie bei Colitis ulcerosa 280
Prostatacarcinom
— Stadieneinteilung 380
— Therapie 381
Prostataoperationen
— beim Blasendivertikel 382
— beim Blasenhalsadenom 380
— beim Blasensteinen 381
— beim Prostatacarcinom 380, 381
— beim Prostatasarkom 381
— bei Prostatitis 381
— Vasoresektion bei Dauerkatheter 382
Prostatasarkom 381
Prostatitis 381
Prothrombinkonzentrat 5
Pseudarthrosen nach Osteosynthesen 422, 423
Pulmonalatresie 137
Pulmonalisangiographie
— zur Diagnose des Bronchialcarcinoms 92
— zur Diagnose der Lungenembolie 32
Pulmonalisembolektomie 33
Pulmonalklappenveränderung beim Carcinoid 263f

Pulmonalstenose
— chirurgische Noteingriffe 137
—, infundibulär 115
—, supravalvulär 115
—, valvulär 115
Pulsus paradoxus (Kussmaul) 134, 148
Pyelitis
— und reflektorischer Ileus 274
Pyelonephritis
— bei Doppelniere 368
— bei vesico-ureteralem Reflux 372, 374
Pyloromyotomie (Weber-Ramstedt) 439
Pyloroplastik
— nach Heineke-Mikulicz-Weinberg 238
— bei Refluxkrankheit 105f
— bei Vagotomie 232, 233f, 238
Pylorusspasmus
— bei Säuglingen 439
— Pyloromytomie (Weber-Ramstedt) 439
Pylorusstenose, hypertrophe 439
 (s. Pylorospasmus)

Quickwert 9

Radio-Jod-Therapie
— gutartige Schilddrüsenerkrankungen 336, 337
— maligne Strumen 339—344
Radiusköpfchenfrakturen 399
Raynaud,
— Morbus 162
— Phänomen 162
Reanimation 228f
Retumcarcinom
— chirurgische Therapie 294—296, 299f
— und M. Crohn 299
— Cytostatika 296f
— Dukes, Stadieneinteilung 292, 293
— Operabilität 292
— Strahlentherapie 296f
Rectumperforation
— iatrogene 206
Rectumpolypen 52, 301—303
Rectumprolaps
— intraabdominelle Fixation 304
— Operation nach Thiersch 304
Rectumtumoren 52, 301—303 (s. Rectumcarcinom)
Recurrensparese
— nach Kropfoperationen 335f, 341, 342
— bei Mediastinaltumoren 112
Reflux, gastrooesophagealer
— chirurgische Therapie 104f
— Oesophagitis 103
— Schweregrad 107
— und Sklerodermie 103
Reflux, vesico-ureteraler 371—379
 (s. Vesico-ureteraler Reflux)
Refluxkrankheit
— bei Doppelniere 365f
— bei Hiatushernie 103f
Re-Fraktur nach Osteosynthese 423
Regurgitation
— bei Achalsie 101
— bei Oesophagusdivertikel 99
Rehbein-Operation bei Dünndarmatresie 441

Sachverzeichnis

Rehbein'sche Dilatationsbehandlung bei Oesophagusatresie 447
Renaler Hochdruck
— chirurgische Therapie 188, 196
— renal-parenchymatöse Form 187
— renovasculäre Form 187
Replogle-Schlauch
— bei Oesophagusatresie 446
Respiratorische Insuffizienz
(s. a. Ateminsuffizienz)
— klinische Symptomatik 26
— Notmaßnahmen 28
— durch Obstruktion 25
— ohne Obstruktion 25, 26
Retroperitoneal-Tumoren
— Chemotherapie 223
— chirurgische Therapie 221 f
— Diagnostik 52, 220 f
— Pathohistologie 220
— Strahlentherapie 223
Rhythmusstörungen des Herzens
—, bradycarde 143, 144, 145
—, passagere 144, 145
—, tachycardee 133, 135, 144, 185, 263
Riedel-Thyreoiditis 338
Riesenzelltumoren 429, 430, 435, 475—478
Roux, Y-Anastomose
— Duodenalstumpfinsuffizienz 266, 267
— Duodenalstumpfverschluß 266
— mit Gallenwegen 267 f, 309, 314
— bei Hemipankreatektomie 321
— bei Meconium-Ileus 444
— bei Pankreasdefekten 323
— bei Pankreaserkrankungen 268 f
— Prinzip 266

Sarkome, allg. (s. Knochentumoren, Weichteiltumoren u. Eigennamen)
— periphere 39 f
— Überlebensraten 40
Sauerstoffbehandlung, hyperbare
— bei Tetanus 38, 39
Scandi-Transplant 21
Schädelhirnverletzungen
— Diagnose 56, 57
— und Harnblasenruptur 355
— epidurales Hämatom 57
— intracerebrale Blutung 58
— Liquorfisteln 56
— Prognose 59
— Schußverletzungen 57
— Sehstörungen 58
— subdurale Blutung 58
— — Therapie 56
Schädelimpressionsfrakturen 57
— Blutungen 57
— Diagnose 57
— Therapie 57
Schenkelhernie
— Bassini-Lotheissen-Verfahren 227
— chirurgische Therapie 226 f
— — cruraler Zugang 227
— — inguinaler Zugang 227
— Lotheissen-Reich-Verfahren 227
— Rezidiv 227
Schenkelhalsfrakturen
— operative Behandlung 408, 409, 410
— — Alloarthroplastik der Hüfte 427
— konservative Behandlung 408
— Pauwels-Unterteilung 409

Schilddrüsenerkrankungen, gutartige
— chirurgische Therapie 335, 336
— ektopische Strumen 338, 339
— heiße Knoten (Autonomes Adenom) 336
— Hyperthyreose 358
— Kalte Knoten 335, 341
— — maligne Entartung 335
— Knotenstruma 336
— Ophthalmopathie 338
— Strumarezidiv 338
— Thyreoiditis 338
— Warme Knoten 336
— — Entartungshäufigkeit 336
— Struma diffusa parenchymatosa 336
Schilddrüsenfunktionsdiagnostik 335
Schilddrüsenmalignome 339—344
— chirurgische Therapie 341, 342
— — und Hormonsubstitution 343
— — und Recurrensparese 341, 342
— — und Tetanie 342
— Diagnostik 52, 341
— Einteilung 340
Schleudertrauma der HWS 405
Schlüsselbeinbruch 403, 404
Schnellschnittuntersuchung, histologisch 50, 51, 53, 61
Schock
— Blutungen
— — Intestinalblutung 228
— — Leberruptur 329
— — Milzruptur 212
— — Nierenruptur, spontan 357
— — Nierenverletzungen 352, 353
— — Ulkusblutung 234
—, kardiogener 132, 136
— bei Lungenembolie 33
— bei Pericardtamponade 134
— postoperativ 16
— Therapie, allg. 17
— und Verbrauchskoagulopathie 11
— und zentraler Venendruck 16
Schocklunge 26
Schrumpfgallenblase 307
Schulterblattfrakturen 404
Schultergürtelverletzungen 403—406
Schußverletzung des Abdomens 206
Schwerpunktkrankenhaus, Verlegung in 13
Second-look-Operation
— nach Durchblutungsstörung am Darm 180, 274
Sehstörung, posttraumatisch 58
Serotonin 262 (s. Carcinoide)
Seminom 385 f
Shunt-Operation bei Oesophagusvaricenblutung 217—219
Sichelzellanämie 216
Sinogramm 206, 207
Sinus venosus-Defekt 115
Skelettumoren 52
Sklerodermie 103
Sludge Phänomen 3
Sonographie bei Retroperitonealtumoren 220
Spätembolektomie akuter Arterienverschlüsse 156
Spalthand 458, 462
Spannungspneumothorax
—, idiopathischer 76
— bei Oesophagusperforation 98

—, traumatischer 71, 152
Speicheldrüsentumoren 51
Speiseröhrencarcinom (s. Oesophaguscarcinom)
— chirurgische Therapie 108
— — kurativ 108, 109
— — polliativ 109, 110
— Diagnostik 52
— Entstehung 106
— Strahlentherapie 109
— Symptome 108
Splenektomie, chirurgische Indikation
(s. Splenektomie, internistische Indikation)
— Hypersplenismus 214
— Letalität 8
— Operationsvorbehandlung 8, 9
— postoperative Behandlung 8, 9
— Milzerkrankungen 212, 213
— Milzruptur, traumatische 209, 212
—, spontane 212
— operationstechnische Indikation 213, 243
— bei Organtransplantationen 214
— bei Splenomegalie 213
— spleno-renaler Shunt 213, 218, 219
— Zugang 216
Splenektomie, internistische Indikation
— Anämien, hämolytische, erworbene 215
— Elliptocytose 215
— Hämoblastosen 216
— hämolyt. Ikterus, familiär 214
— Hypersplenismus 215
— Osteomyelosklerosen 216
— Panmyelopathie 8, 215, 216
— Sichelzellanämie 216
— Systemerkrankungen 7, 8
— Thalassaemie 216
— Thrombopenie (M. Werlhof) 7, 214
— Zugang 216
Spleno-renaler Shunt 213, 218, 219
Splenomegalie
— bei Hypersplenismus 214
— bei portaler Hypertension 213
Splenosis 216
Spontan-Blutungen 6
Spontanfrakturen bei malignen Tumoren
— primäre Knochengeschwülste
— — chirurgische Therapie 437
— — Strahlenbehandlung 437
— sekundäre Knochengeschwülste
— — Chemotherapie 438
— — Hormontherapie 437, 438
— — Strahlentherapie 437, 438
Spontanfrakturen b. nicht malignen Veränderungen
— Chrondrome 435, 436
— Dysplasie, fibröse (Jaffe-Lichtenstein) 435
— eosinophiles Granulom 435
— Osteogenesis imperfecta 436
— Osteomalacie 436
— Osteoporose 430
— Ostitis deformans Paget 436
— Riesenzelltumor 435
— solitäre Knochencysten 435
Sputumcytologie 90
Stanzbiopsie 51, 61, 63
Stapler (Auto suture surgical stapling instrument) 451

Starkscher Dilatator zur Dehnungsbehandlung bei Achalasie 101
Steinthal-Schema 64
Stellatumblockade 162
Stichverletzung des Abdomens 206
Stickstoffbilanz 15
Stimmbandfunktion bei Schilddrüsenerkrankungen 335, 341, 342
Stoffwechsel, postoperativ 14
Strahlentherapie
— der Dickdarmcarcinome 296f
— bei Hodentumoren 385f
— bei Knochentumoren, primären 437
— beim Mammacarcinom 65—70
— bei Nierenbeckentumoren 361
— beim Nierencarcinom 359
— beim Rectumcarcinom 296f
— bei Retroperitonealtumoren 223
— beim Wilms-Tumor 360
Streptokinasetherapie 32, 33, 204
Streßulkus
— Blutung 231f
— Perforation 234
Strumarezidiv
— Prophylaxe 338, 339
— Therapie 338
Strumen, gutartige 335—339
  (s. Schilddrüsenerkrankungen)
— chirurgische Therapie 337
— diffus-parenchymatöse 336
— ektope 338, 339
— heiße Knoten (autonomes Adenom) 336
— mit Hyperthyreose
— kalte Knoten 335
— Knotenstruma 336
— Rezidive 338, 339
—, substernale 336
— Thyreoiditis 338
— warme Knoten 336
Strumen, maligne 339—344
— chirurgische Therapie 341, 342
— — und Hormonsubstitution 343
— — und Recurrensparese 341, 342
— — und Tetanie 342
— Diagnostik 341
— Einteilung 340
Stumpfes Bauchtrauma 207—211
  (s. Abdominalverletzungen)
— Dickdarmverletzungen 210
— Duodenalverletzung 210
— Gallenwegsverletzungen 209, 316
— Hämobilie 316
— Leberruptur 209, 329
— Magenruptur 210
— Milzruptur 209
— Pankreasverletzungen 210
— Zwerchfellruptur 211
Subarachnoidalblutung 59
Subclavian-Steal-Syndrom 167, 175
Subclavian-Steal-Phänomen 175
Subdurale Blutungen 10, 58
Sudeck-Syndrom der Hand 466
Supracondyläre Humerusfrakturen 398, 399
Swiss-Transplant 21
Symbrachydaktylie 458, 461
Syndaktylie 458, 461
Synkope, Adams-Stokes 141, 143
Synovialom 430, 475, 476

Sympathektomie
—, cervico-thoracal 162f
— Kontraindikationen 165
—, lumbale 163f
— Potenzstörungen 165
Sympathicusblockade 163
Szintigraphie
— Zur Diagnostik von
— — Bronchialcarcinomen 91
— — Lungenembolien 31, 32
— — Mediastinaltumoren 113
— — Milzblutungen 212
— — Retroperitonealtumoren 220
— — Schilddrüsenerkrankungen 337, 343
Tachycardie 144, 185
— beim Carcinoid 263
— bei Endocarditis 135
—, unbeeinflußbare 133
Talusfrakturen 419
T-Drain, Entfernung des 18
Teratome
— des Hodens 385f
— retroperitoneale 220
Tetanie, iatrogen bei Strumektomie 342
Tetanus
— Antibiotica 36
— Immunisierung 35
— Inkubation 34
— Prophylaxe 34, 36
— Risiko 34
— Schnell-Immunisierung 35
Thalassaemie 216
Thorakoplastik 83
Thorakoskopie 91
Thorakotomie, explorativ 92
Thoraxverletzungen
— Bronchien 72
— Hämatothorax 71
— Herz 73—75
— Herzbeutel 73
— Letalität 70, 71
— Lungen 72
— Pneumothorax 71
— Thoraxwand 72
— Trachea 72
Thoraxwand
— Tumoren 60—62
— Verletzungen 72
Thrombangitis obliterans 175
Thrombektomie (s. Endarteriektomie)
— akute Arterienverschlüsse 155—157
— cerebrovasculäre Insuffizienz 174—179
— chronische arterielle Verschlüsse 158—162, 165—167f
— Coronarinsuffizienz 128, 129
— Mesenterialgefäßverschlüsse 157, 179—185, 274
Thrombocytäre Störungen 7
Thrombocytenkonzentrat 4, 9
Thrombocytopathie 229
Thrombocytopenie 7
Thrombolyse 32, 33
Thrombopenie (M. Werlhof) 4, 7, 8, 214
Thromboplastinzeit (Quick-Test) 9
Thrombose, arteriell
— Cerebralgefäße 174—179
— Coronargefäße 128, 129
— Extremitäten 155—162, 165—167f

— Herz-, künstl. Herzklappen 135, 136
— Mesenterialgefäße 157, 179—185, 274
Thrombose, venös
— chirurgische Therapie 204
— — Kontraindikationen 205
— durch Halsrippe 175
— Hämorrhoidplexus, äußerer 303
— Lungenembolieprophylaxe 32, 33, 203, 204
— Nachweis 30, 203, 204
— Prophylaxe 30, 31
— — Tretkurbelgerät nach Mühe 30, 31
— Ursachen 8, 30, 175
— — venöse Strömungsgeschwindigkeit 30
— Wiedereröffnung der Strombahn 203f
Thyreoiditis
—, akute 338
—, chronische 338
— de Quervain 338
— Hashimoto 338
— Riedel 338
Tibiakopffrakturen
— konservative Therapie 412
— operative Therapie 413
— Unterteilung 412
Tietze-Syndrom 61
Tourniquet-Syndrom 151
Trachea
— Oesophagus-Fistel 73
— Verletzungen 72
Trachealmanschettenresektion 93
Tracheotomie
— Vor- und Nachteile 10, 25—27, 28
Transduodenale Sphincterotomie
— bei chron. Pankreatitis 319
— bei Gallengangserkrankungen mit Papillenstenose 308, 311
Transfusion (s. Bluttransfusion)
— Erythrocytenkonzentrat 4
— Leukocytenkonzentrat 4
— Thrombocytenkonzentrat 4
Transplantation (s. Lebertransplantation, Nierentranspl. usw.)
— der Leber 330, 331—334
— von Nerven 466, 467
— von Nieren 21, 22, 348
Transposition der großen Gefäße 115
— Noteingriffe 135, 137
Tretübungen zur Thromboseprophylaxe 30, 31 (Mühe)
Trichterbrust
— EKG-Veränderungen (Leutschaft) 484
— konservative Therapie 483
— Operationsindikation 483—485
— Operationsverfahren nach Hegemann 486
— Operationszeitpunkt 484
— Rezidivoperationen 486
— Typeneinteilung 483
Tricuspidalklappeninsuffizienz, traumatische 74
Tricuspidalklappenveränderung beim Carcinoid 263f
Truncus arteriosus 115
  chirurgische Therapie 116, 117
Tuberkulostatische Behandlung 82, 83

Sachverzeichnis

Tumorbiopsie
— Gefahren 49, 52
— beim Mammacarcinom 63
— Methoden 48, 49, 51
— — Vor- u. Nachteile 49
Tumordiagnostik
— Biopsie allg. 48
— Cytologie 48, 61, 90
— Feinnadelpunktion 41, 42
— Incisionsbiopsie 42
— Nadelbiopsie 41, 90
— Probeexstirpation 51
— Stanzbiopsie 41
— Verschleppung 52
Tumoren (s. Eigennamen!)
— Bronchialsystem 85
— Brustwand 60—62
— Colon 291—300
— Dünndarm 257—262, 272
— Hand 473—479
— Herz 135
— Hoden 385—387
— Hüfte 428
— Knochen 428—435
— Magen 240—247, 250, 257—262, 266
— Mediastinum 110—114
— Nebennieren 349—351
— Nebenschilddrüsen 344—349
— Nieren 350—361
— Oesophagus 108f
— Pankreas 323—328
— Pericard 147
—, pseudomaligne 39, 42, 50
— Rektum 291—300
— Retroperitoneum 220—223
— Schilddrüse 335—344
— Weichteile 39—45

Überdruckbeatmung
— Kontraindikation 134
Ulkusblutung, peptische (s. Streßulkus)
— chirurgische Therapie 232, 236
— haemorrhagische Erosionen 231f
— Lokalisationsdiagnostik
— bei Ulkus duodeni 231, 232
— bei Ulkus ventriculi 233, 236
Ulkus duodeni
— chirurgische Therapie 238—240
— und M. Crohn 276
— Pathogenese 237
— bei Refluxkrankheit 105
Ulkusleiden (s. Zollinger-Ellison-Syndrom)
— Antrumrest 326
— Gastrinom 326
— Ulcus duodeni 105, 237—240, 276 (s. Duodenalulkus, Ulkus duodeni)
— Ulkus ventriculi 105, 235f (s. Magenulkus, Ulkus ventriculi)
Ulkusperforation
— chirurgische Therapie, primäre 234f, 236
— Nachbehandlung 235
— Reoperationen 235
Ulkus ventriculi
— chirurgische Therapie 235f
— konservative Therapie 235
— und Refluxkrankheit 105
— Ulkusentstehung 235
Umgehungsanastomosen am Darm 270

Unterarmfrakturen
—, handgelenksnahe 399, 400
— Schaftbrüche 391, 392
Unterschenkelschaftbrüche
— konservative Therapie 394
— operative Therapie 394, 395f
Urämie
— und Blutungsneigung 11
— bei Doppelniere 368
— bei Harnblasenruptur 354
Ureter fissus 364, 370
Ureterobstruktion durch Aneurysma 197
Ureterocele
— bei Doppelnieren 365, 367
—, steinhaltig 363
— transurethrale Resektion 370
Ureterolithotomie 362 (s. Harnleiterstein)
Uretersteine 361—364 (s. Harnleitersteine)
Uterusexstirpation 7

Vagotomie, selektive
— und Antrektomie 236, 239
— bei chronischem Magenulkus 236f
— bei M. Crohn 275
— mit Pyloroplastik 238
— bei Ulkusblutung 232, 234, 236
— bei Ulkusperforation 234f, 236
— Vorgehen 238, 239
Vagotomie, truncülar
— bei Kardiainsuffizienz 104f
— Pyloroplastik 238
— Vorgehen 238
Vanillinmandelsäure
— Phäochromocytennachweis 351
Varicenbehandlung
— operative Therapie 202f
— Rezidive 202
— bei Schwangeren 203
— Verödungsbehandlung 202f
— Rezidive 202
Varicocele
—, akute bei Nierencarcinom 357
— Ätiologie 383
— Diagnostik 383
— und Hodenatrophie 383
— und Infertilität 383
— Operationsmethode 383, 384
—, Erfolge der 384
— Symptome
— Thermoregulation 383
Vasektomie (= Vasoresektion)
— bei Dauerkatheter 382
Venen-Chirurgie
— bei akuter Thrombose 203—205
— Husni, May 205
— Palma 205
— beim posthromb. Syndrom 203f
— Vollmar 205
Venendruck, zentraler 16, 228
— bei Pericardtamponade 134, 148
— bei Blutung 231f
— bei stumpfem Bauchtrauma 207
Venendruckmessung 204
Venenverletzungen
— Rekonstruktion 152
Ventrikelseptumdefekt (VSD) 115
— chirurgische Therapie 116, 135, 136, 139

Verbrauchscoagulopathie
— allg. 7, 11
— und Heparin-Therapie 10—12, 17
Verschlußbikterus 11
Vertebralis-Stenosen 174—179
(s. cerebrovasculäre Insuffizienz)
— chirurgische Therapie 178
Vesico-ureteraler Reflux
— antirefluxive Plastik 375, 376
— Antirefluxmechanismus 371
— assoziierter Reflux 374
— chirurgische Therapie 376
— — nach Gregoir-Lich 376, 378
— — Nephrektomie 370
— — nach Politano-Leadbetter 377
— bei der neurogenen Blase 375
— und Pyelonephritis 372, 374
— Refluxkrankheit 371f
— Schweregrad 373
— spontane Rückbildungsfähigkeit 373
Vineberg-Operation (s. Arnulf-Operation)
— Vineberg I 126, 129f, 139
— Vineberg II 130
Volkmann'sche Kontraktur 398
Volumenersatzmittel
— Blut, 2, 17
— Dextran 17
— Gelatine 17
— Humanalbumin 17
— Kristalline Lösungen 17
Volumenmangel 2ff, 17
Volvulus
— des Dickdarmes 273
Vorhofseptumdefekt (ASD)
— chirurgische Therapie 116
— Ost.-Primum-Defekt 115
— Ost. Sec.-Defekt 115
— *part*. Av-Kanal 115
Vorpostenfalte, anale 304

Waldenström, Morbus (Makroglobulinämie) 11
Wandermilz 213
Wangensteen-Rice-Aufnahme bei Analatresien 452
Warme Knoten der Schilddrüse 336
Warzen der Hand 474
Waterston'sche Colonersatzplastik
— bei Oesophagusatresie 448
Weber-Ramstedt, Pyloromyotomie 439
Weichteiltumoren, allg. (s. a. Sarkome)
— Definition 39
— Diagnostik 40, 41, 42
— Klassifikation 40
— Metastasierung 39f
— pathologisch-anatomische Grundlagen 39, 40
—, pseudomaligne 39, 42, 50
— retroperitoneale 220
Weichteiltumoren, maligne
— Chemotherapie 44
— chirurgische Therapie 42, 43, 44
— diagnostische Verfahren 40, 41, 42
— der Hand 475, 476
— Metastasenbehandlung 45
— postoperative Nachbestrahlung 43
— Rezidivbehandlung 44
— Strahlentherapie 43, 44
Weinberg-Ghedini 113

Sachverzeichnis

Werlhof, M. 8, 9 (s. Thrombopenie)
Wermer-Syndrom 326
Werner-Morrison-Syndrom 327
Westermark-Zeichen 31
Whipple'sche Operation 322 (s. Pankreatitis, chronische)
Willebrand-Jürgens-Syndrom 7, 9
Willital-Doppelsaugbiopsieinstrument 449
Wilms-Tumor (= Birch-Hirschfeld-Wilms-Tumor, = Nephroblastom) 360
Wirbelsäulenverletzungen 403—406
— Brustwirbelsäule 405—406
— Halswirbelsäule 404
— — Dens axis 404
— — Querschnittssymptomatik 405
— — Schleudertrauma 405
— Lendenwirbelsäule 406
Wundinfektion nach Osteosynthese 420, 422, 423
Wundstarrkrampf 34—36 (s. Tetanus)
Wundversorgung (zur Tetanusprophylaxe) 34

Y- Anastomose nach Roux 266—269, 321—323, 444 (s. Roux, Y-Anastomose)

Zehenfrakturen 419
Zeiss'sche Schlinge 362
Zenker'sches Oesophagusdivertikel 99
Zollinger-Ellison-Syndrom
— Anastomosenulkus 249
— Gastrinom 323, 326f
— und Hyperparathyreoidismus 348
— Sekretionsanalyse 239
— Ulkusblutung 230
— Ulkusentstehung 237
Zuführende Schlinge, Syndrom 251
Zwerchfellhernien
— angeborene 442, 443
— axiale Gleithernie 103f
— chirurgische Therapie 443
— Kardiainsuffizienz 103f
— Refluxkrankheit 103—108
Zwerchfellruptur 211

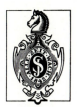

Springer-Verlag
Berlin
Heidelberg
New York

Allgemeine und spezielle chirurgische Operationslehre

Begründet von M. Kirschner. Fortgeführt und herausgegeben von R. Zenker, G. Heberer, G. Hegemann. In 10 Bänden.

Band 1: G. Hegemann: Allgemeine Operationslehre

Band 2: N. Guleke: Die Eingriffe am Gehirnschädel, Gehirn, an der Wirbelsäule und am Rückenmark

Band 3: Die Chirurgie der Gefäße

Band 4: Gesicht, Gesichtsschädel, Kiefer

Band 5: H. J. Denecke: Die oto-rhinolaryngologischen Operationen und die allgemein chirurgischen Eingriffe am Halse

Band 6, Teil 1: Die Eingriffe an der Brust und in der Brusthöhle

Band 6, Teil 2: Die Eingriffe am Herzen und an den herznahen Gefäßen

Band 7, Teil 1: Die Eingriffe in der Bauchhöhle

Band 7, Teil 2: M. Kirschner: Die Eingriffe bei den Bauchbrüchen einschließlich der Zwerchfellbrüche

Band 8: L. Lurz, H. Lurz: Die Eingriffe an den Harnorganen, Nebennieren und männlichen Geschlechtsorganen

Band 9: K. G. Ober, H. Meinrenken: Gynäkologische Operationen

Band 10: W. Wachsmuth: Die Operationen an den Extremitäten
Teil 1: Allgemeiner Teil und die Operationen an der oberen Extremität
Teil 2: Die Operationen an der unteren Extremität
Teil 3: Die Operationen an der Hand
(Distribution rights for Japan: Igaku Shoin Ltd., Tokyo)

L. Leger, M. Nagel
Chirurgische Diagnostik

Krankheitslehre und Untersuchungstechnik
Einführung von L. F. Hollender
Vorwort von F. Kümmerle
Übersetzung des aus der franz. Ausgabe verwendeten Textes U. Nagel
726 Abb. Etwa 400 Seiten. 1973
DM 68,—; US $26.20
ISBN 3-540-06459-1
(Original French edition published in 1970 by Masson & Cie, Paris)

Chirurgisches Forum für experimentelle und klinische Forschung 1972

89. Kongress der Deutschen Gesellschaft für Chirurgie, München 10.-13. Mai 1972
(Langenbecks Archiv für Chirurgie, Supplement)
Schriftleitung: F. Linder, H. Krebs, H. Rudolph
102 Abb. XIV, 434 Seiten. 1972
DM 14,80; US $5.70
ISBN 3-540-05791-9

Chirurgisches Forum für experimentelle und klinische Forschung 1973

90. Tagung der Deutschen Gesellschaft für Chirurgie, München 30. Mai-2. Juni 1973
(Langenbecks Archiv für Chirurgie, Supplement)
Schriftleitung: F. Linder, H.-D. Röher, H. Rudolph. 124 Abb. XVI, 390 Seiten. 1973
DM 17,80; US $6.90
ISBN 3-540-06272-6

Diagnostische und therapeutische Fortschritte in der Krebschirurgie

Herausgeber: F. Linder, G. Ott, H. Rudolph
69 Abb. XVIII, 260 Seiten. 1971
DM 68,—; US $26.20
ISBN 3-540-05509-6

W. Wenz
Abdominale Angiographie

Unter Mitarbeit von G. van Kaick, D. Beduhn, F.-J. Roth
183 z. T. farb. Abb. in 351 Einzeldarstellungen, 34 Zeichnungen. X, 225 Seiten. 1972
Geb. DM 96,—; US $37.00
ISBN 3-540-05788-9
(Distribution rights for Japan: Igaku Shoin Ltd., Tokyo)

Preisänderungen vorbehalten

Der Chirurg

Zeitschrift für alle Gebiete der operativen Medizin
Organ des Berufsverbandes der Deutschen Chirurgen e.V.

Titel Nr. 104

Herausgeber: K. H. Bauer, W. Block, E. Derra, G. Heberer, H. Hellner, E. Kern, O. Lindenschmidt, W. Wachsmuth, R. Zenker

1974, Band 45 (12 Hefte):
DM 128,—; approx. US $49.30
zuzüglich Porto und Versandgebühren

Chirurgia plastica

Title No. 238

Editorial Board: D. Buck-Gramcko (Managing Editor), H. U. Buff, M. Derganc, C. Dufourmentel, A. J. C. Huffstadt, G. Lister (Assistant Managing Editor), G. E. Matton, R. Meyer (Managing Editor), H. Millesi, J. C. Mustardé (Managing Editor), G. Sanvenero-Rosselli, E. Schmid, U. Schmidt-Tintemann, T. Skoog, B. Vilar-Sancho, P. Wilflingseder (Managing Editor)

1974, Vol. 3 (4 issues):
DM 140,—; approx. US $53.90
plus postage and handling

Langenbecks Archiv für Chirurgie

Kongressorgan der Deutschen Gesellschaft für Chirurgie

Titel Nr. 423

Herausgeber: M. Allgöwer (Schriftleitung), K. H. Bauer, W. Block, H. Bürkle de la Camp, E. Derra, E. K. Frey, H. Junghanns, F. Linder (Schriftleitung), M. Trede (Schriftleitung), R. Zenker

1974, Band 336 (4 Hefte):
DM 148,—; approx. US $57.00
zuzüglich Porto und Versandgebühren

Monatsschrift für Unfallheilkunde, Versicherungs-, Versorgungs- und Verkehrsmedizin

Organ der Deutschen Gesellschaft für Unfallheilkunde, Versicherungs-, Versorgungs- und Verkehrsmedizin e.V.

Titel Nr. 113

Herausgeber: H. Bürkle de la Camp, A. N. Witt

1974, Band 77 (12 Hefte):
DM 108,—; approx. US $41.60
zuzüglich Porto und Versandgebühren

Surgery

Zentralorgan für die gesamte Chirurgie und ihre Grenzgebiete

Unter ständiger Aufsicht der Deutschen Gesellschaft für Chirurgie

Titel Nr. 314

Herausgeber: K. H. Bauer, G. Heberer, F. Linder, W. Wachsmuth
Schriftleitung: D. Bokelmann, H. Krebs, D. Zeidler

1974, etwa 3 Bände (je 6 Hefte):
Je Band: DM 218,—; approx. US $84.00
zuzüglich Porto und Versandgebühren

Preisänderungen vorbehalten

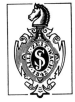

Springer-Verlag
Berlin
Heidelberg
New York